Rettung und Wiederbelebung Verunglückter, 1740-1840

MARBURGER SCHRIFTEN ZUR MEDIZINGESCHICHTE

HERAUSGEBER:
ARMIN GEUS UND IRMGARD MÜLLER

BAND 47

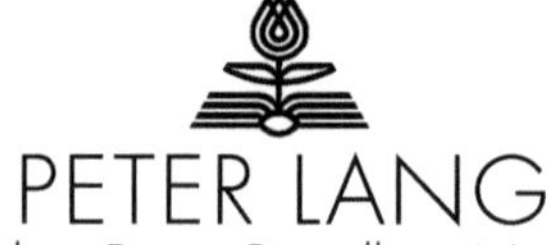

PETER LANG
Frankfurt am Main · Berlin · Bern · Bruxelles · New York · Oxford · Wien

CLAUDIA SCHMITT

RETTUNG UND WIEDERBELEBUNG VERUNGLÜCKTER, 1740-1840

MIT BESONDERER BERÜCKSICHTIGUNG DER ATMUNGS- UND BEATMUNGSGERÄTE SOWIE ANDERER HILFSMITTEL

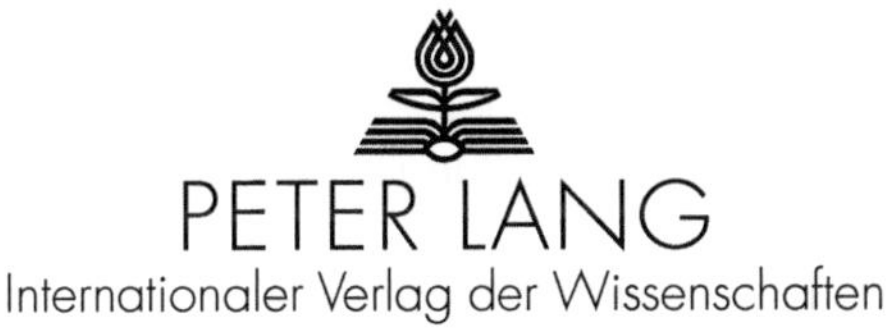

PETER LANG
Internationaler Verlag der Wissenschaften

Bibliografische Information der Deutschen Nationalbibliothek
Die Deutsche Nationalbibliothek verzeichnet diese Publikation in der Deutschen Nationalbibliografie; detaillierte bibliografische Daten sind im Internet über http://dnb.d-nb.de abrufbar.

Zugl.: Mainz, Univ., Diss., 2009

Gedruckt mit Unterstützung
der Prof. Dr. Walter Artelt und
Prof. Dr. Edith Heischkel-Artelt-Stiftung,
Frankfurt am Main.

D 77
ISSN 0721-3859
ISBN 978-3-631-63633-6

www.peterlang.de

Inhaltsverzeichnis

1. Thema, Quellen, Forschungsstand

> *„Welch eine unbeschreibliche Freude muß es dann für den beharrlichen Menschenfreund sein, wenn er sieht, dass sein ausdauernder Muth seinem Mitmenschen das Leben rettete“*[1]

Ab der Mitte des 18. Jahrhunderts gab es ernsthafte Bemühungen zur Einführung und allgemeinen Verbreitung von Rettungs- und Wiederbelebungsmaßnahmen Verunglückter. Solche Maßnahmen, die zwischen 1740 und etwa 1840 beschrieben bzw. empfohlen wurden und ihre tatsächliche Anwendung sollen in der vorliegenden Arbeit behandelt werden. In erster Linie werden Respiratoren beschrieben, also Geräte, die mit der Atmung und der Atemspende zu tun haben. „*Respirationsvorrichtungen sind solche, welche entweder den Menschen, die in einer schädlichen oder verdorbenen Luft arbeiten sollen, zum Athmen dienen, oder welche man gebraucht, das Athmungsvermögen derjenigen Menschen wiederherzustellen, die ertrunken, erstickt, erdrosselt oder vom Blitz erschlagen sind.*“[2] Mit dieser Definition sind die in der folgenden Untersuchung gesetzten Schwerpunkte zum Teil vorgegeben. Im Einzelnen kann man folgende Bereiche unterscheiden: Die Rettung und Wiederbelebung wurde notwendig bei Unglücksfällen durch Gase, also bei Erstickungsfällen durch schlecht ziehende Öfen oder in Gärkellern, in Abortgruben und Bergwerken. Bei den Ertrinkensfällen handelte es sich um die am häufigsten vorkommende Unglücksart, die vermutlich aus diesem Grund auch in den Quellen eine deutliche Vorrangstellung einnahm. Unter den vermuteten Scheintoten, die von „plötzlichen Zufällen“ getroffen wurden, subsumierte man den Scheintod durch Erdrosseln, Erhängen, Erfrieren, Blitzschlag sowie die durch Einwirkungen von Giften und durch innere Erkrankungen (Schlagflüsse, Hysterie, „hitziges Nervenfieber“) leblos gewordenen Menschen. Ein Bereich, der in dieser Arbeit nur am Rande gestreift wird, ist die Rettung und Wiederbelebung von scheintoten Neugeborenen und versehentlich im Schlaf erdrückten Kindern.

Bei der Bearbeitung und Sichtung der großen Fülle an Materialien war eine räumliche Eingrenzung erforderlich. Ausgewählt wurden Quellen aus den mitteleuropäischen Staaten, also zunächst aus den deutschsprachigen Gebieten, aus England, Frankreich und den an der Nordsee gelegenen Ländern Holland und Dänemark sowie vereinzelt aus Schweden. Der südeuropäische Raum mit Italien, Spanien und Portugal wurde nur am Rande mit einbezogen. In den ausgewählten zeitli-

---

1 Christian Rudolph Wilhelm Wiedemann: Anweisung zur Rettung der Ertrunkenen, Erstickten, Erhängten, vom Blitze erschlagenen, Erfrorenen und Vergifteten nach den neuesten Beobachtungen für Aerzte und Nichtärzte entworfen. Braunschweig 1797, S. 6.

2 Johann Heinrich Moritz Poppe: Noth- und Hülfs-Lexikon zur Behütung des menschlichen Lebens vor allen erdenklichen Unglücksfällen und zur Rettung aus den Gefahren zu Lande und zu Wasser. Bd. 1 und 2. Nürnberg 1811, S. 416.

chen Rahmen fällt das Zeitalter der Aufklärung. Diese war geprägt von dem Vorrang der Vernunft, von dem Bestreben, Neues zu erproben, einer fast ungebremsten Erfinderlust nachzugehen, der Freude am Möglichen und Machbaren vor dem Hintergrund einer moralischen Verpflichtung, dies auch zu tun. „*Natur und Gesetz, Glückseligkeit, Harmonie und Ausgleich in allen Stücken für Individuum und Gesellschaft zugleich und Menschlichkeit, das sind Stichwörter jener Zeit, die Geist und Geister bewegten.*“[3] Die Aufklärung spiegelt sich auch und in besonderer Weise in der Medizin wieder, die versucht, das ideelle Gedankengebäude von Philosophie und Theologie in die Realität umzusetzen. Die Lebensbedingungen des Menschen in ihrer Vielfalt sollten verbessert werden und wurden als beeinflussbar angesehen. Der Tod galt nicht mehr in jedem Fall als endgültig. Vielmehr sah man sich in der Lage, den Todeszeitpunkt bisweilen aufzuschieben bzw. sein Eintreten näher zu bestimmen durch eine Verbesserung der Lebensbedingungen, der medizinischen Versorgung und durch die Rettung und Wiederbelebung von Verunglückten, also durch ein Eingreifen des Menschen da, wo der Tod nicht durch schwere Krankheit oder Alter unabdingbar war.

Der zeitliche Beginn der Maßnahmen zur Rettung Verunglückter liegt bei den Atmungsgeräten, im Bereich des Eigenschutzes, noch deutlich vor dem ausgewählten Zeitraum. Diese meist recht einfachen Anfänge sollen aber nur kurz im Überblick skizziert, die ersten komplexeren Geräte von Stephen Hales aus den Jahren 1727 und 1743 als wesentliche Grundlagen für die weitere Geräteentwicklung ausführlich beschrieben werden, auch wenn deren zeitlicher Schwerpunkt etwas später liegt. Bei diesen Geräten kam es schon zum Einsatz von Ventilen, sie führten in ihrer technischen Ausstattung über die frühen Atemschutzgeräte hinaus und wurden deshalb auch immer wieder von nachfolgenden Autoren zitiert. Mit A.G., einem ansonsten unbekannt gebliebenen Praktiker, wurde erstmals 1812 Pressluft eingesetzt und dieses Prinzip in den folgenden Jahren auch weiter entwickelt. Ab dem zweiten Drittel des 19. Jahrhunderts wurden dann fast ausschließlich Kompressionsgeräte verwendet, die zwar in ihren Grundprinzipien den Vorläufergeräten noch zum Teil entsprachen, letztlich aber in die moderne Gerätetechnik des ausgehenden 19. und beginnenden zwanzigsten Jahrhunderts einmünden und somit den zeitlichen Endpunkt dieser Arbeit markieren.

Bei den Beatmungsgeräten liegt der ausgewählte Zeitraum zwischen 1770 und 1830. In diese Zeit fällt der Beginn der Reanimation nach wissenschaftlichen Überlegungen, begleitet von vielen Diskussionen über den Sinn und die Wirksamkeit einzelner Methoden. Auch hier zeigen sich ein reger Erfindergeist und eine große Phantasie bezüglich einzelner Geräte. Interessant ist auch die Bedeutung der großen, von aufklärerischem Geist getragenen Rettungsgesellschaften, die Maßstäbe setzten und genaue Handlungsanweisungen gaben, nach denen man sein Vorgehen richten konnte und teilweise musste. Mit der ersten Anwendung einer Narkose

---

3 Gunter Mann: Medizin der Aufklärung: Begriff und Abgrenzung. In: Medizinhistorisches Journal 1 (1966), S. 72.

durch die Chloroformmaske, 1847 durch den schottischen Gynäkologen Simpson, begann eine neue Ära der Wiederbelebung.[4] Denn die Narkosezwischenfälle der kommenden Jahre zwangen die Ärzte, sich noch intensiver als bisher mit dem Problem der Wiederbelebung zu beschäftigen, da diese Todes- oder Scheintodesfälle iatrogener Ursache waren und somit vermieden werden sollten. In Bezug auf die Beatmung beginnt hier ein neues Zeitalter, das ähnlich wie bei den Atmungsgeräten einmündet in die moderne Beatmungstechnik und Anästhesiologie. Im Rahmen dieser Arbeit sollen die Anfänge gesucht und beschrieben werden. Die drei Schwerpunkte der Arbeit werden im Folgenden etwas näher erläutert.

Apparative Hilfsmittel zur Rettung sind zum einen Atemschutzgeräte, die man zum Eigenschutz gebrauchte, um Verunglückte aus einer schadgashaltigen Umgebung zu retten. Diese Geräte wurden in erster Linie im Bereich des beginnenden Grubenrettungswesens empfohlen, aber auch zur Rettung aus Gärkellern oder Feuersbrünsten angewandt. Daneben zählen zu diesen Respiratoren auch die eigentlichen Tauchergeräte, die zur Unterwasserrettung und für Arbeiten unter Wasser (z.B. zum Freiräumen von Schiffswegen) konstruiert wurden. Sie sind den zuvor genannten in den Konstruktionsmerkmalen meist sehr ähnlich, einzelne Autoren beschrieben auch die Gasrettung ausdrücklich als zweite Einsatzmöglichkeit. In dieser Arbeit werden die Tauchergeräte jedoch nur exemplarisch behandelt, ebenso wie die Inhalationsgeräte zur Therapie von Lungenerkrankungen und einzelne Forschungsgeräte. Auch hier fallen deutliche Ähnlichkeiten mit den übrigen Atmungsgeräten auf.

Bei den apparativen Hilfsmitteln zur Wiederbelebung liegt der Schwerpunkt auf den Beatmungsgeräten. Diese wurden verwendet bei dem Versuch der Wiederbelebung eines Verunglückten, Bewusstlosen ohne erkennbare Lebenszeichen, also eines Scheintoten im Rahmen der Wiederherstellung der Atmungsfunktion. Die Beschreibung dieser zum Teil recht unterschiedlichen Geräte nimmt einen wesentlichen Teil der Arbeit ein. Dabei wird eine Gliederung der Geräte nach Konstruktionsmerkmalen vorgenommen, gleichzeitig die zeitgenössische Resonanz zu ermitteln versucht. Um die Funktion der einzelnen Geräte zu verdeutlichen, werden dem Text zahlreiche Abbildungen und von mir angefertigte Funktionszeichnungen beigefügt. Andere Wiederbelebungsgeräte dienten der Wiederherstellung der Herz-Kreislauffunktion, der Wärme und der Darmfunktion. Hierzu gehören nicht zuletzt die Tabakrauchklistiere, da sie nicht nur den Darmtrakt anregen, sondern auch die Atmung stimulieren sollten und bei den ermittelten Rettungsfällen zahlenmäßig weitaus am häufigsten zum Einsatz kamen. In diesem Zusammenhang kommt auch den Rettungskästen eine große Bedeutung zu. Sie wurden an bestimmten Orten einer Stadt, häufig an Flüssen, deponiert, um schnelle Erstmaßnahmen bei der Rettung zu ermöglichen. Ihre Anschaffung stand häufig im Zusammenhang mit der Gründung oder Erneuerung von Rettungsgesellschaften. Mit den Rettungsgesell-

---

4 Vgl. Hartmut Barth und Heinrich L'Allemand: Beitrag zur Geschichte der Wiederbelebung. In: Bruns Beiträge zur Klinischen Chirurgie 210 (1965), S. 107.

schaften und den Rettungskästen werde ich mich genauer auseinandersetzen, da sich hier einerseits die praktische Seite der Wiederbelebung spiegelt, andererseits die Kästen häufig entweder ein Beatmungsgerät oder ein Tabakrauchklistiergerät enthielten. Auf die weiteren apparativen Hilfsmittel, die in erster Linie bei im Wasser Verunglückten angewandt werden sollten, so Wärmebänke, Fangzangen, „Sucher", Eis- und Rettungsboote, Rettungsleitern, Fangseile, Korkjacken und Rettungstragen, werde ich dagegen im Rahmen dieser Arbeit ebenso wenig eingehen wie auf die im Untersuchungszeitraum erfundenen Elektrisiermaschinen, die Vorläufer moderner Defibrillatoren.

Ein dritter Teil der Arbeit intendiert eine Annäherung an die historische Realität, also die tatsächlich geübte Praxis der Wiederbelebung. Staatliche Maßnahmen zur Förderung von Rettung und Wiederbelebung schlugen sich nieder in Form von Verordnungen und der Entwicklung eines staatlichen Gesundheitswesens, damals „Medizinische Polizei" genannt. Außerdem wurden, wie erwähnt, in ganz Europa Humanitäts- und Rettungsgesellschaften als Träger der Rettungsmaßnahmen gegründet und häufig durch diese Gesellschaften Rettungsanstalten eingerichtet. Zur Unterscheidung zwischen den empfohlenen Maßnahmen und Geräten beim Rettungsfall und den tatsächlich angewandten Methoden bzw. dem erfolgten Einsatz von Geräten habe ich in verschiedenen Journalen und Zeitschriften – sowohl aus dem medizinisch-naturwissenschaftlichen Bereich als auch aus dem populären Bereich – insgesamt 234 Fallbeschreibungen von Rettungen zwischen 1732 und 1846 gesammelt und ausgewertet. Zur Aufnahme kamen nur solche, bei denen inhaltliche Aussagen bezüglich des Rettungsvorganges und den erfolgten Rettungsmaßnahmen vorlagen und der Verunglückte als ausdrücklich leblos beschrieben wurde. Die Auswertung der Rettungsfälle erfolgte nach zuvor festgelegten Kriterien. Die hieraus gewonnenen statistischen Aussagen weisen selbstverständlich Grenzen auf, da es sich zum einen um „Zufallsfunde" handelt, zum anderen auch der Prozentsatz der erfolgreich durchgeführten Rettungen nicht die tatsächliche Rettungshäufigkeit wiederspiegelt, da wohl überwiegend gelungene Fälle publiziert wurden. Um den tatsächlichen Zahlen nahe zu kommen, wurden außerdem Rettungsstatistiken der großen Rettungsgesellschaften zu Rate gezogen. Dagegen wird der große Bereich der Bergwerksrettung in der vorliegenden Arbeit ausgeklammert. Am Schluss ist ein spezielles Kapitel der Geschichte des frühen Rettungswesens meiner Heimatstadt Mainz im genannten Zeitraum gewidmet. Dabei steht aufgrund der Lage von Mainz am Zusammenfluss zweier Flüsse die Wasserrettung im Mittelpunkt.

Zur Darstellung des zeitgeschichtlichen Umfeldes erscheint es sinnvoll, vorweg einen kurzen Überblick über die Entwicklung in der Naturwissenschaft und Medizin um 1800 zu geben, wobei insbesondere Vorstellungen im Bereich der Luftchemie und im Bereich der Physiologie, der Pathophysiologie des Ertrinkens und Erstickens umrissen werden sollen. Daneben sind auch kulturgeschichtliche Hintergründe für die Entstehung des Rettungswesens von Bedeutung, so die Idee der Humanität, eine neue Bewertung des einzelnen Menschenlebens, die Bestrebungen zur Hebung der Volksbildung und schließlich das Phänomen der Angst vor dem Scheintod.

Bei den für diese Arbeit verwendeten Quellen konnte ich auf eine große Fülle an Material zurückgreifen, deren immense Menge auf ein sehr großes Interesse an dem Themenkreis schließen lässt. Beschränkt habe ich mich dabei auf deutschsprachige, englische, französische und holländische Quellen, konnte aber auch auf einige lateinische und dänische Quellen zurückgreifen. Im Wesentlichen lagen diese in gedruckter Form vor. Verwendet wurden Monographien, die sich mit medizinischen und physiologischen Fragestellungen beschäftigen und Schriften zur Chemie, insbesondere der Luftchemie. Unter diesen Quellen finden sich einige, die als ausgeschriebene Preisschriften der großen Rettungsgesellschaften zustande kamen, mit Auszeichnungen versehen und sehr schnell auch in andere Sprachen übersetzt wurden. Verwendet wurden auch kürzere Übersichtsartikel zu den Themen Scheintod, Todeskennzeichen und Wiederbelebung in verschiedenen, meist allgemein naturwissenschaftlichen Zeitschriften. Bei den Monographien lassen sich drei wesentliche Adressaten unterscheiden. Es handelte sich einmal um wissenschaftliche Abhandlungen für das Fachpublikum. Daneben gab es Lehrschriften für Ärzte und Wundärzte, für Studenten, für den medizinisch und allgemein gebildeten Laien, für die Landobrigkeit und für Priester, also sowohl für medizinisches Fachpersonal als auch für interessierte Laien, und schließlich gab es auch gezielte Aufklärungs- und Lehrschriften für das einfache Volk. Zur Auswertung herangezogen wurden auch Jahresberichte von Rettungsgesellschaften, Rettungstabellen und Rettungsanweisungen, die zum Teil in Buchform, zum Teil als Flugblatt oder in Kurzfassung vorlagen. In Bezug auf die erforderliche oder vorgeschriebene Vorgehensweise bei der Rettung wurden zahlreiche die Rettung und Wiederbelebung betreffende obrigkeitliche Erlasse und Verordnungen verwendet, außerdem Schriften zur Gesundheitspolitik, Hygiene und zur „medizinischen Polizei“. Viele der im folgenden beschriebenen Atmungs- oder Beatmungsgeräte wurden in kurzen Broschüren der Öffentlichkeit bekannt gemacht und hatten gleichzeitig werbenden und verkaufswirksamen Charakter. Für den großen Bereich der Atmungsgeräte wurden außerdem allgemeine Schriften zum Bergbau, Literatur zum Grubenrettungswesen und aus dem Feuerwehrbereich herangezogen. Um eine genügende Anzahl an auswertbaren Rettungsfällen zu gewinnen, habe ich allgemeine Wochen- und Monatsschriften für Wissenschaften und Künste, medizinisch–chirurgische und allgemein naturwissenschaftliche Zeitschriften und die Berichte der Rettungsgesellschaften zum Teil jahrgangsweise gezielt durchsucht. Ungedruckte Archivquellen aus dem Stadtarchiv Mainz und dem Bayerischen Staatsarchiv Würzburg wurden für das Kapitel über das Rettungswesen in Mainz ausgewertet. Dabei handelte es sich um offizielle Verordnungen der kurfürstlichen Regierung, Protokolle bezüglich der tatsächlichen Umsetzung oder Nichtumsetzung dieser staatlichen Anordnungen, Visitationsberichte und Rechnungen von Handwerkern sowie um die in Polizeiprotokollen festgehaltenen Ertrinkens- und Rettungsfälle.

Zum aktuellen Forschungsstandes zu diesem Themenkomplex ist festzuhalten, dass bislang keine umfassende Darstellung existiert, insbesondere gibt es keine ausführliche Übersicht über die Rettungsgeräte, also die Atmungs- und Beatmungsgeräte, die Tabakrauchklistiere und die Rettungskästen in der hier präsentierten Form. Auch eine standardisierte Auswertung zahlreicher, in verschiedenen Zeitschriften veröffentlichten Rettungsberichte aus den mitteleuropäischen Kernländern wurde bisher noch nicht in dieser Form versucht. Verwendet wurden allerdings Vorarbeiten über einzelne in dieser Arbeit beschriebene Bereiche, insbesondere Übersichtsarbeiten aus dem Bergbau, die das Rettungswesen sowie Atmungs- und Rettungsgeräte betreffen. Hier ist ein Artikel von Max Speter[5] zu nennen, der den Ausgangspunkt der Arbeit bildete, daneben ein ausführlicher Überblick von Fritz Jüngst[6]. Aus dem medizinischen Bereich liegen Übersichtsartikel zur Geschichte der Anästhesie und Rettungsmedizin vor, meist versehen mit einigen Gerätebeispielen, und zahlreiche kurze Zeitschriftenartikel, die zum Teil aber nur auf einer oder wenigen Quellen basieren. Zum Thema Scheintod und Todeskennzeichen konnten mehrere medizinische Dissertationen herangezogen werden, deren Ergebnisse zum Teil berücksichtigt wurden. Eine wichtige Zusammenstellung von obrigkeitlichen Rettungsvorschriften und zur Geschichte der Rettungsgesellschaften sowie eine sehr umfangreiche Sammlung von Quellen zum Thema Rettungswesen findet sich im Handbuch der Krankenversorgung und Krankenpflege.[7] Weiterhin ist hier die Arbeit von Eysselstein[8] zu erwähnen. An wichtigen, in die Arbeit mit einbezogenen Übersichtsarbeiten aus dem geschichtswissenschaftlichen Bereich sind die umfangreichen und informativen Untersuchungen von Frevert[9] und Goldmann[10] zu nennen.

---

5 Vgl. Max Speter: Respirationsapparate von Hales bis Humboldt. In: Dräger-Heft 166 (1933), S. 2284-90.

6 Vgl. Fritz Jüngst: Die Vorgeschichte der Atmungsapparate im Bergbau. In: Glückauf. Berg- und Hüttenmännische Zeitschrift 24 (1909), S. 833-844 und 875-891.

7 Vgl. George Meyer: Fürsorge auf dem Gebiete des Rettungswesens. In: Georg Liebe, Paul Jacobsohn, George Meyer (Hg.): Handbuch der Krankenversorgung und Krankenpflege. Bd. 2. Abt. 1. Berlin 1902, S. 503-700.

8 Vgl. G. van Eysselsteyn: Die Methoden der künstlichen Atmung und ihre Anwendung in historisch-kritischer Beleuchtung mit besonderer Berücksichtigung der Wiederbelebungsmethoden von Ertrunkenen und Erstickten. Berlin 1912.

9 Ute Frevert: Krankheit als politisches Problem 1770-1880: soziale Unterschichten in Preussen zwischen medizinischer Polizei und staatlicher Sozialversicherung. Göttingen 1984. (= Kritische Studien zur Geschichtswissenschaft, Bd. 62).

10 Justus Goldmann: Geschichte der medizinischen Notfallversorgung. Vom Programm der Aufklärung zur systemischen Organisation im Kaiserreich (1871-1914). Am Beispiel von Berlin, Leipzig und Minden. Diss. phil. Bielefeld 2000.

2. Naturwissenschaftliche, gesellschaftliche und kulturelle Voraussetzungen für die Entstehung eines Rettungswesens im 18. Jahrhundert

Bei den Anfängen eines organisierten Rettungswesens seit der Mitte des 18. Jahrhunderts haben mehrere unterschiedliche Rahmenbedingungen zusammengewirkt: Auf der einen Seite im wissenschaftlichen Bereich neue Erkenntnisse über Chemie der Luft, der Gase und der Verbrennung sowie die Vorstellungen der Medizin von Krankheit und insbesondere von Sterben und Tod, auf der anderen Seite zentrale Gedanken und Ziele der Aufklärung wie das Prinzip der Menschenfreundlichkeit, die höhere Bewertung des einzelnen Menschenlebens für Gesellschaft und Staat sowie das Ziel, den Bildungsstand der Bevölkerung zu heben und deren „Aberglauben" zu bekämpfen. Als spezielles, aber gleichfalls sehr wichtiges und für diese Zeit typisches Motiv kam noch die Angst vor dem Scheintod hinzu, d. h. die Furcht, scheinbar Tote könnten irrtümlich begraben, und es könnte nicht alles, was möglich schien, versucht worden sein, um sie zu retten.

2.1 Chemie im 18. Jahrhundert: Luftchemie

Eine wichtige Grundlage für die Entstehung der Atmungsphysiologie waren Theorien und Entdeckungen im Bereich der Chemie der Gase. Etwas ausführlicher sollen die Phlogistonlehre, die Entdeckung des Sauerstoffs und die darauf basierende Oxidationstheorie beschrieben werden.

Johann Joachim Becher (1635-1682) entwickelte in Anlehnung an Paracelsus' Elementvorstellungen seine Theorie der drei Erden[11], welche die Erscheinungsformen der einen Urerde darstellen sollten. Als „*terra pinguis*" oder brennbare Erde bezeichnete er eine von ihm angenommene chemische Substanz, die bei der Verbrennung oder Verkalkung von Stoffen daraus entweichen sollte.[12]

Von der Vorstellung seines Lehrers beeinflusst, entwickelte Georg Ernst Stahl (1659-1734) die Lehre vom Phlogiston[13], eine Theorie der Vorgänge, die sich bei der Verbrennung oder Verkalkung von Metallen, bei der tierischen oder pflanzlichen Atmung und bei Gärungsprozessen abspielen. Nach Stahl ist das Phlogiston allen brennbaren oder entzündlichen Körpern gemeinsam; Atmung und Verbren-

---

11 Beschrieben in: Johann Joachim Becher: Actorum laboratorii chymici Monacensis, seu Physicae subterraneae libri duo. Frankfurt a. M. 1669.

12 Vgl. Wilhelm Strube: Der historische Weg der Chemie. Bd. 1. Leipzig 41984, S. 164.

13 Erstmals beschrieben in: Georg Ernst Stahl: Zymotechnia fundamentalis sive fermentationis theoria generalis. Halle 1697. Der Name Phlogiston leitet sich vom griech. phlox = Flamme ab.

nung sind Vorgänge, die nur unter Mitwirkung des entweichenden Phlogistons ablaufen. Das Phlogiston sei ein unsichtbares, unzerstörbares, elastisches Prinzip. Seine chemische Darstellung wurde jedoch nicht versucht oder für erforderlich gehalten. *„Für Stahl war maßgebend das alles brennbaren Stoffen Gemeinsame, die sinnfällige Licht- und Wärmeentwicklung, wobei die einen Stoffe eine Gewichtszunahme, die anderen aber eine Gewichtsverminderung haben könnten; das wesentliche der Brennbarkeit lag also in der gemeinsamen Energieumwandlung als Licht und Wärme, und hinter ihr erblickte er als Ursache das Phlogiston.*“[14] Wichtig an Stahls Vorstellung war, dass erstmals die Umkehrbarkeit eines chemischen Prozesses zum Grundsatz erhoben und somit eine geschlossene Verbrennungstheorie dargelegt wurde, sowie die Erkenntnis, dass sich dieser Vorgang sowohl im Bereich der belebten als auch der unbelebten Natur abspielen kann.[15] Auch einen wahren Kern enthält die Phlogistontheorie, würde man das freiwerdende Phlogiston nach heutiger Ausdrucksweise als entweichende Energie bezeichnen.[16] Die Gewichtszunahme „verkalkter“ Metalle, also Metalloxide, war für Stahl weniger von Bedeutung. Er versuchte sie durch die Annahme eines negativen Gewichts des Phlogistons zu erklären.

Mehr als ein halbes Jahrhundert lang diente die Phlogistonlehre allen als Grundlage, die sich mit den chemischen Vorgängen bei der Atmung und Verbrennung beschäftigten. Sämtliche nachfolgenden chemischen und physiologischen Entdeckungen mit Bezug auf Verbrennung wurden in die Stahlsche Lehre eingeordnet. Kohlendioxid, das als messbares Gas neben dem Phlogiston bei der Atmung freigesetzt wird, bezeichnete der englische Chemiker Joseph Black (1728-1799) im Jahr 1755 als *„fixe Luft*“, da er erkannt hatte, dass CO_2 als schwache Säure von Alkalien gebunden, also fixiert wird.[17] Auf dieser Erkenntnis basierten die Atmungsversuche von Cavallo, Ingen Housz und Ferro, das CO_2 der Ausatmungsluft an Kalkwasser zu binden, um diese erneut zur Inspiration gebrauchen zu können.

Die erstmalige Darstellung von Wasserstoff gelang 1766 dem Engländer Henry Cavendish (1731-1810), der die *„brennbare Luft*“, die er zunächst für das reine Phlogiston hielt, aus Metallen und Säuren isolieren konnte. Der Name Hydrogen

---

14 P. Walden: Drei Jahrtausende Chemie. Berlin 1944. Zitiert nach K. E. Rothschuh: Geschichte der Physiologie. Berlin, Göttingen, Heidelberg 1953, S. 75.

15 Vgl. Rothschuh, 1953, S. 75 und Strube, 1984, S. 164f. Anm. zur Erläuterung: Metallisches Blei besteht nach Stahl aus Bleikalk (-oxid) und Phlogiston. Metallisches Blei Wärme→ Bleikalk + Phlogiston. Die Umkehrreaktion lautet: Bleikalk + Kohle Wärme→ metallisches Blei. Vgl. MKL Bd. 3, S.913.

16 Vgl. A.F. Hollemann, E. Wiberg: Lehrbuch der Anorganischen Chemie. Berlin, New York [91-100]1985, S. 50.

17 Erstmals von der atmosphärischen Luft unterschieden wurde Kohlendioxid im 17. Jhd. durch Johann Baptist van Helmont (1577-1644), der es als „Gas sylvestre“ bezeichnete. Eine weitere Bezeichnung für CO_2 geht auf Torben Olof Bergmann (1735-1784) zurück, der das Gas 1774 als Bestandteil der atmosphärischen Luft „Luftsäure“ nannte. Vgl. MKL Bd. 11. Leipzig, Wien [6]1905, S. 234ff.

(das heißt Wasserbildner), von dem sich das Elementsymbol H ableitet, wurde 1783 von Antoine Laurent de Lavoisier (1743-1794) geprägt.[18] Außerdem konnte Cavendish die konstante Zusammensetzung der atmosphärischen Luft (1783-88) sowie des Wassers (1781) richtig darstellen, womit er eine Voraussetzung für die weitere Erforschung der Atmung und der Stoffwechselvorgänge schuf. Mit der Beschreibung der Entdeckung des Stickstoffs kam ihm Daniel Rutherford (1749-1819) im Jahr 1772 zuvor.[19] Unabhängig davon entdeckte Carl Wilhelm Scheele (1742-1786) den Stickstoff, erkannte ihn als Bestandteil der Luft und bezeichnete ihn als „*verdorbene Luft*".[20]

Die bahnbrechende Entdeckung des Sauerstoffs, die ein neues Kapitel in der Chemie einleiten sollte und ein rasches Ende der Phlogistonära bewirkte, wurde gleich zweimal gemacht. Dem Apotheker Scheele gelang es erstmals, den Sauerstoff, den er als „*Feuerluft*" bezeichnete, als Element darzustellen (1771/72). Er beschrieb die Zusammensetzung der atmosphärischen Luft, bestehend aus zwei Bestandteilen, der „*Feuerluft*", welche die Verbrennungsprozesse und auch die Atmung unterhielt, und der „*verdorbenen Luft*". Letztere habe keinen Anteil an den Vorgängen der Verbrennung und Atmung. Sowohl chemische Eigenschaften als auch das jeweilige spezifische Gewicht beider Luftarten beschrieb Scheele ziemlich genau. Als Anhänger der Phlogistontheorie versuchte er seine Entdeckung in dieses Konzept einzuordnen. So glaubte er, bei der Verbrennung verbinde sich das leichte Phlogiston des brennbaren Stoffes mit der Materie des Sauerstoffs zu Luft und Wärme. Nach dieser Theorie müsste das Verbrennungsprodukt leichter sein als der verbrannte Stoff.[21]

Nur wenig später, im Jahr 1774 gelang unabhängig von Scheele dem englischen Theologen Joseph Priestley (1733-1804) die erneute Darstellung von Sauerstoff, und er veröffentlichte seine Entdeckung vor Scheele. Er erkannte darin eine Luftart, „*welche das Athmen und das Verbrennen länger und lebhafter zu unterhalten vermag, als ein gleiches Volumen atmosphärischer Luft; auch zeigte er später, daß dieser Theil der atmosphärischen Luft beim Athmen in den Lungen auf das Blut wirkt und ihm eine mehr rothe Färbung ertheilt.*"[22] Priestley bezeichnete den Sauerstoff als „*dephlogistierte Luft*", was auch hier einen Zusammenhang mit der Phlogistontheorie aufzeigt. Er verwendete diesen Begriff, weil er vermutete, dass Sauerstoff mehr Phlogiston aufnehmen könne als atmosphärische Luft.

Diese neue Luftart erhielt in der Folgezeit die unterschiedlichsten Benennungen. Während Scheele von der „*Feuerluft*" und Priestley von „*dephlogistierter Luft*" sprach, bezeichnete Lavoisier den Sauerstoff als „*air eminemment respirab-*

---

18 Vgl. Hollemann und Wiberg, 1985, S. 252.

19 Vgl. Rothschuh, 1953, S. 75. Vgl. auch Art. Cavendish. In: MKL Bd.3. Leipzig, Wien 61903, S. 822f.

20 Vgl. Hollemann und Wiberg, 1985, S. 537.

21 Vgl. Th. Gerding: Geschichte der Chemie. Leipzig 1869, S. 125-127.

22 Gerding, 1869, S. 122.

le“, als „*principe oxigène*“ oder als „*air vital*“. Daneben taucht auch der Begriff des „*principium sorbile*“, also des absorbierbaren Prinzips, auf. In Deutschland wurden von Christoph Girtanner (1760-1800) 1791 und 1792 erstmals die heute gültigen Bezeichnungen der neuentdeckten Elemente – Sauerstoff, Wasserstoff, Stickstoff – eingeführt.[23] Allerdings wurde auch der Begriff der „*Lebensluft*“ häufig verwendet. Kurz nach seiner Entdeckung des Sauerstoffs kam Priestley nach Paris und machte das neue Element dem Mathemathiker, Physiker und Chemiker Lavoisier bekannt. Schon 1775 erkannte Lavoisier, dass die atmosphärische Luft aus Sauerstoff und Stickstoff besteht und er konnte zeigen, dass der Sauerstoff bei der Atmung in ein nahezu gleiches Volumen „fixe Luft“ verwandelt wird. Dies, so erkannte er richtig, geschehe in der Lunge, wo der Sauerstoff absorbiert wird und dem Blut seine hochrote Farbe gibt. Der Kohlenstoff aus dem Blut werde an die Luft abgegeben. Die erste quantitative Luftanalyse wurde 1783 von Cavendish vorgelegt.

Analog zur Atmung erklärte Lavoisier Verbrennungsprozesse qualitativ und quantitativ durch die Umsetzung der beteiligten Stoffe. Diese Erkenntnisse stellen die Grundlage der modernen Atmungschemie und Physiologie dar. Die Phlogistonlehre wurde als Erklärungsschema nicht mehr benötigt. Anhänger der Oxidationstheorie von Lavoisier bezeichnete man als Antiphlogistiker, wobei in Deutschland in erster Linie Martin Heinrich Klaproth (1743-1817) zu nennen ist, der Lavoisiers Experimente überprüfte und sie als richtig anerkannte. Innerhalb von 15 Jahren schlossen sich die meisten Chemiker der neuen Lehre an.[24]

2.2 Medizin im 18. Jahrhundert: Vorstellungen von Krankheit und Tod

In der Medizin des ausgehenden 17. und 18. Jahrhunderts spielten Konzepte von Krankheit und Gesundheit, von Tod und Leben eine wichtige Rolle. „*Medizin der Aufklärung aber, das ist Wirkung, Umsetzung bestimmten philosophischen, theologischen Denkens. Medizin ist dabei Mittel vielfältiger Aktionen, die sich in allen Bereichen des menschlichen Lebens auswirken.*“[25] Vorstellungen aus der Physiologie und der Pathophysiologie von Organfunktionen stellten eine entscheidende Grundlage für Rettungsversuche und Wiederbelebung an Verunglückten und Scheintoten dar. Im Folgenden werde ich kurz auf einige zentrale Begriffe eingehen und ihren Zusammenhang mit Wiederbelebungsvorstellungen erläutern.

Neben seiner Phlogistonlehre, die Vorgänge in der unbelebten Natur einordnete, bemühte sich Stahl auch um Gesetze für die belebte Natur. Er entwickelte eine

23 Beschrieben in: Christoph Girtanner: Neue chemische Nomenklatur für die teutsche Sprache. Berlin 1791 und ders.: Anfangsgründe der antiphlogistischen Chemie. Berlin 1792.

24 Vgl. Gerding, 1869, S. 361-65, sowie Rothschuh, 1953, S. 46 und Wilhelm Strube: Der historische Weg der Chemie. Bd. 2. Leipzig 1981, S. 17-19.

25 Mann, 1966, S.73.

Krankheitslehre, die als „*Animismus*" bezeichnet wird. Die Seele definierte er als verursachendes Prinzip in Gesundheit und Krankheit. Die Körperreaktionen wurden als organisch, nicht mechanisch verstanden und gedeutet. Der Körper erhalte seine Kraft durch die Seele. Krankheit entstehe demnach als eine Abwehr der Seele und äußere sich in einer Beschädigung der Organe, in einer Störung der Säfte oder als Erkrankung der Seele. Stahls Ideen wurden besonders in Frankreich aufgegriffen und weiterentwickelt zum Konzept des „*Vitalismus*". Dahinter steht die Annahme, dass für alle Lebenszustände ein Lebensprinzip, das „*principium vitalis*" oder „*principe de vie*" als Ursache angenommen wird.

Zwei für die Wiederbelebungsvorstellungen wichtige Begriffe sind die der „*Reizbarkeit*" oder „*Irritabilität*" und der „*Sensibilität*" als wesentliche Kennzeichen von Organsystemen. Beide Begriffe wurden bereits im 17. Jahrhundert von Francis Glisson (ca. 1597-1677) geprägt und beschreiben die Reaktion von Muskeln auf bestimmte Reize. Albrecht von Haller (1708-1777) verstand darunter die präzise Reizbeantwortung, das heißt die Verkürzung eines Muskels, und definierte die Sensibilität als Empfindungsvermögen der Nerven.

Sowohl die Lehre von Stahl als auch die Ideen von Haller dienten u.a. Christoph Wilhelm Hufeland (1762-1836) als Grundlage für seine „*Lebenskraftlehre*". Er erklärt Krankheit als Beeinträchtigung der Lebenskraft durch Reize, die sich negativ auf diese auswirken. Zur Erhaltung oder Wiederherstellung der Lebenskraft spiele die Wirkung des Blutes sowie die Wirkung der Nerven eine wichtige Rolle. Daneben gebe es Kräfte, die eine allgemeine oder spezifische Reizfähigkeit des Körpers bewirken.[26] Bei allen Maßnahmen der Wiederbelebung spielte die Idee der Reizung und der Reizbarkeit eine ganz entscheidende Rolle. Man wollte den gleichsam tiefschlafenden Menschen aus dem Zustand des Scheintodes aufwecken, indem man einzelne Sinnesorgane starken Reizen aussetzte. So sollten zum Beispiel Tabak, Niesmittel oder Senf in die Nase eingeblasen oder eingeführt werden. Man sollte dem Verunglückten laut ins Ohr schreien, Trompete blasen oder einem Geizhals die Münzen in einem Geldsack am Ohr klingeln lassen. Das Reiben des Körpers mit Flanell oder Bürsten, das Erwärmen, das Einblasen von Luft oder das Verabreichen von Klistieren muss gleichfalls in dem Kontext der Reizung der Organe gesehen werden. Ebenso sollte die Lebenskraft bzw. die Reizbarkeit durch Setzen von Verletzungen wie Schröpfen, Einschnitte in die Haut, das Brennen oder das Stechen mit Nadeln sowie durch die Verabreichung von elektrischen Schlägen wiederhergestellt werden.

Neben den allgemeinen Lebens- und Krankheitskonzepten gab es Ansätze, die Pathophysiologie verschiedener Todesursachen zu erklären, um über diese Vorstellungen Maßnahmen zur Wiederbelebung zu empfehlen oder auch abzulehnen. Dabei spielte insbesondere die Diskussion um den Wert der Beatmung eine wichtige Rolle. „*Man weiß, daß bei Asphyxien die Hauptursache des Todes das gehemmte*

26 Vgl. Wolfgang Eckart: Geschichte der Medizin. Berlin, Heidelberg 1990, S. 172-183.

Athemschöpfen und der Mangel an frischer Luft ist; daß also die Ursache dieses Todes gehoben sein würde, wenn man neue respirable Luft in die Lungen bringen könnte.“[27] Beim Ertrinken waren zwei grundsätzliche Erscheinungen jahrzehntelang Ursache für kontroverse Diskussionen: Es gab Ertrunkene, bei denen Wasser oder Schaum in den Luftwegen anzutreffen waren, und es gab andere, bei denen kein oder fast kein Wasser gefunden wurde. Ursache des Todes konnte also entweder die Anwesenheit von Wasser in den Lungen oder aber der Mangel an Luft sein.[28] Um 1770 fasste Jean Janin de Combe-Blanche (1731-1799) in „Gift und Gegengift“ genau dieses Problem zusammen. Er sah die Tatsache, dass in der Luftröhre und der Lunge eines Ertrunkenen Wasser, Schleim und Schaum zu finden sind, nicht als Beweis dafür an, dass der Ertrinkende aufgrund des eingeatmeten Wassers stirbt. Die eigentliche Todesursache sei zunächst der Mangel an Atemluft. Dadurch stocke der Kreislauf der Säfte, die elektrische Materie verfalle in Trägheit und die natürliche Wärme verlösche allmählich, so dass auch die Reizbarkeit mit dem Erkalten des Körpers abnehme. Deshalb spiele auch die Erwärmung und Herstellung der Reizbarkeit neben der Beatmung oder zum Teil auch vor Beginn der Atemspende eine besondere Rolle.[29] Im Anhang zu dem gleichen Werk bemerkte Joseph-Jacques de Gardane (1726-1786) zu den verschiedenen Arten von Scheintod: „*Da in allen Fällen das Athemholen aus Mangel einer freyen und reinen Luft, die, wie bekannt, zu dieser ersten Verrichtung des Lebens unumgänglich nöthig ist, hinterhalten wird, so sind alle Muskeln, krampfartig zusammengezogen; die Bewegungen des Körpers werden unterbrochen; die Blutgefäße des Hirns, die sich nicht in die*

---

27 Johann Arnold Günther: Geschichte und itzige Einrichtung der Hamburgischen Rettungsanstalten für im Wasser verunglückte Menschen. Hamburg 1794, S. 375.

28 Vgl. K. Lindner: Tauch- und Ertrinkungsunfälle. In Zeitschrift für Allgemein Medizin 68 (1992), S. 13-17. Lindner definiert das Ertrinken als Erstickungstod durch Untertauchen im Wasser und unterscheidet davon das nasse Ertrinken mit Aspiration von Flüssigkeit. Bei der Süßwasseraspiration dringt nach 2-3 min die Flüssigkeit von den Alveolen in die Lungenstrombahn ein, es entsteht eine passagere Hypervolämie, d.h. Zunahme des zirkulierenden Blutvolumens und gleichzeitig auch eine Hypoämie, wobei sich ein interstitielles Lungenödem entwickelt. Bei der Salzwasseraspiration tritt Plasma in die Alveolen durch die dreimal höhere Osmolarität des Salzwassers. Das trockene Ertrinken findet sich bei 10-20% der Verunglückten. Es lässt sich in den Lungen weder Wasser noch Aspirationsgut nachweisen, bedingt durch das Anhalten des Atems oder einen reflektorischen Laryngospasmus als Todesursache.

29 Vgl. Jean Janin de Combe-Blanche: Patriotische Betrachtungen oder kurze Abhandlung von den Ursachen eines plötzlichen und gewaltsamen Todes, worinnen die Mittel angezeiget werden, um solche (sic) Personen, die ein Schlachtopfer desselbigen sind, zu Hülfe zu kommen, wann sie auch schon kein Zeichen des Lebens mehr von sich geben. In: Gift und Gegengift oder leichte und sichere Mittel, mit welchen man Personen zu Hülfe kommen kann, die entweder aus Unwissenheit, oder aus Unvorsichtigkeit giftige Kräuter und Wurzeln gegessen; von giftigen Thieren gebissen, von schädlichen Dünsten schier erstickt, oder welchen heimlicher Weise Gift in die Speisen ist gemischet worden. Straßburg 1776, S. 61-78.

Gefäße der Brust entladen können, werden gewaltsam ausgedehnt, und mit Blut angehäuft […]"[30] Johann Heinrich Kopp (1777-1858), der sich viel mit gerichtlicher Medizin und der Staatsarzneikunde beschäftigte, bemerkte zum Thema Ertrinken: „*Ertrunkene sterben in der Regel suffokatorisch* […]", „*Ertrinkenden fehlt die Nahrung aus der Luft, die wir nicht lange, ohne umzukommen, entbehren können.*"[31]

Nach den Erkenntnissen von Edmund Goodwyn (1756-1829) war das Einblasen von Luft ein wesentliches Mittel der Wiederbelebung. Durch seine Untersuchungen hatte er erkannt, dass das Blut beim Sistieren der Atmung seine venösen Eigenschaften behält und dadurch die Kontraktionsfähigkeit der linken Herzkammer zerstört wird. Die Engländer Charles Kite (1768-1811) und auch Edward Coleman (1765-1839) beschrieben einen Zusammenhang zwischen Blutzirkulation und Lungenbewegungen. Beide empfahlen die künstliche Beatmung als Mittel der Wiederbelebung. Aus zahlreichen Tierversuchen zog Coleman folgende Schlüsse: Beim Ertrinken erfolge eine fast vollständige Exspiration, die nur geringen Mengen an Wasser oder Schaum, die in den Lungen gefunden werden, behinderten die Beatmung nicht. Auch beim Erdrosseln komme es trotz gehemmten Atemholens zu einer Exspiration und der Tod trete mit zusammengefallenen Lungen ein. Die Gefäße des Kopfes seien beim Erdrosselten etwas ausgedehnt, nicht beim Ertrunkenen. Auch beim Ersticken erfolge in erster Linie eine Ausatmung.[32] Einen Zusammenhang zwischen der Atmung und der Reizbarkeit bzw. der Möglichkeit der Wiederbelebung sah Coleman in der Aufrechterhaltung der Wärme: „*Der Hauptnutzen des Atemholens ist der, dass es die Quelle der thierischen Wärme sey; und diese Wärme erhält, indem sie empfindlich wird, die Reizbarkeit des ganzen Thieres.*"[33]

---

30 Joseph-Jacques de Gardane: Nützlicher Unterricht über die starken Ohnmachten, oder die scheinbaren und plötzlichen Todesfälle, wie man solchen Personen, die damit befallen worden, zu Hülfe eilen soll, um sie wieder ans Leben zu bringen, wenn sie auch nicht das mindeste Zeichen des Lebens spühren lassen. In: Gift und Gegengift, 1776, S. 169.

31 Johann Heinrich Kopp: Prüfung der zur Wiederbelebung Scheintodter bestimmten bekanntesten Vorrichtungen, und Angabe eines neuen zu diesem Endzwecke eingerichteten Respirations-Instrumentes. In: Jahrbuch der Staatsarzneikunde 3 (1810), S. 6.

32 Aus dieser Beobachtung ergab sich eine weitere Kontroverse, ob nämlich als die eigentliche Todesursache das Ersticken oder aber der Schlagfluss (Bezeichnung für Schlaganfall) anzusehen sei. Auf diese Diskussion werde ich hier nicht weiter eingehen. Vgl. dazu Charles Kite: Über die Wiederherstellung scheinbartodter Menschen und die Erhaltung der aus verstorbenen Müttern lebendig genommenen Kinder. Leipzig 1790, S. 27ff.

33 Edward Coleman: Abhandlung über das durch Ertrinken, Erdrosseln und Ersticken gehemmte Athemholen. Leipzig 1793, S. 173.

2.3 Die Menschenfreundlichkeit als leitendes Prinzip

Der aufklärerische Gedanke der Menschlichkeit, der Menschenliebe, die Idee des Menschenfreundes, des Philanthropen, der als gebildeter Mensch sein Leben dem Einsatz für notleidende Bevölkerungsschichten oder das allgemeine Volkswohl widmete, hatte große Bedeutung für die Entwicklung des Rettungswesens. Das Motiv, dem Mitmenschen Hilfe zu bringen und Elend zu lindern, war entscheidend und wird immer wieder angeführt. In dem 1788 erstmals erschienenen und in der Folgezeit weitverbreiteten „*Noth- und Hülfsbüchlein für Bauersleute*" von Rudolph Zacharias Becker (1752-1822) wird, eindrucksvoll unterstützt von einer Abbildung, das Schicksal eines Menschenfreundes geschildert: „*Dieses Bild stellt den lieben Herzog Leopold von Braunschweig vor, wie er zu Frankfurt, da die Oder ausgetreten war, in einen Kahn stieg und einer armen Frau ihre Kinder retten wollte; ob er gleich ein Herzog war. Der liebe Gott nahm ihn darüber zu sich: und wir lernen daraus, daß man allezeit helfen soll, wo Noth vorhanden ist; man sey vornehm oder geringe.*"[34] Der Herzog kam im Alter von nur 32 Jahren bei dem Versuch, vom Oderhochwasser Eingeschlossene zu retten, ums Leben. Daran sollte sich auch der einfache Mann ein Beispiel nehmen. Über einen anderen, im Hinblick auf humanitäre Einrichtungen sehr bemühten Adligen, Leopold Graf von Berchtold (1759-1809), schreibt ein Biograph: „*Beseelt von seinem Eifer für Humanität gab er aber seinen Posten auf und machte Reisen durch verschiedene Welttheile, um Menschenelend aufzusuchen und zu lindern* [...] *Endlich wurde der hochherzige Humanist selbst das Opfer seiner unbegränzten Menschenliebe; die Rettung eines Scheintodten zog ihm ein nervöses Fieber zu, welchem er* [...] *im Alter von 50 Jahren erlag.*"[35]

Bei Christian Rudolph Wilhelm Wiedemann (1770-1840), Professor zu Braunschweig, heißt es 1797: „*Welche größere Belohnung könnte ich mir aber wünschen, als daß durch diese Vorschriften auch nur eines Menschen Leben gefristet würde! Die gerechte Hoffnung dazu durchdringt mich mit einem süßen Gefühle, die Erfüllung dieser Hoffnung würde mich unbeschreiblich glücklich machen.*"[36] Und Wiedemann fährt mit großem Pathos fort: „*Welch eine unbeschreibliche Freude muß es dann für den beharrlichen Menschenfreund sein, wenn er sieht, dass sein ausdauernder Muth seinem Mitmenschen das Leben rettete; einer jammernden Mutter den Sohn, einem verzweifelten Gatten die Gattin, einer Anzahl verwaister Kinder den Vater wiederschenkte. Welches edle Herz wird nicht bei dem bloßen Gedanken einer solchen Glückseligkeit von reger Freude erfüllt? welcher*

34 Rudolph Zacharias Becker: Noth- und Hülfsbüchlein für Bauersleute oder lehrreiche Freuden- und Trauergeschichte des Dorfes Mildheim. Gotha, Leipzig 1788 (Nachdruck 1980), S. 61f.

35 BKÖ. Teil 1. Wien 1856, S. 291.

36 Wiedemann, 1797, Vorrede S. VI.

Menschenfreund fühlt nicht das Belohnende dieser Augenblicke.“[37] Schließlich schrieb Alexander v. Humboldt (1769-1859) im Jahr 1799: „*Mit qualvoller Pein empfindet der gefühlvolle Mensch sein Unvermögen, oder vielmehr die Unvollkommenheit seiner Kunst, wenn er einen Verunglückten zu retten strebt. Zu welchen elenden und langsamen Mitteln wird da geschritten, wo schnelle und wirksame Hülfe nöthig ist.*“[38]

Auch im ersten Drittel des 19. Jahrhunderts blieb der Gedanke der Menschenfreundlichkeit weiter wirksam. So bemerkte der Kölner Arzt und Wundarzt Johann Baptist Bourens im Jahr 1823: „*Möchte diese meine Arbeit zur Rettung eines einzigen Menschen gedeihen! welche Belohnung, welches Gefühl für mich!*“[39] Der Erfinder eines Rettungsgeräts, Joseph Weitenhiller, beschrieb seine Motivation 1829 wie folgt: „*Mein sicherster und bester Gewinn ist die Überzeugung, daß durch meine einfache Idee mancher Familie ihre Verwandten, ihre Habe und ihr Gut gerettet worden, und dadurch vom Bettelstabe befreit, mir ihre Erhaltung zu danken haben.*“[40] Die Ansprüche an die Zeitgenossen gingen soweit, dass auch gefordert wurde, ein anderes Verhalten als das der Hilfsbereitschaft und Menschlichkeit nicht mehr zu akzeptieren. Der Italiener Pietro Manni gab 1839 seine Beweggründe an: „*In unserer Zeit darf diese eingewurzelte Fahrlässigkeit unserer Vorfahren nicht länger geduldet werden, inmitten so großer und so allgemein verbreiteter Aufklärung, in einer Zeit, in welcher die lebende Generation sich nicht nur mit dem Vorzuge, gebildeter und besser unterrichtet zu sein als ihre Vorfahren, sondern auch mit dem Ruhme größerer Menschenliebe der Nachwelt empfehlen will.*“[41] Aus dieser Vorstellung, Ignoranz und Gleichgültigkeit nicht mehr zu akzeptieren, ergingen zahlreiche Erlasse und Verordnungen zum Rettungswesen und enthielten sowohl Belohnungen als auch Strafen.

37 Wiedemann, 1797, S. 6f.

38 Alexander von Humboldt: Über die unterirdischen Gasarten und die Mittel ihren Nachtheil zu vermindern. Braunschweig 1799, S. 24f.

39 Johann Baptist Bourens: Anleitung zur Rettung der Ertrunkenen, Erstickten, Erhängten, vom Blitze Erschlagenen, Erfrornen, durch zu starke Hitze scheinbar Getödteten und Vergifteten. Crefeld 1823, Vorwort o.S.

40 Joseph Weitenhiller: Beschreibung des Antiaerophthora oder Schutzmittel gegen jede verdorbene Luft. o.O. (Eichstätt) 1829, o. S.

41 Pietro Manni: Praktisches Handbuch zur Behandlung der Scheintodten. Leipzig 1839, S. 3.

2.4 Die neue Wertschätzung des Menschenlebens

Im Zuge der Aufklärung kommt dem Wert des einzelnen Menschenlebens eine neue Bedeutung zu. Die Bewertung sowohl des Individuums wie auch des Staatsbürgers für das Wohlergehen der Familien und das Gedeihen des Staates spielte eine wesentliche Rolle für die Entwicklung der Rettungsidee. Ein frühes Beispiel für diese neue Sicht finden wir bei Martin Hieronymus Paul Hannibal (1769) im Vorwort der Rettungsverordnung der Amsterdamer Gesellschaft: „*Für den Menschen ist das Leben das theuerste Gut; der Grund von allem andern; ja, was noch mehr sagen will, es ist die Zeit der Prüfung und Arbeit, die ihm gegeben wird, um sich zum Genuß jener ewigen und himmlischen Güter geschickt zu machen. Die meiste Zeit ist es auch nicht der umkommende Mensch allein, dem an Erhaltung seines Lebens gelegen ist: wird dieses vernichtet, so trift es zuweilen einen Vater, eine Mutter, die ihrem betrübten Hausgesinde entrissen werden, zu deren Erhaltung ihre Hülfe so unentbehrlich war; oder einen geliebten Sprossen, ein Kind, das von seinen Eltern beweinet wird, dessen Freude und Hoffnung, und vielleicht Trost und Stütze es war: Ein Verlust, der äusserst empfindlich und nachtheilig für alle Verwandte desselben ist, und wodurch die kirchliche und bürgerliche Gesellschaft eines Mitgliedes beraubet wird, das (in welcher Beziehung es auch seyn mögte) ihr noch hätte nützlich werden können.*“[42] Ähnlich bemerkt Janin de Combe Blanche (1776) in einer Abhandlung über die plötzlich Verunglückten: „*Übrigens habe ich in allem diesem nichts anderes zu meiner Absicht, als das Wohl des Menschlichen Geschlechts, und zu verhüten, daß nicht ein unverhoffter Tod uns eine Menge nützlicher Mitbürger entreiße, deren Verlust sich nicht ersetzen läßt.*“[43] Den Wert des Individuums für den Staat betont auch Johann Arnold Günther (1794): „*Wie viele unglückliche unversorgte Bürger, denen diese 990 gerettete Menschen Broderwerber, Fürsorger, Erzieher waren, mögen dadurch mittelbar gerettet und dem Staat erhalten worden sein.*“[44]

Auf die besondere Bedeutung der Rettung von Bergleuten als wichtigen Stützen der Gesellschaft und des Staates verweist der Bergrat Aloys Wehrle 1835; er hofft, mit seinem Buch dazu „[...] *beizutragen, eine Klasse von thätigen, ihr ganzes Leben zur Gewinnung der Reichthümer der Erde opfernden, und dadurch zur Vermehrung des Activvermögens des Staats, und zum Wohlstande vieler Familien beitragender Menschen, vor Gefahr und Unglück zu sichern, eine große Schaar thätiger und nützlicher Staatsbürger wird diese Menschenfreunde dankend segnen.*“[45]

---

42 Martin Hieronymus Paul Hannibal: Geschichte und Urkunden der im Jahre 1767 zur Rettung der Ertrunkenen zu Amsterdam errichteten Gesellschaft. Hamburg 1769, S. 4f.

43 Janin de Combe Blanche, 1776, S. 102.

44 Günther, 1794, S. 429. Die angegebene Zahl bezieht sich auf die Rettungserfolge dieser Gesellschaft. Vgl. auch Kap. 7.2 dieser Arbeit.

45 Aloys Wehrle: Die Grubenwetter, oder Übersicht aller in den Gruben vorkommenden schädlichen Gasarten. Wien 1835, Vorrede S. X.

2.5 Bemühungen zur Hebung der Volksbildung und Kampf gegen Aberglaube

Als eine weitere Voraussetzung für die Entstehung des Rettungswesens können die Bemühungen um die Anhebung der Volksbildung gelten. Diese zielen einmal auf die Aufklärung des einfachen Volkes in Bezug auf die Vielfalt der Lebensvorgänge in der umgebenden Natur und des Menschen, also die Hebung der Volksbildung. Eine weitere Intention war das gezielte Vorgehen gegen Aberglaube und Vorurteile in der Bevölkerung. Manche Autoren schrieben für das einfache Volk, für den Bauern. Ein solches Erfolgsbuch wurde von Rudolph Zacharias Becker 1788 erstmals herausgegeben.[46] Es wurde in zahlreichen weiteren Auflagen, insgesamt in einer Stückzahl von etwa 400 000, gedruckt und war um 1800 das meistverbreitete weltliche Buch in Deutschland. Es wurde teilweise sogar als Schulbuch eingeführt oder in protestantischen Regionen von der Kanzel vorgelesen. Zahlreiche Nachdrucke wurden in etwas veränderter Form und für ein spezielles Publikum herausgegeben, zum Beispiel als Lehrbuch für Katholiken. Das Buch von Becker war sowohl in der gebildeten Bevölkerung als auch bei Bauern anzutreffen. Es fand sich in Dorflesegesellschaften, in Leihbibliotheken und sogar in bäuerlichen Nachlässen.[47] Andere Autoren richteten ihre Schriften an Landwundärzte sowie an geistliche und weltliche Landobrigkeiten zur Unterweisung für das einfache Volk.[48] Außerdem waren Bücher, die in alphabetischer Reihenfolge Erkrankungen und die Hilfsmittel zur Rettung abhandelten, besonders gefragt, wie z.B. die Schriften von Zarda, Hufeland und Poppe.[49] Solche Lehrschriften wurden sogar teilweise kostenlos verteilt. Außerdem gab es Gesundheitskatechismen, die frei verkauft und als Lehrbuch an Schulen eingeführt wurden, um über die Erziehung der Kinder auch Einfluss auf die Erwachsenen nehmen zu können.[50] Auch Priester behandelten Fragen der Rettung und Wiederbelebung in ihren Predigten und Schriften. Die Pastoralmedizin des 18. Jahrhunderts sah ihre Aufgabe in der Überbrückung des entstandenen Missverhältnisses und der Fremdheit zwischen der modernen Naturwissenschaft

46 Vgl. Becker, 1788.

47 Vgl. Becker, 1788, Nachwort von Reinhart Siegert, S. 474-477.

48 Vgl. Johann Michael Schosulan: Gründlicher Unterricht für das Landvolk: Wie und auf was Weise jedermann seinen ertrunkenen, erhängten, erstickten, erfrornen, von Hitze verschmachteten, und vom Blitz berührten unglücklichen Nebenmenschen Hülfe leisten, der Retter aber für sein eigenes Leben sich selbst sicher stellen solle. Wien 1786, Vorrede.

49 Vgl. Adalbert Vinzenz Zarda: Alphabetisches Taschenbuch der hauptsächlichsten Rettungsmittel für todtscheinende und in plötzliche Lebensgefahr gerathene Menschen, zum allgemeinen Wohl. Prag 1796; Christoph Wilhelm Hufeland: Der Scheintod oder Sammlung der wichtigsten Thatsachen und Bemerkungen darüber, in alphabetischer Ordnung. Berlin 1808; Poppe, 1811. Vgl. außerdem Meyer, 1902, S. 571.

50 Ein solcher Katechismus wurde 1794 von B. Ch. Faust unter dem Titel „Gesundheits-Katechismus zum Gebrauch in den Schulen und beym häuslichen Unterricht" verfasst und in zwei Jahren 80000 mal verkauft. Vgl. Frevert, 1984, S.53.

und der christlichen Lehre, wozu auch die Unterrichtung der einfachen Bevölkerung in Fragen der Gesundheit und Hygiene sowie über ärztliche Hilfeleistungen zählte.[51] Ein Pfarrer zu Reinsberg in Württemberg, Albrecht Daniel Sandel, schrieb am 1.1.1794 eine komplette Wiederbelebungsvorschrift für Ertrunkene in sein Kirchenbuch. Dabei empfahl er Wärmen und Reiben, Atemspende, Tabakrauchklistier, leichtes Schütteln, warmes Baden und Elektrizität. Den Aderlass lehnte er strikt ab, *„denn der Missbrauch des Aderlassens bej Ertrunkenen kann nie genug gerügt werden.“*[52] In einer Verordnung des Herzogs Friedrich Franz I. von Mecklenburg-Schwerin von 1788 wurde angeordnet, einmal jährlich – im Zusammenhang mit dem Evangelium vom barmherzigen Samariter – in allen Kirchen[53] die „Patentverordnung vom 16. Dec. 1783 wegen Rettung verunglückter Personen“ zu erläutern und somit erneut in Erinnerung zu bringen. Auch die Schulmeister wurden angewiesen, ihren Kindern diese Rettungsvorschriften einzuprägen und den Befehl zur Befolgung der Vorschrift zu übermitteln.

Dennoch gingen alle diese Anstrengungen den Staatsplanern offensichtlich nicht weit genug: *„Wären unsere ersten Katechismen, anstatt von eifrigen Gottesgelehrten von klugen Staatsmännern, Oekonomen und Aerzten entworfen worden, gewiß wäre es mit dem nützlichen Unterricht des Volkes um Vieles schon weiter gekommen.“*[54] Es kam zur Veröffentlichung von Rettungstabellen, die an öffentlichen Plätzen angeschlagen wurden, an Wundärzte, in Wirtshäusern, Herbergen und Schenken, aber auch an die Bevölkerung verteilt wurden. Die Kosten solcher Unternehmungen wurden zum Teil von wohlhabenden Privatpersonen getragen. So berichtete Poppe, die von Christian August Struve (1769-1807) verfassten Rettungstafeln[55] seien von Franz Anton Graf von Magnis, einem mährischen Gutsherren, ins Böhmische übersetzt worden und zum Teil eigenhändig an die Bevölkerung verteilt worden. Die Zahl der Tafeln beziffert er auf 26000.[56]

---

51 Vgl. Art. Pastoralmedizin. In: Josef Höfer und Karl Rahner (Hg.): Lexikon für Theologie und Kirche. Bd. 8. Freiburg 1963, S. 160ff.

52 Albrecht Daniel Sandel, Pfarrer zu Rainsperg den 1. Jan. 1794, zitiert nach Werner Bauer: Albrecht Daniel Sandel, ein Reinsberger Pfarrer mit medizinischen Interessen. In: Württembergisch Franken. Jahrbuch des Historischen Vereins für Württembergisch Franken 67 (1983), S. 183f.

53 Vgl. Friedrich Herzog von Mecklenburg-Schwerin: Landesherrliche Zirkularverordnung d.d. 14. Jun. 1788, betreffend eine alljährlich zu haltende Predigt über die Patentverordnung von Rettung verunglückter Personen. In: Monatsschrift von und für Mecklenburg. 1788-1791. Jg. 2. 1789, 809-811. Zur Rettungsvorschrift vgl. Friedrich Herzog von Mecklenburg-Schwerin: Mecklenburgsche Patent Verordnung zu Rettung Verunglückter Personen: In: Stats-Anzeiger. 1782-1793. Bd. 4. 1783, S. 224-226.

54 Johann Peter Frank: System einer vollständigen medicinischen Polizey. Bd. 14. Frankenthal 1814, S. 83.

55 Vgl. Christian August Struve: Neue Noth- und Hülfstafel für den Bürger und Landmann von den Rettungsmitteln in den größten Lebensgefahren. Hannover 1799.

56 Johann Heinrich Moritz Poppe: Beantwortung der den 1. Jenner 1801 von einem ungenannten Mährischen Edelmann aufgegebenen Preisfragen: „Was für Maschinen und Erfin-

Auch durch öffentliche Vorlesungen sollte die Bevölkerung aufgeklärt werden. Eine frühe solche Vorlesung wurde von Professor Bonn, Anatom in Amsterdam, am 24. und 25. März 1777 gehalten.[57] In Prag hielt Adalbert Vinzenz Zarda erstmals am 4. November 1792 eine Vorlesung,[58] 1796 gab er an Sonn- und Feiertagen regelmäßig von 11-12 Uhr öffentliche Vorlesungen, um der Verbreitung von Rettungsmaßnahmen und der Volksbildung zu dienen, „[...] *wozu er Jedermann ohne Unterschied der Religion, des Standes und Geschlechts, besonders aber diejenigen, welche sich der Seelsorge, Landwirtschaft, und überhaupt dem Landleben widmen wollen, einladet.*“[59] Vorlesungen für Wundärzte und Ärzte, aber auch in besonderer Intention für interessierte Laien, hielt auch Joseph Bernt an Sonntagen in den Wintermonaten 1818 in Wien. Er wollte dadurch besonders die nichtärztlichen Zuhörer ansprechen und zur Hilfeleistung bis zum Eintreffen eines erfahrenen Helfers motivieren.[60]

In Holland und England wurden Rettungsvorschriften sogar in einfache Reimform gefasst. Sie sollten dazu dienen, den Gang der Rettung und Wiederbelebung leichter ins Gedächtnis einzuprägen. Die deutsche Übersetzung aus dem Holländischen lautet etwa: „*Roll' nicht, trag' ihn ins Haus, entkleid', erwärm und reibe, blas' Rauch und Atem ein, lass' Ader, tränk und bleibe.*“[61] Gleichfalls in Reimform, empfohlen als Übung für die Jungen in den „*public Schools*“, wurde im Bericht der Royal Humane Society von 1802 ein Gedicht von George Dyer veröffentlicht. Hier sind alle vorgeschriebenen Maßnahmen aufgeführt und in Verse gesetzt. Das Kapitel zur Beatmung lautet folgendermaßen:

„*Inflation. Let one the mouth, and either nostril close,While through the other the bellows gently blows:Thus the pure air with steady force convey, To put the flaccid lungs again in play. Should bellows not be found, or found too late, Let some kind soul with willing mouth inflate; Then downward, though by lightly, press the chest, And let th' inflated air be upward prest.*“[62]

Zum Stellenwert der Aus- und Weiterbildung unter dem Fachpersonal und den Laien bemerkte Poppe: „*Man kann dem Staate die Nothwendigkeit nicht nahe genug legen, daß er alle Aerzte verpflichten möchte, genaue Kenntnisse von den äch-*

---

dungen zur Rettung des menschlichen Lebens aus verschiedenen Gefahren sind bekannt? und welche verdienen vor Andern den Vorzug?“. Wien 1804, S. 136.

57 Vgl. C.J. Mijnlieff: Die „Maatschappij tot redding van drenkelingen“ in Amsterdam und ihre historische Bedeutung für die Entwicklung des Rettungswesens. In: Janus, Jg. 1909, S.876-889, hier S. 885.

58 Vgl. Mijnlieff, 1909, S. 886 und George Meyer, 1902, S. 571f.

59 Zarda, 1796, Vorrede S. VI.

60 Joseph Bernt: Vorlesungen über die Rettungsmittel beym Scheintode und in plötzlichen Lebensgefahren. Wien 1819.

61 Mijnlieff, 1909, S. 884. Leider hat der Autor nicht den Zeitpunkt angegeben, zu dem dieser Spruch verbreitet wurde.

62 William Hawes (Hg.): Annual Reports of the Royal Humane Society. 1802. London 1802, S. 14. (1801-1804)

ten Prüfungsmethoden des Scheintodes zu erlangen, und diese Methoden bei jedem Verstorbenen mit der größten Gewissenhaftigkeit anzuwenden. Wäre auf dem Lande weder Arzt noch Wundarzt, so sollte doch der Prediger oder der Schullehrer die Kennzeichen des wahren Todes verstehen, in den Prüfungsarten des Scheintodes und in der Rettungsart der Scheintodten unterrichtet seyn, um jeden Erstarrten vor dem Begraben untersuchen zu können."[63] Diese Forderung schlug sich zum Teil auch in den Prüfungsordnungen für Wundärzte und Hebammen nieder.

Der Aberglaube des Volkes, bzw. das Vorurteil, jedem Unglücksfall und besonders Selbstmordversuchen hafte etwas Unehrenhaftes an, das sich auch auf denjenigen überträgt, der eine solche Person berührt, ebenso wie die Angst vor Verwicklungen mit der Obrigkeit waren entscheidende Gründe für die distanzierte Einstellung der Bevölkerung zu Rettungs- und Wiederbelebungsmaßnahmen.[64] Eine Ursache für diese Einstellung liegt sicher in den älteren gesetzlichen Bestimmungen, nach denen das Anrühren oder Verändern eines aufgefundenen Scheintoten bis zur Ankunft der zuständigen Amtsperson untersagt war.[65] Dies änderte sich erst in der Mitte des 18. Jahrhunderts, also mit Beginn eines öffentlich geförderten Rettungswesens und mit den neuen Vorschriften, die jetzt Hilfsmaßnahmen von jedem forderten, die Nichtbeachtung sogar unter Strafandrohung stellten. Hannibal beschrieb die Situation in Holland folgendermaßen: „*Ueberdem wusten wir, (und die Folge hat uns in unserer Meynung bevestiget) daß, in diesem Fall, in unserm Lande ein starkes Vorurtheil herschte; ein Vorurtheil, welches, wahrscheinlicher Weise schon so vielen Unglücklichen das Leben geraubt hat, daß es nemlich niemanden erlaubt ist, wenn ein Ertrunkener bey dem Herausziehen aus dem Wasser keine Zeichen von Leben von sich giebt, selbigen in sein Haus zu nehmen, ihn sogar nicht anzurühren, als nur allein, um ihn am Lande, mit dem Kopf ausser dem Wasser, zu bevestigen, und daß, wenn erst ein solcher Mensch so veste gemacht ist, ihn niemand als dazu angestellte Personen loß machen dürfen: Gewiß, ein Vorurtheil, welches man als eines der stärksten Hindernisse des guten Erfolgs unserer Unternehmung ansehen muß!*"[66]

Aber auch von magischen Vorstellungen unter der einfachen Bevölkerung wird berichtet, so existierte z.B. die Auffassung, der Fluss müsse jedes Jahr sein Opfer haben. Becker schreibt z.B.: „*So haben insbesondere einige Halloren in Halle, welche die geschicktesten Schwimmer in Deutschland sind, den falschen Glauben: die Saale müsse vor Johannis Tag einen Menschen haben, und weigern sich wohl gar*

---

63 Poppe, 1811, S. 479.

64 Vgl. Goldmann, 2000, S. 34.

65 Vgl. L. Brandt: Notfallmedizin im 18. Jahrhundert. In: K. Zinganell (Hg.): Anaesthesie - historisch gesehen. (= Anaesthesiologie und Intensivmedizin, Nr. 197). Berlin, Heidelberg... 1987, S. 71-94, hier S. 80

66 Hannibal, 1769, S. 7f.

deswegen, einem darinne Verunglückten Hülfe zu leisten; daß also dieser Glaube eben so unchristlich, als albern ist."[67]

Aus vielen Rettungsberichten geht hervor, dass eine sofortige Wiederbelebung sowohl durch die Hilf- als auch Teilnahmslosigkeit der Laienbevölkerung oftmals verzögert oder sogar verhindert wurde. Vereinzelt mussten ärztliche Wiederbelebungsmaßnahmen sogar vor dem Widerstand der Angehörigen geschützt werden. Die Anfangsschwierigkeiten der Hamburger Rettungsanstalt beschreibt Günther wie folgt: „*Sie hatte aber mit vielen Schwierigkeiten zu kämpfen, worunter das Vorurteil nicht das geringste war, daß jeder gewaltsame Tod unehrlich sey. Glaubten nun die Menschen, daß der Tod durch Selbstmord veranlaßt seyn könnte, so waren sie oft schwer zur Rettung des im Wasser Liegenden zu bringen.*"[68] Selbstmord erschien als noch verachtenswerter als Mord, da bei einem Mord der Körper des Menschen getötet wird, „*dessen Seele (vermag er) aber nicht zu schaden* [...], *dahingegen derjenige, welcher sich selbst umbringet, unstreitig so wohl den Leib, als die Seele, zugleich auf das schändlichste und kläglichste verlieret.*"[69] Ein eindrucksvolles Beispiel für den Aberglauben des Volkes und die Angst vor dem Teufel führt Wiedemann an: „[...] *ich will nur die vom Kohlendampfe erstickten anführen, welche man so oft als vom Satan getödtet angesehen hat, weil vielleicht ihre Gesichter bläulichschwarz waren; ohne zu bedenken, oder sich bedeuten zu lassen, daß dieß nur vom unterlaufenen Blute entstehe.*"[70]

Zusammenfassend betrachtet war die Aufklärung des einfachen Volkes zwar ein wichtiges grundsätzliches Anliegen, erreicht werden konnte aber damit sicher nur ein Teil der einfachen Bevölkerung, während die gebildetere Schicht eher zur Umsetzung der Gesundheitsregeln und der Rettungsmaßnahmen in der Lage war, ihrerseits allerdings nicht ohne Hemmungen gegenüber den Angehörigen der Unterschicht war. „*Zu groß waren die Distanz und die Unkenntnis der konkreten Lebensumstände dieser Menschen, zu stark auch das Befremden und die Abneigung, unmittelbar Kontakt mit dem noch nicht zivilisierten Teil der Gesellschaft aufzunehmen. Die Furcht vor sozialer Deklassierung und die Angst vor den unbekannten und unberechenbaren Patienten gingen Hand in Hand.*"[71]

2.6 Die Angst vor dem Scheintod

Die Angst vor dem Scheintod und der Gedanke, bei lebendigem Leib begraben zu werden, beschäftigte die Menschen des 17. und besonders des 18. und frühen 19. Jahrhunderts außerordentlich. Eine durch spektakuläre Fallbeschreibungen geschür-

67 Becker, 1788, S. 337.
68 Günther, 1794, S. 128.
69 Goldmann, 2000, S. 34, hier zitiert: Zedler, Bd. 36 (1743), Artikel Selbst-Mord, Sp. 1604.
70 Wiedemann, 1797, S. 7f.
71 Frevert, 1984, S. 59.

te Angst vor dem lebendig Begrabenwerden war eine wichtige Voraussetzung für geänderte Bestimmungen in Bezug auf Leichenschau, den Zeitpunkt der Beerdigung, die Suche nach sicheren Todeskennzeichen, Anstrengungen zur Wiederbelebung und sonstige Schutzvorkehrungen, um dem Scheintod zu entgehen. Scheintod, als eines der ältesten Schwerpunktthemen in der Tagespublizistik, wird von Deneke folgendermaßen gedeutet: „*Der Scheintod als ein Vorgang, in dem unwiederbringlich verloren geglaubtes Leben zurückgewonnen wird, ist in diesem Sinnzusammenhang eine Art Inkarnation des Sensationellen, ist die Sensation der Sensationen.*“[72] Mehrere Autoren haben sich bereits mit dem Umfeld des Scheintodes beschäftigt.[73] Deshalb möchte ich auf diesen Bereich nur kurz eingehen.

Das Phänomen des Scheintodes beschrieb Hufeland 1808 folgendermaßen: „*Der Mensch kann in einen todtenähnlichen Zustand verfallen, in demselben mehrere Tage lang verharren, und nachher wieder zum Leben erwachen.*“[74] Unter dem Begriff „*Scheintod*“ subsumierte er eine ganze Reihe von Gattungen Sterbender, die der Gefahr eines scheintoten Begrabenwerdens besonders häufig ausgesetzt seien. Dazu zählte er alle möglichen Unglücksfälle, z.B. Ertrunkene, Erstickte, Vergiftete etc., schnell zum Tode führende Infektions- oder Herz–Kreislauferkrankungen wie die Pest, Blattern, Keuchhusten, Schlagfluss, außerdem Hypochondrische, Hysterische, Nervenkranke, Schwangere und zuletzt die Neugeborenen. Schließlich konstatierte er eine Häufung des Scheintodes beim weiblichen Geschlecht, welches offensichtlich auch häufiger als Männer mit den zuletzt genannten Erkrankungen behaftet sei.[75] Eine genauere Beschreibung des scheintoten Zustandes gab im Jahr 1814 Johann Peter Frank (1745-1821): „*Der Scheintod ist eigentlich ein, unter dem Ebenbilde des Todes verhülltes, und weder durch anhaltende Wärme des Körpers, weder durch das Athemholen, weder durch den Herz- oder Aderschlag, weder durch das Gefühl und Bewußtseyn, weder durch irgendeine Bewegung sich äußerndes Lebensvermögen. Unthätige Fähigkeit zum Wiederaufleben, heiße ich demnach Scheintod; und diese Fähigkeit kann ohne all die gewöhnlichen Lebenszeichen in jedem Thiere auf eine längere oder kürzere Zeit statt finden; denn das Leben, so wie man es im gemeinen Sprachgebrauch nennet, ist mehr Aeußerung*

72 J. F. Volrad Deneke : Der Scheintod als publizistische Sensation. In: Herz / Kreislauf Jg.1, 8 (1969), S. 435.

73 Vgl. Margrit Augener: Scheintod als medizinisches Problem im 18. Jahrhundert. Med. Diss. Kiel 1965; Martin Patak: Die Angst vor dem Scheintod in der 2. Hälfte des 18. Jahrhunderts. Med. Diss. Zürich 1967; Helmuth Schmid: Historische Analyse des Scheintodes und der möglichen Verfahren ein Lebendigbegraben zu verhindern. Med. Diss. München 1983; Elisabeth Vogl: Der Scheintod: eine medizingeschichtliche Studie. Med. Diss. München 1986: Tankred Koch: Lebendig begraben. Geschichte und Geschichten vom Scheintod. Augsburg 1995, sowie Dominik Gross: Die Behandlung des Scheintods in der Medizinalgesetzgebung des Königreichs Württemberg. In: Würzburger Medizinhistorische Mitteilungen 16 (1997), S. 15-33.

74 Hufeland, 1808, Vorrede.

75 Vgl. Hufeland, 1808, S. 233-36.

des Lebens, als das Leben selbst, welches vorhanden seyn kann, ohne daß Andern ein Zeichen davon übrig bleibe.“[76]

Die medizinische Möglichkeit der Wiederbelebung eines Menschen – die erste wissenschaftliche Dokumentation einer Wiederbelebung vor dem Fachpublikum der Royal Humane Society datiert aus dem Jahr 1745 – und der übersteigerte Optimismus in Bezug auf die Möglichkeiten der Wiederbelebung, der durch Berichte von Rettungen bei Personen, die mehrere Stunden oder sogar Tage unter Wasser lagen, genährt wurde, gaben der Diskussion über den Scheintod Nahrung. Gleichzeitig kursierten die schrecklichsten Geschichten und Berichte von Menschen, die scheintot begraben und noch gerettet werden konnten, zum Teil aber auch ein grausames Ende in ihrem Grab fanden.[77] Bei Becker wird eindrucksvoll von den fiktiven schrecklichen Ereignissen vor der Beerdigung des Hauptmannes zu Mildheim berichtet. Dessen Ehefrau war ein halbes Jahr zuvor während ihrer Schwangerschaft verstorben und in der Gruft beigesetzt worden. Als man nun die Gruft wieder öffnete, fand man die entstellte Frauenleiche auf dem Sarge sitzend mit einem Säuglingsskelett auf dem Schoß.[78] Der gebildete oder weniger gebildete Leser konnte an diese Schreckensgeschichte, die quasi als Einleitung zum Lehrbuch von Becker steht, nicht vorbeikommen, ohne selbst den Schauer und die Angst vor dem Scheintod zu spüren. Ein Beispiel, das kennzeichnend für die Dramatik der Schilderung ist, wird in den folgenden Auszügen eines Gedichts wiedergegeben, das vom Tod und dem Aufwachen eines Mädchens aus Mainz berichtet. Der Totengräber wollte sich einen Ring des Mädchens aneignen:

„*Gierig nach der Reife Blinken*
Griff nun hastig nach der Linken;
Wollt' er trennen seine Beute
Mit des Messers scharfer Schneide,
Doch des Räubers Hand erbebet,
Als die Tote sich erhebet,
Hastig faßt er die Laterne,
Sucht sein Heil er in der Ferne,

Wandte er sein Augenlid
Doch als keiner ging vom Glied,
Sammt dem Finger von der Hand
Das er in der Tasche fand.
Taumelnd stürzte er zurück,
Auf ihn fiel ihr starrer Blick.
Und mit einem Fiebergraun
Ohne sich nur umzuschaun.“[79]

---

76 Frank, 1814, S. 17f.

77 Vgl. dazu die Berichte von scheintot Begrabenen bei Jacques Jean Bruhier: Abhandlungen von der Ungewißheit der Kennzeichen des Todes, und dem Misbrauche, der mit übereilten Beerdigungen und Einbalsamirungen vorgeht. Aus dem Französischen. Leipzig, Kopenhagen 1754 (ursprünglich „Dissertation sur l'incertitude des signes de la mort“. Paris 1752) sowie bei Hufeland, 1808. Bruhier wird bei Schmid als der erste Verfasser einer Übersicht über das Thema Scheintod gewürdigt. Vgl. Schmid, 1983, S. 8f.

78 Vgl. Becker, 1788, S. 5 ff.

79 Anonym: Merkwürdige Begebenheit, welche sich in diesem Jahre in Mainz zugetragen. Iglau (um 1840, laut Stadtbibliothek Mainz).

Diese Moritat ließe sich beliebig durch ähnlich schaurige Geschichten ergänzen. Dass es tatsächlich zu solchen Vorkommnissen kam, mag auch mit dem damals frühen Beerdigungszeitpunkt zusammenhängen. Bedingt durch die Enge des räumlichen Zusammenlebens war die Familie eines Verstorbenen gezwungen, diesen so schnell wie möglich seinem Grab zu übergeben. Dieser frühen Beerdigung sollten verschiedene staatliche Beerdigungsvorschriften entgegenwirken, die zum Ende des 18. Jahrhunderts gehäuft erlassen wurden und das Begräbnis vor 24 Stunden im Sommer bzw. vor 48 Stunden im Winter untersagten. Ausgenommen waren Todesfälle mit Seuchengefahr. Der Kranke oder Alte starb gewöhnlich zu Hause im Kreis der Familie, nicht oder nur selten im Krankenhaus. Man hatte noch keine Beerdigungsinstitute, die sich weiter um den Verstorbenen kümmerten, es gab keine Totenhäuser und auch keine gesetzlich vorgeschriebene ärztliche Leichenschau und Todesbescheinigung. „*Ein Kranker verscheidet nicht immer im Beyseyn des Arztes. Die Umstehenden, oft die theuersten Verwandten, wissen es nicht anders, als daß der Kranke nach Verlöschen des Athems und Pulses todt sey. Sie melden das Absterben dem Arzte, und überheben ihn dadurch gemeiniglich der Pflicht eines fernern Besuchs. Und dem Arzte fällt es oft nicht ein, an der Aechtheit jenes Berichts zu zweifeln.*“[80]

Vor diesem Hintergrund erklären sich die Bemühungen um eindeutige Todeskennzeichen, um die „*Prüfmittel des Todes*“, wobei der Übergang in Fäulnis als das sicherste Todeskennzeichen oder sogar das einzige sichere Kennzeichen angesehen wurde.[81] Im Folgenden werden die einzelnen Todeskennzeichen bzw. die Prüfzeichen des noch vorhandenen Lebens sowie ihre Wertung aus der Sicht der Zeit um 1800 kurz beschrieben.

1. Herzstillstand, Pulslosigkeit: Der Herzstillstand trete ein bei komplett aufgehobener Reizbarkeit und zeige somit den Tod des Menschen an. Die Feststellung des Kreislaufstillstandes und der Pulslosigkeit erwies sich aber als schwierig und nicht eindeutig erkennbar. „*Allein dieser Zustand* [des eingetretenen Todes] *ist schwer von dem zu unterscheiden, wo alle Kraft des Herzens nur deswegen völlig stille zu stehen scheint, weil ihre Wirkungen zu schwach sind, als dass unser stumpfes Gefühl sie bemerken könnte.*“[82] Um eine genauere Differenzierung zu ermöglichen, wurde die Pulsmessung näher beschrieben: „*Eine Regel beim Pulsfühlen an Erstarrten ist es immer, sich nicht mit der gewöhnlichen Stelle an der Hand zu be-*

---

80 Poppe, 1811, S. 335.

81 Vgl. einige Autoren, die sich mit diesem Thema intensiv beschäftigten und auf die sich der folgende Abschnitt stützt: Kite, 1790, S. 71ff; Adalbert Vinzenz Zarda: Patriotischer Wunsch für die Wiederbelebung der todtscheinenden Menschen, damit niemand lebendig begraben werde. Prag 1797, S. 41ff; Anton Portal: Unterricht über die Behandlungsart der Erstickten, der Ertrunkenen, des Scheintodes bey Neugebornen, der von einem wüthigen Thiere Gebissenen, der Vergifteten und der Erfrornen, nebst Bemerkungen über die Zeichen des Todes. Wien 1798, S.15ff; Poppe, 1804, S. 158ff; Poppe, 1811, S. 430ff; Hufeland, 1808, Vorrede.

82 Vgl. Zarda, 1797, S. 42.

gnügen, sondern bey der Untersuchung weiter zu gehen. Findet man an der Hand keinen Puls, so sucht man ihn an den Schläfen, ferner an dem Halse, an den Schenkeln und ferner an dem Herzen."[83] Dabei wurde darauf hingewiesen, dass es zu Verwechslungen mit dem eigenen Puls kommen kann. Die Eröffnung eines Blutgefäßes und das Ausbleiben der Blutung wurde als nicht eindeutiges Todeskennzeichen gewertet. Nach Carl Caspar Crève (1769-1853) sollte man am Oberarm eine Staubinde anlegen. Das Anschwellen der Venen und die Rötung am Arm zeige das noch vorhandene Leben an.[84] Sowohl das Tasten des Pulses als auch der versuchte Aderlass galten als nicht sichere Prüfmittel.

2. Atemstillstand: Dass die Atmung in Zusammenhang mit der Herzfunktion stand, war bekannt, allerdings erwies sich die Feststellung des Atemstillstandes in der Praxis als ähnlich schwierig wie das Erkennen der Pulslosigkeit. Es gab verschiedene Mittel, mit denen man eine abgeschwächte Atmung zu erkennen suchte: Die Flamme einer brennenden Kerze vor Nase und Mund gehalten oder das Vorhalten einer Feder sollte Anzeiger noch vorhandener Atemtätigkeit sein. Allerdings konnte auch bei leichtem Windzug eine Flammenbewegung entstehen. Bei der Spiegelprobe wurde ein Spiegel vor Nase und Mund gehalten und auf das Beschlagen geachtet. Sei allerdings der Spiegel zu warm, laufe er nicht an, auch vermutete Leichenausdünstungen ließen den Spiegel beschlagen.[85] Den Vorschlag, ein volles Glas Wasser auf das Brustbein zu setzen, um Bewegungen desselben erkennen zu können, taucht immer wieder auf, wird aber meist als kritisch gewertet. Anton Portal (1742-1832) lehnte diese Probe ab, da die Bewegungen einerseits so schwach sein könnten, dass sie keine Erschütterung auslösten, andererseits könne eine Bewegung auch durch postmortale Darmbewegungen hervorgerufen werden.[86] Beide Proben galten als nicht sichere Prüfmittel.

3. Absonderungen: „*Da die Ausleerungen oder Absonderungen mit zu den Hauptlebensverrichtungen gehören, so hat man geglaubt, daß, wenn diese aufhören, auch das Leben geendet sey.*"[87] Als Unterscheidungsmerkmal zwischen Tod und Scheintod wurde diese Beobachtung jedoch für völlig ungeeignet angesehen. Zarda führte hier den Harn- und Stuhlabgang bei Ohnmachten oder den unwillkürlichen Samenabgang bei der Epilepsie an, das Nachlassen des Schließmuskels konnte also als Todeskennzeichen nicht herangezogen werden.[88]

4. Körpertemperatur: „*Die Wärme kann ganz von der Oberfläche des Körpers verschwunden seyn; und doch kann der Mensch noch genug inneres Leben besit-*

83 Poppe, 1811, S. 481.

84 Vgl. Carl Caspar Crève: Vom Metallreize, einem neuentdeckten untrüglichen Prüfungsmittel des wahren Todes. Leipzig, Gera 1796, S. 128.

85 Vgl. Poppe, 1811, S. 483.

86 Vgl. Portal, 1798, S. 16f.

87 Poppe, 1811, S. 483.

88 Vgl. Zarda, 1797, S. 47f.

zen."[89] Dies galt besonders für erfrorene Personen. Andererseits habe man auch bei toten Menschen, z.B. bei vom Schlag getroffenen, festgestellt, dass die Wärme des Körpers noch längere Zeit anhalte. Die Wärme bzw. Kälte des Körpers waren daher keine sicheren Zeichen.

5. Unbeweglichkeit der Glieder: Abhängig von der Temperatur und vom Zustand der Muskulatur, z.B. bei Krämpfen könne auch bei noch Lebenden eine Steifheit vorhanden sein. Dagegen seien die Glieder beim Tod durch Blitzschlag häufig noch beweglicher. Auch dieses Phänomen galt als ungeeignet.

6. Trübung der Hornhaut: Die Hornhaut könne schon vor dem Scheintod getrübt sein, sie falle bisweilen durch einen Krampf ein. Sie könne bei einem Erfrorenen aber noch einige Tage hindurch klar und regelrecht gewölbt sein. Sie galt zwar als ein „besseres Prüfmittel", war aber gleichfalls nicht eindeutig dem eingetretenen Tod zuzuordnen.

7. Hautfarbe: Man hatte festgestellt, dass beim Tod durch Ersticken häufig eine rosige oder auch bläuliche Hautfarbe beobachtet werden konnte. Die Hautfarbe bzw. die Leichenblässe erschien aber nicht als geeignetes Mittel zur Todesfeststellung.

8. Konsistenz des Körpers: Die Aufgedunsenheit des Körpers und eine weiche Muskulatur galten als ein relativ gutes Prüfmittel.

9. Leichengeruch: Dem Leichengeruch ähnliche Ausdünstungen könnten bei verschiedenen Erkrankungen auftreten. Deshalb galt der Leichengeruch als nicht zuverlässiges Prüfmittel.

10. Fäulnis: Schon bei Bruhier wurde der Übergang in Fäulnis als einzig sicheres Todeskennzeichen gewertet: „*Man hat kein anderes gewisses Kennzeichen des Absterbens als den Anfang der Fäulung* [...]"[90] Dieses Symptom wurde allgemein als sicheres Kennzeichen angesehen, wenn der Körper bereits zu einem größeren Teil in Fäulnis übergegangen war, allerdings wurde auch hier gewarnt vor einer Fehldeutung bei Erkrankungen, die selbst faulende Hautveränderungen hervorriefen.[91] Fast 60 Jahre nach Bruhier konnte Poppe dessen Auffassung nur bestätigen: „*Die offenbare Fäulnis, wobey man schon ganz auffallende deutliche und würkliche Spuren der Vernichtung bemerkt, ist das allerbeste und sicherste Prüfungsmittel des wahren Todes, dem man nur das Reizen der Nerven durch den Galvanismus zur Seite stellen kann.*"[92]

11. Äußere Reizmittel zur Feststellung des Todes: Dazu zählte man die Siegellackprobe, die Brennprobe, den Pulsaderschnitt, die Anwendung von blasenziehenden Mitteln, das Setzen von Schröpfköpfen, das Auszupfen von Schamhaaren, das Peitschen der Fußsohlen, das Gießen von Salzwasser oder kaltem Wasser in die Augen oder den Mund oder das kräftige Schütteln und Rütteln des Scheintoten und

89 Poppe, 1811, S. 484.
90 Bruhier, 1754, zitiert nach Schmid, 1983, S. 11.
91 Vgl. Kite, 1790, S. 79f.
92 Poppe, 1811, S. 486.

ähnlich drastische Reizmittel, die allerdings nur im positiven Fall, also bei Schmerzäußerung des Scheintoten bzw. bei entsprechenden Hautreaktionen verwertet werden konnten. Allerdings sollte auch beim Ausbleiben jeglicher Reaktion nicht unbedingt auf den eingetretenen Tod geschlossen werden.[93]

12. Reizbarkeit der Nerven: Noch vorhandenes Leben zeige sich in der Reizbarkeit der Muskelfasern durch elektrischen Strom. Dazu bemerkte Martinus van Marum (1750-1837): „*Wenn man bey Instituten zur Rettung Ertrunkener eine immer zum Gebrauch geschickte Elektrisirmaschine bey der Hand hat, so würde diese auch noch zu einer anderen Absicht dienen können. Man würde vermittelst derselben sehen können, ob ein Ertrunkener wirklich todt, oder ob noch einige Hoffnung vorhanden sey, ihn wieder herstellen zu können.*“[94] Auch Poppe bevorzugte dieses Prüfmittel: „*Die Erregung der Reizbarkeit der Nerven durch den Galvanismus ist mit das sicherste und beste Prüfungsmittel des wahren Todes. So lange noch etwas Leben in dem Körper ist, so lange gerathen auch durch das Galvanisieren die Muskeln noch in Krämpfe und Zuckungen.*“[95] Somit handelte es sich bei der Reaktion von Muskelfasern um ein Phänomen, das als relativ sicheres Prüfmittel angesehen wurde.

Zusammenfassend bemerkte Zarda zu diesem Thema: „*Aus diesem allen folgt, daß die Fäulniß das einzige, sichere und letzte Kennzeichen des wirklich erfolgten Todes seye, wenn sich solche über den ganzen Körper anfängt auszubreiten. Dabey darf man aber der übrigen Kennzeichen nicht vergessen.*“[96]

Die also bestehende große Unsicherheit der Menschen im Hinblick auf die Todesfeststellung, die auch in der Aussage Zardas deutlich wird, und die oben beschriebene Tatsache des frühen Zeitpunktes, zu dem der scheinbar Verstorbene außer Haus gebracht und beerdigt wurde, führte neben den Verordnungen bezüglich des Beerdigungszeitpunktes zur Errichtung von Leichenhallen. Um eine längere Beobachtung des Verstorbenen, aber möglicherweise noch Scheintoten zu ermöglichen, wurden in vielen Städten Totenhäuser gebaut. Man legte die Verstorbenen in offene Särge und verband die Extremitäten des Toten mit Glocken oder Schellen, die sich im Aufenthaltsraum des Totenwärters befanden, oder man schlug sogar vor, eine Verbindung zu den Kirchturmglocken herzustellen[97], um jede leiseste Bewegung des Wiederauflebenden erkennen zu können. Diese Vorschläge wurden unabhängig voneinander von zwei Pastoren gemacht und in den Jahren 1798 und 1800 veröffentlicht.[98] Man bezeichnete diese Häuser als „*lieux de dépot*“, Abstell-

---

93 Vgl. Mathéo-José-Bonaventure Orfila: Rettungsmittel bey Vergiftungen und Scheintod nebst den Mitteln zur Erkennung der Gifte und verfälschten Weine und Unterscheidung des wirklichen Todes von dem Scheintode. Basel 1818, S. 142.

94 Martinus van Marum: Beobachtungen und Versuche über die Rettungsmittel Ertrunkener. Leipzig 1796, S. 75.

95 Poppe, 1811, S. 485.

96 Zarda, 1797, S. 55.

97 Vgl. Poppe, 1804, S. 159f und Poppe, 1811, S. 336f.

98 Vgl. Poppe, 1804, S. 161f.

räume, oder im deutschsprachigen Raum als „*Vitae dubiae Asylum*“, Asyl des zweifelhaften Lebens oder auch als „*obituaires*“, Leichenhäuser. 1791 oder 92 wurde auf Anregung Hufelands in Weimar das erste Leichenhaus in Deutschland errichtet.[99] 1797 gab es ein Haus in Berlin, 1803 in Mainz, 1818 in München.[100]

Für den Fall, dass es in einer Stadt kein Totenhaus geben sollte, machte Poppe verschiedene Vorschläge: Der Körper des „Toten“ könne auch in einem offenen Sarg ins Grab gelegt werden. Für einige Tage mit einem Glasdach bedeckt, bestehe die Möglichkeit, sich von dem tatsächlichen Ableben zu überzeugen. Auch sei es dem Wiedererwachenden möglich, sich mit seiner Umwelt zu verständigen. Noch sicherer sei es, den Sarg nur aus dünnem Schachtelholz zu fertigen, im Grab nur leicht mit Erde zu bedecken und dem Verstorbenen eine Spitzhacke beizugeben, damit er sich aus dem Grab befreien könne. Das beste Mittel sei es, eine runde Öffnung in den Sargdeckel zu schneiden und diese mit einer Art Sprachrohr zu versehen, das ca. 30 cm über den mit Erde bedeckten Sarg hinausragt.[101] „*Sollte die Leiche würklich wieder aufleben, so wird die Röhre nicht blos so viel Luft zur Respiration hergeben, als zur völligen Erholung nöthig ist, sondern der Wiedererwachte wird dadurch auch um Hülfe rufen können.*“[102]

Die intensive Bemühung um sichere Kennzeichen des Todes, eine gewisse Hilflosigkeit im Festlegen von verlässlichen Zeichen und auch die kontroversen Meinungen zu einzelnen Symptomen verwundern aus heutiger Sicht nicht, da man damals die Unterscheidung zwischen Kreislaufstillstand und Hirntod noch lange nicht kannte. Die Bemühungen um sichere Todeskennzeichen und die zum Teil bis heute gültige Festlegung von sicheren und unsicheren Zeichen ist einer intensiven ärztlichen und wissenschaftlichen Beobachtung und Sektion von toten Tieren und Menschen zu verdanken. Die Folgerung aus dem hier zusammengestellten Wissensstand um 1800 wird bei Coleman zusammengefasst: „*Es ist immer besser gar keine Kennzeichen festzusetzen, wonach man die Gegenwart des Lebens beurtheilet, und in jedem Falle von jedem Wiederbelebungsmittel Gebrauch zu machen, als sich auf ein unvollkommenes und gewagtes Vorkennzeichen zu verlassen.*“[103]

---

99 Vgl. Deneke, 1969, S. 436.
100 Vgl. Philippe Ariès: Geschichte des Todes. München, Wien 1980, S. 511.
101 Vgl. Poppe, 1811, S. 335f.
102 Poppe, 1811, S. 338.
103 Coleman, 1793, S. 180.

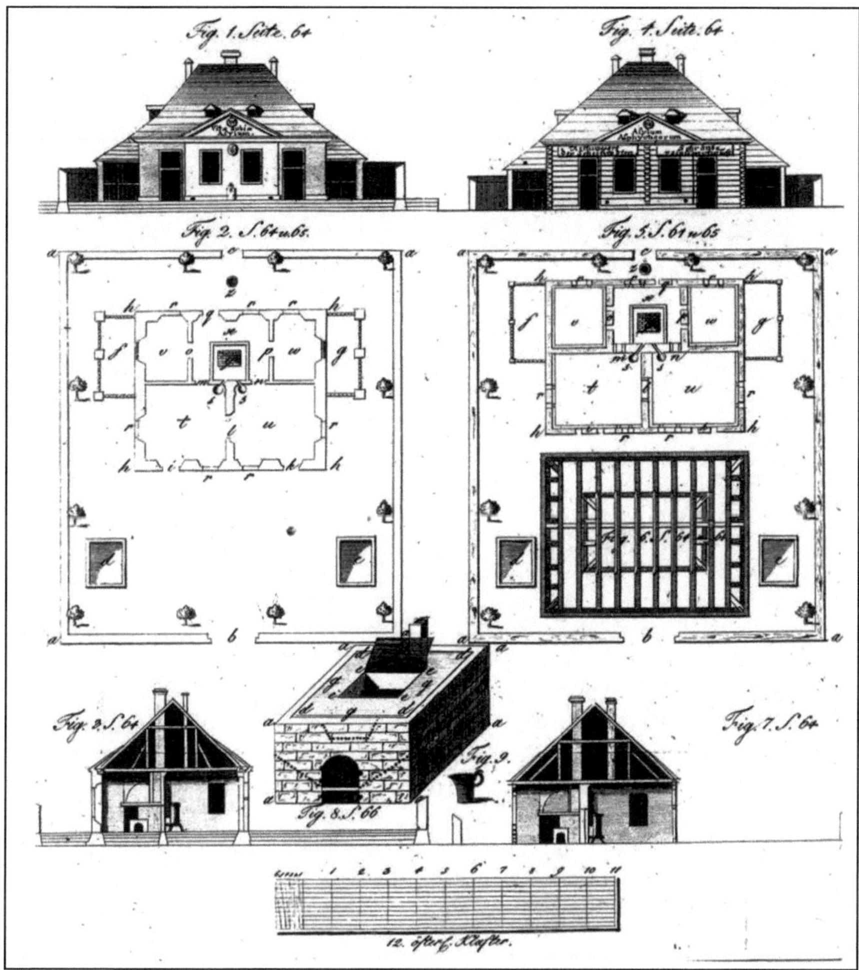

Abb. 1: Leichenhaus nach Zarda

Fig.1: Steinernes bzw. hölzernes (Fig. 4) Rettungs- oder Leichenhaushaus mit folgender Beschriftung: „Vitae dubiae Asylum“ bzw. „Asylum Asphycticorum - Rettungsort der Scheintoten“. t: Raum des Wärters, u: Leichen- bzw. Rettungsraum, l: Glaswand zur Überwachung der Toten. f und g: angebaute Schuppen für Holz und die Aufnahme von größeren Rettungsgerätschaften (Schiff, Laterne, Eisboot, Sucher, Fangzange etc.)

Quelle: Zarda, 1797, Tab. I, Anhang

3. Rettung und Wiederbelebung nach der zeitgenössischen medizinischen Literatur

Der Gang der Rettung und Wiederbelebung wurde immer wieder in der zeitgenössischen medizinischen Fachliteratur zusammengefasst und diente in erster Linie als Information für Ärzte und Wundärzte, zum Teil auch für gebildete Laien. Im Folgenden sollen die darin empfohlenen Maßnahmen zur Rettung und Wiederbelebung im Einzelnen beschrieben werden. Anhand von ausgewählten Quellen wird dabei der für diese Arbeit zugrunde gelegte Zeitraum zwischen 1740 und 1840 berücksichtigt. Zur naturwissenschaftlichen Bewertung und der hohen ethischen Einschätzung der Wiederbelebungsmaßnahmen bemerkte Coleman: „*Keine Kunst und keine Wissenschaft erwirbt durch ihre Ausübung dem Menschen ächtern und dauerhaftern Dank, als die Kunst, einem Scheintoden das Leben wieder zu geben; keine Handlung stellt die Würde und den Nutzen des Naturstudium erhabener dar, keine überzeugt uns deutlicher von den Wohlthaten, welche die Bildung des menschlichen Verstandes gewähren kann.*“[104]

3.1 Rettungsmaßnahmen

Die Umstände und Art des Unglücksfalls bestimmen die jeweiligen Rettungsmaßnahmen. Ein „Ertrunkener“ musste zunächst an Land gebracht werden. Dabei bediente man sich Suchern, Fangzangen, Haken und Leitern, außerdem sollten Boote an gefährdeten Uferstellen bereitgehalten werden. Diese mechanischen Instrumente wurden wohl erstmals von der Hamburger Rettungsgesellschaft bereitgestellt und veröffentlicht.[105] Als Erfinder der Fangzange und des Suchers benannte Bernt den Hamburger Mechaniker Braasch. Für im Eis verunglückte Menschen benutzte man gleichfalls erstmals in Hamburg ein Eisboot, das einem Amphibienfahrzeug vergleichbar sowohl über das Eis geschoben werden als auch im Wasser schwimmen konnte. Ab 1781 wurde dieses von dem Schutenführer[106] Thomas Ritzler erfundene Boot in Hamburg eingesetzt.[107] Sowohl das Eisboot als auch die weiteren Instrumente der Hamburger Rettungsgesellschaft wurden in den folgenden Jahren immer wieder beschrieben und abgebildet uns stellten sozusagen den Grundstock der Geräte zur Ersthilfe dar.[108] – Ein „Erstickter“ sollte unter besonderer Beachtung des Eigenschutzes möglichst schnell in frische Luft gebracht werden. Nicht selten wur-

104 Coleman, 1793, S. 3.

105 Vgl. Günther, 1794, S. 364 f. und Bernt, 1819, Vorerinnerung, S. III.

106 Schuten waren kleine Lastkähne, die auf den Fleeten in Hamburg zum Wassertransport eingesetzt wurden.

107 Vgl. Günther, 1794, S. 366.

108 Vgl. Günther, 1794; Herholdt und Rafn, 1796; Zarda, 1797; Poppe, 1811; Bernt, 1819. Auch in der Sekundärliteratur werden diese Gerätschaften häufig abgebildet.

de berichtet, dass Helfer in bester Absicht, aber ohne Vorsichtsmaßnahmen, selbst in der schadgashaltigen Umgebungsluft erstickten und somit weitere Todesopfer zu beklagen waren. Für Gärkeller oder Faulgruben empfahl man, vor dem Eindringen entweder für eine ausreichende Lüftung zu sorgen oder die Luftqualität durch eingeschüttetes Wasser zu verbessern.[109] Verwendet wurden außerdem Weinessig und diverse andere Substanzen. Eine für die Atmung ausreichende Luftqualität sah man durch Kontrolle mit einer brennenden Kerze gegeben.[110] Schutzmaßnahmen waren besonders für die Bergwerksrettung von großer Bedeutung und schlugen sich in einer Vielzahl von Atmungsgeräten nieder, die einerseits mit dem Ziel des Eigenschutzes bei der Rettung, andererseits bei der Arbeit unter Tage in gashaltiger Luft erfunden und erprobt wurden. – Der „Erwürgte“ oder „Erhängte“ musste umgehend und mit äußerster Vorsicht abgeschnitten werden, um weitere Verletzungen zu vermeiden. Danach waren der Strick und beengende Kleidungsstücke aufzuschneiden oder zu entfernen und der Verunglückte sollte in frische, kühle Luft gebracht werden. – Ein „Erfrorener“ sollte zuerst aus dem Eis gezogen und danach in einen kühlen Raum gebracht werden. Es wurde dabei als besonders wichtig erachtet, keine zu schnelle Erwärmung vorzunehmen, sondern den Körper zunächst mit Eis oder kaltem Wasser abzureiben.

Zu den Erstmaßnahmen bei allen verunglückten Scheintoten zählten neben dem Entkleiden auch die Reinigung der Mundhöhle mit einem Schwamm, einem Federbart oder einem Fischbeinstäbchen[111] sowie das Aufsuchen eines zur Durchführung der Wiederbelebungsmaßnahmen geeigneten Hauses, sofern ein solches in erreichbarer Nähe war. Wiedemann appellierte an die Hausbesitzer: „*Weigert euch nicht, ihr, die ihr Menschen seid und Menschlichkeit, die erste aller Tugenden, üben sollt, einen solchen Verunglückten zu jeder Zeit, im Falle der Noth, bei euch aufzunehmen, noch die nöthigen Geräthschaften, wenn ihr sie besitzet, willig in einem so dringenden Zeitpunkte herzugeben.*“[112] Ansonsten sollten die Maßnahmen sofort an Ort und Stelle beginnen. Außerdem wird meist das schnelle Hinzuziehen eines Chirurgen oder Arztes empfohlen, damit dieser die Hilfsmaßnahmen nach seiner Ankunft koordinieren konnte.

---

109 Vgl. P. J. B. Prévinaire : Abhandlung über die verschiedenen Arten des Scheintodes und über die Mittel, welche die Arzneykunde und Polizey anwenden können, um den gefährlichen Folgen allzu früher Beerdigung zuvor zu kommen. Leipzig 1790, S. 260. Prévinaire differenziert recht ausführlich die vielen verschiedenen erstickenden Gase und gibt auch differenzierte Anweisung zur Vermeidung des Erstickens, so empfiehlt er z.B. auch den ungelöschten Kalk als Absorbens.

110 Vgl. Jakob Conrad Flachsland: Über die Behandlung der Scheintoden. Karlsruhe 1806, S. 28f.

111 Vgl. Georg Pickel: Der Rettungsapparat zur Wiederbelebung der Scheintodten, nebst kurzer Anleitung, wie man sich beym Wiederbelebungsgeschäfte und dem Gebrauch des Apparates zu verhalten habe. Würzburg 1812, S. 19.

112 Wiedemann, 1797, S. 34.

Zum Transport und der Lagerung der Verunglückten gab es keine einheitlichen Richtlinien. Behrens empfahl 1742 für den Transport Ertrunkener die Bauchlagerung, den Kopf nach unten hängend und anfänglich gelinde „[...] *zu rütteln und zu schütteln* [...]“, um entweder ein „[...] *nicht undienliches Erbrechen* [...]“ zu erzeugen oder die Atemtätigkeit anzuregen.[113] In den folgenden Jahrzehnten wurde ein eher vorsichtiger Transport empfohlen, was einzelne Autoren mit eigenen oder zusammengetragenen Erfahrungen belegten. Dabei wurde immer wieder warnend von Verunglückten berichtet, die allein durch den allzu groben Transport verstarben.[114] Viele Autoren befürworteten die Rückenlagerung mit leicht erhöhtem Kopf und Brust, um die Atmung zu erleichtern und den Blutandrang im Kopf zu mindern. Teilweise wurde aber auch eine Seitenlagerung oder das Seitwärtsneigen des Kopfes empfohlen, was dazu dienen sollte, Flüssigkeit aus dem Mund ablaufen zu lassen.[115] Erhenkte, Erdrosselte und Erstickte wurden meist in eine aufrechte, eher sitzende Position gebracht, um den Kopf zu entlasten.[116] Bei den unterkühlten Verunglückten wurde als besonders wichtig erachtet, keine zu schnelle Erwärmung vorzunehmen, sondern den Körper zunächst mit Eis oder kaltem Wasser abzureiben oder sogar in einem Schneebett zu lagern: „*Man solle den ganzen Körper bis auf das Gesicht mit fest angedrücktem Schnee einen Schuh hoch bedecken, und den geschmolzenen durch neuen wieder ersetzen, auch Kopf und Hals damit reiben, oder* [...] *in ein eiskaltes Bad, worinnen Eisstücke liegen, thun* [...]“[117]

Eine Besonderheit der Lagerung stellte das Eingraben eines vom Blitz getroffenen in die Erde dar. Das Erdbad wurde als sehr heilsam angesehen und der Verunglückte sogar einige Stunden darin belassen, bis sich Zeichen des Lebens wieder einstellten. „*Die Wirkungen desselben sind aus dem mechanischen Druck auf den Körper, aus dem bedeutenden psychischen Eindruck (Furcht, Angst) und aus der erfolgenden starken Transpiration des Kranken erklärbar.*“[118] Beim Ein-

---

113 Vgl. Rudolf August Behrens: Die Kunst ertrunkene Menschen wieder zu erwecken, oder ein erneuter und erläuterter Abdruck des im Elsaß herausgegebenen öffentlichen Berichts, wie diejenigen Personen, welche im Wasser verunglückt, und für kurze Zeit vertrunken, hülfliche Hand zu leisten sey; und auf was Art man sich bemühen müsse, solche wiederum zu ermuntern. Berlin 1742, S. 32f. Die Auffassung, Rütteln oder gelindes Umstürzen könne die Atemtätigkeit anregen, führe aber nicht zum Ausfließen von Wasser, findet sich auch bei Ludwig Weber: Kurtzer Bericht von denen Hülffs-Mitteln / Durch welche Ertrunkene / Welche zwar für gantz todt gehalten werden möchten / doch aber ihr Leben noch nicht völlig verlohren haben / können ermuntert und wieder zu sich selbst gebracht werden. Lindau 1750, S. 16.

114 Vgl. Bourens, 1823, S. 30.

115 Vgl. Flachsland, 1806, S. 11.

116 Vgl. Flachsland, 1806, S. 29.

117 Flachsland, 1806, S. 24.

118 Georg Friedrich Most: Encyklopädie der gesamten Volksmedicin oder Lexikon der vorzüglichsten und wirksamsten Haus- und Volksarzneimittel aller Länder. Leipzig 1843 (Nachdruck Graz 1973), S. 39f.

graben in die Erde spielten möglicherweise auch überkommen-magische Vorstellungen eine Rolle, die zum Teil später durch die vermuteten elektrischen Kräfte der Erde nach einem Blitzeinschlag rationalisiert wurden.[119]

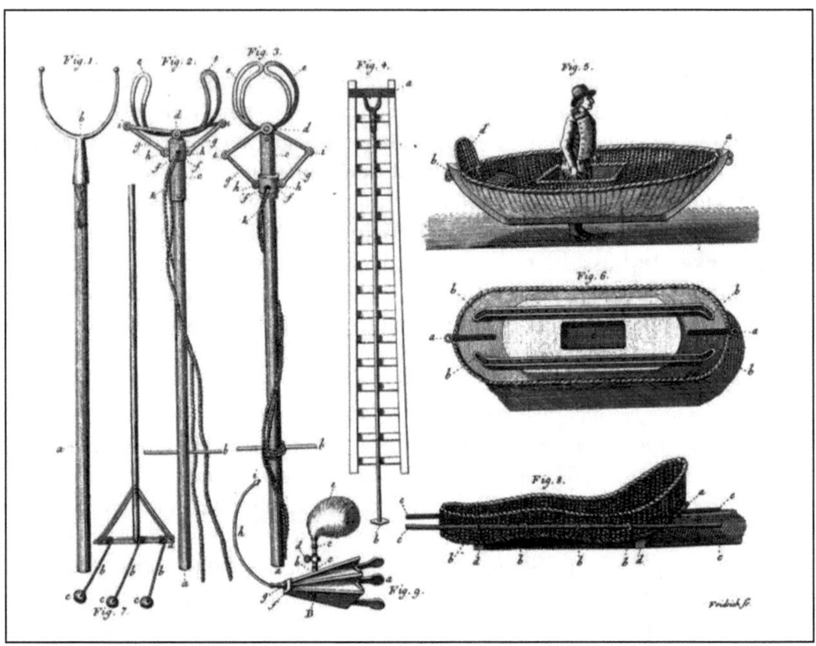

Abbildung 2: Rettungsgeräte

Fig. 1: Sucher. Fig. 2 und 3: Fangzange geöffnet und geschlossen. Fig. 4: Lebensrettungsleiter. Fig. 5 und 6: Rettungsboot, das aufgrund der Öffnung von einer Person getragen werden kann. Das Boot ist mit Kufen versehen, damit es über Schnee und Eis gezogen werden kann. Fig. 7: Weiteres Suchgerät. Fig. 8: Tragekorb mit erhöhtem Kopfteil und körperangepasster Form. Fig. 9: Doppelter Blasebalg nach Gorcy. Vgl. Kap. 5

Quelle: Herholdt und Rafn, 1796, Abb. bei S. 88. Weitgehend identische Abbildungen finden sich bei Günther, 1794, Zarda, 1797, Poppe, 1811, sowie bei späteren Autoren

---

119 Vgl. Flachsland, 1806, S. 38; Manni, 1839, S. 142 und J.C.F. Rolffs: Die Hülfe bei Scheintodten und plötzlich in Lebensgefahr Gerathenen, nebst der Beschreibung des hiesigen Rettungsapparates. Köln 1843, S. 41.

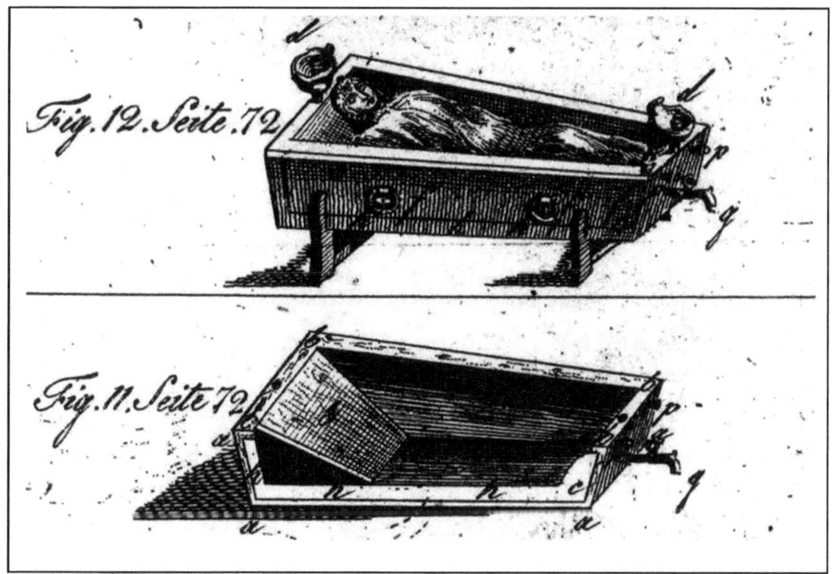

Abbildung 3: Wärmebank

Fig. 11 und 12: Wärmebank nach Harvey in London, verbessert von Braasch in Hamburg. Hergestellt aus Metall mit doppeltem Boden und Wänden. d,d: Trichter zum Einfüllen des Wassers. pp: zwei Röhrchen mit Stöpseln zum Ablassen von überflüssigem Wasser. g: Hahn zum Ablassen des Wassers. Diese Wärmebank lässt sich auch als Badewanne verwenden

Quelle: Zarda, 1797, S. 72. Auch diese Wärmebank wird immer wieder in ähnlicher Weise abgebildet und empfohlen

3.2 Wiederbelebungsmaßnahmen

Bei den Wiederbelebungsmaßnahmen nahm die Herstellung der Wärme der oftmals unterkühlten Verunglückten eine zentrale Stellung ein. Ertrunkene sollten zum Beispiel in einer warmen Wanne gelagert werden. Spezielle Rettungswannen oder Wärmebänke wurden von mehreren Autoren beschrieben.[120] Sie ähnelten einer Badewanne, waren meist doppelwandig und wurden mit heißem Wasser angefüllt. Der Prototyp stammte von einem Instrumentenmacher Harvey aus London und wurde in Hamburg von Braasch modifiziert. Als weniger aufwändige Methoden wurde empfohlen, den ganzen Körper in warme Tücher einzuwickeln, in warmen Sand oder in ein Aschenbett zu lagern. „*Diese zubereitete warme Asche streut man eine halbe Hand hoch über ein großes Betttuch, welches man vorher auch gut wärmen kann, auf dieses mit Asche bestreute Tuch legt man den Körper ganz blos,* [...] *und bestreut ihn allenthalben, doch so, dass das Gesicht frey und unbedeckt bleibe, wieder eine halbe Hand hoch mit Asche* [...] *und breitet über den ganzen Körper ein warmes Lein- oder Betttuch her.*“[121] Eine weitere Erwärmungsmöglichkeit sah man durch das Einscharren des Bewusstlosen in einen Misthaufen. Die Lagerung sollte im warmen Bett, vielleicht auch zwischen zwei anderen Helfern, in der Nähe eines Ofens oder in der Sonne erfolgen. Eine absonderlich anmutende Methode bestand darin, ein großes Tier zu töten, zu häuten und den Verunglückten rasch in dessen Haut einzuwickeln.[122] Fußsohlen, Hände, der Oberschenkelbereich und das Rückgrat sollten durch heiße Steine oder mit heißem Wasser gefüllte Flaschen erwärmt werden. Bei Erfrorenen wurden dagegen zunächst Eis- und Schneeabreibungen durchgeführt, der Körper mit Eis bedeckt, in kalte nasse Decken eingewickelt, es wurden Abreibungen mit kalten getränkten Tüchern empfohlen und erst später sollten temperaturansteigende Bäder erfolgen. Dabei wurde immer wieder betont, dass bei Erfrorenen mit dem Anwärmen sehr vorsichtig vorzugehen sei und man zunächst die ersten Lebenszeichen abwarten sollte, bevor eine stärkere Erwärmung und das Trocknen begonnen werden konnte.

Auch das Reiben des Körpers diente einerseits dem Erwärmen. Daneben aber galt es als ein Reizmittel für die Hautnerven und schließlich förderte es den Blutfluss in den Venen. „*Mit Recht kann man also von der Anwendung desselben sehr viel erwarten.*“[123] Das Reiben mit getränkten, geräucherten oder trockenen Tüchern wurde dann auch bei allen Unglücksarten empfohlen. Tücher sollten je nach Anleitung in Wasser, Essig, Eau de Cologne, Kampfergeist, Lavendelgeist, Branntwein

120 Vgl. oben Abbildung 3 aus Zarda, 1797, S. 72. Ähnliche Abbildungen von Wärmebänken finden sich bei Günther, 1794, Tafel IV, Fig. 13; van Marum, 1796, S. 44ff.; Bernt, 1819, Tafel IV, Fig. 13.

121 Schosulan, 1786, S. 45f.

122 Vgl. Johan Daniel Herholdt, und Rafn, Carl Gottlob: An attempt at an historical survey of Life Saving measures for Drowning Persons and Information on the best means by which they can again be brought back to life. Copenhagen 1796, S. 61.

123 Wiedemann, 1797, S. 51.

oder Wein getränkt sein. Es sollte mit wollenen Tüchern, Flanell und mit durchräucherten Tüchern (Rauch von Wachholderbeeren, Weihrauch, Mastix, etc.) gerieben werden. Unterschenkel, Fußsohlen, Handflächen, und Rücken sollten mit Bürsten bearbeitet werden. Auch das Drücken des Oberbauches in Richtung Herzgegend wurde empfohlen. Schosulan betonte, dass die Glieder immer zum Stamm hin gerieben werden sollten, „[...] *als wenn man das Blut von außen nach innen nach dem Herzen zu treiben wollte* [...].“[124]

An zweiter Stelle nach Wärmen und Reiben wurde meist die Wiederherstellung des Atemholens genannt. Dazu musste der Mund geöffnet und die Atemwege offen gehalten werden, z. B. durch einen mit Leinwand umwickelten Holzkeil. Vor der Atemspende „[...] *muß man auch den im Mund allenfalls enthaltenen Schaum, Schlamm oder Sand mit einem in Oel getunkten oder mit einem wollenen feuchten Fetzen bewickelten Finger hinwegschaffen.*“[125] Die Atemspende sollte durch Mund-zu-Mund- bzw. durch Mund-zu-Nase-Beatmung erfolgen. Um die Luft „reizbarer“ zu machen wurde empfohlen, Wachholderbeeren, Kalmus oder andere Gewürze zu kauen, den Mund mit Kampfergeist auszuspülen oder vor der Atemspende einen starken Zug Tabakrauch zu nehmen. Über die Dauer und Häufigkeit der Atemspende wurden in der Regel keine Aussagen gemacht, allerdings sollte man zwischendurch kurze Pausen machen, um das Entweichen der eingeblasenen Luft zu ermöglichen. Als Hilfsmittel zur Beatmung konnten entweder kleine Röhrchen, längere Intubationsröhren, einfache Blasebälge oder komplexere Beatmungsgeräte dienen.[126] Auch die Tabakrauchklistiere wurden zum Teil als Maßnahme zur Wiederherstellung der Atmung angesehen.[127] Sollten alle oben genannten Arten des Lufteinblasens misslingen, so empfahl man letztendlich den Luftröhrenschnitt durch einen erfahrenen Wundarzt.[128] Das Einblasen von Sauerstoff gewann zunehmend an Bedeutung und wurde in den späteren Jahren des untersuchten Zeitraums zum Teil als wichtigste Maßnahme überhaupt angesehen.[129] Ackermann wies außerdem darauf hin, dass auch die Haut dem Einfluss des Luftsauerstoffs zugänglich sein sollte, da diese den Sauerstoff aufsauge und mit den Bestandteilen des Blutes vereinige.[130] Diese Auffassung wurde von anderen Autoren jedoch nicht geteilt oder aufgegriffen.

Die Herstellung des Gefühls und die Reizung der Nerven waren sehr differenziert behandelte Wiederbelebungsmaßnahme. Kite unterschied dabei die allgemei-

124 Schosulan, 1786, S. 31.

125 Schosulan, 1786, S. 33.

126 Zur Beatmung und den dabei verwendeten Geräten vgl. Kap.5.

127 Vgl. dazu Kapitel 6.2.

128 Vgl. Behrens, 1742, S. 49f.

129 Vgl. van Marum, 1796, Vorrede, S. XIVf. und S.4ff.; Jakob Fidelis Ackermann: Der Scheintod und das Rettungsverfahren; ein chimiatrischer Versuch. Frankfurt a.M. 1804, S. 129 und 135 und vgl. Bourens, 1823, S. 40f.

130 Vgl. Ackermann, 1804, S. 178f.

nen Reizmittel, besonders die Anwendung der Wärme, die Elektrizität, das Reiben und sanfte Erschütterungen. Daneben benannte er örtlich wirkende Reizmittel, wie in den Magen eingebrachte Medikamente, Reizmittel für den Darm, Reizmittel der Sinnesorgane wie helles Licht, laute Geräusche, scharfe, auf die Zunge gebrachte Flüssigkeiten, in die Nasenlöcher eingebrachte Niesmittel, Scarificationen, kleine Einschnitte in die Haut oder glühende Eisen.[131] Die Empfehlungen reichten von einfachen Maßnahmen wie der Verabreichung von Riechmitteln, der Gabe von Kochsalz oder von scharfen Flüssigkeiten wie Salmiak- oder Hirschhorngeist auf die Zunge, dem Kitzeln des Gaumens oder der Nase mit einem Federkiel, dem Reiben der Zunge und der Gliedmaßen, bis hin zum Peitschen mit Brennnesseln, dem Abbrennen von Moxen auf der Haut, der Verabreichung von Senfumschlägen und Blasenpflastern, dem Tröpfeln von Siegellack oder Pech auf die Haut, dem Brennen mit glühenden Eisen, dem Stechen mit Nadeln unter die Nägel, dem Tropfbad von kochendem Wasser auf die Brust oder der Auflage von kochend heißen nassen Tüchern und schließlich dem Setzen von unblutigen oder blutigen Schröpfköpfen. Bemerkenswert ist auch die eher frühe Empfehlung, geröstetes Brot mit Kirschgeist oder Branntwein zu tränken und über das Herz zu legen.[132] Die Empfehlung solcher zum Teil drastischer Wiederbelebungsmaßnahmen hielt sich bis mindestens ins erste Drittel des 19. Jhds, wenn auch zum Teil in abgeschwächter Form. So galten diese Reizmittel häufig als Unterstützung der anderen Methoden oder sollten angewandt werden, falls ein tiefer Zustand der Betäubung vorlag und noch geringe Atemtätigkeit und Blutkreislauf vorhanden waren.[133] In der Verfügung der königlich preußischen Regierung zu Potsdam vom 10. Februar 1821 wurden als „[...] *Mittel, die den erlöschenden Lebensfunken anfachen* [...]“ fast sämtliche schon oben genannte Maßnahmen angeführt, allerdings mit nachgestelltem Stellenwert.[134]

Auch die Verabreichung von Klistieren war ein wichtiger Bestandteil dieser Maßnahmen, wobei man hier Rauchklistiere mit Tabakrauch und feuchte Klistiere mit Wasser, Wein, Essig, Branntwein, Bier, Kamille, Flieder, mit Seife und Küchensalz, sowie Mischungen der einzelnen Stoffe mit Wasser, mit Salzen und ganz spezielle Rezepturen anwenden sollte. „*Der obere Teil des Mastdarms, so wie der ganze Grimmdarm steht mit der großen sympathischen Nerve in Verbindung und wird, gereizt, geeignet, zur Wiederbelebung beizutragen.*“[135]

Zur Unterstützung des Blutkreislaufs wurden neben gelindem Reiben und Schütteln des Körpers auch elektrische Schläge und der Galvanismus empfohlen.

131 Kite, 1790, S. 105ff, sowie die Tabelle zu S. 157.

132 Vgl. Weber, 1750, S. 18.

133 Vgl. van Marum, 1796, S. 78.

134 Vgl. Verfügung der Kgl. Regierung zu Potsdam vom 10. Februar 1821. In Christoph Gottlieb Flittner: Schutz und Rettung in Todesgefahr. Eine Sammlung Königlich preußischer Verordnungen über die Behandlung Erfrorener, Ertrunkener…Ein Noth- und Hülfsbuch für Jedermann. Berlin 1825, S. 12f.

135 Wehrle, 1835, S. 96.

Auch alkoholische Flüssigkeiten, die in den Magen eingebracht wurden, sollten die Wiederherstellung des Blutkreislaufs fördern.[136]

Der Aderlass war eine Maßnahme, die mit Vorsicht bei „blutreichen" Patienten mit gerötetem, bläulich oder schwarz angelaufenem und aufgetriebenem Gesicht angewandt werden sollte. Auch galt er als ultima ratio, wenn es nach längerer Zeit nicht gelungen war, den Scheintoten wieder zu beleben. Diese Maßnahme war aber stets dem hinzugezogenen Chirurgen vorbehalten. Der Aderlass sollte einerseits den Blutkreislauf anregen, andererseits einen erhöhten Druck des Gehirns und der Lungengefäße entlasten und war deshalb an der „Drosselblutader" (Vena jugularis) durchzuführen.[137] Dem Aderlass kritisch gegenüber stand Coleman, der ihn nur nach entsprechender Indikationsstellung durch einen Arzt durchgeführt sehen wollte, um dann allerdings nicht das Gehirn, sondern in erster Linie die rechte Herzhälfte zu entlasten und so die Herztätigkeit anzuregen.[138] Diese kritische Haltung teilte auch Wendt: „*Kaum wird ein Scheintodter getroffen, so rufen gewöhnlich die Unerfahrenen den ersten besten Wundarzt um eine Ader zu öffnen. Der gutmüthige und vielleicht auch unwissende Aesculapide folgt bald diesem Rufe willig, und wendet in den meisten Fällen ein Mittel an, dessen Wirkung das sterbende Fünkchen des schwindenden Lebens gradezu auslöscht.*"[139] Empfohlen wurde ein Aderlass eher bei Erstickten oder Erhängten, bei Erhängten sogar zum Teil als erste und wichtigste Maßnahme nach dem Abschneiden, noch vor dem Einsatz der Beatmung.[140]

Als weiteres Hilfsmittel nach erfolgloser Anwendung aller Übrigen wurde der Luftröhrenschnitt empfohlen, der allerdings nur von einem Chirurgen vorgenommen werden sollte, falls die oberen Luftwege verlegt waren, und in der Praxis wohl eher selten vorkam. Holst bemerkte 1807 zu den Erfahrungen, die man in Hamburg gemacht hatte: „*Auch der Luftröhrenschnitt ist hier nie unternommen* [worden]".[141]

Eine besondere Behandlungsart – das Besprengen mit kaltem Wasser – sollte bevorzugt bei Erstickten oder auch bei vom Blitz Erschlagenen angewandt werden. „*Hierauf spritzet man ihm aus einiger Entfernung aus Gläsern* [...] *oder anderen*

136 Vgl. Wiedemann, 1797, S. 51ff.

137 Vgl. Anonym: Anweisung, wie denen Menschen, welche im Wasser, oder von Kälte erstarret, oder erhenket und erdrosselt, oder auch von schädlichen Dünsten entkräftet, gefunden worden, zu helfen sey, um sie bey Leben zu erhalten. In: Sammlung medicinischer und chirurgischer Original-Abhandlungen, aus dem Hannoverischen Magazine von 1750 bis 1786. Teil 2. Hannover 1786, S. 166f. Ursprünglich in: Hannoverisches Magazin. Stück 58-60. Hannover 1768.

138 Vgl. Coleman, 1793, S. 120f.

139 Johann Wendt: Die Hülfe bey Vergiftungen und bey den verschiedenen Arten des Scheintodes. Breslau 1818, S. 129.

140 Vgl. Wiedemann, 1797, S. 82f. und S. 87f; vgl. Bourens, 1823, S. 76f. bezogen auf Erstickte und S. 84 bezogen auf Erhängte.

141 Friedrich Ernst Holst: Aerztliche Bemerkungen über die Herstellung Ertrunkener. In: Hufeland (Hg.): Journal der Heilkunde 26 (1807), S. 192.

Gefäßen kaltes Wasser anhaltend ins Gesicht; je kälter aber das Wasser ist, desto besser ist es.“[142] Im Winter sollten Reibungen mit Schnee erfolgen. Die Kaltwassertherapie ging so weit, den Erstickten sogar Klistiere mit kaltem Wasser zu verabreichen. Diese Empfehlungen sind durchgängig im gesamten Untersuchungszeitraum zu finden.[143]

Die Anwendung der Elektrizität als allgemeines Reizungsmittel wurde schon früh empfohlen. „Warum sollten wir nicht lieber anstatt die Zeit mit Anwendung allerlei unbedeutender Reizungsmittel auf die Haut und die Därme zu verlieren, zu dem mächtigsten Reize in der Natur, welcher augenblicklich das Innerste des thierischen Körpers durchdringt, unsre Zuflucht nehmen? Warum wenden wir nicht elektrische Schläge auf Gehirn und Herz, die großen Urquellen aller unserer Bewegunge und Empfindung, das erste lebende und zuletzt ersterbende Princip der thierischen Maschine, an?“[144] Bei Coleman wurde diese Methode spezifiziert und sollte nur zum Einsatz kommen, wenn zuvor eine Beatmung mit Ausdehnung der Lungen erfolgt war und diente dann der Elektrisierung des Herzens.[145] Van Marum beschrieb die elektrische Reizung als ultima ratio, um „[...] sehr geringe Ueberreste von Reizbarkeit zu erregen und in Gang zu bringen, selbst in solchen Fällen, wo man durch kein anderes reizendes Mittel von der übrig gebliebenen Reizbarkeit die geringsten Spuren gewahr werden kann.“[146] Dabei warnte er vor zu starken Stromschlägen, da diese eher dazu führen könnten, „[...] die schwachen Ueberreste von Leben darin zu betäuben oder ganz zu ersticken, als dieselben rege zu machen.“[147] Bei den vom Blitz getroffenen wurde die Anwendung der Elektrizität zum Teil empfohlen, um die Nervenkraft anzuregen,[148] andere Autoren sahen dagegen die Anwendung der Elektrizität in diesen Fällen eher skeptisch.[149] Ein großer Nachteil war die seltene Verfügbarkeit eines galvanischen Apparates oder der Elektrisiermaschine und die möglicherweise zu starke Wirkung. Wendt berichtete, dass die elektrischen Versuche bei leblosen Neugeborenen wieder aufgegeben wurden, da man negative Erfahrungen gemacht hatte, und wertete deshalb den Einsatz auch bei Verunglückten kritisch.[150]

Viele Autoren erwähnten ausdrücklich, den Verunglückten nicht über ein Fass zu rollen oder an den Füßen aufzuhängen. Erstaunlicherweise findet sich diese Bemerkung im Zeitraum von 100 Jahren immer wieder, was auf eine häufigere Praxis

---

142 Schosulan, 1786, S. 70. Vgl. auch Flachsland 1806, S. 36f.

143 Zu den späteren Autoren vgl. Pickel, 1812, S. 30; Bourens, 1823, S. 72f.

144 Anthony Fothergill, zit. nach Kite, 1790, S. 135.

145 Vgl. Coleman 1793, S. 123ff.

146 van Marum, 1796, S. 59.

147 van Marum, 1796, S. 64.

148 Vgl. Wiedemann, 1797, S. 104.

149 Vgl. Bourens, 1823, S. 98.

150 Vgl. Wendt 1818, S. 141f.

schließen lässt.[151] Eine ausdrückliche Empfehlung des Umstürzens und Rollens findet sich als ultima ratio beim Ausbleiben von Lebenszeichen bei Weber (1750), dem ordinierten Physikus von Lindau.[152] Er berief sich dabei auf die Erfahrungen der Holländer mit dieser Methode und empfahl zusätzlich die Nützlichkeit des Fahrens auf einem Wagen oder den Ertrunkenen über ein Pferd zu legen und hin- und herzuführen. Eine frühe Begründung der weit verbreiteten ablehnenden Haltung findet man in einer Rettungsanweisung von 1768: „*Man hielt sonsten am zuträglichsten, einen im Wasser gelegenen Menschen, den man noch herzustellen hoffte, auf den Kopf zu stellen, und in dieser Lage eine Zeitlang zu unterhalten, oder ihn an den Füßen aufzuhenken, in der Absicht, damit das Wasser, wovon man vieles verschlucket zu sehn glaubte, aus Mund und Nasen ausfließen möchte. Da nun aber von dem verschluckten Wasser kein Schaden zu befürchten ist, und solches ohnedem, so wenig wie der in der Luftröhre und Lunge erzeugte zähe Schaum, durch das bloße Umkehren des Körpers zum Ausfließen gebracht wird, über dieses auch wegen der bey solchen Personen schon zu sehr angefüllten Adern des Gehirns von der niedrigen Lage des Kopfes sehr leicht mehr Schaden entstehen kann, so hat man dieses Hülfsmittel am besten gänzlich zu unterlassen.*“[153] Zu besonderer Vorsicht bei dem Einsatz von Wiederbelebungsmaßnahmen mahnte Vogel: „*Ich glaube, dass es sich sehr häufig ereignet, dass unsre wohlgemeynte Hülfeleistung zu übereilt, zu präcipitant, zu heftig, zu tumultarisch verrichtet und betrieben wird, und dass wir dadurch, mit Erlaubniß! Den Affen gleich, die ihre Kinder aus Liebe erdrücken, die Wiederbelebung des Menschen nicht allein nicht befördern, sondern vielmehr behindern und den vielleicht vorhandenen geringen Überrest des Lebens noch vollends vernichten und ersticken, folglich unserm Zwecke ganz und gar zuwider handeln.*“[154] Dies wurde auch von Wiedemann bestätigt, der die Gründe des Misslingens von Wiederbelebungsmaßnahmen in folgenden Punkten zusammenfasste: Mangel an Kenntnissen, (weswegen er dazu auffordert, die Wundärzte besser auszubilden, oder da, wo es an Wundärzten fehlt, eine Schulung von Prediger oder Küster vorzunehmen), Mangel an Gegenwart des Geistes, Mangel an den nötigen Instrumenten, Mangel an Beharrlichkeit sowie Vorurteile und Aberglauben.[155]

Die Dauer der Behandlung sollte sich nach einigen wichtigen Kriterien richten. Konnte ein Mensch sehr schnell gerettet werden und hatten die Maßnahmen unver-

151 Eine zeitlich gesehen sehr frühe Ablehnung dieser Methode findet sich bei Behrens, 1742, S. 33f. Fast hundert Jahre später betont Rolffs immer noch die Schädlichkeit, weist aber auch darauf hin, dass sie in erster Linie in früheren Zeiten angewandt wurde und heute von keinem Sachverständigen mehr angewandt oder empfohlen werde. Vgl. Rolffs, 1843, S. 32.

152 Vgl. Weber, 1750, S. 20.

153 Anonym: Anweisung, wie denen Menschen…, 1786, S. 160.

154 Vogel: Bemerkungen, Gedanken und Vorschläge zur Rettung ertrunkener Personen. In: Baldinger (Hg.): Neues Magazin für Aerzte 3 (1781), S. 102f.

155 Vgl. Wiedemann, 1797, S. 3-8, vgl. auch Bourens, 1823, S. 3-7, der genau die gleiche Einteilung vornimmt und Wiedemann zum Teil wörtlich übernimmt.

züglich begonnen, so sollte man nach wenigstens einer Stunde einen Erfolg sehen. War dies nicht der Fall, konnte man nach einer weiteren Stunde vom sicheren Ableben des Verunglückten ausgehen. Kam es nach der Rettung oder nach dem Einsetzen von Maßnahmen zu geringen Lebenszeichen, so sollten diese für mehrere Stunden fortgesetzt werden.[156] Allerdings wurde auch an die Helfer appelliert, nicht zu schnell aufzugeben. Pickel bemerkte dazu: „[...] *es kann mehrere Stunden lang dauern, bis der im Körper noch übrige Lebensfunke wieder angefacht und sichtbar wird.*“[157] Nach den ersten Lebenszeichen wurde es in der Regel als notwendig erachtet, mit den Maßnahmen solange fortzufahren, bis der Wiederbelebte aus seiner Ohnmacht erwachte. Danach wurden stärkende Getränke, bestehend aus Wein mit Zucker, Melisse mit Essig, Lavendelwasser, Salmiakgeist, Kampfer, Kamillentee mit Honig sowie Hoffmanns Tropfen verabreicht. Auch die Verabreichung von Brechmitteln sowie von weiteren entleerenden Klistieren wurde als der Rekonvaleszenz zuträglich angesehen. Die Zuversicht, Verunglückte tatsächlich retten zu können, war groß: „*Wenn man,* [...] *alle Ertrunkenen auf diese Weise behandelte, so würde man fast alle diejenigen retten, deren man aus dem Wasser habhaft werden könnte, wenn sie auch viele Stunden in selbigem gelegen hätten.*“[158] In den Chor der überwiegend positiven Stimmen mischen sich vereinzelt Skeptiker. Deutlich kritischer wurden die tatsächlichen Erfolgschancen und die Überlebenszeit von Anton de Haen[159] gesehen, der bei seinen Tierexperimenten die exakten Zeiten nahm, von den beteiligten Personen die Zeiten – sowohl der Ertränkensdauer als auch der Rettungsdauer – schätzen ließ und zu dem Ergebnis kam, dass eine Zeitangabe ohne genaue Messung in einer solchen Situation nicht annähernd möglich sei und somit die in den Fällen angegebenen Zeiten unter Wasser von mehreren Stunden bis sogar Tagen nur mit deutlichem Vorbehalt berücksichtigt werden dürften.[160] In der Reihenfolge der beschriebenen und empfohlenen Maßnahmen finden sich im untersuchten Zeitraum Veränderungen. Die frühen Beschreibungen zählen alle bekannten Methoden zur Rettung und Wiederbelebung auf. Eine gewisse Reihenfolge wird dabei grob eingehalten, letztlich werden aber meist alle einsetzbaren Hilfsmittel angeführt, was offensichtlich mit einer großen Unsicherheit bezüglich

---

156 Vgl. Vogel, 1781, S. 118f.

157 Pickel, 1812, S. 10.

158 Anonym: Mittel, ertrunkene Personen wieder zum Leben zu bringen. In: Sammlung medicinischer und chirurgischer Original-Abhandlungen aus dem Hannoverischen Magazin von 1750 bis 1786. Teil 2. Hannover 1786, S. 154. Ursprünglich: Hannover. Magazin. Stück 43, 1768.

159 Anton de Haen (* Den Haag od. Leyden 1703, † Wien 1776), Studium der Medizin in Leyden, Praktischer Arzt in Den Haag, wurde von Gerard van Swieten nach Wien gerufen. Seit 1754 war er Professor der Medizin in Wien, seit 1772 Leibarzt von Kaiserin Maria Theresia.

160 Vgl. Anton de Haen: Abhandlung über die Art des Todes der Ertrunkenen, Erhenkten und Erstickten; dann über die Mittel, durch welche das Leben hergestellet werden kann. Freiburg i. Breisgau 1773, S. 135f.

der eigentlichen Todesursache beim Scheintod in Zusammenhang steht. Sofern eine einzelne Methode kritisch gesehen wurde, nahm der Autor seine Kritik meist auch wieder zurück, so dass klare Aussagen bezüglich des Für oder Wider einer Methode nicht gemacht werden. Eine Auseinandersetzung mit Vorläuferschriften gab es meist ebenfalls nur in Form des Aufzählens und diente der Bestätigung der hergebrachten Methoden.

Etwa mit Beginn der 1790er Jahre und möglicherweise ausgelöst durch entsprechende Preisfragen der Londoner Humane Society mit Veröffentlichung von mehreren Preisschriften und deren rasche Übersetzung in andere Sprachen, wurden unzählige Tierexperimente durchgeführt zur Ursachenforschung bei verschiedenen Todesarten und um die Wiederbelebungsmaßnahmen zu erproben.[161] Offensichtlich erfolgte hier ein Umdenken und zumindest in Ansätzen eine Hinwendung zu einem auf Experimenten basierenden Wissen. Einzelne Methoden wurden nun mit einer wissenschaftlichen Begründung abgelehnt und es entstand eine intensive Auseinandersetzung mit anderen Autoren und deren Schriften, die in einzelnen Punkten bestätigt oder abgelehnt wurden. Goodwyn beschrieb das Erwärmen und die Beatmung als wichtigste Maßnahmen und belegte dies durch Tierversuche, alle anderen so häufig propagierten Methoden galten ihm als zweitrangig und waren nur so lange anzuwenden, bis man die notwendigen Gerätschaften zu einer effektiven Beatmung herbeigeschafft hat.[162] Diese Meinung wurde auch von den nachfolgenden Autoren geteilt und nicht zuletzt durch die verbesserten Vorstellungen von der Lungenphysiologie gestützt. Das Wärmen, Reiben und Lufteinblasen blieb bei den Ertrunkenen und bei allen anderen Verunglückten vorrangige Methode der empfohlenen Wiederbelebungsmaßnahmen.[163]

161 Vgl. Kite und Goodwyn, beide Leipzig 1790 und Coleman, Leipzig 1793.

162 Edmund Goodwyn: Erfahrungsmäßige Untersuchungen der Wirkungen des Ertrinkens, Erdrosselns, und durch schädliche Luftarten erfolgten Erstickens, nebst den wirksamsten Mitteln, Scheintodte wieder herzustellen. Leipzig 1790, S. 83-96.

163 Vgl. Bourens, 1823, S. 35 ff.

4. Apparative Hilfsmittel zur Rettung: Atmungsgeräte

4.1 Frühe Maßnahmen zum Atemschutz

Lange Zeit vor der Beschreibung oder gar der praktischen Einführung der ersten Atmungsgeräte suchten die Menschen nach Schutzmöglichkeiten bei ihrer Arbeit in ungesunder, d.h. in der Hauptsache staubhaltiger oder heißer Luft. Der Schutz bestand in den meisten Fällen aus Tüchern, Blasen oder Mundbändern, die um den Kopf gebunden bzw. über Nase und Mund gezogen wurden. Eine sehr alte Beschreibung von Atemschutzmaßnahmen findet sich bei Gaius Plinius Secundus dem Älteren[164], der berichtet, dass die mit dem Reiben des Zinnobers beschäftigten Arbeiter in den Werkstätten Roms Schutz vor dem giftigen Staub suchten, indem sie sich das Gesicht mit weiten lockeren (Tier-) Blasen verbanden.[165]

Georg Agricola[166], der im deutschen Raum die erste systematische Beschreibung des Bergbaus lieferte[167], fügte in seinem 6. Buch einen Abschnitt über die Unglücksfälle und Krankheiten der Bergleute an. Darin heißt es: „*Diese Trockenheit bringt den Arbeitern ein noch größeres Übel; denn Staub, der bei der Grubenarbeit erzeugt und aufgewirbelt wird, gelangt in die Luftröhre und in die Lunge und erzeugt Atembeschwerden und ein Leiden, das die Griechen Asthma nennen.*“[168] Die Schutzmaßnahmen der Bergleute vor diesen Stäuben beschrieb Agricola folgendermaßen: „*Die Bergleute versehen sich daher nicht nur mit Stiefeln, sondern auch mit langen Handschuhen bis zum Ellbogen und bedecken das Gesicht mit Gesichtsmasken, denn durch diese kommt der Staub weder in die Luftröhre noch in die Lunge, auch gelangt er nicht in die Augen.*“[169] Offen bleibt bei dieser Beschreibung, ob in die „*Gesichtsmasken*“ Augenlöcher in Form einer Brille eingearbeitet waren oder ob es sich vielleicht nur um schlitzförmige Einschnitte handelte, die einen Ausblick erlaubten. Nicht anwendbar seien diese Masken in schlechten Wettern. Hier und im Falle von „*giftigen Schwaden*“ empfahl Agricola anstelle persön-

---

164 C. Plinius Secundus (* 62 n. Chr., † um 114)

165 Vgl. C. Plinius Secundus: Historia naturalis. Liber XXXIII, 40. Hg. und übers. von Roderich König in Zusammenarbeit mit Gerhard Winkler. München, Zürich 1984, S. 87.

166 Georg Agricola, eigentlich Bauer, (*1494 in Glauchau, †1555 in Chemnitz), gilt als Begründer der Mineralogie und Metallurgie. Er war zunächst Arzt in Joachimsthal, wurde aber später Stadtphysikus und Bürgermeister von Chemnitz. Rund 250 Jahre lang hatten seine Schriften über den Bergbau absolute Gültigkeit. Vgl. Wilhelm Treue: Georg Agricola – Eine biographische Skizze. In: Georg Agricola: De re metallica libri XII. Basel 1556. Deutsche Übersetzung nach dem lateinischen Original. München 21980, S. 565-569.

167 Das älteste deutsche „Bergbüchlein“ wurde um 1505 von dem Freiberger Arzt und Bürgermeister Ulrich Rülein von Calw verfasst. Vgl. Lothar Suhling: Bergbau und Hüttenwesen in Mitteleuropa zur Agricola-Zeit. In: Agricola, 1556 (1980), S. 577.

168 Agricola, 1556 (1980), S. 183.

169 Agricola, 1556 (1980), S. 185.

licher Atemschutzmaßnahmen die Verwendung von Wettermaschinen, um die Wetter durch Absaugen zu beseitigen. Wenn dies nicht möglich sei, dürfe die Einfahrt in die Grube nicht gestattet werden, solange die Wetter vorhanden seien. In letzter Konsequenz müsse sogar die Stilllegung der Grube in Erwägung gezogen werden.[170] Im 9. Buch bildete Agricola Hüttenarbeiter ab, die beim Schmelzen von Eisenerzen Gesichtsmasken trugen. Diese Masken, Filzkappen mit Augenschlitzen, dienten jedoch wohl weniger dem Abhalten von Schadgasen als dem Schutz vor Funkenflug und der Hitze der Schmelzöfen.[171]

Von großen Blasen, die von den Arbeitern vor das Gesicht gezogen wurden, und von Schutzbrillen gegen Hitze und Staub berichtete auch Georg Engelhard von Löhneyss mehr als hundert Jahre später.[172] Solche Vorrichtungen würden in den Bergwerken am Rammelsberg bei Goslar benutzt. Um 1700 ist bei Balthasar Rößler kein Hinweis auf den Schutz der Atmungsorgane zu finden.[173] Allerdings gibt es eine aus dem Jahr 1709 stammende Verordnung zum Arbeitsschutz im Freiberger Revier. Darin heißt es: „*Inzwischen gehet Unsere Landesväterliche Sorgfalt und ernster Wille zur Conservation derer Arbeiter zugleich dahin, daß die Häuer in den Gruben, so vor festem Gestein stehen,* [...] *die Gesichter fleißig verbinden und sich für den Staub, solchen nicht durch Mund und Nase an sich zu ziehen, möglichst verwahren sollen.*“[174]

Masken zum Schutz der Atmung und zur Verringerung der Ansteckungsgefahr wurden auch im Zusammenhang mit Pestepidemien empfohlen und angewandt. Eine Vorform waren die in Pesttraktaten seit Ende des 14. Jahrhunderts vielfach beschriebenen, oft kugelförmigen, aus durchlöchertem Metall bestehenden Behältnisse, die, mit Gewürzen und anderen Duftstoffen gefüllt, vor Nase und Mund gehalten wurden, um sich vor der, wie man glaubte, bei einer Pest vergifteten („verpesteten“!) Luft zu schützen.[175] In der italienischen (1493) und der niederländischen Übersetzung (1512) des „Fasciculus de Medicina“ des Johannes de Ketham (zuerst lateinisch Venedig 1491) zeigt eine Abbildung zum Pesttraktat des Pietro da Tossignano (Ende des 14. Jahrhunderts) einen Arzt, der beim Besuch eines Pest-

---

170 Vgl. Agricola, 1556 (1980), S. 187.

171 Vgl. Agricola, 1556 (1980), S. 365 und 367.

172 Vgl. Georg Engelhard von Löhneyss: Gründlicher und ausführlicher Bericht von Bergwerken. Leipzig 1690. (Neuauflage von: Ders.: Bericht vom Bergwerk, wie man dieselben bauen und in guten Wohlstand bringen soll. Zellerfeld 1617). Nach Fritz Jüngst: Die Vorgeschichte der Atmungsapparate im Bergbau. In: Glückauf. Berg- und Hüttenmännische Zeitschrift 24 (1909), S. 833.

173 Vgl. Balthasar Rößler: Speculum metallurgiae politissimum. Dresden 1700. Nach Jüngst, 1909, S. 833.

174 König von Sachsen: Resolutiones vom 7. Januar wegen Abstell- und Remedierung von Mängeln beim Bergbau im Freyberger Revier. Dresden 1709. Zit. nach Jüngst, 1909, S. 834.

175 Vgl. Christa Habrich et al.: Aromata. Düfte und edle Flakons aus fünf Jahrhunderten. Stuttgart 1998, S. 28 und 54-67.

kranken eine solche „Duftkugel" (auch „Bisamapfel", „Pomander" usw.) vor seine Nase hält.[176] Ab Mitte des 17. Jahrhunderts wurden dafür auch schnabelförmige Gesichtsmasken verwendet, in deren „Schnabel" die Duftstoffe sicherer und für den Arzt bequemer untergebracht werden konnten.[177] Auch später wurden im medizinischen Bereich noch solche Masken und Schutzanzüge verwendet, um Räume zu räuchern und zu desinfizieren.[178]

Im Verlauf des 18. bis zum Anfang des 19. Jahrhunderts wurden – auch parallel zu den schon bekannten Atmungsgeräten – immer wieder einfache Schutzmittel der Respirationsorgane beschrieben und empfohlen. Meist handelte es sich um Tücher oder Schwämme, die in bestimmte Lösungen getaucht, um Nase und Mund gebunden wurden und so den Arbeiter in Gasluft oder den einem Verunglückten nachfahrenden Retter schützen sollten. Dabei verwendete Lösungen waren: Wasser, Wein, Weinessig, Weinsteinlauge, Pottaschelösung, Kochsalzlösung, Salmiakgeist, Kalkwasser und Urin.[179] Von dem Brauch, das Schnupftuch mit Urin zu tränken, berichtete Alexander v. Humboldt, dem dieses Mittel in England von „*alten verständigen Bergleuten*" mitgeteilt wurde. „*Auch auf deutschen Kohlengruben weiß man von diesem wirksamen Gegenmittel, daß die Erfahrung dafür anerkennt, wenn man auch seinen Grund dafür nicht einsieht.*"[180] Neben den Tüchern und Schwämmen zum Umbinden wurden auch kleine Schwammstückchen in die Nasenlöcher gesteckt. Diese sollte man in ätherischen Ölen, wie z.B. Thymian-, Lavendel- oder Orangenöl tränken. Vor dem Einfahren in den Berg sollte ein gutes Essen, bestehend aus Speck, fettem Butterbrot oder Warmbier mit Butter, ein wichtiger Bestandteil des eigenen Schutzes sein.[181] Eine gewisse Schutzwirkung versprach man sich auch von Brot- bzw. Zuckerstückchen, die in Branntwein getränkt während des Einfahrens im Mund gehalten wurden. Dieses Mittel war besonders bei den Steinkohlenarbeitern in Wettin beliebt.[182]

Vermutlich waren diese einfachen Mittel zum Eigenschutz bei der Bevölkerung bekannter und wurden häufiger angewandt als die zur Rettung empfohlenen Atmungsgeräte. Noch in einer Anweisung des preußischen Ministeriums der geistlichen, Unterrichts- und Medicinal-Angelegenheiten von 1820 hieß es ausdrück-

176 Vgl. Venezia e la Peste 1348 / 1797. Venedig 1979, S. 64. Vgl. unten Abbildung 4, Abb. I.

177 Vgl. Heinz Goerke: Arzt und Heilkunde. Vom Asklepiospriester zum Klinikarzt. 3000 Jahre Medizin. München 1984, S. 97, Abb. 157. Vgl. unten Abbildung 5, Abb. II.

178 Vgl. d'Arcet et al.: Sur un moyen méchanique nouvellement proposé pour respirer impunément les gaz délétères et pénétrer avec facilité dans les lieux qui en sont remplis. In: Annales d' hygiène publique et de médecine légale. Bd. 1. 1829, S. 455f. Vgl. unten Abbildung 5, Abb. III.

179 Vgl. dazu: Frank, 1814, S. 179f; Stephen Hales: Vegetable Staticks. London 1727, S. 149ff; Humboldt, 1799, S. 374ff; Poppe, 1811, S. 417; Schosulan, 1786, Kap.2; Wehrle, 1835, S. 75f.

180 Humboldt, 1799, S. 376.

181 Vgl. Schosulan, 1786, Kap. 2.

182 Vgl. Humboldt, 1799, S. 375 und Schosulan, 1786, Kap. 2.

lich: „*Der Retter muß einen mit Essig oder Salmiakgeist angefeuchteten Schwamm in den Mund nehmen* [...]“[183]

Zu Beginn des 19. Jahrhunderts gab es jedoch auch vereinzelt Kritik an dieser Praxis, da sich die filternden Agentien als unzureichend erwiesen. Humboldt bemerkte diesbezüglich im Jahr 1799: „*Ein mit Wein und Wasser benetztes Tuch, welches dicht um Nase und Mund gebunden wird, ist daher das einzige Hülfsmittel, mit dem der nachfahrende Bergmann sich gegen die, ihn umgebende Gefahr zu schützen weis. Dieses Hülfsmittel ist aber selten wirksam.*“[184] Auch die Verwendung von Kalkwasser zur Absorption des Kohlendioxids erschien Humboldt als unbrauchbar, da die chemische Reaktion zwischen beiden Stoffen zu langsam ablaufe, um einen Nutzen zu bringen.[185]

Der Bergrat Aloys Wehrle äußerte schließlich im Jahr 1835 eine differenzierte Kritik an den einzelnen Lösungsmitteln: Während Essig keinerlei Wirkung zeige, weder auf CO_2 noch auf „Miasmen“, hätten Wasser und Kalklösungen eine, wenn auch geringe, CO_2-absorbierende Wirkung. Auch enthalte die Ausatmungsluft CO_2, durch welches die Neutralisation des Kalks beschleunigt werde. Chlorigsaure Kalklösung schütze zwar vor Miasmen, Schwefel-, Phosphor- und Arsenikwasserstoffgas, diese Gasarten kämen jedoch nur zusammen mit CO_2 vor, und letzteres werde durch dieses Mittel nicht beseitigt. Schließlich seien alle diese Mittel nicht dazu geeignet, einen Mangel an Sauerstoff zu beheben.[186]

Diese Vorbemerkungen zeigen, dass es unerlässlich war, nach wirksamen Atemschutzgeräten zu suchen, die entweder filternde Funktion hatten oder aber sinnvollerweise die atembare Luft oder den Sauerstoff direkt zur Verfügung stellten.

---

183 Vgl. Anonym: Anweisung zur zweckmäßigen Behandlung und Rettung der Scheintodten oder durch plötzliche Zufälle verunglückter Personen, herausgegeben auf Veranlassung des Königl. Ministeriums der geistlichen, Unterrichts- und Medicinal- Angelegenheiten. Berlin 1820. In: Flittner, 1825, S. 19.

184 Humboldt, 1799, S. 15.

185 Vgl. Humboldt, 1799, S. 364.

186 Vgl. Wehrle, 1835, S. 76.

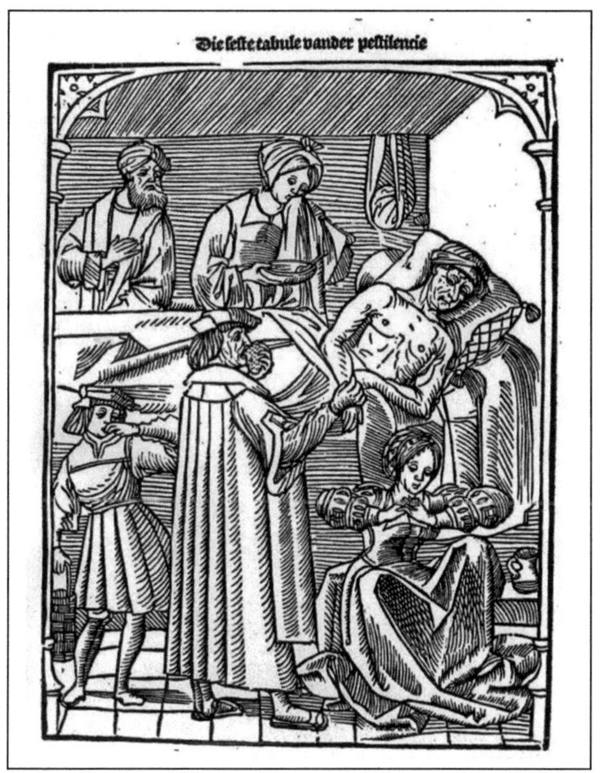

Abbildung 4: Frühe Maßnahmen zum Atemschutz: (I) Duftkugel gegen die Pest, Abbildung von 1512

Der Arzt hält sich den mit Gewürzen oder Duftstoffen gefüllten durchlöcherten Metalbehälter zum Eigenschutz vor Nase und Mund

Quelle: [Joannes de Ketham:] Fasciculus medicine. Antwerpen 1512, fol. 39v. In: Venezia e la Peste 1348 / 1797. Venedig 1979, S. 64

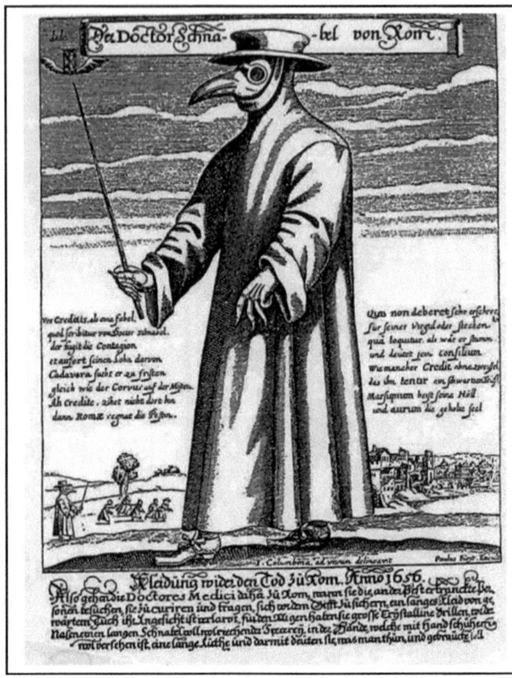

Abbildung 5: Frühe Maßnahmen zum Atemschutz

(II) Pestmaske: „Der Doktor Schnabel von Rom“, Abbildung von 1656.

„Kleidung wider den Tod zu Rom“. Schnabelförmige Maske und Ganzkörperschutzanzug. Im Innern des Schnabels befand sich mit Duftstoffen getränkter Stoff

Quelle: Kupferstich von P. Fürst nach einer Zeichnung von J.Columbina, 1656. In: Heinz Goerke: Arzt und Heilkunde. Vom Asklepiospriester zum Klinikarzt. 3000 Jahre Medizin. München 1984, S. 97, Abb. 157

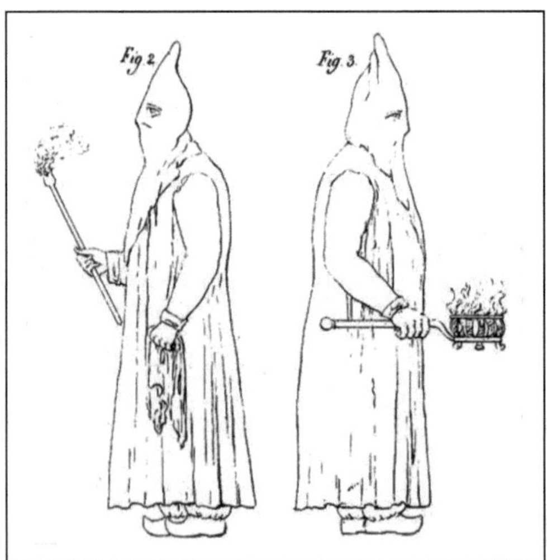

(III) Masken zur Desinfektion und Räucherung eines Operationsraumes, angewandt in Marseille 1819

Quelle: d'Arcet et al., 1829, Tafel V bei S. 433, Fig. 2 und 3

4.2 Zur Einteilung von Atmungsgeräten

Beim Versuch einer Ordnung der nachfolgend beschriebenen Atmungsgeräte stößt man auf die Schwierigkeit, einheitliche Gesichtspunkte zu finden, nach denen die Einteilung vorgenommen werden könnte. Die Vielzahl und die Vielseitigkeit der Geräte erlaubt eine mehrfache Zuteilung, wobei verschiedenste Kriterien berücksichtigt werden sollen. Ein wichtiges Ordnungsprinzip der Atmungsgeräte stellt deren unterschiedlicher Anwendungszweck dar. Daneben lassen sich die Geräte auch nach bestimmten Konstruktionsmerkmalen, insbesondere nach dem Prinzip des Luftaustauschs klassifizieren.

4.2.1 Einteilung nach Konstruktionsmerkmalen

Betrachtet man des Prinzips des Luftaustauschs der einzelnen Geräte, so ist es sinnvoll, drei verschiedene Systeme zu unterscheiden: Das offene, das halboffene und das geschlossene System. Ein offenes System ist dadurch gekennzeichnet, dass die Inspiration in einer schadgashaltigen Umgebung nicht aus einem Luftreservoir erfolgt. Zum einen kann die umgebende Luft durch ein Filtersystem direkt eingeatmet werden, zum anderen kann über ein Schlauchsystem eine Verbindung zur Frischluft hergestellt werden. Die Exspirationsluft wird ebenfalls direkt in die Umgebung oder in die Frischluft geleitet. Bei einem halboffenem System wird die Inspirationsluft aus einem mitgeführten Vorratsbehälter geschöpft, während die Exspirationsluft durch Verwendung von Ventilen oder durch eine bestimmte Regelung des Atmungsvorgangs (z.B. Inspiration durch die Nase, Exspiration durch den Mund) in die umgebende Luft abgeführt wird. Das geschlossene System ist dadurch gekennzeichnet, dass keine Verbindung zur Umgebungsluft während der Atmung besteht. Eine weitere Differenzierung dieses Systems erscheint jedoch notwendig. Erfolgt die Inspiration auf demselben Weg wie die Exspiration, d.h. über einen Mund- bzw. Nasenansatz aus bzw. in einen Vorratsbehälter, so handelt es sich um ein geschlossenes System ohne Kreislauf. Wird die Inspirationsluft auf einem anderen Weg in die Lungen geleitet, als die Exspirationsluft aus den Lungen in den Vorratsbehälter zurückgelangt, z.B. durch Inspiration direkt aus dem Vorratsbehälter und Exspiration über Filtersysteme zurück in den Vorratsbehälter, so kann man von einem geschlossenen System mit Kreislauf sprechen.

Neben der Unterscheidung nach dem Prinzip des Luftaustauschs ist es weiterhin möglich, eine Unterteilung nach äußeren Baumerkmalen vorzunehmen. Sinnvoll ist eine Unterscheidung nach Filtergeräten, Schlauchgeräten und Reservoirgeräten, wobei hier die Annäherung an die oben beschriebenen Systeme deutlich wird. Unter einfachen Filtergeräten sollen Atemschutzgeräte verstanden werden, bei denen die schadstoffhaltige Umgebungsluft über ein Filtersystem gereinigt wird. Dieser Gerätetyp stellt somit den Vorläufer der modernen Gasmaske dar. Bei den Schlauchgeräten lassen sich die Saugschlauchgeräte, das sind Apparate, bei denen Frischluft über ein Schlauchsystem durch den Atmungssog herangeführt wird, von den Druckschlauchgeräten unterscheiden, bei denen Frischluft von außen, etwa durch Betätigung eines Blasebalgs, zugeführt wird. Reservoirgeräte schließlich kann man unterteilen in solche Geräte, die zu Inhalationszwecken dienten, und in Atemschutzgeräte, bei denen die Luft in einem abgeschlossenen Vorratsbehälter mitgeführt wird. Der Vorratsbehälter konnte dabei in Form eines Tornistergeräts von der Person auf dem Rücken getragen werden oder aber beweglich oder stationär sich in seiner unmittelbaren Umgebung befinden. Bei Reservoirgeräten mit geschlossenem System ist zumeist eine Luftreinigung über Filtersysteme erforderlich. Eine Weiterentwicklung der einfachen Reservoirgeräte sind die Pressluftgeräte, die bei gleicher Behältergröße ein größeres Volumen an Luft aufnehmen können.

4.2.2 Einteilung nach dem Anwendungszweck

Erschließt man den Verwendungszweck der Respiratoren, so finden sich zwei wesentliche Einsatzgebiete. Respiratoren dienten zum einen als Atemschutzgeräte. Darunter versteht man Geräte, mit deren Hilfe äußere, besonders die Respirationsorgane schädigende Einflüsse, abgeschirmt werden können. Solche Geräte wurden getragen beim Aufenthalt in schlechter Luft, wobei man darunter staubhaltige Luft, schadgashaltige Luft, heiße Luft, aber auch sog. Miasmen subsumieren kann. Unter Miasmen verstand man krankheitserregende „Ausdünstungen" der Erde, die von erkrankten Personen verbreitet wurden und so zu Epidemien führen konnten (z.B. die Pest und Cholera). Besonders im Bergbau und Hüttenwesen, aber auch z.B. bei der Wollverarbeitung oder der Reinigung städtischer Kloaken waren Arbeiter atemwegsreizenden oder gesundheitsschädigenden Gasen und Stäuben ausgesetzt. Atemschutzgeräte dienten ebenfalls dem Schutz des Retters, der einem Verunglückten zu Hilfe kommen und dabei sein eigenes Leben nicht gefährden wollte. Bei Grubenunglücken konnten solche Rettungsgeräte Einsatz finden. Außerdem wurden sie zur Hilfeleistung bei Verunglückten in Gärkellern, Brunnenschächten und in brennenden Häusern verwendet. Neben dem Grubenrettungswesen war daher das aufkommende Feuerwehrwesen eine wesentliche Triebfeder zur Entwicklung von Atemschutzgeräten. Dem Schutz vor Ansteckung bei epidemischen Krankheiten dienten die schon sehr früh verwendeten Pestmasken und ebenso Maskenanzüge, die zur Desinfektion von verseuchten Räumen getragen wurden. Eine besondere Form der Atemschutzgeräte stellten die Tauchergeräte dar. Sie waren zum Einsatz unter Wasser gedacht und ähnelten in ihrer Konstruktion den oben genannten Atemschutzgeräten. Diese konnten deshalb analog auch als „Gastauchergeräte" bezeichnet werden. Im Rahmen dieser Arbeit werde ich exemplarisch einige Tauchergeräte beschreiben, ohne dabei einen Anspruch auf Vollständigkeit zu erheben.

Ein zweites Einsatzgebiet für Respiratoren war die therapeutische Anwendung verschiedener Luftarten bei Lungenerkrankungen. Dabei wurde der Respirator als Inhalator genutzt. Neben der eigentlichen Krankheitstherapie wurde mit Inhalationsgeräten auch Grundlagenforschung zur Physiologie und Pathophysiologie der Atmung betrieben. Heilexperimente waren ein wichtiger Bestandteil für die exakte Krankheitsunterscheidung und die Differenzierung der Therapiemöglichkeiten. Ein Indiz für die noch geringe Differenzierung der Gerätetypen im Untersuchungszeitraum ist die Tatsache, dass Geräte mit fast identischem Konstruktionsprinzip zu völlig verschiedenen Anwendungszwecken bestimmt waren, wie z.B. das Forschungsgerät von Robert Menzies, das Inhalationsgerät von Christoph Girtanner und das Atemschutzgerät von Alexander von Humboldt.

Nach den oben angeführten Merkmalen gelingt es, alle im Folgenden beschriebenen Geräte einzuordnen. In der weiteren Arbeit werde ich insbesondere den primären Anwendungszweck der Geräte als Einteilungskriterium nutzen und eine Einteilung der Einzelgeräte vornehmen. Dabei werden Atmungsgeräte zur Rettung aus schadgashaltiger Luft, Tauchergeräte und Inhalationsgeräte unterschieden und diese Geräte chronologisch geordnet beschrieben.

Tabelle 1: Chronologisch geordnete Einteilung der Atmungsgeräte

Einteilungskriterien der Atmungsgeräte, Legende

Spalte A: Einteilung nach der Regelung der Luftzufuhr	
Offenes System	OS
Halboffenes System	HOS
Geschlossenes System mit Kreislauf	GSmK
Geschlossenes System ohne Kreislauf	GSoK
Spalte B: Einteilung nach dem Anwendungszweck	
Inhalationsgerät	IG
Atemschutzgerät	AG
Tauchergerät	TG
Gerät für physiologische Forschung	FG
Spalte C: Verbreitung	
Vermutlich nicht gebaut bzw. genauere Aussage nicht möglich	0
Zumindest als Prototyp gebaut	+
Vermutete größere Stückzahl oder höherer Bekanntheitsgrad	++

Einteilung der Atmungsgeräte

Autor	Gerät	A	B	C
Hales 1727	Respirator mit Atemdiaphragma	GSmK	AG	+
Hales 1727	Kupferblasebalg	GSoK	AG	0
Hales 1727	Mundbänder	OS	AG	++
Hales 1727	Respirator zur Untersuchung des Elastizitätsverlustes	GSmK	FG	+
Hales 1743	Respirator	OS	AG	+
Fréminet 1770	Tauchergerät 1	GSmK	TG	+
Fréminet 1772	Tauchergerät 2	GSmK	TG	+
Fréminet 1773	Tauchergerät 3	GSmK	TG	+
Fréminet 1776	Tauchergerät 4	GSmK	TG	+
Cavallo 1781	Sauerstoffrespirator, Blase	GSoK	AG	+
Cavallo 1781	Inhalationsgerät	GSoK	IG	+
Ingen Housz 1781	Sauerstoffinhalationsgerät, Blase	GSoK	IG	+
Ingen Housz 1781	Sauerstoffinhalationsgerät, Blase, mit Nassabsorption des CO_2	GSoK	IG	+
Ingen Housz 1782	Sauerstoffinhalationsgerät, Blase, mit Nassabsorption des CO_2	GSmK	IG	+
Ingen Housz 1784	Sauerstoffinhalationsgerät, Glaskugel, mit Nassabsorption des CO_2	GSoK	IG	+
Ferro 1784/93	Sauerstoffinhalationsgerät, Glaskugel, Nassabsorption	GSoK	IG	+
Beck-Widmanstetter 1793	Sauerstoffinhalationsgerät, Blase	GSoK	IG	0
Ferro / Beck-Widmanstetter 1793	Sauerstoffinhalationsgerät, Blase, Nassabsorption	GSoK	IG	0
Zöllner 1783	Respirator, Schlauchgerät	GSoK	AG	0
Pilatre de Rozier 1785	Respirator, Schlauchgerät	HOS	AG	++
de l'Aulnaye 1785/ 86	Respirator, Schlauchgerät	HOS	AG	++
Menzies 1790	Respirator, Forschungszwecke	GS0K	FG	+
Girtanner 1795	Inhalationsgerät für CO_2 und atmosphärische Luft	HOS	IG	+
Humboldt 1796/99	Respirator, Reservoirgerät	HOS	AG	++
Klingert 1797	Tauchergerät, Schlauchgerät	OS	TG	+
Drieberg 1811	Tauchergerät, Schlauchgerät mit Blasebalg zur Frischluftregulierung	OS	TG	+
Gosse 1811/ 12/ 14	Respirator, Schwamm mit Nassabsorption	OS	AG	+
A.G. 1812	Respirator, Reservoirgerät mit Pressluftfüllung	HOS	AG	0
Brizé-Fradin 1814	Respirator, Luftfilterung	OS	AG	+
Klingert 1822	Tauchergerät, Reservoir mit Pressluft, Haubenatmung	HOS	TG	+
Drieberg 1823	Tauchergerät, Schlauchgerät	OS	TG	0
Deane 1823	Respirator, Haubenatmung	OS	AG	+
Roberts 1825	Respirator, Luftfilterung	OS	AG	++
Lemaire d'Angerville 1828	Tauchergerät, Reservoir, Pressluft	HOS	TG	+

Weitenhiller 1829	Respirator, Haubenatmung	OS	AG	+
Wiener Feuerwehr um 1830	Respirator, Reservoirgerät mit Pressluftfüllung, Haubenatmung	GSoK	AG	++
Paulin vor 1835	Respirator, Haubenatmung	HOS	AG	+
Wehrle 1835	Respirator, Luftfilterung	OS	AG	+?
Wehrle 1835	Respirator, Vorratsgerät mit Pressluftfüllung	HOS	AG	+

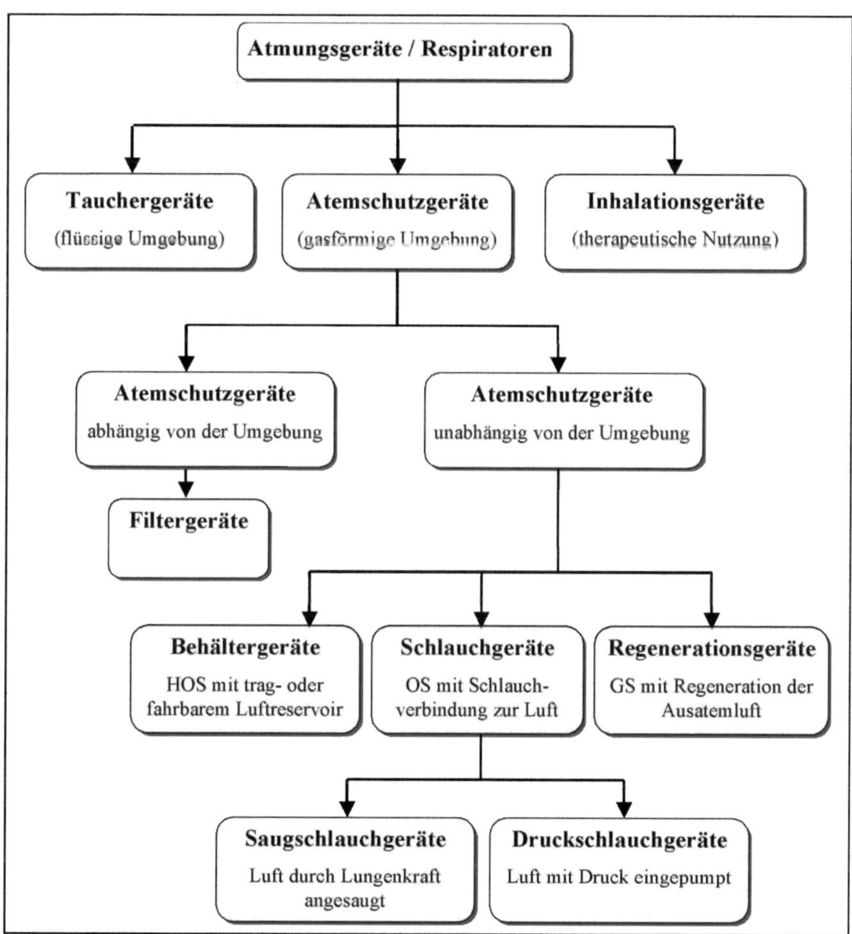

Abbildung 6: Einteilung der beschriebenen Atmungsgeräte

4.3 Atemschutzgeräte

4.3.1 Allgemeines

Die im folgenden Teil beschriebenen Geräte sollen einen Überblick über die Atemschutzmaßnahmen in einer Zeit des medizinischen Aufbruchs und der beginnenden Sorge um die Erhaltung des menschlichen Lebens geben. Es handelte sich in erster Linie um Schutzgeräte, die dazu bestimmt waren, einen Menschen aus schadgashaltiger Umgebung zu retten, die Arbeit in einer solchen zu erleichtern oder gar erst zu ermöglichen. Mit diesen Geräten wurde „Neuland" betreten, erstmals versuchte man unter Zuhilfenahme von Technik und Chemie Einfluss auf das Leben zu nehmen. Dass es in Bergwerken oder Gärkellern immer wieder zu Todesfällen kam, dass auch nachfahrende Retter in bester Absicht ihr Leben verloren, lässt sich auch anhand der ausgewerteten Rettungsfälle belegen. Hier Abhilfe zu schaffen, war Anliegen der Geräteerfinder. Die Zeitspanne der beschriebenen Geräte erstreckt sich vom ersten Drittel des 18. bis zum ersten Drittel des 19. Jahrhunderts. Die Autoren unterscheiden sich von ihrer beruflichen Herkunft: Es finden sich sowohl die „Universalgelehrten", die zu vielen Lebens- und Wissenschaftsbereichen wegweisende Beiträge lieferten, als auch Männer aus der Praxis, die aus ihrer Erfahrung im Umgang mit gashaltiger Luft, insbesondere im Bergbau, aber auch im Feuerlöschwesen ihre Erfahrungen einbrachten.

4.3.2 Atmungsgeräte nach Hales (1727, 1743)

Einer der großen Naturforscher seines Jahrhunderts war der englische Theologe Stephen Hales.[187] Seine Publikationen konzentrierten sich auf zwei Themenkreise. Zum einen machte er Erfindungen und Vorschläge im Bereich der Hygiene und Sozialmedizin.[188] Zu seinen bekanntesten Erfindungen zählten Ventilatoren zum

187 Stephen Hales (* 1677 in Beckesbourn/Kent, † 1761 in Teddington/Middlessex). Er studierte in Cambridge Theologie, widmete sich allerdings schon während des Studiums mathematischen, anatomischen und botanischen Studien. Nach Abschluss seines Theologiestudiums nahm er 1710 die Pfarrstelle von Teddington an, betrieb jedoch weiterhin naturwissenschaftliche Forschung. Im Jahr 1717 (oder 1718) wurde er Mitglied der Royal Society, wo er auch über seine Experimente referierte und 1739 die Copley medal, eine Goldmedaille der Royal Humane Society, die alljährlich für experimentelle naturwissenschaftliche Arbeiten verliehen wurde, erhielt. 1733 wurde er an der Universität Oxford zum Doktor der Theologie promoviert, 1751 (oder 1753) wurde er auswärtiges Mitglied der Académie Française. Als Mitbegründer der Society for the Encouragement of Arts and Manufactures and Commerce wurde er 1755 zu einem ihrer Vizepräsidenten ernannt. Vgl.: BLÄ, Bd.3, 1931, S. 27 und Leslie Stephen und Sidney Lee (Hg.): The Dictionary of the National Biography. Vol. 8. London 1937/38 (Reprint von 1890), S. 916ff.

188 Hales veröffentlichte Schriften gegen das Trinken von Branntwein (1734,1736), Anweisungen zur Verbesserung der Lebensmittelversorgung auf langen Seereisen (1739) und Versuche zur Steinauflösung (1740).

Einblasen von frischer Luft in Gefängnisse, Schiffe, Kornspeicher etc.[189] In diesem Kontext beschrieb er auch eines seiner Atmungsgeräte. Der zweite Schwerpunkt lag auf physiologischen und chemischen Studien. Sein bekanntestes Werk wurden die „*Statical Essays*", bestehend aus zwei Teilen, den „*Vegetable Staticks*" und den „*Haemastaticks*"[190]. Darin stellte er grundlegende Erkenntnisse zur Ernährung und Saftbewegung der Pflanzen sowie seine Untersuchungen über Blutdruck und Blutgefäße im tierischen Organismus dar. In den „*Vegetable Staticks*" beschäftigte sich Hales unter anderem mit atmungsbedingten Veränderungen der Luft. Aufgrund einiger Experimente kam er zu dem Schluss, dass die tödliche Wirkung mancher Gase sowohl auf dem Entzug eines Lebensgeistes, des „*vivifying spirit of air*"[191], als auch auf einem Elastizitätsverlust beruhte: „*A considerable part of the elasticity of which air is, we see by the foregoing Experiment, constantly destroyed, and that chiefly among the vesicles, where it is charged with much vapour.*"[192] Hales stellte fest, dass das Licht einer Kerze in Schwefelgas sofort erlosch, während es im Schutz eines dreifachen wollenen Tuches 15 sec lang weiter brannte. Daraus folgerte er, dass es auch in Bergwerken möglich sein müsse, die Atmung durch ein Wolltuch zu schützen und länger aufrecht zu erhalten.[193] Indem er die Versuche mit brennendem Licht abwandelte und die eigene Atmung einsetzte, erfand er ein Respirationsgerät mit Luftreinigung und Kreislauf der Atmung.

4.3.2.1 Der Respirator mit Atemdiaphragmen

In Versuch 116 des 6. Kapitels der „Vegetable Staticks" beschrieb Hales in der Hauptsache einen Atmungsversuch in geschlossenem System mit Zirkulation der Atemluft.[194] Das dazu verwendete Gerät bestand aus einem hölzernen Mundstück, einem aus Tierblasen gefertigten Luftbehälter sowie einem blechernen Verbindungsstück, das zwischen Blase und Mundstück geschaltet wurde. Das Mundstück,

---

189 Diese Schriften wurden 1743 und 1758 veröffentlicht. Durch den Einsatz solcher Ventilatoren im Savoy Gefängnis und in Newgate soll es gelungen sein, die Sterblichkeit der Inhaftierten erheblich zu senken.

190 Stephen Hales: Statical Essays, containing: vol.i: Vegetable Staticks, or an Account of some Statical Experiments on the Sap in Vegetables; vol. ii: Haemastaticks: or an Account of some Hydraulick and Hydrostatical Experiments made on the Blood and Blood-Vessels of Animals...London 1733. Die Vegetable Staticks waren erstmals bereits 1727 unter einem etwas anderen Titel erschienen. Für die vorliegende Arbeit wurde ein Reprint (London New York 1969) verwendet. Neben dem englischen Original wurde folgende dt. Übersetzung berücksichtigt: Stephan Hales: Statick der Gewächse oder angestellte Versuche mit dem Saft in Pflanzen und ihrem Wachsthum, Nebst Proben von der in Körpern befindlichen Luft. (Dt. Übersetzung a.d.Frz.) Halle 1748.

191 Hales, 1727, S. 141.

192 Hales, 1727, S. 137.

193 Vgl. Hales, 1727, S. 149.

194 Vgl. Hales, 1727, S. 149ff und Hales, 1748 (dt.), S. 150ff. Vgl. auch unten die Abbildungen 7 und 8.

„*wooden fosset*“[195], gebildet von zwei Holzröhren, einer etwas längeren waagerechten und einer kürzeren, senkrecht nach oben abgehend, wurde durch Ventile von den übrigen Teilen des Respirators getrennt. Ein Ventil am waagerechten Teil öffnete sich als Inspirationsventil nach innen und war an der dem Körper abgewandten Seite der Röhre angebracht. Das zweite Ventil, am Ende der senkrechten Röhre, öffnete sich als Exspirationsventil nach außen. Als Ventile benutzte Hales Tierblasen, die über die wohl kegelförmigen Öffnungen gespannt waren und sich vermutlich einseitig aufblähten, um durch eine freigelegte Öffnung die Luft durchzulassen. Der Rückweg wurde durch das feste Aufliegen der Blase verhindert.[196] Das Exspirationsventil ging in eine Verbindungsröhre über, deren Ende in den Luftbehälter eingebunden war. Dieser war zugleich Reservoir und Aufbereitungsort der Luft und bestand aus übereinander gelegten Tierblasen. Die Luftreinigung geschah über imprägniertes Flanell, das auf Ringen von 7 Zoll Durchmesser ausgespannt in den Luftbehälter eingesetzt wurde und die Ausatemluft beim Durchstreichen filterte. Hales verwendete vier solcher Flanellringe. Die maximale Atemdauer bestimmte er unter Verwendung verschiedener Imprägnantien im Selbstversuch und kam zu den im Folgenden tabellarisch zusammengestellten Ergebnissen:

Tabelle 2: Darstellung der maximalen Atmungszeit bei Verwendung verschiedener Imprägnantien

Atmungszeit	**Verwendetes Mittel**	**Chemische Formel[197])**
1,5 min	ohne Diaphragma	-
3 min	Weinessig[198])	CH_3COOH
3,5 min	Meersalz-Lösung	$NaCl$, $MgCl_2$, $MgSO_4$
3 min	Pottasche-Lösung[199])	K_2CO_3
5 min	Pottasche getrocknet	K_2CO_3
8,5 min	Pottasche kalziniert	K_2CO_3

195 In der deutschen Übersetzung von 1748, S. 150, wurde das Mundstück als „großer Faßhahn oder Zwicker von Holz“ bezeichnet. Alexander von Humboldt übersetzte „wooden fosset“ als „hölzerner Zapfen“. Vgl. Humboldt, 1799, S. 361. Max Speter verwendete den Ausdruck „Faßzapfen“. Vgl. Speter, 1933, S. 2284.

196 Hales gab keine exakte Beschreibung seiner Blasenventile. In der oben gemachten Funktionsbeschreibung stütze ich mich auf Abbildung 7, Fig. 39.

197 Die chemische Formel ist entnommen aus: Richard Foregger: Two types of respiratory apparatus of Stephen Hales. In: Anaesthesia 11 (1956), S. 237. Zu den übrigen Angaben vgl.: Hales, 1727, S. 150 und Hales, 1748 (dt.), S. 151.

198 Weinessig galt auch als wirksames Schutzmittel gegen Pest, vgl. Hales, 1727, S. 150.

199 Pottasche oder Weinsteinsalz, lat. sal tartaris, sind Trivialnamen von Kaliumkarbonat. Es handelt sich um ein weißes, leicht lösliches, an der Luft zerfließendes Salz, dessen Lösungen stark alkalisch sind. Vgl.: Hans Reihlen, Günther Rienäcker und Heinrich Brehmer: Remsens Einleitung in das Studium der Chemie. Dresden, Leipzig [21]1963, S. 238.

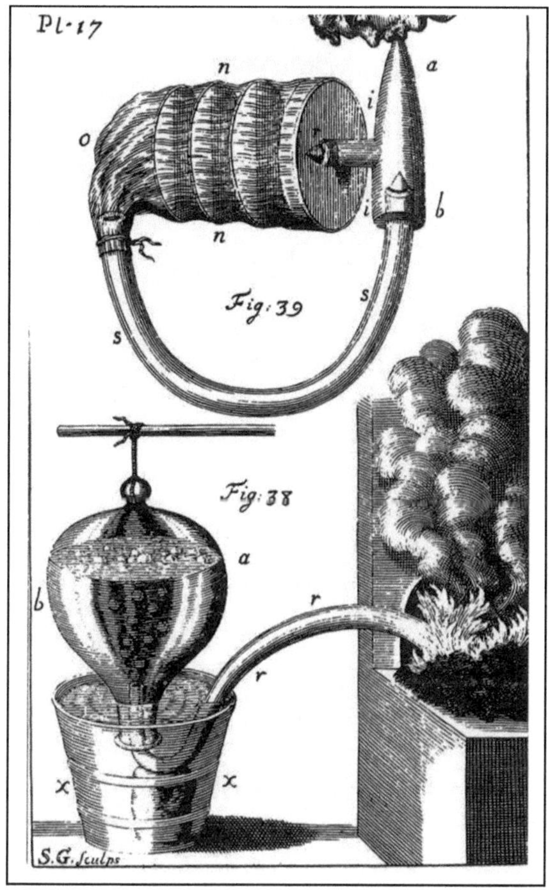

Abbildung 7: Atmungsgeräte nach Stephen Hales: Der Respirator mit Atemdiaphragmen (1727)

Fig. 39 a,b: hölzernes Mundstück. bi, und r: Kegelventile. iinno: Luftbehälter aus Tierblasen. ss: eisernes Verbindungsrohr (Fig. 38: Vorrichtung zur Darstellung von Sauerstoff)

Quelle: Hales, 1727, Kupfertafel 17, bei S. 161. (Reprint von 1969)

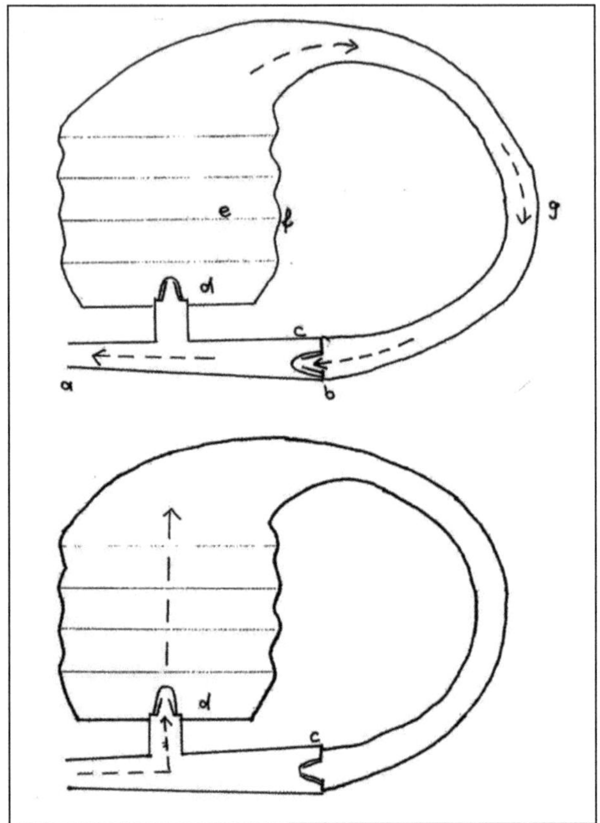

Abbildung 8: Funktionszeichnung des Respirators mit Atemdiaphragmen (1727)

a) Inspiration: Das Ventil bei c öffnet sich, die Luft strömt zum Mund. Das Ventil bei d ist geschlossen. b) Exspiration: Das Ventil bei c wird geschlossen durch den exspiratorischen Luftdruck. Das Ventil bei d öffnet sich und entlässt die Luft in die Blase. a,b: Mundstück. c,d: Blaseventile. e: Flanellringe. f: Luftbehälter. g: Verbindungsrohr

Hales folgerte daraus: „Hence Sal Tartar should be the best preservative against noxious vapours, as being a very strong imbiber of sulphureous, acid and watry vapours, as is sea salt also [...]“[200] Das für eine Atemdauer von 5 min erforderliche Luftvolumen bestimmte Hales bei Verwendung von 4 Filtern auf 1 Gallon.[201]

200 Hales, 1727, S.150f.

201 Gallon ist ein englisches Hohlmaß für trockene und flüssige Substanzen. Nach dem älteren Gallon (vor 1826) wird damit ein Volumen von 3,785 l bestimmt. Vgl. MKL, Bd. 7, 1904,

2 Gallons Luft und 8 Filter würden also ausreichend sein, um die Atmung für 10 min zu ermöglichen.[202]

Leider führte Hales die Versuche nur einmal durch, um einer Schädigung der eigenen Lunge vorzubeugen: „[...] *neither did I care to ascertain the matter by repeated Experiments, fearing I might thereby some way injure my lungs, by frequently breathing in such gross vapours.*“[203] Aus diesem Grund konnte er auch die lange Atemzeit von 8,5 min nicht objektivieren und schloss als Ursache ein mögliches Leck im Gerät nicht aus. Hales bedauerte, dass er die wegen ihrer Elastizität zur Luftaufbewahrung besonders geeigneten Tierblasen benutzen musste, die allerdings häufig befeuchtet und getrocknet werden mussten. „*It was a considerable disadvantage that I was obliged to make use of bladders, which had been often wettet and dried, so that the unsavory fumes from them must needs have contributed much to the unfitting the including air for respiration: Yet there is a necessity for making use of either bladder or leather in these cases; for we cannot breathe to and fro* [sic] *the air of a vessel, whose sides will not dilate and contract in conformity with the expirations and inspirations, unless the vessel be very large, and too big to be conveniently portable.*“[204] Die Inspiration geschah über das Mundstück, wobei das Ventil c am Ende zu dem Metallrohr geöffnet war. Die Luft strömte aus der Blase über das Rohr zum Mund; das Ventil d war geschlossen. Bei der Exspiration schloss sich das Blasenventil bei c durch den Atmungsdruck, während das Ventil d sich öffnete und die Luft in die Blase entweichen ließ, wo sie über die flanellbespannten Ringe geleitet und gereinigt wurde.

Eine Alternative zu dem Respirator mit Atemdiaphragmen sah Hales in der Verwendung eines mit Luft gefüllten, gut abgedichteten Küchenblasebalgs.[205] Voraussetzung für die Anwendbarkeit eines Blasebalgs sei das leichte Fallen und Heben der Blasebalgwände mit der Respiration sowie eine gewisse Weite der Gänge, wodurch die Atmung so frei als möglich gestaltet werde. Hales konnte aus einem solchen Blasebalg die Luft 3 min lang ein- und ausatmen. Die Idee, den Blasebalg neben der aktiven Atmung auch zur Beatmung zu nutzen, ist bei Hales nicht zu finden.

Nach Hales eigneten sich derartige Respiratoren zum kurzzeitigen Eindringen in erstickende Gase, um Personen oder Dinge daraus zu retten: „*Some such like instrument might be of use in any case where a room was filled with suffocating vapours, where it might be necessary to enter for a few minutes, in order to remove*

S. 293. Das für eine Atemzeit von 5 min ermittelte Volumen beträgt somit ca. 3,785 l. Bei einem durchschnittlichen Atemzeitvolumen von 7 l/min würde dieses Luftvolumen etwa 10mal in- und exspiriert werden.

202 Vgl. Hales, 1727, S. 152.

203 Hales, 1727, S. 150.

204 Hales, 1727, S. 152.

205 Vgl. Hales, 1727, S. 152 und Hales, 1748 (dt.), S. 153. In der dt. Übersetzung wird der Küchenblasebalg fälschlicherweise als „Kupferblasebalg“ bezeichnet.

the cause of them, or to fetch any person or thing out; as in the cases when houses are first beginning to fire, in the chymists elaboratories; and in many other cases where places were filled with noxious deadly vapours, as in the case of stink pots thrown into ships, in mines etc.“[206]

4.3.2.2 Mundbänder zur Luftfilterung

Die Idee der Luftfilterung erschien Hales in den verschiedensten Berufszweigen nutzbar, zum einen in Form von einfachen Mundbändern aus Wollstoff, zum anderen in der Verwendung von salzgetränkten Tüchern: „*And where the deadly quality of vapours in Mines is not so strong as these sulphureous ones were, the drawing the breath thro' many folds of woollen cloth may be a means to preserve life a little longer, in proportion to the more or less noxious quality of the damps.*“[207] Die Eigenschaften der Salze, schweflige, saure und andere schädliche Partikel an sich zu ziehen, sah Hales insbesondere als nutzbar im Bereich des Hüttenwesens an: „[...] *to prevent which inconvenience the workmen might, while they are at work, make use of pretty broad mufflers, filled with 2, 4 or more Diaphragms of flanell or cloth dipped in a solution of Sal Tartar or Pot-ash, or Sea Salt and then dryed.*“[208] Ähnliche Mundbänder seien auch anwendbar, um kurzzeitig in „*infectious air*“ zu verweilen. Hierbei sollte jedoch die Exspirationsluft nicht durch die Tücher gehen, sondern auf anderem, hier nicht näher beschriebenem Weg in die umgebende Luft gelangen. Einen Nutzen der Tücher in den tödlichen Grubenwettern bezweifelte Hales, „[...] *because they are not a sufficient screen from so very noxious vapours.*“[209] Die kritische Anmerkung des französischen Übersetzers Buffon zu dieser etwas widersprüchlichen Aussage im Vergleich zur Anwendung einfacher Mundbänder ist in der deutschen Übersetzung wiedergegeben: „*In Bergwercken aufsteigende Schwaden seyn doch meistens nichts anders als sehr subtile saure Dünste. Die in das Steinkohlen Bergwerck zu Wettin einfahren sollen, pflegen nur vorher Speise zu geniessen, und etwas Branntwein zu trincken.*“[210]

4.3.2.3 Der Respirator mit geschlossenem System ohne Kreislauf

Aus der Reihe der Geräte, die Hales 1727 beschrieb, ist ein weiteres Respirationsgerät zu nennen, mit dem er den Elastizitätsverlust der Luft bei der Atmung genauer zu bestimmen versuchte.[211] Diese nur für Forschungszwecke erdachte Geräteanordnung

206 Hales, 1727, S. 152.
207 Hales, 1727, S. 149.
208 Hales, 1727, S. 154.
209 Hales, 1727, S. 154.
210 Hales, 1748 (dt.), S. 154, Anm. +++, vermutlich von Buffon (s.u.).
211 Vgl. Hales, 1727, S. 137f, sowie unten Abbildung 9. In der englischen Ausgabe von 1727 benutzte Hales die Bildtafel (Respirator mit Atemdiaphragmen), um den hier beschriebenen Versuchsaufbau zu verdeutlichen. Dies erschien dem Übersetzer Buffon, Paris 1735, für das Verständnis offensichtlich erschwerend, wodurch er sich veranlasst sah, einen

ordnung hat für die Rettung von Menschen keine Bedeutung. Hales verwendete das hölzerne Mundstück des Respirators mit Atemdiaphragmen, nahm allerdings den Luftbehälter mit den Flanellfiltern weg. Ebenso ersetzte er das kurze Metallrohr am Inspirationsventil durch ein längeres. Dieses ließ er in eine umgestülpte, mit Luft gefüllte Glaskugel münden. Der Hals der Glaskugel befand sich in einem großen Wasserbottich, um das Entweichen der Luft zu verhindern. Auch das Mundstück befand sich bis auf den Mundansatz unter Wasser. Am Exspirationsventil befestigte er ein kürzeres gebogenes Bleirohr, das unter einer wassergefüllten, mit dem Hals nach unten stehenden Glaskugel endete, die ebenfalls im Wasser stand. Bei verschlossener Nase atmete Hales die Luft aus der Kugel c über die große Röhre und das Inspirationsventil b ein. Bei der Exspiration schloss sich das Ventil b, das Ventil r öffnete sich und leitete die Luft durch die kurze Bleiröhre in den wassergefüllten Glaskolben, aus welchem das Wasser bei anhaltender Atmung allmählich verdrängt wurde.

Die Kapazität des Glaskolbens betrug 1224 Kubikzoll.[212] Hales atmete die Luft bis auf 5 oder 6 Kubikzoll heraus und ließ anschließend die Luft unter Wasser zurück in die Luftkugel strömen. Er stellte fest, dass 18 Kubikzoll fehlten, von denen er allerdings aufgrund mangelnder Exaktheit bei der Versuchsdurchführung nur 9 Kubikzoll (dies entsprach dem 136. Teil der ursprünglichen Luftmenge) für seine Berechnungen heranzog. Er beschreibt sein Ergebnis wie folgt: „*But tho' this be not an exact estimate, yet it is evident from the foregoing Experiments on respiration, that some of the elasticity of the air which is inspired is destroyed; and that chiefly among the vesicles, where it is most loaded with vapours* [...]“[213] Durch die enge räumliche Verbindung zwischen Blut und Lungenbläschen sei es möglich, dass die Luft in das Blut aufgenommen wird und auf diesem Weg einen Teil ihrer Elastizität verliert.[214]

Kupferstich mit dem richtigen Versuchsaufbau anzufügen; auch in der dt. Übersetzung von 1748 wurde die Kupfertafel beibehalten. Vgl. dazu: Speter, 1933, S. 2286.

212 1224 englische Kubikzoll entsprechen etwa 20 Litern.

213 Hales, 1727, S. 139.

214 Obwohl seine Messungen nicht exakt waren, stellte Hales fest, dass weniger Luft abgegeben wird als zuvor bei der Inspiration aufgenommen wird. In Prozentzahlen ausgedrückt werden rund 16% mehr Sauerstoff aufgenommen, als in Form von Kohlendioxid wieder abgegeben werden. Das Volumenverhältnis von ausgeatmetem CO2 zu eingeatmetem O2 ist gekennzeichnet durch den respiratorischen Quotienten, der 0,84 beträgt. Vgl. Reihlen et al., 1963, S. 94.

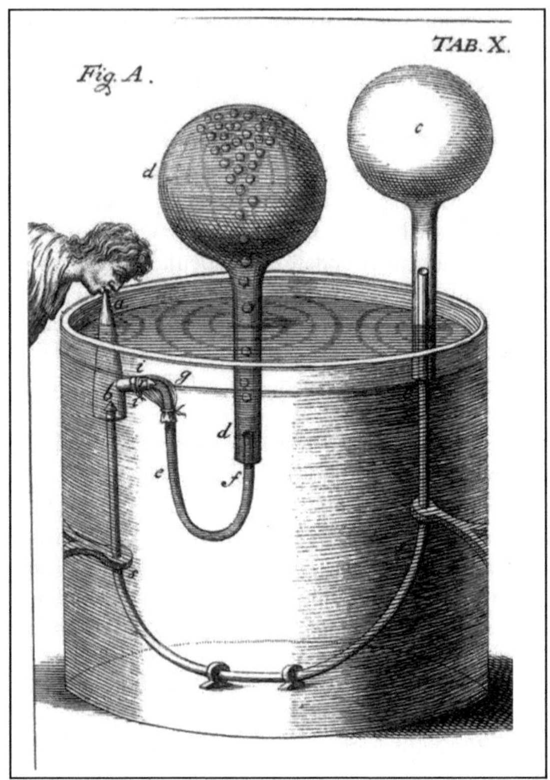

Abbildung 9: Atmungsgeräte nach Stephen Hales: Der Respirator mit geschlossenem System ohne Kreislauf-Gerät zur Untersuchung des Elastizitätsverlustes (1727/ 1748)

Fig. A: a,b: hölzernes Mundstück, entspricht Abb.1, Fig. 39.e,f: kurzes Metallrohr. d: wassergefüllte Kugel, s: lange Metallröhre, c: luftgefüllte Kugel

Quelle: Zur Beschreibung vgl. Hales, 1727, S. 137f. In der englischen Ausgabe von 1727 benutzte Hales die Bildtafel (Respirator mit Atemdiaphragmen), um den hier beschriebenen Versuchsaufbau zu verdeutlichen. Dies erschien dem Übersetzer Buffon, Paris 1735, für das Verständnis offensichtlich erschwerend, wodurch er sich veranlasst sah, einen Kupferstich mit dem richtigen Versuchsaufbau anzufügen; auch in der dt. Übersetzung von 1748 wurde die Kupfertafel beibehalten. Abbildung aus: Hales 1748 (dt.), Kupfertafel 10

4.3.2.4 Der Respirator mit offenem Atmungssystem

16 Jahre später beschrieb Hales in einer Abhandlung über Ventilatoren erneut einen Respirator.[215] Es handelte sich hierbei um ein Atmungsgerät mit offenem Kreislauf, bei dem In- und Exspirationsweg durch zwischengeschaltete Klappen voneinander getrennt waren. Das Gerät bestand aus leichtem Erlen- oder Weidenholz mit einer Länge von 1 Fuß und der Höhe und Breite von je 2,5 Zoll. In der Mitte dieses Holzes war ein Mundstück E eingelassen. Dieses stand mit zwei Röhren A und B in Verbindung, die durch beweglich aufgesetzte Schilfröhren bis in die Frischluft verlängert wurden. Zwischen A und E sowie zwischen E und B befanden sich Klappenventile aus Leder, die sich nur einseitig öffneten und durch Drähte in ihrer Öffnung eingeschränkt waren. Dadurch wurde ein zu weites Aufklappen verhindert. Zur Befestigung der Klappen waren etwas größere Hohlräume ausgebohrt (Tiefe: 2 Zoll, Breite: 1,75 Zoll) und nach oben durch aufgenagelte Lederstücke verschlossen. Der Durchmesser aller übrigen Bohrungen betrug 5/8 Zoll.

Bei der Inspiration gelangte frische Luft über die Röhre B und die geöffnete Klappe bei IN in die Lunge. Die Klappe GS war geschlossen. Bei der Exspiration gelangte die verbrauchte Luft durch die nun offene Klappe GS über die Röhre A ins Freie. Befestigt wurde das Atmungsgerät mittels eines um den Kopf gelegten Bandes. Ein bequemes Tragen sollten Polster in Höhe der Wangen gewähren. „*I Breathed thro' this Respirator for a Quarter of an Hour, with great Ease, when the Reed-Canes fixed to it, were four and a half Feet long.*“[216]

Zu einem möglichen Einsatz seines Geräts bemerkte Hales: „*By means of this Instrument, a Man might go with great Safety into the most noxious Air of a Ship's Well, his nose being stopped with Cotton or Linnen.*“[217] Von Nutzen sei das Gerät außer in erstickender Luft auch zum Beispiel bei Reparaturen an Schiffsrümpfen unter Wasser, wenn der Wasserstand zwischen 4 und 5 Fuß [etwa 1,5 m] betrage: „[...] *by the Help of it, a Man might continue under Water that Depth, for a considerable Time, to rectify any thing amiss at the Bottom of the Well, or to stop a Leak that could be at in the Hold.*“[218]

Der Erfolg des Geräts scheint nicht allzu groß gewesen zu sein. Außer einer Beschreibung in der Sekundärliteratur[219] ließen sich keine Hinweise auf diesen Respirator finden. Hales selbst bemerkte dazu folgendes: „*But I found on proposing the Thing that the Sailors would rather run the Hazard of Suffocation than make*

---

215 Vgl.: Stephen Hales: A Description of Ventilators [and] a Treatise on Ventilators. London 1743, S. 66-69. Vgl. unten Abbildung 10 mit Funktionszeichnung.

216 Hales, 1743, S. 67.

217 Hales, 1743, S. 67.

218 Hales, 1743, S. 68.

219 Vgl. Foregger, 1956, S. 235-240.

use of it [...]"[220] Dies kann kaum verwundern bei der sicherlich recht unbequemen Tragweise und Benutzung des Geräts.

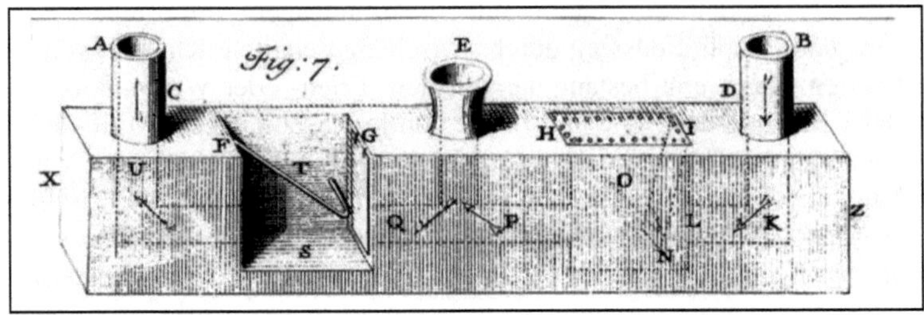

Abbildung 10: Atmungsgeräte nach Stephen Hales: Der Respirator mit offenem Atmungssystem (1743)

Fig. 7: X,Z: Holzkörper. E: Ansatzstück für den Mund. B: Ansatz für die Frischluftröhre. KLNP: Weg der Inspirationsluft. I: Inspirationsklappe. O: Feder zur Verhinderung des Umklappens. QSUA: Weg der Exspirationsluft. G: Exspirationsklappe. T: Feder. A: Ansatz für die Abluftröhre. HI, FT: aufgenagelte Lederstückchen zum Verschluss der ausgebohrten Hohlräume

Quelle: Stephen Hales: A Description of Ventilators [and] a Treatise on Ventilators. London 1743, Abb. 3, Fig. 7

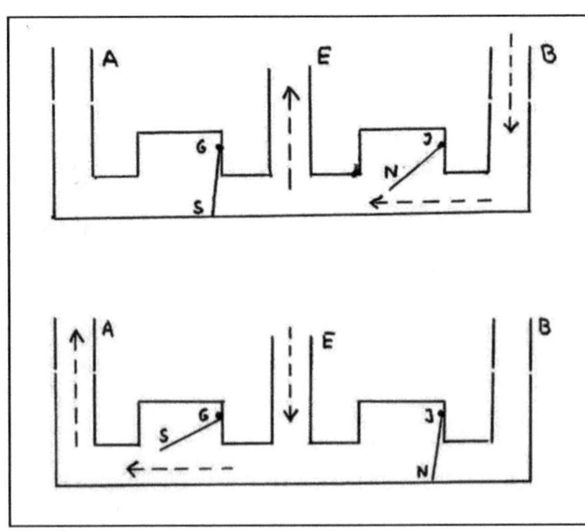

Funktionszeichnung zu dem Respirator mit offenem Atmungssystem (1743)

Inspiration: Klappe bei IN ist geöffnet. Luft strömt zum Mund. Klappe bei GS ist geschlossen.

Exspiration: Klappe bei GS ist geöffnet. Luft entweicht über A in die Umgebung. Klappe bei IN ist geschlossen. E: Mundstück. B: Frischluftröhre

220 Hales, 1743, S. 67f.

4.3.2.5 Wirkungsgeschichte der Atmungsgeräte von Hales

Mit der Idee eines Respirationsapparates zum Schutz der menschlichen Atmungsorgane vor schädlichen Gasen steht Stephen Hales am Anfang einer Entwicklung, die sich bis zu den modernen Atmungsgeräten unseres Jahrhunderts weiterverfolgen lässt. Mit seinem Respirationsgerät mit Atemdiaphragmen beschrieb er das erste Atmungsgerät mit Luftfilterung und Kreislauf der Atmung. Auch in der Ausführung seiner Geräte hat er viele Nachfolger gefunden. Offensichtlich hatte Hales mit seinen Versuchen jedoch keinen Einfluss auf eine praktische Erprobung und Anwendung der Geräte. Er war sogar längst wieder in Vergessenheit geraten, als Alexander von Humboldt im Jahr 1799 bezüglich des Respirationsgeräts mit Atemdiaphragmen bemerkte: „*Der scharfsinnige Stephen Hales war vor beynahe 50 Jahren einer Respirationsmaschine schon sehr nahe, und hatte sich besonders sehr glücklich ein Respirationsrohr ersonnen, dessen Erfindung man jetzt ziemlich ungelehrt dem D. Beddoes zuschreibt* [...]“[221] Die Verwendung von zwei Ventilen und die Stellung der Röhren zueinander wurden vielfältig variiert und weiterentwickelt. Als Luftbehälter wurde das Gerät zum Prototyp der späteren Reservoirgeräte.[222]

4.3.3 Sauerstoffgefüllte Blasen nach Cavallo (1781)

Die Atmungszeit in abgeschlossenen Räumen wurde nach den Vorstellungen der Phlogistiker begrenzt durch die bei der Exspiration freiwerdende fixe Luft, also dem CO_2, und durch das Phlogiston, die beide bei entsprechender Luftsättigung erstickend wirken.[223] Auf dem Boden dieser Auffassung stehend, glaubte der italienische Naturforscher Tiberio Cavallo[224] durch Verwendung von Kalkwasser, das die fixe Luft absorbieren sollte, die exspirierte Luft erneut zur Inspiration gebrauchen zu können. Die Atmungsdauer bleibe dann nur durch die Sättigung mit Phlogiston begrenzt.[225] Anwendungsmöglichkeiten seiner Idee der Wiedereinatmung von gereinigter, exspirierter Luft sah Cavallo bei der Arbeit in Schadgasen und zur Therapie von Lungenerkrankungen. Zum Aufenthalt in mit Schadgasen belasteten

221 Humboldt, 1799, S. 361.

222 Vgl. Jüngst, 1909, S. 835.

223 Vgl. Jüngst, 1909, S. 836. Vgl. auch Kap. 2.1.

224 Tiberio Cavallo (* 1744 in Neapel, † 1809 oder 1810 in London). Neben den genannten Untersuchungen beschäftigte sich Cavallo besonders mit der Elektrizität und deren Anwendung in Medizin und Mineralogie. Auch die Erfindung eines Mikrometers geht auf ihn zurück. Cavallo war Mitglied der Royal Society und verbrachte ca. 30 Jahre seines Lebens in London, wo auch seine Schriften erschienen. Vgl. AEW, Section 1, Teil 15, 1824 , S.408f, sowie BLH, Bd 1, 1863, Sp. 405f.

225 Vgl. Tiberius Cavallo: Treatise on the Nature and Properties of the Air [...] London 1781. Der Titel der verwendeten deutschen Übersetzung lautet: Tiberius Cavallo: Abhandlung über die Natur und Eigenschaften der Luft und der übrigen beständig elastischen Materien nebst einer Einleitung in die Chymie. Leipzig 1783.

Gruben oder unterirdischen Gängen empfahl Cavallo die Respiration aus einer mit „dephlogistizierter Luft" gefüllten Blase. Diese sollte zur Absorption der „fixen Luft" (CO_2) zugleich etwas Kalkwasser enthalten. Günstiger als gelöster Kalk erschien Cavallo jedoch die Verwendung kleiner Kalkbröckchen in Wasser: „*Denn sobald die erste Portion Kalk, die das Wasser auflöset, durch die Verbindung desselben mit fixer Luft niedergeschlagen wird, so wird das Wasser fähig, mehr Kalk aufzulösen, daß man also hiedurch eine beständige Erneuerung des Kalkwassers erhält, wodurch man also jede Quantität fixe Luft, welche sich gewöhnlicher Weise durch die Respiration erzeuget, auflösen kann.*"[226]

Als Mundstück schlug er eine Glas- oder Holzröhre vor, die in die Blase eingeführt und befestigt werden sollte. Die Inspiration erfolgte also aus der Blase, die Exspiration in die Blase zurück. Es handelte sich um ein Atmungsgerät mit geschlossenem System ohne Kreislauf mit Reinigung der Ausatemluft. „*Mit dieser Vorsicht kann er* [der Bergmann] *sich in alle unterirdischen Plätze wagen, und mitten durch die darinn befindlichen elastischen Materien hindurchgehen.*"[227] Eine große, mit „dephlogistizierter Luft" gefüllte Blase hielt Cavallo für etwa 15 min Atemzeit ausreichend, wobei er jedoch keine Angaben über das Fassungsvermögen der Blase machte. Ein länger dauernder Aufenthalt in einer schadgashaltigen Atmosphäre sollte durch die Mitnahme mehrerer Blasen ermöglicht werden.

Das Rückatmungsprinzip und die Absorption von „fixer Luft" durch Kalkwasser wurden zeitlich annähernd parallel zu Cavallo auch von Jan Ingen Housz und etwas später von Pascal Joseph Ferro angewandt, wobei deren Atmungsgeräte allerdings als reine Inhalationsgeräte konstruiert und nicht für andere Zwecke gedacht waren. Rund 15 Jahre nach Cavallos Veröffentlichung bezeichnete Alexander von Humboldt den Vorschlag, „Lebensluft"[228] nach der Exspiration wieder einzuatmen, als gefährlich.[229] Zur Verwendung von Kalkwasser als Absorbens schrieb er: „*Ebenso wenig anwendbar sind die Vorschläge von Cavallo und anderen, die ausgeathmete Luft durch Absorption der Kohlensäure mittelst Kalk- oder Bitterwasser,*[230] *wieder respirabel und nochmals einathmungsfähig zu machen; da mich Versuche gelehrt haben, dass die Art der Vereinigung gar nicht schnell genug von statten geht.*"[231] Zu einer praktischen Anwendung kamen die Geräte von Tiberio Cavallo offensichtlich nicht.

226 Cavallo, 1783, S. 516.

227 Cavallo, 1783, S. 517.

228 Humboldt bezeichnete den Sauerstoff als „Lebensluft", während Cavallo als Phlogistiker von „dephlogistizierter Luft" sprach.

229 Vgl. Humboldt, 1799, S. 365.

230 Natürliche Bitterwässer enthalten als Hauptbestandteile Bittersalz ($MgSO_4 \cdot 7\,H_2O$) und Glaubersalz ($Na_2SO_4 \cdot 10\,H_2O$).

231 Humboldt, 1799, S. 364.

4.3.4 Der Atmungsschlauch nach Zöllner (1783)

Dass die Konstruktion von Atmungsgeräten keine ausschließliche Domäne von Medizinern und Naturwissenschaftlern war, belegt auch eine Abhandlung des Berliner Geistlichen und Erziehungstheoretikers Johann Friedrich Zöllner[232] mit dem Titel „*Über die dephlogisticierte Luft*" aus dem Jahre 1783.[233] Sie erschien in dem von ihm herausgegebenen „*Lesebuch für alle Stände*" und wandte sich somit an ein naturwissenschaftlich nicht vorgebildetes Publikum.

Zöllner schlug in seiner Schrift zwei Gebrauchsmöglichkeiten der „dephlogistizierten Luft" vor, die ihm neu und noch nicht bedacht erschienen.[234] Zum einen handelte es sich um ihre Verwendung in Taucherglocken, wodurch eine vierfache Verlängerung der Verweilzeit unter Wasser (in Relation zu atmosphärischer Luft) erreicht werden sollte. Zum anderen sah Zöllner Möglichkeiten zum Einsatz dephlogistizierter Luft im Bergbau. Die Arbeit unter Tage in „mephitischer Luft" könne durch Mitnahme eines mit dephlogistizierter Luft gefüllten Schlauchs erleichtert werden. Zöllner hielt einen kurzen Schlauch für ausreichend, da die Ausatemluft in den Schlauch geatmet werden sollte und so, mit dephlogistizierter Luft vermischt, mehrfach rückgeatmet werden konnte. Wie schon erwähnt, bezeichnete Alexander von Humboldt[235] den Vorschlag Zöllners, einmal ausgeatmete Luft erneut einzuatmen, als gefährlich.[236] Auch lehnte er die Anwendung von reiner „Lebensluft" zur Atmung als ungesund und schädlich ab.[237] Nach Zöllners Vorstellungen sollte der Bergmann außerdem einen zweiten, in einer Laterne mündenden Schlauch mit sich führen, um auch unter Schadgaseinwirkung seine Lichtquelle zu erhalten. Zöllners Vorschläge wurden vermutlich von seinen Zeitgenossen kaum registriert und auch nicht in die Praxis umgesetzt.[238] Allerdings kann man seine Konstruktionsidee als einen Vorläufer des Schlauchapparats von Pilatre de Rozier bezeichnen, wobei jedoch zu vermuten ist, das dieser nichts von Zöllners Ausführungen wusste.

---

232 Johann Friedrich Zöllner (* 1753 in Neudamm / Brandenburg, † 1804 in Berlin) war seit 1788 Propst der Berliner St. Nikolai-Kirche und Oberkonsistorialrat; zuvor war er Privatgelehrter und Prediger an der Charité. Seit 1800 beaufsichtigte er das Schulwesen der östlichen Provinzen Preußens. Zöllner war Autor pädagogischer Schriften (Über Nationalerziehung, Berlin 1804) und von Reiseliteratur; zwischen 1782 und 1804 gab er das Lesebuch für alle Stände, Berlin 1782 - 1804, heraus. Vgl. ADB, Bd. 55, 1910, S. 423-425.

233 Johann Friedrich Zöllner: Über die dephlogisticierte Luft. In: Ders. (Hg.): Lesebuch für alle Stände. Th. 4. Berlin 1783, S. 228-256.

234 Vgl. Zöllner, 1783, S. 252f.

235 Alexander von Humboldt wird in dem oben zitierten biographischen Artikel als persönlicher Freund Zöllners bezeichnet. Vielleicht wird dadurch erklärbar, dass Humboldt als einziger mir bekannter Zeitgenosse die Idee Zöllners aufgriff.

236 Vgl. Humboldt, 1799, S. 365.

237 Vgl. Humboldt, 1799, S. 347f.

238 Vgl. Jüngst, 1909, S. 837.

4.3.5 Der „Respirateur antiméphitique“ nach Pilatre de Rozier und seine Abwandlung durch de l’Aulnaye (1785/86)

Untrennbar mit der Geschichte der Luftschifffahrt verknüpft ist das tragische Schicksal des Jean-François Pilatre de Rozier.[239] Gemeinsam mit François-Laurent d’Arlandes unternahm er am 21. November 1783 die erste Luftreise der Geschichte in einer Montgolfière[240]. In Gegenwart des französischen Königshauses, des Königs von Schweden sowie des Prinzen Heinrich von Preußen stieg er auf bis zu einer Höhe von ca. 1000 Metern und flog in 25 Minuten die 12 km lange Strecke von Paris nach Butte-aux-Cailles. Zwei Jahre später wollte er den Kanal von Calais nach Dover überfliegen, nachdem dies in umgekehrter Richtung seinem Landsmann Blanchard mit einer Charlière[241] gelungen war. Dabei koppelte er eine Montgolfière mit einer Charlière[242] und verunglückte mit seinem Begleiter tödlich, als im Wasserstoffballon ein Riss entstand. Seinen Platz in der Geschichte fand er als erster Luftschiffer und als erstes Opfer der Luftschifffahrt, während seine wissenschaftlichen Untersuchungen zur Erforschung der „mephitischen Luft“ und ihrer Wirkung auf den Organismus weithin in Vergessenheit geraten sind. Die Beschreibung eines Atemschlauches zur Anwendung in mephitischer Luft wurde erst nach seinem Tode von Henry Stanislas de l’Aulnaye[243] veröffentlicht, der in der gleichen Schrift auch sein eigenes, etwas verändertes Schlauchgerät vorstellte.

---

239 Jean-François Pilatre de Rozier (* 1754 in Metz, † 1785 bei Wimereux) führte zum Zeitpunkt seiner Luftreisen das Leben eines Privatgelehrten („Vorsteher des ersten durch die Regierung befreyten, und unter dem Schutz des Dauphin, und der Dauphine stehenden Studiersaales“). Er unterrichtete ein Laienpublikum in Physik und angewandter Chemie, wobei er insbesondere durch riskante Selbstversuche mit Wasserstoffgas brillierte. Vgl. zur Biographie: Brief des Herrn Pilatre von Rozier [...] an Herrn Faujas von Saint-Fond. In: Barthélémy Faujas de Saint-Fond: Beschreibung der Versuche mit der Luftkugel, welche sowohl die HH. von Montgolfier, als andere aus Gelegenheit dieser Erfindung gemacht haben [...]. Wien 1783, S. 304f; Meyers enzyklopädisches Lexikon. Bd. 16. Mannheim, Wien, Zürich 91976, S. 688; HLH, Bd. 7, Abt. 1, 1805, S. 294f; Michael Stoffregen-Büller: Himmelfahrten. Die Anfänge der Aeronautik. Weinheim 1983.

240 Die Montgolfière ist ein Heißluftballon, benannt nach seinen Erfindern, den Brüdern Joseph Michel und Jacques Etienne Montgolfier. Sie konstruierten diesen ersten Luftballon im Jahr 1783, in dem auch Pilatre de Rozier den ersten bemannten Flug wagte. Vgl. MKL, Bd. 14, 1906, S. 106.

241 Die Charlière ist ein mit Wasserstoffgas gefüllter Ballon, der im Jahr 1783 von Jacques Alexandre César Charles der Öffentlichkeit vorgestellt und erprobt wurde. Vgl. MKL, Bd. 3, 1903, S. 887.

242 Diese Kombination bestehend aus einem Heißluft- und einem Gasballon bezeichnete man später als Rozière. Vgl. MKL, Bd.12, 1905, S. 818.

243 Henry Stanislas de l’Aulnaye (*1739 in Madrid, †1830 in Chaillot) war bis zum Jahr 1789 als Advokat am Parlament tätig. Nach Einbüßung seines Vermögens verdiente er sich seinen Unterhalt als Literat. Vgl. BLH, Bd. 1, 1863, Sp. 76.

4.3.5.1 Pilatre de Roziers Versuche zur mephitischen Luft

Aus der Schrift von de l'Aulnaye gehen Einzelheiten in Bezug auf Fragestellung und Durchführung der Versuche von Pilatre de Rozier hervor.[244] Zunächst war ihm wichtig zu klären, ob die „mephitische Luft" (Kohlendioxid) überhaupt in den Lungen von Erstickten nachweisbar sei. Um dies herauszufinden, stellte er Tierversuche an und untersuchte anschließend die geöffneten Kadaver auf das Vorhandensein von Säure in den Lungen. Der Nachweis gelang ihm nur in einem einzigen Fall, wobei er hier allerdings dem schon toten Tier mephitische Luft eingeblasen hatte. *„Hierdurch schien es hinlänglich entschieden zu seyn, daß sich die mephitische Luft durchs Athmen im mindesten nicht in die Lunge ziehe."*[245] Die Ursache der Asphyxie in mephitischer Luft schien ihm also nicht in der Schädlichkeit der Luft für den Organismus begründet, sondern in der Unmöglichkeit, diese Luft einzuatmen, was er mit Selbstversuchen in Gärkellern zu belegen versuchte. Um die These von der Ungiftigkeit zu bestärken, verschluckte er mephitische Luft wie ein Nahrungsmittel und konnte keine Minderung seines Befindens feststellen. *„Das mephitische Gas hat also an sich nichts schädliches; es ist aber eben so wenig möglich es in die Lunge zu ziehen, als Wasser und andere unrespirable Flüssigkeiten; die in ihr erfolgenden Erstickungen sind folglich blos dem Mangel der respirablen Luft zuzuschreiben* [...]"[246] Zur Untersuchung der Wirkung der „entzündbaren Luft" (Wasserstoffgas) auf die Atmung bzw. die Asphyxie stellte er nicht ungefährliche Selbstversuche an, wobei er diese Luftart in mehreren Versuchen bis zu 40mal einatmete und so ihre Respirabilität nachwies. Auch konnte er feststellen, dass die entzündbare Luft ihre Eigenschaft der Brennbarkeit trotz wiederholter Respiration lange behielt: *„als er sie einstmals mit gemeiner Luft vermengt und geathmet hatte, so entzündete er sie unmittelbar vor dem Munde, welches eine solche Explosion verursachte, als ob eine Pistole im Munde wäre losgeschossen worden; im ersten Schrecken hielt er sein ganzes Gebiß für verloren, allein glücklicherweise hatte er auch hier nicht den mindesten Schaden gelitten."*[247] Durch seine Versuche kam er zu dem Resultat, dass eine Vorrichtung, die einen Probanden ständig mit der atmosphärischen Luft in Verbindung hält, die einzige sichere Möglichkeit für einen Aufenthalt in nicht respirabler Luft darstellte.

244 Vgl. Henry Stanislas de l'Aulnaye: Beschreibung und Gebrauch des antimephitischen Respirators, welchen der verstorbene Hr. Pilatre de Rozier angegeben hat. In: Johann Heinrich Voigt (Hg.): Magazin für das Neueste aus der Physik und Naturgeschichte. Bd. 4. St. 2. Gotha 1787, S. 79-82.

245 de l'Aulnaye, 1787, S. 81.

246 de l'Aulnaye, 1787, S. 83.

247 de l'Aulnaye, 1787, S. 84.

4.3.5.2 Beschreibung der Geräte

Zunächst versuchte de Rozier diese Verbindung durch eine Röhre herzustellen, wobei er aber den Fehler beging, die mit CO_2 angereicherte Exspirationsluft wieder in die Röhre zurückzublasen und nach kurzer Zeit, vom Erstickungstod bedroht, seinen Versuch abbrechen musste.[248] Auch nach einer Trennung von In- und Exspiration durch zwei Röhren gelang es ihm nicht, längere Zeit in irrespirabler Luft zu verbringen. Bei jeder Inspiration durch den Mund drang kohlendioxidangereicherte Ausatmungsluft durch die Nase ein, so dass „[...] *dadurch die Nerven bis auf den Tod gereizt wurden.*“[249] Das schließlich von ihm verwendete Atmungsgerät war ein ventilloses Schlauchgerät für atmosphärische Luft, die durch die Nase eingeatmet wurde.[250] Der „*respirateur antiméphitique*“[251] bestand aus einem 48 Fuß langen, im Durchmesser 2 Zoll breiten Taftschlauch, dessen Lumen durch einen spiralförmig gewundenen Messingdraht offen gehalten wurde. Die Taftoberfläche wurde zur Verstärkung des Gewebes mit „*Gummi Kopal*“[252] oder mit Federharz überzogen; letzterer diente zusätzlich der Verringerung des Gewichtes. Fest mit dem Schlauch verbunden war eine im rechten Winkel gebogene Messingröhre, die in einem Ansatzstück für die Nase endete. Es bestand aus Messingblech, das in seiner Form der Nase angepasst war und inwendig mit Chenille[253] gefüttert war. Zur Befestigung diente eine Öse, durch die ein Band gezogen und das Atmungsteil um den Kopf gebunden werden konnte. Die Inspiration geschah über den Schlauch durch die Nase, die Exspiration erfolgte durch den Mund in die umgebende Luft. Mit dieser Vorrichtung versehen, gelang es sowohl Pilatre de Rozier als auch seinem Gehilfen Hequemburg, „[...] *der sich durch Eifer und Einsicht sehr auszeichnete* [...]“[254], mehrere Stunden in mephitischer Luft zu verweilen. Die ständig notwendige Aufmerksamkeit bei der Atmung (Einatmung durch die Nase, Ausatmung durch den Mund) stellte jedoch einen deutlichen Nachteil des Rozier-Gerätes dar, den Henry Stanislas de l'Aulnaye durch die Angabe einiger Verbesserungen zu beheben suchte.[255]

So ersetzte er das Ansatzstück für die Nase durch ein Mundstück und ergänzte das Gerät um eine Schutzmaske, die den ganzen Kopf umschloss. In diese waren

248 Vgl. de l'Aulnaye, 1787, S. 85.

249 de l'Aulnaye, 1787, S. 86.

250 Vgl. de l'Aulnaye, 1787, S. 87f. Vgl. auch unten die Abbildungen 11, 12 und die Funktionszeichnung Abbildung 13.

251 Diese Bezeichnung stammte von de l'Aulnaye.

252 Kopale sind Harze verschiedener fossiler oder lebender Pflanzen von großer Härte und hohem Schmelzpunkt. Sie dienen zur Herstellung von Lacken und Firnissen. Vgl. MKL, Bd. 11, 1905, S. 456ff.

253 Unter Chenille versteht man ein rauhes, behaarten Raupen ähnliches Garn, das aus Seide oder Baumwolle hergestellt wird. Vgl. MKL, Bd. 4, 1903, S. 3.

254 de l'Aulnaye, 1787, S. 88f.

255 Vgl. de l'Aulnaye, 1787, S. 90ff.

vor den Augen Gläser eingelassen. Ergänzt werden konnte diese Schutzmaske um einen gefirnissten Ganzkörperanzug. Diese Vorsichtsmaßnahmen erklären sich durch die Vorstellung de l'Aulnayes, dass schädliche Gase auch durch die Poren der Haut in den Körper eindringen könnten. Eine wesentliche Veränderung zum Rozier-Gerät bestand in der Anwendung von Ventilen zur Trennung von In- und Exspirationsluft. Die Exspirationsluft wurde direkt in die Umgebung geleitet. So erlaubte das Gerät von de l'Aulnaye die einfachere Atmung nur durch den Mund. Die Inspirationsklappe war im waagerechten Teil der Messingröhre in etwa zwei Zoll Entfernung vom Mundstück angebracht. Sie öffnete sich durch geringen Sog nach dem Mundstück zu und ließ frische Luft zu dem Probanden gelangen. Genau zwischen dem Mundstück und dieser Klappe war eine Öffnung in die Röhre eingebohrt, die durch eine sich nach außen öffnende Klappe verschlossen wurde. Um das Eindringen der umgebenden Luft zu verhindern, öffnete sich diese Klappe durch den Druck der Ausatmungsluft gegen den Widerstand einer Feder.

4.3.5.3 Anwendung und Verbreitung der Geräte

Erprobt wurde der „Respirateur antiméphitique“ von Pilatre de Rozier und seinem ersten Laborassistenten Hequemburg. Ein Mitglied der Société royale de médecine, Dr. Macquart, war beauftragt, die Brauchbarkeit des Rozierschen Apparats zu überprüfen, und wohnte den Versuchen Roziers bei. Er war von der Nützlichkeit des Geräts offensichtlich vollkommen überzeugt, nachdem Pilatre de Rozier ½ Stunde in einem 4 Meter tiefen Gärbottich einer Brauerei, angefüllt mit *„gaz acide carbonique“*[256] (CO_2), zubrachte und keinerlei Einschränkung seiner Atmung erfuhr, während einige mitgebrachte Tiere erstickten.[257] Den meisten Kritikern jedoch erschien das Gerät erst nach der Veränderung durch de l'Aulnaye als tatsächlich brauchbar. De l'Aulnaye selbst sah den größten Mangel des Rozier-Gerätes in der Atmungsfolge von Inspiration durch die Nase und Exspiration durch den Mund in die Umgebung. Er befürchtete nämlich eine Öffnung des Mundes zum falschen Zeitpunkt und die Möglichkeit der Verstopfung des Atmungsrohres durch die Feuchtigkeit der Nase.[258] Dies veranlasste ihn zur Konstruktion seines Ventilgeräts mit ausschließlicher Mundatmung, das ein versehentliches Einatmen schadgashaltiger Umgebungsluft ausschloss. In dieser Kritik folgte ihm später auch Humboldt. Zu dem so veränderten Gerät bemerkte dieser genau 10 Jahre nach der Erstbeschreibung: *„Einer practisch-brauchbaren vollendeten Respirationsmaschine kommt der sogenannte Respirateur antimephitique des verstorbenen Pilatre de Rozier nach seiner Abänderung durch l'Aulnaye am nächsten.“*[259]

---

256 Conseiller d'État: Instruction pratique sur l'emploi des lampes de sureté dans les mines, et sur les moyens de pénétrer sans danger dans les lieux méphitisés. In: Annales des mines 10 (1825), S. 39.

257 Vgl. Humboldt, 1796, S. 368.

258 Vgl. de l'Aulnaye, 1787, S. 90.

259 Humboldt, 1796, S. 366f.

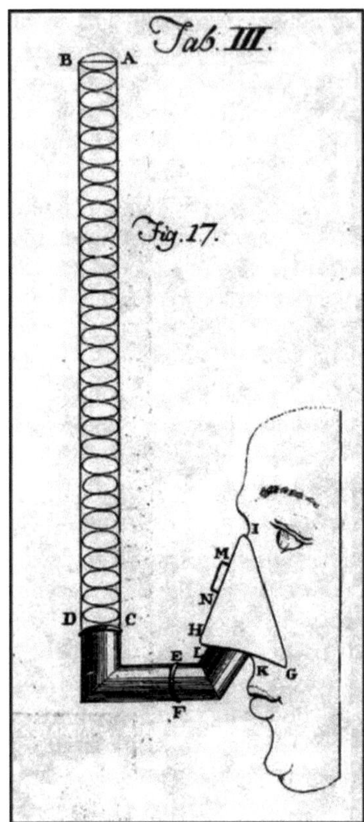

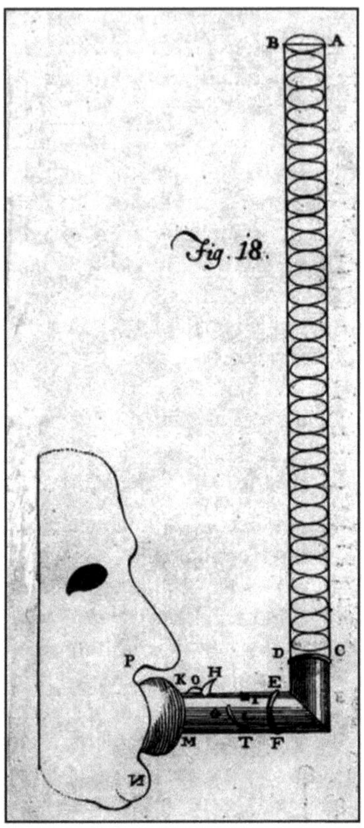

Abbildung 11: Der „Respirateur antiméphitique“: Ein Atmungsschlauch nach Pilatre de Rozier (1785/86), (I) und Abwandlung durch Henri Stanislas de l' Aulnaye (1785/86), (II)

Links: ABCD: Atemschlauch mit spiraliger Innenversteifung. IGKLH: Ansatzstück für die Nase. MN: Befestigungsöse. CDLK: Zwei aneinander gelötete Messingröhren

Rechts: ABCD: Atemschlauch mit spiraliger Innenversteifung. CDKM: Zwei miteinander verschraubte Röhren. G: Klappenventil zur Inspiration mit Widerlager IT. H: Klappenventil zur Exspiration mit Feder O. PKMN: Ansatzstück an die Mundöffnung der Gesichtsmaske

Quelle: de l'Aulnaye, 1787, Figur 17 und 18 von Tafel III im Anhang

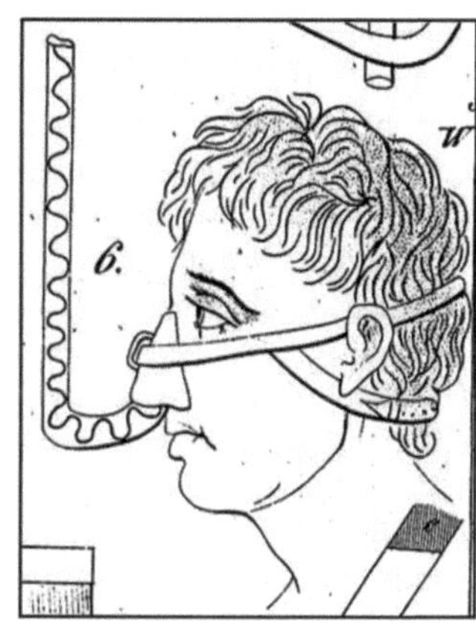

Abbildung 12: Der „Respirateur antiméphitique": Ein Atmungsschlauch nach Pilatre de Rozier (1785/86)

Aus dieser Darstellung kann man die Befestigungsweise des Gerätes am Hinterkopf mit Hilfe zweier Gurte entnehmen

Quelle: C.[yprien]-P.[rosper] Brard: Grundriß der Bergbaukunde. Aus dem Französischen übersetzt und umgearbeitet von Carl Friedr. Alex. Hartmann. Berlin 1830. Fig. 6 von Tafel XI im Anhang

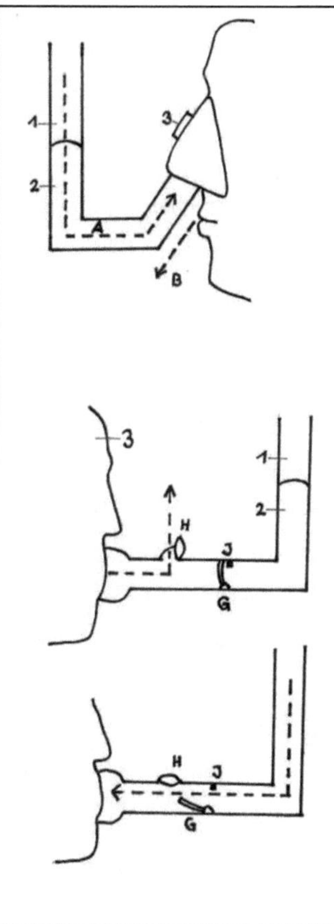

Abbildung 13: Funktionszeichnung zu dem „Respirateur antiméphitique" (1785/86)

I. Nach Pilatre de Rozier

A: Inspiration durch die Nase. B: Exspiration durch den Mund. 1: beweglicher Schlauch. 2: Messingröhre. 3: Nasenfutteral mit Halterung für ein Befestigungsband

II. Veränderung nach Henri Stanislas de l'Aulnaye

a) Exspiration: Klappe G ist durch den Druck der exspiratorischen Luft geschlossen. Klappe H ist geöffnet, da der Federwiderstand geringer ist als der exspiratorische Luftdruck. Die exspirierte Luft gelangt in die Umgebung

1: beweglicher Schlauch 2: Messingröhre. 3: Gesichtsmaske. G: Klappe, die sich nach dem Probanden zu öffnet. H: Klappe mit Rückhaltefeder, öffnet sich nach außen. I: Ring aus Messing als Gegenlager

b) Inspiration: Klappe G öffnet sich durch den inspiratorisch entstehenden Unterdruck nach innen. Klappe H wird durch die Feder verschlossen. Die Luft gelangt durch den Schlauch zum Mund und kann inspiriert werden

Allerdings stieß insbesondere das System eines in die Frischluft ragenden Luftschlauchs (und damit eines offenen Systems überhaupt) schon bei Humboldt[260] auf Bedenken. Ließ sich eine kurze Distanz zwischen einem gasverseuchten Raum und der Frischluft mit dem Luftschlauch noch gut überbrücken, so wuchsen die Mängel dieses Prinzips mit der Länge der zu überbrückenden Wegstrecke. Wehrle (1835) befürchtete ein Aufreißen des empfindlichen Luftschlauches und damit die Inspiration schadgashaltiger Luft beim Einsatz unter praxisnahen Bedingungen: „*Diese Sicherheitsschläuche entsprechen auf kleine* (!) *Entfernungen dem Zwecke vollkommen; aber sie sind unzuverlässig, weil sie leicht zerreißen, sie hindern die nöthige Bewegung, und werden für größere Strecken ganz unbrauchbar.*"[261]

Schauroth (1840) wies auf die großen Beschwerden hin, die das Anziehen der Luft über eine größere Entfernung durch den im Durchmesser kleinen Schlauch verursachen musste. Diesem Problem „*half man dadurch ab, daß man mit dem Schlauche einen Handblasebalg der das Anziehen der Luft besorgt, in Verbindung setzte*"[262], d.h. durch das Umstellen vom Saugschlauch- auf ein Druckschlauchsystem. Wegen dieser Schwächen sah Wehrle den Nutzen des Geräts hauptsächlich als sinnvolle Rettungshilfe auf kurzen und bequem befahrbaren Strecken in Bergwerksdistrikten, in denen man häufig mit schlechten Wettern zu rechnen hatte.[263] Auch hier, wie bei vielen anderen Rettungsgeräten, wird deutlich, dass die Kluft zwischen Erfindertätigkeit und reger Erprobung einerseits, der tatsächlichen Anwendung solcher Geräte andererseits nicht oder kaum überbrückt werden konnte. Eindrucksvoll ist dies bei Brard (1830) ausgesprochen: „*Würde dieses einfache Mittel verbessert, so könnten durch dasselbe gewiß recht viele Opfer böser Wetter gerettet werden; allein nach 30 Jahren ist in dieser Hinsicht leider noch nichts gethan worden.*"[264]

4.3.6 Respirationsapparat nach von Humboldt (1796)

Friedrich Heinrich Alexander Freiherr von Humboldt wurde durch seine Tätigkeit im fränkischen Erzbergbau zur Konstruktion eines Respirationsapparates angeregt.[265] In seiner Funktion als kgl. preußischer Oberbergmeister bereiste er viele

260 Vgl. Humboldt, 1796, S. 368f.

261 Wehrle, 1835, S. 78. Vgl. auch Cyprien-Prosper Brard: Grundriß der Bergbaukunde. Berlin 1830, S. 366.

262 Carl von Schauroth: Die Grubenwetter. Heidelberg 1840, S. 37.

263 Vgl. Wehrle, 1835, S. 87.

264 Brard, 1830, S. 366.

265 Friedrich Heinrich Alexander Freiherr von Humboldt (*1769 in Berlin, †1859 ebenda) hatte bereits während seines Universitätsstudiums in Frankfurt/ Oder und Göttingen naturwissenschaftliche Studien betrieben. Er studierte von 1791-92 an der Bergakademie zu Freiberg in Sachsen. 1792 trat er als Assessor in das Bergwerks- und Hüttendepartement zu Berlin ein und wurde bald darauf zum Kgl. preußischen Oberbergmeister der Fürstentümer Ansbach und Bayreuth ernannt. Vgl. zur Biographie: Wolfgang-Hagen Hein (Hg.):

Erzgruben des Fichtelgebirges und des Frankenwaldes, um sich ein Bild von der wirtschaftlichen Situation des heruntergekommenen Bergbaus in dieser Region zu verschaffen. Sein Interesse galt jedoch nicht nur ökonomischen und geologischen Fragen, sondern vielmehr auch den Lebens- und Arbeitsbedingungen der Bergleute.[266] Um 1793 begann Humboldt mit der Erforschung der Wetter in Berggruben. Nachdem er 1795 oder 1796 sein Amt als Oberbergmeister niedergelegt hatte, konnte er seine Studien noch intensiver betreiben. Hierzu bemerkt Baumgärtel: „*Er stellte sich eine dreifache Aufgabe: einmal die Kenntnisse von den unterirdischen Gasen zu erweitern, zweitens Mittel zu finden, die Leben und Gesundheit der Bergleute schützen können, darüber hinaus aber die Aufmerksamkeit der Öffentlichkeit und besonders der Wissenschaftler auf diese Probleme zu lenken und andere zur Nachahmung seiner eigenen Forschungen anzuregen.*“[267] 1795 kündigte Humboldt erstmals die Erfindung einer Wetter- oder Sicherheitslampe und einer Atemmaschine an: „*Ich glaube aber auf einem Wege zu seyn, auf dem man sich auf wohlfeile Weise 1) Wetter, wo sie für die Lunge nicht fehlen, fürs Licht, 2) wo sie für Lunge und Licht fehlen* [...] *für beyde verschaffen kann.*“[268]

Aus einem Brief Humboldts an Karl Freiesleben[269] vom 7. April 1796 geht hervor, dass das Atemschutzgerät vom preußischen Ober-Kriegs-Collegium erfolgreich geprüft worden ist.[270] Eine Skizze des Atemschutzgeräts von Humboldts eigener Hand findet sich in einem weiteren Brief an Freiesleben vom 5. Oktober

Alexander von Humboldt. Leben und Werk. Ingelheim 1985. Hans Baumgärtel: Alexander von Humboldt und der Bergbau. In: Alexander von Humboldt-Kommission der Deutschen Akademie der Wissenschaften zu Berlin (Hg.): Alexander von Humboldt. Gedenkschrift zur 100. Wiederkehr seines Todestages. Berlin 1959, S. 1-36.

266 Er eröffnete 1793 in Steben im Fichtelgebirge eine Bergschule: „Scharfblickend und fortschrittlich zugleich, von den humanistischen Idealen der Aufklärung erfüllt, hatte er rasch erkannt, daß administrative Maßnahmen und technische Neuerungen allein keinen Erfolg haben können, wenn sie auf Unwissenheit und Gleichgültigkeit bei den Menschen stoßen. Die Erziehung und Bildung der jungen Bergleute hielt er mit Recht für einen entscheidenden Hebel zur Verbesserung des fränkischen Bergbaus.“ Baumgärtel, 1959, S. 18.

267 Baumgärtel, 1959, S. 27.

268 Alexander von Humboldt: Ueber Grubenwetter und die Verbreitung des Kohlenstoffs in geognostischer Hinsicht. (Aus einem Briefe an Hrn. Prof. Lampadius ...). In: Lorenz von Crell (Hg.): Chemische Annalen für die Freunde der Naturlehre. Jg. 1795. Bd. 2, S. 108f. Dieser Brief ist in der Sammlung der Jugendbriefe Humboldts von Jahn und Lange (Hg.), s. u., nicht enthalten.

269 Johann Karl Freiesleben (*1774, †1846), Geognost und Mineraloge; 1796 Bergassessor in Marienberg, 1799 Bergmeister in Johanngeorgenstadt, Schwarzenberg und Eibenstock, 1800 Bergkommissionsrat und Direktor des Mansfelder Bergbaus zu Eisleben, 1818 Bergrat, 1838 Berghauptmann und somit Chef des Berg- und Hüttenwesens im Königreich Sachsen. Vgl. MKL, Bd.7, 1904, S. 62.

270 Vgl. Alexander von Humboldt: Brief an Carl Freiesleben vom 7.4.1796. In: Ilse Jahn und Fritz G. Lange (Hg.): Die Jugendbriefe Alexander von Humboldts 1787-1799. Berlin 1973. Brief Nr. 362, S. 503f.

1796.[271] Im gleichen Jahr erfolgte dann die genaue Beschreibung des Gerätes und der Sicherheitslampe in Lorenz von Crells „Chemischen Annalen".[272] Die Erfindungen Humboldts wurden von der Presse interessiert aufgegriffen und 1797/98 mehrfach veröffentlicht.[273] Humboldt fühlte sich dadurch bestätigt, eine ausführliche und genaue Beschreibung der Geräte in seinem Buch „Über die unterirdischen Gasarten und die Mittel ihren Nachtheil zu vermindern" folgen zu lassen. „*Die kurze Anzeige, welche ich darüber in Crells chemischen Annalen einrücken ließ, ist so schnell durch viele Journale und Zeitungen verbreitet worden, daß ich mit der umständlichen Beschreibung des Apparats wohl ein Bedürfnis des Bergmännischen und physikalischen Publikums zu befriedigen hoffen darf.*"[274] Die Herausgabe dieses Buches übernahm sein Bruder Wilhelm von Humboldt, da Alexander zu dieser Zeit schon seine Reise nach Süd- und Mittelamerika angetreten hatte, die ihn erst 1805 wieder nach Berlin zurückführen sollte.

4.3.6.1 Bau und Funktion des Atmungsgeräts

„*Das einfache Instrument, auf dessen jetzige Vorrichtung ich nach mehrjährigen Arbeiten in den bösesten Grubenwettern endlich gekommen bin, ist vielleicht nahe daran, daß es seine wichtige Bestimmung, Menschenleben zu retten, erreiche. Das Mittel, wodurch Menschen sich ihren Aufenthalt in irrespirablen Gasarten sichern, kann bloß darinn bestehen, daß ihre Respirationsorgane, von dem Contakt mit jenen Gasarten ausgeschlossen werden, und daß man ihnen dagegen einen Vorrath athembarer Luft mitgiebt.*"[275] Dieses Gerät bestand aus vier Teilen: dem Respirationsrohr, der Maske oder Binde, dem Luftschlauch und dem Luftsack. Das Respirationsrohr[276] war aus zwei senkrecht aufeinander stehenden Messingröhren zusammengesetzt. Seine Aufgabe bestand in der Trennung von eingeatmeter und ausge-

---

271 Vgl. Alexander von Humboldt: Brief an Carl Freiesleben vom 5.10.1796. In: Jahn und Lange, 1973, Brief Nr. 378, S. 531-539. Vgl. auch unten Abbildung 14, II.

272 Vgl. Alexander von Humboldt: Ueber die einfache Vorrichtung, durch welche sich Menschen stundenlang in irrespirablen Gasarten, ohne Nachtheil der Gesundheit, und mit brennenden Lichtern aufhalten können ... (Aus einem Briefe ... an den Herrn Berghauptmann von Trebra). In: Lorenz von Crell (Hg.): Chemische Annalen für die Freunde der Naturlehre. Jg. 1796. Bd. 2, S. 99-110 und 195-210. Dieser Brief ist in der Sammlung der Jugendbriefe Humboldts von Jahn und Lange (Hg.) nicht enthalten.

273 Rezensionen finden sich u.a. in: Magazin für das Neueste aus der Physik und Naturgeschichte. Jg. 1797. Bd. 1, S. 144-161; Reichsanzeiger. Jg. 1797. Nr. 58, S. 614f; Deutsche Nationalzeitung. Jg. 1797. Nr. 12, S. 269; Intelligenzblatt der Jenaer allgemeinen Litteratur-Zeitung. Jg. 1797. Nr. 12, S. 269; K. Erenbert von Moll: Nachrichten von des k. preußisch. Oberbergraths Fried. Alexand. v. Humboldt Bemühungen zur Erleichterung des menschlichen Aufenthaltes in bösen Grubenwettern. In: Ders. (Hg.): Jahrbücher der Berg- und Hüttenkunde. Bd. 2. Salzburg 1798, S. 193-233.

274 Humboldt, 1799, S. 31.

275 Humboldt, 1799, S. 339.

276 Vgl. Humboldt, 1799, S. 341f. und unten die Abbildungen 14 und 15.

atmeter Luft, was durch die Verwendung zweier Klappenventile bewerkstelligt wurde. Das erste Ventil war am Ende des waagrechten Rohres angebracht (c). Es öffnete sich bei der Inspiration nach innen. Das zweite Ventil befand sich am oberen Ende des senkrechten Rohres (a). Die exspirierte Luft wurde über dieses sich nach außen öffnende Ventil in die Umgebung abgegeben. Die Auflageflächen für die Ventilklappen waren abgeschrägt, um die Ventilbewegung zu erleichtern: „*Die Muskelbewegung beym Athmen ist so leise, daß die Ventile äußerst leicht sich öffnen und schließen müssen, um irgend brauchbar zu seyn*".[277] Möglicherweise hat Humboldt die Lage der Ventile von seinen Vorgängern übernommen. Das Respirationsrohr endete nach dem Mund hin (b) „[...] *entweder in eine hohle und auf der entgegengesetzten Seite ofne Nuss* [...]"[278], ein Mundstück also (die Nase wurde verstopft!), oder in einer Halb- oder Vollmaske. Die genauen Abmessungen des Respirationsrohrs betrugen nach den Angaben Humboldts: Länge des Rohrs b-c: 3,5 Zoll (ca. 9,2 cm), Länge des Rohrs a-d: 1,5 Zoll (ca. 3,9 cm), Durchmesser der Klappenventile: 4,5 Linien (ca. 9,8 mm), Stärke der Klappenventile: 0,1 Linien (ca. 0,2 mm), Auflagewinkel der Klappenventile: 40°.[279]

War das Respirationsrohr mit der Maske verbunden, so besaß es eine trichterförmige Mündung, die sich fest an den Mund anlegte. Die Maske bestand aus Eisenblech und wurde mit Bändern befestigt, die im Nacken geknotet wurden. Zur Rettung aus starkem Rauch empfahl Humboldt die das gesamte Gesicht bedeckende Vollmaske. Auch sie war aus Eisenblech gefertigt, an den Rändern jedoch zum dichten Abschluss mit Baumwolle und Leinwand gefüttert. Die Sicht wurde durch zwei runde, in das Blech eingesetzte Glasscheiben gewährleistet.[280] „*Die abentheuerliche Gestalt, welche eine solche Armatur giebt, wird bey ernsthaften Menschen wohl keine Einwendung gegen ihren Nutzen seyn*".[281]

Auf der dem Mundstück abgewandten Seite (bei c) war das Respirationsrohr über einen Ansatz aus Messing mit dem Luftschlauch verbunden. Dieser bestand aus einem spiralförmig gedrehten Draht, der luftdicht mit Leder überzogen war. Die Länge des Schlauches richtete sich nach der Anwendungsart des Geräts. Sollte der Schlauch direkt mit der frischen Luft kommunizieren, wie dies auch mit dem Gerät von Pilatre de Rozier und de l'Aulnaye praktiziert wurde, so musste er entsprechend länger sein. Er konnte kürzer gehalten werden, wenn er mit einem Luft-

277 Humboldt, 1799, S. 342.

278 Humboldt, 1799, S. 343.

279 Zum Teil geringfügig von diesen Maßen abweichende Zahlen findet man bei: Moll, 1798, S. 226. Poppe, 1804, S. 112. Poppe, 1811, S. 419. Moll und Poppe unterscheiden sich in ihren Angaben nicht; so beträgt der Auflagewinkel bei ihnen 45°. Moll erklärt in der Vorrede zu seiner Schrift, er habe mit Erlaubnis Humboldts einen Auszug aus dessen handschriftlichen Ausführungen über Grubenwetter und Geräte gemacht (vgl. Moll, 1798, S. 193). Möglicherweise hat Humboldt sein Gerät ursprünglich in den von Moll veröffentlichten Abmessungen geplant.

280 Vgl. Humboldt, 1799, S. 343f.

281 Humboldt, 1796, S. 205.

sack verbunden war, den man entweder auf dem Rücken trug oder aber hinter sich nachzog. Die Verbindung zwischen Luftschlauch und Luftsack wurde ebenfalls durch einen Ansatz aus Messing bewerkstelligt. An der Ansatzstelle war ein Hahn angebracht, der ein unnötiges Ausströmen der Luft aus dem Luftsack verhindern sollte: „*Diese Vorrichtung dient* [...] *dazu, daß der Luftvorrath nicht unnütz consumirt werde, wenn man von bösen Wettern in frische fährt. Daher bleibt dieser Hahn so lange verschlossen, bis das Bedürfnis aus dem Luftsacke zu athmen anfängt.*“[282]

Der Luftsack wurde durch einen Blasebalg mit atmosphärischer Luft gefüllt. Humboldt lehnte die „Lebensluft“, also den Sauerstoff, aus mehreren Gründen ab. Zum einen hielt er die Inhalation reinen Sauerstoffs für gesundheitsschädigend: „*Hierzu kömmt, daß der Genuß der Lebensluft dem in dem Verschlag arbeitenden Bergmann für die Folge höchst schädlich werden würde; der Reiz des Sauerstoffs auf die Lunge und die Muskeln ist zu groß, als daß er nicht Zerstörung der Gesundheit bewirken müßte* [...] *Wenn zuviel Sauerstoff an das arterielle Blut tritt, so entsteht daraus ein Zustand der Entzündlichkeit und erhöhten Irritabilität, dessen unvermeidliche Folgen inflammatorische Krankheiten und Schwindsucht seyn müssen, wie uns Beddoes lehrreiche Schriften so überzeugend lehren* [...].“[283] Auch seine eigenen Erfahrungen bestärkten ihn in dieser Meinung: „*Die Brustschmerzen und Entzündlichkeit aber, welche ich im Sommer 1795 nach einem (in tödlich bösen Wettern zu Goldcronach) mit meiner Respirationsvorrichtung angestellten Versuche empfand, schreibe ich hauptsächlich auf Rechnung der Lebensluft.*“[284] Zum anderen sei der Sauerstoff immer nur begrenzt vorhanden; man könne jedoch eine Rettung nicht von dem zufälligen Vorhandensein von Sauerstoff abhängig machen.[285]

Als Material für seinen Luftsack wählte Humboldt anfangs Leder. Es erwies sich jedoch als wenig tauglich, da es leicht feucht, brüchig und somit undicht wurde. Deshalb ging er dazu über, die Säcke aus Wachstaft[286] anfertigen zu lassen. Die Nähte wurden hierbei mit in „Naphtha“ aufgelöster „Resina elastica“[287] bestrichen. Diese Maßnahme erübrigte sich, wenn für den Luftsack nahtlose, rund gewebte Stoffe verwendet wurden.[288] Humboldt blieb jedoch auch anderen Materialien gegenüber offen. So wollte er Luftsäcke auch aus Tierblasen anfertigen lassen, da

282 Humboldt, 1799, S. 345f.

283 Humboldt, 1799, S. 243.

284 Humboldt, 1799, S. 347f.

285 Vgl. Humboldt, 1799, S. 348.

286 Zur Herstellung von Wachstaft oder Gesundheitstaft wurde Leinwand oder Taft mit Wachsfirnis überzogen. Vgl. MKL, Bd. 20, 1908, S. 286.

287 Zur Zeit Humboldts wurde der Begriff Naphtha zur Bezeichnung unterschiedlicher Stoffe verwendet. Zum einen konnte darunter Bergbalsam oder Bergöl, also Petroleum, verstanden werden, zum anderen Naphtha vitrioli, Diethylether. Vgl. MKL, Bd. 14, 1906, S. 411. Unter Resina elastica ist Kautschuk zu verstehen.

288 Vgl. Humboldt, 1799, S. 350f.

diese nicht brächen, die Luft länger als Wachstaft hielten und unempfindlicher gegenüber Nässe seien.[289] Er erwähnte auch den Vorschlag eines gewissen Dr. Fischer, die Säcke aus „*gewöhnlichem überfirnissten Taffent zu machen*".[290] Dieses Material sei leichter zu verarbeiten als Wachstaft und nach Überstreichen der Nähte mit Kopalfirnis[291] absolut luftdicht. Feste Materialien für den Luftsack, wie Holz oder Metall, lehnte Humboldt ab: „*Es ist daher unmöglich, ein Gefäß mit festen unelastischen Wänden auch nur bis auf = 1/5 durch bloßes Athmen auszuleeren.*"[292] Um den Luftsack unter Tage zu schützen, ließ Humboldt einen Kasten aus Eisenblech bauen, in welchen er den Luftsack einschloss. An diesem Kasten war eine Öffnung angebracht, durch die der Luftschlauch austrat und zugleich das Innere des Kastens mit der umgebenden Luft kommunizierte. Wenn nun der Luftsack durch die Atemtätigkeit entleert wurde, so strömte Luft von außen in den Kasten und komprimierte den Sack. Um den Transport des Kastens zu erleichtern, konnte er mit Rollen versehen werden.[293] Wenn ein Atmungsgerät bei der Arbeit unter Tage nötig erschien, empfahl Humboldt, den Luftsack in einem Fass oder Rahmengestell unterzubringen. In diesen Behältnissen sollte der Luftsack durch den Druck einer aufliegenden schweren Holzscheibe komprimiert werden.[294]

Eine, jedoch viel Raum beanspruchende Alternative zum Luftsack sah Humboldt in der Verwendung eines hölzernen Luftfasses, in das der Luftschlauch direkt einmündete. Die Luft wurde durch einträpfelndes Wasser aus einem Wasserreservoir verdrängt. Prinzipiell zog Humboldt allerdings den Anschluss des Atmungsgeräts an einen Luftsack anstatt an ein Luftfass vor: „*Daher kömmt man immer auf das Resultat zurück, daß es für die Respirationsmaschine in allen Fällen, auch bey ihrem Gebrauche vor Ort, besser ist, die Luftsäcke von einem biegsamen, elastischen Material zu machen, auf das der Druck der äußern Luft zum Auspressen der eingeschlossenen wirken kann, statt daß man dieses dem einfallenden Wasser überläßt.*"[295]

Die notwendige Kapazität des Luftsackes bestimmte Humboldt anhand von Versuchen. Er berechnete das Luftvolumen für die Atmungsdauer von einer Minute auf 720 Kubikzoll Luft (dies entspricht ca. 12,6 l), bei einer Frequenz von 18 Atemzügen pro Minute und einem Atemzugvolumen von 40 Kubikzoll Luft. Nach dieser Berechnung ergaben sich für 15 min: 6 Kubikfuß 432 Kubikzoll (ca. 188 l), für 30 min: 12 Kubikfuß 864 Kubikzoll (ca. 375 l), für 45 min: 18 Kubikfuß 1296 Kubikzoll (ca. 563 l) und für 60 min: 25 Kubikfuß 1296 Kubikzoll (ca. 750 l).[296]

289 Vgl. Humboldt, 1799, S. 352 (im Text fälschlich S. 353).
290 Humboldt, 1799, S. 352.
291 Kopal ist eine Bezeichnung für bernsteinartige Harze von Koniferen.
292 Humboldt, 1799, S. 349f.
293 Vgl. Humboldt, 1799, S. 353f.
294 Vgl. Humboldt, 1799, S. 355f.
295 Humboldt, 1799, S. 357.
296 Vgl. Humboldt, 1799, S. 347 und 356. Die letzte Zahlenangabe ist vermutlich fehlerhaft, da die benötigte Luftmenge für 1 Stunde genau 25 Kubikfuß beträgt.

„In den meisten Fällen werden 12 bis 18 Minuten hinlänglich seyn, um die tödtliche Luftschicht zu durfahren [!], *und den Erstickten herauszuziehen* [...]"[297] Kleine handliche Säcke waren also für kürzere Rettungsmaßnahmen gedacht, während größere Säcke von 18 3/4 bzw. 25 Kubikfuß Fassungsvermögen für die Arbeit des Bergmannes vor Ort in irrespirablen Gasarten bestimmt waren.

4.3.6.2 Herstellung und Einsatzmöglichkeiten des Geräts

Das Atmungsgerät wurde nach Humboldts Angaben von dem Mechanicus Zachariä in Berlin angefertigt, wohl zur vollen Zufriedenheit seines Auftraggebers, der ihn mehrfach erwähnte und seine handwerkliche Geschicklichkeit würdigte.[298] Zum Preis des Apparates gab Humboldt im Jahr 1796 folgendes an: *„Ich wünsche es soweit damit zu bringen, daß er nur wenige Thaler koste, daß seine Zusammensetzung einfach genug wird, um jedem Bergmann einzuleuchten."*[299] Tatsächlich betrug der Anschaffungspreis 1799 etwa 6 Reichstaler.[300] Poppe nannte im Jahr 1811 einen Preis von 1 Karolin, was dem vorhergenannten in etwa entsprach.[301]

Humboldt ließ sein Gerät in mehreren Exemplaren bauen und experimentierte selbst damit in Goldkronach im Fichtelgebirge.[302] Auch schickte er unter anderem Exemplare nach Berlin, Weimar, Clausthal, Reichenhall und Freiberg in Sachsen. In Freiberg wurde das Gerät erprobt, was durch ein Aktenstück im Archiv der Bergakademie belegt wird.[303] Zeitgenössischen Autoren ist zu entnehmen, dass er das Gerät auch dem kgl. preußischen Oberkriegskollegium zugeleitet hat.[304]

Die Anwendungs- und Variationsmöglichkeiten des Geräts waren vielfältig. Ohne Luftsack konnte es als Saugschlauch-Apparat verwendet werden, wobei der Luftschlauch direkt in frische Luft führte. Diese Anwendung entspricht im Prinzip dem Respirateur antiméphitique von Pilatre de Rozier und de l'Aulnaye. Diese Version war gedacht zum Einsatz bei Arbeiten über Tage in Hüttenwerken, z.B. beim Verhütten von Arsen. In weniger tiefen Gruben konnte das Gerät zum Überprüfen einer Maschine oder zur Rettung eines Verunglückten benutzt werden. Schließlich dachte Humboldt an eine Anwendung in Verbindung mit Luft einblasenden Wettermaschinen.[305] Verbunden mit dem Luftsack konnte das Atemschutzgerät in vielfältiger Weise eingesetzt werden: Zur Rettung eines in irrespirabler Luft Verunglückten (z.B. im Bergbau oder beim Graben von Brunnen), bei Sprengungsarbeiten militärischer oder ziviler Natur oder bei Bränden mit starker Rauch-

297 Humboldt, 1799, S. 355.
298 Vgl. Humboldt, 1799, S. 343.
299 Humboldt, 1796, S. 210.
300 Vgl. Humboldt, 1799, S. 360 und Moll, 1798, S. 233.
301 Vgl. Poppe, 1811, S. 423.
302 Vgl. Humboldt, 1799, S. 8.
303 Vgl. Baumgärtel, 1959, S. 29, Anm. 79. Es handelt sich um die Archivnummer 10201.
304 Vgl. Poppe, 1804, S. 113 und Moll, 1798, S. 227.
305 Vgl. Humboldt, 1799, S. 358f.

entwicklung.[306] In letzterem Fall riet Humboldt zur Verwendung einer Vollmaske, da diese den Schutz der Augen vor Rauch gewährleiste.

Abbildung 14: Der Respirationsapparat nach Alexander von Humboldt (1796)

(I) Das Respirationsgerät im Gebrauch und seine Einzelteile

Figur 17: Respirationsrohr mit Halbmaske. Figur 18: (Der trockene Respirator nach Stephen Hales, 1727). Figur 19: Das Respirationsgerät im Gebrauch. Figur 20: Luftschlauch, verbunden mit Respirationsrohr und Halbmaske. Figur 21: Luftschlauch, verbunden mit Luftsack.

Quelle: von Humboldt, 1799, Tafel III im Anhang

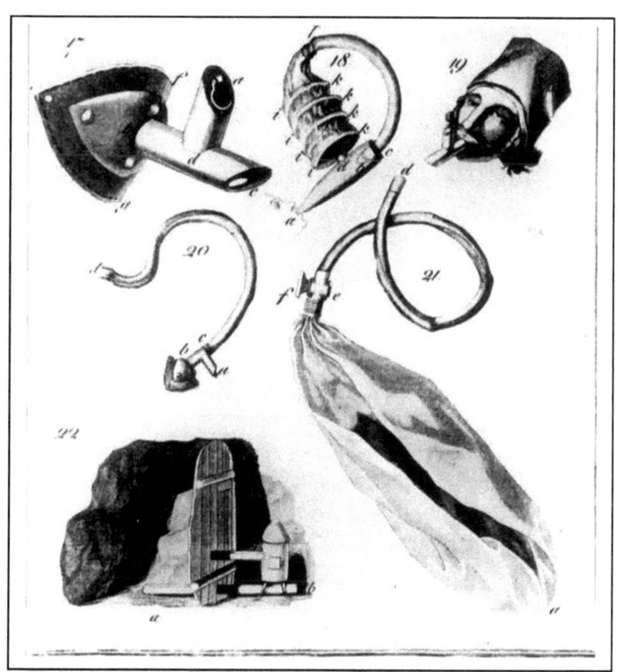

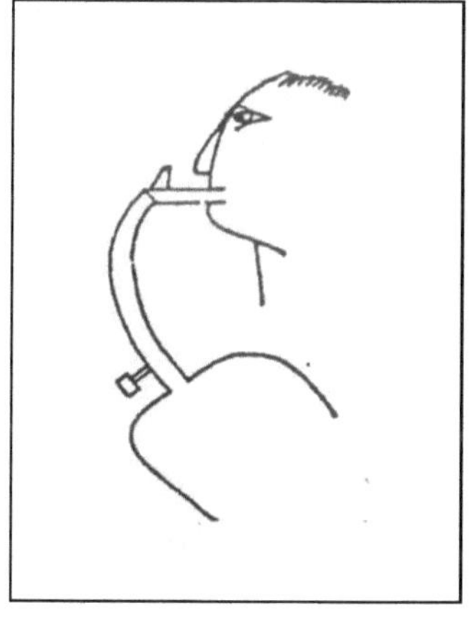

(II) Das Respirationsgerät im Gebrauch

Eigenhändige Zeichnung Humboldts zum Gebrauch seines Respirationsgerätes

Quelle: Brief Alexander von Humboldts an Carl Freiesleben, Bayreuth, 5. Oktober 1796. In: Ilse Jahn und Fritz G. Lange (Hg.): Die Jugendbriefe Alexander von Humboldts 1787-1799. Berlin 1973, S. 536

306 Vgl. Humboldt, 1799, S. 338, 343f und 354.

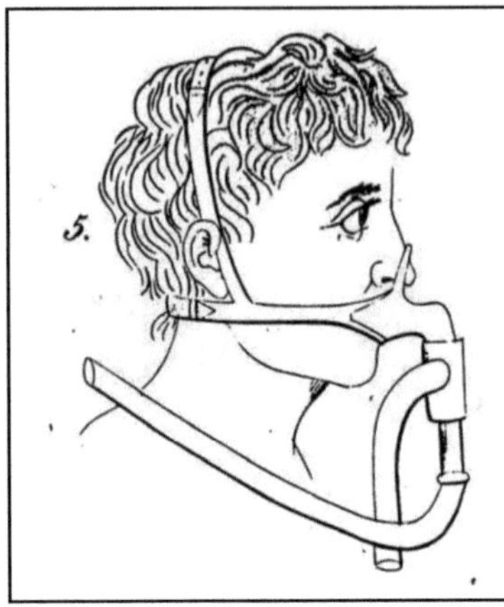

Abbildung 15: Der Respirationsapparat nach Alexander von Humboldt (1796) II

Das Respirationsgerät im Gebrauch

Quelle: C.[yprien]-P.[rosper] Brard: Grundriß der Bergbaukunde. Aus dem Französischen übersetzt und umgearbeitet von Carl Friedr. Alex. Hartmann. Berlin 1830. Ausschnitt aus Tafel XI im Anhang

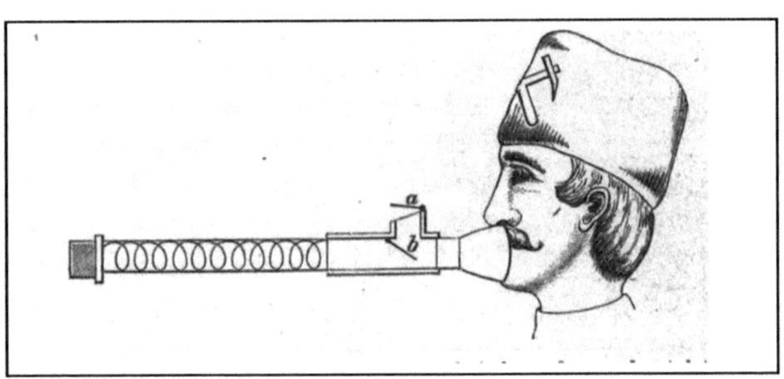

Quelle: Heinrich Lottner: Leitfaden zur Bergbaukunde. Berlin 1873, S. 320, Textabbildung

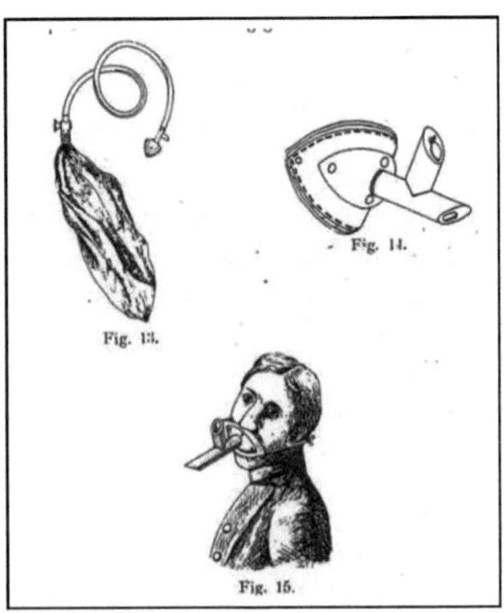

Fig. 13: Vorratsbehälter mit Respirationsrohr und Mundstück. Fig. 14: Blechmaske mit Ventilen. Fig. 15: Das Gerät durch Umbinden im Nacken befestigt

Quelle: Fritz Jüngst: Die Vorgeschichte der Atmungsapparate im Bergbau. In: Glückauf. Berg- und Hüttenmännische Zeitschrift 24 (1909), S. 840

Der Luftsack wurde entweder über die Schulter gelegt und auf Brust und Rücken verteilt getragen oder zum Schutz vor einer Beschädigung in einem Blechkasten verstaut (Tornistergerät).[307] Für die Arbeit vor Ort in einem gut befahrbaren Stollen konnte man das Gerät mit einem stationären oder fahrbaren Luftbehälter verbinden.[308]

Diese vielseitige Verwendbarkeit macht deutlich, dass das Gerät von einem Praktiker für die (hauptsächlich bergbauliche) Praxis konstruiert wurde. Zum Einsatz als Rettungsgerät eignete es sich jedoch nur in der tragbaren Ausführung mit Luftschlauch oder Luftsack. Über die Schwierigkeiten, Bergleute zum Gebrauch des Gerätes zu motivieren, schrieb Humboldt: *„Freylich wird es schwer halten, ehe man gemeine Arbeiter an die Unbequemlichkeit, mit dem Schlauche umher zu gehen, gewöhnt; wo aber ein wichtiger Nachtheil vermieden, ein ernsthafter Zweck erreicht werden soll, darf das Ungewohnte und Auffallende des Mittels nicht von seinem Gebrauche abschrecken.*“[309]

4.3.6.3 Verbreitung und Einsatz des Geräts

Im Folgenden soll nun die Frage des tatsächlichen Einsatzes und der Verbreitung des Geräts geklärt werden. Seine vermutlich erste Bewährungsprobe hatte das Atemschutzgerät Humboldts nach dem Bruch des Martinsrodaer Stollens bei Ilmenau (Thüringen) im Oktober des Jahres 1796. Die Aufwältigungsarbeiten wurden durch den vor Ort herrschenden Wettermangel sehr erschwert, und die Bergleute litten an Übelkeit und Erbrechen. Der damalige Bergrat Johann Carl Wilhelm Voigt bemerkte dazu: *„Man fing nun an, Wettermaschinen zu brauchen um vor den Bruch zu kommen, Wetterlutten, eine Wettertrommel und endlich gar die neue Humboldtische Wettermaschine, aber alles umsonst.*“[310] Trotz des irritierenden Begriffes „*Wettermaschine*“, der gewöhnlich eine Vorrichtung zum Einblasen frischer Luft bzw. Absaugen gesundheitsschädlicher Gasarten im Bergbau bezeichnet, kann in diesem Zusammenhang nur Humboldts Atemschutzgerät gemeint sein.

Der Chemnitzer Bergrat und Professor der Chemie und Hüttenkunde, Aloys Wehrle, beschrieb in seiner Abhandlung „Über die Grubenwetter“ die Geräte Pilatre de Roziers und Humboldts als Vorläufer, wohl auch Vorbilder seines eigenen Atemschutzgeräts.[311] Fast 40 Jahre nach seiner Erfindung scheint Humboldts Atemschutzgerät demnach noch eine gewisse Popularität besessen zu haben. Wehrle setzte seinen „Noch-Gebrauch“ voraus, wenn er bemerkte: *„Doch beide* [d.h. die Geräte von Pilatre de Rozier und Humboldt] *können auf kurzen, und bequem fahr-*

307 Vgl. Humboldt, 1799, S. 355.

308 Vgl. Humboldt, 1799, S. 353f.

309 Humboldt, 1799, S. 359.

310 Johann Carl Wilhelm Voigt: Geschichte des Ilmenauischen Bergbaues. Sondershausen und Nordhausen, 1821. Zitiert nach: Otfried Wagenbreth: Goethe und der Ilmenauer Bergbau. Weimar 1983, S. 66.

311 Vgl. Wehrle, 1835, S. 77-79.

baren Strecken oft nützlich werden, und sollten in ausgedehnten Bergwerksdistricten, in welchen man häufig mit schlechten und bösen Wettern zu thun hat, nie fehlen.“[312] Auch habe sich das Humboldtsche Gerät als geeignet erwiesen, um in mit irrespirablen Gasarten erfüllte Räume einzudringen und zu verweilen, nicht aber für die Rettung Verunglückter, denn „[...] *das Tragen dieses Luftsacks ist in manchen Oertern beschwerlich, in manchen ist mit dem selben gar nicht durchzukommen* [...] *so können diese Apparate wohl dazu dienen, um den Einfluß der Wetter auf den Arbeiter zu hindern; aber kaum wird derselbe zugleich im Stande sein, einen Verunglückten herauszutragen.*“[313]

Noch fast 80 Jahre nach seiner Erfindung beschrieb der Bergrat Heinrich Lottner Humboldts Gerät.[314] Er berichtete, dass es von dem französischen Montanisten Adolphe-André-Marie Boisse[315] getestet worden sei, und veröffentlichte eine neue Abbildung. Zumindest letzterer musste also ein Exemplar - als Original oder Nachbau - zur Verfügung gehabt haben. Auch konstruierte Boisse um 1850 ein Atemschutzgerät, das dem Humboldtschen dem Prinzip nach entsprach.[316] Erhaltene Exemplare des Humboldtschen Atemschutzgerätes konnten allerdings trotz ihrer offensichtlich nicht geringen Verbreitung weder in deutschen noch in ausländischen Museen oder Sammlungen nachgewiesen werden.

4.3.6.4 Eine Variante des Humboldt-Respirators

Die Beschreibung einer abgewandelten Form des Humboldt-Respirators gab der Oberbergmeister aus dem südfranzösischen Alais, Cyprien-Prosper Brard,[317] in einem eigens den Respirationsapparaten gewidmeten Kapitel seiner „Eléments pratiques d'exploitation“.[318] Die Abbildung bei Brard unterscheidet sich in mehreren Punkten von dem Original Humboldts.[319] Die Nasenklemme, die eine Respiration durch die Nase verhindern sollte, ist direkt mit dem Respirationsrohr verbunden. Außerdem ist das Respirationsrohr bei Humboldt waagrecht angeordnet, während es bei Brard in einem Winkel von 90° nach unten abknickt. Wenn sich die Ventile, wie zu vermuten ist, im senkrechten Teil des Rohrs befanden, müsste ihre Lage verändert sein, da ein vollständiger Ventilschluss unter Beibehaltung der ur-

---

312 Wehrle, 1835, S. 87.

313 Wehrle, 1835, S. 79.

314 Vgl. Heinrich Lottner: Leitfaden zur Bergbaukunde. Berlin 1873, S. 319f.

315 Adolphe-André-Marie Boisse (* 1810, † 1896), war Direktor der Bergwerke zu Carmaux, außerdem Autor mehrerer geologischer Abhandlungen, später Abgeordneter der Assemblée nationale. Vgl. Dictionnaire de Biographie française. Tome VI. Paris 1954, Sp. 837.

316 Vgl. Lottner, 1873, S. 320 und Wilhelm Haase-Lampe: Sauerstoff-Schutzgerät mit Regeneration oder Druckgasvorrats-Schutzgerät (Behältergerät) ohne Regeneration der Ausatemluft. In: Dräger-Heft 206 (1940), S. 4369-4377.

317 Cyprien-Prosper Brard (* 1786, † 1839), französischer Mineralogist und Direktor mehrerer Erzgruben. Vgl. Dictionnaire de Biographie française. Tome VII. Paris 1956, Sp. 158.

318 Vgl. Brard, 1830, S. 366-368.

319 Vgl. oben Abbildung 15.

sprünglichen Anordnung nicht möglich ist. Schließlich war die Exspirationsöffnung mit einem Schlauch verbunden, der die ausgeatmete Luft zu einer Laterne führte. Trotz aller genannten Unterschiede bezeichnete Brard das Gerät als das Humboldts. Ob es sich dabei um eine (französische) Umkonstruktion oder um ein eigenständiges, fälschlicherweise mit dem Namen Humboldts verknüpftes Respirationsgerät handelte, bleibt offen. Brard sah die Anwendung des beschriebenen Atemschutzgerätes auf die Rettung Erstickter und auf kurze Arbeiten unter Tage beschränkt, da ein „[...] *mit diesem Apparat armierter Mensch stets sehr behindert wird, und* [...] *ohne Ermüdung auf diese Weise nicht athmet.*“[320]

4.3.7 Der Respirationsschwamm nach Henri-Albert und Louis-André Gosse (um 1811-1813)

4.3.7.1 Bau und Funktion

Die Konstruktion des im Folgenden beschriebenen Respirationsschwamms basierte auf einer Idee von Henri-Albert Gosse[321], die von seinem Sohn Louis-André (oder André-Louis) Gosse[322] nach dem Tod des Vaters erneut erprobt und der Öffentlichkeit vorgestellt wurde. Während eines Aufenthalts in Paris, vermutlich im Verlauf seiner Studienzeit, konstruierte und erprobte Louis-André ein Respirationsgerät mit offenem System und Luftreinigung.[323] Seine diesbezüglichen Publikationen aus den Jahren 1811, 1812 und 1813[324] konnte ich nicht nachweisen. Das Gerät bestand aus mehreren Lagen von Schwämmen, die übereinander genäht eine kompakte Masse ergaben.[325] Die größeren Poren der Schwämme wurden vorher vernäht. Konisch zugeschnitten, wurde der Respirator mit seiner Basis vor Mund und Nase mit Hilfe eines Bandes befestigt. Zur Verringerung des Preises empfahl Gosse, Ausschussware zu verwenden und diese Schwammteile in dünne Scheibchen geschnitten gut

---

320 Brard, 1830, S. 368.

321 Henri-Albert Gosse (*1753 in Genf, †1816 ebenda). Henri-Albert war Apotheker in seiner Vaterstadt Genf, wo er seit 1800 den Posten eines stellvertretenden Bürgermeisters innehatte. Er war Mitbegründer der „Société helvétique des sciences naturelles“, beschäftigte sich mit der Herstellung von Mineralwässern und war unter anderem Autor einer Schrift über Berufskrankheiten. Vgl. Société générale suisse d'histoire (Hg.): Dictionnaire historique et biographique de la suisse. Bd. 3. Neuchâtel 1926, S. 498 und BLÄ, 1930, Bd. 2, S. 806.

322 Louis-André Gosse (*1791 in Genf, †1873 ebenda). Louis-André war Arzt in Genf und gilt als Mitbegründer der ersten Poliklinik auf dem europäischen Kontinent. Mehrfach mit diplomatischen Aufgaben betraut, nahm er unter anderem als Philhellene 1826-29 am griechischen Freiheitskampf teil. Auch er war Autor von Schriften aus dem Bereich der Medizin und Hygiene. Vgl. Société générale suisse d'histoire 1926, Bd. 3, S. 498 und BLÄ, 1930, Bd. 2, S. 806.

323 Vgl. d' Arcet et alii, 1829, S. 435 ff.

324 Vgl. d' Arcet et alii, 1829, S. 455.

325 Vgl. unten Abbildung 16.

miteinander zu vernähen. Für die inneren Teile wurden billigere grobe Schwämme, zur Oberflächendeckung feine Schwämme verwendet. Um die Augen vor der Einwirkung schädlicher Dünste zu schützen, ergänzte er das Respirationsgerät durch ein Paar Augengläser.

Entsprechend der chemischen Natur der einwirkenden Noxen befeuchtete Gosse den Schwamm mit verschiedenen Agentien. Einfaches Wasser kam zur Anwendung gegen Schwebstaub sowie Dämpfe von Quecksilber und Arsenstaub. Gegen Chlorgas, Schwefelsäure und Salpetersäure verwendete er eine Lösung von Pottasche (Kaliumcarbonat) in Wasser im Verhältnis 1:8. Als wirksames Mittel gegen Schwefelwasserstoff, Ammoniak sowie „Miasmen" verschiedener Herkunft erprobte er eine Mischung von Pottasche mit Chlor oder Chlorkalk als 6%ige wässrige Lösung. Schließlich verwendete er Kalkwasser zur Absorption von Kohlendioxid.

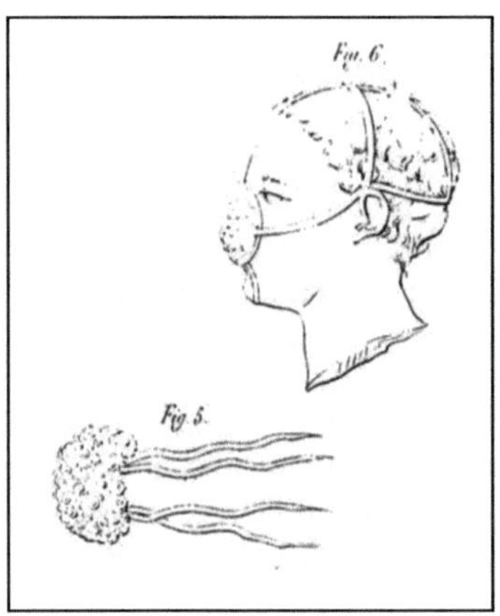

Abbildung 16: Der Respirationsschwamm nach Henri-Albert und Louis-André Gosse (1811/ 12/ 14)

Fig. 5: Der Respirationsschwamm mit Befestigungsbändern. Fig. 6: Die Maske im Gebrauch

Quelle: d'Arcet et al., 1829, Tafel V bei S. 433, Fig. 5 und 6

4.3.7.2 Erprobung des Geräts

Die Wirkung dieser Substanzen als Absorbentien erprobte Gosse unter den verschiedensten Bedingungen.[326] So konnte er in der mit Staub und Haaren stark verunreinigten Luft einer Gerberei ohne Schwierigkeiten atmen und bemerkte am Versuchsende, dass sich an seiner Maske eine dicke Schicht aus Staub und Haaren abgesetzt hatte. In einer Fäkaliengrube, bei deren Reinigung zuvor zwei Arbeiter zu Tode gekommen waren, hielt er sich eine Viertelstunde beschwerdefrei auf. Nach einem zwanzigminütigen, gleichfalls beschwerdefreien Aufenthalt in einem mit Quecksilberdämpfen kontaminierten Raum konnte er anschließend das im Schwamm kondensierte Quecksilber herauspressen! Einen Hinweis auf eine breitere Verwendung des Geräts von Gosse konnte ich nicht finden. Es handelt sich um eine Modifikation der schon bei Hales beschriebenen Mundbänder.

326 Vgl. d' Arcet et alii, 1829, S. 436 f.

4.3.8 Der Pressluftrespirator nach A.G. (1812)

Ein vom Namen und von seiner Biographie her bis heute unbekannt gebliebener Verfasser verbirgt sich hinter den Anfangsbuchstaben A.G. Möglicherweise war er ein französischer Bergmann oder Bergbaubeschäftigter, der im Jahr 1812 seine Ideen zur Verbesserung der damals bekannten Atemschutzgeräte im Journal des Mines veröffentlichte.[327] Es handelte sich dabei erstmals um ein Atemschutzgerät mit Pressluftreservoir und Regulation der Luftzufuhr.[328] Der Autor selbst konnte seinen Gerätevorschlag nicht umsetzen lassen, da es ihm an den geeigneten Mechanikern fehle.

Die Atemmaske bedeckte Mund und Nase und endete in einem Mundstück aus Elfenbein, das direkt in den Mund genommen werden sollte. Ein Luftschlauch mit hinreichender Weite und mehreren Windungen führte von der Atemmaske zum Vorratsbehälter und war gleichzeitig als Luftpolster gedacht, um einen Überdruck in den Lungen zu vermeiden. Ein weiterer Schlauch, der Exspirationsschlauch, vor der Nase angebracht, sollte die Ausatmungsluft zur Speisung einer angeschlossenen Lampe nutzbar machen. Vermutlich musste der Proband durch den Mund ein- und durch die Nase ausatmen. Dass es sich um eine ventilgesteuerte Atmung handelte, ist nicht anzunehmen. Der Reservoirbehälter selbst sollte vor der Brust getragen und mit Riemen befestigt werden. Als Material wählte A.G. Kupferblech, das mit eisernen Bändern zu verstärken sei. Der Rauminhalt wurde mit 34650 cm^3 angegeben, wobei die einzufüllende atmosphärische Luft auf 1/3 ihres Volumens gepresst werden sollte. Bei 12 Atemzügen pro Minute berechnete A.G. eine mögliche Atmungsdauer von 33 1/2 min, bei 19 Atemzügen pro Minute von 21 min.

Eine technische Besonderheit stellt die von A.G. vorgeschlagene Vorrichtung zur Regulierung der Luftzufuhr mit Rückzugssignal dar. Um die Luftzufuhr bei abnehmendem Luftdruck gleichmäßig zu gestalten, sollte ein mehrfach durchbohrter Hahn am Ansatz zum Inspirationsschlauch angebracht sein. Gleichfalls sollte in der Nähe der Austrittsöffnung ein in einer Schelle bewegliches Metallplättchen angebracht sein. Bei ausreichendem Luftdruck klingelt die Schelle im Luftstrom. Kommt die Schelle zur Ruhe, ist dies für den Gastaucher ein Warnzeichen und zeigt ihm, dass die Luftfüllung im Vorratsbehälter zu Ende geht. In diesem Fall hatte A.G. eine Vorrichtung vorgesehen, die den Rückzug aus schadgashaltiger Luft ermöglichen sollte. Über einen zweiten Hahn, der geöffnet wurde, konnte das Luftreservoir mit der Umgebungsluft in Verbindung gebracht werden. So würde ein Gemisch aus frischer Luft und schadgashaltiger Luft entstehen, das ausreichend für 5 Minuten Atmung sein sollte.

---

327 Vgl. A. G.: Sur les Moyens de pénétrer dans les lieux où l'air ne contient point de gaz oxygène. In: Journal des Mines. Bd. 32. Nr. 187. Paris 1812, S. 69-80 und Jüngst, 1909, S. 842f.

328 Im Bereich der Tauchergeräte wurden auch schon zum Ende des 18. Jhds Kompressoren verwendet, um Luft unter Taucherglocken zu pumpen.

4.3.9 Der Respirator nach Brizé-Fradin (1814)

Die erste Beschreibung und Erprobung des einfach konstruierten Filtergeräts von Brizé-Fradin[329] findet sich 1814.[330] Bei d'Arcet, 1829, wird Brizé-Fradin als eifriger Menschenfreund beschrieben, der sein Leben gänzlich dem Zweck geweiht habe, Schiffbrüchigen, Asphyktischen und den Arbeitern verschiedener Betriebe zu helfen.[331]

Bei seinem Gerät handelte es sich um ein Metallkästchen, das am jeweils oberen und unteren Ende eine Öffnung hatte. Das Kästchen selbst konnte von einem Arbeiter in die Hand genommen oder vor der Brust befestigt werden. Die obere, etwas verlängerte Öffnung sollte bei Bedarf zum Mund geführt werden, um daraus zu respirieren. Die Hälfte des inneren Hohlraumes wurde mit Baumwolle angefüllt, die zuvor mit verschiedenen Substanzen, Säuren oder Laugen, getränkt wurde. Die durch dieses Filtergerät inspirierte Luft sollte von all den in ihr enthaltenen schädlichen Materien gereinigt werden. Die Autoren übten jedoch deutliche Kritik an dem Gerät.[332] Es schütze weder den Mund noch die Nase. Bei Befestigung des Respirators vor der Brust sei die Bewegung des Arbeiters deutlich eingeschränkt, da das offensichtlich starre Mundstück allen Bewegungen des Kopfes oder des Oberkörpers nicht folgen konnte. Wenn das Gerät in der Hand getragen werde, um es bei jedem Atemzug an den Mund zu führen, sei die Arbeitsfähigkeit deutlich eingeschränkt, da der Arbeiter nur eine Hand zur Verfügung hatte. Bei der offensichtlich erfolgten Testung des Geräts fiel außerdem auf, dass die befeuchtete Baumwolle zusammensackte, verklumpte und somit ihre Filterfunktion rasch verlor. Von der Erprobung wird folgendes berichtet: „*L'un de nous a respiré les mêmes vapeurs, de la même manière, et a affirmé qu'on n'éprouvait nullement leur effet irritant et suffoquant. L'air paraissait absolument de l'air atmosphérique.*"[333] Neben der hier beschriebenen Wirksamkeit könne der Apparat aber keinesfalls dazu dienen, um vor irgendwelchen groben Stäuben Schutz zu bieten, wie beispielsweise vor Haaren, Federn und Daunen, denen Arbeiter ständig ausgesetzt seien. Über einen praktischen Einsatz dieses einfachen Filtergeräts ist nichts bekannt.

---

329 Brizé-Fradin, auch Brisé-Fradin (*1767 in Lüttich, †?). Vgl. Adolph Carl Peter Callisen: Medicinisches Schriftsteller-Lexicon der jetzt lebenden Aerzte, Wundärzte, Geburtshelfer, Apotheker und Naturforscher aller gebildeten Völker. Bd. 3, Copenhagen 1830, S.181. Weitere Lebensdaten waren nicht zu ermitteln.

330 Vgl. Chaussier, Thillaye, Mérat: Sur un appareil propre à arrêter les poussières ou vapeurs métalliques que respirent les ouvriers qui travaillent sur les métaux, par M. Brisé-Fradin. In : Leroux Journal de Médecine, Chirurgie et Pharmacie. T.29. 1814, S. 24-26. Vgl. unten Abbildung 17.

331 Vgl. d' Arcet et alii, 1829, S. 434.

332 Vgl. auch d' Arcet et alii, 1829, S. 434f und S. 456.

333 Chaussier et alii, 1814, S. 25.

Abbildung 17: Der Respirator nach Brizé-Fradin (1814)

Fig. 4: Einfaches Luftfiltergerät mit zwei Öffnungen: Im unteren Bereich zum Anziehen der Luft. Im oberen Bereich als Mundstück. Im Innern getränkte Baumwolle als Filtermedium

Quelle: d'Arcet et al., 1829, Tafel V bei S. 433, Fig. 4

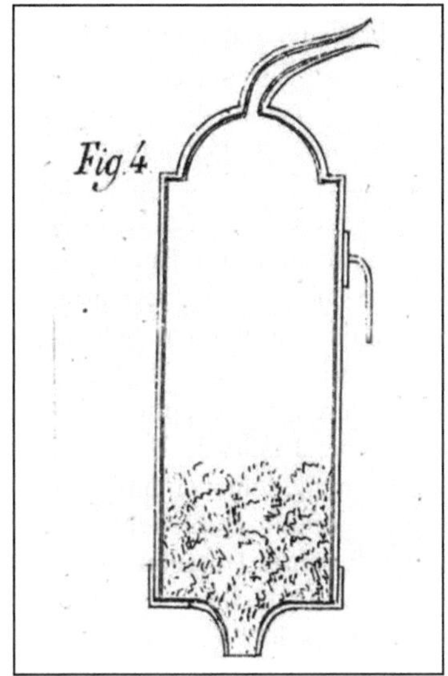

4.3.10 Das Atmungsgerät nach Deane (1823)

4.3.10.1 Bau und Funktion

Der Erfinder des im Folgenden beschriebenen Atmungs- und Rettungsgeräts[334] war Charles Anthony Deane. Sein Beruf wird in der Literatur als Schiffskalfaterer[335] angegeben. Vermutlich übte er seinen Beruf in London aus.[336] Am 20. November 1823 erhielt er ein Patent für seine Erfindung eines Ganzkörperanzuges mit Helmatmung. Der Patentträger nahm dabei den Helm und dessen Befestigung als sein Patentrecht in Anspruch, nicht aber die übrigen Teile des Anzugs.

Der Helm des Atmungsgerätes bestand aus verzinntem Kupferblech. An seiner Rückseite mündeten zwei Lederschläuche, die der Zufuhr frischer Luft bzw. der Aufnahme der verbrauchten Luft dienten. Im Bereich der Einmündung des Frischluftschlauchs war die Wandung des Helms gedoppelt, um die Luft nicht nur punk-

---

334 Vgl. Johann August Föllner: Schutz, Rettung und Hülfe in Feuersgefahr. Quedlinburg, Leipzig 1826, S.107-109 und Mathias Koch: Vorschläge zur Erzielung größerer Sicherung vor Feuersgefahr. Wien 1836, S. 67-69, sowie unten Abbildung 18.

335 Der Begriff „Kalfatern“ kommt aus dem Arabischen und beinhaltet das Abdichten von Fugen bei Holzschiffen mit Werg und Pech. Vgl. MKL, Bd. 10, 1905, S. 461.

336 Die Gebrüder Charles und John Deane entwickelten einige Jahre später gemeinsam mit Augustus Siebe zwischen 1828 und 1830 einen offenen Taucherhelm, der bei Bergungsarbeiten zwischen 1830 und 1839 zum Einsatz kam und später noch mit einer Jacke verbunden wurde.

tuell einzulassen, sondern eine gleichmäßige Verteilung der Frischluft zu erzielen. Die Innenseite der gedoppelten Wand wies Poren auf. Die Hauptmenge der Luft wurde allerdings nicht durch diese Poren, sondern durch eine Öffnung im Stirnbereich eingelassen. Dadurch versuchte Deane das Anlaufen der vorn angebrachten Sehgläser durch die warme und feuchte Ausatmungsluft zu verhindern. Die körperabgewandte Seite des Inspirationsschlauchs mündete in ein Kästchen, in dem sich die Blasebälge zum Einblasen der atmosphärischen Luft befanden. Dieses Kästchen diente auch als Aufbewahrungsort und Transportmittel für den gesamten Anzug, wenn er nicht in Gebrauch war. Das Schlauchlumen wurde durch ein in seinem Innern verlaufendes Seil offen gehalten. Somit sollte eine Unterbrechung der Luftzufuhr durch ein eventuelles Abknicken des Schlauches bei Wegbiegungen oder durch herabfallende Teile verhindert werden. Die verbrauchte Luft wurde über den Ausatmungsschlauch aufgenommen und unter dem Anzug am Körper entlang nach unten geführt. In Bodennähe öffnete sich der Schlauch und entließ die Exspirationsluft in die Umgebung, wodurch das Eindringen von Rauch oder verbrauchter Luft in den Helm verhindert werden sollte. Im Mundbereich des Helms war eine runde verschiebbare Klappe angebracht, die erst beim Erreichen einer gashaltigen Umgebung geschlossen werden sollte. Fest mit dem Helm verbunden war ein Halsstück, das aus einem biegsamen Material gefertigt wurde. Es legte sich leicht an den Hals an und diente der Befestigung des ledernen oder aus einem luftdichten Tuch gefertigten Körperanzugs. Bei dem beschriebenen Gerät handelte es sich also um ein Atmungsgerät mit offenem System und Helmatmung.

4.3.10.2 Verwendungszweck und Gebrauch des Geräts

Deanes Gerät wurde, wie der Schrift von Mathias Koch zu entnehmen ist, mehrfach erprobt und im Bereich des Feuerlöschwesens und zur Rettung von Menschen aus rauch- und gasverseuchten Räumen verwendet. Die Wiener Feuerwehr war mit diesem Gerät bis zur Einführung eines Respirators des k.k. Genie-Corps im Jahr 1833[337] ausgerüstet. Möglicherweise war dieses Gerät auch außerhalb Österreichs verbreitet, was sich jedoch nicht nachweisen ließ. Auf den in Österreich gewonnenen Erfahrungen basiert die folgende Kritik Kochs: „*Dieser Apparat ist ganz gewiß allenthalben anwendbar, wo der Feuerwart ganz gerade und nicht zu weit fortzuschreiten hat; sobald jedoch seine Wegrichtung eine krumme Linie beschreibt, und der Schlauch, durch welchen ihm Luft von außen zuströmt, dieser Richtung folgend, durch die Krümme Biegungen bekömmt, so kann über letztere hinaus, die eingeblasene Luft nicht passieren; sie gelangt mithin der Hemmung wegen gar nicht mehr in den Helm, und bringt den Respirirenden aus dieser Ursache in Gefahr, zu ersticken.*“[338]

337 Vgl. Koch, 1836, S. 25 f.
338 Koch, 1836, S. 68.

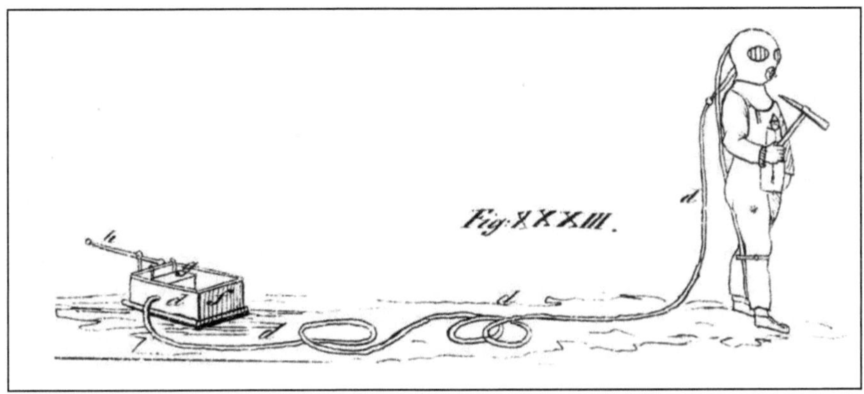

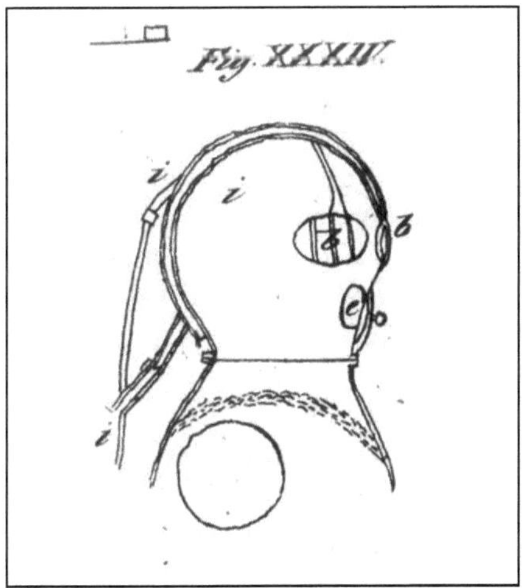

Abbildung 18: Der Respirations-apparat nach Charles Anthony Deane (1823)

Fig. XXXIII: Das Atemschutzgerät nach Deane im Einsatz. d: Frischluftschlauch. f: Gehäuse für Blasebälge. g: Blasebälge. h: Hebel zur Betätigung der Blasebälge. Fig. XXXIV: Der Helm des Atemschutzgerätes. b: Sichtfenster. e: verschließbare Mundöffnung. i links oben:Abluftschlauch. i links unten [falsche Bezeichnung in der Tafel, im begleitenden Text korrekt c]: Einmündung des Frischluftschlauchs in die Helmduplikatur

Quelle: Föllner, 1826. Tafel im Anhang

Als verbesserungswürdig sah Koch neben der problematischen Luftzufuhr auch die Form der Augengläser an, die besser „*convexconkav*" gewählt werden sollten, um einen freieren Ausblick zu gewähren.[339] Dennoch erschien Koch das Gerät überall dort empfehlenswert, wo das neue Gerät des Genie-Corps nicht vorhanden war und wo der Weg zum Feuer in gerader Richtung genommen werden konnte: „*Dies ist der Fall in den Kellern kleiner Landstädte und Märkte, besonders in Gegenden, wo die Keller wegen aufgehendem Wasser keine Tiefe haben, und eine*

339 Vgl. Koch, 1836, Anm. S. 69.

Länge von 20 Klaftern nicht überschreiten, denn in einer Länge von 40 Klaftern würde die eingeblasene Luft gar nicht mehr im Helme ankommen.“[340]

4.3.11 Das Atemschutzgerät nach Roberts (1824) und dessen Modifikation

4.3.11.1 Bau und Funktion

Die Erfindung eines Atemschutzgeräts, gedacht für die Rettung von Gütern aus Rauch und Feuer, soll der Bergmann John Roberts[341] im Jahr 1824 gemacht haben.[342] Das Gerät bestand aus einer Lederkappe, die Hals und Kopf bedeckte. Die Kappe war im Inneren gefüttert und wurde mit Schnüren um den Hals herum geknotet.[343] Zwei Augengläser aus flachem dickem Glas oder Glimmerplättchen waren über einen Rahmen in das Leder eingelassen. Im Mundbereich wurde eine nach unten gebogene Lederröhre angebracht, die durch einen spiralförmig gewundenen Draht offen gehalten wurde und beim normalgroßen stehenden Menschen bis auf ca. 9 Zoll über dem Boden reichte. Die Röhre wurde am Bein befestigt, um den Kopf vom Gewicht zu entlasten und um ein Hin- und Herschwingen der Röhre zu vermeiden. Das untere zinnerne Ende war trichterförmig erweitert und in seinem Inneren mit einem Schwamm gefüttert. Der Abschluss nach außen wurde durch ein Flanelltuch gebildet. Vor dem Gebrauch wurde der Schwamm mit Wasser getränkt und überschüssiges Wasser ausgepresst. „*Auf diese Weise wird die Luft immer aus den untern Schichten heraufgezogen, wo sie am wenigsten unrein ist, und kommt so gereinigt und gekühlt durch den Trichter in den Mund.*“[344]

4.3.11.2 Erprobung des Geräts

Unter extremen Bedingungen stellte Roberts sein Gerät mehrfach erfolgreich der Öffentlichkeit vor.[345] Einen ersten größeren Versuch unternahm er in Manchester im Auftrag der *Manchester Fire and Life Assurance Company* (Feuer- und Lebensversicherungsgesellschaft). Mithilfe seines Atmungsgeräts konnte er sich 24 min in einem Trockenofen mit einer Temperatur von 43°C aufhalten. Für diese Darstellung der Wirksamkeit des Geräts erhielt er eine Belohnung von 50 Pfund. Am 25. März 1825 stellte er das Gerät in London vor Mitgliedern der *Society for*

340 Koch, 1836, S. 68 f.

341 Biographische Angaben über John Roberts (in der frz. Literatur: Robert) sind nur spärlich zu finden. Aus der Quellenliteratur ist zu entnehmen, dass er ein armer Bergarbeiter in einem englischen Steinkohlenbergwerk war und aus St. Halens in Lancashire stammte. Weitere Daten zur Biographie waren nicht zu ermitteln. Vgl. Föllner, 1826, S. 109.

342 Vgl. d'Arcet et alii, 1829, S. 430-63.

343 Vgl. Föllner, 1826, S. 110 und d'Arcet et alii, 1829, S. 444, sowie unten Abbildung 19.

344 Föllner, 1826, S. 110.

345 Vgl. Föllner, 1826, S. 109 und d'Arcet et alii, 1829, S 446ff.

the Encouragement of Sciences and Arts, in den Gebäuden der *Mechanic's Institution*, erneut vor. Dafür wurde ihm gleichfalls eine Vergütung gezahlt und sogar eine Medaille verliehen. Schließlich reiste Roberts nach Frankreich, um sein Gerät auch hier publik zu machen. In Paris führte er mehrere Versuche durch, beobachtet von einer Kommission des *conseil de salubrité* (Rat für öffentliche Gesundheit) des Departements Seine, und Offizieren des *corps des pompiers de Paris*. In einem bislang unbenutzten Fäkalienschacht einer Kaserne in der rue du Vieux-Colombier entzündete man mittels Holzspänen und Stroh ein Feuer mit beißendem Rauch. Roberts selbst gelang es, ausgerüstet mit seinem Atemschutzgerät, in mehreren Experimenten wesentlich länger in der irrespirablen Luft zu bleiben als den Feuerwehrleuten, die als Atemhilfe ein mit Pottaschelösung getränktes Tuch vor Nase und Mund gebunden hatten. Die Dauer des Aufenthalts konnte Roberts zudem noch von 2 min 20 s auf 10 min 50 s verlängern, indem er seinen Schwamm statt in Wasser ebenfalls in Pottaschelösung tränkte. Aufgrund der erfolgreichen Erprobung, insbesondere im Vergleich zu den bisherigen einfachen Mitteln der Feuerwehr, wurde die Anschaffung eines Apparates als Modell für Nachbauten beschlossen.

4.3.11.3 Kritik

In der französischen Literatur wurden nicht nur die Zweckmäßigkeit und Brauchbarkeit des Respirators, sondern auch die bei den Versuchen offenbar gewordenen Mängel benannt.[346] So kam es zu einer starken Behinderung bzw. Einschränkung der Atmung bei Anwendung des Geräts im Vergleich zur Atmung ohne Gerät. Des weiteren erschien den Beobachtern eine extreme Pulsbeschleunigung von 92/min vor dem ersten auf 172/min nach dem dritten Experiment als auffällig. Schließlich beobachtete man beim Träger des Atemschutzgeräts eine starke Hitzeentwicklung im Kopfbereich. Der Hitzestau entstand aufgrund des luftdichten Abschlusses der Kopfregion durch die lederne Maske. In Folge dessen wurde bei allen, die Roberts Maske ausprobierten, eine starke Erschöpfung beobachtet. Der Zustand von Roberts nach den Experimenten wurde folgendermaßen beschrieben: Er sei sehr erhitzt, schweißgebadet und habe hervortretende und blutig unterlaufene Augen. Auch ein Mitglied der Untersuchungskommission erprobte die Maske, konnte sie jedoch nur für wenige Minuten tragen: „[...] *tant lui parut insupportable, non-seulement la gêne de la respiration, mais plus encore la chaleur extrême dont la tête était environnée: ce simple essai lui occasiona un violent mal de tête qui dura plus de vingt-quatre heures*“.[347]

346 Vgl. d'Arcet et alii, 1829, S. 451f.
347 d'Arcet et alii, 1829, S. 452.

Bei Lottner wird das Gerät von Roberts beschrieben als *„Respirationsschwamm oder Büchse“* mit durchlöchertem Boden, die zur Filterung der Grubengase vor den Mund gehalten wird: *„Der Apparat soll die Lungen sehr stark angreifen und ist nicht praktisch.“*[348]

Abbildung 19: Die „Respirationsbüchse“ nach John Roberts (1824)

(I) Das Atemschutzgerät nach Roberts und seine Modifikation nach Whatton und Childron

Rechts oben: Atemschutzgerät nach J. Roberts. Links unten: Atemschutzgerät nach J. Roberts, modifiziert nach Whatton und Childron.

Quelle: Föllner, 1826. Tafel im Anhang

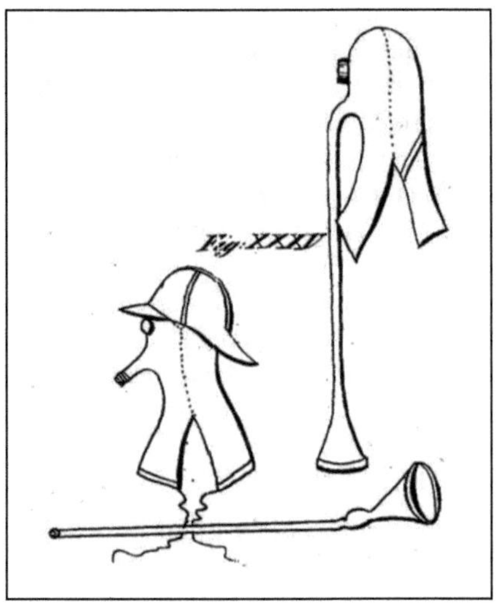

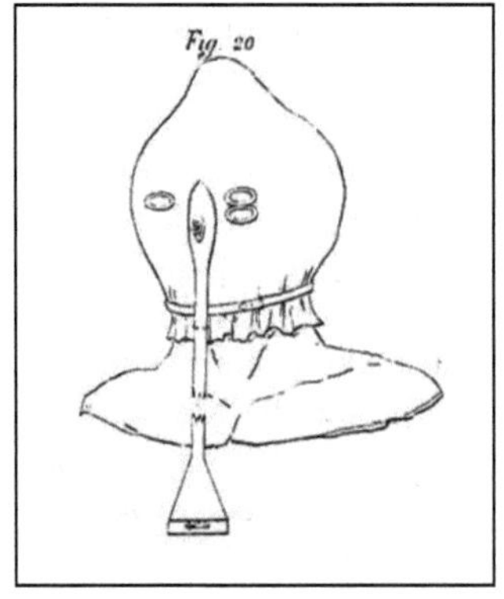

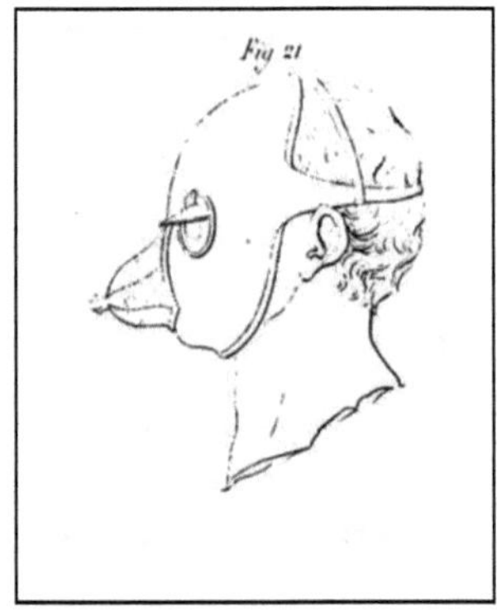

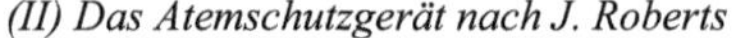

(II) Das Atemschutzgerät nach J. Roberts

(III) Atemschutzgerät nach Roberts, modifiziert durch die Pariser Feuerwehr

Quelle: d’Arcet et al., 1829, Tafel V bei S. 433, Fig. 20 und 21

---

348 Lottner, 1873, S. 322.

4.3.11.4 Modifikationen nach Whatton und Childron

Ein Landedelmann namens Whatton, der das Gerät von Roberts zunächst beschrieb, erdachte eine Variante.[349] Bei dieser war eine Schraubverbindung im oberen Bereich der Röhre angebracht. Dies sollte die Anwendung des Geräts insofern erleichtern, als es durch das Abschrauben des langen Rüssels dem Arbeiter schnell Zugang zur Frischluft ermöglichte. Auch werde dadurch die Gefahr der Unterkühlung durch eine sofortige Abnahme der Kappe aufgehoben.

Bei den Verbesserungsvorschlägen nach einem nicht näher bekannten Hrn. Childron war vorgesehen, statt der flachen Augengläser, die den Blickwinkel stark einschränken, konkav-konvex gebogene Glimmerblättchen zu verwenden, die zudem bei Hitze nicht springen könnten. Zur Neutralisierung von Kohlen- und Holzsäure sollte der Schwamm nicht in Wasser, sondern in einer Auflösung „kaustischer Pottasche“ getränkt werden. Ferner sollte die Kappe mit einem Augenschirm zum Schutz gegen blendendes Licht und herabfallende Gegenstände versehen werden. Zumindest die beiden ersten Punkte waren bei den Pariser Experimenten bereits realisiert.

4.3.12 Das Atmungsgerät „Antiaerophthora“ nach Weitenhiller (1829)

4.3.12.1 Bau und Funktion

Im Jahr 1829 erschien in Eichstädt, Leipzig und in Nürnberg[350] eine kurze, von Joseph Weitenhiller verfasste Schrift mit dem Titel: Beschreibung des Antiaerophthora oder Schutzmittels gegen jede verdorbene Luft. Antiaerophthora[351] lautete der Name des Atmungsgeräts, das Weitenhiller, wie er ausdrücklich erwähnte, selbst, ohne Anleitung und durch Zufall erfand. „*Zum Besten der Menschheit*“[352] veröffentlichte er diese Anleitung zum Nachbau des Geräts und veranschaulichte seine Ausführungen durch Beifügung zweier Abbildungen.[353]

Das Atmungsgerät setzte sich zusammen aus einer den Kopf umschließenden Haube, welche der gleichmäßigen Verteilung der Luft auf Mund und Nase diente, zwei Schläuchen und einem Blasebalg. Die Haube[354] bestand aus doppelter grober

349 Vgl. Föllner, 1826, S. 110f.

350 Weitenhiller stammte vermutlich aus Eichstätt. Nähere Lebensdaten waren nicht zu ermitteln. Vgl.: MSL, Bd. 20, 1834, S. 524.

351 Antiaerophthora leitet sich aus dem Griechischen ab: anti = gegen, aër = Luft, phthora = Verderben und lässt sich also als „Mittel gegen verdorbene Luft“ übersetzen.

352 Weitenhiller, 1829, Vorbericht, o. S.

353 Vgl. unten Abbildung 20.

354 Vgl. Weitenhiller, 1829, Vorbericht, o.S.

Leinwand, die mit einer Mischung aus Öl, Gummi und Bleiweiß[355] überzogen war. Weitenhiller verglich sie mit einem Sack, der aus drei Abteilungen besteht, einer vorderen, die unter dem Kinn liegt, sowie zwei seitlichen, die dem Abschluss am Hals dienen. Im Gesichtsbereich war ein leicht vorstehender Blechrahmen eingelassen, der über eine in Blech gefasste Glasscheibe abgeschlossen wurde. Das Glas war viereckig und konnte durch Angeln bewegt werden. Diesen gegenüber war eine Schließe angebracht, die einen sicheren Verschluss gewährleistete. In Höhe der Ohrmuscheln sollte die Haube mit Polsterungen ausgestattet sein, deren zentrale Öffnung das Hören ermöglichte. Seitlich an der Haube war ein Befestigungsriemen angebracht, der vermutlich unter dem Kinn gebunden wurde. Die Haube sollte überall gut am Kopf anliegen und dadurch das Eindringen von Rauch oder Schadgasen verhindern.

Im vorderen Teil der Haube unter der Sehöffnung hatte Weitenhiller eine unten schräg zulaufende „*blecherne Maschine*" eingefügt. Sie war als kleiner Kasten gebaut, der in zwei Schläuchen mündete. Seine obere Breite sowie die Höhe betrugen 3-4 Zoll.[356] Der Kasten besaß mehrere Öffnungen, die der Verteilung der Luft auf Nase und Mund dienten. An der Oberkante befand sich eine Öffnung von 0,5 Linien[357] Durchmesser, in der Mitte des Kastens, etwa in Höhe des Mundes, waren weitere sechs kleine Löcher angebracht. Diese waren düsenartig gestaltet, so dass „[...] *der Ausfluß der Luft auf gepresste Art geschieht, wie bei einer Spritze.*"[358]

Die Schläuche, die mit dem unteren Ende der „blechernen Büchse" verbunden wurden, sollten 0,5-1 Zoll Durchmesser besitzen. Sie liefen über die jeweilige Schulter und vereinigten sich am Rücken zu einem Schlauch gleicher Weite. Das Material der Schläuche war feine Leinwand, die um eine elastische, leicht dehnbare Feder gespannt wurde. Diese Leinwand war in gleicher Weise abgedichtet wie die Haube. „*Obwohl noch hie und da kleine Lücken sind, durch welche verdickte Luft eindringen könnte, so ist dies aus der Ursache nicht möglich, indem der Zufluß von reiner Luft alle andere Luft durch ihre Menge verdrängt.*"[359] Die Länge der Schläuche war je nach Bedarf zu bestimmen, allerdings musste das Schlauchende bis in die frische Luft reichen. In der ungeschädigten Luft befand sich ein Helfer, der vermittels eines einfachen Blasebalgs reine Luft in das Gerät einpumpen musste. Die Luft gelangte über den Schlauch in den Blechkasten und verteilte sich von hier aus in der ganzen Haube. Das Fenster konnte nach Weitenhiller immer offen bleiben und sollte lediglich im Falle eines stärkeren Funkenflugs beim Löschen eines Brandes geschlossen werden.

---

355 Bleiweiß ist basisches Bleicarbonat, z.B. $PbCO_3$ x $Pb(OH)_2$, blendend weiß, geruch- und geschmacklos, in Wasser unlöslich, giftig. Es wurde verwendet als Anstrichfarbe, zur Herstellung von Salben, Pflastern, Kitt, Firnis und Mennige. Vgl. MKL, Bd. 3, 1903, S. 51f.

356 1 Zoll entspricht etwa 2,62 cm.

357 1 Linie entspricht etwa 2 mm.

358 Weitenhiller, 1829, o.S.

359 Weitenhiller, 1829, o.S.

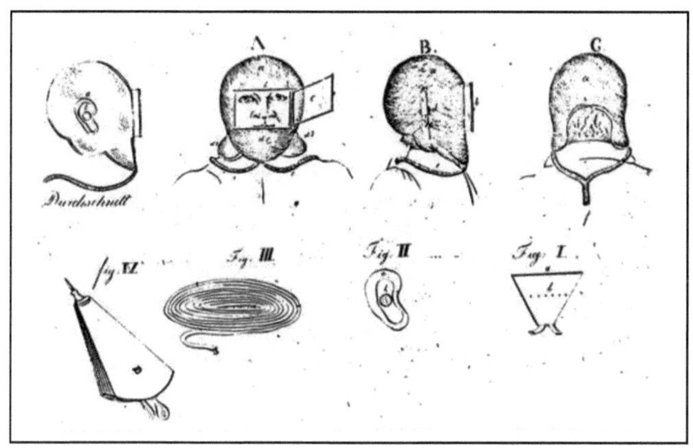

Abbildung 20: Das Atmungsgerät „Antiaerophthora" nach Joseph Weitenhiller (1829): (I) Bestandteile des „Antiaerophthora"

Fig. A, B, C: Haube in Vorder-, Seiten- und Rückansicht. Fig. I: Die blecherne Maschine" mit Luftlöchern. Fig. II: Polsterung der Ohrmuschel mit zentralem Hörloch. Fig. III: Schlauch zwischen Haube und Balg. Fig. IV: Einfacher Blasebalg

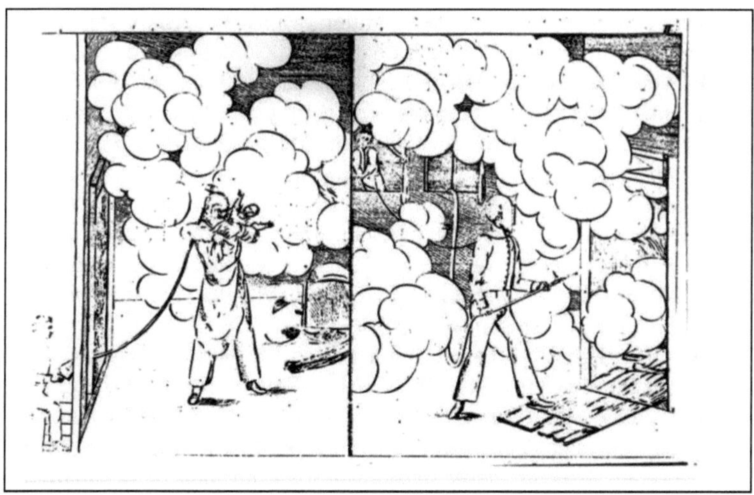

Links: Aus einem brennenden Zimmer rettet ein mit dem „Antiaerophthora" ausgerüsteter Mann ein Kind, während ein Helfer vom Treppenhaus aus Luft in die Haube einbläst. Rechts: Durch dichte Rauchwolken nähert sich ein mit dem „Antiaerophthora" ausgerüsteter Mann zu Löschzwecken einem Brandherd. Der Helfer betätigt den Blasebalg

Quelle: Weitenhiller, 1829. Kupfertafel I und II im Anhang

4.3.12.2 Verwendungsmöglichkeiten

Weitenhiller versprach sich großen Nutzen von seinem Atmungsgerät und gab mehrere Verwendungsmöglichkeiten an. Er empfahl es für Arbeiten in Dampf und Rauch, um das Leben des Arbeiters zu schützen und ihm ein längeres Verweilen an der Arbeitsstelle zu ermöglichen. Dabei sollte das Gerät müheloses Sehen, Sprechen und Hören erlauben. Beim Löschen von Bränden gestatte es das Vordringen bis zur Feuerstelle und die Rettung gefährdeter Menschen, wie die beigefügte Abbildung veranschaulicht. Für die Arbeit in Bergwerken erschien es Weitenhiller schließlich ebenso geeignet wie zum Gebrauch in Gärkellern, unterirdischen Gewölben und Brunnen. Zu weiteren Nutzungsmöglichkeiten bemerkte er: „*Und wieviel läßt sich nicht eine solche einfache Maschine noch anwenden! Wie vieler Verbesserungen ist dieselbe nicht fähig!*“[360]

4.3.12.3 Motivation und Erfolg Weitenhillers

„*Mein sicherer und bester Gewinn ist die Überzeugung, daß durch meine einfache Idee mancher Familie ihre Verwandten, ihre Habe und ihr Gut gerettet worden, und dadurch vom Bettelstabe befreit, mir ihre Erhaltung zu danken haben.*“[361] Mit diesem Bekenntnis schloss Weitenhiller seine Ausführungen über das Antiaerophthora ab: ein echter Menschenfreund, dessen wichtigste Intention die Förderung des Wohles seiner Mitmenschen war? Neben der „Menschenfreundlichkeit“ hatte sich Weitenhiller ursprünglich sicher auch finanziellen Gewinn von der Weitergabe seines Geräts versprochen, der jedoch ausblieb, da das Interesse des Publikums an seinem Atmungsgerät offensichtlich äußerst gering war. Er konnte nicht einmal die Kosten für seine Anzeigen decken und bemerkte dazu: „*Doch da die Anzahl der Subscribenten so gering ist, daß nicht einmal die Kosten für die Anzeigen und die Inseraten gedeckt werden können, und ich also mit einer größeren Beschreibung des Antiaerophthora in offenbarem Schaden wäre, so möge sich das Publikum mit einer kurzen Beschreibung dieses so nützlichen und leicht anwendbaren Mittels begnügen, indem selbe hinlänglich und verständlich genug ist, um darnach die einfache Maschine fertigen zu können.*“[362]

Sein ursprüngliches Vorhaben, die Entdeckung, die Wirkung und den Nutzen des Geräts ausführlich zu beschreiben, hatte Weitenhiller bereits fallen gelassen und veröffentlichte somit nur diese kurze Schrift zum Nachbau. Um wenigstens einen Teil der Unkosten decken zu können, bat er seine interessierten Leser: „*Noch ersuche ich jeden Besitzer dieser Schrift, dieselbe für sich zu behalten, damit ich*

360 Weitenhiller, 1829, o.S. Vgl. dazu auch die Rezension in: Allgemeine medizinische Annalen des 19. Jahrhunderts. August 1829, S. 1037: „Der Entdecker verspricht sich [...] großen Nutzen, woran Ref. indess zweifelt, jedoch dem Vf. darin von Herzen beistimmt, dass dieser Apparat sehr vieler Verbesserungen fähig sei.“

361 Weitenhiller, 1829, o.S.

362 Weitenhiller, o.S.

durch Absatz noch einiger Exemplare in etwas entschädigt werde.“[363] Aus diesem Hinweis auf das schon damals offensichtlich geringe Interesse an dem Antiaerophthora und aus der spärlichen Resonanz in der Sekundärliteratur[364] lässt sich folgern, dass er sicher nur in wenigen Exemplaren oder sogar nur als Prototyp gebaut wurde und nach der Veröffentlichung der Bauanleitung recht schnell in Vergessenheit geriet. Vielleicht haben die Leser die Anweisung, die Schrift für sich zu behalten, zu streng befolgt?

4.3.13 Der Preßluftrespirator des k.k. Genie-Corps und der Wiener Feuerwehr (um 1830)

Für das im Folgenden beschriebene Gerät konnte der eigentliche Konstrukteur namentlich nicht ermittelt werden. Es wurde auf Veranlassung des Erzherzogs Johann von Österreich,[365] der seit 1801 Generaldirektor des österreichischen Geniewesens war, vom k.k. Genie-Corps entwickelt. Zunächst nur für die künstliche Atmung in unterirdischen gaserfüllten Räumen gedacht, kam der Apparat seit etwa 1833 auch bei der Wiener Feuerwehr als Rettungsgerät bei Feuersbrünsten zur Anwendung. Beschrieben wurde das Gerät in einer von mir nicht nachzuweisenden Schrift des Genie-Corps und bei Mathias Koch, einem Schriftsteller und Zeitungskorrespondenten.[366] Offensichtlich war dieses Gerät über längere Zeit in Gebrauch und wurde im Lauf der Jahre weiter verbessert, was einer Arbeit aus dem Bereich der militärischen Fachliteratur von Wilhelm Scherzer[367] zu entnehmen ist.

4.3.13.1 Beschreibung des ursprünglichen Geräts

Das Atmungsgerät bestand aus einer Kopfhaube, einem tragbaren Luftreservoir und den dazugehörigen Verbindungsschläuchen.[368] Die aus Eisenblech gefertigte Luftflasche enthielt komprimierte Luft, die mittels einer Luftpumpe in den Behälter eingepresst wurde. Die Einfüllöffnung wurde geschlossen und die Flasche an Riemen befestigt auf dem Rücken getragen. Der ganze Kopf wurde umschlossen von einer ledernen Kopfhaube, die sich vor dem Mund sackartig erweiterte und deren

363 Weitenhiller, o.S.

364 Ich habe nur zwei Rezensionen Weitenhillers gefunden: Die eine bringt eine kurze Anzeige des Apparats. In: Summarien des Neuesten aus der gesammten Medicin. Bd. 3. Art. 1154. 1829, S. 703. Die andere beinhaltet eine kurze Beschreibung des Apparats sowie eine Kritik des Rezensenten. In: Allgemeine medicinische Annalen. August 1829, S. 1037. Vgl. dazu auch Fußnote 183 dieses Kapitels. In der Sekundärliteratur konnte ich zwei Beschreibungen finden: Jüngst, 1909, S. 844, mit Abb. und Meyer, 1902, S. 666.

365 Johann von Österreich (*1782 in Florenz, † 1859 in Graz). Vgl. MKL, Bd. 10, 1905, S. 271f.

366 Vgl. Koch, Wien 1836.

367 Vgl. Wilhelm Scherzer: Militärchemie. Wien 1862.

368 Vgl. zur folgenden Beschreibung: Koch, 1836, S. 24 f.

Augenöffnungen mit Glasfenstern versehen sein sollten. Die Verbindungsröhre zum Luftbehälter war mit einer Schraube versehen, die der Regulierung des Luftstroms diente. Die Röhre mündete unterhalb des Mundes in den Luftsack. „*Die Flasche auf den Rücken geschnallt, und die Schraube geöffnet, durch deren Mündung die, mittelst einer zum Munde führenden Röhre, bisher eingeschlossene Luft in den Maskenbeutel ausströmt, erhält der Respirirende unmittelbar aus diesem engen Kreise der Atmosphäre die zum Athmen benöthigte Luft, und ist dadurch in den Stand gesetzt, so lange in Räumen die mit irrespirablen Luftarten angefüllt sind, zu verweilen, als sein Luftvorrath in der Flasche nicht aufgezehret ist.*“[369] Es handelte sich demnach um ein Atmungsgerät mit Haubenatmung und geschlossenem System ohne Kreislauf.

Das beschriebene Gerät wurde am 1. Februar 1833 von zwei Feuerwarten des Wiener Unterkammer-Amtes vor Augenzeugen, zu denen auch Mathias Koch gehörte, erprobt. Den Probanden gelang es, nach Anlegen des Geräts länger als 15 Minuten in einem mit Kohlendämpfen erfüllten Raum ohne Atembeschwerden und ohne den Luftvorrat ganz aufzubrauchen, zu verweilen.[370] Ein kritischer Einwand Kochs zielte auf die Anwendung der Pressluftflasche im Feuer, wo es zu einer starken Erhitzung des Eisenblechs und damit verbunden zur Ausdehnung der Pressluft und in der Folge zur Explosion der Flasche kommen könnte. Um diese Gefahr zu vermeiden, machte Koch einige Verbesserungsvorschläge. So empfahl er, die Metallflasche mit einem durch Tränken in Pottasche- und Alaunlösung unbrennbar gemachten Sack zu umschließen. Ein zusätzliches Mittel, den direkten Einfluss der Flammen abzuhalten, sei die Isolierung der Flasche mit einem dünnen doppelten Drahtgeflecht. Den sichersten Schutz vor dem Zerspringen sah Koch in der doppelten Wandung der Flasche und der Auskleidung der Zwischenräume mit Isoliermaterial wie Asche und Kohlenpulver sowie in der Umkleidung der Flasche mit einem imprägnierten Überzug.[371] Als wesentliche Voraussetzungen für den erfolgreichen Einsatz forderte Koch zum einen das sofortige Anlegen des Rettungsgeräts und das Füllen der Flasche bei jedem Feuereinsatz, ohne erst abzuwarten, ob Menschenleben gefährdet seien. Um Planlosigkeit und Verwirrung beim Einsatz zu vermeiden, hielt er zum anderen ein vorheriges Training des Feuerlöschpersonals mit dem Gerät für unumgänglich.[372]

Abschließend beurteilte Koch das Gerät folgendermaßen: „In der Vereinigung der unverbrennlichen Kleidung mit dem gedachten Respirationsapparat für den Gebrauch im Feuer, durch die von uns vorgeschlagene Verwahrung der luftgefüllten Flasche, ist ein vollendeter Schutz-Apparat, anwendbar in allen Fällen, wo Menschen oder Besitzthümer aus den Flammen zu retten sind, hergestellt. Wenn es ganz allein der neuesten Zeit vorbehalten war, diese Jahrhunderte lang entbehrten

369 Koch, 1836, S. 25.

370 Vgl. Koch, 1836, S. 25 f.

371 Vgl. Koch, 1836, S. 26 f.

372 Vgl. Koch, 1836, S. 30 f.

Rettungsmittel des Lebens und der Habe, zu erfinden, so gehört es wahrlich auch zu den wichtigsten Pflichten eben dieser Zeit, sich derselben zu bedienen.“[373]

4.3.13.2 Beschreibung der späteren Gerätevariante

Rund 30 Jahre später gab Wilhelm Scherzer eine sehr detaillierte Beschreibung des Gerätes, die interessante Einzelheiten enthält. Ob es sich hierbei um exakt den gleichen Gerätetyp handelt, wie bei dem von Koch beschriebenen, oder ob das Gerät in seinen Feinheiten weiterentwickelt wurde, lässt sich im Nachhinein bei der nur kurzen Beschreibung Kochs schwer sagen. Bemerkenswert ist jedoch, dass die Abbildung, die Scherzer beifügt, aus dem Jahr 1844 stammt, und hier schon die Details zu erkennen sind, die er dann 1862 beschreibt.

Die Gesichtsmaske bestand nach Scherzer aus einer mit Leinen gefütterten Ziegenlederkappe.[374] Sie wurde am Hals mit Hilfe zweier Bänder festgeschnallt. Für die sackartige Erweiterung in der Mundgegend gab Scherzer ein Fassungsvermögen von 110 Kubikzoll an. In der Vorderseite des Sackes war eine Messingklappe eingefügt, die in geöffnetem Zustand die Einatmung der umgebenden Luft erlaubte, während sie in irrespirabler Luft geschlossen wurde. In die Rückseite des Mundsacks mündete ein Luftschlauch, der über ein Messinggehäuse und eine weitere Röhre mit dem Luftbehälter kommunizierte. In diesem Luftschlauch fand sich nun eine interessante Vorrichtung, die zum einen die genaue Dosierung der Luftzufuhr ermöglichte und zum anderen ein Anzeiger für den Füllungsgrad der Luftflasche war. Es handelte sich um eine Pfeife, die zwischen dem Regulationshahn für den Luftstrom und dem eben erwähnten kurzen Luftschlauch derart eingebaut war, dass sie durch die ausströmende Luft angeblasen wurde. Entsprechend der Höhe des Tons konnte der Benutzer die Luftzufuhr regulieren. Sank der Ton ab, musste der Hahn weiter geöffnet werden; war der Pfeifton zu hoch, so musste die Luftzufuhr gedrosselt werden.

Den Luftbehälter bildete ein luftdicht genieteter Zylinder von 13 Zoll Länge und 6 Zoll Durchmesser, der ein Fassungsvermögen von etwas mehr als 1/6 Kubikfuß hatte. Am unteren Zylinderende befand sich eine Messingmutter, auf die eine Kompressionspumpe zur Füllung aufgeschraubt wurde. Im Innern der Mutter war ein nach einwärts öffnendes Ventil angebracht, um das Zurückströmen der komprimierten Luft zu verhindern. Als zusätzliche Sicherung wurde die Schraubenmutter noch durch einen Schraubenstöpsel verschlossen. Der Zylinder wurde auf einen Druck von 60 Atmosphären geprüft, der tatsächliche Füllungsdruck lag jedoch nur bei 20 Atmosphären. Am oberen Zylinderende waren zwei gebogene Röhren so angelötet, dass sie beim Tragen des Respirators über die Schulter führten und sich

373 Koch, 1836, S. 29.

374 Vgl. zur folgenden Beschreibung: Scherzer, 1862, S. 140 ff, zitiert nach: Haase-Lampe, 1940, S. 4371 und vgl. unten Abbildung 21.

unterhalb des Kinns in einem Messinggehäuse vereinigten. Eine Röhre diente der Luftzufuhr, die zweite wurde lediglich als Gegengewicht angebracht.

Nach Versuchen, die offensichtlich die volle Brauchbarkeit des Geräts anzeigten, erlaubte der Respirator den Aufenthalt in schadgashaltiger Luft für maximal 35 Minuten. Aus Sicherheitsgründen sollte jedoch nur eine kürzere Verweildauer von 15-20 Minuten eingehalten werden. Nach den Angaben aus der Literatur scheint das Gerät so erfolgreich gewesen zu sein, dass es über einen Zeitraum von mindestens 30 Jahren beim österreichischen Militär und der Feuerwehr zur Anwendung kam.

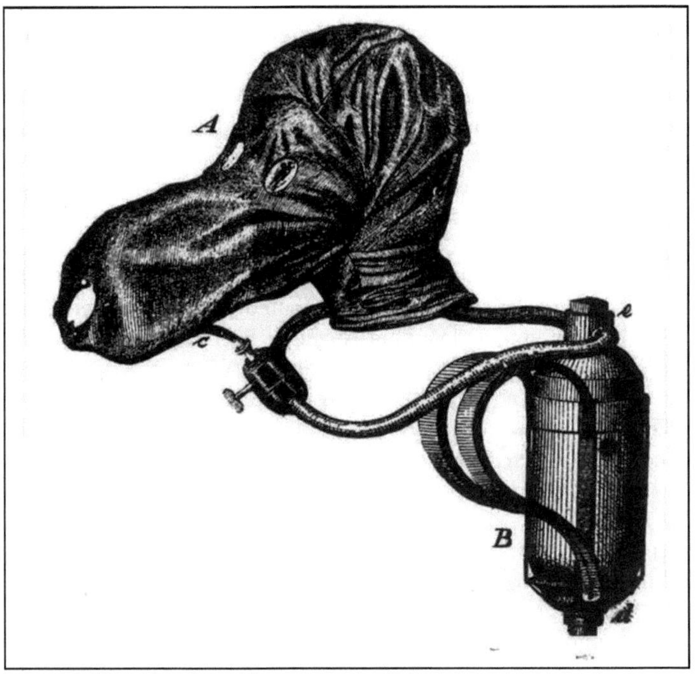

Abbildung 21: Der Preßluftrespirator des k.k. Genie-Corps und der Wiener Feuerwehr (um 1830)

A: Gesichtsmaske mit sackartiger Erweiterung in der Mundgegend und Messingklappe. B: Pressluftbehälter. bei c: Regulationshahn für den Luftstrom und eingebaute Pfeife zur Dosierung der Luftzufuhr nach der Höhe des Tones

Quelle: Originalabbildung bei Wilhelm Scherzer: Militärchemie. Wien 1862, hier entnommen aus: Wilhelm Haase-Lampe: Sauerstoff-Schutzgerät mit Regeneration oder Druckgasvorrats-Schutzgerät (Behältergerät) ohne Regeneration der Ausatemluft. In: Dräger-Heft 206 (1940), S. 4371

4.3.14 Der Respirator nach Paulin (vor 1835)

Der Erfinder des im Folgenden beschriebenen Respirationsapparates Paulin war Arzt und wurde im August 1820 zum Doktor der Medizin promoviert. Im Jahr 1837 erhielt er von der französischen Akademie der Wissenschaften einen auf 8000 Fr. dotierten Preis für diese Erfindung.[375]

Paulin selbst gab eine Beschreibung seines Geräts an Marc weiter, der diese übernahm.[376] Es handelte sich um einen Ganzkörperanzug, bestehend aus dem Helm des Feuerwehrmannes und einer sackartigen Bluse aus Schafleder, die auch über den Kopf reichte und in die eine durchsichtige Maske eingelassen war. Im Hüftbereich wurde diese Bluse durch den üblichen schon vorhandenen Gürtel des Sappeurs (= Feuerwehrmannes) zugeschnürt, außerdem gab es im Bereich der Ärmel zwei Schnallen zum Festziehen. Im Helmbereich war zur Sicherheit eine Pfeife angebracht, die es dem Retter ermöglichte, sich in Gefahrensituationen bemerkbar zu machen. In Brusthöhe mündete ein Schlauch, der die Verbindung zum Außenbereich darstellte und über den die Frischluft in die Bluse eingepumpt wurde. Der Retter war im oberen Teil also „aufgeblasen“ und atmete die Luft aus seinem Anzug. Durch die nicht luftdicht abschließende Bluse sollte außerdem die nach außen entweichende Luft dazu beitragen, die Umgebungsluft allmählich zu verbessern und zu erneuern. Erprobt wurde der „Blusenatmer“ von Paulin selbst, dem es gelang, in Rauch und in „[...] *allen Arten bösartiger Gasen* [...]“ länger als eine halbe Stunde zu verweilen und eine Temperatur von mehr als 50 Grad Réaumur zu ertragen.

Paulin empfahl das Gerät für die Feuerwehr zur Bekämpfung von Feuersbrünsten in Kellern, sie könne allerdings mit „[...] *noch mehr Erfolg benutzt werden, um in Abtritte, Mienen, Schiffsräume und stinkende Brunnen zu dringen* [...]“[377] Marc wohnte dem Einsatz eines solchen Geräts bei und bestätigte die erfolgreiche Anwendung. Er sah die Anschaffung dieses Respirators als wünschenswert für alle „*Unternehmer von Ausleerungs- und Reinigungsanstalten*“[378], alternativ könne ein solches Gerät auch für jedes Stadtviertel angeschafft werden.

375 Vgl. MSL, Bd. 31, 1843, S. 167. Weitere biographische Daten waren nicht zu ermitteln. Nach Angaben von Marc, der offensichtlich mit Paulin bekannt war, bekleidete er den Rang eines Obersten des Corps de Sappeurs-Pompiers der Stadt Paris. Vgl. C.C.H.Marc: Neue Untersuchungen über die Hülfe bei Scheintodten. Leipzig 1836, S. 14.

376 Vgl. Marc, 1836, S. 14-18 und unten Abbildung 22.

377 Marc, 1836, S. 16.

378 Marc, 1836, S. 18.

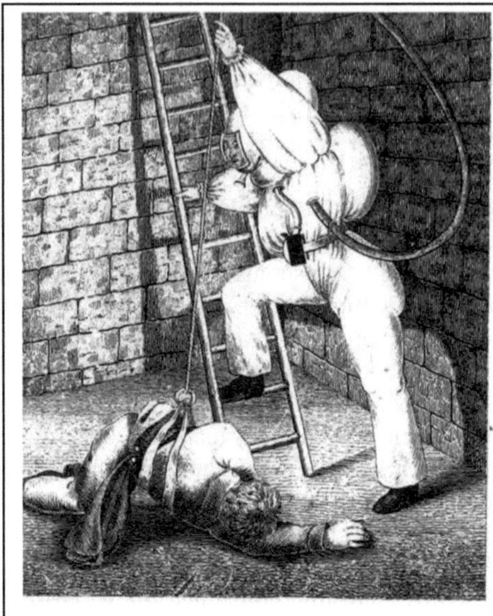

Abbildung 22: Der Respirator nach Palin (vor 1835)

Das Haubenatmungsgerät nach Paulin im Einsatz zur Rettung eines Verunglückten

Quelle: Marc, 1836, Tafel 1 im Anhang

4.3.15 Die Respirationsgeräte nach Wehrle (1835)

4.3.15.1 Wehrles Arbeit über Grubenwetter

In seinem Todesjahr 1835 erschien das Werk von Aloys Wehrle[379] über die Grubenwetter, worin er sich mit dem Vorkommen und der Entstehung von Grubenwettern, der Reinigung der Luft und der Rettung aus Grubengasen beschäftigte. „*Die Veranlassung zu dieser Abhandlung gaben mehrere Unglücke in bösen Wettern im hiesigen Bergwerksdistrikte, und der Befehl einer hohen Hofstelle, über die verschiedenen Eigenschaften der bösen Wetter, über die Art, sie unschädlich zu machen, und Verunglückte zu retten, einen für den Bergmann leicht faßlichen Unterricht zu entwerfen, damit derselbe jene, ihn oft in der Arbeit hindernden, oft seiner Gesundheit schädlichen, häufig auch seinem Leben gefährlichen Gasarten erkennen, die Ursachen ihrer Bildung erforschen, die schon gebildeten entfernen, zerstören oder unschädlich zu machen, sich selbst vor Gefahr zu sichern, und den in Gefahr Schwebenden, oder bereits Verunglückten, ohne nutzlos eigenes Leben zu wagen, mit Sicherheit zu Hülfe kommen zu können lernt.*“[380]

---

379 Aloys Wehrle (* 1791 in Kremsier (Kromeriz) in Mähren, † 1835 in Wien) war k.k. Bergrat und Professor der Chemie und Hüttenkunde an der königlichen Bergakademie zu Schemnitz (Selmecz-és Bélabánya) in Ungarn. Vgl. MSL, Bd. 33, 1845, S. 247.

380 Wehrle, 1835, Vorrede S. V.

Die in Gruben vorkommenden Gase oder Wetter lassen sich in gute, matte und schlechte Wetter einteilen, wobei die guten Wetter der reinen atmosphärischen Luft entsprechen, die matten Wetter zunächst nur das Licht der Berglampen und erst in höherer Konzentration auch die Atmung beeinträchtigen. Bei den schlechten Wettern lassen sich je nach Eigenschaften der Gase und Gasmischungen schlagende Wetter (knallende Wetter, wildes Feuer), das sind explosive Gase (z.B. Methangas), brennbare Wetter, die ruhig und ohne Explosion abbrennen, dampfige Wetter mit nebel- oder wolkenähnlicher Beschaffenheit und zuletzt die bösen Wetter unterscheiden, die als schwere Wetter am Boden liegen (z.B. Kohlendioxid) oder als leichte Wetter nur an höheren Punkten beobachtet werden können (z.B. Wasserstoffgas und seine Verbindungen mit Schwefel, Phosphor und Kohlenstoff).[381]

Wehrle kam zu dem Ergebnis, dass es sich im Wesentlichen um fünf verschiedene Gasarten handelt, welche die Arbeit des Bergmanns unter Tage erschweren oder unmöglich machen können, und beschrieb diese ausführlich im Text zum Gebrauch für Bergbeamten oder Grubenvorsteher und zusätzlich zum Nachschlagen für den einfachen Bergmann auf fünf Wettertafeln im Anhang.[382] Er unterschied das Stickstoffgas oder Azot, das kohlensaure Gas, das Schwefelwasserstoffgas, das reine und gekohlte Wasserstoffgas sowie die Miasmen.

4.3.15.2 Bau und Funktion der Geräte

Abhängig von der Zusammensetzung der Luft unter Tage empfahl Wehrle unterschiedliche Geräte: die „Sicherheitsflasche“ und die „Rettungsmaschine“. Die Sicherheitsflasche konnte zur Anwendung kommen, wenn die Luftqualität einzig durch Kohlensäure, Schwefelwasserstoffgas oder Miasmen gemindert wurde, allerdings zur Atmung noch ausreichend Sauerstoff vorhanden war.[383] Er beschrieb das Gerät als eine flache Büchse aus verzinntem Eisenblech oder Zinn. Am unteren Ende befand sich ein durchlöcherter Boden, desgleichen im Innern der Büchse, der somit zwei Räume abteilte. In den ersten Raum, also zwischen dem unteren Boden und dem Zwischenboden, wurde ein mit chlorigsaurem Kalk[384] getränkter Schwamm eingelegt, im zweiten Raum, gebildet durch den Zwischenboden und

381 Vgl. Wehrle, 1835, S. 4-7.

382 Vgl. Wehrle, 1835, S. 103-107.

383 Vgl. zur folgenden Beschreibung: Wehrle, 1835, S. 76f. und unten Abbildung 23. Vermutlich war es zu dieser Zeit nicht möglich, durch exakte Luftuntersuchungen die genaue Luftzusammensetzung zu ermitteln, was die Anwendungsmöglichkeiten der Rettungsflasche in Frage stellt. Auch Wehrle bezeichnet die Untersuchung als „oft schwierig“. Wehrle, 1835, S. 81.

384 Bei chlorigsaurem Kalk handelt es sich vermutlich um die Verbindung aus Chlor mit pulvrigem gelöschtem Kalk. Bei der Herstellung kann die Wirksamkeit von Chlorkalk durch die Einwirkung von Salzsäure bestimmt werden. Chlorkalk wurde seit 1799 zum Bleichen, zur Desinfektion von Abwässern und zur Geruchsbeseitigung von Fäkalien oder Kadavern benutzt. Vgl. Hollemann, Wiberg, 1985, S. 424f.

den Deckel der Büchse, befand sich ein mit Kalkmilch[385] befeuchteter Schwamm. Im Deckel war eine Öffnung zum Befestigen eines Schlauches angebracht, der zum Mundstück führte. Dieses war versehen mit zwei Ventilen, einem Inspirations- und einem Exspirationsventil, die in ihrer Anordnung etwa den Ventilen bei Humboldts Respirator entsprachen. Die Trennung der Luftwege erfolgte, um die Neutralisationsfähigkeit der getränkten Schwämme länger zu erhalten und eine zusätzliche Belastung durch das Ausatmungs- CO_2 zu verhindern. Das Mundstück wurde um den Kopf gebunden, die Büchse auf die Brust des Bergmanns geschnallt.

Bei der Inspiration wurde die Luft durch den Boden der Flasche angesaugt und gelangte durch die filternden Schwämme und das Inspirationsventil in die Lungen, während die Exspirationsluft durch das zweite Ventil direkt in die umgebende Luft zurückgeleitet wurde. Wehrle sah in dieser Sicherheitsflasche eine Möglichkeit, für kurze Zeit „[...] *die schädlichen Wirkungen der Wetter auf den Menschen* [...]“[386] zu verhindern. Obwohl er diese Flasche nicht ausdrücklich als seine eigene Erfindung beschrieb, denke ich doch, dass man sie auf ihn zurückführen kann, da er bei den übrigen beschriebenen Geräten jeweils eine Quellenangabe machte.

Sein zweites Gerät beschrieb Wehrle im Zusammenhang mit den Geräten von Pilatre de Rozier und Alexander von Humboldt[387]. Aus den Mängeln, die beide Geräte in der Anwendung zeigten, kam er zu folgendem Schluss: „*Es erscheint daher noch immer eine Vorrichtung wünschenswerth, welche leicht transportabel, sowohl den Athmungs- als auch den Verbrennungsprozeß längere Zeit zu erhalten imstande ist, welche die Bewegung des Arbeiters und dessen nöthige Hülfe nicht hindert, obwohl bei gewissen Fällen sowohl der Schlauch als auch der beschriebene Luftsack nützlich werden kann.*“[388]

Die Rettungsmaschine setzte sich zusammen aus einem Luftvorratsbehälter, einer Lampe, einem zweiten Luftbehälter, einer Atmungsmaske sowie mehreren Schläuchen. Der Luftvorratsbehälter oder Gasometer entsprach einem tragbaren, aus Kupfer geschlagenen Kasten, der an jeder Seite ein Kegelventil enthielt.[389] Diese Kegelventile wurden durch Schrauben reguliert, so dass beim Öffnen der Schraube die kegelförmigen Dichtungsflächen voneinander entfernt wurden und je nach dem Öffnungsgrad mehr oder weniger Luft entweichen konnte. Mit den Ventilen verbunden waren zwei elastische, luftdichte Schläuche, wovon der eine zu einer argantischen Lampe[390] führte, der andere zu einem luftdichten seidenen Beutel,

385 Als Kalkmilch bezeichnet man eine Suspension von Calciumhydroxid $Ca(OH)_2$ in Kalkwasser. Kalkwasser ist die klare Lösung von Calciumhydroxid in Wasser. Vgl. Hollemann, Wiberg, 1985, S. 914.

386 Wehrle, 1835, S. 76.

387 Vgl. Wehrle 1835, S. 77-79.

388 Wehrle, 1835, S. 79.

389 Die Maße des Gasometers gab Wehrle wie folgt an: Höhe: 24 Zoll, Breite: 18 Zoll, Tiefe: 6 Zoll. Zur Beschreibung des Geräts vgl. Wehrle, 1835, S. 79-82.

390 Die argantische Lampe, beschrieben 1783, wurde nach ihrem Erfinder Aimé Argand (* 1755, † 1803) benannt. Bei diesen Lampen wurde ein flacher Docht zusammen gebogen,

der sich in dem zweiten kleineren Behälter befand. Diese „*blecherne Büchse*“ mit einem Fassungsvermögen von 20 Kubikzoll wurde auf der Brust getragen und erhielt ebenfalls ein Ventil zur Ableitung eines möglichen Überdrucks. Vom Atmungssack wurde die Luft über ein Respirationsrohr zur Atmungsmaske geleitet, die wieder zwei Ventile, vergleichbar der Humboldtschen Maske, aufwies.

Vor der Inbetriebnahme des Geräts wurde zunächst der Gasometer über eine Druckpumpe mit atmosphärischer Luft gefüllt. Erneut kam es hier zur Verwendung von Pressluft, wie von dem unbekannten A.G. für Rettungszwecke bereits 1812 vorgeschlagen. Die Anregung dazu erhielt Wehrle allerdings, wie es scheint, von dem Engländer Gordon, der kurz zuvor einen mit Pressluft gefüllten Gasometer zur Speisung einer Lampe erfunden hatte.[391] Nachdem der Arbeiter den Gasometer auf den Rücken geschnallt hatte, wurde dieser über die Schläuche mit der Lampe, dem Luftsack und dem Mundstück verbunden. Die Ventile wurden geöffnet, der Luftstrom reguliert und die Lampe entzündet. Erst wenn die Atmung ohne Schwierigkeiten erfolgen konnte, sollte sich der Arbeiter in schlechte oder böse Wetter begeben. Der sich ändernde Luftdruck im Gasometer musste von Zeit zu Zeit durch weiteres Öffnen der Ventile ausgeglichen werden.

Bezüglich der Wartung seines Geräts machte Wehrle folgende praktische Anmerkungen: „*Soll dieser Apparat übrigens dem Zwecke immer entsprechen, so muß derselbe in gutem Stande und mit Luft gefüllt erhalten, öfter auseinander genommen, dessen Ventile mit neuen Federn versehen und probirt werden, theils um die Arbeiter an denselben zu gewöhnen, ihnen die Ueberzeugung der Nützlichkeit desselben zu verschaffen, theils um dessen Mängel zu entdecken und vor der Zeit zu beheben; er wird in diesem Falle vor allen bestehenden Rettungs- und Sicherheitsvorrichtungen den Vorzug erhalten.*“[392]

4.3.15.3 Einsatzmöglichkeiten

Die Rettungsmaschine erlaubte nach Wehrle einen längeren Aufenthalt in schlechten Wettern, da sie den Arbeiter ebenso wie die an das Gerät angeschlossene Lampe ausreichend mit frischer Luft versorgte. Außerdem sei ihre Anwendung unabhängig von einer vorausgehenden Untersuchung der Wetter, was einen Erfolg immer sicher mache. Durch die Transportart, welche die freie Benutzung der Hände gewährleiste, sei sie zur Rettung eines Verunglückten gut geeignet.[393] Der Träger allerdings sollte „[...] *von starkem Körperbau und bedeutender Stärke sein* [...]“.[394] Lediglich bei hohen Temperaturen erschien Wehrle der Einsatz des Geräts wegen

und es entstand eine hohle, kegelförmige Flamme, der von innen und außen Luft zuströmte. Dadurch fiel das Licht gleichmäßig nach allen Seiten. Vgl. MKL, Bd.1, 1902, S. 739 und ebd. Bd. 12, 1905, S. 84.

391 Vgl. Jüngst, 1909, S. 875.

392 Wehrle, 1835, S. 82.

393 Vgl. Wehrle, 1835, S. 81.

394 Wehrle, 1835, S. 88.

der Gefahr des Zerplatzens des Gasometers gefährlich. Doch auch dieser Mangel sei bei einem auf doppelten Druck geprüften Gasometer gering bzw. „*könnte eine Umhüllung desselben mit einer feuchten wollenen Decke, oder mit einem hölzernen Kasten, dessen Zwischenräume mit Wasser gefüllt worden sind, oder die Anbringung eines kleinen, mit Eis oder Wasser gefüllten Kastens am oberen Theile desselben diese Gefahr gänzlich entfernen oder doch wesentlich vermindern.*“[395]

Bei Anbringung dieser Vorrichtungen ist allerdings zu vermuten, dass der Apparat seine leichte Transportabilität und den von Wehrle gerühmten Vorzug vor den Geräten von de Rozier und Humboldt, nämlich der besseren Anwendung bei größeren Entfernungen sowie bei engen räumlichen Verhältnissen, einbüßen würde.[396] Ob und wie ausführlich Wehrle seine Rettungsmaschine im Einsatz getestet hat, geht aus seinen Ausführungen nicht hervor. Allen Kritikern und Zweiflern jedoch empfahl er: „*Mögen Jene, welche das Neue nicht lieben, oder welchen der Apparat vielleicht zu sehr zusammengesetzt, oder gar gefährlich erscheint, denselben früher genau prüfen, und sich gefälligst von dessen Wirkung wohl überzeugen, ehe sie über dessen Brauchbarkeit oder Anwendbarkeit absprechen, mögen sie dieses erst dann thun, wenn sie mit Berücksichtigung des Ortes, in welchem derselbe gebraucht werden soll, einen bessern vorgelegt, und nachgewiesen haben, damit nicht die mögliche Rettung eines Verunglückten durch Hülfe desselben zufolge einer bloßen Meinung verhindert werde.*“[397]

395 Wehrle, 1835, S. 81.
396 Vgl. Wehrle, 1835, S. 88.
397 Wehrle, 1835, S. 81.

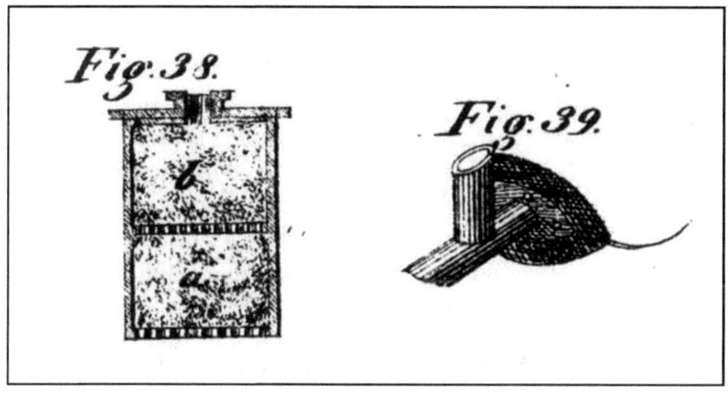

Abbildung 23: Die Respirationsgeräte nach Aloys Wehrle (1835). (I) Die Sicherheitsflasche

Fig. 38: Flacher Behälter aus Eisenblech oder Zinn mit durchlöchertem Boden und zwei Innenräumen, die miteinander in Verbindung stehen. a: unterer Raum mit einem in „chlorigsauren Kalk" getränkten Schwamm. b: oberer Raum mit einem in „Kalkmilch" getränkten Schwamm. Fig.39: Atmungsmaske mit zwei Ventilen

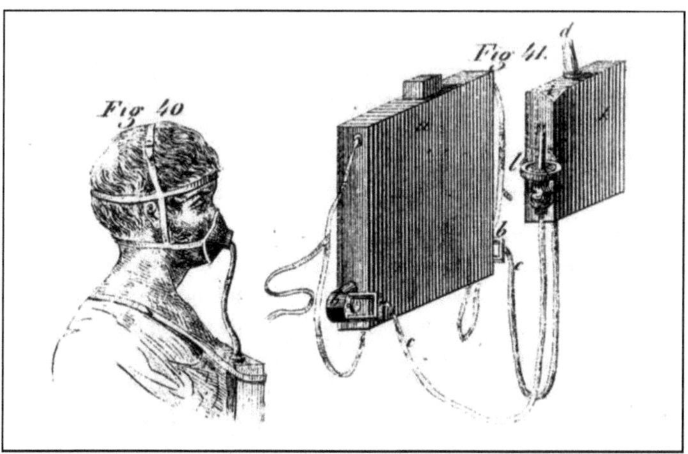

(II) Die Rettungsmaschine

Fig. 40: Die Rettungsmaschine im Gebrauch. Fig. 41 a: tragbarer Luftbehälter. b: zwei Kegelventile. c: zwei elastische Schläuche zur Verbindung mit dem kleinen Luftreservoir k. d: Respirationsrohr mit Atmungsmaske. i: Entlastungsventil am kleinen Luftreservoir. k: kleines Luftreservoir. l: Lampe

Quelle: Wehrle, 1835, Bildtafel II im Anhang

4.4 Tauchergeräte

4.4.1 Allgemeines

Das Atmen unter Wasser zu ermöglichen, im Wasser längere Zeit zu bleiben und Arbeiten auszuführen, Gegenstände zu bergen und Menschen zu retten, sind weitere Einsatzgebiete von Respiratoren. Solche Tauchergeräte und Tauchanzüge entsprachen zum Teil in ihrer Bauweise den bereits beschriebenen Luftrespiratoren, mussten aber auch den Bedingungen unter Wasser angepasst sein. Bei einigen Gerätevarianten wurde an einen Einsatz sowohl in gashaltiger Umgebung als auch unter Wasser gedacht. Die nachfolgend beschriebenen Geräte stellen eine Auswahl dar; sie sollen die vielfältigen bereits beschriebenen Gerätevarianten ergänzen und einen Einblick in die Phantasie und den Erfindergeist im ausgewählten Zeitraum geben. Bei den hier vorgestellten Geräten handelt es sich um sehr früh beschriebene und zum Teil auch erprobte Tauchergeräte, andererseits auch um besonders eigenwillige Erfindungen, die aufgrund ihrer phantasievollen Gestaltung eine ausführliche Beschreibung lohnen. Auf die weitere Entwicklung der Tauchergeräte mit ausführlicher Erprobung und kommerziellem Einsatz z. B. durch die Gebrüder Deane und August Siebe soll im Rahmen dieser Arbeit nicht eingegangen werden. Die nach dem ersten Drittel des 19. Jahrhunderts einsetzende rege Erfindertätigkeit mündete letztlich, wie auch im Bereich der Gastauchergeräte, in der modernen Gerätetechnik des 19. und 20. Jahrhunderts. Auch sollen in diesem Rahmen die frühen Taucherglocken nicht berücksichtigt werden.

4.4.2 Der „Appareil hydrostatergatique“ nach Fréminet (1770-76)

Ein Wasser- und Gastauchergerät mit automatischer Blasebalgbeatmung ist am Ende des 18. Jahrhundert eine sicher einmalige Erfindung. In seinem einzigen Werk von 1784 beschrieb Sieur Fréminet[398], ein ansonsten völlig unbekannter Erfinder, seine Geräte und Experimente mit dem „*Appareil hydrostatergatique*“, die er allerdings schon in den Jahren 1770-76 ausgeführt hatte. Zur Bezeichnung seines Apparats bemerkte er folgendes: „*Après avoir établi la possibilité de vivre & d'agir sous l'eau par le moyen de ma machine, je crois qu'il est nécessaire de lui donner un nom convenable aux deux objets intéressans qu'elle réunit, en l'appellant hydrosta-*

398 Lebensdaten von Fréminet waren nicht zu ermitteln. Der Titel seiner Schrift lautet: Fréminet: Précis sur la Machine hydrostatergatique inventée par Le Sieur Fréminet. Paris 1784. Vgl. auch: Max Speter: Ein uhrfederwerk- automatischer Frischluft- Atemapparat von Fréminet in Paris (1773-1776). In: Wissenschaftliche Mitteilungen des Drägerwerks 12 (1937), S. 35-43 und unten Abbildung 24.

tergatique, pour ne pas la confondre avec une infinité d'inventions connues sous le nom d'hydrauliques."[399]

Insgesamt beschrieb Fréminet vier Varianten seines Gerätes, das er ab 1770 weiterentwickelte. Es handelte sich um Geräte mit geschlossenem Atmungskreislauf. Bei der „*première invention*" von 1770 handelte es sich um einen einfachen Luftvorratsbehälter mit einer Maske, die Mund und Nase umfasste.[400] Über zwei Schläuche mit Ventilen, die sich vor dem Mund vereinigten, wurde die atmosphärische Luft aus dem Reservoir in die Lungen und die verbrauchte Luft wieder zurück ins Reservoir geleitet. Vorkehrungen zur Reinigung der Ausatemluft scheinen bei diesem einfachen Atmungsgerät jedoch nicht vorhanden gewesen zu sein. Das Gerät erlaubte zwar das Arbeiten, Gehen oder Schwimmen unter Wasser, es war jedoch nur in geringen Wassertiefen einsatzfähig, da es den hohen Wasserdruck in größeren Tiefen nicht vom Körper des Tauchers abhalten konnte.

Bei seiner „*seconde invention*" vom Juni 1772 wurde die Maske durch einen Kupferhelm ersetzt. In den Helm mündeten wiederum zwei, nun aber getrennte Schläuche. Der Inspirationsschlauch hatte seinen Ansatz vor dem Mund. Der zweite Schlauch, der sowohl die Exspirationsluft als auch „Körperausdünstungen" (*transpiration*) abführen sollte, mündete oberhalb des Kopfes. Beide Schläuche führten in einen abgedichteten ledernen Luftvorratsbehälter mit einem Volumen von 9 Kubikzoll.[401] Außerdem scheint dieses Gerät eine Vorrichtung zur Luftreinigung besessen zu haben: „*Une méchanique que j'avois placée dans ce réservoir forçoit toutes ces émanations à s'adapter aux parois intérieures; & la fraicheur de l'eau les rechuisant en fluide humide, contribuoit à vivifier l'air que j'étois obligé d'aspirer.*"[402] Zur genaueren Funktionsweise dieser interessanten „*méchanique*" schwieg sich Fréminet leider aus. Immerhin gelang es ihm bei einem eigenen Tauchversuch in der Seine beim Pont Marie in Paris, mit diesem Gerät 32 Minuten unter Wasser zu bleiben.

Fréminets „*troisième invention*" entsprach im Prinzip dem oben beschriebenen zweiten Gerät, allerdings war der lederne Vorratsbehälter nun mit Gummi abgedichtet und mit 18 Kubikzoll doppelt so groß: „*Un cuir sur lequel étoit étendue une gomme élastique que en bouchoit tous les pores, couvroit cet habillement. La tête étoit garnie de cuivre, & le réservoir contenoit alors 18 pouces cubes d'air, avec une méchanique semblable à celle que j'ai citée ci-dessus.*"[403] Außerdem wurde der offensichtlich rollbare Luftvorratsbehälter nun durch Eisenringe gegen eine Kompression aufgrund des hohen Wasserdrucks geschützt.

Im Dezember 1773 ließ Fréminet in Paris, in Anwesenheit einer mit der Prüfung dieses Geräts betrauten Kommission der Academie Royale des Sciences, ei-

399 Fréminet, 1784, S. 6.
400 Vgl. Fréminet, 1784, S. 2f.
401 Vgl. Fréminet, 1784, S. 3.
402 Fréminet, 1784, S. 3f.
403 Fréminet, 1784, S. 3.

nen Tauchversuch unternehmen. Trotz großer Kälte gelang es dem Taucher, bis zu einer Tiefe von 20 Fuß in der Seine abzusteigen und ca. 45 min unter Wasser zu bleiben. Unmittelbar nach dem Tauchversuch schloss sich eine Untersuchung des Tauchers durch die anwesenden Ärzte der Kommission an, die nach Angaben Fréminets zufriedenstellend ausfiel. Mitgenommene Vögel, die in einem Käfig im Luftbehälter untergebracht waren, überstanden dieses Experiment ebenfalls unbeschadet. Der Kommissionsbericht der Academie Royale des Sciences[404] über diesen Tauchversuch enthält zusätzliche Informationen bezüglich der Konstruktion der in Fréminets Broschüre nicht näher beschriebenen „*méchanique*": Ein Uhrfederwerk, das vor jedem Tauchversuch aufgezogen werden musste, steuerte die Tätigkeit eines Blasebalgs. Dieser war in den Luftsack integriert und wurde dadurch alle 45 Sekunden betätigt, d.h. er pumpte dem Taucher Luft durch den Inspirationsschlauch zu. Somit wurde das Atemholen unter Wasser sehr erleichtert bzw. bei der Länge der Schläuche wohl gar erst ermöglicht. Die Exspirationsluft gelangte über einen anderen Schlauch zurück in den Vorratsbehälter. Ob es sich um ein Gerät mit Helmatmung handelte, oder ob der Taucher über ein Mund- bzw. ein Nasenansatzstück wie bei der „*première invention*" direkt aus und in die Schläuche atmete, konnte weder der Gerätebeschreibung noch den beigefügten Abbildungen entnommen werden. Obwohl die Beurteilung der Kommission nicht negativ ausfiel, kam sie zum Schluß, das Gerät nicht zu empfehlen: „[...] *mais que ce moyen, tout ingenieux qu'il est, ne paroit pouvoir procurer que de foibles avantages, en l'etat actuel de cette Machine, nous concluons en consequence qu'en louant l'idée du S. Fréminet et ses efforts, l'Academie ne peut approuver sa Machine a plonger.*"[405]

Um erneut die Tüchtigkeit seines Gerätes auch bei höherem Wasserdruck und stärkerem Wellengang zu demonstrieren, unternahm Fréminet im Hafen von Le Havre eine Reihe von weiteren Tauchversuchen, bei denen er bis zu 55 Fuß tief abtauchen konnte. Am 7. Juni 1774 schließlich wurde das Gerät einer Kommission des Marineministeriums vorgestellt. Fréminets Taucher gelang es dabei, in einer Tiefe von 50 Fuß eine Stunde lang unter Wasser zu bleiben.

Die letzte Veränderung seines „appareil hydrostatergatique", die „*quatrième invention*", stellte Fréminet in einem Tauchversuch im Juni 1776 Mitgliedern des Generalstabs der Marine im Hafen von Brest vor.[406] Bei dieser Gerätevariante wurde das Luftreservoir von einem Fassungsvermögen von 18 Kubikzoll auf 8 Kubikzoll verkleinert, wodurch eine Verlegung auf den Rücken ermöglicht und somit zur Arbeit unter Wasser mehr Handlungsfreiraum gewährt wurde. Im Rahmen der Erprobung stellten die Vertreter der Marine Fréminet eine Reihe von Aufgaben. So sollte er unter Wasser unter Anderem eine Bleiplatte an einem Schiffsrumpf befes-

404 Vgl. Speter, 1937, S. 35 und S. 39. Max Speter war es gelungen, eine Abschrift des Aktenstücks der Kommission zu erhalten.

405 Extrait des Registres de l'Academie Royale des Sciences, du 12 Mars 1774. Zit. nach Speter, 1937, Anm. 21, S. 43.

406 Vgl. Fréminet, 1784, S. 5-7.

tigen und eine an einer Leine befestigte Metallkugel lösen. Fréminet selbst führte diesen Tauchversuch durch, zu seiner und – wie er meinte – auch zur vollen Zufriedenheit der Marineoffiziere.

Mit dem gleichen Gerät unternahm Fréminet noch weitere Taucherprobungen in der Vilaine. Die besondere Schwierigkeit dieser Versuche bestand darin, Gegenstände vom Grund dieses schnell strömenden und schlammigen Flusses aufzuheben und ans Ufer zu befördern. Laut Fréminet wohnten rund 3000 Schaulustige, darunter auch der Erzbischof von Aix, den Versuchen bei. Ungeachtet der spektakulären Tauchversuche scheinen diese außerordentlich interessanten Geräte keinerlei Resonanz gefunden zu haben, obwohl sich Fréminet recht zuversichtlich äußerte: „*La publicité que je donne à mon invention, n'a pour objet que de détruire la prévention où l'on est que les Anglois sont les premiers à exister sous l'eau* [...]“[407]

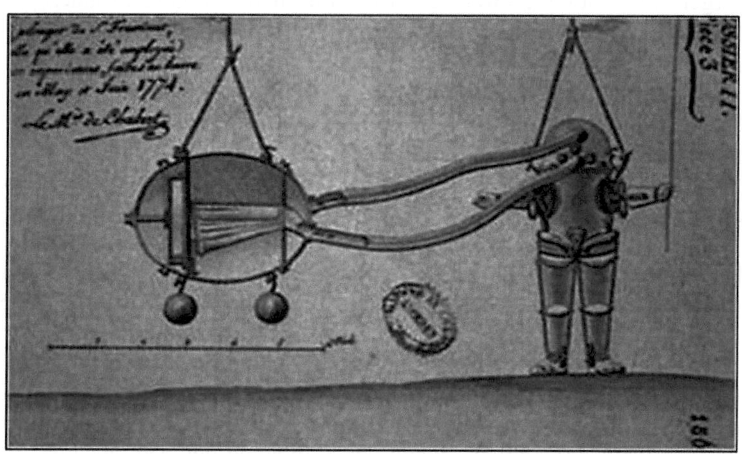

Abbildung 24: Der „Appareil hydrostatergatique“ nach Fréminet (1770-1776)

Der „Appareil hydrostatergatique“, Modell 3 (1773). Ganzkörperanzug in Verbindung mit einem fahrbaren Luftreservoir. Im Innern der Reservoirs befindet sich ein Blasebalg, der durch ein aufgezogenes Uhrfederwerk dem Taucher alle 45 s automatisch Luft zuführt

Quelle: Speter, 1937, S. 36 und S. 38. Nach Speters Angaben handelte es sich um die Modelle 3 (1773) und 4 (1776), was aber nicht der französischen Quelle entspricht. Die zweite Abbildung ist in schlechter Qualität bei Speter zu finden und wurde hier aus dem Internet kopiert. (1 „Appareil hydrostatergatique“ nach Fréminet. http://www.nepteau.com/PHOTO/histoire/freminet 1x.jpg)

407 Fréminet, 1784, S. 6.

4.4.3 Tauchergeräte nach Klingert (1797, 1822)

Dass alte und umständlich gebaute Geräte bis heute immer wieder eine gewisse Faszination ausüben und sogar oder gerade für Kinder interessant sein können, lässt sich aus der Abbildung der Tauchermaschine von Karl Heinrich Klingert[408] in einem Kinderbilderbuch der 1980er Jahre ersehen.[409] Seine Erfindung eines Tauchergeräts mit offenem Atmungssystem veröffentlichte Klingert erstmals 1797, nachdem er das Gerät zuvor der Öffentlichkeit vorgestellt und erprobt hatte.[410] In der gleichen Schrift kündigte er die Vorstellung eines weiteren Tauchergerätes an, dessen ausführliche Beschreibung jedoch erst 1822 erfolgte.[411]

4.4.3.1 Das Tauchergerät mit offenem Atmungssystem

Anders als bei den reinen Atmungsgeräten, den „Gastauchergeräten", ist es bei Tauchergeräten nicht nur notwendig, frische Luft herbeizuführen, sondern auch den im Wasser herrschenden Druck auszugleichen. Um dies zu erreichen, konstruierte Klingert einen Ganzkörperanzug, der nur die Unterarme und Unterschenkel freiließ.[412] Angefertigt wurde das Gerät aus verzinntem *„Ponton-Blech"* und Leder. Der Anzug bestand aus mehreren Teilen. Ein zylinderartiger Kopfschutz hatte vier Öffnungen, die dazu dienten, die gewölbten Augengläser und das Mundstück aufzunehmen. Die vierte Öffnung konnte je nach Bedarf geöffnet sein und erleichterte so die Atmung außerhalb des Wassers und den Wärmeausgleich. Beim Tauchversuch wurde sie durch einen Schraubdeckel verschlossen. Das Mundstück wurde dem Mund gegenüber in den Helm eingeschraubt. Ein vorderer, sich verjüngender Teil wurde zur Atmung in den Mund genommen. Auf der gegenüberliegenden Seite dieses Zapfens waren sowohl der Inspirationsschlauch als auch der Exspirationsschlauch befestigt. Im Innern des Mundstücks war deshalb eine Trennwand eingefügt, um die Luftwege bei In- und Exspiration zu separieren. Die Einatmung erfolgte durch den Mund, die Ausatmung durch die Nase, zunächst in den Helm. Eine Öffnung unterhalb des Zapfens diente der Aufnahme der verbrauchten Luft, die

---

408 Karl Heinrich Klingert (*1760 in Herrenprotsch bei Breslau, † 1828 in Breslau) lebte und arbeitete in Breslau als „Mechanicus und Opticus" und konstruierte eine Menge technischer und physikalischer Geräte. So baute er Eudiometer, Aerometer, Mikroskope und erfand unter anderem auch ein Thermometer für Blinde. Im Jahr 1803 wurde er an der Universität zu Breslau zum Dr. phil. promoviert. Vgl. BLH, Bd. 1, 1863, Sp. 1273f.

409 Vgl. Ali Mitgutsch: Rund ums Schiff. Ravensburg 1977. Darin wird das Gerät ohne Nennung des Autors als „[...] erster, auch nach neuestem medizinischen Wissen brauchbarer Tauchanzug [...]" bezeichnet.

410 Vgl. Karl Heinrich Klingert: Beschreibung einer in allen Flüssen brauchbaren Tauchermaschine. Breslau 1797.

411 Vgl. Karl Heinrich Klingert: Kurzer Nachtrag zu der Geschichte und Beschreibung einer Tauchermaschine, nebst der Erklärung einer Laterne oder Lampe, die in jeder verdorbenen Luft und im Wasser brennt. Breslau 1822.

412 Vgl. Klingert, 1797, S. 4-15 und unten die Abbildungen 25 und 26.

dann im Inneren des Mundstücks in den zweiten Schlauch weitergeleitet wurde. *„Der Mensch muss also, die durch das flachgedrückte Rohr u eingeathmete Luft, durch die Nase in die Maschine lassen, dann bleibt auch die Luft in derselben gleich elastisch. Bei dem nächsten Einathmen wird die Luft in der Maschine bei z, vermöge der Ausdehnung seines Körpers durch den andern Schlauch y, von selbst hinaus gedrückt, es werden auch daher seine Ausdünstungen stets mit fortgeführt. Auf diese Art ist es ohne Schwierigkeit möglich, lange, frei und leichte zu athmen, und hiermit das grosse Hinderniss gehoben.“*[413] Es handelte sich also um ein Gerät mit offenem Atmungssystem und Trennung der in- und exspiratorischen Luftwege.

Die Schläuche bestanden aus spiralförmig gedrehtem, 1,5 Linien dickem Messingdraht, der mit besonders behandeltem doppeltem Leder[414] wasserdicht übernäht war. Der innere Durchmesser betrug 3/4 rheinländischen Zoll. Um einen ungehinderten Luftaustausch zu gewährleisten, wurde dennoch eindringendes Wasser in Wasserauffangbehältern gesammelt, die im Verlauf der Schläuche zwischengeschaltet waren. Zur Kosteneinsparung empfahl Klingert, nur die 6 Ellen vom Mundstück an aus Leder anzufertigen. Die übrige Schlauchlänge könnte aus verzinnten Blechröhren bestehen, die über kurze Lederschläuche verschraubt wurden, um die Biegsamkeit zu erhalten. Ergänzt wurde dieses helmartige Kopfteil durch einen zylinderförmigen Schutz für Brust und Bauch. Die Verbindung von beiden wurde durch Leder bewerkstelligt. Als Besonderheit ist noch ein in Bauchhöhe angebrachtes Saug- und Druckwerk zu erwähnen. Es diente dazu, die Flüssigkeit auszupumpen, die sich bei längerem Aufenthalt unter Wasser im Innern des Anzugs ansammelte. Nach unten endete das des Tauchergeräts in einer Lederhose, die durch bewegliche Beinschienen und einen Ring über dem Knie befestigt wurde.

In Ergänzung zu diesem Gerät konstruierte Klingert eine Art Taucherglocke, die als Luftreservoir gemeinsam mit dem Taucher versenkt wurde und einerseits das Tauchen in größeren Tiefen ermöglichte, andererseits das Atmen erleichterte, das Klingert bei größerer Schlauchlänge selbst als beschwerlich und ermüdend ansah.

---

413 Klingert, 1797, S. 15.

414 Das Rezept zur Behandlung des Leders gab Klingert wie folgt an: 6 Teile Wachs, 2 Teile venetianischer Terpentin, 2 Teile Pech und 2 Teile zerlassenes Schweinefett. Vgl. Klingert, 1797, S. 7.

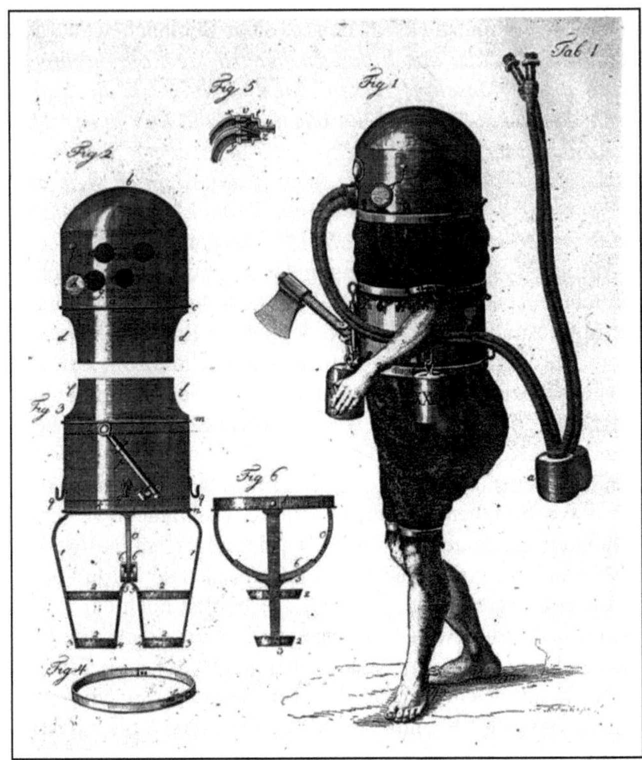

Abbildung 25: Tauchermaschine nach Karl Heinrich Klingert mit offenem Atmungssystem (1797)

Fig. 1: Vollständig bekleideter Taucher. Fig. 2: Zylinderförmiges Kopfteil des Tauchergeräts mit ringförmiger (bei a) und kreuzförmiger (bei b) Verstärkung im Innern des Zylinders. c: Befestigungsring für das elastische Zwischenteil. Dd: Ausschnitte für die Arme. ee: Löcher für die Augengläser. Fig. 3: Zylinderförmiger Schutz für Brust und Bauch mit in Bauchhöhe angebrachter Saug- und Druckvorrichtung (p) zum Auspumpen von Wasser aus dem Innern des Anzugs. Fig. 4: Messingriemen zum Umschnallen des Geräts. Fig. 5: Mundstück mit Trennung der Inspirations- und Exspirationsluft. Die Inspiration geschieht über xvtu in den Mund, die Exspiration über die Nase in den Helm. Bei weiterer Exspiration wird die Helmluft automatisch über die Öffnung z in den Exspirationsschlauch y verdrängt. Fig. 6: Seitliche Ansicht einer Beinschiene

Quelle: Klingert, 1797, Tafel I bei S. 4

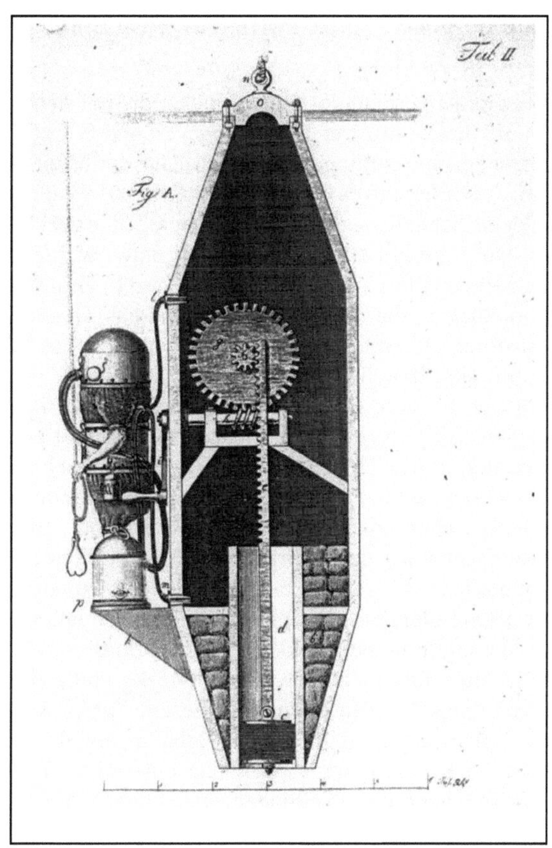

Abbildung 26: Tauchermaschine nach Karl Heinrich Klingert mit offenem Atmungssystem (1797) und versenkbarem Luftreservoir

Zum Tauchen in größeren Tiefen entworfene Tauchermaschine. Die Luftschläuche sind mit dem versenkbaren Luftreservoir verbunden und können deshalb kürzer gehalten werden. So wird bequemes Atmen und leichteres Hantieren des Tauchers ermöglicht

Quelle: Klingert, 1797, Tafel II bei S. 16

4.4.3.2 Das Tauchergerät mit halboffenem System und Haubenatmung (1822)

Das Kopfteil dieses Geräts bestand aus einer Glocke, die auf den Schultern aufsaß und nach unten wasserdicht mit einer Einfassung verbunden war.[415] Diese Glocke war aus zum größten Teil inwendig geschwärztem Glas gefertigt, um die Sicht im Wasser zu erhöhen. Als alternatives Zubehör ließ Klingert eine mit Augengläsern versehene Blechglocke herstellen, die er der Glasglocke wegen ihres geringeren Gewichtes vorzog. Der Abschluss der Glocke nach unten wurde durch Brust und Schultern gebildet. Mit der Einfassung verbunden waren je ein Luftbehälter im Bereich von Brust und Rücken, die das Schwimmen und das Tragen des ganzen Apparates erleichtern sollten. Aufgrund der Luftbehälter musste ein Taucher zum Abtauchen Gewichte mit sich führen. Beim Tauchen stand das Wasser dem Taucher nicht nur sprichwörtlich bis zum Hals, die Luftfüllung des Helmes verhinderte jedoch ein Höhersteigen des Wassers. In der Nähe des Mundes war eine senkrecht nach unten führende und in Brusthöhe endende Röhre angebracht, die eine Verbindung zwischen dem Glockeninneren und dem umgebenden Medium herstellte. Außerhalb des Wassers geschah das Atmen durch diese Röhre. Beim Atmen unter Wasser diente sie der Ableitung der verbrauchten Luft. Bedingt durch die Luftfüllung des Helms konnte kein Wasser von außen in die Röhre eindringen. Eine zweite, deutlich längere Röhre mündete gleichfalls in die Glocke und diente der Luftzufuhr unter Wasser. An ihrem unteren Ende stand die Röhre mit einem zylinderförmigen Luftvorratsbehälter mit einem Gewicht von 45 kg und einem Volumen von 1 Kubikfuß in Verbindung. Mit Hilfe einer zu diesem Zweck konstruierten Luftpumpe konnte atmosphärische Luft in diesem Behälter auf das 12- bis 15-fache komprimiert werden. 15 Kubikfuß atmosphärische Luft sollten nach Klingerts Berechnungen für eine Tauchzeit von 15 Stunden ausreichen. Während des Tauchvorgangs konnte der Taucher die Menge der aus dem Luftbehälter in die Glocke strömenden Luft über eine Stellschraube regulieren. Die Luftbehälter und die Senkgewichte wurden dem Taucher allerdings erst im Wasser angehängt. Zur Sicherung in rasch fließenden Gewässern konnte der Taucher über einen Haken an einem Seil befestigt werden.

4.4.3.3 Anwendung und Erprobung

Zum Einsatz des erstbeschriebenen Geräts gab Klingert an, man könne mit ihm ohne Gefahr stundenlang unter Wasser bleiben, auf dem Flussgrund umhergehen, versunkene Menschen oder Güter bergen oder Arbeiten zur Räumung eines Flusslaufs ausführen.[416] Das zweite Gerät eigne sich auch zum Einsatz in Bergwerken und für Mineure.[417] Mit Erfolg erprobt wurde das erstbeschriebene Tauchergerät am

415 Vgl. zur Beschreibung: Klingert, 1822, S. 6-8 und unten Abbildung 27.

416 Vgl. Klingert, 1797, Vorrede o. S.

417 Vgl. Klingert, 1797, S. 25.

24. Juni 1797 in der Oder bei Breslau bis zu einer Tiefe von 20 Fuß.[418] Dem Taucher, einem Jäger namens Friedrich Wilhelm Joachim, gelang es im Rahmen dieses Tauchversuchs, versenkte Gegenstände an einem Seil zu befestigen und einen Baumstamm zu durchsägen. Auch von einem praktischen Einsatz seines Tauchergeräts berichtete Klingert 1822: „[...] *mein Taucher sammt der Laterne, wurde bei Seite gelegt, und würde ganz der Vergessenheit übergeben worden seyn, wenn nicht ein Kaufmann, der durch Strandung seines Schiffes in der Ostsee Güter verloren hat, sich meiner Maschine erinnert, und diesfalls mit mir gesprochen und mehrmals an mich geschrieben hätte, dass ich ihm einen solchen Taucher anfertigen und überschicken solle. Dieses ist bereits geschehen, und ich habe zu meiner grösten Freude die schriftliche Versicherung von ihm erhalten, dass die Maschine ihre Dienste leistet.*“[419]

Praktische Erfahrungen mit dem zweiten Tauchergerät fehlen weitgehend. Klingert berichtet, er habe das Gerät lediglich mit einem jungen Hühnerhund erproben können, der 12 min unter Wasser überlebte. „*Dass in der Anwendung nicht noch einige Veränderungen sollten gemacht werden können, ist gar nicht zu bezweifeln. Ich bin erböthig, jedem Physiker, der sich vom Praktischen überzeugen will, solange ich diese Apparate noch besitzen werde, mit Vergnügen damit zu operiren: nur fehlt es mir an einem Manne zum Taucher: den ich 1797 hatte, ist gestorben.*“[420]

Eine Verbreitung und tatsächliche Anwendung erfuhren Klingerts Geräte offensichtlich kaum, und somit blieb auch der finanzielle Erfolg aus. Klingert beklagte sich 1822 sehr darüber, dass keine von seinen Erfindungen bekannt geworden war. „*Indess, wie es denn so in der Welt geht! so ging es auch mir; ich war (und bin noch) kein Glücksritter. Die Vorsehung hat mich manches erfinden lassen, aber sie wollte, ich sollte mich blos mit der kleinen Ehre begnügen; Entschädigung wollte mir Niemand zu Theil werden lassen: ich muste fühlen, dass ich nicht in England war.*“[421]

---

418 Vgl. Klingert, 1797, S. 12.

419 Klingert, 1822, S. 4.

420 Klingert, 1822, S. 10.

421 Klingert, 1822, S. 4.

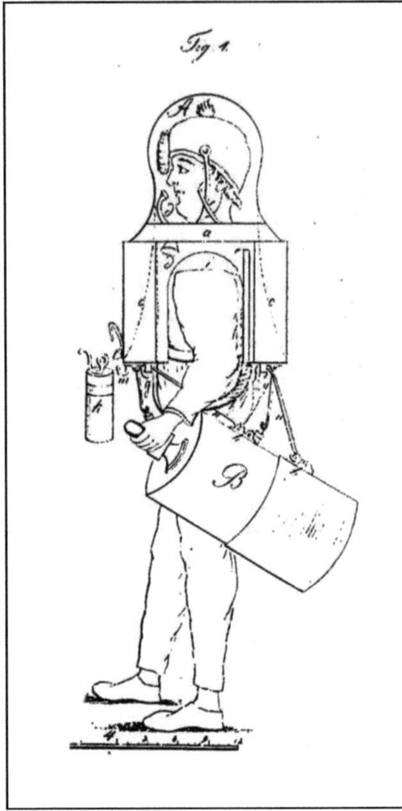

Abbildung 27: Die Tauchermaschine nach Karl Heinrich Klingert mit halboffenem Atmungssystem und Haubenatmung (1822)

A: Glasglocke, inwendig größtenteils geschwärzt zur besseren Sicht des Tauchers. cc: Luftbehälter auf Brust und Rücken, wasserdicht angelötet an a, den unteren Abschluss der Glocke. d: Luftrohr zum Atmen außerhalb des Wassers. k: Bleigewicht zum Beschweren des Tauchers. Der Taucher trägt eine Mütze mit Kokarde aus Wolle zum Abwischen des Schweißes

Quelle: Klingert, 1822. Tafel im Anhang

4.4.4 Tauchergeräte nach von Drieberg (1808/ 1811/ 1823)

Friedrich Johann von Drieberg[422] beschäftigte sich neben seiner Liebe zur Musik auch mit Fragen der Naturwissenschaft und Technik, was ihm jedoch keinen großen Ruhm einbrachte. „*Allerdings muß er in diesem Belang als Dilettant bezeichnet werden.*"[423] Zu seinen technischen Erfindungen gehörten eine „*Solowindbüchse*" und ein „*Wassersäulengebläse*", was immer man auch sich unter diesen Erfindungen vorzustellen haben mag. Sogar das „*Perpetuum mobile*" meinte Drieberg entdeckt zu haben. Schließlich konstruierte er zwei Tauchergeräte, deren Beschrei-

422 Friedrich Johann von Drieberg (*1780 in Charlottenburg, †1856 ebenda), ein preußischer Kammerherr, studierte ab 1804 Musik in Paris. Er arbeitete als Komponist und Musiktheoretiker und wurde bekannt durch seine Vorliebe für griechische Musik, als deren Wiedererwecker er galt. Vgl. ADB, Bd. 5, 1877, S. 410.

423 Max Speter: Der erste lungenautomatische (Frischluft-) Respirator: Friedrich von Driebergs „Triton" (1808-1811). In: Dräger-Heft 176 (1935), S. 2780.

bung im Folgenden wiedergegeben wird. Beide Geräte sind von der Konstruktion her Schlauchgeräte mit offenem Atmungssystem.

4.4.4.1 Bau und Funktion des „Triton“

Drieberg wählte für sein Tauchergerät in Anlehnung an seine offensichtliche Vorliebe für das antike Griechenland den Namen „Triton“[424]. Erstmals veröffentlichte er seine Erfindung in Frankreich[425]. Es handelte sich dabei um einen Schlauchapparat, den er mit zwei Blasebälgen, die in einem Behälter auf dem Rücken getragen wurden, kombinierte. Er bezeichnete diese Blasebälge als „*poumons artificiels*“[426]. Die Blasebälge mit einem Volumen von 40 Kubikzoll waren vertikal nebeneinander angebracht mit der Blasebalgspitze nach unten und dem sich öffnenden Teil nach oben. Hier im oberen Bereich war die Einmündung der beiden in die atmosphärische Luft führenden Schläuche. Über diese mit Spiraldraht offengehaltenen Lederschläuche wurde Frischluft zum einen Blasebalg bzw. verbrauchte Luft von dem anderen Blasebalg in die Umgebungsluft geführt. Die korrespondierenden Schläuche waren an der Blasebalgspitze befestigt und endeten im elfenbeinernen Mundstück, das von einer hölzernen „*Mundmaske*“ umgeben war. Jeweils am Abgang bzw. an der Einmündung der Schläuche waren schräg aufliegende Klappenventile aus Leder mit dünnen Messingplättchen angebracht, die den Luftaustausch regelten. Zur Betätigung der Blasebälge war außerdem ein Hebel notwendig, der mit einem kronenartigen Kopfring versehen war. Bei der Inspiration wurden gleichzeitig beide Blasebälge geschlossen, und die Frischluft aus dem einen gelangte in die Lunge, die verbrauchte Luft aus dem anderen Blasebalg wurde in die Umgebung abgelassen. Bei der Exspiration wurde durch erneute Bewegung des Kopfes die Öffnung beider Blasebälge bewirkt, wobei sich der eine Blasebalg mit der Exspirationsluft füllte, der andere mit atmosphärischer Luft. Auf diese Weise konnte der Taucher sich bei Bedarf selbst frische Luft zupumpen, was den Atemvorgang erleichtern sollte und der Entlastung der Lungen diente. Mit dem Frischluftblasebalg war außerdem noch eine Lampe verbunden. Drieberg verwendete somit eine ähnliche Gerätekombination wie Fréminet, also den Blasebalg in Kombination mit dem Schlauchgerät, bei der von außen mit Druck die Luft eingeblasen wurde. Beide gemeinsam kann man sicher als die Erfinder der Druckschlauchapparate bezeichnen.

Nach Drieberg war dieses Gerät sowohl zur Wassertaucherei als auch zur Gastaucherei zu benutzen: „*masque* [...] *pour être placé, autour de la bouche du plon-*

424 Triton war ein Meerdämon in der griechischen Mythologie, der Sohn des Poseidon und der Amphitrite. Er wurde dargestellt mit menschlichem Körper, Fischschwanz und Spitzohren.

425 Vgl. Fréderic de Drieberg: Mémoire sur une nouvelle Machine à plonger, appelée Triton. Précédé de quelques Notions historiques sur ce sujet. Paris 1811. Vgl. unten Abbildung 28.

426 Drieberg, 1811, S. 11, zit. nach Speter 1935, S. 2780.

geur, et intercepta le passage de l'eau ou du gaz dans lequel le plongeur seroit placé."[427]

Drieberg erprobte sein Gerät, das von einem Monsieur Maelzel angefertigt wurde, (vermutlich einer der beiden Brüder Mälzel in Wien, die das Pendel-Metronom entwickelten) und glaubte fest an dessen Brauchbarkeit.[428] So könne der Taucher beliebig lange unter Wasser bleiben, sich frei bewegen und in alle „*Winkel von Taucherobjekten*" vordringen, bleibe außerdem mit der Außenwelt in Kontakt und könne seinen Arbeitsplatz auch beleuchten. Schließlich sei der Apparat billig und einfach. Dennoch scheint die Resonanz in Fachkreisen gering gewesen zu sein. Im selben Jahr wurde das Gerät erneut beschrieben und angepriesen von dem damals in Paris wirkenden Arzt und Anhänger des Mesmerismus David Ferdinand Koreff (1783-1851), nach Speter ein Freund von Drieberg[429]. Drieberg selbst erwähnte dieses Gerät bei der Beschreibung seines zweiten Tauchergeräts mit keinem Wort mehr. Nach Jüngst wirkte dieser Apparat anregend für die Weiterentwicklung der Atmungsgeräte in Frankreich[430], was sich möglicherweise auch durch die Häufung von französischen Gerätebeschreibungen in den nachfolgenden Jahren belegen lässt.

4.4.4.2 Bau und Funktion der Tauchermaschine von 1823

Die Beschreibung einer zweiten Tauchermaschine erfolgte 15 Jahre später im Zusammenhang mit der Vorstellung einiger anderer neuer technischer Gerätschaften.[431] Dabei verzichtete Drieberg vollständig auf einen Taucheranzug, da er das Vorhandensein des mit der Wassertiefe zunehmenden Wasserdrucks negierte. Es handelte sich erneut um ein Schlauchgerät, bei dem die Luftwege durch zwei Röhren und ein zwischengeschaltetes Ventil separiert waren, jetzt aber ohne den Blasebalg. Das Kernstück des Geräts war ein kurios konstruiertes Mundstück, in das beide Röhren einmündeten. Der Trennung der Luftwege diente eine Doppelklappe, die über ein Drehscharnier auf dem Mundstück befestigt war. Es handelte sich dabei um eine Metallplatte, die in der Mitte in einem Winkel von 30° abgeknickt war. Das Drehscharnier war auf dem Scheitelpunkt angebracht. Der Taucher musste das gesamte Mundstück in den Mund nehmen und mit den Zähnen festhalten. Zusätzlich wurde es hinter dem Kopf mit Bändern befestigt. Jeweils bei der Einatmung wurde das Ventil mit der Zunge auf die Öffnung des Exspirationsrohrs gedrückt, bei der Ausatmung musste es entsprechend umgelegt werden, so dass die Inspirationsöffnung verschlossen war.

---

427 Drieberg, 1811, S. 17f, zit. nach Speter 1935, S. 2783, Anm. 15.

428 Vgl. Drieberg, 1811, S. 11 u. 26.

429 Vgl. Speter, 1935, S. 2782.

430 Vgl. Jüngst, 1909, S. 841.

431 Vgl. Friedrich von Drieberg: Neue Maschinen. Heft 1. Berlin 1823, S. 14-19 und unten Abbildung 29.

Abbildung 28a

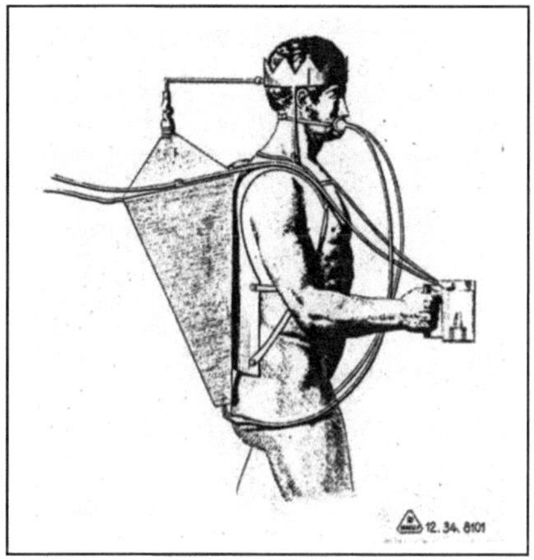

Abbildung 28b

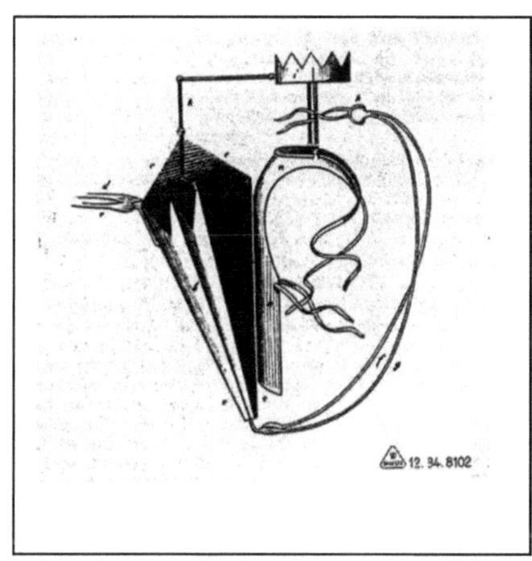

Abbildung 28c

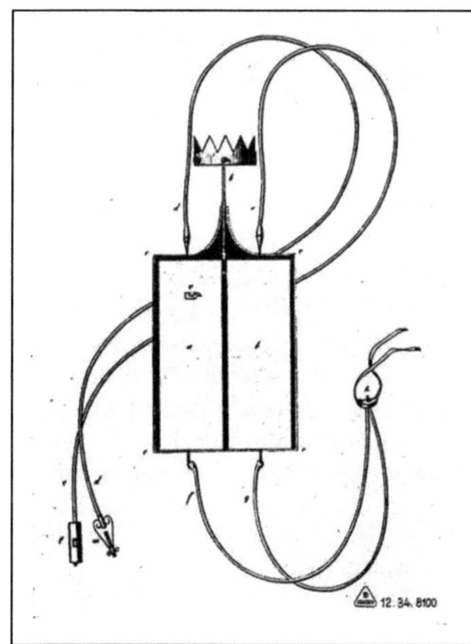

Abbildung 28: Der „Triton", ein Tauchergerät nach Friedrich von Drieberg (1808/11)

a: Vollständig bekleideter Taucher mit Luft gespeister Lampe. b: Seitliche Ansicht des Tauchgeräts. c: Querschnitt. a,b: Blasebälge. cccc: Tragekasten aus Blech mit zwei Hohlräumen

Quelle: Speter, 1935, S.2780-2783. Die Bildtafeln im Original bei: Fréderic de Drieberg: Mémoire sur une nouvelle Machine à plonger, appelée Triton. Précédé de quelques Notions historiques sur ce sujet. Paris 1811

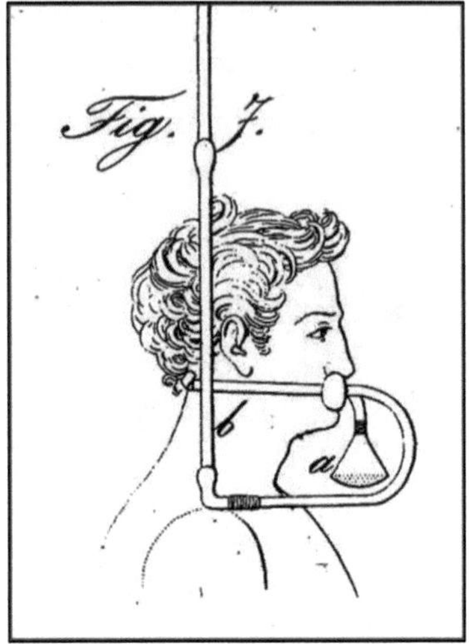

Abbildung 29: Die Tauchermaschine nach Friedrich von Drieberg (1823)

Abbildung 1: Tauchergerät, Schlauchgerät, mit Trennung der Luftwege. a: Blechgefäß, nach unten durchlöchert zur Aufnahme und Ausleitung der Exspirationsluft, wenn der Exspirationsschlauch weggelassen wird. b: Inspirationsschlauch

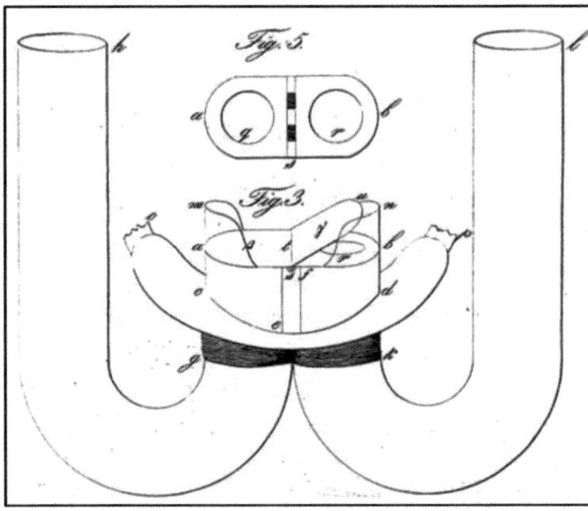

Abbildung 2: Mundstück des Geräts

ab: Öffnungen für die Ein- und Ausatemluft. mn: Kästchen zum Anschnallen vor dem Mund. tu: Klappe an einem Drehscharnier, die durch die Zunge bewegt wird. kl: Ausatmungsröhre. gh: Einatmungsröhre

Quelle: Drieberg, 1823, Tafel II im Anhang

Die Röhren endeten außerhalb des Wassers. Zur Vereinfachung des Geräts konnte das Exspirationsrohr auch weggelassen werden, sollte dann aber durch ein kleines kegelartiges Blechgefäß ersetzt werden, das an seinem unteren Ende fein durchlöchert war. Wenn dieses Gefäß so beweglich befestigt war, dass die Löcher immer nach unten gingen, konnte nach Drieberg kein Wasser eindringen und die Ausatmungsluft gelangte bei forcierter Atmung leicht in das umgebende Wasser. Zur Angabe von Jüngst[432], dass diese Gerätevariante als Atmungsgerät in Gasen bestimmt war, konnte ich bei Drieberg keinen Anhalt finden.

432 Vgl. Jüngst, 1909, S. 842.

4.4.5 Der Respirator nach Lemaire d'Angerville (1828)

Ein Pariser Zahnarzt namens Lemaire d'Angerville war der Erfinder eines nach der Beschreibung von d'Arcet „*appareil ingénieux*“[433], der auf Veranlassung des Marineministers mehrfach mit Erfolg erprobt wurde. Dieser Apparat bestand aus drei Teilen, einem Hauptvorratsbehälter „*réservoire général*“, der auf dem Rücken getragen wurde, einem zweiten Vorratsbehälter „*pectoral*“, auf der Brust getragen, und einer Maske. In dem aus Kupfer gefertigten Rückenbehälter wurde die Luft auf 14 Atmosphären oder mehr komprimiert. Über eine mit Hähnen versehene Röhre gelangte die Luft von hier aus in den Brustbehälter. Dieser bestand aus einer Kupferplatte, deren Ränder am Ende nach außen umgebogen waren und die von kleinen, dicht benachbarten Löchern durchbohrt war. In diese Löcher wurde eine weiche Haut eingenäht, so dass ein geschlossener aber dehnbarer Behälter entstand. Die zuvor komprimierte Luft sollte in dem zweiten Behälter ihre natürliche Ausdehnung wiedererhalten, um dann der Atmung des Menschen zu dienen. Die Maske umschloss die Nase und war in ihrem Inneren mit einem weichen Harz ausgekleidet, um sie an alle Nasenformen anpassen zu können. Sie kommunizierte über eine Röhre mit dem Brust-Vorratsbehälter. Außerdem gab es noch ein nicht näher beschriebenes Sicherheitsventil, das die für die Atmung unbrauchbar gewordene Luft in die Umgebung entließ. Die Luftzufuhr vom Vorratsbehälter in den Respirationsbehälter wurde über den eingebauten Hahn nach Ermessen des Tauchers gesteuert. Die Aufteilung der Luft in zwei Behälter erleichterte durch den dadurch erzeugten Auftrieb das Arbeiten unter Wasser.

Auf Anregung des Marineministers und in Gegenwart einer Kommission, bestehend aus vielen geschulten Personen und einer großen Zahl von Schaulustigen, wurden mit diesem Apparat Versuche unterhalb des Pont d'Jena, am tiefsten Abschnitt der Seine, am 20., 22. und 24. Oktober sowie am 5. November 1828 durchgeführt. Dabei wurden die verschiedensten Aufgaben und Arbeiten unter Wasser ausgeführt, es wurde mit Erfolg gesägt und gebohrt, und der Taucher hielt sich bis zu 23 Minuten unter Wasser auf. „*On s'occupe également de l'application de cet appareil au service de pompiers de Paris; on l'a déjà modifié de la manière la plus heureuse pour ce nouvel emploi; le succès de nous paraît pas douteux.*“[434] Dennoch geriet auch dieses Gerät offensichtlich trotz der erfolgreichen Testung sehr rasch wieder in Vergessenheit und beförderte weder den Ruhm noch den Reichtum seines Erfinders.

433 d'Arcet et alii, 1829, S. 458.
434 d'Arcet et alii, 1829, S. 463.

4.5 Exkurs: Inhalationsgeräte

4.5.1 Allgemeines

Die Forschungen zur Chemie der Luft und anderer Gase seit den 1770er Jahren (u.a. Entdeckung des Sauerstoffs durch Scheele und Priestley) gaben den Anstoß zur therapeutischen Anwendung von Gasen. Vor allem zur Behandlung von Lungenerkrankungen war die Inhalation von Gasen, Aerosolen oder Medikamenten ein wesentlicher Therapieansatz. Um Gase inhalieren zu können und so medizinisch nutzbar zu machen, benötigte man neben dem Gasreservoir ein Gerät, über das die genau definierte Luftmenge und Qualität dem Erkrankten zugeführt werden konnte. Ähnlich wie auch zuvor bei den Tauchergeräten soll hier eine Auswahl von relativ früh datierten Geräten beschrieben werden, die zur Inhalation, aber auch zu Forschungszwecken genutzt wurden. Eine andere Anwendung dieser Geräte war nicht vorgesehen. Die hier vorgenommene exemplarische Beschreibung soll einen Überblick über den kurativen „Nutzungsbereich" von Respiratoren geben. Bautechnisch gesehen fügen sich einige Inhalationsgeräte direkt in die Reihe der zuvor beschriebenen Atemschutzgeräte ein und verwenden zum Beispiel die Trennung von In- und Exspirationswegen durch Klappen, ähnlich wie bei Hales, de l'Aulnaye und von Humboldt beschrieben.

4.5.2 Inhalationsgerät nach Cavallo (1781)

Um die „dephlogistizierte Luft" (= Sauerstoff) zur Inhalationstherapie bei verschiedenen Lungenerkrankungen anzuwenden, modifizerte Cavallo seine unter 4.3.3 beschriebene Vorrichtung zum Atemschutz.[435] Auf einzelne Lungenerkrankungen geht er dabei allerdings nicht näher ein. Ein Glaszylinder mit zwei gegenüberliegenden Öffnungen wurde an einem Ende mit einem Lederschlauch verbunden, in den eine Röhre aus Glas oder Elfenbein eingebunden war.[436] An der zweiten Öffnung wurde eine Schnur mit einem Bleigewicht von etwa einem Pfund befestigt, um den Zylinder unter Wasser zu halten.[437] Zur Füllung mit dephlogistizierter Luft wurde zunächst der Lederschlauch abgebunden, der Zylinder mit Wasser gefüllt und mit der zweiten Öffnung nach unten in einem Wasserbehälter gehalten. Über diese konnte nun die Luft eingeleitet werden. Im Glaszylinder verdrängt die einströmende Luft das Wasser bis auf einen kleinen Rest, der mit Kalkstückchen versehen der Bindung des ausgeatmeten Kohlendioxids, unter Bildung von Kalkwasser, diente. Der lungenkranke Patient sollte nach tiefer Exspiration und anschlie-

435 Vgl. Cavallo, 1783, S. 514f.

436 Die Maße gab Cavallo wie folgt an: Glaszylinder: Durchmesser mind. 8 Zoll, Länge 12-14 Zoll. Lederschlauch: Durchmesser mind. 1 Zoll, Länge 2 Zoll. Röhre: Durchmesser mind. 0,5 Zoll, Länge 3 Zoll.

437 Vgl. unten Abbildung 30.

ßender Öffnung des Schlauches inhalieren. Dabei durfte er nur durch den Mund ein- und ausatmen und das Mundstück nicht loslassen. Bei Bedarf konnte die Nase zugehalten werden. Vor Beendigung des Inhalationsvorgangs musste der Schlauch wieder abgebunden werden, um das Entweichen der Luft aus dem Glaszylinder zu verhindern.

Dieses Inhalationsgerät weist die Konstruktionsmerkmale des geschlossenen Atmungssystems ohne Kreislauf der Luft auf. Wie bereits im Zusammenhang mit dem Vorschlag eines Atemschutzgeräts erwähnt, wurde auch dieses Gerät vermutlich nie praktisch eingesetzt.

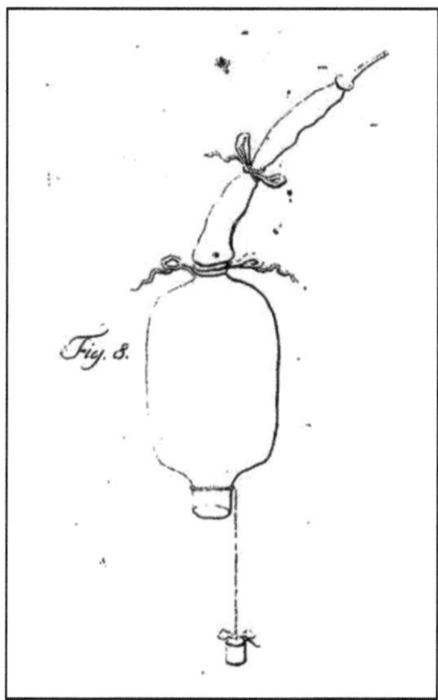

Abbildung 30: Inhalationsgerät zur Therapie von Lungenerkrankungen nach Tiberio Cavallo (1781)

Fig. 8: Einfaches Inhalationsgerät, bestehend aus einem Glaszylinder mit zwei gegenüberliegenden Öffnungen. Am oberen Ende ist ein Lederschlauch befestigt, in den zusätzlich eine Glas- oder Elfenbeinröhre eingebunden ist. Am unteren Ende ist ein Gewicht befestigt, um den Zylinder unter Wasser zu halten

Quelle: Cavallo, 1783, Kupfertafel III im Anhang

4.5.3 Die Inhalationsgeräte nach Ingen Housz (1781/82/84)

4.5.3.1 Untersuchungen zur Wirkung der dephlogistizierten Luft

Jan Ingen Housz[438] beschäftigte sich intensiv mit der Physiologie der Pflanzen und machte grundlegende Entdeckungen zur Photosynthese. So gelang es ihm zu zeigen, dass nur die grünen Teile der Pflanzen unter Lichteinwirkung den von Priestley und Scheele neu entdeckten Sauerstoff, die dephlogistizierte Luft, abgeben und Kohlendioxid aufnehmen, während sie bei Dunkelheit atmen, d.h. Sauerstoff aufnehmen und CO_2 abgeben. Außerdem führte er Untersuchungen zum Sauerstoffbedarf keimender Samen, zur Wirkung der Elektrizität auf Pflanzen und zu anderen Problemstellungen durch, so dass man ihn heute zu Recht als einen Mitbegründer der Pflanzenphysiologie bezeichnet. Sein Interesse für die Nutzung des Sauerstoffs als Heilmittel ist im Zusammenhang mit seinen pflanzenphysiologischen und gaschemischen Untersuchungen zu sehen.

Die Auswirkungen der dephlogistizierten Luft auf den Organismus waren um 1780 noch weitgehend unerforscht. Nach Selbstversuchen von Joseph Priestley und Felice Fontana[439] bereitete die Inhalation dieser Luft eine „[...] *angenehme Empfindung, die mit Worten sich schwer beschreiben läßt.*“[440] Auch Ingen Housz verspürte nach der Inhalation ein Wohlbefinden, einen gesteigerten Appetit und einen ruhigen nächtlichen Schlaf. Er bemerkte dazu: „*Es scheint mir also, man dürfe sich von dem Gebrauch der dephlogistizierten Luft in Kranken weit merklichere Wirkungen, als in gesunden versprechen.*“[441] Im Hinblick auf die weitere Erprobung dieser Luftart schrieb er: „*Um zu sehen, was diese Lebensluft für eine Wirkung auf die Kranken äussere, ist zum Besten der Menschheit zu wünschen, das Aerzte, die den Fortgang der Heilkunde am Herzen haben, die nöthigen Versuche zu machen, sich*

---

438 Jan Ingen Housz (andere Schreibweise Ingenhouss; * 8.12.1730 in Breda, Nordbrabant, † 7.9.1799 bei London) wurde im Jahr 1768 aufgrund der erfolgreichen Pockenimpfung dreier Kinder der Kaiserin Maria Theresia zum k.k. Leibarzt ernannt und erhielt ein Jahresgehalt von 5000 Gulden auf Lebenszeit, ohne amtliche Verpflichtungen übernehmen zu müssen. Diese Zuwendung erlaubte ihm, sich in der Folge seinen chemischen und physikalischen Studien zu widmen. Er konstruierte u.a. einen Handeudiometer (Eudiometer, gr. Luftgütemesser, Gerät zur Bestimmung des in der Luft enthaltenen Sauerstoffs), einen Kompass und eine Elektrisiermaschine und machte sich um die Einführung von Blitzableitern in Österreich verdient. Vgl. NDB, Bd. 10, 1974, S. 171f.

439 Felice Fontana (* 1730, † 1805), italienischer Physiker, Naturforscher und Anatom, erwarb sich als Direktor des physikalischen und naturhistorischen Kabinetts in Florenz große Verdienste, insbesondere indem er anatomische Wachsfiguren anfertigen ließ, die später für Sammlungen in Wien und Paris nochmals gefertigt wurden. Er veröffentlichte zahlreiche Abhandlungen, u.a. eine Schrift über den nach ihm benannten Eudiometer: Descrizioni ed usi di alcuni stromenti per misurar la salubrità della aria, Fiorenza 1774, sowie die Recherches physiques sur la nature de l' air déphlogistique et de l' air nitreux, Paris 1776. Vgl. AEW, Teil 46, Sektion 1, 1847, S.171f.

440 Jan Ingen Housz: Vermischte Schriften phisisch-medizinischen Inhalts. Wien 1782, S. 7.

441 Ingen Housz, 1782, S. 8.

eilten, und dies zwar vorzüglich in Spitälern, damit es, ob der Gebrauch dieser Luft wirklich vortheilhaft sei, sobald als möglich entschieden würde."[442]

Um selbst die Wirkung der dephlogistizierten Luft an Kranken erproben zu können, hatte Ingen Housz den Wiener Arzt Maximilian Stoll[443] gebeten, ihm einen „[...] *mit einer krampfhaften Engbrüstigkeit behafteten Kranken zur Zeit des Paroxismus* [...]"[444] zu schicken, was aber bis zum Zeitpunkt der Veröffentlichung seiner „Vermischten Schriften..." im Jahre 1782 noch nicht geschehen war.[445]

Die einfachste Art, dem Kranken Sauerstoff zuzuführen, sah Ingen Housz in der Aufstellung photosynthetisierender, *„sonnenatmender"* Pflanzen direkt im Krankenzimmer. Bei einer künstlichen Gewinnung von Sauerstoff aus Salpeter könne man diesen über eine Röhre direkt aus der Retorte in das Krankenzimmer leiten.[446] Bei diesen Applikationsvorrichtungen war eine Vermischung von Sauerstoff mit der Zimmerluft unvermeidlich. Ingen Housz bevorzugte jedoch die Anwendung reiner dephlogistizierter Luft: *„Um diese belebende Luft in ihrer ganzen Reinigkeit einathmen zu lassen, ist kein anderer Ausweg, als sie in Gefäßen aufzufangen, so daß man, ehe man sie anwendet, sich mit der größten Gewißheit von dem Grade ihrer Güte oder Reinigkeit versichern, und zugleich verhindern könne, daß sich ihr nicht das Mindeste von der gemeinen Luft beymische.*"[447]

In der Folgezeit stellte Ingen Housz weitere Selbstversuche und auch Versuche mit Probanden an, wobei die meisten folgende Empfindungen verspürten: *„Sie fühlten die Brust gleichsam erweitert, und als wenn ein leerer Raum darin wäre; und in der That war dieß die nämliche Empfindung, die ich jedesmahl davon zu erhalten schien.*"[448] Seine ersten Versuche machte er mit einer Einrichtung, die ihm Felice Fontana mitgeteilt hatte.[449] Sie bestand aus einer gläsernen, mit dephlogistizierter Luft gefüllten Glocke, die mit der Öffnung nach unten in einem wassergefüllten Bottich schwamm. Die Atmung erfolgte bei dieser Vorrichtung mit zugehaltener Nase durch den Mund aus einer bzw. in eine gebogene Röhre, die in der Glasglocke endete. Ingen Housz fand dieses Gerät für seine Zwecke jedoch ungeeignet. Während der Inhalation „[...] *befande ich mich nach fünf bis sechs Athemzügen so*

442 Ingen Housz, 1782, S. 43.

443 Maximilian Stoll (* 1742, † 1788) war als Schüler von de Haen ein Vertreter der Wiener Schule. Er machte Beobachtungen zur Epidemiologie und beschäftigte sich u.a. mit der chronischen Pneumonie. Vgl. BLÄ, Bd. 5, 1934, S. 441f.

444 Ingen Housz, 1782, S. 44..

445 In der 2. Auflage seiner „Vermischten Schriften..." ist kein diesbezüglicher Hinweis enthalten.

446 Vgl. Jan Ingen Housz: Vermischte Schriften physisch-medicinischen Inhalts. Bd. 2. Wien 21784.

447 Ingen Housz, 1784, S. 70.

448 Ingen Housz, 1784, S. 8.

449 Vgl. Ingen Housz, 1784, S. 70. In den Schriften Fontanas findet sich kein Hinweis auf sein Inhalationsgerät.

abgemattet, daß ich diese Art, um sie einem Kranken anzurathen, für viel zu beschwerlich erklären mußte.“[450]

4.5.3.2 Einfaches Sauerstoffinhalationsgerät (1781/ 1782)

Ein einfaches Sauerstoffinhalationsgerät beschrieb Ingen Housz 1781.[451] Es handelte sich um eine luftgefüllte Blase, die über einen zwischengeschalteten Kupferhahn mit einem Nasenstück in Verbindung stand. Als Nasenstück wurde ein Kautschuk- oder Federharzfläschchen[452] benutzt, dessen Boden ausgeschnitten war.[453] Diese Öffnung wurde der Nase des Probanden angepasst und konnte aufgrund der hohen Elastizität des Kautschuks luftdicht angedrückt werden. Stand ein solches Fläschchen nicht zur Verfügung, so konnte man das Nasenstück ersatzweise aus Papier, Leder oder anderen Materialien anfertigen und den Rand mit einem elastischen Polster umgeben. Für Patienten, die durch den Mund atmen mussten, sollte das Atmungsteil Nase und Mund umschließen. Der Kupferhahn zwischen Blase und Kautschukflasche diente zum Öffnen und Schließen des Luftwegs. Der Durchmesser der Röhre im Hahn sollte mindestens 3 Linien oder 1/4 Zoll[454] betragen. Als Luftbehälter verwendete Ingen Housz Ochsenblasen, die nach sorgfältiger Präparation aufgebläht, getrocknet und mit Butter und Olivenöl eingerieben wurden, um ihre Biegsamkeit und Dauerhaftigkeit zu erhöhen. Das Nasenstück sollte mit der linken Hand gehalten werden. Mit der rechten Hand wurde nach der Exspiration der Hahn geöffnet, und die Inhalation aus der mit Sauerstoff gefüllten Blase konnte beginnen. Bei einem Blasenvolumen von ca. 250 Kubikzoll[455] konnte man nach Ingen Housz 16-20 Atemzüge machen, „[...] *ehe sie* [die dephlogistizierte Luft] *zur Eigenschaft einer gemeinen Luft herabgewürdigt wird.*“[456] Aufbewahrt und trans-

---

450 Ingen Housz, 1782, S. 48f.

451 Jan Ingen Housz: Verhandeling over de Gedéphlogisteerde Lucht, en de Manier, hoe man dezelve kan bekomen en tot de Ademhaaling doen dienen. In: Verhandelingen van het Bataafesch Genootschap der Proefondervindelyke Wysbegeerte te Rotterdam. Teil 6. Rotterdam 1781, S. 107-160. Deutsche Übersetzung 1782, s.o. Den beiden Ausgaben dieses Werkes (Holländisch und Deutsch) sind leicht voneinander abweichende Abbildungen beigefügt

452 Kautschuk und Federharz sind identische Materialien. Nach der Auffassung von Max Speter hat erstmals Ingen Housz Röhren und Flaschen aus Kautschuk angewandt. Ihre Herstellung beschrieb er in: Jan Ingen Housz: Experiments upon Vegetables. London 1779, S. 171f. Vgl. Max Speter: Jan Ingen-Housz' „verbessertes“ Sauerstoff-Inhalierungsgerät (1783/84) und dessen Ausgestaltung durch Paskal Joseph Ferro (1783/84). In: Wissenschaftliche Mitteilungen des Drägerwerks, Heft 5, Lübeck 1936, S. 14, Anm. 7.

453 Vgl. Ingen Housz, 1782, S. 49ff. Vgl. unten auf den Abbildungen 31 und 32 jeweils die Fig. 2 und Fig. 4.

454 3 Linien entsprechen ca. 60 mm; 0,25 Zoll entsprechen ca. 65 mm.

455 250 Kubikzoll entsprechen ca. 4,4 Liter.

456 Ingen Housz, 1782, S. 52.

portiert wurde die dephlogistizierte Luft in Glasflaschen mit einem Volumen von ca. 500-600 Kubikzoll.[457]

4.5.3.3 Sauerstoffinhalationsgerät mit Nassabsorption von CO_2 (1781)

Die weiteren von Ingen Housz beschriebenen Geräte kann man als Fortentwicklungen dieses ersten einfachen Inhalationsgeräts bezeichnen. Dabei blieben das Nasen- bzw. Mundstück (bei dem Gerät von 1784) sowie der Hahn zum Öffnen und Schließen des Luftwegs unverändert. Was neu hinzukam, war die Verbindung des Luftbehälters mit Kalkwasser zur Reinigung der Exspirationsluft. Diese exspirierte Luft „[…] *führet aus der Lunge zwey dem Leben der Thiere schädliche Eigenschaften mit sich; sie ist nämlich mit einer guten Portion Sauerluft, fixer Luft, oder Kalksteinsäure, und Brennstoff besudelt.*“[458] Das Kalkwasser diente ähnlich wie bei den Atmungsgeräten Cavallos dazu, die fixe Luft [Kohlendioxid] zu binden. Da der hypothetische Brennstoff, das Phlogiston, jedoch nicht gebunden werden könne, reichere es sich in der zu inhalierenden Luft allmählich an.[459] Zur Reinigung der Exhalationsluft vom Kohlendioxid hatte Ingen Housz zahlreiche Versuche angestellt und war zu folgenden Ergebnissen gekommen: „*Ich vermuthete Kalkwasser, als welches zu der festen Luft eine nähere Anverwandschaft hat, als gemeines Wasser, würde auch die Güte dieser Luft besser herstellen, als dieses. Inzwischen darf man daraus nicht folgern, als sei es gleich giltig* [!], *was man für Wasser nehme. Denn es ist aus andern Versuchen gewiß, daß die Berührung des Kalkwassers die durch Luftsäure verdorbene Luft geschwinder reinigt, als die Berührung des gemeinen Wassers.*“[460] Für das zweite, im Jahr 1781 beschriebene und abgebildete Inhalationsgerät hatte Ingen Housz die Ochsenblase von unten aufgeschnitten und mit dem oberen Rand eines hohlen Zylinders verbunden.[461] Dieser Zylinder stand in einem Behälter mit Kalkwasser. Um zu verhindern, dass die Blase in ungefülltem Zustand in den Zylinder hineinsackt, war dieser an seinem oberen Rand mit einem Rost aus Kupferdraht überspannt. Der Patient atmete entsprechend der Abbildung die Luft über die Nase ein und auf dem gleichen Weg wieder zurück, wobei das Kohlendioxid in den Zylinder absacken konnte und von dem Kalkwasser gebunden wurde. „*Men ademt dezelfde Lucht wederom door de neusgaten in de blaas uit, welke dan, het water in den Cijlinder anraakende, van het Luchtzuur gezuiverd word* […]“[462]

457 Vgl. Ingen Housz, 1782, S. 57.
458 Ingen Housz, 1784, S. 73f.
459 Vgl. Ingen Housz, 1784, S. 74. Siehe auch Kap. 2.1.
460 Ingen Housz, 1782, S. 63f., Anm.
461 Vgl. Ingen Housz, 1781, S. 141f. und 157f. Vgl. unten Abbildung 31, Fig. VI.
462 Ingen Housz, 1781, S. 158.

4.5.3.4 Sauerstoffinhalationsgerät mit Nassabsorption von CO_2 und geschlossenem Atemkreislauf (1782)

Gleichzeitig mit dem oben beschriebenen Gerät entwarf Ingen Housz auch eine Inhalationsmethode, bei der die exspirierte Luft über ein Elfenbeinmundstück mit daran befestigter, unten gebogener Zuleitungsröhre durch Kalkwasser in eine Glocke geleitet wurde, an der eine Blase befestigt war. Die durch das Kalkwasser gereinigte Luft stieg über die Glocke in die Blase auf und konnte nach Austausch der Blasen wieder zur Inhalation verwendet werden.[463] Das oben beschriebene Gerät von 1781 mit Luftreinigungsfunktion verbesserte Ingen Housz 1782 zu einem Gerät mit geschlossenem Atmungskreislauf. Er ließ dabei die Ausatmungsröhre direkt unter dem schon zuvor verwendeten Zylinder münden. Die Ausatmungsluft stieg durch das Kalkwasser nach oben und wurde in der Blase aufgefangen, von wo aus sie direkt wieder inhaliert werden konnte.[464] Die bisher beschriebenen Geräte fertigte der Wiener Drechslermeister Laurenz Ampichl, „*wohnhaft bei St. Stephan Nro 353.*“[465]

4.5.3.5 Sauerstoffinhalationsgerät mit Nassabsorption ohne Atmungskreislauf, Variante mit Glaskugel (1784)

Schließlich kehrte Ingen Housz im Jahr 1784 wieder zu der schon von Fontana vorgeschlagenen Methode der Atmung durch den Mund zurück. Er bemerkte dazu: „*Die Einfalt dieses Verfahrens gefiel mir unendlich; allein ich gab es auf, als ich mit einigen anderen Personen, die ich es versuchen ließ, fand, daß es unbequem wäre, durch eine Röhre im Munde bey geschlossener Nase zu athmen* [...]. *Vielleicht hätte ich es nicht verlassen dürfen, wenn mir Herr Fontana seine Verfahrungsart genau zergliedert hätte.*“[466] Er benutzte nun anstelle der von Fontana vorgeschlagenen Röhre seine Federharzflasche als Mundstück und im Gegensatz zu seinen älteren Konstruktionen anstelle der Ochsenblase eine mit dephlogistizierter Luft gefüllte Glaskugel. Diese war auf einem hölzernen Gestell befestigt und stand mit der Öffnung nach unten in einer Wanne mit Kalkwasser.[467] Die Öffnung der Kugel sollte nach Ingen Housz etwa 2 Zoll (etwa 5,25 cm) unter dem Flüssigkeitsspiegel liegen. Die Glaskugel fasste ca. 160-170 Kubikzoll Luft und reichte für etwa 18-20 Atemzüge aus.[468] Erst dann sei die dephlogistizierte Luft so weit verbraucht, dass sie der atmosphärischen Luft entspreche.[469] Eine gebogene Messing-

463 Vgl. Ingen Housz, 1781, S. 140f.

464 Vgl. Ingen Housz, 1782, S. 65f. und 383, sowie unten Abbildung 32, Fig. VI.

465 Ingen Housz, 1782, „Nachschrift“, ohne Seitenangabe.

466 Ingen Housz, 1784, S. 70.

467 Vgl. Ingen Housz, 1784, S. 71ff und unten Abbildung 33, Fig. I.

468 160 Kubikzoll entsprechen ca. 2,8 Liter. Legt man ein normales Atemzugvolumen von 0,5 Litern zugrunde, so wird die Luft aus der Kugel etwa 3,5-mal inhaliert.

469 Vgl. Ingen Housz, 1784, S. 75f.

röhre wurde nun mit dem verkorkten Ende durch das Wasser etwa in die Mitte der Kugel gebracht und mit dem anderen Ende am Wannenrand befestigt. War dies geschehen, konnte der Korken durch Zug an einem Faden, der an einer gebogenen Nadel im Korken befestigt war, entfernt werden. Über den zwischengeschalteten Hahn wurde das Mundstück mit der Messingröhre verbunden. Der Hahn konnte nach tiefer Exspiration und Anpassung des Mundstücks geöffnet werden und der Inhalationsvorgang durch den Mund beginnen. „*Durch den offenen Mund athmet man leicht aus und ein, ohne daß das Geringste von der Luft durch die Nase mit aus- und eingienge, welches ich niemahls verhindern konnte, wenn ich, ohne zugleich die Nase mit den Fingern zusammen zudrücken, durch eine Röhre zwischen den Lippen einathmete.*“[470] Während des Atmungsvorgangs pendelte der Flüssigkeitsspiegel abhängig von der Atmungstiefe hin und her. Das ausgeatmete Kohlendioxid, das schwerer ist als der Sauerstoff, sank auf den Boden der Kugel und wurde hier durch das ein- und ausströmende Kalkwasser gebunden.[471]

4.5.3.6 Anwendung

Zur Frage der Anwendung dieser Inhalationsapparate bieten die Quellen nur wenig. Das zuletzt beschriebene Gerät wurde von dem Wiener Arzt Pascal Joseph Ferro leicht abgewandelt und zwischen 1782 und April 1784 in Wien an lungenkranken Patienten erprobt.[472] Bei Christoph Girtanner findet sich aus dem Jahre 1795 eine kurze Bemerkung zu diesem Gerät von 1784. Girtanner bezeichnete es darin als den „[...] *bisher zum Einathmen gewöhnlichen Apparat* [...]“.[473] Ansonsten fanden die Inhalationsgeräte von Ingen Housz in der Literatur keinen Niederschlag.

470 Ingen Housz, 1784, S. 73.

471 Vgl. Ingen Housz, 1784, S. 76.

472 Vgl. unten Kapitel 4.5.4 und Speter, 1936, S. 8-10.

473 Christoph Girtanner: Versuche und Beobachtungen über die neue Methode des Hrn. Beddoes, die Lungenschwindsucht zu heilen, nebst der Beschreibung einer dazu erfundenen Respirationsmaschine. In: Journal der practischen Arzneykunde und Wundarzneykunst. Bd. 1. Stück 2. Jena 1795, S. 253.

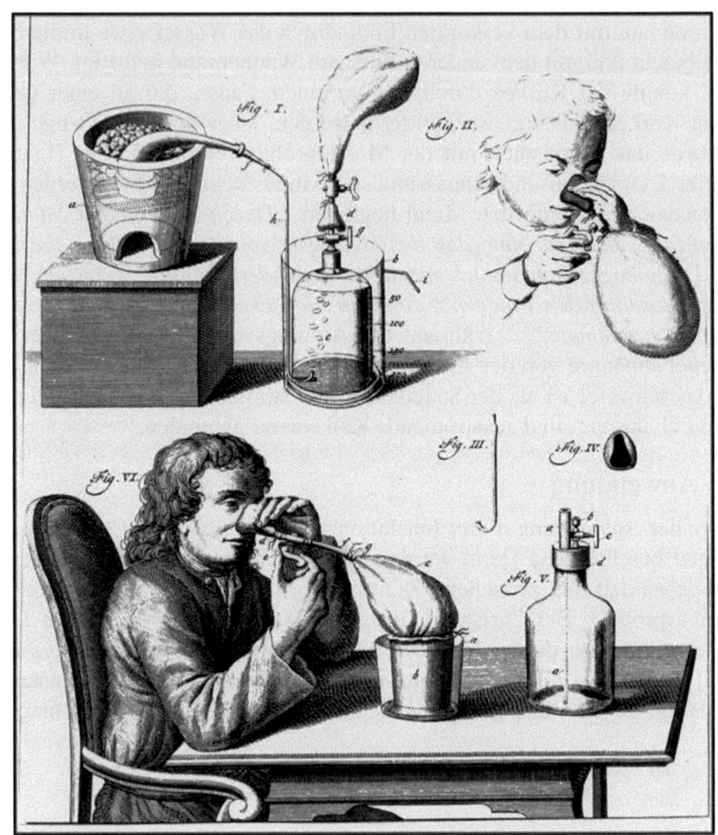

Abbildung 31: Das einfache Sauerstoffinhalationsgerät und das Inhalationsgerät mit Nassabsorption des CO_2 ohne Atmungskreislauf nach Jan Ingen Housz (1781)

Fig. I: Vorrichtung zur Darstellung von Sauerstoff (dephlogistizierte Luft) aus Salpeter, welcher in einer Retorte in einem Windofen erhitzt wurde. Der entstehende Sauerstoff wurde über die Glocke c geleitet und in der Blase e aufgefangen. Fig. II: Der Gebrauch des einfachen Inhalationsgeräts. Fig. III: Lange gebogene Röhre zur Leitung der Luft aus der Blase. Fig. IV: Ausgeschnittenes Federharzfläschchen als Nasenstück. Fig. V: Glasflasche zum Transport der dephlogistizierten Luft. Fig. VI: Inhalationsgerät mit Nassabsorption des CO_2 ohne Atmungskreislauf

Quelle: Ingen Housz, 1781, Tafel IV im Anhang

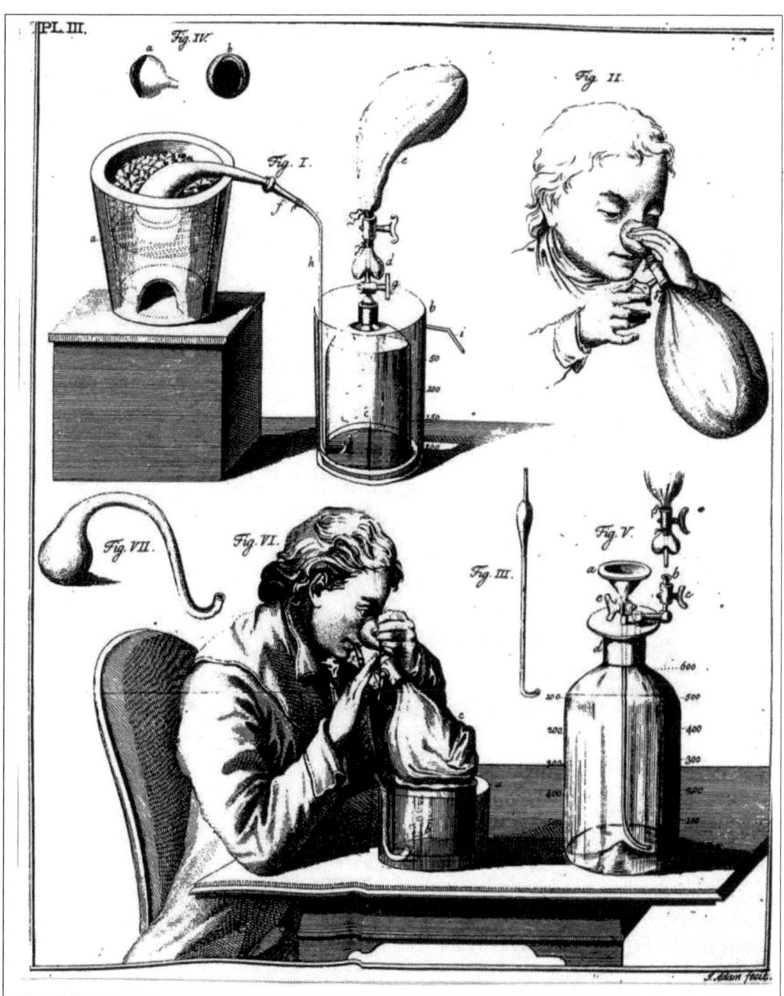

Abbildung 32: Das einfache Sauerstoffinhalationsgerät und das Inhalationsgerät mit Nassabsorption des CO_2 und geschlossenem Atmungskreislauf nach Jan Ingen Housz (1782)

Fig. I - V: Siehe vorangehende Tafel. Fig. VI: Inhalationsgerät mit Nassabsorption des CO_2 mit Atmungskreislauf. Fig. VII: Retorte mit verlängertem Hals

Quelle: Ingen Housz, 1782, Tafel III im Anhang

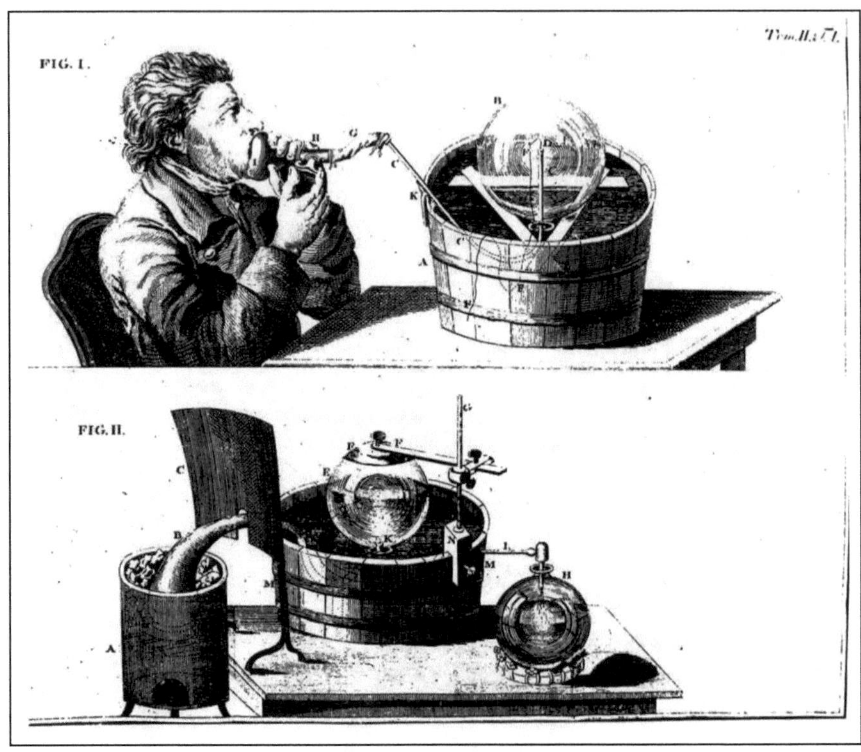

Abbildung 33: Das Inhalationsgerät nach Jan Ingen Housz, Variante mit Glaskugel, Nassabsorption des CO_2 ohne Atmungskreislauf (1784)

Fig. I: Inhalationsgerät mit Nassabsorption des CO_2 ohne Atmungskreislauf und Atmung aus einer Glaskugel. Fig. II: Vorrichtung zur Darstellung von Sauerstoff aus Salpeter. Das entstehende Gas wurde in einer Glaskugel aufgefangen

Quelle: Ingen Housz, 1784, Tafel I im Anhang

4.5.4 Die Inhalationsgeräte nach Ferro (um 1784)

Im Jahr 1793 veröffentlichte der Staatsrat für medizinalpolizeiliche Angelegenheiten Pascal Joseph Ferro[474] seine Versuche mit Sauerstoff, die er bereits zehn Jahre zuvor in einem Wiener Krankenhaus angeregt und auch selbst ausgeführt hatte.[475] Zwischen 1782 und 1784 hatte er an acht Patienten die Wirkung der Sauerstoffinhalation untersucht. Damit war er der von Jan Ingen Housz gestellten Aufforderung nachgekommen, den therapeutischen Einsatz der „Lebensluft" möglichst in Krankenhäusern zu untersuchen, um Genaueres über ihre Anwendungsmöglichkeiten in Erfahrung zu bringen.[476] Ingen Housz selbst, der von Ferros Experimenten wusste, wird neben anderen Ärzten als Zeuge von Versuchen genannt.[477] Ferro benutzte dazu ein von ihm modifiziertes Gerät, das zuvor Ingen Housz nach Ideen von Fontana ausgearbeitet und beschrieben hatte.[478]

4.5.4.1 Beschreibung der Geräte

Das Inhalationsgerät Ferros unterschied sich im Grundprinzip nicht von dem von Ingen Housz im Jahr 1784 beschriebenen. Ferro brachte kleine Veränderungen an, die sich für ihn aus der praktischen Anwendung heraus ergaben: „*Die Art, die Lebensluft einzuathmen hat Herr Ingen Housz genau und umständlich beschrieben, und mit einem Kupfer erläutert. Da ich aber auch hier einige Aenderungen gemacht habe, die mir die Nothwendigkeit angab, und da ich einmahl genau alles beschreiben zu müssen glaube, wie ich bei dieser ganzen Sache zu Werke gegangen bin, so hoffe ich, daß auch diese paar Seiten nicht überflüßig seyn werden.*"[479] Er verwendete anstelle der Glaskugel eine Glasglocke, die 4 Maß[480] fasste, was etwa dem doppelten Volumen der Kugel entsprach. Da die Öffnung der Kugel wesentlich kleiner dimensioniert war als die der Glocke, erschien letztere Ferro für die Anwendung bei Kranken von Vorteil. Während der Inspiration stieg das Wasser leicht in die Glocke, was die Atemarbeit des Patienten verringerte: „*Ja engbrüstige Kranke sind nicht einmal im Stande nur ein paar Athemzüge aus solchen Kugeln zu*

474 Pascal Joseph Ferro (* 1749 oder 1753 in Bonn, †1809 in Wien) beschäftigte sich hauptsächlich mit epidemiologischen und hygienischen Fragestellungen. Er wurde 1800 zum ersten Stadtphysicus von Wien ernannt und erlangte kurz vor seinem Tod 1809 die Würde eines Vizedirektors der medizinischen Fakultät. Vgl. BLÄ, Bd. 2, 1930, S. 510, sowie AEW, Sektion 1, Teil 43, 1846, S. 247.

475 Vgl. Pascal Joseph Ferro: Versuche mit neuen Arzneymitteln. Teil 1. Wien 1793.

476 Vgl. Ingen Housz, 1782, S.43.

477 Vgl. Ferro, 1793, S. 5f.

478 Vgl. Kap. 4.5.3.5.

479 Ferro, 1793, S. 20.

480 1 Maß entspricht 1,4147 Liter; demnach sind 4 Maß also etwa 5,7 Liter oder 340 Kubikzoll. Ingen Housz' Glaskugel fasste dagegen nur 160 - 170 Kubikzoll Luft (vgl. Ingen Housz 1784, S. 75f). Die Höhe der Glocke betrug 10 Zoll, der Durchmesser am offenen Ende 8 Zoll.

thun."[481] Die Inhalationsröhre ließ Ferro aus Blech fertigen (Ingen Housz verwendete Messing) mit einem Durchmesser von 1 Zoll. Die Weite der Röhre nahm zum Mund hin zu, „[...] *damit man den ganzen Mund in dieselbe leicht ansetzen kann* [...]"[482] Auch hier sei eine weite Röhre für den Kranken angenehmer zu handhaben, wobei der Mindestdurchmesser dem der Luftröhre entsprechen sollte.[483] Die weiteren Bauteile des Geräts entsprachen ebenso wie die Bedienungsvorschriften seinem Vorläufer.[484]

Ferro experimentierte zuerst mit gewöhnlichem Wasser, folgte dann aber Ingen Housz in der Verwendung von Kalkwasser, was dem Patienten 4 - 6 zusätzliche Atemzüge ermöglichte.[485] Ohne die Verwendung von Kalkwasser reichte eine Luftfüllung von 3,25 Maß Sauerstoff nach Ferro für etwa 30 Atemzüge aus. Nach 26 - 28 Atemzügen bei Patienten mit langsamem und weichem Puls sowie nach 16 Atemzügen bei fiebernden Patienten prüfte Ferro die Luftqualität mit Hilfe der Glühspanmethode: Erlosch der glühende Holzspan in der noch vorrätigen Luft der Glocke, so war diese infolge des Sauerstoffverbrauchs zur weiteren Inhalation ungeeignet.[486] Einen Nachteil seines Geräts und auch wohl des von Ingen Housz sah Ferro in der Unmöglichkeit, es häufiger zu transportieren. Dies hatte zur Folge, dass Ferros Patienten notgedrungen zur Inhalation ihr Zimmer verlassen und, aufgrund der Gerätekonstruktion, nur im Sitzen den Sauerstoff einatmen konnten.[487] In diesen Unzulänglichkeiten glaubte Ferro, eine Ursache von ungenügenden Heilerfolgen gefunden zu haben. Doch schien ihm eine Abhilfe des Missstandes möglich: „*Dieser wesentlichen Unbequemlichkeit kann nun sehr leicht begegnet werden durch die Methode, die mir mein Freund Herr von Wittmansteden, einer unserer fleißigsten und gelehrtesten Naturforscher gütigst mitgetheilt hat.*"[488]

Alois von Beckh-Widmanstetter[489], Naturwissenschaftler und Direktor des k.k. Fabriksprodukten-Kabinetts, empfahl Ferro, eine „[...] *große Blase von lackirtem Taffet, deren Hals ziemlich lang und weit ist* [...]"[490] anstelle seiner Glasglocke zu verwenden. Diese konnte mittels eines Bandes fest abgebunden werden, um den Sauerstoffaustritt zu verhindern. An dem Halsende wurde ein Mundstück aus Horn befestigt, welches von elliptischer Form war und in der Mitte eine Öffnung für Nase und/oder Mund hatte. Durch diese Öffnung wurde zudem der erweiterte Hals der Blase gezogen und an dem Horn befestigt. Zum Gesicht hin war das Hornteil mit

481 Ferro, 1793, S. 29.
482 Ferro, 1793, S. 22f.
483 Vgl. Ferro, 1793, S. 30.
484 Vgl. Ferro, 1793, S. 24 - 26, sowie unten Abbildung 34, Fig. 7 - 12.
485 Vgl. Ferro, 1793, S. 26.
486 Vgl. Ferro, 1793, S. 24ff.
487 Vgl. Ferro, 1793, S. 106.
488 Ferro, 1793, S. 106f.
489 Andere Schreibweise: Beckh-Widmanstätten (*1753 oder 1754 in Graz, † 1849 in Wien). Vgl. ÖBL, Bd. 1, 1957, S. 62f.; BKÖ, Bd. 45, 1887, S. 258ff.
490 Ferro, 1791, S. 107.

Seide, Wolle oder Flanell gepolstert. Die gewünschte, den Gesichtskonturen angepasste Form konnte durch Erwärmen des Hornteils erzielt werden. An beiden Seiten war je ein weiteres Loch zum Durchführen von Bändern angebracht, die der Befestigung dienten.[491]

Beim Gebrauch dieses transportablen Atemgeräts musste der Proband mit dem ersten Atemzug die Luft des Mundstücks einziehen und durch die Nase ausstoßen. Dann erfolgte die Öffnung des Bandes zum Luftsack hin, wonach die Inhalation aus dem und die Exhalation in das Sauerstoffreservoir erfolgte. Um den Nachteil der schnelleren Güteminderung des Sauerstoffs bei dieser Inhalationsweise zu reduzieren, kombinierte Ferro das oben beschriebene Gerät mit einem Glasgefäß, das Kalkwasser enthielt. Dazu schnitt er eine Öffnung in den Bauch der Blase, in welche der mit einem Metalldraht überspannte Hals des Wassergefäßes eingepasst wurde. An der Unterseite des Glases befand sich eine mittels Korken verschließbare Öffnung. Das Glas wurde zunächst über einen durch das Mundstück eingeführten Trichter mit Kalkwasser gefüllt. Danach drückte der Experimentator alle Luft aus der Blase und befüllte diese anschließend mit Sauerstoff, wobei gleichzeitig etwas Wasser durch die Öffnung des Korkstöpsels ausgelassen wurde, um ein Überlaufen in die Blase zu vermeiden.[492] Vorteile dieser Gerätevariante sah Ferro neben der Transportabilität und der erhöhten Inhalationszeit vor allem in der patientenfreundlichen Anwendbarkeit: „*Der Athmende hat nicht die geringste Hinderniß im Athmen, und nicht den geringsten Druck zu überwinden.*“[493]

4.5.4.2 Transport und Aufbewahrung von Sauerstoff

Im Zusammenhang mit Ferros Überlegungen zur praktischen Anwendung von Inhalationsgeräten standen auch seine Anregungen zur Aufbewahrung und zum Transport des Sauerstoffs. „*Bisher hatte man diese Luft an dem Ort selbst, wo sie verfertigt worden war, auch eingeathmet: die Verfertigung derselben war noch immer eine Privatarbeit des Gelehrten in seinem Hauslaboratorium, und er, und seine Freunde athmeten diese Luft, so wie sie da in der Nähe in den Glaskugeln enthalten war. Jezt* [!] *waren ganz andere Vorkehrungen und Geräthschaften nöthig, da sie eine Apothekenwaare wurde, und als Arzney zum Besten der Kranken gebraucht werden sollte.*“[494]

Ferro benutzte große Glasflaschen mit einem Fassungsvermögen von 3,25 Maß, die mit dem Hals nach unten in Wasser standen. Ein unterteilter Holzkasten ermöglichte den gleichzeitigen Transport von bis zu acht Flaschen. Jeder abgeteilte Raum konnte eine Flasche mit dazugehörigem Wasserglas aufnehmen, wobei letzteres noch „[…] *mit einem angekütteten Stücke Pantofelholz* […]“[495] verschlossen

491 Vgl. Ferro, 1791, S. 107ff., sowie unten Abbildung 34, Fig. 13 und 14.

492 Vgl. Ferro, 1793, S. 111f., sowie unten Abbildung 34, Fig. 15.

493 Ferro, 1793, S. 112.

494 Ferro, 1793, S. 16.

495 Ferro, 1793, S. 17. „Pantoffelholz“ ist vermutlich Kork. Vgl. MKL, Bd. 15, 1906, S. 368.

war. Die Kiste, die zum Schutze des Sauerstoffs vor dem Zugriff Unbefugter mit einem Deckel verschlossen war, „[...] *der mit einem Schlöschen versehen war, wovon nur ich im Spital den Schlüssel hatte* [...]“[496], konnte ähnlich wie ein Rucksack auf dem Rücken getragen werden.

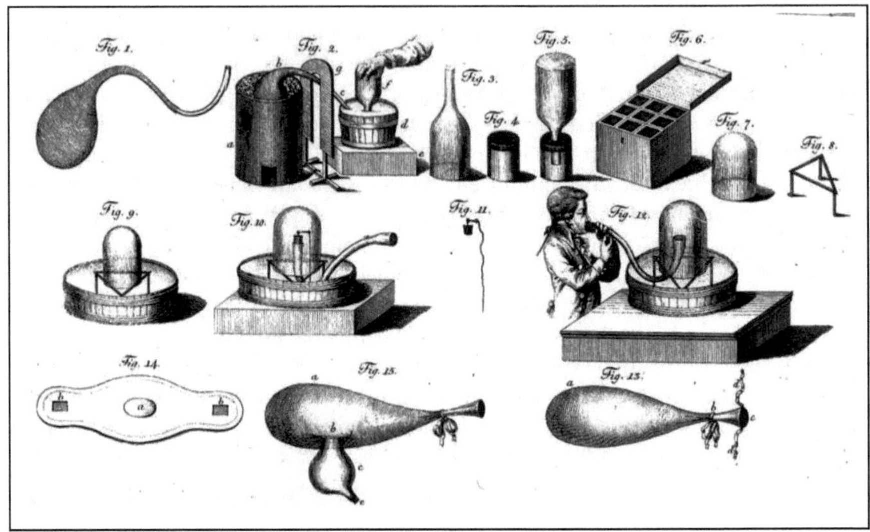

Abbildung 34: Die Inhalationsgeräte nach Ferro und Beckh-Widmanstetter (um 1784)

Fig. 1: Retorte zur Sauerstoffgewinnung. Fig. 2: Vorrichtung zur Sauerstoffgewinnung. Fig. 3: Glasflasche zur Sauerstoffaufbewahrung. Fig. 4: Wasserglas mit durchbohrtem Verschluss. Fig. 5: Aufbewahrung des Sauerstoffs. Fig. 6: Kiste zur Aufbewahrung und zum Transport. Fig. 7: Glasglocke. Fig. 8: Dreifuß. Fig. 9: Wasserfass mit Dreifuß und Glasglocke. Fig. 10: Inhalationsgerät nach Ferro mit noch verschlossener Atmungsröhre. Fig. 11: Stöpsel mit daran befestigtem Faden zum Herausziehen des Stöpsels. Fig. 12: Gerät im Gebrauch. Fig. 13: Inhalationsgerät nach Beckh-Widmanstetter: a: Blase mit Lebensluft. b: Blasenhals mit Verschlussmöglichkeit. c: Mundstück aus Horn. d: Befestigungsbänder. Fig. 14: Muster zur Herstellung des Mundstücks: a: Öffnung nach der Blase zu. b: Löcher zum Befestigen der Bänder. Fig. 15: Inhalationsgerät nach Beckh-Widmanstetter und Ferro: a: Luftgefüllte Blase. b: Öffnung in der Blase zum Einführen des Gefäßes. c: Gefäß, oben versehen mit einem (d) Metallgitter, unten ausgestattet mit einem (e) Stöpsel aus Kork

Quelle: Ferro, 1793, Kupfertafel im Anhang

496 Ferro, 1793, S. 19, sowie vgl. unten Abbildung 34, Fig. 3 - 6.

4.5.4.3 Ferros Vorschläge zur Sauerstoff-Therapie

Die Ergebnisse bezüglich der Sauerstoffanwendung bei verschiedenen Krankheiten, die Ferro aufgrund möglichst genauer Diagnose und Verlaufsbeobachtung erzielte, zeugen von guter Beobachtungsgabe und Differenzierungsfähigkeit. Er beschrieb eine positive Wirkung der Sauerstoffinhalation bei „*Brustwassersucht*", bei der „*knotigen Lungensucht*" (Lungen-Tuberkulose?), bei „*Engbrüstigkeit*" nach Lungenentzündungen, bei „*periodischer Engbrüstigkeit*" (Asthma bronchiale?) und „*Stikhusten*" (Pertussis?). Nach Ferro minderte der Sauerstoff die Neigung der Lunge zur Entzündung oder hob sie gar auf. Die „*ausgedünstete, geronnene Lymphe*" in den Lungenbläschen wurde aufgelöst, der Harn besonders bei Brustbeschwerden vermehrt und schließlich das im Zusammenhang mit der „*Lungensucht*" stehende Fieber gemildert. Bei allen anderen Fieberarten, dem rheumatischen Fieber und auch bei dem durch verdorbene Luft hervorgerufenen „*Wechselfieber*" (Malaria) sei der Sauerstoff ohne Wirkung, „[...] *dann der Krankheitsstoff ist nun einmal ins Blut übergegangen, und die Natur hat es über sich genommen, ihn auszukochen und dann auszustossen. Zu dieser Zeit ist jede Störung der Natur Gift.*"[497]

4.5.4.4 Die praktische Anwendung der Geräte

Aus der Kritik, die Ferro an dem Gerät von Ingen Housz übte,[498] lässt sich erschließen, dass auch er mit diesem Gerät Erfahrungen gesammelt hat. Ingen Housz erwähnte bei seinem Gerät keine Schwierigkeiten bei der Atmung und beschrieb die In- und Exhalation als leicht.[499] Vermutlich ist der Widerspruch in der unterschiedlichen methodischen Vorgehensweise beider Männer begründet. Der Naturwissenschaftler Ingen Housz gewann seine Resultate durch Selbstversuch bzw. Experimente mit wahrscheinlich gesunden Probanden,[500] der Mediziner Ferro dagegen bei Heilexperimenten mit Lungenkranken seines Krankenhauses.

Therapeutische Versuche an acht Patienten hat Ferro jedenfalls mit seinem hier zuerst beschriebenen Gerät durchgeführt. Dabei übt er Kritik an dessen mangelhafter Transportfähigkeit und den daraus abgeleiteten ungenügenden Heilerfolgen.[501] Mit der Gerätevariante nach Beckh-Widmanstetter ohne Nassabsorption hat Ferro vermutlich ebenso wenig experimentiert wie mit der Gerätevariante mit Nassabsorption. Die beiden letztgenannten Geräte wurden lediglich im Anhang von Ferros Schrift erwähnt, die auf seine zum Zeitpunkt der Veröffentlichung schon sieben Jahre zurückliegenden Experimente Bezug nimmt. Es bleibt offen, ob die als Zweites beschriebene Variante auf Beckh-Widmanstetters Ideen beruhte oder, wie eher

497 Ferro, 1793, S. 105.

498 Vgl. Ferro, 1793, S. 29f.

499 Vgl. Ingen Housz, 1784, S. 73.

500 Mit einem von Maximilian Stoll erbetenen, mit „Engbrüstigkeit behafteten Kranken" konnte er wohl bis 1784 nicht experimentieren. Vgl. Ingen Housz 1782, S. 44.

501 Vgl. Ferro, 1793, S. 106.

zu vermuten ist, eine von Ferro erdachte Verbesserung darstellte. Ferro bezog alle Negativerfahrungen jedenfalls nur auf sein Ursprungsgerät.

In der Sekundärliteratur wird Ferro zuweilen verdächtigt, bei der „Erfindung" seines Geräts bei Ingen Housz Plagiat betrieben zu haben.[502] Diesen Vorwurf kann ich insofern nicht billigen, als Ferro die Arbeiten von Ingen Housz erwähnte und auch über dessen Zustimmung und sogar Teilnahme an Versuchen berichtete.[503] Die Bedeutung der Arbeit Ferros liegt in dem vermutlich erstmaligen therapeutischen Einsatz von Sauerstoff im Krankenhaus an mehreren Patienten und der genauen Verlaufs- und Ergebnisbeschreibung. Er selbst bemerkte dazu: „*Noch nicht sind solche Versuche in Krankenhäusern gemacht worden, wo man in einem ordentlichen Beobachtungsgange vorgegangen ist, die Krankheitsgeschichte beschrieben, und eine Krankheit nach der andern zu neuen Versuchen vorgenommen hat, die den gewöhnlichen Heilarten bisher widerstanden. Es können also diese wenigen Beobachtungen immer als ein Beitrag zur Geschichte der Lebensluft angesehen werden, die dem Naturforscher sowohl, als Arzte neue Thatsachen über die Wirkung derselben in Krankheiten liefern.*"[504]

4.5.5 Der „Einathmer" nach Girtanner (1795)

Der Arzt, Chemiker und historisch-politische Schriftsteller Christoph Girtanner[505] war durch das Studium der Schriften des Arztes und Chemikers Thomas Beddoes[506] über die Behandlungsmöglichkeiten von Lungenerkrankungen auf einige Mängel aufmerksam geworden, insbesondere erschien Girtanner ihr praktischer Wert weit geringer als der theoretische. Im Einzelnen kritisierte er, dass Beddoes nicht die

502 Vgl. Speter, 1936, S. 8.

503 Vgl. Ferro, 1793, S. 5 und S. 20.

504 Ferro, 1793, S. 5.

505 Christoph Girtanner (*1760 in St. Gallen, †1800 in Göttingen) zeichnete sich durch zahlreiche, mit großem Fleiß verfasste Veröffentlichungen aus, die inhaltlich weit gestreute Themen behandelten. So gab er eine „Neue chemische Nomenklatur für die deutsche Sprache" (1791) heraus, beschäftigte sich mit Kinderkrankheiten (1794), veröffentlichte ein 13-bändiges Werk über die Französische Revolution (1791-95) und brachte das Darwinsche System der praktischen Heilkunde zur Darstellung (1799) (Erasmus Darwin, engl. Arzt und Naturforscher, Großvater von Charles Darwin). Schon zu Lebzeiten war er eine umstrittene Persönlichkeit, der man den Vorwurf von kleinen Unwahrheiten machte, so z.B. in Bezug auf die Angabe weitläufiger eigener Erfahrungen. Auch beschuldigte man ihn des Plagiats, als er 1790 die Brownschen Ideen zur „Reizbarkeit" als Grundelement des Lebens etwas modifizierte und als eigene Entdeckung darstellte. Vgl. AEW, Section 1, Teil 68, 1859, S. 225 sowie NDB, Bd. 6, 1964, S. 411f.

506 Thomas Beddoes (* 1754 oder1760 in Shifnal, † 1808 in Bristol oder Clifton), Chemiker und Arzt, der sich intensiv mit der Behandlung der Lungenschwindsucht beschäftigte. Vgl. BLÄ, Bd.1, 1929, S. 419f.

Arten der Schwindsucht[507] unterschied, keine Rücksicht auf Krankheitsstadien und -ursachen nahm, dass er alle untersuchten Gasarten[508] als nützlich empfahl und schließlich bemängelte er das Fehlen eines entsprechenden Inhalationsgerätes: „*Eine der größten Schwierigkeiten, welche mir aufstieß, da ich die Beddoessche Versuche wiederholen wollte, bestand in dem Mangel eines schicklichen Apparats.*“[509] Um Beddoes Versuche nachvollziehen zu können, ließ sich Girtanner, von dem Naturforscher Johann Friedrich Blumenbach[510] auf den Apparat von Robert Menzies aufmerksam gemacht, dessen Gerät nachbauen. Menzies hatte dieses Atmungsgerät in seiner Dissertation aus dem Jahr 1790 beschrieben.[511] Es handelte sich dabei um zwei Röhren, die im rechten Winkel miteinander verbunden waren. Am Ende jeder Röhre war ein Ventil aus Blasenhaut angebracht, die sich in entgegengesetzte Richtungen öffneten und an denen Blasen befestigt waren. Menzies nutzte dieses Gerät ausschließlich zu experimentellen Zwecken. Er wollte nachweisen, wie viel Luft bei der Atmung von den Lungen aufgenommen wird und musste deshalb quantitative Messungen anstellen. Girtanner setzte den nachgebauten Respirator zur Therapie von Lungenkranken ein, musste dabei aber dessen Untauglichkeit für die medizinische Praxis feststellen und beschrieb folgende Mängel des Geräts: „*Den schwindsüchtigen Kranken war das Binden mit Schnüren um den Kopf unausstehlich, und sie wollten sich schlechterdings nicht dazu bequemen, sich so einspannen zu lassen. Ferner war es unmöglich, die Ventile, die in Menzies Maschine angebracht sind, dauerhaft zu machen. Es fehlte beständig etwas daran, und das Einathmen durch dieselben geschah mit grosser Schwierigkeit.*“[512] Schließlich konstruierte er selbst ein Gerät, das eine Weiterentwicklung des Apparats von Menzies darstellte.

---

507 Unter Schwindsucht verstand man jede Krankheit, die mit Vereiterung eines Eingeweideteils, Kräfteverfall und Auszehrung einherging. An Arten unterschied man die schleimige, eitrige, knotige und galoppierende Lungenschwindsucht von der auch häufigen Kehlkopf- und Luftröhrenschwindsucht. Vgl. Bilder-Conversations-Lexikon für das deutsche Volk. Bd. 4. Leipzig 1841, S. 140ff.

508 Es handelt sich um „kohlengesäuertes Gas“, „Stickgas“ und „Wasserstoff“.

509 Girtanner, 1795, S. 205.

510 Johann Friedrich Blumenbach (* 1752 in Gotha, † 1840 in Göttingen) gilt als Begründer der wissenschaftlichen Anthropologie und der vergleichenden Anatomie. Vgl. W. Eckart, C. Gradmann: Ärzte Lexikon. München 1995, S. 66.

511 Robert Menzies: Tentamen physiologiae de respiratione. Edinburgh 1790 und: Robert Menzies: A dissertation on Respiration. Engl. Übersetzung mit Anmerkungen von Charles Sugrie. Für die nachfolgende Beschreibung lag die engl. Übersetzung vor. Vgl. unten Abbildung 35.

512 Christoph Girtanner: Versuche und Beobachtungen über die neue Methode des Hrn. Beddoes, die Lungenschwindsucht zu heilen, nebst der Beschreibung einer dazu erfundenen Respirationsmaschine. In: Journal der practischen Arzneykunde und Wundarzneykunst. Bd. 1. St. 2. Jena 1795, S. 206.

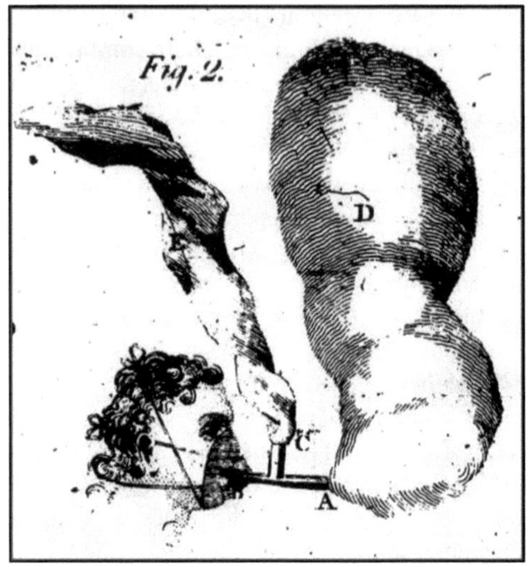

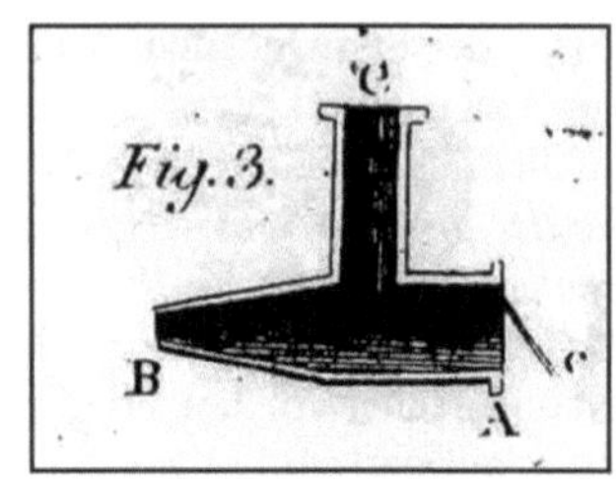

Abbildung 35: Der Respirator nach Robert Menzies (1790)

Respirationsapparat für experimentelle Zwecke. Fig 2: C,E: Inspiration. A,D Exspiration. Fig 3: Schnitt durch das Mundstück mit den Ventilen. Das Ventil bei C ist nicht erkennbar, müsste sich aber nach innen öffnen. Das Ventil c ist am Exspirationsschenkel angebracht

Quelle: Menzies, 1790, Tafel im Anhang

4.5.5.1 Bau und Funktion des Inhalationsgeräts

Der „Einathmer", wie Girtanner sein Gerät benannte, bestand aus einem Mundstück, das er als „Maske" bezeichnete, zwei senkrecht aufeinander stehenden klappentragenden Röhren und einem Luftbehälter. Die Maske[513], die Nase und Mund umschließen sollte, war halbkugelförmig aus dünnem Messing gefertigt. Ihr Rand war zur besseren Anpassung am Gesicht mit einem Lederwulst überspannt. In der oberen Maskenhälfte fand sich ein kleiner, spitz zulaufender Einschnitt für die Nase. Um eine vielseitige Anwendung zu gewährleisten, wurden jedem „Einathmer" drei unterschiedlich große Masken beigefügt, die am Gesicht des jeweiligen Probanden angepasst wurden. Bei der passenden Maske sollte ein Atemholen nach Verschluss der Inspirationsklappe nicht möglich sein. Die klappentragenden Röhren standen senkrecht aufeinander, entsprechend dem Gerät von Menzies; die Enden der Röhren waren im Unterschied zu diesem Gerät abgeschrägt, um den Klappenschluss aufgrund der Schwerkraft besser zu gewährleisten. Aus diesem Grund

513 Vgl. Girtanner, 1795, S. 248ff. Vgl. auch unten die Abbildungen 36 und 37.

war auch die Haltung des Geräts beim Gebrauch von Bedeutung: „*Noch ist zu bemerken, dass bei dem Gebrauche des Einathmers die Röhre jederzeit horizontal, oder etwas niederwärts zu halten ist. In die Höhe, oder aufwärts, darf sie ja nicht gehalten werden; sonst würde die Klappe c beständig offenbleiben.*“[514] Die Klappe c an der waagrechten Röhre öffnete sich bei Inspiration nach innen und war bei Exspiration geschlossen. Die Klappe b am senkrechten kurzen Rohr öffnete sich bei Exspiration nach außen und war bei Inspiration geschlossen.

Es handelte sich hier um ein halboffenes Atmungssystem, bei dem die Inspiration aus einem Luftbehälter, die Exspiration in die umgebende Luft erfolgte. Sollte eine Untersuchung der exspirierten Luft erfolgen, so konnte die Ausatmungsluft über eine zweite, an der Exspirationsklappe b befestigte Blase aufgefangen werden.[515] Verbindungsteil zur Luftblase war ein hohler Messingzylinder, der auf die waagerechte Röhre aufgesteckt wurde und nach der Seite der Blase zu eine Einkerbung zur Befestigung aufwies. Die Blase selbst wurde mit dem Inhalt von drei Weinflaschen gefüllt. Eine genaue Volumenangabe fehlt.[516] Die Füllung der Blase geschah über einen Hahn, der mit einem Ende an der Blase befestigt war und mit dem anderen Ende in einen Flaschenstöpsel aus Kork gesteckt wurde.[517] Die zunächst mit Wasser gefüllte Flasche hatte ein Loch im Boden und wurde in einen Wasserbottich gehalten. Aus einer zweiten, mit dem gewünschten Gas gefüllten Flasche ließ man nun die Luft langsam entweichen und fing diese über dem Boden der ersten Flasche auf. Dabei wurde das Wasser allmählich verdrängt. War diese gefüllt, konnte der Hahn geöffnet werden und durch langsames Tieferdrücken der Flasche die Luft in die Blase entleert werden.

Das zu Inhalationszwecken am besten geeignete Gas war nach Girtanner die „fixe Luft“ oder das „kohlengesäuerte Gas“, also CO_2, in Mischung mit atmosphärischer Luft. Er gab diesem aus folgenden Gründen den Vorzug vor anderen Gasen, die Beddoes als gleich gut eingestuft hatte: Das benötigte Gas musste spezifisch schwerer als atmosphärische Luft sein, „[…] *damit sie* [die Luft], *vermöge ihrer Schwere, bis auf den Grund der Lunge dringe, und nicht nachher, bei dem Einathmen der atmosphärischen Luft, sogleich wieder ausgetrieben werde.*“[518] Diese Bedingung erfüllte die „fixe Luft“ im Gegensatz zu „Stickgas“ und Wasserstoffgas, die beide leichter sind als atmosphärische Luft. Weiterhin sollte die „fixe Luft“ alle Wundheilungsprozesse fördern, sie sei leicht und kostengünstig herzustellen und im Vergleich zu Wasserstoffgas, das mit Sauerstoff zusammen Knallgas entwickelt, ungefährlich.[519] Das Gerät konnte allerdings für alle gewünschten Gasarten benutzt werden.

---

514 Girtanner, 1795, S. 250.

515 Vgl. Girtanner, 1795, S. 252f.

516 Vermutlich handelte es sich hier um Literflaschen.

517 Vgl. Girtanner, 1795, S. 251f. Siehe auch unten Fig. 7 der Abbildung 36.

518 Girtanner, 1795, S. 207.

519 Vgl. Girtanner, 1795, S. 206.

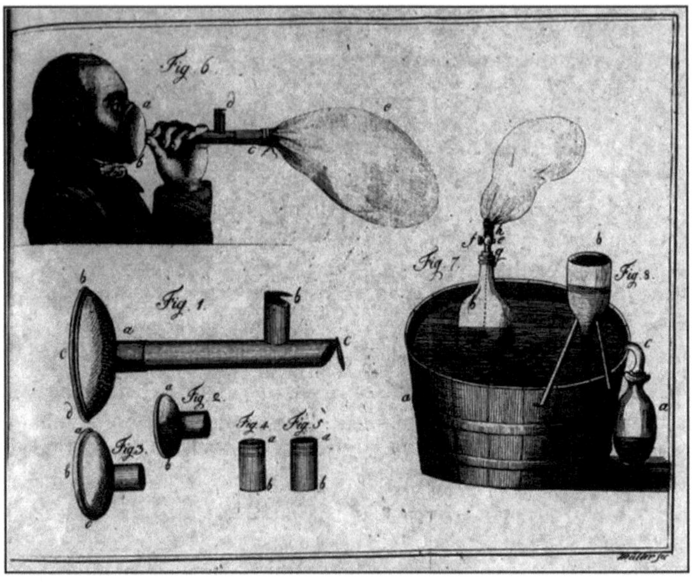

Abbildung 36: Der „Einathmer" nach Christoph Girtanner (1795): Das Atmungsgerät nach der Originalabbildung

Fig. 1 abcd, 2 ab, 3 abc: Mundstück, verschiedene Maskengrößen. Fig. 1 abc: Die Metallröhre des „Einathmers" mit Klappenventil b zur Exspiration und Klappenventil c zur Inspiration. Die Lage des Ventils c ist falsch eingezeichnet! Fig. 4, 5: Hohle Metallzylinder als Ansatzstücke zur Blase. Fig. 6: Ein Proband beim Gebrauch des Geräts. Die Maske ist fest auf Mund und Nase gepresst, die Blase e an der Einatemöffnung angeschlossen. Fig. 7: Der Vorgang des Füllens einer Blase h mit einer künstlichen Gasart über die Flasche b. Fig. 8: Füllung der Flasche b mit einer künstlichen Gasart

Quelle: Girtanner, 1795, Kupfertafel bei S. 448

Als Hersteller gab Girtanner den Hofmechanicus Klindworth in Göttingen an, welcher den „Einathmer" zum Preis von 1 altem Louisdor oder 5 Reichsthalern in Gold vertrieb. Außerdem wurde das Gerät von dem „Hof-Mechanikus und Optikus zu Hessen-Philippsthal" Breithaupt angefertigt. Dieser bot das Gerät im Jahr 1800 ebenfalls für 5 Rthlr. an.[520]

520 Vgl. H[einrich] C[arl] W[ilhelm] Breithaupt: Verzeichnis aller neuerfundenen und verbesserten mathematischen, physikalischen, optischen und mechanischen Instrumenten und Maschinen. Cassel 1800, S. 47.

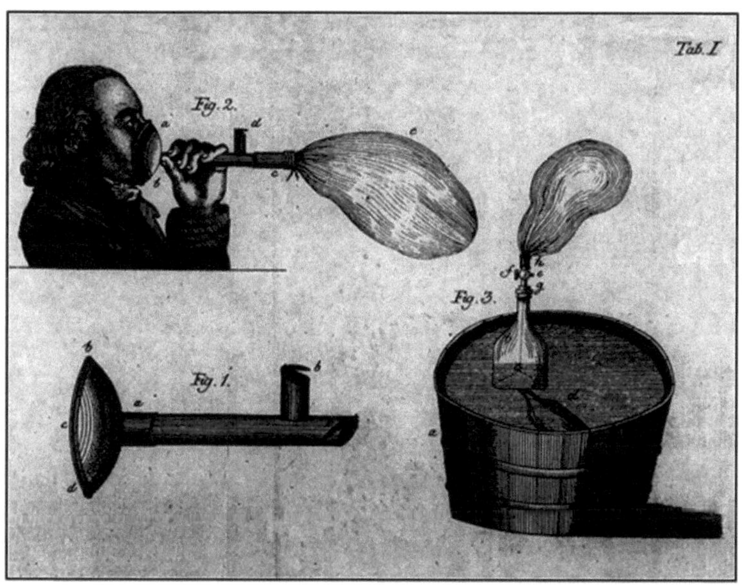

Abbildung 37: Der „Einathmer" nach Christoph Girtanner (1795): Das Atmungsgerät nach der Beschreibung und Abbildung bei Voigt

Fig. 1: Die Metallröhre des „Einathmers" mit korrekt eingezeichneter (nach innen öffnender) Klappe c. Fig. 2: Das Gerät im Gebrauch. Fig. 3: Der Vorgang des Füllens einer Blase h mit einer künstlichen Gasart aus der Flasche d über eine mit einem Loch versehene Flasche b

Quelle: Voigt, 1796, Kupfertafel I im Anhang

4.5.5.2 Anwendungsbereich und Brauchbarkeit

Als Anwendungsbereich seines Geräts benannte Girtanner ausschließlich die Inhalation von verschiedenen Luftarten zu medizinischen Zwecken. Eine weiterführende Anwendung beschrieb Johann Heinrich Moritz Poppe im Jahr 1811, wahrscheinlich durch das Gerät von Alexander von Humboldt beeinflusst: „*Allerdings ist diese sehr einfache Respirationsmaschine ziemlich gut in Gruben und an anderen Orten zu gebrauchen, wo erstickende Dünste sich befinden. Gar lange darf man sich an solchen Orten freylich nicht damit aufhalten.*"[521] Zu diesem Zweck musste die Blase nach Poppes Angabe natürlich mit atmosphärischer Luft oder sogar mit Lebensluft (Sauerstoff) gefüllt sein.[522]

521 Poppe, 1811, S. 418f.
522 Vgl. Poppe, 1811, S. 418.

Zur Brauchbarkeit seines „Einathmers" bemerkte Girtanner: „Aus vielfältiger Erfahrung kann ich nur versichern, daß dieser Apparat alles erfüllt, was man nur davon erwarten kann, und dem bisher zum Einathmen gewöhnlichen Apparat, wovon man in Ingenhouss vermischten Schriften, 2. Band, Tab. 1. Fig. 1. eine Zeichnung findet, bei weitem vorzuziehen ist."[523] Girtanners Erfahrungen beruhten auf den Versuchen, die teilweise er selbst, teils andere Ärzte für ihn mit dem Gerät gemacht hatten.[524] Auch Christoph Wilhelm Hufeland, in dessen Journal Girtanner veröffentlichte, konnte im folgenden 3. Stück des Jahres 1795 das Gerät nur loben: „Uebrigens kann ich aus eigener Erfahrung dem Girtannerschen Instrument das Zeugnis geben, dass es das beste, bequemste und zweckmäßigste Vehikel zu dieser Methode ist, das ich kenne, und ich sage dem würdigen Erfinder von Herzen Dank dafür."[525] Hufeland ging sogar noch weiter und machte einen eigenen Vorschlag zur erweiterten Nutzung des Geräts, da sich seiner Meinung nach künstliche Luftarten bei der Therapie von Lungenerkrankungen nur dann sinnvoll einsetzen ließen, wenn der Kranke über längere Zeit „[…] wenigstens den dritten Theil seiner Existenz […]"[526] inhalieren könne. Vermutlich meint Girtanner damit die zum Leben benötigte Atemluft, was aber mit einer Inhalationszeit von ca. 8 Stunden pro Tag gleichzusetzen wäre. Diese Bedingung könne mit einem luftgefüllten Fass, das über eine Lederröhre mit dem „Einathmer" verbunden sei, erfüllt werden. Die durch Atmung entnommene Luft werde durch nachströmendes Wasser über ein Loch im Boden des Fasses ersetzt. Ob diese Methode zur Dauerinhalation praktisch umgesetzt wurde, lässt sich nicht belegen.

Ein Jahr nach Veröffentlichung des Geräts bemerkte Johann Heinrich Voigt, der Apparat Girtanners habe sowohl ihm als auch anderen vollkommen Genüge geleistet.[527] Nachdem die Abänderung bzw. Weiterentwicklung des Atmungsgeräts durch Alexander von Humboldt bekannt war, verglich Poppe beide Apparate und kam zu dem paradoxen Ergebnis, dass der „Einathmer" zwar ebenso funktioniere wie der Respirationsapparat von Humboldt, letzterer allerdings „*weit vollkommener*"[528] sei. Eine nähere Begründung für diese Aussage gibt er nicht, so dass offen bleibt, was er darunter verstanden haben mag.

---

523 Girtanner, 1795, S. 253.

524 Seine Versuche beschreibt Girtanner auf den Seiten 209-248.

525 Christoph Wilhelm Hufeland: Ueber die Anwendung künstlicher Luftarten durch Inspiration bey Brustkrankheiten. In: Journal der practischen Arzneykunde und Wundarzneykunst. Bd.1. St.3. Jena 1795, S. 396.

526 Hufeland, 1795, S. 395.

527 Vgl. Johann Heinrich Voigt: Nachricht von der Maschine des Hrn. G.H.R. Girtanner, zum Athmen der künstlichen Luftarten, nebst Anzeige von einer andern, die sich der Herausgeber dieses Magazins zu einem etwas veränderten Gebrauch hat verfertigen lassen. In: Magazin für das Neueste aus der Physik und Naturgeschichte. Bd. 10. St. 3. Gotha 1796, S. 90-94.

528 Poppe, 1811, S. 419.

4.6 Zusammenfassung

Abschließend sollen einige besondere, immer wiederkehrende Bauprinzipien der oben beschriebenen Respiratoren aufgegriffen und Entwicklungsstränge dargelegt werden. Erste Atmungsgeräte von Stephen Hales (1727 und 1743) wurden zunächst für physiologische Untersuchungen genutzt und erst sekundär für eine praktische Anwendung vorgesehen. Dennoch kann Hales sicher als wegweisender Pionier im Bereich der Atmungstechnik angesehen werden. Eine besondere Stellung nimmt in den darauf folgenden Jahren mit deutlich eingeschränkter Erfindertätigkeit Fréminet (1770-76) mit seinen Tauchergeräten ein, der sein ursprünglich entworfenes Gerät mehrmals veränderte und verbesserte, dabei einen gegen den Wasserdruck geschützten Vorratsbehälter einsetzte und schließlich sogar eine automatische Blasebalgbeatmung entwickelte, um das aktive Atmen zu unterstützen. Auch er leistete Pionierarbeit im Hinblick auf moderne Atmungs- und Beatmungsgeräte. Seine Idee zur Unterstützung der Inspiration bei langen Schlauchverbindungen oder erhöhtem Druck unter Wasser durch eine eingebauten Blasebalg wurde von Friedrich Johann von Drieberg (1808 / 1811), Charles Anthony Deane (1823) und Joseph Weitenhiller (1829) aufgegriffen. Die Besonderheit bei Drieberg liegt darin, dass der Blasebalg nicht von außen betätigt, sondern auf dem Rücken getragen wurde und über einen durch die Atmung selbst gesteuerten Mechanismus funktionierte, vergleichbar dem System des doppelten Blasebalgs. Der Taucher konnte sich selbst „beatmen“, das heißt eine Entlastung der Lunge bei der In- und Exspiration bewirken.

Zwischen 1780 und 1800 finden sich dann zahlreiche Geräte im gesamten Nutzungsspektrum: Inhalationsgeräte von Tiberio Cavallo (1781), Jan Ingen Housz (1781-1784), Pascal Joseph Ferro (1784/ 93), Alois von Beck-Widmanstetter (1793) und Christoph Girtanner (1795), Atemschutzgeräte von Johann Friedrich Zöllner (1783), Jean-François Pilatre de Rozier und Henry Stanislas de l’Aulnaye (1785/ 86), Alexander von Humboldt (1796/ 99) und das Tauchergerät von Karl Heinrich Klingert (1797). Dabei fällt auf, dass bestimmte Konstruktionsmerkmale, wie die Stellung der In- und Exspirationsröhren meist im rechten Winkel zueinander und die Lagerung der Ventile, immer wieder verwendet werden bzw. die nachfolgenden Gerätebeschreiber zu Veränderungen und Verbesserungen anregten.

Dieses grundsätzliche Bauprinzip von Hales erstem Respirator wurde von de’l Aulnaye mit nach innen gelagerten Klappen zur Lufttrennung, von Robert Menzies als Forschungsgerät (1790), im Inhalationsgerät von Girtanner und im Atemschutzgerät von A. von Humboldt bis hin zu Aloys Wehrle (1835) immer wieder in fast identischer Form aufgegriffen oder leicht verändert übernommen – in Bezug auf das Klappenmaterial, deren Technik und die Auflagefläche. Einfache Filtergeräte finden sich durchgängig und differieren von den frühen Atemschutzmasken meist nicht wesentlich. Eine Filterung erwies sich aber auch bei den Geräten mit geschlossenem Atmungskreislauf und bei Inhalationsgeräten als notwendig. In der Anwendung des Filtermediums gab es unterschiedliche Auffassungen. Hales konnte experimentell mit Pottasche (Kaliumkarbonat) die besten Ergebnisse nachweisen, Cavallo, Ingen Housz und Ferro bevorzugten dagegen Kalkwasser. Louis-André Gosse (1811-13) verwendete Schwämme, die je nach der einwirkenden Noxe getränkt waren: Einfaches Wasser kam zur Anwendung gegen Schwebstaub sowie Dämpfe von Quecksilber und Arsenstaub, gegen Chlorgas Schwefelsäure und Salpetersäure Pottasche, gegen andere Noxen eine Mischung aus Pottasche und Chlor oder Chlorkalk und zur Absorption von Kohlendioxid Kalkwasser. In Wehrles Sicherheitsflasche befand sich Kalkmilch oder chlorigsaurer Kalk als Absorbens.

Die Helmatmung im Taucherbereich wurde von Klingert (1822) beschrieben, als Besonderheit verwendete er außerdem ein Pressluftreservoir. Das Patent für die Erfindung eines Ganzkörperschutzanzuges mit Helmatmung erhielt allerdings Deane (1823), dessen Gerät besonders im Bereich des Feuerlöschwesens erprobt wurde. Weitenhiller (1829) beschrieb einen ähnlichen Schutzanzug mit Helmatmung. Die Kombination von Helmatmung und Pressluft wurde außerdem auch von der Wiener Feuerwehr (1830) und von Paulin (vor 1835) angewandt.

Eine bahnbrechende Erfindung dieser Zeit war sicher der erste Einsatz von komprimierter Luft unter genauer Dosierung und Steuerung der Luftzufuhr. Diese Erfindung ist dem ansonsten unbekannt gebliebenen A.G. zuzuschreiben und wurde von ihm 1812 veröffentlicht. Die Möglichkeit, erheblich mehr Luft als zuvor mit sich zu tragen und somit längere Aufenthaltsmöglichkeiten in schadgashaltiger Luft oder unter Wasser zu haben, wurde in den folgenden Jahren immer wieder aufgegriffen und war in der weiteren Entwicklung von Atmungsgeräten ab der Mitte des 19. Jahrhunderts praktisch Standard.[529] Diese bedarfsgesteuerte Respiration und die Unterstützung der Atmung über einen Blasebalg könnte man als Vorläufer der Pressluftatmung, als Übergang zu wachsenden technischen Möglichkeiten, ansehen. Auch das schon oben benannte Grundprinzip von Hales bzw. Humboldt, nämlich die Trennung der Atmungswege durch zwei unterschiedlich gelagerte Ventile, wurde im beschriebenen Zeitraum und auch später immer wieder verwendet.

Viele der oben beschriebenen Geräte aus dem 18. und 19. Jahrhundert sind als Vorläufergeneration der modernen Atemschutzgeräte im Bereich des Luftschutzes, der Atmung unter Wasser, der Inhalationsgeräte und zum Teil auch der Anästhesiegeräte des 20. und 21. Jahrhunderts zu sehen.

529 Zur weiteren Entwicklung der Atmungsgeräte ab der Mitte des 19. Jahrhunderts vgl. Lottner, 1873, S. 320ff. und Haase-Lampe, 1940, S. 4369-4377.

5. Apparative Hilfsmittel zur Wiederbelebung: Beatmungsgeräte

5.1 Beatmung ohne oder mit Hilfsmitteln

Bei der Untersuchung der Vielfalt und der großen Variationsbreite der empfohlenen und zum Teil auch angeschafften und verwendeten Geräte ergibt sich vorab die Frage nach grundsätzlichen Vorstellungen und Ansichten zur Atemspende und dem Problem ihrer Durchführung. Gleichzeitig sollen innerhalb des untersuchten Zeitraums Entwicklungsschritte verfolgt und dargelegt werden.

Nach einem der ersten gelungenen und zugleich gut dokumentierten Wiederbelebungsfälle, der Rettung eines Bergmannes im Jahr 1732 (siehe Fall 1), hatte man die Erfahrung gemacht, dass das Einblasen von Luft sich positiv auf den Wiederbelebungsprozess auswirken konnte. In den folgenden Jahrzehnten wurde von den meisten Autoren, die sich mit Rettung und Wiederbelebung beschäftigten, die Beatmung des Verunglückten als ein wichtiges oder sogar das wichtigste Mittel zur Wiederbelebung beschrieben. Die Atemspende erfolgte im einfachsten Fall durch eine Mund-zu-Mund- oder eine Mund-zu-Nase-Beatmung. Diese Möglichkeit bestand in jedem Falle, wenn ein Helfer zu einem Verunglückten kam. Die Beatmung durch die Person des Ersthelfers war also bei dessen Eintreffen sofort verfügbar und konnte auch von Laien durchgeführt werden.

Die Qualität der Ausatemluft erwies sich in gelungenen Rettungsfällen als zur Wiederbelebung zwar ausreichend, wurde aber in ihrer „Reizbarkeit" als eingeschränkt angesehen. Zu deren Verbesserung gab es verschiedene Anregungen. So sollte die Luft durch das vorangehende Ausspülen des Mundes beispielsweise mit Kampfergeist, durch das Kauen von Gewürzen (Wacholderbeeren, Kalmus) oder das Einatmen von Tabakrauch wieder „reizbarer" gemacht werden.

Auch die Quantität der Ausatemluft entsprach dem konkreten Bedarf, da bei direkter Beatmung kaum die Gefahr einer Lungenüberblähung entstand, das Messen der erforderlichen Luftmenge also nicht erforderlich war. Im Prinzip hätte man somit eine optimale Möglichkeit der Ersthilfe gefunden, wenn sie denn in dieser Form auf breite Akzeptanz gestoßen wäre. Diese Form der Beatmung mit direktem Körperkontakt zu dem Verunglückten stieß aber offensichtlich wie auch heute noch bei vielen Menschen auf starke innere Widerstände, Ablehnung und Ekel.[530] Dabei sind verschiedene Aspekte zu berücksichtigen. Körperkontakt mit Berührung von Mund, Sekret, evt. Erbrochenem stellte ein ästhetisches Problem dar. Scheu und Berührungsängste könnten außerdem auf eine Angst vor Erkrankung oder Ansteckung zurückzuführen sein, auch wenn Genaueres zur Übertragung und Entstehung

530 Vgl. Schosulan, 1786, S.34ff.

von Infektionskrankheiten noch nicht bekannt war.[531] Schließlich spielte die Scheu vor dem „Unehrenhaften" eines plötzlichen Todes, möglicherweise sogar Kontakt mit einem Selbstmörder, sicher auch eine Rolle und verhinderte sogar in manchen Fällen die Hilfeleistung.

Um eine Möglichkeit zur schnellen Beatmung unter Vermeidung des direkten Kontaktes zu schaffen, wurde das Einblasen von Luft über eine Röhre oder einen Federkiel empfohlen, somit also ein erstes einfaches Hilfsgerät. Die frühe Erwähnung eines Beatmungsröhrchens findet sich bei Behrens, der zwar die Atemspende neben zahlreichen anderen Methoden nur kurz erwähnt, das dazu benutzte Werkzeug aber anspricht: *„Noch ein kräftiges Mittel, zu welchem man ebenmässig zu Zeiten Zuflucht genommen, um die Ersäuften wieder zurechte zu bringen, ist auch dieses gewesen, dass man durch ein Röhrlein warmen Othem in den Mund geblasen."*[532]

Ende des 18. Jahrhunderts wurden von sehr vielen Autoren Geräte zum Einblasen von Luft empfohlen, wobei es sich zunächst auch hier um Federkiele oder Röhren handelte, dann aber auch um einfache Küchenblasebälge für Mund oder Nasenbeatmung.[533] Schosulan empfahl die Röhren des Herrn Pia und des Herrn Gardane zu Paris und Blasebälge, wie z.B. der von Monroe, allerdings auch mit dem Hinweis, dass diese komplizierteren Geräte *„allezeit einen geschickten Wundarzt* [erfordern]*, dem solche Instrumente ohnehin bekannt sind, in den Händen aber eines Unwissenden für den zum Leben* [zu] *erweckenden sehr gefährlich werden können."*[534] Damit benannte Schosulan ein weiteres Problem. Die Luftqualität konnte zwar durch die Verwendung eines einfachen Blasebalgs verbessert werden, indem nun die Möglichkeit bestand, Frischluft einzublasen und sogar die in den Lungen befindliche Luft auszuziehen. Diese überall vorhandenen Küchenblasebälge mussten aber erst herbeigeschafft werden, und die Handhabung erforderte die Anwesenheit von mindestens zwei Helfern. Schosulan forderte sogar die Anwesenheit eines erfahrenen Wundarztes, um den Verunglückten nicht durch „ungeschickte" Handhabung zu gefährden.

Dass die Atemspende in jedem Falle mit einem Hilfsgerät ausgeführt werden sollte, betonte Prévinaire 1790: *„Wollte man es mit dem Munde thun, so könnte es sowohl für den Kranken als für den, der ihm die Luft einbläst, gefährlich wer-*

531 Vgl. dazu Arlo S. Hermreck: The history of cardiopulmonary resuscitation. In: The American Journal of Surgery 166 (1988), S. 431.

532 Behrens, 1742, S. 43.

533 Blasebälge zur Wiederbelebung sollen bereits von Paracelsus (um 1530), im anatomischen Versuch auch von Andreas Vesalius (1543) und von Robert Hooke (1667) verwendet worden sein. Vgl. dazu Sabanayagam Thangam, Max Harry Weil und Eric C. Rackow: Cardiopulmonary Resuscitation: A Historical Review. In: Acute Care 12 (1986), S. 64 sowie A. Barrington Baker: Artificial respiration, the history of an idea. In: Medical History 15 (1971), S. 339.

534 Schosulan, 1786, S. 36.

den.“[535] Worin die Gefahr für den Wiederbeleber bestand, beschrieb er nicht. Eine Gefahr für den Scheintoten sah er in der Tatsache, dass die verbrauchte Luft in den Lungen bei der Mund-zu-Mund-Beatmung nicht entfernt werden konnte, und somit in dem möglicherweise schädigenden Einfluss des hohen Anteils an „fixer Luft“ (CO_2) in der Ausatemluft. Prévinaire empfahl eine Beatmungsröhre, die Röhre von Le Cat, in Kombination mit einem kleinen Blasebalg oder die direkte Blasebalgbeatmung: „*Ein Blasebalg von mittlerer Größe, an dem man ein dünnes Rohr anbringt, ist unstreitig der leichteste Weg, auf dem man die Luft in die Lungen der Scheintoden einbringen kann.*“[536]

Als Mittel der Wahl wurden einfache Küchenblasebälge von vielen Autoren vorgeschlagen, da sie praktisch überall vorhanden waren und ihr Einsatz keine besonderen Fähigkeiten voraussetzte. Sie boten den Vorteil, dass der direkte Kontakt vermieden wurde und Frischluft eingeblasen wurde oder sogar Sauerstoffblasen an die Geräte angeschlossen werden konnten. Alexander Johnson empfahl 1786 in seiner kurzen Rettungsbroschüre einen „*reinlichen kleinen Blasebalg*“ zum Einblasen der Luft. Die Mund-zu-Mund-Beatmung lehnte er ab.[537] Im gleichen Jahr beschrieb Schosulan das Lufteinblasen als wichtige Maßnahme, da „*oft durch das Lufteinblasen in die Lunge ganz allein die Ertrunkenen wieder zum Leben gebracht worden sind* […]“[538] Hierzu empfahl auch er einen einfachen Blasebalg oder aber ein spezielles Beatmungsgerät. „*Man wickelt nämlich um die Röhre eines Blasebalges, der aber* […] *groß genug seyn muß, ein Stück naß gemachte Leinwand, oder ein Stück einer benetzten Blase; die umwickelte Spitze wird in den Mund gesteckt* […][539] Der einfache Blasebalg als besonderes Hilfsgerät für Ersthelfer wurde auch von Fothergill (1796) propagiert: „*Gemeine Personen kommen so ziemlich mit der Operation zurecht, wenn sie nur die Röhre eines Blasebalgs in ein Nasenloch bringen, indeß einer der übrigen Umstehenden den Mund und das andere Nasenloch zuhält, und die Luftröhre sanft zurückdrückt. Bringt man so mit Gewalt Luft in die Lungen, und schafft sie einmal um das andere wieder fort, indem man die Brust drückt; so kann das Athemholen nachgeahmt werden.*“[540]

Poppe (1804) bemerkt in seiner Schrift über die Erfindungen zur Rettung menschlichen Lebens: „*An reiner Luft darf es dem Orte, wo der Körper behandelt wird nicht fehlen, und reine Luft sucht man auch dem Körper zuerst einzublasen.*

535 P.J.B. Prévinaire: Abhandlung über die verschiedenen Arten des Scheintodes und über die Mittel, welche die Arzneykunde und Polizey anwenden können, um den gefährlichen Folgen allzu früher Beerdigung zuvor zu kommen. Leipzig 1790, S. 298f.

536 Prévinaire, 1790, S. 299.

537 Vgl. Alexander Johnson: Rettungsmittel der Verunglückten, auch anderer Personen, von scheinbaren Todesfällen. Hamburg 1786, S. 26f.

538 Schosulan, 1786, S. 33.

539 Schosulan, 1786, S. 34.

540 Anton Fothergill: Neue Untersuchungen über die Hemmung der Lebenskraft beym Ertrinken, Ersticken […]. Leipzig 1796, S. 109.

Dazu dient eine lederne Röhre nebst Blasebalg, womit man die reine atmosphärische Luft durch ein Nasenloch in die Lunge bläst.“[541] Bei Manni (1839) wird der einfache Blasebalg zum Lufteinblasen erwähnt, er sieht in dessen Anwendung allerdings nur ein Mittel zweiter Wahl und bevorzugt wiederum die Mund-zu-Mund-Beatmung: „*So sehr nun auch der Nutzen des Blasebalgs gerühmt worden ist, und so sehr man sich bemüht hat, täglich neue und bessere zu erfinden, so haben doch alle Praktiker, die sich an die Erfahrung und an Thatsachen halten, stets dem unmittelbaren Lufteinblasen von Mund zu Mund den Vorzug gegeben.*“ [542] Hier zeigt sich, dass die unterschiedlichsten Auffassungen parallel zueinander existierten und allenfalls ein gewisser Trend der Meinungen dargelegt werden kann.

Im Bewusstsein der oben beschriebenen Nachteile der Mund-zu–Mund-Beatmung und der Anwendung von einfachen Hilfsgeräten wie Röhrchen und einfachen Blasebälgen kam es am Ende des 18. und Beginn des 19. Jahrhunderts zur Entwicklung von zahlreichen komplizierteren Beatmungsgeräten, wobei sich der Ausdruck kompliziert auf die Bauart und das „Innere“ der Geräte bezieht, diese technische Weiterentwicklung letztendlich aber nur eine vereinfachte Handhabung implizierte. So wurde nach der Erfindung von Gorcy auch immer wieder der Einsatz des doppelten oder anderer doppelter Beatmungsgeräte propagiert. Eine besondere Empfehlung findet sich bei Günther (1794), nach dessen Angabe der Gorcy- Blasebalg sogar durch die Hamburgische Rettungsanstalt angeschafft wurde.[543]

In Bezug auf die Frage der Quantität der einzublasenden Luftmenge durch ein Gerät gab es gleichfalls recht kontroverse Meinungen. Einige Autoren (Goodwyn 1788, Kite 1788, Coleman 1793) sahen die Notwendigkeit des Einblasens einer größeren Luftmenge, um nicht nur Luft in die großen Bronchialäste zu befördern, sondern auch die kleineren verzweigten Äste zu erreichen. Diese von anderen Autoren als „*insufflatio vehemens*“ bezeichnete Art der Beatmung brachte die Gefahr der Zerreißung von Lungengewebe und so das Erzeugen eines Pneumothorax mit dem anschließenden Tod mit sich, was von den Gegnern auch durch zahlreiche Tierversuche belegt werden konnte (Leroy, 1827).[544] Also sollte das Gerät entweder ausschließlich von Fachpersonal, also von Wundärzten und Ärzten bedient werden,[545] oder es sollten entsprechend kleinere Luftvolumen eingeblasen werden. In der Folgezeit kam es sogar zur Erfindung von graduierten Geräten (Configliachi 1816, Leroy 1827).

Bereits um die Jahrhundertwende sah man, wie schon oben angesprochen, in der reinen Mund-zu-Mund- oder Mund-zu-Nase-Beatmung auch Gefahren, was bei einzelnen Autoren sogar zur völligen Ablehnung einer solchen einfachen Wieder-

---

541 Poppe, 1804, S. 148f.

542 Manni, 1839, S. 55.

543 Vgl. Günther, 1794, S. 378. Vgl. auch Kap. 5.4.4 und 5.4.10.

544 Vgl. Hermreck, 1988, S. 343.

545 Diese Empfehlung wurde schon 1790 von Prévinaire gegeben.

belebungsform führte. Wiedemann propagierte die ausschließlich künstliche Beatmung mit dem Hinweis auf den zu hohen Stickstoffanteil in der Ausatemluft. Die Atemspende „*ist von allen Arten des Lufteinblasens die unwirksamste; denn die schon geathmete Luft* […] *hat in den Lungen des Einblasenden schon einen großen Theil seines Antheils an reiner Lebensluft, und mit diesem sehr viel von ihrer Wirksamkeit als Reizmittel für die Lungen verlohren.*“[546] Leider, so bedauerte er, werde aber diese Art des Lufteinblasens in Deutschland noch beinahe allgemein angewandt.

Verstärkt ab 1820 kam auch die Vorstellung auf, dass das primäre Einblasen von Luft als Mittel der ersten Wahl gefährlich sei und man vielmehr zunächst Luft aus den Lungen absaugen müsse, bevor man diese aufblasen dürfe (Configliachi, 1816). Viele der doppelten Blasebälge sowie der einfachen und doppelten Beatmungsspritzen wurden jetzt tatsächlich auch zunächst zum Absaugen der in den Lungen befindlichen verbrauchten Luft empfohlen. Rolffs (1843) lehnte das Einblasen von Luft als schädliche Methode sogar ab und sah in der Konsequenz lediglich das Auspumpen der Luft als sinnvoll an. Nach entsprechender Kompression ergebe sich das anschließende Füllen der Lunge mit frischer Luft von selbst. Allerdings wurde auch die Verwendung von Geräten immer wieder kritisch gesehen. 1834 bezeichnete Kay die Beatmung mit Blasebalg als äußerst gefährlich, insbesondere wenn ein solches Gerät von Laien bedient wurde, und forderte, ein Beatmungsgerät gehöre ausschließlich in die Hand von Fachpersonal. Er forderte also wie auch schon 50 Jahre zuvor Schosulan und Prévinaire eine Medikalisierung im Rettungsbereich.

Kay favorisierte eine neue Methode der Wiederbelebung – die Imitation der Respiration durch Kompression von Brust und Abdomen und anschließende Reexpansion mit Hilfe der Bandage von Leroy.[547] Allmählich kam man wieder ab von der seit fast hundert Jahren propagierten Atemspende, sei es durch Mund-zu-Mund-Beatmung, sei es unter Einsatz von Geräten, hin zu den manuellen Methoden, die sich in der zweiten Hälfte des 19. bis in das 20. Jahrhundert hinein durchsetzen sollten.

Die zunächst für die ganze Bevölkerung bestimmten Maßnahmen und Anweisungen wurden in dem beschriebenen Zeitraum zunehmend in die Hand von Fachpersonal gelegt, zumindest was die Anwendung von komplizierteren Maßnahmen angeht. Es bleibt die Frage, ob sich diese Tatsache der Medikalisierung und Professionalisierung auch in den Wiederbelebungsfällen abzeichnet und auch hier nach 1800 eine Tendenz des schnellen Hinzuziehens von Ärzten zu sehen ist, so dass lediglich die Rettung von Laien, die Wiederbelebungsmaßnahmen hingegen zunehmend von Fachpersonal durchgeführt wurden. Darauf wird in Kapitel 7 ausführlicher eingegangen.

546 Wiedemann, 1797, S. 48f.

547 Vgl. James Phillip Kay: The Physiology, Pathology and Treatment of Asphyxia. London 1834, S. 56-58.

5.2 Zur Einteilung von Beatmungsgeräten

Bei den Beatmungsgeräten erübrigt sich eine Einteilung nach dem Anwendungszweck, der in jedem Fall die Wiederbelebung eines Verunglückten oder Scheintoten darstellte. Je nach den vorherrschenden pathophysiologischen Vorstellungen stand dabei entweder das Einblasen von atmosphärischer Luft oder Sauerstoff in die Lungen oder das Absaugen der in den Lungen enthaltenen, verbrauchten Luft im Vordergrund. Beatmungsgeräte konnten auch zum Absaugen von Wasser, Schleim oder Schaum aus dem Bereich des Rachens und der oberen Luftwege dienen. Sie wurden als Druckgeräte und als Sauggeräte eingesetzt.

5.2.1 Äußere Konstruktionsmerkmale

Betrachtet man die äußere Konstruktion von Beatmungsgeräten, so stößt man im Wesentlichen auf drei unterschiedliche Gerätetypen. Ein häufig angewandtes Konstruktionsprinzip war der Beatmungsbalg. Die Komprimierung des Balges geschah mit Hilfe zweier Holzbretter, die über eine elastische Lederhülle miteinander in Verbindung standen. Das einfachste Beatmungsgerät entsprach somit einem einfachen Küchenblasebalg. Das zweite wichtige Konstruktionsprinzip war die Beatmungsspritze. Sie bestand aus einem zylindrischen Spritzenkörper, der meist aus Metall gefertigt war. Die Luft wurde durch Herabdrücken eines in der Regel hölzernen Stempels oder Kolbens in die Lungen gebracht. Der Beatmungsbalg und die Beatmungsspritze kamen als einfache und als doppelte Geräte zur Anwendung. Bei den doppelten Geräten wurden zwei Blasebälge bzw. zwei Spritzen parallel geschaltet. Als drittes Konstruktionsprinzip findet man die aus einer Tierblase angefertigte Beatmungsblase. Die Ausdehnung der Blasenwand nach einer zuvor erfolgten Komprimierung wurde durch ein spiralförmig gewundenes Rohr im Inneren der Blase bewerkstelligt. Einige Geräte lassen sich von ihren Konstruktionsmerkmalen her nicht in diese drei Typen einordnen, sie werden unter Punkt 5.8 gesondert beschrieben. Der Einsatz der Geräte erfolgte zumeist über ein Nasen- oder ein Mundstück. Daneben gab es die Empfehlung der Intubation über Endotrachealkanülen. Außerdem konnte die Beatmung nach einer zuvor durchgeführten Bronchotomie über einen entsprechenden Tubus direkt in die Trachea erfolgen.

5.2.2 Prinzip der Lufterneuerung

War ein einfach wirkendes Beatmungsgerät in Nase oder Mund des Verunglückten eingeführt, so blieb bei aufeinander folgenden Saug- und Druckphasen die Lufterneuerung aus. Folgende Strategien wurden zur Lösung dieses Problems angewandt:

a) Nach dem Absaugen verbrauchter Luft aus der Lunge des Verunglückten in das Beatmungsgerät musste dieses - zumindest von Zeit zu Zeit - aus Nase oder

Mund des Patienten entfernt, in die Umgebungsluft entleert, aus dieser oder einem Gasreservoir erneut gefüllt und zum Lufteinblasen wieder angesetzt werden. Dieses Verfahren bedurfte keiner ausgefeilten Gerätetechnik, war jedoch zeitaufwändig und umständlich. Der einfache Blasebalg und einige Spritzen wurden in dieser Weise eingesetzt.

b) Um ein zeitraubendes Abnehmen des Beatmungsgeräts zu vermeiden, wurde dieses mit manuell verschließbaren Bohrungen, Ventilen oder Hähnen versehen, über die das Abführen verbrauchter Luft in die Umgebung bzw. das Einsaugen frischer Luft in das Gerät gewährleistet wurde. Diese Geräte erforderten eine manuelle Steuerung des Luftwegs durch den Bediener (Verschließen bzw. Öffnen der Bohrung, Umlegen eines Hahnes etc.). Es handelt sich also um einfache Beatmungsgeräte mit manueller Steuerung des Luftwegs. Fast alle einfachen Spritzen funktionierten nach diesem Prinzip.

c) Die doppelt wirkenden Beatmungsgeräte schließlich bestanden aus zwei getrennten Beatmungs- (oder Inspirations-) und Absauge- (oder Exspirations-) Bälgen bzw. Spritzen. Sie ermöglichten eine kontinuierliche Beatmung ohne lästiges Absetzen oder permanente Steuerungsmaßnahmen seitens des Wiederbelebers. Durch die Trennung der Luftwege konnte man mit einem doppelten Blasebalg ohne Unterbrechung frische Luft einblasen und die verbrauchte Luft aus den Lungen ziehen. Verschiedene Ventile und eine zwischen beiden Blasebälgen angebrachte Scheidewand sicherten die Trennung von Frischluft und verbrauchter Atemluft. Doppelte Blasebälge mit der größten Verbreitung waren der von Gorcy (1789) und von Configliachi (1816), die noch ausführlich beschrieben werden. Eine doppelte Beatmungsspritze funktionierte ähnlich wie ein doppelter Blasebalg. Sie bestand aus zwei nebeneinander liegenden Röhren, von denen eine mit der Nase, die andere mit dem Mund in Verbindung gesetzt wurde. Durch Herabdrücken des doppelten Stempels wurde gleichzeitig Luft in die Lungen und in die Umgebung gepresst. Beim Hochziehen erfolgte die Füllung des einen Spritzenzylinders mit Frischluft und des anderen Zylinders mit verbrauchter Lungenluft. Die Trennung der Luftwege wurde auch hier durch zwischengeschaltete Ventile ermöglicht.

5.2.3 Überdruck-, Wechseldruck- und Unterdruckbeatmungsgeräte

Überdruck-Beatmungsgeräte (Druckgeräte) blasen die Luft unter Druck in die Lungen ein. Die Ausatmung erfolgt spontan oder durch Kompression des Brustkorbs. Mit Wechseldruck-Beatmungsgeräten wird die Luft unter Druck eingeblasen und anschließend durch den im Gerät entstandenen Unterdruck wieder abgesaugt. Nach diesem Prinzip arbeiten die meisten im Folgenden beschriebenen doppelten Beatmungsgeräte. Unterdruck-Beatmungsgeräte (Sauggeräte) schließlich saugen die

Luft durch Unterdruck aus den Lungen ab. Die Einatmung erfolgt spontan durch die Ausdehnung des komprimierten Lungengewebes.

5.2.4 Kapazität der Beatmungsgeräte

Die empfohlenen Beatmungsgeräte unterschieden sich sehr stark in ihrem Fassungsvermögen. Während manche Autoren großvolumige Geräte konstruierten, sahen andere darin die Gefahr, dem Verunglückten zu viel Luft auf einmal einzublasen und so einen Pneumothorax oder sogar den Tod herbeizuführen. Um dem vorzubeugen, wurden entweder kleinvolumigere Geräte oder graduierte Geräte mit mehreren genau definierten oder mit variierbaren Volumina entwickelt. So konnte die genaue Menge der einzublasenden Luft bestimmt und der Konstitution des Patienten angepasst werden. Bei graduierten Beatmungsbälgen befand sich die Skala auf einem Segmentbogen, bei graduierten Beatmungsspritzen war sie auf der Kolbenstange angebracht.

5.2.5 Verwendung von Sauerstoffgas und Temperierbarkeit der Luft

Viele Beatmungsgeräte hatten Vorrichtungen (Schraub- oder Schliffansätze), über die man neben der atmosphärischen Luft auch Sauerstoff oder andere Gase einfüllen konnte. Die „*dephlogistizierte Luft*" erschien vielen Autoren am besten geeignet für die Wiederbelebung, war aber in der Regel nicht verfügbar und hatte somit keine praktische, sondern lediglich experimentelle Bedeutung. Wiedemann bemerkte beispielhaft für viele andere Zeitgenossen, bei der Beatmung von Verunglückten sei Lebensluft oder Sauerstoffgas vorzuziehen, sofern man es rasch genug herbeischaffen könne, denn dieses „*ist ein weit kräftigerer Reiz für die Lungen, und bewirkt die nöthige Veränderung, welche das Blut bei seinem Kreislaufe durch die Lungen erleiden muß, viel schneller und inniger, als die bloße atmosphärische Luft.*"[548] Bei einigen Geräten gab es die Möglichkeit, die einzublasende Luft anzuwärmen, um die Lufttemperatur der Körpertemperatur anzupassen.

In den nachfolgenden Tabellen sind die im Folgenden näher beschriebenen oder zumindest erwähnten Gerätevarianten nach äußeren Konstruktionsmerkmalen eingeteilt und chronologisch geordnet aufgeführt. Dabei werden die unter 5.2.1 genannten äußeren Konstruktionsmerkmale unterschieden. Hinzu kommt eine Einteilung nach dem Prinzip der Lufterneuerung, die sich im Bauprinzip als einfaches oder doppeltes Gerät niederschlägt (siehe 5.2.2), ferner wird unterschieden zwischen Geräten ohne und mit Quantifizierung der Luftmenge (siehe 5.2.4). Daneben enthält die Tabelle Angaben zur Verbreitung der einzelnen Geräte, soweit dies aus

548 Wiedemann, 1797, S. 47.

den vorliegenden Quellen nachzuvollziehen ist. Berücksichtigt wird auch das Auftreten von bekannteren Geräten in verschiedenen Rettungskästen.

Tabelle 3: Chronologisch geordnete Einteilung der Beatmungsgeräte

Einteilungskriterien der Beatmungsgeräte

Spalte A: Autor bzw. Ortsangabe und Jahr	
Spalte B: Konstruktionsmerkmale	
Beatmungsblase Einfacher Blasebalg Einfacher graduierter Blasebalg Doppelter Blasebalg Doppelter graduierter Blasebalg Einfache Beatmungsspritze Einfache graduierte Beatmungsspritze Doppelte Beatmungsspritze Beatmungsgerät	
Spalte C: Verbreitung	
Gerät in einem Rettungskasten vorhanden oder professionell angeboten	Rettungskasten
Vermutlich nicht gebaut bzw. genauere Aussage nicht möglich	0
Zumindest als Prototyp gebaut	+
Vermutete größere Stückzahl oder höherer Bekanntheitsgrad	++

Einteilung der Beatmungsgeräte

Autor / Geräteerfinder	Konstruktionsmerkmale	Verbreitung
Blasebalg in Venedig um 1770	Einfacher Blasebalg	++ Rettungskasten
Blasebalg in Edinburgh 1774	Einfacher Blasebalg	+ Rettungskasten
Pia um 1775	Einfacher Blasebalg	++ Rettungskasten
Hunter 1776	Doppelter Blasebalg	++
Esdré 1781	Doppelter Blasebalg	+
Monro um 1782	Einfacher Blasebalg	+
Achard 1784	Beatmungsblase mit elastischer Ausdehnung	+
Aitken 1786	Beatmungssack für Neugeborene	Vermutlich ++ bei Hebammen
Johnson 1786	Einfacher Blasebalg mit Nasenstück	+
Schosulan 1786	Einfacher Blasebalg für Rettungskasten empfohlen	0
Kite 1788	Einfacher Blasebalg	+ Rettungskasten
Goodwyn 1788	Einfache Beatmungsspritze	+
Gorcy 1789 / Rouland 1790	Doppelter Blasebalg	++ Rettungskasten
Blasebalg in Hamburg 1790	Einfacher Blasebalg	++ Rettungskasten

Savigny 1790	Einfacher Blasebalg	++ Rettungskasten
Heus 1790	Doppelte Beatmungsspritze	0
Pickel 1791	Einfacher Blasebalg	+ Rettungskasten
van Marum 1793	Einfache Beatmungsspritze	+
Coleman / Fields 1793	Einfacher Blasebalg mit Beatmungsgerät zur Regulierung des Luftwegs	+
Fothergill 1795	Doppelter Blasebalg für Rettungskasten empfohlen	0
Wiedemann 1796 (Gorcy Blasebalg)	Einfacher oder doppelter Blasebalg für Rettungskasten empfohlen	0
Voigt 1796	Beatmungsgerät	+
Herholdt und Rafn 1796 (Gorcy Blasebalg)	Einfacher oder doppelter Blasebalg für Rettungskasten empfohlen	0
Zarda 1797 (Variante nach Gorcy)	Doppelter Blasebalg	+ Rettungskasten
Herholdt und Rafn 1798 (Gorcy Blasebalg)	Doppelter Blasebalg	+ Rettungskasten
Evans um 1800	Einfacher Blasebalg	+ Rettungskasten
Blasebalg in Baden 1806	Einfacher Blasebalg	+ Rettungskasten
Meunier 1807	Einfache Beatmungsspritze	++ Rettungskasten
Blasebalg in Straßburg 1808	Einfacher Blasebalg	+ Rettungskasten
Barzellotti 1808	Doppelter Blasebalg	0
Kopp 1810	Einfache Beatmungsspritze	+
Meunier um 1810	Doppelte Beatmungsspritze	+
Meunier zwischen 1810 und1824	Doppelter Blasebalg	0
Pickel 1812	Einfache Beatmungsspritze, einfacher Blasebalg	+ Rettungskasten
Sementini 1813	Einfacher Blasebalg mit Sauerstoffbehälter	+
Configliachi 1816	Doppelter graduierter Blasebalg	++
Reisinger 1820	Beatmungsgerät für Neugeborene	0
Murray 1821	Einfache graduierte Beatmungsspritze mit Lufterwärmung, tragbares Gerät	+
Murray 1821	Einfache graduierte Beatmungsspritze mit Lufterwärmung, stationäres Gerät	+
Rudtorffer 1821 (Modifikation von Configliachi)	Doppelter graduierter Blasebalg	+ Rettungskasten
Moore 1822	Doppelte Beatmungsspritze mit Überdruckventil und Lufterwärmung	0
Dacheux um 1823	Doppelte Beatmungsspritze	+
Boscha 1824 (Modif. von Configliachi)	Doppelter graduierter Blasebalg	+
Meunier um 1824	Einfache Beatmungsspritze	0
Read 1824	Einfache Beatmungsspritze, multifunktionelle „Patentspritze“	+
Weiss um 1825	Einfache graduierte Beatmungsspritze, multifunktionelle „Patentspritze“	+
van Houten um 1825	Doppelte Beatmungsspritze	+

Leroy d'Ètiolles 1827	Einfacher graduierter Blasebalg	++
Blasebalg in Lincoln um 1829	Einfacher Blasebalg	+ Rettungskasten
Rondet um 1829	Beatmungssack für Neugeborene	+
Anonyme Beatmungsspritze bei Koppenstätter 1831	Einfache graduierte Beatmungsspritze, anonym, vermutlich nicht vom Autor selbst konstruiert	0
Koppenstätter 1831 (Gorcy Blasebalg in der Münchner Schwimmschule)	Doppelter Blasebalg	+
Thomas 1831/32	Beatmungsblase	0
Marc 1835	Einfache Beatmungsspritze	+
Marc 1835 (Modifikation der doppelten Spritze von Meunier)	Doppelte Beatmungsspritze	+
Read vor 1842	Doppelte Beatmungsspritze mit Lufterwärmung	+
Rolfs 1843	Einfache Beatmungsspritze	+ Rettungskasten
Erichsen 1845	Einfache graduierte Beatmungsspritze	0

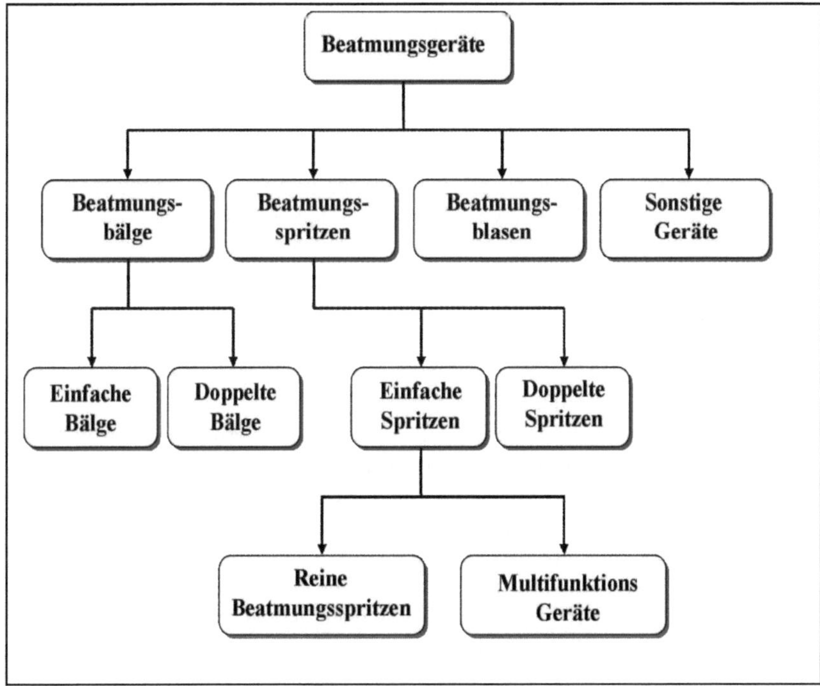

Abbildung 38: Einteilung der beschriebenen Beatmungsgeräte

5.3 Einfache Beatmungsbälge

5.3.1 Handhabung des Blasebalgs

Johann Arnold Günther beschrieb 1794 den Ablauf der Beatmung mit Blasebalg folgendermaßen: *„Es stellt sich jemand zum Haupt des Verunglückten, bringt das zugespitzte Horn der Röhre*[549] *in ein Nasen-Loch, hält es darin mit dem Zeigefinger fest, und drückt zugleich mit dem Mittelfinger und Daumen derselben Hand beide Nasenlöcher und den Mund fest zu, damit ausser der Röhre keine Luft eindringen könne. Mit der andern Hand drückt er gelinde auf den hervorragenden Theil der Luft-Röhre (Adams-Apfel), damit die Luft nicht in den Magen dringen könne. Ein anderer bläst darauf gelinde durch den Blasebalg Luft in die Röhre; drückt, nachdem der Mund geöffnet, gelinde auf die Brust, um die Luft wieder aus den Lungen herauszulassen.“*[550] Bei dieser sehr genauen Beschreibung des Beatmungsvorgangs handelte es sich um eine Anleitung für Wundärzte und Wundarztgesellen. Sie hatte jedoch sicher allgemeine Gültigkeit, entsprach sie doch weitgehend den Angaben anderer Autoren. In Beckers außerordentlich weit verbreitetem Ratgeber für das einfache Volk heißt es zur Beatmung über den Mund: *„Dieß geschieht durch einen Blasebalg, den man mit der Röhre in ein Nasenloch steckt, und das andere, so wie auch den Mund, zuhält. Ist die Röhre zu dick, so befestigt ein Federkiel daran, und ist sie zu dünn, so wickelt ein Läppchen darum.“*[551] Es bleibt festzuhalten, dass aus technischen Gründen bei der Blasebalgbeatmung immer zwei Personen anwesend sein mussten: ein Helfer, der die Blasebalgspitze in Nase oder Mund festhielt, zugleich die anderen Öffnungen verschloss und den Kehlkopf des Verunglückten nach hinten drückte, und ein weiterer Helfer, der den Blasebalg betätigte und danach durch Druck auf den Bauch die Luft zum Entweichen brachte.

5.3.2 Volumen der Blasebälge, Beatmungsfrequenz

In Bezug auf die notwendige Größe des Blasebalgs gab es recht unterschiedliche Vorstellungen. Anthony Fothergill schlug 1795 vor, dass pro Beatmungsgang durch den Blasebalg 112 Kubikzoll (ca. 1,83 l) Luft in die Lungen getrieben werden sollte.[552] Damit ging er einen Kompromiss ein zwischen 12 Kubikzoll eines ungenannten Autors, was Fothergill als viel zu wenig ansah, und 300 Kubikzoll, die bei Kite empfohlen wurden. Bei letzterem Volumen sah Fothergill die Gefahr des Zerreißens der Lungenbläschen. Die Beatmung mit einem so eingerichteten Blasebalg sollte alle 15 Sekunden erfolgen, d.h. also 4 Insufflationen pro Minute. Die Blasebälge in den Rettungskästen der Royal Humane Society hatten nach den Angaben

549 Es handelte sich dabei um eine im Hamburger Rettungskasten befindliche Röhre.
550 Günther, 1794, S. 399f.
551 Becker, 1788, S. 335.
552 Fothergill, 1796, S. 111-113.

von Kite ab 1786 eine Kapazität von 500 cm^3. Blasebälge nach der Empfehlung von Monroe in Edinburgh sollten sogar eine Kapazität von 1500 cm^3 haben.[553] Genaue Volumenangaben finden sich allerdings bei nur wenigen Autoren. Previnaire empfahl 1790 die Verwendung eines „*mittleren Blasebalgs*", an den man ein dünnes Rohr ansetzen sollte.[554] Bei Flachsland heißt es 1806: „*Man suche durch eigene Mundröhren, durch einen kleinen hineinpassenden Blasebalg atmosphärische Luft einige Minuten lang in die Lunge zu bringen* [...]"[555]. Wehrle beschrieb 1835, ähnlich wie die Mehrzahl seiner Vorgänger und Zeitgenossen, lediglich die Verwendung eines „*einfachen Küchenblasebalgs*"[556] zur Beatmung eines Verunglückten.

5.3.3 Beatmungsröhren als weiteres Zubehör

Viele Autoren sahen die Notwendigkeit, den Blasebalg an eine Röhre anzuschließen und diese entweder in den Mund, in die Nase oder direkt in die Luftröhre einzubringen. Beim Einbringen in die Luftröhre handelte es sich um erste Versuche der Intubation.[557] Die empfohlenen Röhren waren meist aus Holz, Silber oder Elfenbein gefertigt, allerdings gab es auch die Beschreibung von flexiblen Röhren, bei denen dünnes Leder über eine Drahtspirale gespannt war. Einen mit einem Tubus kombinierbaren Blasebalg enthielt die Pariser Rettungskiste nach Pia (beschrieben 1789). Dieser Tubus bestand vermutlich aus Elfenbein[558] und wurde über einen biegsamen Lederschlauch an den Blasebalg angesteckt und zur Beatmung in ein Nasenloch eingeführt. Das weitere Vorgehen entsprach den von Günther beschriebenen Regeln. Einfache Beatmungsröhren zum Anschluss an Blasebälge waren auch in den Rettungskästen der Hamburger Gesellschaft vorhanden.[559]

5.3.4 Kritische Anmerkungen zur Verwendung von einfachen Blasebälgen

Frank bemerkte zur Verwendung von Blasebälgen, dass ihm „*ein jedes Werkzeug, es seye nun zum Auspumpen der Luft, des Wassers aus den Lungen, oder zum Einblasen der kalten Luft in dieses Eingeweid, nach Art der Blasebälge, als viel zu ge-*

553 Vgl. zu beiden Angaben: Arthur Keith: Three Hunterian Lectures on The mechanism underlying the various methods of artificial respiration practised since the foundation of the Royal Humane Society in 1774. In: The Lancet 1 (1909), S. 747.

554 Vgl. Previnaire, 1790, S. 299.

555 Flachsland, 1806, S. 30.

556 Wehrle, 1835, S. 92.

557 Vgl. Stefan Binder: Zur Geschichte der Intubation der Luftwege, besonders der Tubusentwicklung. Med. Diss. Ulm 1985.

558 Vgl. Frank, 1814, S. 190f.

559 Vgl. Günther, 1794, S. 371 und S. 399f.

künstelt, und selbst als gefährlich vorkomme.“[560] Deutliche und experimentell begründete Kritik an der Anwendung von Blasebälgen zur Wiederbelebung Verunglückter äußerte im Jahr 1829 Leroy. Er hatte nachgewiesen, dass es möglich war, Tiere durch plötzliches Aufblasen der Lungen zu töten. Gleichfalls stellte er bei toten Tieren häufig ein Emphysem[561] und einen Pneumothorax fest. Leroy selbst entwickelte daraufhin einen Blasebalg mit Graduierung. Seine alarmierenden Erkenntnisse wurden von John Dalrymple, einem Ratsmitglied der Royal Humane Society, aufgegriffen. In einem Bericht vor dieser Vereinigung konnte er 1835 außerdem auf die praktischen Erfahrungen eines medizinischen Assistenten Woolley zurückgreifen, dem keine einzige Wiederbelebung unter der Zuhilfenahme des Blasebalgs gelungen war. In der Folge verschwand der Blasebalg ab dem Jahr 1837 von der Liste der empfohlenen Mittel der Royal Humane Society und vermutlich auch aus den englischen Rettungskästen. Das Tabaksrauchklistier war schon 1811, nachdem Brodie eine tödliche Herzwirkung des Nikotins experimentell nachgewiesen hatte, auf die Liste der verbotenen Mittel gesetzt worden. Folglich wurde der Blasebalg nicht mehr benötigt.[562] Manni beschrieb 1839 folgende Nachteile der Verwendung eines Blasebalgs: Durch zu große Kraftaufwendung und durch die Unmöglichkeit der genauen Abmessung der Luftmenge bestehe bei der Blasebalgbeatmung stets die Gefahr der Lungenzerreißung. Damit griff er die schon zuvor geäußerte Kritik erneut auf. Die einzublasende Luft sei außerdem nicht körperwarm und nicht feucht, was beides der Wiederbelebung nicht zugutekomme. Und schließlich sei der Blasebalg nicht immer sogleich zur Hand, weswegen unnötige Zeit bis zum Einsetzen der Hilfeleistung vertan werde.[563]

5.3.5 Blasebälge zur Beatmung als Bestandteil von Rettungskästen

Fester Bestandteil vieler Rettungskästen war der einfache Blasebalg in Doppelfunktion, der mit entsprechendem Zubehör sowohl zur Beatmung als auch zur analen Klistierverabreichung von Tabakrauch benutzt werden konnte. „*Man hat zweyerley Wege, Luft in den Leib zu schaffen, in der Absicht, theils durch die Lungenbewegung den Kreislauf des Geblüts zu erneuern, theils durch die Aufschwellung des Eingeweides seine erforderliche Bewegung wieder hervorzubringen.*“[564]

Die sehr frühe Deponierung von Blasebälgen in Rettungskästen ist aus Venedig bekannt. Dort wurden auf Grund einer Rettungsinstruktion von 1768 etwa zwei

560 Frank, 1814, S. 245.
561 Ein Emphysem ist häufig bei Ertrunkenen zu finden, was Leroy aber noch nicht bekannt war.
562 Vgl. dazu Keith, 1909, S. 748.
563 Vgl. Manni, 1839, S. 55-57.
564 Johnson, 1786, S. 26.

Jahre später Blasebälge zur Beatmung empfohlen, an Uferstellen deponiert und sollten allen auslaufenden Schiffen mitgegeben werden.[565]

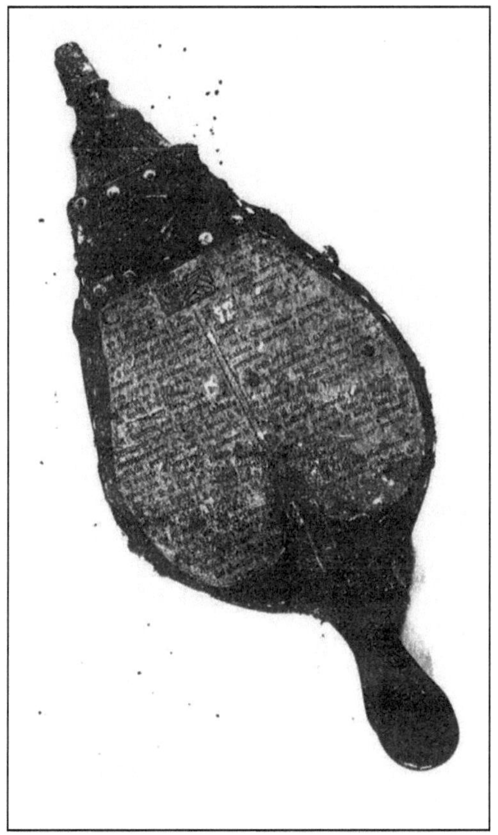

Abbildung 39: Einfacher Blasebalg aus der Republik Venedig (um 1770)

Blasebalg mit Rettungsanweisung, seit 1768 in Venedig propagiert, danach an verschiedenen Küstenorten in Rettungskästen deponiert. Ab 1770 wurde der Nachweis eines Blasebalgs in allen auslaufenden Schiffen gefordert

Quelle: d'Este, 1990, S. 68

565 Vgl. Bianca Rosa d'Este: Regulation for „saving" the drowned in Italy (XVIII-XIXth century), with particular reference to the Republic of Venice. In: Medicina nei secoli arte e scienza 2 (1990), S. 61-73. Vgl. unten Abbildung 39 und Kap. 7.2.

In Frankreich findet sich ein einfacher Blasebalg seit etwa 1775 in der Pariser Rettungskiste, hier nachweislich in der Doppelfunktion als Beatmungsgerät mit Mundröhre und als Tabakrauchklistiergerät mit speziellem Aufsatz. In der Funktion als Klistiergerät war der Blasebalg noch bis nach 1850 in der Pariser Rettungskiste vorhanden.[566] Der Rettungskasten von Straßburg enthielt um 1808 einen einfachen Blasebalg mit Kanülen, wobei anhand der Auflistung nicht zu klären ist, ob dieser möglicherweise nur als Tabakrauchklistier verwendet wurde.[567]

Aus Großbritannien sind mehrere Blasebälge aus Rettungskästen teils erhalten geblieben, teils in der Rettungsliteratur beschrieben worden. Der wohl älteste britische Blasebalg zur Insufflation war Teil eines Rettungskastens aus Edinburgh von 1774.[568] 1788 beschrieb Kite einen Rettungskasten mit Ansatzstück für einen gewöhnlichen Blasebalg. Dieser Kasten wurde 1790 erneut von dem englischen Instrumentenmacher Savigny beschrieben, gebaut und mit Blasebalg ausgestattet.[569] Fothergill empfahl 1795 einen Kasten mit doppeltem Blasebalg. Ob dieser Vorschlag allerdings verwirklicht wurde, lässt sich nicht belegen.[570] Um das Jahr 1800 gab es einen Blasebalg im Rettungskasten des Instrumentenmachers Evans. Zu diesem Blasebalg gehörten ein Mundtubus, eine Trachealkanüle und ein Darmrohr. Auch hier hatte der Blasebalg also, wie in der Pariser Kiste, die Doppelfunktion als Beatmungsgerät und als Rauchklistier. Dieser Kasten ist in Bedford erhalten geblieben.[571] Ein weiterer einfacher Beatmungsbalg war in einem um 1829 datierten Rettungskasten aus Lincoln vorhanden.[572]

Zu dem Amsterdamer Rettungskasten gehörte ein einfacher Blasebalg, der dem von Pia entsprach.[573] Der in Deutschland wohl bekannteste Rettungskasten wurde von der Hamburger Gesellschaft 1790 eingerichtet und enthielt zunächst einen einfachen Blasebalg mit Lederröhre zur Beatmung. Diese Rettungskiste wurde an 19 Stellen der Stadt deponiert.[574] 1794 wurde der Gorcy Blasebalg angeschafft und

566 Vgl. Alexander Willem Michiel van Hasselt: Die Lehre vom Tode und Scheintode. Braunschweig 1862, S. 126.

567 Vgl. Archives communales et hospitalières de Strasbourg, Bestand „Police 86-480“, vgl. Auch Kap. 6.1.

568 Vgl. J.P. Payne: On the resuscitation of the apparently dead. An historical account. In: Annals of the Royal College of Surgeons of England 45 (1969), S. 100.

569 Vgl. Kite, 1790, S. 209-220 und John Henry Savigny: Description of the construction and uses of a portable apparatus for the recovery of persons apparently dead, as recommended in an essay on the subject by C. Kite, and approved by the London humane Society. London 1790.

570 Vgl. Fothergill, 1796, S. 157.

571 Vgl. Elisabeth Bennion: Alte medizinische Instrumente. Köln 1996 (ursprünglich London 1979), S. 174f.

572 Vgl. I. McLellan: Nineteenth century resuscitation apparatus. In: Anaesthesia 36 (1981), S. 307-311.

573 Vgl. van Hasselt, 1862, S. 124.

574 Vgl. Günther, 1794, S. 370f. und S. 403f.

ersetzte den einfachen Blasebalg.[575] In einer von Pickel 1791 empfohlenen und vertriebenen Rettungskiste befand sich ein einfacher kleiner Blasebalg mit biegsamer Röhre[576]. Ab 1812 wurde dieser Kasten zusätzlich mit einer Spritze bestückt.[577] Flachsland beschrieb 1806 den Rettungskasten im Großherzogtum Baden mit einem einfachen Blasebalg.[578]

5.3.6 Beschreibung von einfachen Blasebälgen

5.3.6.1 Der einfache Blasebalg nach Pia (um 1775)

Im Pariser Rettungskasten von Philippe Nicolas Pia[579] befand sich ein Blasebalg mit einem biegsamen Schlauch aus Leder und einem damit verbundenen elfenbeinernen Röhrchen zum Einführen in die Nase.[580] Er konnte als Beatmungsgerät und als Tabakrauchklistiergerät mit speziellem Aufsatz verwendet werden. Pias Blasebalg wurde in seiner Funktion als Beatmungsgerät von der Kommission der „*Spezial-Medizinal-Schule*“ in Straßburg im Vergleich mit der Meunier Spritze an einer Leiche erprobt.[581] Das Resultat dieses Vergleichs wurde von Kopp wiedergegeben: „*Der Blasebalg von Pia hat nicht denselben Erfolg gehabt. So viel Zeit man auch auf das Einblasen der Luft verwendete, so schienen sich doch die Lungen nie in dem Grade anzufüllen, wie es schon nach den 3 ersten Stößen mit dem Stempel unseres Instruments geschahe.*“[582] Van Hasselt bestätigte 1862 die Übereinstimmung des einfachen Blasebalgs von Pia mit den Blasebälgen, die sich in den „*früheren Rettungskästen des Amsterdamer Rettungsvereins vorfanden,*“[583] und dass er zu den allgemein bekannten zählte.[584]

---

575 Vgl. Günther, 1794, S. 378.

576 Vgl. Anonym: Verzeichnis der wichtigsten Fabrikaten, welche in Würzburg bey Herrn Pickel, Doktor und Prof. der Chemie zu haben sind. In: Ernst Gottfried Baldinger (Hg.): Neues Magazin für Aerzte. Bd. 13. St. 5. Leipzig 1791, S. 444f.

577 Vgl. Pickel, 1812, S.5f.

578 Vgl. Flachsland, 1806, S. 47f.

579 Philippe Nicolas Pia (* 1721 in Paris, † 1799 ebd.) stammte aus einer Apothekerfamilie und war ein berühmter Pharmazeut in Paris, dessen besonderes Verdienst die Errichtung einer Rettungsanstalt in Paris war. Vgl.: Francis Trépardoux: Philippe-Nicolas Pia (1721-1799) Échevin de Paris, pionnier du secourisme en faveur des noyés. In: Revue d'histoire de la pharmacie 45 (1997), S. 257-268 und 375-384.

580 Vgl. Frank, 1814, S. 190f. Anm.: Frank benutzte bei seiner Beschreibung vermutlich die Beschreibung durch A. Fothergill.

581 Vgl. Johann Heinrich Kopp: Ein neu erfundenes Respirationsinstrument zur Wiederbelebung Ertrunkener. In: Kopp (Hg.): Jahrbuch der Staatsarzneykunde 2 (1809), S. 295ff.

582 Noél, zit. nach Kopp, 1809, S. 302f.

583 van Hasselt, 1862, S. 124.

584 Vgl. unten die Abbildungen 77, 78 und 91.

5.3.6.2 Der Blasebalg mit Nasenstück nach Alexander Johnson (1786)

Zur Beatmung von Verunglückten empfahl Johnson unbedingt die Verwendung eines kleinen Blasebalgs und beschrieb ein im oberen Bereich gewölbtes und unten ausgehöhltes hölzernes Ansatzstück für diesen.[585] Die Öffnung A diente als Ansatz für den Blasebalg. Ihr gegenüber befanden sich zwei kurze Röhrenöffnungen, die in beide Nasen gesteckt wurden und die Nasenlöcher ausfüllen sollten. Über die eigentliche Funktion des quer verlaufenden Kommunikationskanals findet sich bei Johnson keine Aussage. Die beiden Enden des Kanals sollten mit je einem Korken verstopft sein und auf den Schultern zu liegen kommen. Beim Beatmungsvorgang musste der Mund fest verschlossen und die Kehle leicht gedrückt werden, um die Luft nicht in den Magen zu leiten. Ohne das nötige Gerät sei die Beatmung schwierig und kaum auszuführen. Alternativ, jedoch auch mit mehr Aufwand verbunden und teurer, könnte das Ansatzstück auch aus festem Schuhleder gefertigt werden. Über einen möglichen Einsatz dieses Zubehörteils ist bei Johnson nichts zu finden.

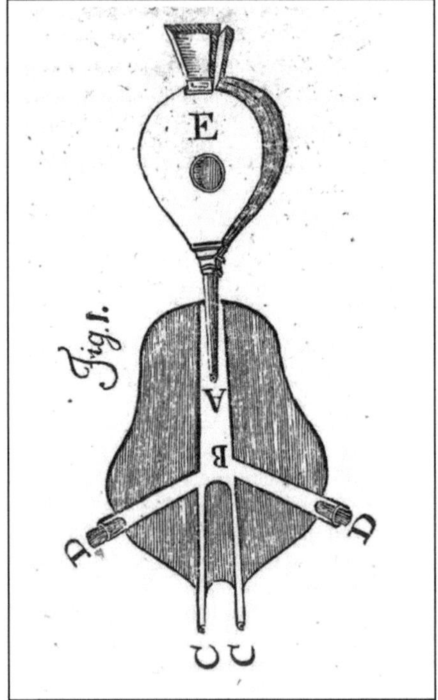

Abbildung 40: Kleiner Beatmungsbalg mit hölzernem Nasenansatzstück nach Alexander Johnson (vor 1786)

A: Mündung zur Aufnahme der Rohrspitze des Blasebalgs. CC: Kurze Röhren für beide Nasenöffnungen. DD: Kommunikationskanal, mit Korkstöpsel verschlossen. E: Kleiner Blasebalg mit seitlichem Ventil

Quelle: Johnson, 1786, Abbildung im Anhang

585 Vgl. Johnson, 1786, und unten Abbildung 40.

5.3.6.3 Das Beatmungsgerät nach Edward Coleman und Fields zum Anschluss an einen Blasebalg (1793)

Edward Coleman beschrieb 1793 mehrere zusammengehörige Gerätschaften, die sich zur Beatmung eines Scheintoten mittels eines Blasebalgs eigneten.[586] Kernteil dieses komplexen Gerätes war das „*Instrument von Hrn. Fields*", einem Instrumentenmacher aus Cornhill. Es bestand aus einem Lederteil zum Anschluss an den Blasebalg und einem aus Metall gefertigten und mit Stellschraube versehenen Luftregulator. Über die Stellschraube konnte eine runde ledergefütterte Scheibe im Innern des Gerätes auf und ab bewegt und dadurch verschiedene Luftwege geöffnet oder verschlossen werden, so dass Umgebungsluft oder Sauerstoff entweder über das Gerät in den Blasebalg gesogen oder in gleicher Stellung die verbrauchte Luft in die Umgebung gepumpt werden konnte. Nach veränderter Stellung des Holzbrettchens konnte die Luft direkt über eine silberne Röhre durch den Mund (Intubation) oder nach einer Tracheotomie durch den Schildknorpel in die Luftröhre geblasen werden. Coleman benannte auch die Probleme einer solchen Handhabung, die durch die Enge der Öffnungen und durch die häufig nicht luftdichte Verbindung zwischen der Blasebalgmündung und dem Gerät entstehen könnten. Dieses Gerät wurde lobend von mehreren Zeitgenossen erwähnt und beschrieben.[587]

5.3.6.4 Der Blasebalg nach Sementini mit Sauerstoffbehälter (1813)

Einen Blasebalg, über den man einem Asphyktischen direkt hergestelltes Sauerstoffgas zuführen konnte, propagierte Antonio Sementini 1813.[588] Die Blasebalgspitze war mit einem Mundteil aus „*gomme élastique*" hergestellt und wurde dem Mund eines Verunglückten angepasst. In der seitlichen Spitze des Balges war der Schlauch befestigt, über welchen der in einer Retorte hergestellte Sauerstoff direkt in den Blasebalg eingesogen werden konnte. Um diesen Weg beim Komprimieren des Balges zu verschließen, befand sich im Innern ein Ein-Wege-Ventil, das den Sauerstoff ausschließlich in die Lungen leitete. Seinen kurzen Bericht beendete Sementini mit dem Hinweis auf eine eigene geglückte Rettung mittels dieser Vorrichtung: „*J'eus le bonheur de sauver, avec cette machine, un homme noyé sur la côte de la mer, qui, en peu de tems, fut rappelé à la vie.*"[589]

586 Vgl. Coleman, 1793, S.146f. und die Beschreibung des Instruments im Anhang; vgl. auch Zarda, 1796, S. 47. Coleman (* 1765, † 1839) war Wundarzt in London. Er studierte gemeinsam mit Kite und besuchte die Vorlesungen von John Hunter. Durch seine physiologischen Studien wurde er Mitglied der RHS. Vgl. Elizabeth M. France: Some eighteenth century authorities on the resuscitation of the apparently drowned. In: Anaesthesia 30 (1975), S. 534.

587 Vgl. Zarda, 1796, S. 46-49, hier auch die Gerätebeschreibung und Abbildung, und vgl. Wiedemann, 1797, S. 16f., lobende Erwähnung. Vgl. die Abbildungen 41, 42 und 43.

588 Vgl. [Antonio] Sementini: Mémoire sur l'emploi du gaz oxigène dans différentes espèces d'asphyxies. In: Annales de chimie [...] T. 86. Paris 1813, S. 140-145.

589 Sementini, 1813, S. 145. Vgl. unten Abbildung 44.

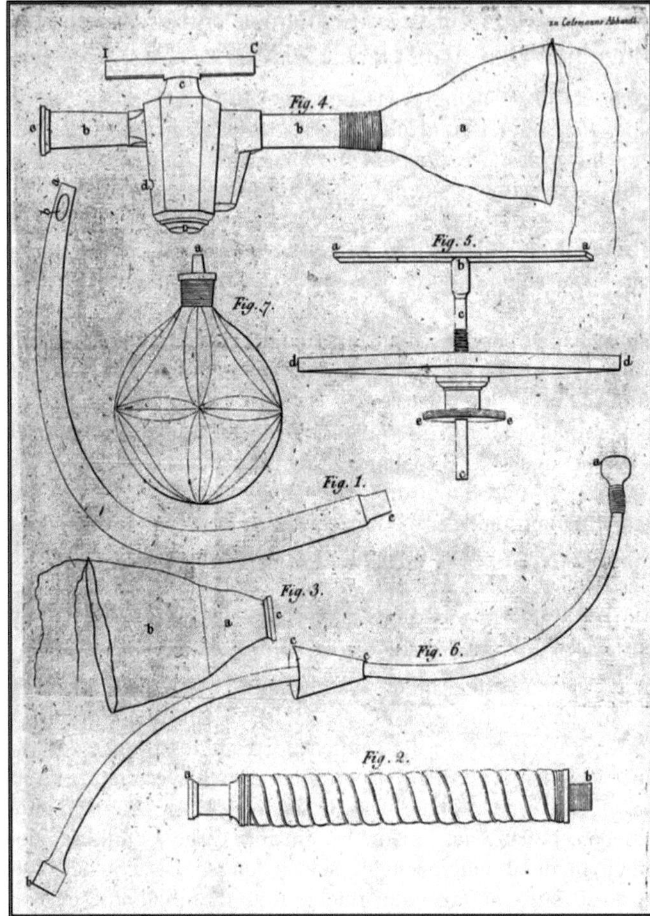

Abbildung 41: Das Beatmungsgerät nach Edward Coleman und Fields zum Anschluss an einen Blasebalg (1793)

Fig. 1: Silberne Röhre zum Einführen in die Luftröhre – entweder durch den Mund oder durch den Schildknorpel nach Tracheotomie. a: unteres Ende, b: zwei seitliche Öffnungen, c: oberes Ende. Fig. 2: biegsame Röhre als Verbindungsstück zu Fig.3 und einem einfachen Blasebalg oder zu Fig.4 und einem Blasebalg. Fig. 3: konisches Metallrohr a, verbunden mit einem konischen Stück Leder b zur Befestigung eines Blasebalges (mit Bindfaden). Fig. 4: Instrument von Fields zum Einblasen und Ausschöpfen der Lungen. a: konische lederne Röhre zur Befestigung eines Blasebalgs, b: Metallröhre, c,d: Hauptteil des Beatmungsgeräts mit Hahn I,C (I: Inflation, Einblasen, C: Collaps, Zusammenfallen der Lungen) und d als Öffnung für die Luftzufuhr zum Blasebalg und Auslass in die Umgebung, e: Anschlussteil an die biegsame Röhre, Fig.2b. Fig. 5: Vorrichtung zum Öffnen und Verschließen des Blasebalgs im Innern von Fig. 4 mit dd: rundes ledergefüttertes Brettchen zum Verschließen der Luftöffnung bei Fig. 4d, c: Führungsstab, ee: Stabilisator. Fig. 6: biegsame Röhre zum Einbringen in die Speiseröhre mit a: unteres Ende, b: oberes Ende und cc: konisches Elfenbeinstück, als Führungsteil zum Einschieben einer zweiten Röhre in die Luftröhre. Fig. 7: Flasche aus elastischem Harz zum Einspritzen von Flüssigkeit in den Magen durch die Röhre Fig.6 mit Anschlussmöglichkeit an Fig.6b

Quelle: Coleman, 1793, Abb. im Anhang

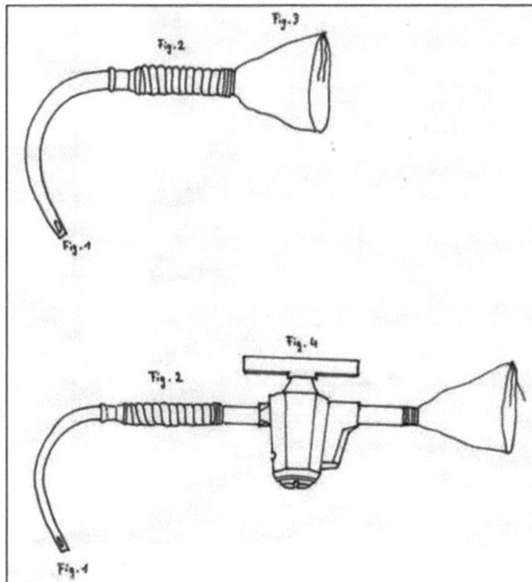

Abbildung 42: Das Beatmungsgerät nach Coleman und Fields zum Anschluss an einen Blase balg (1793), Zeichnung des zusammengebauten Geräts nach der Beschrei bung

Abbildung oben: Fig. 1: Intubationsröhre mit direktem Anschluss an einen Blasebalg (Fig. 3). Fig. 2: Elastisches Zwischenteil

Abbildung unten: Darstellung des zusammengebauten Geräts in der Kombination mit dem Instrument von Fields (Fig. 4) zur Steuerung der Atemluft unter Verwendung eines einfachen Blasebalgs

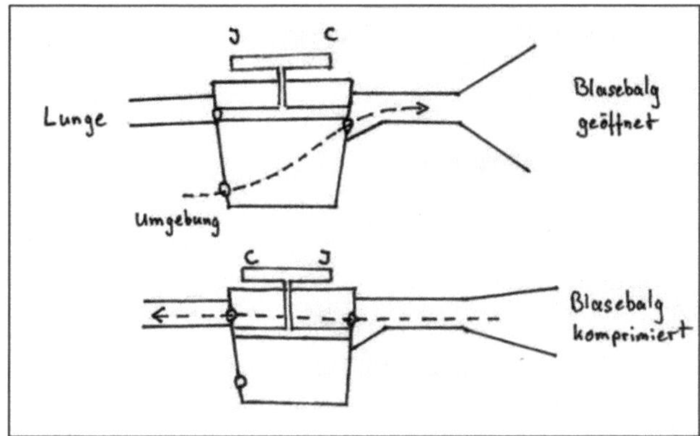

Abbildung 43: Das Beatmungsgerät nach Coleman und Fields zum Anschluss an einen Blasebalg (1793), Funktionszeichnung

Abbildung oben: Beim Aufziehen des Blasebalgs in der Ventilstellung I-C gelangt Umgebungsluft in den Blasebalg

Abbildung unten: Bei der Kompression des Blasebalges und jetzt geänderter Ventilstellung C-I wird die Luft über das Gerät von Fields in die Lungen geleitet. Wird nun in gleicher Ventilstellung der Blasebalg wieder geöffnet, gelangt die verbrauchte Luft in den Blasebalg. Nach erneuter Drehung der Stellschraube kann die verbrauchte Luft in die Umgebung geleitet werden

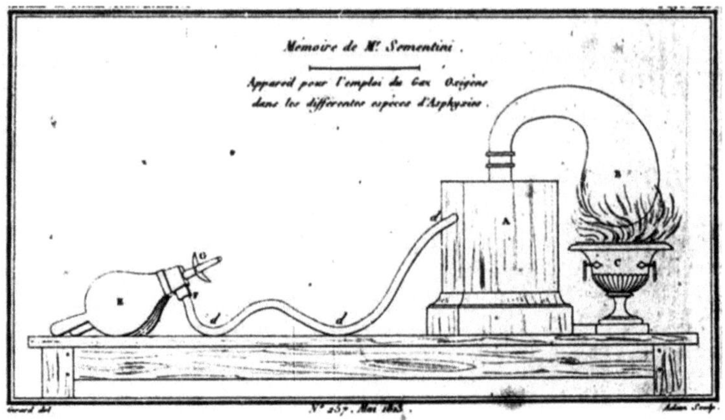

Abbildung 44: Der Blasebalg nach Antonio Sementini mit Sauerstoffbehälter (1813)

A: Säule. B: Behälter, gefüllt mit Kaliumchlorat (Chlorsaures Kali, KCl O3). C: Rechaud zum Erhitzen. d: biegsamer Lederschlauch, über den das entstandene Sauerstoffgas in den Blasebalg geleitet wird. E: einfacher Blasebalg. F: Ein-Wege-Ventil, das beim Aufziehen des Blasebalgs den Sauerstoff in das Blasebalginnere leitet und sich beim Zudrücken des Blasebalgs verschließt. G: Mundteil aus elastischem Gummi

Quelle: Sementini, 1813, Abb. im Anhang

5.3.6.5 Der einfache graduierte Blasebalg nach Leroy d'Étiolles (1827)

Jean-Jacques-Joseph Leroy[590] beschrieb 1827 einen Blasebalg, der den Vorteil der exakten Luftdosierung hatte. Er brachte an einem einfachen Blasebalg einen Gradbogen an und versah die Seitenwand mit einem Ventil. Leroy bezeichnete seinen Blasebalg als eine Modifikation des zweiventiligen Balges von Hunter. Zur Bestimmung des Volumens der Luft, die in die Lungen eingeblasen oder herausgezogen werden sollte, untersuchte er zunächst die Luftmenge, die von bestimmten Altersgruppen respiriert wurde, und machte entsprechende Markierungen an seinen

590 Jean-Jacques-Joseph Leroy d'Étiolles (* 1798 in Paris, † 1860 ?) war Chirurg in Paris und beschäftigte sich intensiv mit Erkrankungen des Urogenitaltraktes. Er gilt als einer der Erfinder der Lithotripsie und eines entsprechenden Instruments. Daneben beschäftigte er sich mit vielen anderen medizinischen Fragestellungen und hinterließ zahlreiche Veröffentlichungen. Vgl. BLÄZ, Bd. 3, 21931, S. 751.

Bogen.[591] Später sollte auf diese Weise eine genaue Anpassung des Volumens an das Alter und die Konstitution des Verunglückten möglich sein. Der die Wiederbelebung durchführende Chirurg sollte eine gekrümmte Kanüle von Leroy verwenden, die durch die Glottis in die Luftröhre eingeführt wurde. Mit dem Gerät von Leroy wurde die Zunge niedergedrückt und die Epiglottis angehoben. In der Luftröhre vorhandenes Wasser wurde zunächst über diese Kanüle vermittels des Mundes oder einer Spritze abgezogen. Nun konnte der graduierte Blasebalg zum Einsatz gebracht werden. Er wurde auf die gekrümmte Kanüle geschraubt, der Kopf des Verunglückten sollte durch einen Assistenten überstreckt werden und erst dann vorsichtig Luft eingeblasen werden. Danach wurde der Assistent angehalten, mit seiner linken Hand auf die Brust und den Bauch zu drücken, um die eingeblasene Luft wieder auszutreiben. Mit der künstlichen Beatmung sollte solange fortgefahren werden, bis die Eigenatmung einsetzte, wenigstens aber einige Stunden. „*This is the most approved, and, unless in the most judicious and skilful hands, the only safe method practising inflation.*"[592]

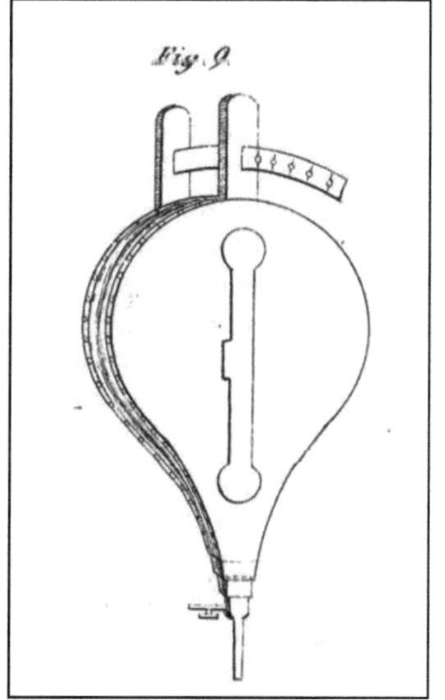

Abbildung 45: Der graduierte Blasebalg nach J. Leroy d' Étiolles (1827)

Einfacher Blasebalg mit Graduierungsbogen zum exakten Abmessen von Luftmengen. Zentral auf dem Blasebalgbrett Ventil zur Ausführung der verbrauchten Lungenluft

Quelle: van Hasselt, Utrecht 1847, Abbildung im Anhang

591 Vgl. J. Leroy d'Étiolles: Recherches sur l'asphyxie. In : Journal de physiologie 7 (1827), S. 45-65, darin besonders S. 53 und S. 65. Weitere physiologische Experimente zu diesem Thema beschrieb er im folgenden Jahr: Seconde mémoire sur l'asphyxie. In: Journal de physiologie 8 (1828), S. 97-135. Vgl. auch Kay, 1834, S. 58 ff. und van Hasselt: De kunstmatige Ademhaling tot Herstelling van Schijndooden. Utrecht 1847, S. 34 und Abb. 45, sowie bei Andr. Ludw. Adolph Meyn: Die Asphyxie in ihren staatsärztlichen und klinischen Beziehungen. Kiel 1843, S. 87. Meyn glaubte allerdings, dass es sich bei der Empfehlung Kays um dessen eigenes Gerät handelte.

592 Kay, 1834, S. 60.

5.4 Doppelte Beatmungsbälge

5.4.1 Konstruktionsmerkmale

Doppelt wirkende Blasebälge bilden eine gut abgrenzbare Gruppe von Beatmungsgeräten. Ihre Konstruktionsmerkmale sind prinzipiell gleich. Unterschiede einzelner Modelle bestehen – soweit dies überhaupt belegbar ist – hauptsächlich in der Konstruktion der Ventile. Ein doppelter Beatmungsbalg bestand aus zwei Einzelbälgen mit einem gemeinsamen Zwischenbrett. Die Bälge standen untereinander nicht in Verbindung. In den beiden äußeren Blasebalgbrettern war jeweils eine Öffnung mit Ventil angebracht. Eines dieser Ventile öffnete sich nach außen, das andere nach innen. Zwei weitere Ventile waren in der Mündung der beiden Ausführungsröhren der Blasebälge eingefügt. Auch diese Ventile waren in unterschiedlicher Öffnungsrichtung angebracht, so dass sich das eine Ventil, parallel zu dem äußeren Ventil nach außen, das andere nach innen öffnete. Im gemeinsamen Halsstück des doppelten Blasebalges kommunizierten die Ausführungsröhren beider Einzelbälge. Mit dem Hals des Blasebalgs konnten unterschiedliche Ansatzstücke in Form von starren oder biegsamen Röhren verbunden werden. Das Ende dieser Röhren war entweder so geformt, dass es in die Nase (mit rundem Ende) oder den Mund des zu Rettenden (mit abgeflachtem Ende) eingeführt werden konnte.

Die Wirkungsweise eines doppelten Blasebalgs soll in einer Schemazeichnung veranschaulicht werden.[593] Beim Aufziehen der Blasebälge wurde die Luft aus der Lunge des Verunglückten über das Ventil A in den Exspirationsblasebalg E gesaugt. Gleichzeitig strömte atmosphärische Luft über das Ventil D in den Inspirationsblasebalg F. Beim Zudrücken wurde die verbrauchte Luft aus dem Exspirationsbalg über das nun geöffnete Ventil C in die Umgebung geleitet und die frisch angesaugte Luft des Inspirationsbalges gelangte durch das Ventil B in die Lunge des Verunglückten.

Mit Hilfe eines doppelten Blasebalges konnte also durch die aufeinander folgenden Druck- und Saugphasen eine Wechseldruckbeatmung mit kontinuierlicher Lufterneuerung durchgeführt werden. Der Vorteil gegenüber den einfachen Geräten bestand in folgenden beiden Punkten: Zum einen wurde durch die Gerätekonstruktion eine permanente Lufterneuerung gewährleistet, ohne dass ein zeitraubendes Absetzen des Blasebalgs zur Entleerung oder Neufüllung notwendig war, zum anderen musste die Aufmerksamkeit des Wiederbelebers nicht dauernd auf eine eventuelle Steuerung des Luftweges gerichtet sein; insofern war dieses System erheblich bedienungsfreundlicher.

Doppelte Blasebälge konnten sowohl mit atmosphärischer Luft als auch mit Sauerstoffgas betrieben werden. Im zweiten Fall wurde eine mit Sauerstoff gefüllte Blase an dem Außenventil D befestigt, so dass der Inspirationsbalg anstelle der Umgebungsluft nun mit Sauerstoff gefüllt wurde.

593 Vgl. unten Abbildung 46.

Die in dieser Weise wirkenden doppelten Blasebälge unterscheiden sich fundamental von den ebenfalls als „doppelte Blasebälge" bezeichneten technischen Gebläsen, wie sie z.B. schon im 16. Jahrhundert bei Georg Agricola beschrieben wurden.[594] Diese in früheren Zeiten beim Schmieden oder im Hüttenwesen eingesetzten Maschinen erzeugten einen kontinuierlichen Luftstrom, indem durch Bewegung eines Verdichters im unteren Blasebalg Luft in den oberen Blasebalg gepresst wurde, der wiederum durch den Gegendruck aufgelegter Gewichte die Luft durch eine Düse entleerte. Die technischen „doppelten Blasebälge" bewirkten somit keine aufeinander folgenden Blase- und Saugphasen. Beide Typen „doppelter Blasebälge" dürfen also nicht miteinander verwechselt werden. Einer solchen Verwechslung scheint Wiedemann erlegen zu sein, wenn er bemerkt, dass ein Gorcy-Blasebalg ersetzt werden könne *„durch den gewöhnlichen doppelten Blasebalg (so wie man ihn bei den Schmelzlampen gebraucht)* [...]"[595]

In den folgenden Abschnitten sollen die wichtigsten doppelten Beatmungsbälge in chronologischer Reihenfolge vorgestellt werden.

5.4.2 Die erste Beschreibung eines doppelt wirkenden Blasebalgs bei Hunter (1755/1776)

Der berühmte schottische Chirurg John Hunter[596] trug im März 1776 vor der *Royal Society* seine *„Proposals for the recovery of people apparently drowned*"[597] vor. Darin beschrieb er Experimente, die er in den vorangegangenen Jahren an Tieren gemacht hatte: *„I readily complied with his request, hoping, that, although I have had no opportunities of making actual experiments upon drowned persons, it might be in my power to throw some lights on a subject so closely connected with the inquiries which, for many years, have been my favourite business and amusement.*"[598]

594 Vgl. Agricola, Siebentes Buch. Nachdruck 1980, S. 193f. Eine Funktionszeichnung eines „technischen" doppelten Blasebalges findet sich z.B. im Artikel „Gebläse" in: MKL, Bd. 7, 1904, bei S. 414.

595 Wiedemann, 1797, S. 15.

596 John Hunter (* 1728 in Long Calderwood, Schottland, † 1793 in London) wurde 1748 Assistent seines Bruders William Hunter bei anatomischen Arbeiten, arbeitete als Chirurg im St. George's Hospital und bei der Armee. Später hatte er in London eine ausgedehnte Praxis und beschäftigte sich daneben mit anatomischen, physiologischen und chirurgischen Studien, wodurch er der englischen Chirurgie eine wissenschaftliche Grundlage gab. Er gründete ein Museum, das zum Zeitpunkt seines Todes einen Bestand von 14.000 großteils von ihm selbst hergestellten Präparaten beherbergte und später in den Besitz des Royal College of Surgeons überging. Vgl. BLÄ, Bd. 3, 1931, S. 342f.

597 John Hunter: Proposals for the Recovery of People apparently drowned. In: Philosophical Transactions of the Royal Society. Vol. 66. London 1776, S. 412-425.

598 Hunter, 1776, S. 412.

Zu diesen Experimenten zählten Beatmungsversuche mit einem doppelten Blasebalg, die er im Jahr 1755 an einem Hund durchgeführt hatte.[599]

5.4.2.1 Konstruktionsmerkmale von Hunters doppelt wirkendem Blasebalg und seine Beatmungsversuche an einem Hund

Die Konstruktionsmerkmale dieses Blasebalgs entsprachen den oben beschriebenen: „*A pair of double bellows were provided, constructed in such a manner as by one action to throw fresh air into the lungs, and by another to suck out again the air which had been thrown in by the former, without mixing them together.*“[600] Zur Abmessung der Blasebälge oder der Konstruktion der Ventile machte Hunter keinerlei Angaben. Die Mündung des Blasebalgs wurde in der Trachea des Hundes befestigt. Danach entfernte Hunter das Sternum und beobachtete Funktion und Blutfüllung der beiden Herzhälften. Die Beatmung wurde mehrmals für fünf, acht und zehn Minuten unterbrochen. Während dieser Zeit beobachtete Hunter eine Abnahme der Herzfrequenz bis zum Herzstillstand, eine zunehmende Blutfüllung des Herzens und die Veränderung der Blutfarbe im Bereich des linken Ventrikels. Sobald die künstliche Beatmung erneut aufgenommen wurde, kam es zur Wiederkehr des Herzschlags.

Hunter glaubte diese Erfahrungen auf die Vorgänge beim Ertrinken eines Menschen übertragen zu können. So schrieb er zur Beatmung bei Ertrunkenen: „*When assistance is called in, soon after the immersion, perhaps blowing air into the lungs may be sufficient to effect a recovery. But if a considerable time, such as an hour, has been lost, it is most probable that this will not be sufficient; the heart, in all likelyhood, will be this time have lost its nice connection with the lungs.*“[601] In einer Anmerkung dazu wird auf den zwei Jahre zuvor (1774) von Joseph Priestley entdeckten Sauerstoff („*dephlogisticated air*“) als möglicherweise effektiveres Medium zur Beatmung hingewiesen. Außerdem empfahl Hunter in solchen Fällen die Anwendung von stimulierenden Arzneimitteln wie flüchtigem Salmiakgeist, der mit Luft vermischt zur Beatmung dienen sollte. Eine Beatmung durch die Nase erschien ihm als beste Methode: „*I would advise the air and volatile alkali to be thrown in by the nose, if by both nostrils so much the better, as we know, that applications of this kind to the olfactory nerves rouse the living principle, and put the muscles of respiration into action, while some applications to the mouth rather depress than rouse, by producing sickness.*“[602]

599 Vgl. Hunter, 1776, S. 416.
600 Hunter, 1776, S. 416f.
601 Hunter, 1776, S. 418f.
602 Hunter, 1776, S. 419.

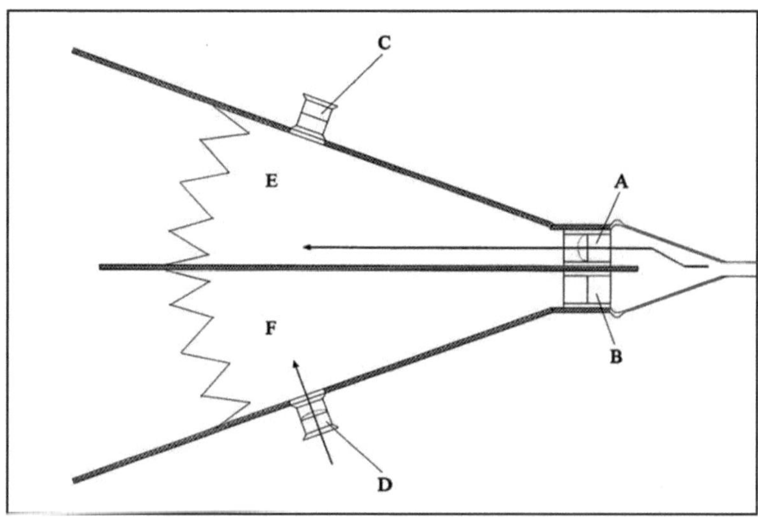

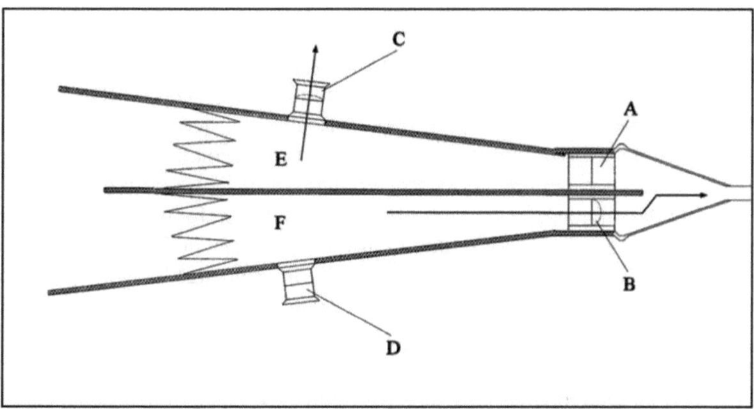

Abbildung 46: Funktionszeichnung zur Luftführung in einem doppelten Blasebalg

a) Öffnung des Blasebalgs – Saugphase

b) Kompression des Blasebalgs – Druckphase

A: Inneres Exspirationsventil. B: Inneres Inspirationsventil. C: Äußeres Exspirationsventil. D: Äußeres Inspirationsventil. E: Exspirationsblasebalg. F: Inspirationsblasebalg

Neben dieser Beschreibung der experimentellen Beatmung eines Hundes, die zum Zeitpunkt der Veröffentlichung schon 20 Jahre zurücklag, gab Hunter Empfehlungen zur Zusammenstellung eines Rettungsapparats. Dabei beschrieb er auch einen doppelten Blasebalg zur Wiederbelebung von Ertrunkenen: *„A proper apparatus also is as essentially necessary to the institution, a description of which I here annex.“*[603] Im Rettungsapparat sollten folgende Geräte enthalten sein:

1. Ein doppelter Blasebalg mit flexibler Röhre mit einer Länge von 1 oder 1 ½ Fuß und ⅜ Fuß Durchmesser. Das Ende zur Nase zu sollte gedoppelt sein und in beide Nasenlöcher eingeführt werden.
2. Eine Magenspritze mit Magenkatheter, um stimulierende Mittel direkt in den Magen einführen zu können, ohne dass die Beatmung behindert würde.
3. Ein kleiner Blasebalg zum Einbringen von Tabakrauch in den Anus.

Die künstliche Beatmung mit einem Blasebalg wurde im Zeitraum von 1782 bis 1829 von der *Royal Humane Society* als zentrale Methode empfohlen und praktiziert[604], der von Hunter geforderte doppelte Blasebalg fand in England jedoch keine Verbreitung.

5.4.2.2 Wirkungsgeschichte des Hunter Blasebalgs

John Hunters große Bedeutung im Rahmen der Reanimatologie liegt darin, dass er erstmals einen doppelten Blasebalg zu Beatmungsversuchen einsetzte und ihn für den Rettungsapparat empfahl. In der Sekundärliteratur werden die Beatmungsversuche von Hunter häufig zitiert und beschrieben und Hunter dahingehend gewürdigt, erstmalig experimentelle Wiederbelebungsversuche mit dem doppelten Blasebalg angestellt zu haben.[605] Da sich in den Quellen vor John Hunter kein anderer Hinweis auf einen doppelt wirkenden Beatmungsbalg finden lässt, kann er wohl als Erfinder dieses Gerätetyps gesehen werden.[606] Ein doppelter Beatmungsbalg wurde in der Folgezeit deshalb zuweilen als *„Hunter'scher Blasebalg“* bezeichnet, wodurch Hunters Primat an diesem Gerätetypus unterstrichen wird.[607] Die Formulierung *„A pair of double bellows were provided...“* lässt jedoch in der Tat offen, ob Hunter einen doppelten Blasebalg aus zwei einzelnen Bälgen neu konstruierte oder sich einen schon vorhandenen beschaffte. Weiterhin ist bemerkenswert, dass Hun-

---

603 Hunter, 1776, S. 424.

604 Vgl. Keith, Lecture I, 1909, S. 745-749.

605 Vgl. van Eysselsteijn, 1912, S. 45f.; S.P. Nolan: John Hunter and cardiopulmonary resuscitation. In: Surgery 66 (1969), S. 611-613; Barth und l'Allemand, 1965, S. 98f.

606 In diese Richtung äußern sich u.a.: J.L. Price: The evolution of breathing machines. In: Medical History 6 (1962), S. 67; Thangam et alii, 1986, S. 66; Hermreck, 1988, S. 432.

607 So nannte Pietro Configliachi seinen doppelten Blasebalg eine „verbesserte huntersche ... Maschine“. Vgl. Kap. 5.4.6.

ter Zusammenhänge zwischen der Blutfarbe, der Beatmung und der Herzfunktion nachwies und die Grundlagen einer Wiederbelebungstheorie schuf.[608]

Am stärksten wurden Hunters Vorschläge zur Beatmung mit doppeltem Beatmungsbalg im englischsprachigen Raum rezipiert. Kite bemerkte 1788 (dt. 1790): „*Das von John Hunter angegebene Instrument ist ohne Zweifel das vollkommenste; doch zweifle ich noch, ob es gleichwohl allen andern überhaupt, die leichter fortzubringen und noch einfacher, und nicht so kostbar sind, vorzuziehn seyn möchte, weil immer dazu zwei Personen in beiden Fällen nöthig sind,* [...]“.[609] So sollte ein Helfer die Röhre in der Nase festhalten, den Mund verschließen und mit der anderen Hand leichten Druck auf den Kehlkopf ausüben, um zu verhindern, dass die Luft in den Magen geblasen wird. Der zweite Helfer betätigte den Blasebalg. Diese, bei Hunter fehlende genaue Beschreibung der Handhabung, kritisierte Kite anscheinend aufgrund eigener Erfahrung: „[...] *allein da ich aus meinem eigenen mißlungenen Versuch schließe, es wird auch sonst jeder andrer bei seinem ersten Versuch, das natürliche Athmen nachzuahmen, nicht so vollkommen gut zurechte kommen, so wird es nicht unschicklich seyn, die Anweisung und den Gebrauch der beiden letztern Instrumente hier beizubringen.*“[610] Coleman schloss sich der Kritik Kites an und ergänzte: „*Es ist dies in der That eine sehr vortreffliche Erfindung, aber weil das Instrument nicht bequem mit herum getragen werden kann, hat man es selten benutzt.*“[611] Möglicherweise bezog sich auch Anthony Fothergill auf den Hunter Blasebalg, als er 1796 zur Verbesserung der Notkästen der *Royal Humane Society* die Verwendung eines doppelten Blasebalgs anstelle einer Beatmungsspritze empfahl. Fothergill formulierte dabei erstmals eine konkrete Forderung zum Fassungsvermögen des Inspirationsbalges: „*Er ist von solcher Größe, daß man ihn bey sich tragen, zugleich aber durch jegliche Einathmung eine Menge von 112 Kubikzoll Luft in die Lungen gebracht werden kann.*“[612] Die gleichzeitige Betonung der Transportfähigkeit des Geräts ist wohl ein Zugeständnis an die Kritik Kites und Colemans.

Vermutlich eine der ersten Beschreibungen des Hunter Blasebalgs im deutschsprachigen Raum findet sich bei Vogel 1781.[613] Dieser empfahl das „elastische Harz“ als Material für die biegsame Röhre und gab als Maß für die Länge 1-1,5 Zoll und als Weite 3/8 Zoll an. Numerisch stimmte er somit zwar mit Hunter überein, verwendete bei der Maßeinheit jedoch Zoll anstelle Fuß, was einer Reduzierung der Maße um das 12 fache entspräche! Vermutlich liegt hier ein Übertragungsfehler vor. Durch die Länge der Röhre, so Vogel, habe man den Vorteil, dass alle weiteren Hilfsmittel gleichzeitig angewendet werden könnten und zudem die

608 Vgl. H. Kilian und A. Dönhardt: Wiederbelebung. Stuttgart 1955, S. 6.
609 Kite, 1790, S. 116.
610 Kite, 1790, S. 117.
611 Coleman, 1793, S. 137.
612 Fothergill, 1796, S. 158.
613 Vgl. Vogel, 1781, S. 108f.

beiden Helfer einander nicht behinderten. Einen weiteren frühen Hinweis auf Hunter im deutschsprachigen Raum könnte man bei Schosulan 1786, vermuten. Im Zusammenhang mit den verschiedenen Möglichkeiten der Atemspende schrieb er: *„Man hat auch zum Lufteinblasen in die Lunge eigene Röhre* (sic!) *und Blasebälge erfunden, als da sind die Röhre des Herrn Pia zu Paris, und eben allda des Herrn Gardane; in England aber ein Blasebalg mit zwoen Höhlungen versehen u.s.w., welche Werkzeuge ohnehin allen erfahrenen Wundärzten bekannt sind.*“[614].

Herholdt und Rafn gaben im Jahr 1796 eine exakte Beschreibung der Versuche Hunters wieder, ohne dabei eine Wertung des Geräts vorzunehmen, sprachen allerdings eindeutig Hunter und nicht Gorcy die Erfindung des doppelten Blasebalgs zu.[615] Dem entsprach auch Configliachi im Jahr 1816. Er erwähnte Hunter außerdem als Vorläufer des eigenen Geräts, das er als eine verbesserte Variante darstellte.

5.4.3 Der doppelte Blasebalg nach Esdré (1781)

Nach einer kurzen Bemerkung bei C.J. Mijnlieff[616] konstruierte ein gewisser „J. Esdré“ im Jahr 1781 einen doppelten Blasebalg, welcher von der Direktion der Amsterdamer „*Maatschappij tot Redding van Drenkelingen*“ geprüft worden sein muss. Mit hoher Wahrscheinlichkeit handelte es sich dabei um den Privatgelehrten und Naturkundler Jan Esdré.[617] Sein Instrument scheint jedoch weitgehend unbekannt geblieben zu sein und fand auch in Amsterdam offenbar keine weitere Verbreitung.

5.4.4 Der doppeltwirkende Blasebalg „Apodopnique“ nach Gorcy (1789) und Rouland (1790) und seine Variante nach Zarda (1797)

Das Beatmungsgerät, das sowohl durch seinen Bekanntheitsgrad als auch durch seine tatsächliche Verbreitung die meisten anderen Geräte übertraf, war der doppelt

---

614 Schosulan, 1786, S. 34f.

615 Vgl. Johan Daniel Herholdt, Carl Gottlob Rafn: An attempt at an historical survey of life-saving measures for drowning persons and information of the best means by which they can again be brought back to life. Copenhagen 1796 (Nachdruck Aarhuus 1960), Anm. auf S. 50.

616 Vgl. Mijnlieff, 1909, S. 886.

617 Jan Esdré (* 1748 auf der Insel Curaçao, † 1823 in Heusden), promovierte 1773 in Leiden zum „Doctor in de Wijsbegeerte“. Von ihm sind einige mineralogische, physikalische und meteorologische Schriften bekannt, jedoch keine zu dem hier besprochenen Beatmungsgerät. Biographische Notizen finden sich bei: Abraham van der Aa: Biographisch woordenboek der Nederlanden. D. 5. Haarlem 1859.

wirkende Blasebalg des französischen Militärarztes Pierre Christophe Gorcy.[618] Die Bezeichnung „*Gorcy'scher Blasebalg*" war für viele zeitgenössische Autoren geradezu ein Synonym für einen doppelt wirkenden Beatmungsbalg. Gorcy selbst nannte sein neu erfundenes Beatmungsgerät „*Apodopnique*"[619], dieser Name konnte sich in der Folgezeit jedoch nicht durchsetzen. In der Beschreibung seines doppelten Blasebalges erwähnte Gorcy den Blasebalg Hunters nicht, so dass offen bleibt, ob er Hunters Arbeiten auf diesem Gebiet kannte.

5.4.4.1 Konstruktionsmerkmale des Gorcy-Blasebalgs

Die äußeren Konstruktionsmerkmale des *Apodopnique* entsprachen den oben beschriebenen.[620] Die inneren Ventile waren im Mündungsbereich der beiden Leitungsröhren der Bälge in einen Zylinder aus Kupfer eingefügt. Der Deckel dieses Zylinders war trichterförmig und konnte abgeschraubt werden. Mit dem Hals des Trichters wurde eine biegsame Röhre verbunden. Diese flexible Röhre war an ihrem Ende gebogen und konnte mit einem runden Endstück versehen in die Nase, mit einem abgeflachten Endstück in den Mund des Verunglückten eingeführt werden.[621] Auf detaillierte Materialangaben verzichtete Gorcy.

---

618 Pierre Christophe Gorcy (* 1758 in Pont-à-Mousson, † 1826 in Metz). Seine Erfindung machte er als Arzt im Militärhospital zu Neuf-Brisach (Neu-Breisach). Später wurde er Chefarzt der Sambre-, Meuse- und Rheinarmeen Napoleons und machte zahlreiche Feldzüge mit. Schließlich wurde er erster Professor des Militärhospitals zu Metz. Neben seinem Blasebalg erfand er einen Kugelzieher und verfertigte außerdem noch eine Schrift über die Wasserscheu. Vgl. AEW, Section 1, Theil 74, 1862, S. 291 und BLÄ, Bd. 2, 21930, S. 801.

619 Vgl. [Pierre Christophe] Gorcy: Memoire sur les différens Moyens de rappeler a la vie les Asphyxiques. In: Journal de Médecine, Chirurgie, Pharmacie, etc. Bd. 79. Paris 1789, S. 349-396. Zur Beschreibung des Geräts vgl. auch: J.L. Böckmann: Beschreibung einer neuen Maschine zur Wiederherstellung der gehemmten Respiration bei Asphyxien. In: Fr. Albrecht Carl Gren (Hg.): Journal der Physik. Bd. 2. Heft 1. Halle, Leipzig 1790, S. 3-6. Zum Namen: Apodopnique: „Cet instrument, qu'on pourroit appeler apodopnique, c'est-à-dire, qui rétablit la respiration,...". In: Gorcy, 1789, S. 386. Das Kunstwort wurde als französisches Adjektiv mit der Endung -ique gebildet aus dem griech. αποδο(σις) = Zurückgabe und von πνη = Atmung.

620 Vgl. oben die Abbildungen 47 bis 49.

621 Eine genauere Beschreibung findet sich bei Böckmann, 1790, S. 4. Dieser benutzte dazu die Beschreibung Roulands (siehe dort), sie entspricht aber auch der bei Gorcy beigefügten Textabbildung.

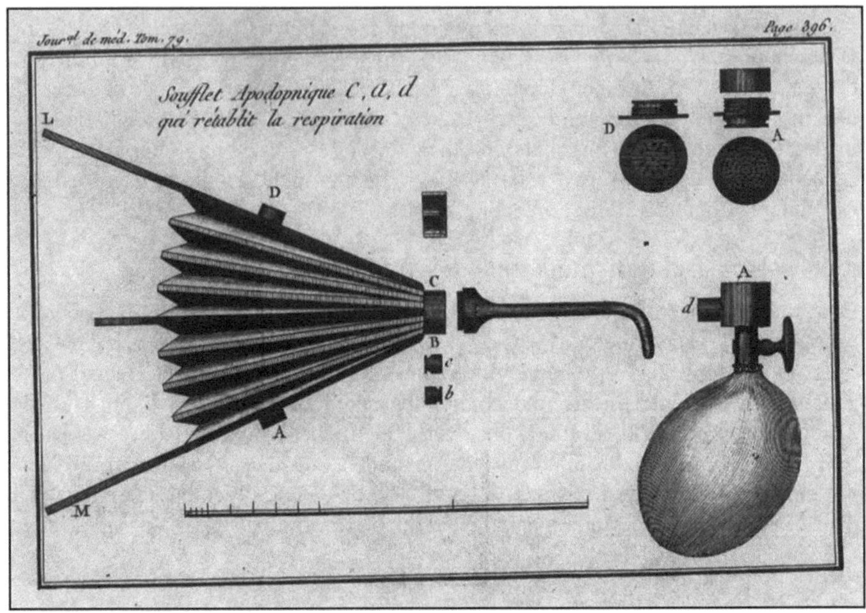

Abbildung 47: Der doppelte Beatmungsbalg nach Pierre-Christophe Gorcy (1789) I

Der „Soufflet Apodopnique" in der Original-Abbildung von 1789

A, B: Ventile des Inspirationsbalgs. C, D: Ventile des Exspirationsbalgs. b, c: Darstellung der Lage der Ventile in der Metallbüchse. L, M: Die beiden äußeren Bretter des Blasebalgs mit Handgriff. Rechts oben: A: Ventil A mit nach außen liegender durchlöcherter Metallscheibe und aufschraubbarem durchlöchertem Schutzdeckel. D: Ventil D mit außen liegender Taftmembran. Rechts unten: A: Verbindungsmöglichkeit an Ventil A zum Anschluss einer Sauerstoffblase. d: Anschluss-Stutzen zur Aufnahme einer Röhre, welche die noch sauerstoffhaltige Luft vom Ausatmungsventil D in die Blase zurückführt

Quelle: Gorcy, 1789, Textabbildung bei S. 396

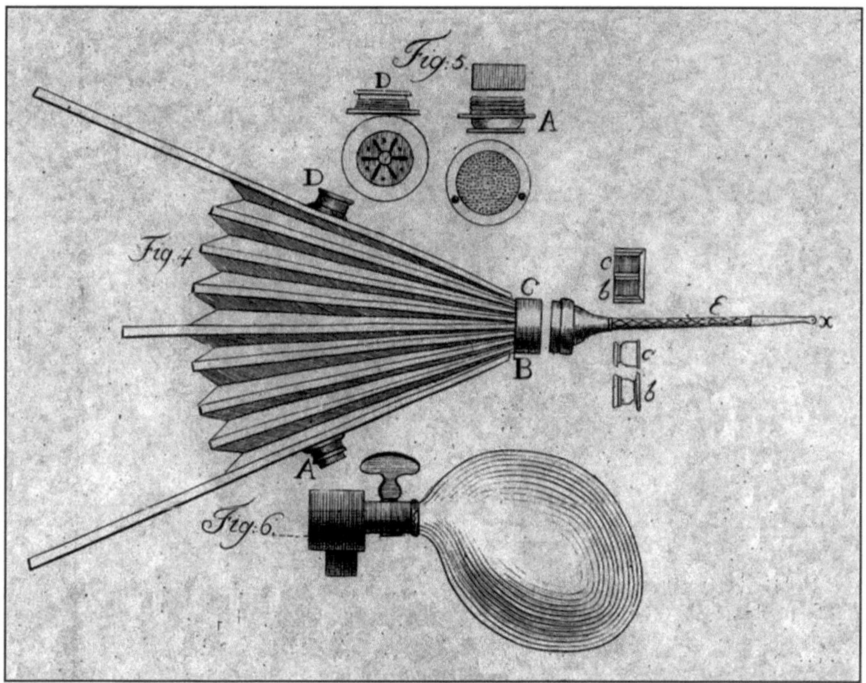

Abbildung 48: Der doppelte Beatmungsbalg nach Gorcy, abgebildet bei Kopp (1810) II

Fig. 4: Seitliche Ansicht des doppelten Blasebalgs. A, D: Die beiden äußeren Ventile. C, B: Die kupferne Büchse mit zwei weiteren Ventilen c, b. E: biegsame Röhre aus gummiertem Taft mit spiralförmig gedrehtem Draht zum Offenhalten des Lumens. x: kleine elfenbeinerne Röhre, abgerundet zum Einstecken in die Nase (abgeflacht zum Einlegen in den Mund). Fig. 5: Die beiden äußeren Ventile aus Wachstaft von der Seite und von oben gesehen. Fig. 6: Sauerstoffblase, mit Hahn versehen zum Anschluss an das Ventil A

Quelle: Kopp, 1810, Textabbildung bei S. 20

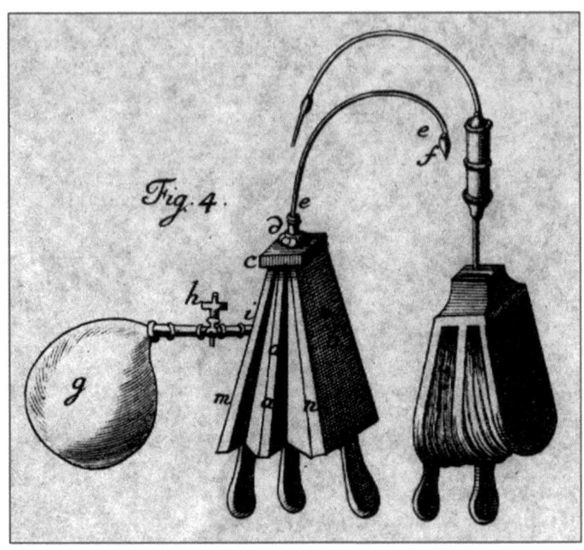

Abbildung 49: Der doppelte Beatmungsbalg nach Gorcy, abgebildet bei Poppe (1811) III

Fig. 4 links: Der doppelte Blasebalg in Verbindung mit einer Sauerstoffblase. rechts: Der doppelte Blasebalg als Tabakrauchklistier verwendet mit einer vorgeschalteten, mit Tabak gefüllten Büchse und einer elastischen Röhre zum Einführen in den Darm. Wie die angebrachten Griffe anzeigen, wurde der Blasebalg hierbei einfach verwendet

Quelle: Poppe, 1811, Tafel IV. Fast identische Abbildungen finden sich auch schon zuvor bei Günther, 1794, Tafel V, Fig. 14 und 15 und bei Bernt, 1819, Tafel V, Fig. 14 und 15

Alle vier Ventile, die zwei äußeren und die zwei inneren, bestanden aus jeweils zwei Teilen: einer gelochten runden Metallscheibe als Ventilbasis und einem beweglichen Ventilteil aus gefirnisstem Taft mit sechs radialen Einschnitten, durch welche die Luft passieren konnte.[622] Die Einschnitte waren so gelegt, dass zwischen jeweils zwei Löchern ein Einschnitt war. Das Konstruktionsprinzip der Ventile übernahm Gorcy von der „*pneumatischen Maschine*“, wohl einer Luftpumpe, des englischen „Mechanicus“ Edward Nairne[623]. Das Ventil öffnete sich, indem sich die Taftmembran durch den Druck der Luft von der Metallscheibe abhob. In umgekehrter Richtung wurde die Taftmembran fest auf die Metallscheibe angepresst und die Öffnung luftdicht verschlossen. Die beiden äußeren Ventile waren mit einem

622 Vgl. Gorcy, 1789, S. 387-389.

623 Vgl. Gorcy, 1789, S. 387. Edward Nairne (* ?, † 1806): Mechanicus und Mitglied der Royal Society of London. Vgl. BLH, Bd. 2, 1863 , Sp. 251f.

Schraubgewinde versehen, über das ein durchlöcherter Metalldeckel aufgeschraubt werden konnte. Dieser diente dem zusätzlichen Schutz der Taftscheiben.[624]

Der Gorcy-Blasebalg konnte sowohl mit atmosphärischer Luft als auch mit Sauerstoff betrieben werden. Sollte Sauerstoff verwendet werden, wurden die eben beschriebenen Metalldeckel abgeschraubt und eine flexible Röhre an das äußere Inspirationsventil angeschraubt. Diese Röhre mündete in einer mit Sauerstoff gefüllten Blase. Wollte man die sauerstoffreiche Luft mehrmals insufflieren, so wurde auch an das äußere Exspirationsventil eine flexible Röhre angeschraubt. Sie war wesentlich länger als die erste und konnte mit einem zweiten Ausgang oberhalb der Blase verbunden werden. So gelang es, innerhalb eines geschlossenen Luftkreislaufs die Exspirationsluft solange erneut für die Beatmung zu nutzen, bis sie nicht mehr von besserer Qualität erschien als die atmosphärische Luft der Umgebung.

Zur notwendigen Größe des Geräts bemerkte Wiedemann 1797: „Der Gorcysche Blasebalg muß aber gehörig groß sein, damit die Lungen mit einem einzigen Zuge hinlänglich ausgedehnt werden können, weil bei der nächsten Öffnung des Blasebalges die in die Lungen geblasene Luft schon wieder herausgezogen wird, und man also durch das längste Arbeiten die Lungen nicht mehr als durch den ersten Zug anfüllen kann.“[625] Gorcy selbst machte in seiner Originalbeschreibung keinerlei Angaben über die Abmessungen oder den Preis des Gerätes. Gleichfalls geht aus dem Text nicht hervor, ob Gorcy den Beatmungsbalg bauen ließ bzw. ob er ihn erprobt hat. Aufgrund der genauen Beschreibung und der exakten Textabbildung lässt sich jedoch vermuten, dass das Gerät zumindest als Prototyp im Besitz von Gorcy vorhanden war.

5.4.4.2 Roulands „*verbesserte und verbilligte*“ Version des Gorcy-Blasebalgs (1790)

Im Jahr 1790, also ein Jahr nach der Erstbeschreibung des doppelten Beatmungsbalgs durch Gorcy selbst, wurde das Gerät erneut in einem kurzen Artikel des Pariser Physikers Rouland beschrieben.[626] Einleitend bemerkte Rouland, er habe sich einen Gorcy-Blasebalg konstruieren lassen, ihn jedoch mit einigen Veränderungen versehen „*pour en diminuer le prix & en faciliter l'usage*“[627]. Auch habe er dieses Instrument zahlreichen Personen verschafft. In einer redaktionellen Fußnote erbot sich der Verfasser sogar, das Gerät möglichen Interessenten in seiner Wohnung im „*hôtel de Mouy, rue Dauphine No. 110*“, zu demonstrieren.

624 Vgl. Gorcy, 1789, S. 390f.

625 Wiedemann, 1797, S. 15.

626 Vgl. Rouland: Description d' un instrument au moyen duquel on peut rétablir la respiration. In: Observations sur la Physique, sur l' Histoire naturelle et sur les Arts. T. 36. Paris 1790, S. 118-121. Von Rouland sind weder Vorname, noch biographische Daten bekannt; im Titel der Schrift wird er als „Professeur & Démonstrateur de Physique experimentale en l' Université de Paris“ bezeichnet.

627 Rouland, 1790, S. 118.

Rouland ging in seinen Ausführungen etwas stärker ins Detail, ansonsten entsprechen sie weitgehend dem Original Gorcys. Eine Abbildung fehlt bei Rouland. So erwähnte er, dass die beiden Röhren im Innern des Blasebalgs in einer Kupferbüchse mündeten. Als Material der elastischen Röhre nannte er gummierten Taft. Inwendig war die Röhre mit einem spiralförmigen Draht ausgekleidet. Ihr Ende bildete ein elfenbeinernes Mundstück, das entweder rund oder abgeflacht sein sollte.[628] Die Ventile bestanden aus gummiertem Taft, welcher über einen engen Ventilhals ausgespannt war. Ob es sich hierbei um eine Veränderung zu den Ventilen bei Gorcy handelte, lässt sich aus der knappen Beschreibung Roulands nicht entnehmen.

Die Veränderungen Roulands scheinen nicht wesentlich, es entsteht vielmehr der Eindruck, dass sich Rouland mit einer gewissen Geschäftstüchtigkeit an Gorcys Erfindung angehängt hat. Auch seine Veröffentlichung in einer renommierten Zeitschrift mit dem gleichzeitigen Angebot, das Gerät vorzuführen oder zu beschaffen, spricht dafür. Der Topos *„der von Rouland verbesserte Gorcy'sche Blasebalg"* wurde offensichtlich erstmals von Böckmann verwendet und in der Folgezeit oft kritiklos übernommen. Es stellt sich die Frage, ob es gerechtfertigt ist, wie in der Quellen- und auch Sekundärliteratur häufig geschehen, die beiden Namen als Erfinder des doppelten Blasebalgs gleichzusetzen, oder ob vielmehr das Primat Gorcys unterstrichen werden sollte.[629]

5.4.4.3 Variante des Gorcy-Blasebalgs nach Zarda (1797)

Adalbert Vinzenz Zarda beschrieb 1797 eine Zusatzausrüstung, mit deren Hilfe der Gorcy-Blasebalg anstatt zum Einblasen und Aussaugen von Luft in und aus den Lungen auch zum Einblasen von Tabakrauch in den Mastdarm verwendet werden konnte[630]. Zur Umrüstung in ein Tabakrauchklistier wurde an dem Blasebalg ein Metallreif mit Stiften befestigt. Mit Hilfe dieses Reifs konnten die beiden äußeren Bretter des Blasebalgs arretiert werden. Lediglich das mittlere Brett, das mit einem Handgriff versehen war, blieb beweglich. Am Ausgang des Blasebalgs wurden gleichsinnig arbeitende Ventile eingesetzt und an die Ventilkapsel ein mit entzündeten Tabakblättern angefülltes Rauchgefäß aufgeschraubt. In den Exspirationsblasebalg war ein zusätzliches, lufteinlassendes Ventil eingebracht, das bei der regulären Verwendung des Blasebalgs zur Beatmung verschlossen blieb. Zur Verwendung als Tabakrauchklistier wurde dieses Ventil jedoch geöffnet und das äußere Exspirationsventil geschlossen. Durch die Bewegung des mittleren Brettes wurde somit gleichzeitig in der einen Blasebalghälfte Außenluft angesaugt und in der anderen Blasebalghälfte diese durch das Tabakrauchgefäß gepresst. Auf diese Weise konnte dem Verunglückten tatsächlich permanent Tabakrauch über eine elastische

628 Diese Details übernahm im gleichen Jahr Böckmannn bei seiner Beschreibung des Gorcy Blasebalgs. Vgl. oben.

629 Vgl. dazu Max Speter: Pulmotor-Embryo. In: Dräger-Heft 177 (1935), S. 2838-2841.

630 Vgl. Zarda, 1797, S.78-82.

Röhre in den Mastdarm geblasen werden! Somit entsprach diese veränderte Variante in ihrer Wirkweise als permanentes Gebläse den oben beschriebenen technischen Blasebälgen.

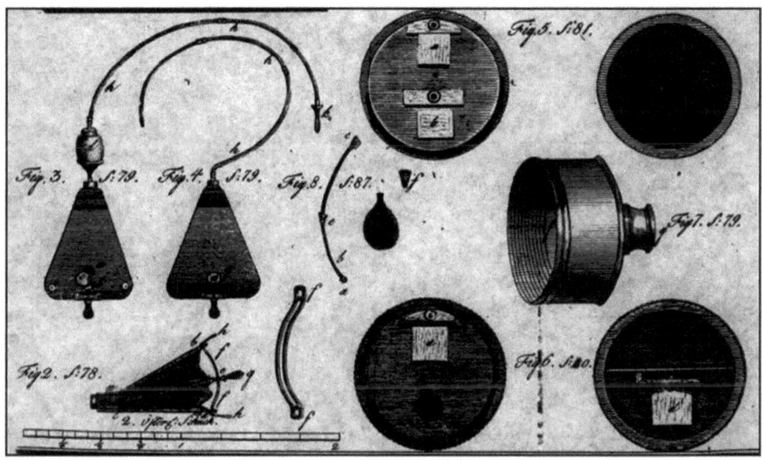

Abbildung 50: Der doppelte Beatmungsbalg nach Gorcy in seiner Modifikation durch Adalbert Vinzenz Zarda (1797) IV

Fig. 2: Seitliche Ansicht des doppelten Blasebalgs. ab, cd: Die beiden äußeren Bretter mit dem jeweiligen Handgriff h. c: Gemeinsames Zwischenbrett mit Handgriff g. ac: Der vordere, in eine Metallbüchse eingeschlossene Teil des Blasebalgs mit den beiden kleineren Ventilen. ff: Metallbogen, der zur Umrüstung des Blasebalgs zum Einblasen von Tabakrauch mit Stiften an die Bretter ab und cd befestigt wird. Fig. 3: Untere Ansicht des doppelten Blasebalgs in seiner Funktion als Tabakrauchklistier. a: Ventil mit Öffnungsrichtung von außen nach innen. b: Ventil (äußeres Exspirationsventil) mit Öffnungsrichtung von innen nach außen. c: Schuber zum Wechseln der Verschlussmöglichkeit der Ventilöffnungen a (beim Gebrauch als Beatmungsblasebalg) oder b (beim Gebrauch als Tabakrauchklistier). d: Tabakgefäß. hh: Biegsames Rohr. k: Beinernes Klistierröhrchen zum Einführen in den Mastdarm. Fig. 4: Obere Ansicht des doppelten Blasebalgs in seiner Funktion als Beatmungsblasebalg. g: Ventil (äußeres Inspirationsventil) mit Öffnungsrichtung von außen nach innen. Fig. 5: Vordere Ventile zum Gebrauch des Blasebalgs als Tabakrauchklistier. a, b: Gleichsinnig sich von innen nach außen öffnende, innere Ventile. Fig. 6: Vordere Ventile zum Gebrauch des Blasebalgs als Beatmungsblasebalg. a: Sich von innen nach außen öffnendes, inneres Inspirationsventil. d: Sich von außen nach innen öffnendes, inneres Exspirationsventil. Fig. 7: Ventilkapsel. Fig. 8: Instrument zum Verschluss der Speiseröhre. Fig. 9: Behältnis für dephlogistizierte Luft (Sauerstoff) nach M. van Marum. b: Trichter, zum Einfüllen von Wasser bzw. zur Verdrängung des Sauerstoffs. c: Rindsblase, zur Aufnahme des Sauerstoffs und zum Anschluss an das äußere Inspirationsventil des Blasebalges. d,e,f: Sperrhähne. g: Bis zum Grund der Flasche reichendes Rohr

Quelle: Zarda, 1797, Ausschnitt aus Kupfertafel III im Anhang, Fig. 2-9

5.4.4.4 Wirkungsgeschichte des Gorcy-Blasebalgs

Im deutschen Sprachraum wurde der Gorcy-Blasebalg erstmals 1790 von J.L. Böckmann rezensiert. Eine weitere Rezension findet sich 1791 in Hufelands Journal, worin der Herausgeber zu folgendem Fazit kommt: „*So scheint dieses einfache Werkzeug ein kräftiges Hülfsmittel im Scheintodt zu seyn, und es ist sehr zu wünschen, dass es bald von einsichtsvollen Aerzten zum Wohl der Menschheit angewendet werde.*“[631] Durch diese beiden Rezensionen in angesehenen Zeitschriften erlangte der doppelte Beatmungsbalg im deutschsprachigen Raum einen großen Bekanntheitsgrad. Insbesondere Böckmanns Artikel wurde in der Folgezeit häufig zitiert, und die von ihm geprägte Verknüpfung „*der von Rouland verbesserte Gorcy'sche Blasebalg*“ wurde zu einer festen Redewendung. Schon bald galt er vielen Zeitgenossen als das „*vornehmste Mittel*“ einer instrumentellen Beatmung.[632] Vermutlich hatten viele dieser Autoren keinerlei eigene praktische Erfahrungen, sondern schlossen sich der herrschenden Meinung an oder befürworteten theoretisch das zugrunde liegende Prinzip des doppelten Blasebalgs. Poppe bemerkte 1811 zum Gorcy-Blasebalg: „*Wenn dieser von einem geschickten Manne verfertigt ist, und nie in wüste Hände kömmt, so läßt er sich lange gebrauchen, ehe er schadhaft wird.*“ [633] In Deutschland wurde das Gerät konsequenterweise häufig nachgebaut und in vielen Städten als Rettungsgerät angeschafft.

Im Frankreich, dem Herkunftsland seines Erfinders, konnte sich das Gorcy-Gerät dagegen offensichtlich nicht durchsetzen. Als einer der wenigen Befürworter in Frankreich bescheinigte Marc im Jahr 1835 dem Gorcy-Blasebalg: „*Der so eben beschriebene Blasebalg, von welchem John Hunter fast zu gleicher Zeit mit Gorcy dieselbe Idee auffaßte, ist ohne Widerspruch der vollkommenste Apparat dieser Art* [...].“[634] Dennoch schloss sich Marc der grundsätzlichen Kritik am System des doppelten Blasebalgs an, wie sie zuvor schon von Kopp zusammengefasst wurde.

In England kannte man eher den Hunter Blasebalg. Interessanterweise ist das Gerät bei Coleman 1793 zwar erwähnt, nicht aber ausführlich beschrieben, der deutsche Übersetzer jedoch fügt eine Anmerkung mit der Beschreibung des Gorcy-Geräts ein.[635]

Das dem doppelten Beatmungsbalg eigene Prinzip des synchronen Saugens und Blasens wurde von den meisten Zeitgenossen Gorcys empfohlen, da es erlaub-

---

631 Christoph Wilhelm Hufeland: Neues Instrument zur Wiederherstellung der Respiration im Scheintod. In: Ders. (Hg.): Neueste Annalen der französischen Arzneykunde und Wundarzneykunst. Bd.1. Leipzig 1791, S. 362.

632 Positiv äußern sich: Günther, 1794, S. 375ff.; Wiedemann, 1797, S. 15; Poppe, 1804, S. 149; Poppe, 1811, S. 423; Georg Heinrich Masius: Handbuch der Volksarzneywissenschaft. Leipzig 1817, S. 163; van Hasselt, 1847, S. 34, bezeichnete den Blasebalg als „de meest geroemde“.

633 Poppe, 1811, S. 426.

634 Marc, 1836, S. 69.

635 Vgl. Coleman, 1793, Anm. S. 137.

te, zunächst die in den Lungen befindliche Luft zu entfernen, bevor mit der Atemspende begonnen wurde. „*Denn, um eine vollkommene Hülfe zu leisten, sollte man zuerst die mephitische Luft, die in den Lungen stocket, wegschaffen, und dann eine neue reine Luft zum einathmen darbieten.*“[636] Daneben erwähnten Herholdt und Rafn die Tatsache, dass man eine Überblähung der Lungen nicht zu befürchten brauche, da die eingeblasene Luft durch den zweiten Blasebalg wieder ausgesogen werde.[637] Bei Manni steht außer Frage, dass das Gerät von „*Gorus*“ zur Wiederbelebung von Ertrunkenen tauglich sei und auch dem Zweck des Ausziehens von Luft, Flüssigkeit oder Schaum aus den Lungen hinreichend dienen könne.[638]

Besonders zur Wiederbelebung Erstickter wurde der Blasebalg von Wiedemann empfohlen, da die eingeatmeten Gase vor der Insufflation entfernt werden konnten.[639] Sogar zur Wiederbelebung von Verunglückten im Bergbau erschien der „*Ruhlandische Doppelblasebalg*“ tauglich und wurde von Wehrle (1835) empfohlen.[640] Eine sehr späte Erwähnung findet sich bei Schindler (1844): „*Kann der Kranke nicht athmen, bei Asphyxien, so bedient man sich des Gorcyschen Blasebalgs* [...].“[641]

5.4.5 Der doppelte Blasebalg nach Barzellotti (1808)

Ein doppelter Blasebalg, der nach den Angaben von Configliachi völlig dem Blasebalg von Hunter[642] entsprach, wurde im Jahr 1808 von Barzellotti beschrieben.[643]

636 Böckmann, 1790, S. 3f.

637 Vgl. Herholdt and Rafn, 1796, S. 52.

638 Vgl. Manni, 1839, S. 226f.

639 Vgl. Wiedemann, 1797, S.15.

640 Vgl. Wehrle, 1835, S. 91f.

641 H. B. Schindler, Die Lehre von den unblutigen Operationen. Bd. 2. Leipzig 1844, S. 91, zit. nach van Hasselt, 1847, Vorwort.

642 Vgl. W. Wagner: Beschreibung des von Configliachi zur Rettung der Scheintodten und zur leichteren Veranstaltung einiger physikalischen und physiologischen Versuche erfundenen doppelten Blasebalges. In: Ernst Horn (Hg.): Archiv für medicinische Erfahrung im Gebiete der praktischen Medicin, Chirurgie, Geburtshülfe und Staatsarzneikunde 1 (1818), S. 352.

643 Vgl. S. Barzellotti: Aufsatz zur Belehrung für das Volk, über die Asphyxie oder den Scheintod, und über die leichtesten und wirksamsten Mittel, denselben zu heben, so wie über die Unterscheidungszeichen desselben von dem wahren Tode. In: Giornale medico-chirurgico di Parma. 1808. Dieser Artikel war weder im deutschsprachigen noch im ausländischen Leihverkehr zu erhalten.

5.4.6 Der doppelte Blasebalg nach Configliachi (1816) und seine Modifikationen durch Rudtorffer (1821) und Bosscha (1824)

Pietro Configliachi beschrieb im Jahr 1816 einen neuen doppelten Blasebalg mit Regulierung des Beatmungsvolumens.[644] Er bezeichnete das Gerät als *„verbesserte huntersche...Maschine*“. Seine vorangehenden theoretischen Überlegungen erläutern die Notwendigkeit eines doppelten Blasebalgs zur Beatmung asphyktischer Personen.[645]

5.4.6.1 Konstruktionsmerkmale des Blasebalgs nach Configliachi

Dieser doppelte Blasebalg aus Leder oder Holz entsprach den oben beschriebenen Bälgen. Die „Exspirationskammer“ war von außen erkennbar durch ein Ventil mit doppeltem Messingring. Das Ventil der „Inspirationskammer“ hatte einen einfachen Ring. Die Ventilanbringung entsprach gleichfalls der schon oben beschriebenen. Beide Kammern mündeten mit getrennten, durch Ventile verschlossenen Röhren in einer gemeinsamen kurzen Messingröhre. An dieser wurde eine neun Zoll (Mailänder Maß; dies sind vermutlich ca. 23,4 cm)[646] lange biegsame Röhre aus lederüberzogenem Metalldraht angebracht. Die Röhre konnte entweder in die Nase oder in die Stimmritze eines Verunglückten eingeführt werden.[647] Gegenüber seinen Vorläufermodellen gab es nach Angaben Configliachis einige entscheidende Verbesserungen. Zum einen hatte der Blasebalg eine verbesserte Ventiltechnik. Statt Leder- oder Taftventilen bzw. Klappenventilen aus Metallplättchen verwendete Configliachi runde Messingplättchen, die durch eine Feder verschlossen wurden. Zum Bau der Ventile bermerkte er: *„Bei den von mir angewandten Ventilen dagegen, welche in kleinen, runden, messingenen Plättchen bestehen, in deren Mitte ein kleiner, in ebenfalls metallenen Ringen sich bewegender Stift befestigt ist, und welche durch die Elasticität eines spiralförmig gewundenen Metalldrathes vorwärts gedrängt werden, sind alle diese Mängel entfernt worden;*“[648]. Seine eigenen Ventile seien zu Wartungszwecken leicht abschraubbar und auch die Federn im Innern ohne Aufwand austauschbar.

---

644 Vgl. Pietro Configliachi: Doppio soffietto o mantice respiratorio per soccorrere gli asfittici, e per intraprendere con facilitá alcuni esperimenti e ricerche di fisica e fisiologia. Pavia 1816. Zur folgenden Beschreibung wurde die deutsche Übersetzung verwendet: Wagner, 1818, S. 347-374. Vgl. unten Abbildung 51.

645 Vgl. Wagner, 1818, S. 347-350.

646 Der „Mailänder Fuß“ ist vermutlich der lombardische Piede zu 12 Pollici; 1 Piede sind 31,2 cm.

647 Vgl. Wagner, 1818, S. 355f.

648 Wagner, 1818, S. 358f. Die Mängel, die er anspricht, beziehen sich auf die bisher verwendeten Ventile aus Leder, aus Taft oder die Klappenventile aus Metall.

Die zweite Verbesserung, eine Trennung des Exspirations- und Inspirationsblasebalgs, erreichte Configliachi durch die Anbringung eines mittleren Handgriffs. So konnte der Exspirationsbalg zunächst mehrfach alleine betätigt werden, um verdorbene Luft aus den Lungen sowie „*schaumichte Materie*“ aus den Bronchien herauszuziehen.[649] Darüber hinaus konnte die Kapazität des Exspirationsbalgs gegenüber dem Inspirationsbalg prinzipiell größer gehalten werden, da die Luft in den Lungen „*wegen ihrer Ausdehnbarkeit schwieriger in den oberen Blasebalg hineinzubringen ist, als die in dem unteren Blasebalge enthaltene aus diesem in die Lungen hineingetrieben wird* [...].“[650]

Der Inspirationsblasebalg könne, so Configliachi, auch genutzt werden, um Gase oder Rauch einzublasen, letzteres werde jedoch neuerdings nach den Erfahrungen von Brodie nicht mehr empfohlen. Schließlich konnte die einzublasende Luftmenge je nach Bedarf angepasst werden. Die größte Kapazität beider Kammern betrug je 26 Kubikzoll, dies entspricht vermutlich ca. 416 cm^3.[651] Gegen das Einblasen zu großer Luftvolumina war am Blasebalg ein Metallbogen mit Einstecklöchern für Stifte angebracht, mit deren Hilfe das Volumen jeder Blasebalgkammer nach Bedarf verringert werden konnte. Dies sei besonders zur Wiederbelebung scheintoter Neugeborener von entscheidender Bedeutung.[652] Gegen zu starkes Einblasen von Luft, das zur Zerreißung von Lungenbläschen führen könne, empfahl Configliachi außerdem folgende Handhabung: Neben einer Verringerung der Kapazität des Inspirationsblasebalgs sollte gleichzeitig die Beatmung durch die Nase statt durch die Stimmritze vorgenommen werden, was von Laien sowieso leichter zu bewerkstelligen sei. Dadurch könne sich zu heftig eingeblasene Luft in den Nasengängen, in der Mundhöhle und im Bereich des Ösophagus verteilen.[653] Auch an diesen Blasebalg konnte zur Rettung eines Asphyktischen oder zur Durchführung von physikalischen Experimenten eine mit Sauerstoff oder anderen Gasen gefüllte Blase angeschraubt werden.[654]

Hergestellt wurde das Gerät von Giuseppe und Ludovico Re, Mechaniker und Aufseher beim physikalischen Kabinett der Universität Pavia, zu einem Preis von 125 italienischen Lire (Franken). Im Preis waren neben dem Blasebalg zwei weitere biegsame Röhren, drei Blasen, vermutlich für die Aufbewahrung von Sauerstoff oder anderen Gasen, und ein Messinggefäß für Räucherungen enthalten.[655]

Das Besondere an Configliachis Blasebalg ist die erstmals beschriebene Möglichkeit der Graduierung bei einem doppelten Blasebalg bzw. bei einem Beatmungsgerät überhaupt. Somit kann man dieses Gerät tatsächlich als Verbesserung

649 Vgl. Wagner, 1818, S. 360f.
650 Wagner, 1818, S. 364.
651 Vgl. Wagner, 1818, S. 365.
652 Vgl. Wagner, 1818, S. 362.
653 Vgl. Wagner, 1818, S. 363.
654 Vgl. Wagner, 1818, S. 366ff.
655 Vgl. Wagner, 1818, S. 374.

der bisher beschriebenen bezeichnen, denn es führt weg von einer weitgehend unmessbaren entweder zu „*vorsichtigen*“ oder zu „*heftigen*“ Einblasung von Luft hin zu einer der Person des zu Rettenden angepassten dosierten Beatmung.

5.4.6.2 Modifikation des Configliachi Blasebalgs durch Rudtorffer

Der oben beschriebene leicht veränderte Blasebalg war Teil des von Rudtorffer im Jahr 1821 empfohlenen und auch vertriebenen Rettungskastens. Die Veränderung von Rudtorffer setzte genau an dem Punkt an, den Configliachi als Besonderheit seines Blasebalgs in Anspruch nahm, d.h. an der Möglichkeit, die Blasebälge auch unabhängig voneinander zu bedienen. Rudtorffer „*vereinigte*“ beide Blasebälge wieder, indem er „*eine sich kreutzende Vorrichtung messingener platter Stäbe, die an den Seitenkanten des Blasebalges befestiget sind*“[656], anbrachte. Dadurch wurde beim Aufziehen nur einer Blasebalghälfte automatisch auch die zweite Hälfte geöffnet.

An der bedarfsweisen Anpassung der Luftmenge nahm Rudtorffer keine Änderung vor. Zur Beatmung verwendete er die Röhren nach Kite - die elastische Röhre zum Einführen in die Nase und die unbiegsame gekrümmte Röhre zum Einführen in die Stimmritze -, die gleichfalls in seinem Rettungskasten vorhanden waren. Ein wichtige Empfehlung Rudtorffers war die Einblasung von Sauerstoff. In seinem Kasten befanden sich eine mit Sauerstoff gefüllte Blase sowie eine zweite leere Blase, die das parallel zur Beatmung hergestellte Sauerstoffgas aufnehmen sollte.[657]

Dieser „*verbesserte Configliachische Blasebalg*“ wurde noch 1831 von Koppenstetter empfohlen und kurz in seiner Wirkweise beschrieben, obwohl dieser dann doch verschiedene einfache Beatmungsspritzen, also Saugpumpen, bevorzugte.[658]

656 Vgl. Franz Xaver Edler von Rudtorffer: Abhandlung über die Verbesserung der zur Wiederbelebung der Scheintodten erforderlichen Instrumente, Geräthe und Nebenerfordernisse. Nebst einer kurzen Übersicht des Rettungsverfahrens bey dem am oftmahligsten vorkommenden Scheintode erwachsener Personen. Wien 1821, S. 24.

657 Vgl. Kap. 6.1.

658 Vgl. Koppenstetter, 1831, S. 15f. Die Spritzen sind im Kapitel 5.5 beschrieben.

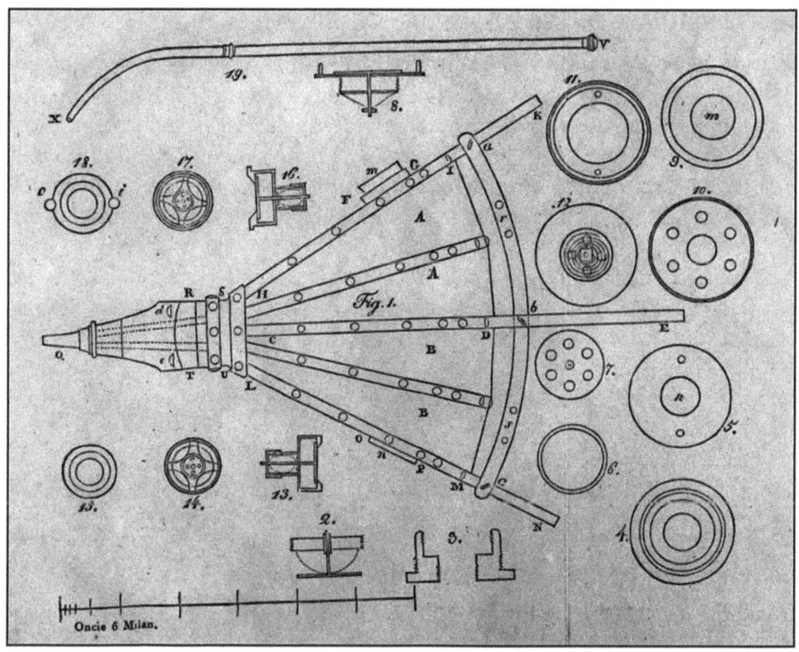

Abbildung 51: Der doppelte Beatmungsbalg nach Pietro Configliachi (1816)

Fig. 1: Der Blasebalg im Profil. AA: Oberer Exspirationsblasebalg. BB: Unterer Inspirationsblasebalg. CD: Zwischenwand aus Holz. DE: Handgriff an der Zwischenwand. FG: Äußeres Exspirationsventil mit doppeltem Messingscharnier und Öffnung m. HI: Außenwand des Exspirationsbalges. IK: Handgriff an der oberen Außenwand. LM: Außenwand des Inspirationsbalges. MN: Handgriff an der unteren Außenwand. OP: Äußeres Inspirationsventil mit einfachem Messingscharnier und Öffnung n. Q: Gemeinsame Röhre. RSTU: Vorderer Teil des Blasebalgs mit den beiden inneren Ventilen. abc: Segmentbogen aus Metall zur Bestimmung des Volumens beider Blasebälge. rs: Löcher zur Aufnahme von Stiften zur Reduzierung des Volumens. Fig. 2-7: Durchschnitt und Aufsicht auf das äußere Inspirationsventil OP. Fig. 8-12: Durchschnitt und Aufsicht auf das äußere Exspirationsventil FG. Fig. 13-15: Durchschnitt und Aufsicht auf das innere Inspirationsventil. Fig. 16-18: Durchschnitt und Aufsicht auf das innere Exspirationsventil. Fig. 19: Biegsame Röhre zum Anschluss an den Blasebalg mit beinernem Mundstück

Quelle: Wagner, 1818, Kupfertafel bei S. 374

5.4.6.3 Modifikation des Configliachi-Blasebalgs durch Bosscha

Eine weitere Modifikation des Configliachi-Blasebalgs wurde, einer Bemerkung von Mijnlieff[659] zufolge, im Jahr 1824 von einem gewissen „Bosscha" konstruiert und durch die Direktion der Amsterdamer Rettungsgesellschaft geprüft. Wahrscheinlich handelte sich dabei um den Amsterdamer Mediziner Hendrik Bosscha.[660] Der doppelte Blasebalg wurde offensichtlich mit einer Blase kombiniert, die mit Sauerstoff gefüllt war. Näheres zu diesem Blasebalg konnte nicht ermittelt werden.

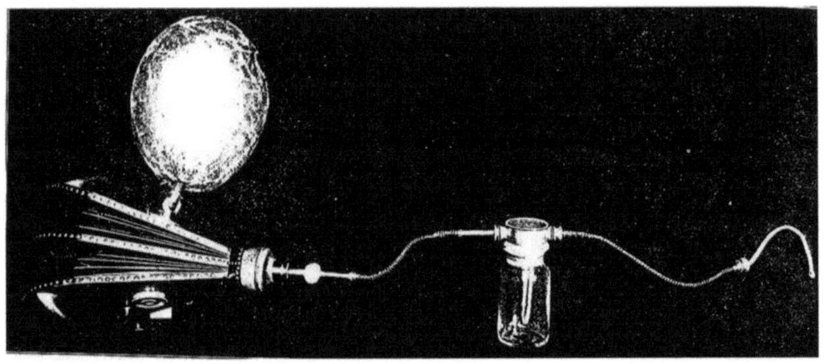

Abbildung 52: Der doppelte Beatmungsbalg nach Configliachi, modifiziert durch Hendrik Bosscha (1824)

Doppelter Blasebalg zur Beatmung nach Configliachi, modifiziert durch Bosscha mit Sauerstoffgefüllter Blase. Die Funktion des zwischengeschalteten Glases wird nicht erklärt

Quelle: Mijnlieff, 1909, Abbildung bei S. 886

---

659 Vgl. Mijnlieff, 1909, S. 886. Vgl. Abbildung 52.

660 Hendrik Bosscha (* 1791 in Harderwijk, † 1829 in Amsterdam) promovierte 1813 in Leiden zum Dr. med., war seit 1820 Professor der Anatomie, Physiologie und Chirurgie am Athenäum zu Amsterdam und seit 1828 bis zu seinem frühen Tod Professor für Anatomie und Physiologie an der Clinische School zu Amsterdam. Vgl. BLÄZ, Bd. 1, 1929, S. 642f., sowie Abraham J. van der Aa: Biographisch woordenboek der Nederlanden. D. 2. Haarlem 1852.

5.4.7 Der doppelte Blasebalg nach Meunier (um 1824)

Nach einem aus dem Jahr 1824 datierenden Brief des Straßburger Professors Meunier, des Erfinders zweier Beatmungsspritzen[661], ließ dieser einen doppelten Blasebalg anfertigen, der angeblich alleine mit Daumen und Zeigefinger der rechten Hand bewegt werden konnte![662] Der Zeitpunkt der Konstruktion dieses Gerätes muss zwischen 1810 und 1824 angesetzt werden.

5.4.8 Kritik am System des doppelten Blasebalgs

Die Kritik am doppelten Blasebalg lässt sich nach verschiedenen Gesichtspunkten ordnen:

a) Ein erster Kritikpunkt bezog sich auf die komplizierte Handhabung. So bemerkte der Breslauer Medizinalrat Johann Wendt, der Gorcy-Blasebalg sei *„ein zu complizirtes physikalisches Kunststück, als daß man je hoffen könnte, seinen Gebrauch mit Erfolg allgemein machen zu können.“*[663] Stattdessen bevorzugte Wendt die Verwendung einfacher Blasebälge oder die direkte Beatmung durch einen Helfer.

b) Die bedingte Einsatzfähigkeit als zunächst saugendes Gerät bei der Wiederbelebung Ertrunkener wurde in Frage gestellt, „denn die neueren Versuche an Thieren lehren, daß jedes Thier, und folglich auch der Mensch, unter Wasser mehrere Male stark und gleichsam krampfhaft ausathme; wobei denn also der bei weitem größte Theil der schon geathmeten und dadurch verdorbenen Luft ausgestoßen wird.“[664] Gleichfalls ungeeignet zur Wiederbelebung Ertrunkener erschien das Gerät nach Erfahrungen, die man in Tübingen gemacht hatte und die von Ploucquet und Autenrieth wiedergegeben wurden.[665] Sie basierten unter anderem auch auf der Tatsache, dass der Blasebalg nicht mehr funktionsfähig war, wenn er Schaum oder Wasser angesogen hatte.

c) Die Haltbarkeit des Geräts sei von nur kurzer Dauer. Es verderbe zu rasch aufgrund der verwendeten Materialien. In diese Richtung gehende Kritik am doppelten Blasebalg wurden von Kopp zusammenfassend dargestellt und können ergänzt werden durch die tatsächlich aufgetretenen Schwierigkeiten bei der Anwendung des Blasebalgs zur Wiederbelebung eines Ertrunkenen. Kopp bezeichnete die Fehler des doppelten Blasebalgs als unvermeidlich, da sie im Bauprinzip lägen.[666] Eine erste Kritik brachte Kopp am Preis sowie am komplizierten

---

661 Vgl. unten Kap. 5.5.5 und 5.6.3.

662 Vgl. Marc, 1836, S. 78f. in Auszügen zitiert.

663 Johann Wendt: Die Hülfe bey Vergiftungen und bey den verschiedenen Arten des Scheintodes. Breslau 1818, S. 134.

664 Wiedemann, 1797, S. 14f.

665 Vgl. Kap. 5.4.9.

666 Vgl. zum Folgenden Kopp, 1810, S. 15f.

Bau des Blasebalgs an, was einander bedinge. Daneben sei das verwendete Material zu leicht verderblich. So komme es bei Leder, besonders wenn es feucht wird, leicht zu Bruchstellen, durch welche die Luft entweichen könne und somit die Benutzung des Geräts unmöglich sei. Auch bei den Materialien für die Ventile schien es keine optimale Lösung zu geben. „*Wachstaft Ventile*" seien leicht zerstörbar, besonders anfällig gegen Feuchtigkeit und müssten häufig erneuert werden. Dieselben Argumente führte Kopp auch gegen aus Tierblasen gefertigt Ventile an. Ihre Wartung gestalte sich als zu aufwendig, was zum einen das Ölen der Ventile, zum anderen das häufige Bewegen derselben betreffe. Schließlich werde der Blasebalg einschließlich der Ventile völlig unbrauchbar, wenn beim Aufziehen Schaum oder Wasser ins Blasebalginnere dringe, was sich auch in der Praxis erwiesen hatte. Diese Kritikpunkte wurden von einigen Zeitgenossen aufgenommen und gleichfalls vertreten. Die Besonderheit der Kritik Kopps liegt darin, dass er selber auch Erfinder eines Geräts war und als solcher praktische Erfahrungen hatte, gleichzeitig aber auch mit seiner Schrift die Anwendung des eigenen Gerätes propagierte.

d) Grundsätzliche Kritik am System des doppelten Blasebalgs wurde nach dessen Erprobung von Hermann Klencke angebracht. Ein doppelter Blasebalg vom Typ Configliachi gehörte zu den Geräten, die er zu Wiederbelebungsversuchen an verschiedenen Tieren einsetzte. Klencke beobachtete infolge der Insufflation eine Zerreißung der Lungenbläschen; ein nachfolgendes Auspumpen würde dann Blut in die Atemwege saugen. Konsequent lehnte Klencke eine Wechseldruckbeatmung mit Geräten ab.[667]

5.4.9 Zeitliche und räumliche Verbreitung und Einsatz doppelter Blasebälge

Hauptsächlich unter dem Namen „*Gorcy'scher Blasebalg*" erfreuten sich doppelt wirkende Blasebälge offenbar zeitweise einer größeren Verbreitung. So erwähnte Poppe, dass Exemplare des Gorcy-Blasebalges bei „*mehreren der vornehmsten Rettungsanstalten, z.B. zu Hamburg und zu Wien mit sehr vielem Nutzen eingeführt*"[668] wurden. Bereits 1794 hatte die Hamburger Gesellschaft von einem ortsansässigen Mechaniker einen Nachbau des Gorcy-Blasebalgs anfertigen lassen, der zusammen mit einigen Flaschen Sauerstoffgas bei dem Chirurg Redlich aufbewahrt wurde.[669] Im Jahr 1807 beschrieb der damalige „*Vorsteher der Hamburgischen Rettungsanstalten*", Friedrich Ernst Holst, das in Hamburg praktizierte Vorgehen im Wiederbelebungsfall folgendermaßen: „*Nachdem Mund und Nasenhölen soviel*

667 Vgl. Hermann Klencke: Versuche und Beobachtungen über den Verkörperungsprozeß der Krankheiten und über die Bedingungen und Heilzwecke bei einigen Arten des gewaltsam erzeugten Scheintodes. Leipzig 1845, S. 233.

668 Poppe, 1811, S. 46.

669 Vgl. Günther, 1794, S. 378.

möglich von Schlamm befreit sind, blasen wir Luft in die Lungen durch den Gorcyschen Blasebalg ein, mittelst einer gekrümmten Röhre, welche über die Zungenwurzel an die obere Kehlkopfsöffnung geleitet wird. Bis Spuren der wiederhergestellten Respiration sich äußern, wenden wir Sauerstoffgas, als den concentrirtesten der naturgemäßen Lebensreize für die Lunge an; mit Rückkehr des selbstthätigen Athmens benutzen wir die atmosphärische Luft."[670]

Auch für die geplante Ausstattung der Rettungsanstalt in Prag und seiner drei unterschiedlich groß dimensionierten Rettungskisten schlug Adalbert Vinzenz Zarda 1797 die Anschaffung von – auch zu Tabakrauchklistieren umrüstbaren – Gorcy-Blasebälgen vor.[671] Ob es tatsächlich zu dieser Anschaffung kam, konnte nicht belegt werden. Wie aus einer Anleitung zur Wiederbelebung Ertrunkener von 1798 hervorgeht, waren auch die Rettungskästen der *Selskabet til druknede Menneskers Redning* zu Kopenhagen mit Gorcy-Blasebälgen ausgerüstet.[672] In mindestens einem Fall ist der erfolgreiche Einsatz eines solchen Blasebalgs belegt: Im November 1799 gelang dem Kopenhagener Chirurgen Joh. Lud. Droß die Wiederbelebung eines ertrunkenen Kindes, das er 45 Minuten bis zum Einsetzen erster Lebenszeichen beatmete.[673]

Auch in Tübingen gab es einen Gorcy-Blasebalg, über dessen Anwendung in einem Fallbeispiel Wilhelm Gottfried Ploucquet berichtet.[674] Ein Mann war im Februar des Jahres 1799 in Tübingen von einer Brücke kopfüber ins Wasser gestürzt und untergegangen. Er konnte erst nach einer Stunde geborgen werden. Zur Wiederbelebung wurden zunächst ein Aderlass, „*geistige Klystiere*" und einige Reizmittel versucht. Erst drei Stunden nach der Bergung des Verunglückten konnte ein Gorcy-Blasebalg herbeigeschafft werden. „*Man applicirte den Gorcyschen Blasebalg: die Spitze desselben ward mit dem Zeigefinger in die Luftröhre geleitet, und man fing an, Luft einzublasen, wobey man zugleich durch Bewegungen der Brust*

670 Holst, 1807, S. 191.

671 Vgl. Zarda, 1797, S. 91ff.

672 Vgl. Herholdt, Abildgaard, Tode, Rafn & Jakobsen: Hvorledes druknede Mennesker bør behandles for at bringes til Live. Af Directionen for Selskabet til druknede Menneskers Redning. In: Bibliothek for Physik, Medicin, og Oeconomie. Bd. 13. Kjøbenhavn 1798, S. 378-384.

673 Vgl. Herholdt, Abildgaard, Tode, Rafn & Jakobsen: Efterretning om 5 drunknede, tilsyneladende døde Mennesker, som i Aarene 1798 og 1799 ere blevne reddede her i Kjøbenhavn. In: Bibliothek for Physik, Medicin, og Oeconomie. 17 (1800), S. 165-167. In dieser Fallgeschichte wird nicht ausdrücklich erwähnt, dass es sich um einen Gorcy Blasebalg handelte. Da der verwendete Blasebalg jedoch der Rettungskiste entnommen wurde, kann davon ausgegangen werden. Vgl. Fall Nr. 202.

674 Vgl. [Wilhelm Gottfried] Ploucquet: Etwas über die Behandlung der Ertrunkenen. In: J.C. Loder (Hg.): Journal für die Chirurgie, Geburtshülfe und gerichtliche Arzneykunde 2 (1798-1800), S. 776-781. Der gleiche Fall ist beschrieben in: Johann Alexander Bloesch: Dissertatio inauguralis medica sistens animadversiones quasdam in statum et therapiam submersorum. Tubingae 1799. Dort wird der Gorcy-Blasebalg auf lateinisch als „follis Gorcyanum" (richtig wäre follis Gorcyanus) bezeichnet. Vgl. Fall Nr. 199.

und des Unterleibes den Mechanismus des Athmens nachzuahmen suchte [...] *Allein, das ganze Geschäfte des Einblasens wollte nicht recht von statten gehen, weil der Blasebalg Wasser zog.*"[675] So entschloss man sich zuletzt zu einer Tracheotomie. Der Verunglückte konnte jedoch nicht wiederbelebt werden. Auch in der Folgezeit scheint man in Tübingen mit den Erfolgen des Gorcy-Blasebalgs bei der Wiederbelebung von Ertrunkenen nicht befriedigt gewesen zu sein. Diese Erfahrung bestätigte wenige Jahre später Ploucquets Kollege und Nachfolger als Professor für Gerichtliche Medizin an der Universität Tübingen, Johann Heinrich Ferdinand Autenrieth, im Jahr 1808: „*Öftere Versuche, das Leben bey Ertrunkenen wiederherzustellen, belehrten mich, daß der gewöhnliche Gorcysche doppelte Blasbalg fast völlig untauglich hiezu ist.*"[676] Die Bezeichnung „*gewöhnlicher*" Gorcy-Blasebalg scheint auf einen hohen Bekanntheitsgrad und eine weite Verbreitung des Geräts schließen zu lassen.

Im Stadtarchiv Mainz gibt es ein vom 9. Frimaire IX (1. Dezember 1800) datiertes kurzes Schriftstück, welches das Vorhandensein eines doppelten Beatmungsbalgs nach Gorcy in Mainz belegt. Danach wurde der Blasebalg von Heinrich Brühl, dem damaligen *Chef de Bureau* der *Mairie*, angeschafft und dadurch die schon vorhandenen Rettungsgeräte vermehrt. Bei dem letztlich misslungenen Rettungsversuch an einem Ertrunkenen im Jahr 1803 sollte der Blasebalg zum Einsatz kommen. Als man jedoch die Rettungskiste endlich herbeigeschafft hatte, fehlte das Gerät.[677] Nach F. Aumann besaß die 1804 in der ehemals selbstständigen Reichsstadt Augsburg gegründete „*Rettungsanstalt für Ertrunkene*" in ihren drei Rettungswachen an den Lechkanälen ebenfalls Gorcy-Blasebälge.[678] Bereits 1811 lassen sich diese jedoch bei einer Neueinrichtung von Rettungszimmern urkundlich nicht mehr nachweisen. Das bislang späteste Vorkommen eines Gorcy-Blasebalgs ist bei Joseph Koppenstätter dokumentiert. Danach besaß die Schwimmschule in München zumindest bis zum Jahr 1831 in ihrem Rettungsapparat einen Gorcy-Blasebalg.[679] Koppenstätter selbst hielt ihn übrigens für überflüssig und wollte ihn durch die in seinem „*Rettungsetui*" befindliche Saug- und Druckspritze ersetzt sehen.[680]

Der doppelte Blasebalg von Configliachi scheint wohl in Norditalien eine größere Verbreitung gefunden zu haben. Das *R.C. Istituto di scienze e lettere* in Mailand zeichnete das Gerät mit einem Preis aus und ließ „*eine nicht kleine Anzahl solcher Blasebälge verfertigen, die sie in die vorzüglichsten Städte vertheilte*"[681]. Ge-

---

675 Ploucquet, 1798-1800, S. 778.

676 Johann Heinrich Ferdinand Autenrieth: Versuche für die praktische Heilkunde aus den clinischen Anstalten von Tübingen. Bd. 2. Tübingen 1808, S. 491-492.

677 Vgl. StA Mz 60/314 und Kapitel 8.

678 Vgl. Fritz Aumann: Die Geschichte der Wasserrettung in Augsburg. In: Bayerisches Ärzteblatt 10 (1964), S. 398-403.

679 Vgl. Koppenstätter, 1831, S. 78.

680 Vgl. Koppenstätter, 1831, S. 80.

681 Vgl. Wagner, 1818, S. 353f.

meint sind vermutlich Städte in der Lombardei, welche damals zum Kaiserreich Österreich gehörte. Daneben wurde der etwas veränderte Blasebalg von Rudtorffer im Jahr 1821 in Wien als Bestandteil eines Rettungskastens angeboten.[682]

Im Jahr 1794 konnte ein Nachbau des Gorcy-Blasebalgs bei der Hamburger Gesellschaft zum Preis von 52 Mark Hamburger Courant oder 20 Thaler in Gold erworben werden.[683] Im Jahr 1808 war der Preis jedoch bereits auf 75 Mark Hamburger Courant gestiegen.[684] Dagegen erscheint der von Zarda 1797 veranschlagte Preis von 12 fl. 30 kr.[685] für sein, unter anderem auch einen Gorcy-Blasebalg enthaltendes „*Nothkästchen*" erstaunlich niedrig. Koppenstätter veranschlagte 1831 den Wert des Gorcy-Blasebalgs im Rettungsapparat der Münchner Schwimmschule sogar nur mit 7 fl.[686]

---

682 Vgl. Rudtorffer, 1821.
683 Vgl. Günther, 1794, S. 373.
684 Vgl. Frank, 1814, Bd. 14, S. 104.
685 Vgl. Zarda, 1797, S. 110.
686 Vgl. Koppenstätter, 1831, S. 78.

5.5 Einfache Beatmungsspritzen

5.5.1 Zur Konstruktion einfacher Beatmungsspritzen

Einfache Beatmungsspritzen bestanden in den wesentlichen Teilen aus dem Spritzenzylinder, dem Stempel und dem Ansatzstück für Nase oder Mund. Dazu kamen zusätzliche Einrichtungen für die Möglichkeit zum Einfüllen von Sauerstoff oder die Regulierung der Luftwege durch Hähne und eingebaute Ventile. Dadurch sollte das dauernde An- und Absetzen der Spritze vermieden werden. Solche Spritzen hatten ein deutlich breiteres Einsatzspektrum als die Blasebälge. Sie wurden zum Absaugen der verbrauchten Luft, zum Entfernen von Schleim oder Flüssigkeit aus den Luftwegen und zur Beatmung eines Asphyktischen empfohlen.

5.5.2 Die Beatmungsspritze nach Goodwyn (1788)

In einer von der *Humane Society* mit deren Goldmedaille preisgekrönten Schrift veröffentlichte der schottische Arzt Edmund Goodwyn[687] im Jahr 1788 die älteste mir bekannt gewordene Beschreibung einer Beatmungsspritze.[688] Zur Wiederbelebung eines Scheintoten erschien es Goodwyn am sinnvollsten, sich zuerst auf die sehr vorsichtige Wiederherstellung der Körperwärme zu konzentrieren und erst danach ein Augenmerk auf die Atmung zu richten.[689] Zum Zwecke der Beatmung sowie auch der eventuell vorangehenden Entleerung der Lungen von Wasser stellte Goodwyn eine Saugpumpe vor.

5.5.2.1 Bau und Funktion

Der Spritzenzylinder wurde aus Metall mit einem Fassungsvermögen von 100 Kubikzoll (etwa 1638 cm^3!) angefertigt.[690] Die Größe begründete Goodwyn in der von ihm vermuteten Notwendigkeit, möglichst viel Luft auf einmal in die Lungen einzublasen, um ein massives Anfüllen der Lungenbläschen zu erreichen.[691] Der Spritzenzylinder hatte mehrere Öffnungen. Nach unten ging er in eine Röhre über, die als Ansatzteil für ein Nasenstück bzw. eine Trachealkanüle diente. Eine solche

687 Edmund Goodwyn (* 1756, † 1829), promovierte 1786 in Edinburgh zum M.D. mit der Inaugural-Dissertation „De morbo et morte submersorum". Vgl. BLÄZ, Bd. 2, 1930, S. 801.

688 Vgl. Edmund Goodwyn: The Connexion of Life with Respiration; or an experimental Enquiry into Effects of Submersion, Strangulation and several Kinds of Airs etc. London 1788. Diese Schrift war die Antwort auf eine Preisfrage der Humane Society „über das unterbrochene Leben". Die parallel dazu eingereichte Schrift von Kite wurde mit der Silbermedaille bedacht. Vgl. dazu Kite, 1790, Vorrede des dt. Übersetzers, S. XVIII sowie die Anm. 9) derselben Seite.

689 Vgl. Goodwyn, 1790, S. 86f.

690 Vgl. zum Folgenden: Goodwyn, 1790, S. 88-90 und unten Abbildung 53.

691 Vgl. Goodwyn, 1790, S.95.

Röhre hatte Goodwyn von dem Arzt Nooth[692] erhalten.[693] In der seitlichen Mitte der Zylinderwand befand sich eine weitere Öffnung. Sie diente der Füllung und der Entleerung der Spritze. Zwei weitere Öffnungen, am oberen Ende der Spritze gelegen, sollten das Entweichen der Luft beim vollen Aufziehen des Stempels ermöglichen. Der Stempel war aus Holz gefertigt und an seinem unteren Ende *„mit weicher Substanz überzogen"*[694].

Zur Wiederbelebung eines Ertrunkenen konnte es nach Goodwyn notwendig sein, zunächst die in den Lungen vorhandene Flüssigkeit abzuziehen. Dies sollte nach Einführen des Nasen- oder Kehlkopfröhrchens geschehen, indem die Spritze mit herabgedrücktem Stempel angesetzt und langsam aufgezogen wurde. Die Flüssigkeit, die in den Zylinder aufsteigt, sollte durch das Abnehmen der Spritze von dem kleinen Röhrchen ausgeleert werden, *„und dieß kann man ein- oder ein paar mal wiederholen, allein es ist bei diesem Unternehmen allezeit die größte Behutsamkeit anzuwenden, damit ja nicht irgend dadurch den Lungengefäßen Verletzung zugefügt werde."*[695]

Beim eigentlichen Vorgang des Beatmens musste die seitliche Öffnung zugehalten werden. Das gesamte Spritzenvolumen, also 100 Kubikzoll, wurde dann in die Lungen eingeblasen und nach einigen Sekunden wieder in die Spritze zurückgesogen. Nun wurde der Finger von der seitlichen Öffnung genommen und der Stempel wieder heruntergedrückt, was zum Entweichen der verbrauchten Luft führte. Danach, beim erneuten Aufziehen des Stempels, wurde die Spritze durch die seitliche Öffnung mit Frischluft gefüllt.[696]

In Versuchen an kleinen Tieren hatte Goodwyn die Wirkung von Sauerstoff im Vergleich mit atmosphärischer Luft getestet und kam zu dem Schluss, dass die Wiederbelebung unter Verwendung von Sauerstoff schneller gelinge, weshalb er diesen zur Beatmung empfehlen konnte. Allerdings war es ihm nicht gelungen, bei Tieren, die er zuvor mit atmosphärischer Luft nicht wiederbeleben konnte, dann mit Sauerstoff die Atmung wieder in Gang zu setzen.[697]

692 John Mervin Nooth, Arzt und Mitglied der Royal Society. Die Lebensdaten Nooths sind nicht bekannt. Nooth ist Autor einiger Schriften über elektrische und luftchemische Maschinen. Vgl. L. Baillie und P. Sieveking (Hg.): British Biographical Archive. London, München, New York, Paris 1984 (Microfiche-Serie).

693 Vgl. Goodwyn, 1790, Fußnote auf S. 89.

694 Goodwyn, 1790, S. 88. Nach Kopp handelte es sich dabei um einen Lederbelag. Vgl. Kopp, 1810, S. 8 und unten Abbildung 53.

695 Goodwyn, 1790, S. 90.

696 Vgl. Goodwyn, 1790, S.89.

697 Vgl. Goodwyn, 1790, S. 91.

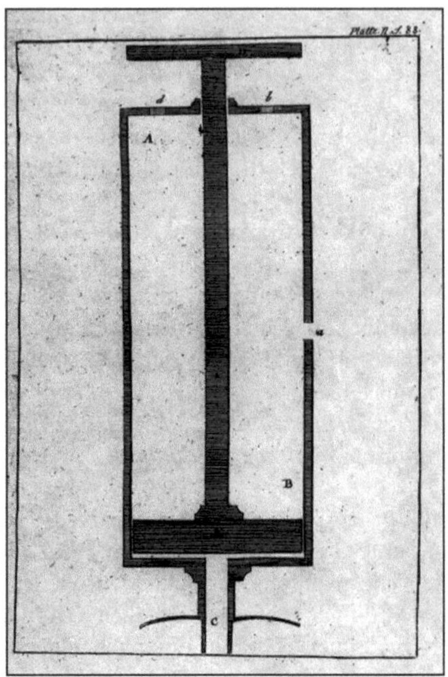

Abbildung 53: Die Beatmungsspritze nach Edmund Goodwyn (1788)

AB: Zylindrischer Spritzenkörper aus Metall. C: Ansatzröhre für Nasen- oder Mundstück. DE: Holzstempel. a: Öffnung zur Umgebungsluft. b, d: Öffnungen zur Umgebungsluft, wenn der Stempel weiter als zur Öffnung a aufgezogen wird

Quelle: Goodwyn, 1790, Tafel II bei S. 88

5.5.2.2 Kritik und Verbreitung

Der Holländer Martinus van Marum hatte im Zusammenhang mit der Veröffentlichung eines eigenen Geräts auch die Spritze von Goodwyn erprobt. Er kritisierte das zu große Volumen der Spritze und die nicht ausreichende Vermischung der „mephitischen" und der „fixen Luft" der Lungen mit der eingeblasenen Luft, zumal die Luftwege sehr eng seien. Als Folge dränge die eingeblasene Luft die in den Lungen vorhandene Luft nur weiter in die Peripherie der Lungenbläschen. Die anschließende Ausleerung der Lungen sei deshalb sehr schwierig und gelinge nur unvollständig.[698] Das Wegschaffen der verdorbenen Luft vor dem ersten Einblasen bezeichnete er als gefährlich wegen einer möglichen Verletzungsgefahr von Lungengefäßen.[699] Ähnlich äußerte sich Johann Heinrich Kopp, dessen Kritikpunkte im Wesentlichen der Kritik van Marums entsprachen. Er bemerkte: „*Die Fehler, welche diesem Instrument eigen sind, fallen sogleich in die Augen.*“[700] Er begründete die nur ungenügende Erneuerung der Luft durch die Lage der Luftöffnungen. Es entweiche nur ein geringer Teil der verbrauchten Luft beim Herabstoßen des Stempels durch die kleine Seitenöffnung. Der Hauptanteil werde wieder in die Lungen zurückgeblasen. Ähnlich werde beim Aufziehen des Stempels erst dann frische Luft angesaugt, wenn der Stempel über das Mittelloch hinaus aufgezogen werde. Vorher werde lediglich die Luft aus den Lungen ausgesogen. „*Man hat also wieder beinahe dieselbe Luft zum Eindrücken, die man aus den Lungen empfangen hat.*“[701]

Bei der Verwendung der Spritze zum Auspumpen von Wasser bemängelte van Marum die fehlenden Hinweise Goodwyns auf die dabei erforderliche Lagerung des Ertrunkenen. Um seine Auffassung von der Notwendigkeit der Kopftieflage beim Auspumpen von Flüssigkeit zu belegen, experimentierte er mit der Spritze Goodwyns. Er nahm die Lungen von je einem Schaf und einem Kalb und füllte über die Luftröhre drei Unzen Wasser ein. Danach entfernte er die Luftröhre, um an ihrer Stelle ein Glasröhrchen zu befestigen. „*Beym Aufziehen des Stempels sahe man nun zwar immer, daß etwas Wasser in die gläserne Röhre, welche die Stelle der Luftröhre vertrat, aufstieg; allein wenn diese Röhre nicht zugleich in einer solchen schiefen Lage gehalten ward, daß das Wasser durch seine Schwere auslaufen konnte, vermengte sich die Luft der Lungen in dieser Röhre mit dem eingegossenen Wasser* [...].“[702]

Ohne weitere Kritik zu äußern, empfahl Ploucquet, die Spritzen von van Marum und von Goodwyn insbesondere zum Aussaugen von Wasser, Schaum und Schleim zu verwenden, wobei er Schwierigkeiten in erster Linie beim Aspirieren von Schaum und Schleim sah und in diesem Fall zu einer „*Auswaschung*“ der Lunge mit Hilfe von eingebrachtem warmem Wasser riet.[703]

Goodwyns Gerät existierte zumindest als Prototyp im Besitz von Goodwyn selbst, der damit experimentierte. Ein weiteres Exemplar war wohl im Besitz von van Marum, der es im Tierversuch erprobte. Eine Aussage zur möglichen Verbreitung des Geräts ist bei Meunier und Noel zu finden: „*Obgleich aber diese Erfin-*

698 Vgl. Martinus van Marum: Beobachtungen und Versuche über die Rettungsmittel Ertrunkener. Aus dem Holländischen. Leipzig 1796, S. 20f. Der Titel des holländischen Originals lautet: Bedenkingen en Proefningen tot Verbetering der Middeln ter Redding van Drenkelingen. Haarlem 1793.

699 Vgl. van Marum, 1796, S. 22. Goodwyn selbst sah wohl auch diese Gefahr, bezog sie allerdings auf den unvorsichtigen Gebrauch der Spritze. Vgl. Goodwyn, 1790, S. 90.

700 Kopp, 1810, S. 10.

701 Kopp, 1810, S. 11.

702 van Marum, 1796, S. 25f.

703 Vgl. Ploucquet, 1798-1800, S. 780f.

dung scharfsichtig ausgedacht ist, so erfüllte sie doch nicht die Wünsche Goodwyn's. Sie kam schon während der Zeit, als sie bekannt wurde, in Abnahme."[704] Wenn das Gerät wohl auch nicht zur Rettung Ertrunkener zum Einsatz gekommen ist, so wurde es doch zumindest in der nachfolgenden Literatur immer wieder erwähnt und beschrieben.[705] Dieser Bekanntheitsgrad ist vermutlich auf die schon oben erwähnte Prämierung der Schrift Goodwyns mit der Goldmedaille der *Humane Society* zurückzuführen. Aufnahme in einen Rettungskasten der Gesellschaft fand das Gerät nicht.

5.5.3 Die Beatmungsspritze nach van Marum (1793)

Der niederländische Arzt Martinus van Marum[706] beschäftigte sich theoretisch und auch praktisch (im Tierversuch) mit der Rettung Ertrunkener. Seiner Wiederbelebungsmethode nach sollte man grundsätzlich zunächst Flüssigkeit aus den Luftwegen abziehen. In den Fällen, wo keine oder nur wenig Flüssigkeit vorhanden sei, könne das Auspumpen dazu dienen, die verbrauchte Luft zu entfernen.[707] Währenddessen sollte ein warmes Bad bereitet werden, falls der Leblose stark ausgekühlt war und lange im Wasser gelegen hatte.[708] Im Bade liegend sei sodann das Einblasen von Sauerstoff zur schnellen Wiederbelebung notwendig.[709]

Dazu konstruierte und beschrieb er 1793 eine einfache Spritze, die zum Absaugen von Flüssigkeiten und zum Einblasen, insbesondere von Sauerstoffgas („*reiner Luft*"), verwendet werden konnte. Van Marum, der die Spritze von Goodwyn kannte und sie im Tierversuch erprobt hatte, wollte mit seinem Gerät deren Unzulänglichkeiten vermeiden. Um eine Verletzung der Lungenbläschen auszuschließen, verkleinerte er das Spritzenvolumen erheblich. Er gab genauere Anweisungen betreffs der Lagerung des Ertrunkenen beim Auspumpen von Flüssigkeit und - was von großer Bedeutung ist - fügte dem Gerät einen tragbaren Sauerstoffrezipienten bei, aus welchem die Spritze immer wieder neu gefüllt werden konnte. Dadurch glaubte er, die Unzulänglichkeiten der Herstellung und der Aufbewahrung von

---

704 Meunier et Noël: Rapport sur les moyens de rappeler à la vie les noyés et les personnes suffoquées par les vapeurs du charbon allumé, etc., fait à l'école spéciale de médecine de Strasbourg. Strasbourg 1807; auszugsweise übersetzt bei Johann Heinrich Kopp: Ein neu erfundenes Respirations-Instrument zur Wiederbelebung Ertrunkener. In: Ders. (Hg.): Jahrbuch der Staatsarzneikunde 2 (1809), S. 298f.

705 Vgl. Poppe, 1811, S. 423, Frank, 1814, S. 192, sowie Marc, 1835, S. 121-124.

706 Martinus van Marum (* 1750 in Delft, † 1837 in Haarlem) promovierte 1773 in Groningen zum Dr. med. Seit 1776 war er praktizierender Arzt in Haarlem. 1794 wurde er Direktor des Museums für Naturgeschichte, wo er eine weltberühmte große Elektrisiermaschine bauen ließ. Seit 1795 schließlich war er Sekretär der „Hollandsche Maatschappij van wetenschappen" zu Haarlem. Vgl. BLÄZ, Bd. 4, 1932, S. 104.

707 Vgl. van Marum, 1796, S. 32f.

708 Vgl. unten Abbildung 54 mit der Beschreibung der eigens dazu konstruierten Badewanne.

709 Vgl. van Marum, 1796, S. 76f.

Sauerstoff, also dessen Verfügbarkeit, erheblich zu verbessern und ihn so für die Wiederbelebung einsetzen zu können: „*Da ich meine Empfehlung des Einblasens reiner Luft vorzüglich auf das gründe, was D. Goodwyn's und Anderer Versuche gelehrt haben, so kann es befremden, warum von denen, welche durch ihre Versuche die wahre Ursache der Ohnmacht der Ertrunkenen entdeckt haben, nicht auch zugleich der Gebrauch der reinen Luft, als das eigentliche Hülfsmittel zur Rettung Ertrunkener, vorgeschlagen worden ist.*“[710]

Aufgrund dieser Bevorzugung von Sauerstoffgas vor atmosphärischer Luft als Beatmungsmedium besaß van Marums Beatmungsspritze eine Füllvorrichtung für Sauerstoff, welche der Goodwyn-Spritze fehlte.

5.5.3.1 Bau und Funktion

Die Maße der Spritzenröhre wurden von van Marum mit einem Durchmesser von 1,75 Zoll und einer Länge von 9 Zoll zwischen dem Spritzenboden und dem aufgezogenen Stempel angegeben.[711] Den Rauminhalt berechnete er auf 23 Kubikzoll Luft (ca. 414 cm^3). Die Spritzenspitze war so gebaut, dass sie an den Hahn des Sauerstoffbehälters angeschlossen werden konnte. Nach der Füllung wurde die Spitze mit dem Finger verschlossen und mit einem Nasenstück verbunden. Nasenstück und Spritzenkörper besaßen je zwei seitlich angebrachte kleine Griffe, die man gegeneinander drückte und so beide Geräte weitgehend luftdicht miteinander verbinden konnte. Das Nasenstück selbst bestand aus einer biegsamen Röhre aus elastischem Harz, die in ein durchbohrtes Zinnteil zum Einführen in die Nase mündete.

Vor dem ersten Lufteinblasen empfahl van Marum das Aussaugen von Gasen oder Flüssigkeit aus der Lunge. Zum Einsatz des Geräts als Saugpumpe sollte der Ertrunkene auf eine Leiter gelegt werden, die so platziert sein musste, dass der Kopf des Ertrunkenen in eine abschüssige Lage gebracht wurde.[712] Es wurden zwei Helfer benötigt: Der eine Helfer hielt mit einer Hand die biegsame Röhre in der Nase des Patienten und verschloss mit der anderen Hand gleichzeitig dessen Mund, während der zweite Helfer den Spritzenstempel betätigte.

Offensichtlich rechnete van Marum damit, dass durch den Sog in Kombination mit der Lagerung die in den Luftwegen enthaltene Flüssigkeit bis in die Mundhöhle geschafft werden konnte. Er ging jedoch davon aus, dass man nur Flüssigkeit aus der Luftröhre und wohl auch aus den größeren Bronchialästen abziehen konnte, nicht aber das bis in die feinen Bronchialästchen oder sogar in die Lungenbläschen vorgedrungene Wasser.[713] „*Sobald dieses geschehen ist, läßt man den Mund des Ertrunkenen los, und öffnet denselben ein wenig, damit das Wasser, welches durch*

710 van Marum, 1796, S. 9.

711 Vgl. van Marum, 1796, S. 17-19. Weitere Beschreibungen des Gerätes finden sich bei Kopp, 1810, S. 17-19 und Marc, 1835, S. 124-126.

712 Vgl. van Marum, 1796, S. 30f.

713 Vgl. van Marum, 1796, S. 20f.

dieses Mittel in die Kehle und den Mund des Ertrunkenen gekommen ist, auslaufen könne.“[714] Die Flüssigkeit sollte also nicht in die Spritze aspiriert werden. Für das Absaugen veranschlagte er bei einem erfahrenen Helfer weniger als 5 min. Nun konnte das erste Einblasen von Sauerstoff erfolgen. Im Verlauf der Beatmung wurde dann nach jeweils zweimaligem Lufteinblasen die Luft wieder abgesaugt, wobei die Spritze nach jedem Einblasen zum erneuten Füllen sowie zur Entleerung der Ausatmungsluft von der Nasenröhre abgenommen werden musste. „*Eine starke Ausdehnung hat man hierbey gewiß nicht zu fürchten, da die Luft in die Lungen nicht in zu großen Quantitäten gebracht wird, und sich überdieß durch dieselbe Röhre, wodurch sie eingebracht wird, wieder ausleeren kann, so oft man die Pumpe, um sie aufs neue zu füllen, von dem Mundstücke der Röhre abnimmt.*“[715]

5.5.3.2 Kritik und Verbreitung

Dieses recht einfache Beatmungsgerät wurde von Kopp als in der Handhabung unbequem und zu langwierig kritisiert.[716] Unannehmlichkeiten in der Handhabung traten wohl insbesondere dann auf, wenn die Spritzenspitze nicht exakt in den Aufsatz eingeschliffen war. In diesem Fall war es notwendig, die Spitze fest anzudrücken, um ein Entweichen der Luft zu verhindern. Der zweite Kritikpunkt galt dem Zeitverlust, der unvermeidlich mit Füllen oder Entleeren der Spritze verbunden war, da diese jedes Mal von der Nasenröhre abgenommen werden musste.

Ohne differenzierte Kritik führte Poppe die Pumpe von van Marum gemeinsam mit anderen Beatmungsgeräten an: „Die vornehmsten bis jetzt bekannten Respirationsmaschinen zur Wiederherstellung des Athemholens der Ertrunkenen, Erstickten, Erwürgten etc. waren Goodwyn's und van Marums Pumpen, und Gorcy's doppelter Blasebalg...“[717] Zur tatsächlichen Anwendung und Verbreitung des Gerätes fanden sich in den Quellen keinerlei weiterführende Angaben.

---

714 van Marum, 1796, S. 31.

715 van Marum, 1796, S. 36.

716 Vgl. Kopp, 1810, S. 18, ebenso Frank, 1814, S. 193, der sich allerdings auf Kopp stützt.

717 Poppe, 1811, S. 423.

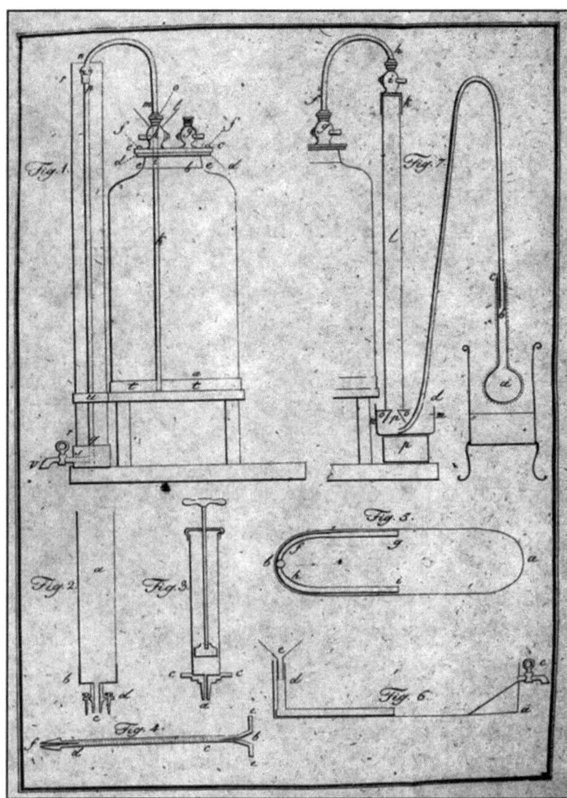

Abbildung 54: Beatmungsspritze, Rettungswanne und Sauerstoffrezipient von Martinus van Marum (1793)

Fig. 1: Der Sauerstoffrezipient. ab: große Glasflasche zur Aufbewahrung von Sauerstoff. g: Hahn zum Füllen der Flasche sowie zum Ansatz der Beatmungsspritze. rr: Glaskolben, der zum Entleeren der Glasflasche langsam mit Wasser angefüllt wird. kmnp: Röhren, die nach dem Prinzip des Hebers beide Gefäße miteinander verbinden. Fig. 2: Zubehör zum Sauerstoffrezipienten, das benötigt wird, wenn die Glasflasche zum Ort der Wiederbelebung transpor-tiert wird. a: Glaszylinder. c: Anschluss an den Hahn h zur Einleitung von Wasser beim Entleeren der Glasflasche. Fig. 3: Die Beatmungsspritze. a: konische Spritzenspitze zum Einsatz in das Nasenstück. cc: seitliche kleine Griffe zum Andrücken an die Griffe ee des Nasenstücks. Fig. 4: Nasenstück zum Ansatz an die Beatmungsspritze. b: konische Öffnung zum Einsatz der Spritzenspitze. cd: durchbohrte Röhre aus elastischem Harz. ee: seitliche kleine Griffe zum Andrücken an die Griffe cc der Spritze. f: durchbohrtes Zinnteil zum Einsatz in die Nase. Fig. 5: Wanne zum Erwärmen des Leblosen in der Aufsicht. ab: längliche Wanne aus Holz oder dünn geschlagenem Kupfer. b: Röhre zum Eingießen von heißem Wasser. fg,hi: am seitlichen Boden der Wanne verlaufende gebogene Röhren mit seitlichen Öffnungen zum Einlaufen des heißen Wassers. Fig. 6: Wanne im Querschnitt. a: ansteigender Boden der Wanne zur Lagerung des Kopfes. c: Hahn zum Ablassen von kaltem Wasser. d: Röhre am Fußende zum Eingießen von heißem Wasser. e: Trichter. Fig. 7: Vorrichtung zur Darstellung und Überleitung von Sauerstoff in den Rezipienten

Quelle: van Marum, 1796, Kupfertafel im Anhang

5.5.4 Die Beatmungsspritze mit Intubationsröhre nach Ploucquet (um 1799)

Eine deutlich verbesserte Saugpumpe soll um 1799 von Ploucquet[718] beschrieben worden sein. Er verbesserte die Saugpumpen von van Marum und Goodwyn und ergänzte sie um eine biegsame Röhre aus elastischem Harz, die man über einen eingesteckten Draht in die Luftröhre einführen konnte. Frank gab diesem Gerät den Vorzug vor einfachen Blasebälgen und auch vor dem doppelten Blasebalg Gorcys. Die Luftmenge sei bei dieser Spritze besser abzumessen und die Haltbarkeit länger.[719] Eine genaue Beschreibung der Spritze selbst war trotz intensiver Recherche nicht nachzuweisen. Ploucquets Anmerkung, die genauere Beschreibung des Rettungsvorganges in einer eigenen Schrift weiter darzulegen, konnte nicht bestätigt werden, auch fand sich kein eindeutiger Literaturhinweis in der Bibliographie der Schriften Ploucquets.[720]

5.5.5 Die ältere Beatmungsspritze nach Meunier (1807)

Eine Spritze zur Wiederbelebung, die wie auch schon zuvor beschriebene Spritzen zum Aussaugen von Wasser oder Schleim ebenso wie zum Abpumpen von verdorbener Luft aus den Lungen verwendet wurde und gleichzeitig der Beatmung diente, beschrieb Prof. François-Bonaventure Meunier zu Straßburg[721] im Jahr 1807.

5.5.5.1 Bau und Funktion

Diese Respirationsspritze bestand aus drei Einzelteilen, dem Stempel, dem Hahn und dem Hauptstück.[722] Der Stempel war der Länge nach durchbohrt. Das obere

718 Wilhelm Gottfried Ploucquet (* 1744 in Rötenberg/ Württemberg, † 1814 ebenda) war Professor der Medizin, machte sich verdient um die Gerichtsmedizin durch die Angabe der sog. Lungenprobe und wurde bekannt durch seine mehrbändige medizinische Bibliographie. Vgl. BLÄ, Bd.4. Berlin Wien 21932, S.636.

719 Vgl. Frank, 1814, S. 193f.

720 Vgl. Ploucquet, 1798-1800, S. 781. Bei der von ihm im o.g. Artikel angegebenen Schrift: Dissertatio inauguralis medica sistens animadversiones quasdam in statum et therapiam submersorum, Tübingen 1799, handelte es sich um die Dissertation eines Johannes Alexander Bloesch. Auch hierin findet sich keine Gerätebeschreibung.

721 François-Bonaventure Meunier (* 1779 in Laye, † 1838) war Doktor der Medizin und seit 1799 Professor für Hygiene an der École spéciale de médecine zu Straßburg. Vgl. Oscar Berger-Levrault: Annales des professeurs des académies et universités alsaciennes : 1523-1871. Nancy 1892, S. 164.

722 Vgl zum Folgenden Meunier et Noël, 1807, zit. nach Kopp, 1809, S. 299ff, sowie das von Kopp beigefügte Kupfer bei S. 305, vgl. unten Abbildung 55 und die Funktionszeichnung auf Abbildung 56. Zu dem Kupfer bemerkte Kopp auf S. 305: „Obgleich die Spritze deutlich in dem Berichte beschrieben ist, so wird es doch schwer, sich einen klaren Begriff von ihrem Mechanismus ohne Zeichnung zu machen. Ich bemühte mich vergebens mir diese in

Ende des Kanals mündete seitlich im Stempelgriff und konnte während des Betriebs mit der Daumenkuppe verschlossen werden. Am unteren Ende des Stempels war eine Schraube angebracht, in welcher der Ausführungsgang des Stempelkanals mündete. Diese war von einem luftdurchlässigen Ventil in Form eines vierfach eingeschnittenen Pergamentstückchens überzogen. Das Hauptstück entsprach einem normalen Spritzenzylinder, an dessen Hals ein Schraubgewinde eingeschnitten war, das der Befestigung des Hahnes diente. Der Hahn, als kompliziertestes Bauteil der Spritze, hatte ebenfalls eine durchgehende Bohrung. Sie stellte die Verbindung zwischen dem Hauptstück und einer Hornröhre her, die in die Nase eingeführt wurde. Im Innern des Hahns befand sich ein Kegelventil, das je nach der Stellung des Hahnes mitgedreht wurde und eine Luftdurchlassende und eine sperrende Funktion hatte.[723] Die Spritze war als Saugpumpe zum Ausziehen von Luft, als „*pompe aspirante*" zu gebrauchen, wenn der Schlüssel des Hahns mit der Stellung A zum Operateur stand. Wurde der Schlüssel um 180° auf die Stellung F gedreht, so wirkte sie als Druckpumpe, „*pompe foulante*"[724], und die Luft konnte eingeblasen werden.

Im Rettungsfall sollte die Spritze zunächst als Saugpumpe verwendet werden, um dem Ertrunkenen Wasser, Schaum und auch Luft aus den Lungen abzuziehen. Dabei musste das Loch im Stempel zugehalten werden und dieser im Spritzenzylinder aufgezogen werden. „*Durch dieses Verfahren treten die schaumige Flüssigkeit und die verdorbene Luft der Lungen in das Spritzenröhrchen und in das Hauptstück der Spritze. Man wiederholt dieses 2 oder 3mal, und sorgt nach jedem Einsaugen, das Spritzenröhrchen aus der Nase zu ziehen, und es von den schleimigen Substanzen, die sich darin befinden könnten, zu entleeren.*"[725]

Erst danach sollte mit dem Vorgang des Lufteinblasens begonnen werden, von Zeit zu Zeit unterbrochen für ein erneutes Absaugen. Zum Einblasen wurde das Loch des Stempelgriffs mit der Daumenkuppe verschlossen und der Stempel im Kolben nach vorne geschoben. Beim nachfolgenden Aufziehen des Stempels wurde das Loch im Stempelgriff geöffnet, so dass frische Luft von außen über die Bohrung im Stempel in den Spritzenkörper strömen konnte.

Leider fehlen Angaben über das Volumen der Spritze. Nimmt man die auf die Hälfte verkleinerten Gerätemaße nach der Kupfertafel von Kopp, so könnte das Volumen der Spritze bei einer Tubuslänge von 20 cm und einem Durchmesser von 7 cm ca. 770 cm^3 betragen haben.

Strasburg zu verschaffen. Endlich gelang es mir, eine treue Abbildung durch einen besonderen Kanal zu erhalten." Eine weitere Beschreibung des Geräts findet sich bei C.C.H. Marc: Nouvelles recherches sur les secours a donner aux noyés et asphyxiés. Paris 1835, S. 126-131.

723 Vgl. Kopp, 1809, S. 305f. Die Funktion des Ventils ist nur dem beigefügten Kupfer zu entnehmen. Eine genaue Funktionsbeschreibung fehlt nach Kopp in der Originalbeschreibung von Meunier et Noël. Zum besseren Verständnis siehe auch die Funktionszeichnung.

724 Vgl. Meunier et Noël, 1807, zit. nach Marc, 1835, S. 126.

725 Meunier et Noël, 1807, zit. nach Kopp, 1809, S. 301.

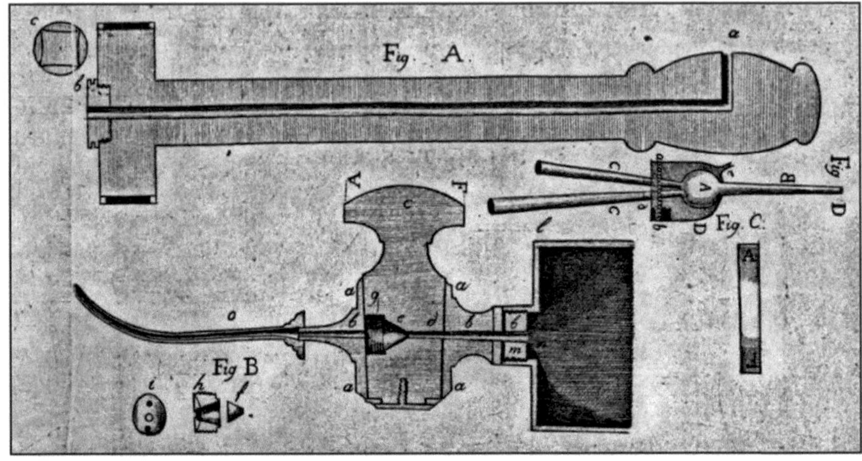

Abbildung 55: Die ältere Beatmungsspritze nach François-Bonaventure Meunier (1807)

Fig. A: Stempel der Spritze. a: Bohrung im Stempelgriff. b: Schraube mit Ventil aus Pergamentpapier. c: Aufsicht auf das Papierventil mit Lage der Einschnitte. Fig. B: Vorderer Teil der Spritze. a: Ring des Hahns. b: Bohrung durch den Hahn. c: Schlüssel des Hahns mit den Markierungen A und F. d: Bohrung durch den Schlüssel des Hahns. e: konische Erweiterung für das Kegelventil f. f: Kegelventil. g: Schraubgewinde zum Einschrauben des unteren Ventilteils h. h: unteres Ventilteil. i: Aufsicht auf das untere Ventilteil h mit Vertiefungen zum Einsetzen eines Schraubenschlüssels. l: vorderer Teil des Spritzenkörpers. m: Schraubgewinde zum Anschrauben des Hahns an die Spritze. o: Hornröhre zum Einführen in die Nase. Fig. C: Aufsicht auf den Schlüssel mit den Markierungen A und F

Quelle: Kopp, 1809, Kupfertafel bei S. 305. Eine nahezu identische Abbildung findet sich auch bei Marc, 1836, Tafel III, Fig. 1 und 2 im Anhang

5.5.5.2 Erprobung und Verbreitung

Bekannt und tatsächlich angeschafft wurde das Gerät in Meuniers Heimatstadt Straßburg. Die seit 1782 bestehenden Rettungsdepots im Stadtgebiet wurden durch den Magistrat im Jahr 1807 neu ausgestattet. Die 13 Depots wurden anstatt der ursprünglich vorhandenen, mittlerweile jedoch zum Teil beschädigten Rettungskästen des Pariser Typs nach Pia[726], mit neuen Rettungskästen versehen. Dabei sollte jedes dieser Depots neben anderen Hilfsmitteln eine Meunier-Spritze enthalten.[727]

726 Vgl. Kap. 5.3.6 und zur Beschreibung der Straßburger Rettungskisten vgl. Kap. 6.1.

727 Vgl. Frank, 1814, S. 45f., sowie Meunier et Noël, 1807, zit. bei Kopp, 1809, S. 312.

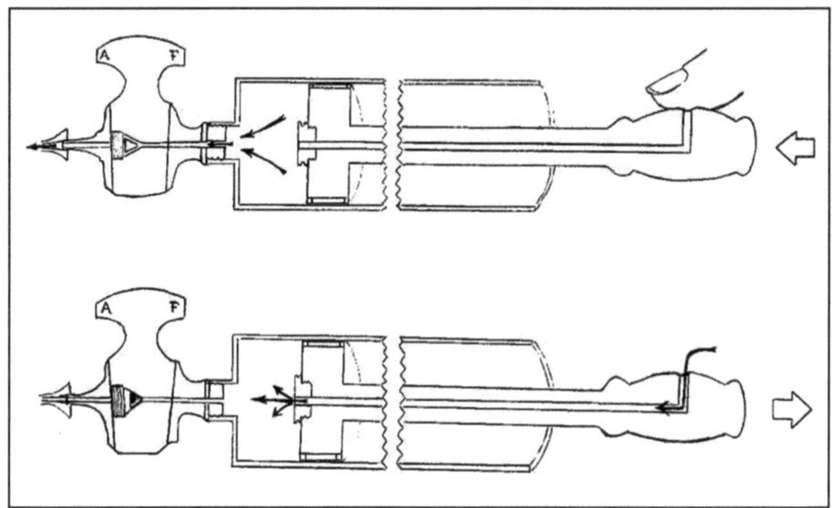

Abbildung 56: Funktionszeichnung zur Luftführung in der älteren Beatmungsspritze nach Meunier (1807)

Bild oben: Niederdrücken des Stempels – Beatmungsphase. Die Öffnung im Stempel wird manuell verschlossen. Durch die Druckerhöhung verschiebt sich das Kegelventil nach hinten und gibt den Luftweg zur Lunge frei

Bild unten: Aufziehen des Stempels – Füllungsphase des Spritzenkörpers. Durch die jetzt freigegebene Öffnung im Stempel dringt Frischluft in den Kolben. Das Kegelventil ist in dieser Phase geschlossen. Die Luftzufuhr zur Lunge ist unterbunden

Die in einer Preisliste des Gerätemachers Diebolt für diese neuen Rettungskästen erwähnte „*seringue foulante et aspirante avec robinet en cuivre*"[728] ist daher als Meunier-Spritze zu identifizieren. In dieser Preisliste wurden die Kosten der Spritze mit 24 Francs veranschlagt. Kopp bezifferte die Kosten der Spritze auf 18-20 fl.[729]

Bevor es zu dieser Anordnung kam, wurde die Meunier-Spritze im Vergleich zu dem gewöhnlichen Blasebalg aus den schon vorhandenen Rettungskisten des Pariser Typs von einer Kommission der „*École spéciale de médecine*" zu Straßburg erprobt. Ein Bericht zu diesen Versuchen verfasste deren Direktor, der Straßburger

728 Archives communales et hospitalières de Strasbourg, Bestand Police 86-480. Eine Kopie der Preisliste findet sich im Abbildungsteil, vgl. unten Abbildung 79.

729 Vgl. Kopp, 1810, S. 23.

Gerichtsmediziner Joseph Noël[730] gemeinsam mit Meunier. Demzufolge wurde an Leichen der Brustkorb eröffnet und dabei jeweils eine Rippe entfernt, um den Füllungszustand der Lungen beurteilen zu können. Vom Ergebnis dieser Versuche berichtete ein Gewährsmann, ein gewisser Dr. Reisseissen[731], an Kopp: „*Die Aspiration füllte jedesmal die Röhre vorn an der Spritze mit Schleim und Schaum, während die folgende Insufflation mit der größten Leichtigkeit die Luftwege ausdehnte, welches mit weit mehr Langsamkeit statt hatte, wenn keine Aspiration vorausgegangen war. Die Versuche wurden nicht nur in Gegenwart der Hrn. Chirurgen gemacht, sondern man liess auch besonders die Schiffer, welche gewöhnlich die Badenden an die öffentlichen Badeplätze in Schiffchen fuhren, aufs anatomische Theater, und erklärte ihnen den Zweck und Mechanismus der Spritze, liess sie auch selbst Hand anlegen, um diesen Leuten den Vortheil der neuen Methode deutlich zu machen, und sie dadurch von den Volksvorurtheilen zu befreien die so oft den Bemühungen der Aerzte entgegen stehen.*“[732]

Offensichtlich entsprach die Meunier-Spritze, im Gegensatz zu dem Blasebalg nach Pia, allen an sie gestellten Anforderungen. „*Der Blasebalg von Pia hat nicht denselben Erfolg gehabt. So viel Zeit man auch auf das Einblasen der Luft verwendete, so schienen sich doch die Lungen nie in dem Grade anzufüllen, wie es schon nach den 3 ersten Stößen mit dem Stempel unseres Instruments* [Meunier-Spritze] *geschahe.*“[733]

Abschließend beurteilte Noël die Spritze folgendermaßen: „*Aus dem Gesagten erhellt, daß die Meunier'sche Spritze unter all solchen Instrumenten das vorzüglichste ist, und daß sie die Approbation der Spezial-Medizinal-Schule in Hinsicht des beabsichtigten Zweckes verdient.*“[734] Diese uneingeschränkt positive Bewertung konnte von Kopp nicht geteilt werden, wobei dieser natürlich auch die Verwendung und den Verkauf seiner eigenen Spritze intendierte. Die von ihm aufgestellten Mängel wurden teilweise auch von Poppe[735] und von Frank[736] aufgegriffen. Als ein wesentlicher Kritikpunkt wurde der komplizierte Bau des Geräts angeführt, der zum einen den Gebrauch für Nichtkundige erschwerte, zum anderen den recht hohen Preis des Geräts bedingte.[737] Neben dieser allgemeinen Kritik bemängelte Kopp folgende Bauelemente: Das Ventil in der Spritze sei aus Pergament, also einem

---

730 Joseph Noël (* 1753 in Bayon/ Lothringen, † 1808 in Straßburg), 1782-1795 Chef-Wundarzt in verschiedenen frz. Armeekorps, seit 1795 Professor für gerichtliche Medizin in Straßburg, seit 1796 Direktor der École spéciale de médecine zu Straßburg. Vgl. BLÄZ, Bd. 4, 1932, S. 378 und Berger-Levrault, 1872, S. 174.

731 Vermutlich handelte es sich um den Straßburger Arzt Franz Daniel Reisseisen. Vgl. MSL, Bd. 15, 1833, S. 461.

732 Reisseissen, zit. bei Kopp, 1809, S. 304f.

733 Meunier et Noël, 1807, zit. bei Kopp, 1809, S. 302f.

734 Meunier et Noël, 1807, zit. bei Kopp, 1809, S. 304.

735 Vgl. Poppe, 1811, S. 424f.

736 Vgl. Frank, 1814, S. 45f.

737 Vgl. zum Folgenden Kopp, 1809, S. 307f.

nicht sehr dauerhaften Material, welches insbesondere durch den Einfluss von Feuchtigkeit mürbe werde. Es sei zwar schnell zu ersetzen, was aber im Notfall nicht möglich und angebracht sei, wo es auf einen schnellen Einsatz des Geräts ankomme. Außerdem hielt Kopp den Schlüssel des Geräts für eine Schwachstelle, da dieser sich durch wiederholtes Umdrehen tiefer einschleife. Die Wirksamkeit der Spritze werde in der Folge beeinträchtigt, da die Innenteile nicht mehr exakt aufeinander passten. Schließlich meinte Kopp, könne das Ventil im Hahn auch leicht verstopfen.

5.5.6 Die Beatmungsspritze nach Kopp (1810)

Nach einer offensichtlich intensiven Beschäftigung mit den schon vorhandenen Respirationsspritzen konnte der Hanauer Gerichtsmediziner und Staatsarznei-kundler Johann Heinrich Kopp[738] im Jahr 1810 sein eigenes Gerät anbieten, das er bereits ein Jahr zuvor angekündigt hatte.[739] „*Allen, an den erwähnten Instrumenten, gerügten Mängeln zu entgehen, glaubte ich in einer jetzt zu beschreibenden Saug- und Druckpumpe die Forderungen erfüllt zu sehen, welche man an ein Werkzeug der Art haben kann.*“[740]

5.5.6.1 Bau und Funktion

Das Respirationsgerät bestand aus einem Spritzenkörper mit Stempel, einem kompliziert gebauten Hahn und einem Ansatzstück. Der Spritzenkörper wurde röhrenförmig aus Zinn gefertigt und hatte ein Fassungsvermögen von 25 Kubikzoll Frankfurter Maß, was mit ca. 576 cm^3 in etwa der Größe der Spritze von van Marum entsprach.[741] Die eine Seite des Spritzenkörpers wurde abgeschlossen durch einen abschraubbaren Deckel, der den Stempel enthielt. Auf der anderen Seite war der Hahn aufgeschraubt. „*In diesem befindet sich das Vorzüglichste des einfachen Mechanismus des Instruments* [...].“[742] Der Hahn war aus Messing angefertigt. Der wichtigste Teil war der Drehschlüssel, der quer in den Hahn eingelassen war.[743]

738 Johann Heinrich Kopp (* 1777 in Hanau/Hessen, † 1858 ebenda) promovierte 1800 in Jena zum Dr. med., 1802 Landphysicus des Amtes Schwarzenfels, 1807 Professor für Chemie, Physik und Naturgeschichte am Lyceum zu Hanau, 1816 Garnisons-, Waisenhaus- und Stadtimpfarzt, 1824 Geheimer Ober-Medizinalrat und Leibarzt des Kurfürsten von Hessen. Vgl. BLÄZ, Bd. 3, 1931, S. 585f.

739 Vgl. Kopp, 1809, S. 308f.

740 Kopp, 1810, S. 19f. Eine weitere Beschreibung des Geräts findet sich bei Marc, 1835, S. 131-134.

741 Als weitere Maße sind bei Kopp angegeben: Länge: 6 Zoll, Innendurchmesser: 2 Zoll 3,5 Linien. Vgl. Kopp, 1810, S. 20.

742 Kopp, 1810, S. 20.

743 Vgl. Abbildung 57.

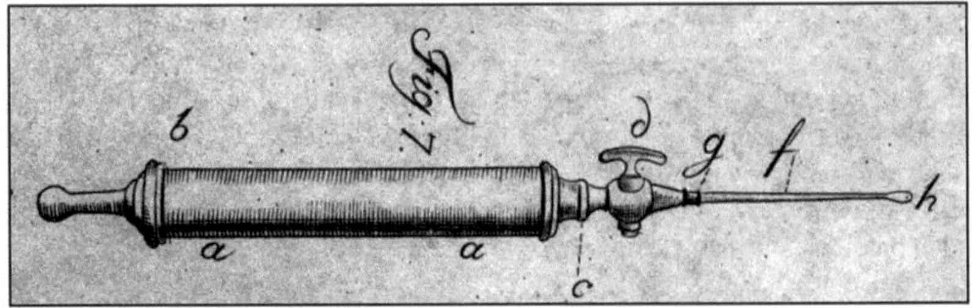

Abbildung 57: Die Beatmungsspritze nach Johann Heinrich Kopp (1810)

Fig. 7: Gesamtansicht der Spritze. aa: Spritzenkörper. b: Schraubdeckel zum Öffnen der Spritze und Herausnehmen des Stempels e. c: Unteres Ende der Spritze zum Anschrauben des Hahnes d. d: Hahn. e: Stempel. f: Elastische Harzröhre. g: Abschraubbares Verbindungsteil zwischen dem Hahn d und der elastischen Röhre f. h: Plattes Röhrenteil aus Zinn zum Einbringen in die Nase

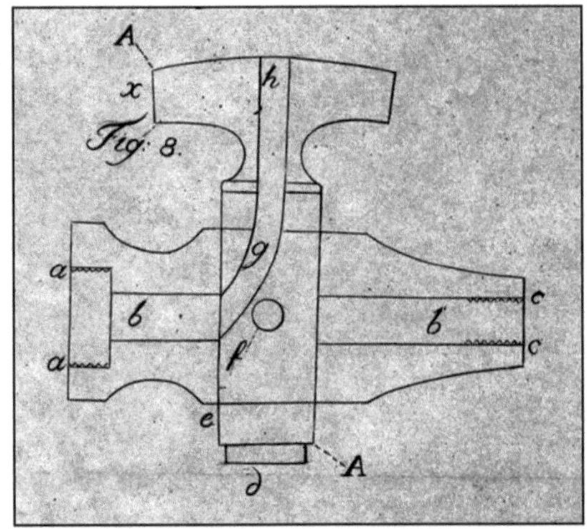

Fig. 8: Der Hahn der Spritze. AA: Messingschlüssel. aa: Schraubgewinde zur Befestigung der Spritze am Hahn. bb: Horizontale Bohrung durch den Hahn. cc: Schraubgewinde zur Befestigung der elastischen Röhre am Hahn. d: Befestigungsschraube für den Schlüssel AA. e: Gegenplatte zum Schlüssel AA. f: Horizontale Bohrung durch den Schlüssel. gh: Vertikale Bohrung durch den Hahn. x: Markierung auf dem Schlüssel, parallel zur Öffnung g

Quelle: Kopp, 1810, Kupfertafel bei S. 20. Eine identische Abbildung des Hahns findet sich auch bei Marc, 1836, Tafel III, Fig. 3 im Anhang. Auf die Abbildung der Pumpe verzichtete er, da sie sich seiner Ansicht nach nicht von einer gewöhnlichen Spritze unterschied (vgl. S. 75f.)

Dieser Schlüssel war so mit einer Schraube befestigt, dass er sich zwar frei hin und herdrehen ließ, nicht aber eingeschraubt werden konnte. Der Hahn war in Längsrichtung durchbohrt (bb), was der Bohrung (f) im Schlüssel entsprach. Eine zweite Bohrung des Schlüssels ging vom Kanal (b) aus zur Seite des Schlüssels, und man konnte je nach seiner Drehung entweder den durchgängigen Kanal bb, von der Spitze zur Lunge des Patienten und umgekehrt, oder den Kanal mit Verbindung an die Umgebungsluft (bgh), von der Spitze nach außen, anschließen. Das gleichfalls aus Messing verfertigte Ansatzstück war mit einer biegsamen Röhre aus elastischem Harz verbunden, an der ein zinnernes Rohrstückchen zum Einpassen in die Nase angebracht war. Kopp empfahl aufgrund der Gefahr des Verstopfens, immer gleich zwei Ansatzstücke zu erwerben.[744] Zwischen dem Hahn, der Spritze und dem Ansatzstück hatte Kopp Lederringe als Dichtungen einbringen lassen.

Die Spritze konnte zur Wiederbelebung Ertrunkener oder anderer Scheintoter angewandt werden. Zunächst mussten Mund und Nasenhöhle von Schaum, Schleim oder Schlamm gereinigt werden. Danach war der Scheintote mit erniedrigtem Kopf zu lagern, und das Ansatzstück konnte in die Nase gesteckt werden. Beim Beatmen sowie beim Aussaugen sollten Mund und Nasenlöcher zugehalten werden.[745] Zum Aussaugen wurde das Gerät mit herunter gestoßenem Stempel angesetzt, der Schlüssel im Hahn war auf den Kanal (bb) gestellt. Beim Aufziehen der Spritze konnte die Lunge von Luft, Schleim oder Wasser entleert werden. Durch Drehen des Schlüssels wurde in einem zweiten Arbeitsgang der Spritzeninhalt in die Umgebung abgegeben. Der Vorgang des Aussaugens sollte zweimal wiederholt werden, bevor in umgekehrter Reihenfolge Frischluft oder Sauerstoff in die Spritze gesaugt und anschließend in die Lungen gepumpt wurde. Wie auch bei van Marum angegeben, sollte jeweils nach zweimaligem Lufteinpumpen einmal wieder abgesaugt werden.

Einige Besonderheiten empfahl Kopp zur Beachtung beim Beatmungsvorgang: Zwischen dem Einblasen und dem Auspumpen sollte man einige Sekunden warten, *„um der Luft Zeit zu lassen, sich in den Lungen zu zersetzen, und damit sich die zuletzt eingepumpte mit der Lungenluft vermischen kann.“*[746] Als Nächstes sollte man nie so viel Luft auspumpen wie einblasen, um einen gewissen Dehnungszustand der Lungen zu erhalten. Hilfsbewegungen bei der Beatmung, die auch durch Helfer ausgeführt werden konnten, sind zum einen das Drücken des Kehlkopfes nach oben und hinten, um das Eindringen der Luft in den Magen zu verhindern, zum andern das Drücken von Bauch und Brust gegen die Luftröhre, um das Ausziehen der Luft zu unterstützen.[747] Schließlich empfahl Kopp kurze Beatmungspau-

744 Vgl. Kopp, 1810, S. 22.
745 Vgl. Kopp, 1810, S. 24.
746 Kopp, 1810, S. 25.
747 Vgl. Kopp, 1810, S. 26.

sen: „*Das Lufteinblasen darf nicht zu anhaltend fortgesetzt werden* […]. *Man muß den Kranken zuweilen Ruhe lassen und deswegen passende Pausen machen.*“[748]

Diese praktischen Vorschläge resultierten aus der Erprobung des Geräts an Leichen, denen Kopp die Rippen und das Brustbein entfernt hatte, um die Lungenfunktion beobachten zu können, „[…] *und immer leistete sie* [d.h. die Beatmungsspritze] *die gewünschte Wirkung vollständig bei der größten Bequemlichkeit in der Anwendung.*“[749]

5.5.6.2 Kritik und Verbreitung

Aufgrund dieser Erfahrungen empfahl Kopp seine Spritze als optimales Instrument zum Absaugen der Lungenluft und des Wassers ebenso wie zum Einblasen von Luft. Einen weiteren Vorteil vor anderen Geräten sah Kopp in der Haltbarkeit des aus Metall gefertigten Beatmungsgeräts, welches auch durch Feuchtigkeit nicht beeinträchtigt werde. Als letztes wichtiges Kriterium nannte er den günstigen Preis des Geräts, das einschließlich einer elastischen Röhre auf 10 fl. kam[750] und somit das billigste Gerät war, verglichen mit den Geräten von Meunier und Gorcy. Angefertigt wurde die Spritze von dem vermutlich in Hanau ansässigen Mechanicus Klauhold.[751] Die Bestellung konnte über Kopp selbst abgewickelt werden.

Auch von seinen Zeitgenossen Poppe und Frank erhielt die Respirationsspritze eine durchaus positive Wertung, wobei sowohl die Brauchbarkeit als auch der Preis als Kriterien genannt wurden.[752] Frank empfahl zur Wiederbelebung zuerst die Beatmung bis zum Herbeischaffen von Respiratoren, wobei er den Gorcy-Blasebalg oder „*besonders den Popp'schen*“[753] Apparat bevorzugen würde. Poppe äußerte als Kritik die etwas zu komplizierte Handhabung des Geräts im Vergleich zum Gorcy-Blasebalg. Dennoch gestand er ein: „*Neben dem Gorcy'schen Blasebalge würde Kopps Pumpe gewiß (besonders zum Herausziehen des Wassers) ganz vortrefflich seyn.*“[754] Zu einer praktischen Anwendung der Spritze kam es, soweit ich herausfinden konnte, trotz der vielfach gerühmten Vorzüge nicht.

---

748 Kopp, 1810, S. 26.

749 Kopp, 1810, S. 28.

750 Vgl. Kopp, 1810, S. 22f.

751 Vgl. Kopp, 1810, Anm. S. 23.

752 Vgl. Frank, 1814, S. 195, sowie Poppe, 1811, S. 425.

753 Frank, 1814, S. 201. Es handelt sich hier um einen Druckfehler, gemeint ist der „Kopp'sche“ Apparat.

754 Poppe, 1811, S. 426.

5.5.7 Die Beatmungsspritze nach Pickel (1812)

Zwei Jahre nach der Beschreibung der Beatmungsspritze durch Kopp erschien in Würzburg die Schrift des Medizinalrats und Professors Georg Pickel[755], die sich mit der Anleitung zur Rettung und Wiederbelebung von Scheintoten beschäftigte.[756] Das besondere Anliegen, das Pickel gleichzeitig verfolgte, bestand darin, einen von ihm verfertigten Rettungskasten der Öffentlichkeit vorzustellen.[757] Als Teil dieses Rettungskastens beschrieb er eine zinnerne Spritze mit mehreren Anschlüssen. Diese Spritze war nach dem Anschrauben eines kleinen Röhrchens als Klistierspritze zu verwenden. Schraubte man einen Hahn an die Spritzenspitze an, konnte sie zur Beatmung verwendet werden.[758] Nach der nur knappen Beschreibung Pickels entsprach diese Spritze in Bau und Funktion weitgehend der von Kopp. Pickel erwähnte jedoch an keiner Stelle den Urheber der Spritze aus seinem Rettungskasten, auch gab er weder Maße an noch fügte er eine Abbildung bei.

Zur Anwendung der Spritze bemerkte Pickel: „*Diese Spritze mit einem zinnernen Hahnenansatz und einer catheterförmigen Röhre dienet vorzüglich zum Wiederbelebungsgeschäfte bey den in tödtenden Luftarten erstickten Scheintodten, um 1tens die in der Luftröhre vorhandene tödtliche Luft herauszunehmen, und 2tens dafür die athembare gemeine Luft mit Erfolg als Wiederbelebungsmittel in die Lunge anzubringen.*“[759] Während Pickel den primären Anwendungsbereich seiner Spritze in der Wiederbelebung Erstickter sah, bestimmte Kopp seine Spritze zur Wiederbelebung Ertrunkener. Folglich dachte Pickel auch nicht an das Aussaugen von Flüssigkeit oder Schleim aus den Lungen, sondern ausschließlich an das Abpumpen von Schadgasen. Ein weiterer Unterschied lag in dem Preis der Spritzen. Pickel gab als Preis für die komplette Spritze, also verwendbar als Beatmungsgerät und als Klistierspritze, 3 fl. 45 kr.[760] an und lag somit weit unter dem Preis von Kopp. Bezüglich der Wartung der Spritze bemerkte Pickel folgendes: „[…] *man reinige daher die Spritze und die elastischen Röhren gleich nach ihrem Gebrauche jedesmal mit warmem Wasser, schmiere den Hutfilz an dem Stempel der Spritze mit gutem Schmalze zuweilen ein* […].“[761] Ob Pickel tatsächlich die Spritze von Kopp in seinen Kasten übernommen oder zumindest nachgebaut hat, kann nicht mit Sicherheit behauptet werden, der Verdacht liegt jedoch nahe.

---

755 Georg Pickel (* Sommerach a. Main 1751, † Würzburg 1838), promovierte 1778 in Würzburg zum Dr. med. Pickel war Medizinalrat und seit 1782 Professor der Chemie zu Würzburg, wo er auch ein Institut für chirurgische Apparate und chemische Präparate gründete. Er leitete eine chemische Fabrik für Farbstoffe („Pickelgrün“) und verschiedene Salinen. Vgl. MSL, Bd. 15, 1833, S. 37 und Bd. 31, 1843, S. 227.

756 Vgl. Pickel, 1812.

757 Vgl. Kap. 6.1.

758 Vgl. Pickel, 1812, S. 16f.

759 Pickel, 1812, S. 17.

760 Vgl. Pickel, 1812, S. 35.

761 Pickel, 1812, S. 38.

5.5.8 Zwei Beatmungsspritzen nach Murray (1821)

Zwei Beatmungsspritzen mit Graduierung und der Möglichkeit der Erwärmung der Insufflationsluft wurden 1821 in unterschiedlichen Journalen von dem Briten John Murray[762] beschrieben. Es handelte sich um eine tragbare und um eine fest installierte Spritze.

5.5.8.1 Bau und Funktion der tragbaren Spritze

Das im Folgenden beschriebene Gerät bezeichnete Murray als „*tragbare Variante*" seines stationären Geräts. Diese Beatmungsspritze bestand aus zwei konzentrischen, ineinander gefügten Zylindern mit einem Durchmesser von drei Zoll bei dem inneren bzw. vier Zoll bei dem äußeren Zylinder.[763] Bei einer Länge von 1 Fuß berechnete Murray den Spritzeninhalt auf 84,82 Kubikzoll (entspricht ca. 1390 cm^3). Die Hälfte davon erschien ihm als ausreichend für eine Beatmung. Der zwischen den beiden Zylindern entstehende Hohlraum wurde durch einen seitlichen trichterförmigen Ansatz im oberen Teil der Spritze angefüllt mit auf 98 °F (ca. 36,7 °C), also auf Körpertemperatur angewärmtem Wasser. Dadurch sollte die Luft im inneren Zylinder erwärmt werden. Zum Ablassen des abgekühlten Wassers hatte er parallel zur Spritzenspitze eine kleine Röhre angebracht, die über einem Hahn geöffnet und geschlossen werden konnte.

Innerhalb des inneren Zylinders wurde ein Stempel bewegt, dessen Kolbenstange an mehreren Stellen durchlöchert war. In diese Bohrungen wurden zur Regulierung des Luftvolumens kleine Metallstifte eingesetzt. Murray war es besonders wichtig, die Luftzufuhr je nach der Kapazität der Lungen des jeweils Verunglückten zu regulieren: „*This will obviate the danger of rupturing the lungs.*"[764] Am Abschluss beider Zylinder war eine Spritzenspitze befestigt, die in eine elastische Röhre mit Mundstück und einer Lederscheibe mündete. Im seitlichen Bereich der

762 Biographische Daten konnten nicht genau ermittelt werden, da es im fraglichen Zeitraum mehrere Personen dieses Namens gab. Möglicherweise handelte es sich um John Murray (* 1778, † 1820 in Edinburgh), Arzt und Mitglied der Royal Society, Professor für Naturphilosophie, Chemie, Materia medica und Pharmazie zu Edinburgh. Vgl. Baillie und Sieveking, 1984 (Microfiche-Serie). Falls es sich um diesen Murray handelt, wären die beiden unten genannten Schriften posthum erschienen.

763 Zur Beschreibung vgl. John Murray: Account of a portable apparatus for restoring the action of the lungs. In: Alexander Tilloch (Hg.): The Philosophical Magazine and Journal 58 (London 1821), S. 276-280 und E.C. Schubarth: John Murray's Apparat, die Thätigkeit der Lungen wieder herzustellen, die in Folge von Ersticken und Ertrinken gehemmt wurde. In: Horn (Hg.): Archiv für medicinische Erfahrungen 2 (1822), S. 141-145. Murray scheint nach Angaben bei Callisen seinen Apparat auch in einer Monographie mit folgendem Titel beschrieben zu haben: Apparatus for restoring suspended animation. Glasgow 1826. Diese Schrift lässt sich jedoch ansonsten bibliographisch nicht nachweisen. Vgl. unten Abbildung 58.

764 Murray, Philosoph. Mag. 1821, S. 277.

Spritzenspitze wurde ein Hahn und damit verbunden eine seitliche Öffnung angebracht. Durch Drehung des Hahns konnte die Verbindung zur Lunge hergestellt oder diese Verbindung gesperrt werden, um die Kommunikation mit der Umgebung zu ermöglichen. An dieser äußeren Öffnung konnte ein kleiner Behälter befestigt werden. Je nach der Art des erstickenden Gases empfahl Murray unterschiedliche Essentien, die der Beatmungsluft über diesen Behälter zugesetzt werden konnten. Beim Ersticken in kohlensaurem Gas (CO_2) sollten ein oder zwei Tropfen Salmiakgeist mit der Luft des Zylinders gemischt werden. Als Gegenmittel bei „*Schwefel-*“ und „*Arsenik-Wasserstoffgas*“ (H_2S bzw. AsH_3) empfahl er einige Tropfen „*Chlorin-Auflösung*“ oder „*Salpeter-Salzsäure*“ (Königswasser). Wollte man einen Reiz auf die Lungen ausüben, sollte man „*Schwefeläther*“ zusetzen und falls die Luft zu trocken sei, könne man ein wenig Wasser zufügen.[765]

Die Handhabung dieses Geräts konnte offenbar durch einen Helfer allein geschehen. Die zu rettende Person wurde in eine leicht geneigte Lage gebracht, die Nasenlöcher verstopft, das Mundstück mit der Lederscheibe in den Mund eingebracht und durch ein Band am Kopf fixiert. Dann wurde zunächst der Spritzenstempel angezogen, um die Luft aus den Lungen auszuziehen, danach der Hahn gedreht und die Luft in die Umgebung abgegeben. In der gleichen Stellung wurde frische Luft in die Spritze angezogen, der Hahn erneut gedreht und der Verunglückte beatmet. Die Beatmung sollte danach 20 mal pro Minute erfolgen, wobei eine andauernde Lufterneuerung nach Murray nicht notwendig sei: „[...] *it will not be necessary to change the included air until natural respiration is restored, because, until this does take place, the blood cannot eject its excess of carbon, the consequencs of the circulation of that fluid* [...].“[766]

765 Vgl. Schubarth, 1822, S. 143f.
766 Murray, Philosoph. Mag. 1821, S. 278.

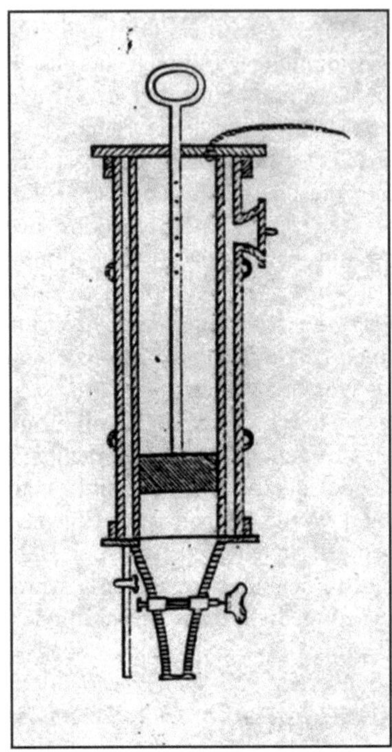

Abbildung 58: Die tragbare Beatmungsspritze nach John Murray (1821)

Doppelwandige Spritze zum Anwärmen der Luft mit warmem Wasser. Im oberen Bereich Stutzen zum Einfüllen des Wassers. Seitlich der Spritzenspitze Röhre zum Ablassen des Wassers

Quelle: Schubarth, 1822, Abb. bei S. 145

5.5.8.2 Bau und Funktion der stationären Spritze

Das nicht tragbare Gerät erwähnte Murray bereits in dem oben angeführten Artikel und bezeichnete es als „*perhaps best adapted for houses of recovery*"[767]. In der ausführlichen Beschreibung dieses Geräts gab er an, sein ursprüngliches Gerät vereinfacht und verbessert zu haben.[768] Es bestand wie das tragbare Gerät aus zwei ineinander gesetzten Zylindern, in deren Hohlraum warmes Wasser über einen Einfüllstutzen am oberen Zylinderrand eingefüllt werden sollte. Im unteren Bereich dieser Zylinder mündete eine Röhre mit doppeltem Ausgang und einem Hahn, durch dessen Drehung die Verbindung zur Lunge - über eine flexible Röhre - oder zur Außenluft hergestellt werden konnte. Der Spritzenstempel wurde durch einen Hebel, der mit einem zahnradähnlichen Mechanismus in Verbindung stand, nach oben und unten bewegt. Fest mit dem Stempel verbunden war eine vermutlich innen hohle lange Röhre mit vielen kleinen Öffnungen, in die man einen Tropfen Äther ein-

767 Murray, Philosoph. Mag. 1821, S. 277.

768 Vgl. John Murray: Account of an Improved Apparatus for restoring the Action of the Lungs. In: The Edinburgh Philosophical Journal 5 (Edinburgh 1821), Art. IX, S. 53-55. Vgl. oben Abb. 58 und unten 59.

bringen konnte, der sich dann beim Hin- und Herbewegen des Stempels mit der Luft vermischte und die Reizbarkeit steigerte. Im Falle einer Erstickung durch Kohlensäuregas sollte stattdessen ein Tropfen Ammoniak, bei Schwefelwasserstoff eine Lösung von Chlor zugesetzt werden, um den Erstickten erfolgreich wiederzubeleben. Über diese Röhre konnte außerdem das Luftvolumen festgelegt und fixiert werden, entsprechend dem Alter des Verunglückten. Außerdem war auch ein Thermometer mit dem Gerät verbunden, wodurch es gelingen sollte, die Lufttemperatur der „*usual animal temperature*“[769] von 98 °F anzupassen und konstant zu halten. Diese weitaus exaktere Handhabung, in Bezug auf Dosierung der Luft und Temperatur, unterscheidet das Gerät von dem oben beschriebenen.

5.5.8.3 Verbreitung

Ob die beiden Geräte zum Einsatz kamen, konnte nicht ermittelt werden. Murray ließ das tragbare Gerät zumindest als Prototyp bei „*Britannia Metal*“ von den Herren Dicksons und Smith in Sheffield bauen. Er erprobte das Gerät mit Erfolg an einigen Tieren und legte es in leicht modifizierter Bauweise der *Royal Humane Society* vor.[770] Außerdem bemerkte Murray im Hinblick auf die Bewertung des Geräts: „*It is cheering to me to be assured that this invention has met the most unequivocal testimony of approbation from several eminent physicians and surgeons, and gentlemen of distinguished mechanical genius.*“[771] Das stationäre Gerät wurde von Richard Northen aus Hull „*in a very elegante manner*“[772] konstruiert und von Murray erprobt. Einer Fußnote des Herausgebers ist zu entnehmen, dass es Murray mit diesem Gerät tatsächlich gelungen war, vier Vögel wiederzubeleben![773] Eine Besonderheit dieser beiden Geräte liegt sicher in der Möglichkeit, sie ohne Helfer bedienen zu können. Außerdem sind hier erstmals die Möglichkeit zur Anwärmung der Luft mit Temperaturkontrolle und die exakte Dosierung des einzublasenden Luftvolumens bei einem Beatmungsgerät vom Spritzentyp gegeben. Zwanzig Jahre später kam es offensichtlich zwischen Murray und Read zu einem öffentlich ausgetragenen Streit, wem von beiden das Primat zustand, die erste Spritze mit Luftanwärmung erfunden zu haben. Vehement beanspruchte Murray dieses für sich: „*I trust, on the principle of suum cuique, you will allow me to claim for myself the priority which belongs to me, as having been the first individual who ever proposed to inflate the lungs with warm air (raised to the animal temperature) in an invention, wherein the syringe is substituted for the bellows.*”[774] In der gleichen kurzen Schrift erwähnte er, dass die Spritze der *Royal Humane Society* vorgelegen habe

769 Murray, Philosoph. Journal 1821, S. 55.
770 Vgl. Murray, Philosoph. Mag. 1821, S. 277.
771 Murray, Philosoph. Mag. 1821, S. 278.
772 Murray, Philosoph. Journal 1821, S. 53.
773 Vgl. Murray, Philosoph. Journal 1821, S. 53, Fußnote des Herausgebers.
774 John Murray: Asphyxia. In: Lancet 36 (1841), S. 49.

und sie lediglich aufgrund der höheren Kosten nicht anstelle der Blasebälge eingesetzt wurde.

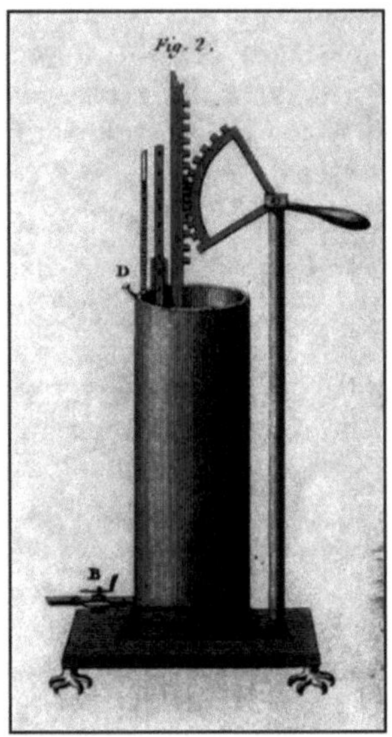

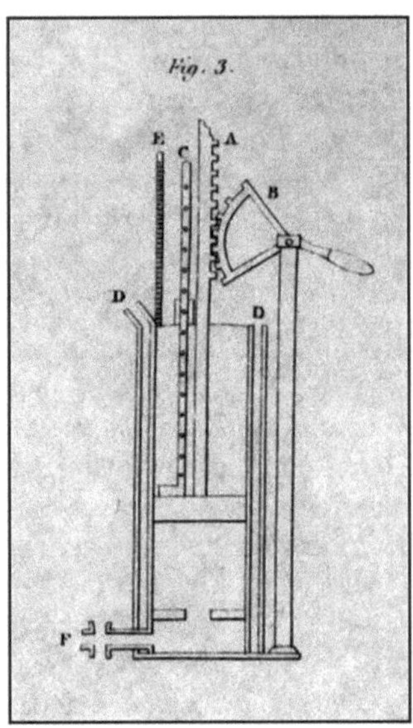

Abbildung 59: Die stationäre Beatmungsspritze nach John Murray (1821)

Fig. 2: Gesamtansicht der Spritze. A: Spritzenzylinder. B: umlegbarer Hahn mit Anschlussmöglichkeit an eine flexible Röhre und bei Drehung des Hahnes Anschluss an die umgebende Frischluft. D: Stutzen zum Einfüllen des warmen Wassers in die doppelte Wandung des Zylinders.

Fig. 3: Querschnitt durch die Spritze. A und B: gezahnter Stab und gezahnter Viertelkreis an einem Handgriff zur Regulierung der Stempelhöhe. C: Stab, über welchen die Höheneinstellung des Stempels und somit das Gesamtvolumen reguliert werden kann. D: Einfüllstutzen. E: Thermometer. F: Ansatzstück an die flexible Röhre bzw. an die Frischluft (der Hahn ist nicht eingezeichnet)

Quelle: Murray, Philosoph. Journal 1821, Plate I, Fig. 2 und 3 im Anhang

5.5.9 Die „Patent-Spritze“ nach Read (1824)

Im Jahr 1824 beschrieb der Engländer John Read erstmals eine von ihm neu erfundene „Patent-Spritze“ (*patent syringe*)[775], das heißt eine in den verschiedensten medizinischen Bereichen und zu unterschiedlichen Zwecken einsetzbare Spritze. Schon bald geriet Read in einen literarischen Streit mit dem berühmten Londoner Instrumentenmacher John Weiss, der um die gleiche Zeit ebenfalls eine „Patent-Spritze“ erfunden hatte und behauptete, dass seine zweckmäßiger sei.[776] Ein gewichtiger Fürsprecher für Reads Spritze war der berühmte Londoner Chirurg Sir Astley Patson Cooper, der mit Reads Spritze experimentiert hatte: *„Die einige Zeit früher von einem einfachen Manne, einem Gärtner, Namens Read gemachte Erfindung eines wichtigen Instruments, nämlich der Magenpumpe, hatte sich sofort des Beifalls und der Protektion von C.* [Cooper], *der alsbald seine Bedeutung erkannte, zu erfreuen.*“[777] Ob Read tatsächlich von Beruf Gärtner war, erscheint zweifelhaft; Callisen gibt als Beruf Reads dagegen *„chirurgischer Instrumentenmacher bei der Armee*“ an.[778] Aufgrund der sehr ähnlichen Bauweise der Read-Spritze mit einer von Koppenstätter 1831 beschriebenen Beatmungsspritze, welche nach der Angabe dieses Autors von einem Engländer nach Bayern mitgebracht wurde,[779] lässt sich die Identität der beiden Geräte vermuten. Die Möglichkeit der Anwendung von Reads Spritze als Beatmungsgerät wird außer bei Koppenstätter auch bei van Hasselt belegt.[780]

Der Spritzenzylinder war aus Metall gefertigt, im Innern verzinnt, hatte eine Länge von 7 Zoll und einen Durchmesser von 1 Zoll.[781] Koppenstätter nannte ab-

---

775 Read beschrieb seine Spritze in den folgenden drei Schriften: John Read: Appeal to the medical profession on the utility of the improved patent syringe; with directions for its several uses, showing by a statement of facts, the validity of the rights and claims of the patent. London 1824. Ders.: A vindication of his patent syringe, against interested opposition and unphilosophical objections; with professional testimonials, of the superior utility and directions by which its employment is rendered easy and certain. London, o.J. [1826]. Als Anhang an: The London medical and physical Journal 55 (1826). Ders.: A brief account of the origin and progress of the patent syringe, or stomach pump. London 1835.

776 Vgl. MSL, Bd. 15, 1833, S. 393, sowie Kap. 5.5.10.

777 BLÄZ, Bd. 2, 1930, S. 98f.

778 Vgl. MSL, Bd. 15, 1833, S. 393. Weitere Lebensdaten von Read konnten nicht ermittelt werden.

779 Vgl. Koppenstätter, 1831, S. 76.

780 Vgl. Alexander Willem Michiel van Hasselt: Die Lehre vom Tode und Scheintode. Braunschweig 1862, S. 124.

781 Vgl. zur Beschreibung: Anonym: Zur Erläuterung der Anwendung der von John Read zu verschiedenen Zwecken und vorzüglich zum Herausziehen von in den Magen eingebrachtem Gifte erfundenen Spritze. In: Froriep (Hg.): Notizen aus dem Gebiete der Natur- und Heilkunde. Bd. 9. No. 6. Weimar 1824, S. 87-89, sowie Koppenstätter, 1831, S. 74f. Die hier genannten Maße entstammen der anonymen Schrift von 1824. Vgl. unten die Abbildungen 60 und 61.

weichend davon eine Länge von 5 Zoll und einen Durchmesser von 1,24 Zoll.[782] Aus diesen Abmessungen errechnet sich, legt man den englischen Fuß zugrunde, ein Volumen von 90 cm^3, bzw. 107 cm^3. Das Fassungsvermögen gab Koppenstätter übereinstimmend mit 3 Unzen (dies entspricht ca. 90 g und entsprechend dem Volumen von ca. 90 cm^3 Wasser) an, somit entspräche die Spritze einer gewöhnlichen Wundspritze. Die Read-Spritze war damit nach der Patent-Spritze von Weiss[783] eine der kleinsten unter allen hier besprochenen Spritzen. Am unteren Teil des Zylinders befand sich ein Schraubgewinde, an das ein Ansatz mit zwei Röhren aufgeschraubt war. Eine der Röhren ging senkrecht, also in der Verlängerung des Zylinders ab und diente der Füllung der Spritze. Die zweite Röhre ging seitlich ab, knickte dann allerdings und verlief noch ein kurzes Stück parallel zum Spritzenzylinder. Sie diente der Entleerung der Spritze. Im Innern dieses Ansatzstücks, jeweils vor dem Abgang der Röhren waren zwei „*sphärische Ventile*" angebracht. Das Ventil an der Füllungsröhre öffnete sich durch den Unterdruck in der Spritze beim Aufziehen des Stempels und schloss sich durch den beim Herabdrücken des Stempels entstehenden Überdruck in der Spritze. Das Ventil an der Entleerungsröhre öffnete sich durch den Überdruck beim Herabdrücken des Stempels und verschloss sich beim Aufziehen. Es handelte sich hierbei um ähnlich gebaute Ventile, die allerdings in umgekehrter Position angebracht waren. Sie bestanden vermutlich aus einem kegelförmig zulaufenden Teil, das den Verschlussmechanismus bewerkstelligte, und einer damit fest verbundenen durchlöcherten Scheibe.

Das weitere Zubehör der Spritze bestand aus einem Speiseröhrentubus, drei Lederröhren, drei Endstücken aus Elfenbein und einer weiteren Röhre aus Metall. Die Lederröhren dienten als Ansatzstücke für den Speiseröhrentubus bzw. für die Endstücke aus Elfenbein, die bei der Verwendung als Tabakrauchklistier vorgesehen waren. Die zusätzliche Metallröhre diente als Mittelstück zwischen einer Lederröhre und dem Speiseröhrentubus, mit dem sie über ein Schraubgewinde verbunden wurde.[784]

Zur Anwendung als Beatmungsspritze schrieb Koppenstätter: „*Durch sie wird auch der Blasebalg zum Lufteinblasen entbehrlich gemacht, indem man mittelst derselben atmosphärische Luft oder Sauerstoffgas in die Lungen einpumpen kann, indem man an die Ausführungsröhre ein elastisches Röhrchen anbringt und dasselbe in die Luftröhre steckt, dann an die Füllungsröhre eine mit Sauerstoffgas gefüllte Blase anschraubt, oder auch reine atmosphärische Luft eindringen läßt, und dabey den Stempel in die bekannte Bewegung setzt.*"[785] Wollte man die Spritze zum Aussaugen von verdorbener Luft verwenden, so wurde die elastische Röhre an die Füllungsröhre der Spritze angesetzt und über Nase oder Mund mit den Luftwegen in Verbindung gebracht. Die weiteren Spritzenfunktionen entsprachen den auch im

782 Vgl. Koppenstätter, 1831, S. 74f.
783 Vgl. Kap. 5.5.10.
784 Vgl. Anonym: Zur Erläuterung der Anwendung..., 1824, S. 87-89.
785 Koppenstätter, 1831, S. 75.

Folgenden bei Weiss beschriebenen Möglichkeiten, nämlich die Anwendung als Klistierspritze, als Wundspritze, als Magenpumpe, als Gerät zur örtlichen Blutentziehung, also zum Schröpfen, zum Abpumpen von Milch bei Wöchnerinnen, sowie auch hier zur Infusion und zur Transfusion. Die beiden letzten Anwendungsmöglichkeiten beschrieb Koppenstätter nicht näher.

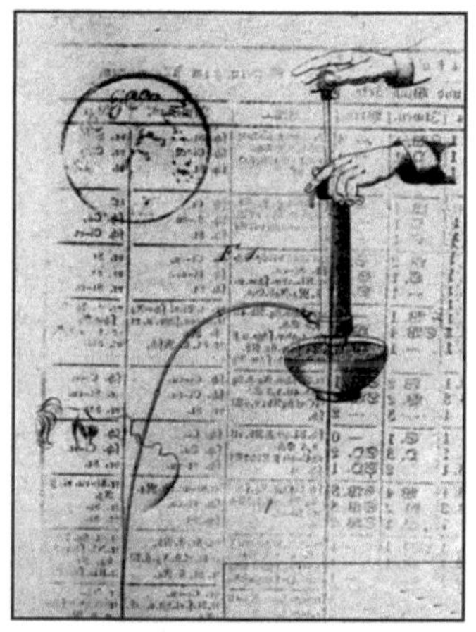

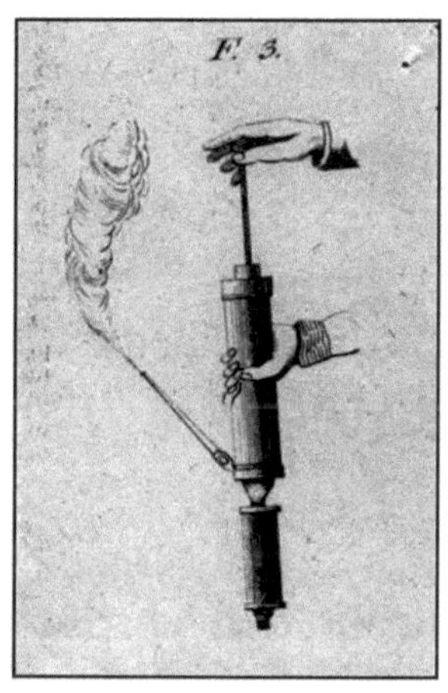

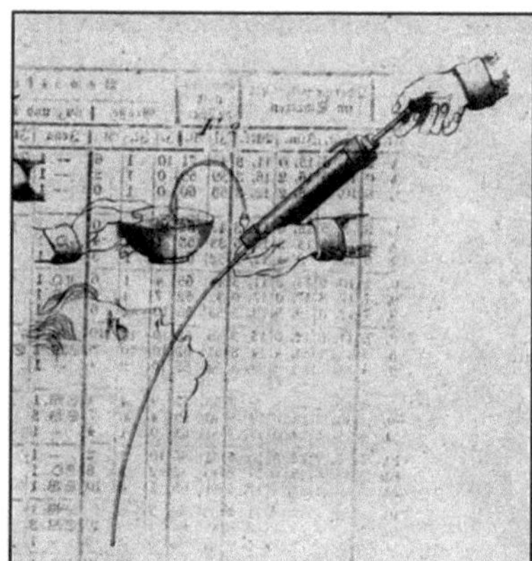

Abbildung 60: Die „Patent-Spritze" nach John Read (1824) I

Abb. oben links: Injektion von Flüssigkeit in den Magen zur Verdünnung eines Giftes. Abb. unten: Auspumpen einer Flüssigkeit aus dem Magen. Abb. oben rechts: Spritze zum Einsatz als Tabakrauchklistier, verbunden mit einer Tabaksbüchse

Quelle: Anonym: Zur Erläuterung der Anwendung der von John Read zu verschiedenen Zwecken [...] erfundenen Spritze, 1824, S. 87-89, Abbildung im Anhang, Fig. 1-3

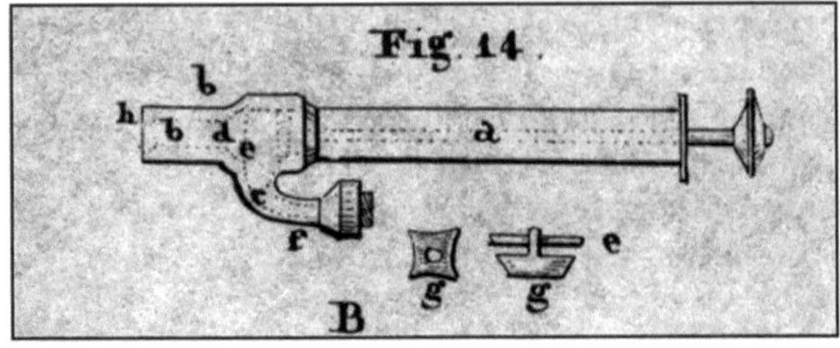

Abbildung 61: Eine Spritze nach Koppenstätter, vermutlich identisch mit der „Patent-Spritze" von John Read (1824) II

Fig. 14: a: Spritzenzylinder. b: Röhre, die an a angeschraubt wird und der Füllung der Spritze dient. c: Röhre, die im Winkel nach oben abbiegt zur Entleerung der Spritze. d, e: inneres Ventil, öffnet sich beim Anziehen des Stempels und lässt die Luft in den Spritzenzylinder, dabei ist d der kegelförmig zulaufende Teil des Ventils und e die durchlöcherte bewegliche Scheibe. f: hier befindet sich das zweite Ventil, das umgekehrt zum ersten arbeitet und der Ausführung der Luft oder Flüssigkeit nach außen dient

Quelle: Koppenstätter, 1831, Kupfertafel II im Anhang, Fig. 14

5.5.10 Die „Patent-Spritze" nach Weiss (1825)

Eine weitere Spritze mit vielfältigen Verwendungsmöglichkeiten wurde von dem vermutlich aus Mecklenburg stammenden Londoner Instrumentenmacher John Weiss[786] konstruiert und 1825 in seinem Instrumentenkatalog abgebildet.[787] Wie Read bezeichnete auch Weiss seine Spritze als „*patent syringe*", was auf die vielseitigen Verwendungsmöglichkeiten hindeutete. In erster Linie handelte es sich jedoch, ähnlich wie bei Reads Spritze, nicht um ein primäres Beatmungsgerät, sondern um eine Magenspritze. Als solche wurde sie auf Deutsch erstmals 1826 von dem Berliner Arzt Eduard Gräfe[788] beschrieben, welcher offensichtlich über ein aus England stammendes Original verfügte.[789] Dieses hatte der Herzog von Cumber-

786 Die Lebensdaten konnten nicht ermittelt werden. Biographische Notizen bei MSL, Bd. 20, 1834, S. 515, und MSL, Bd. 33, 1845, S. 255.

787 Vgl. John Weiss: A catalogue of chirurgical instruments, invented and improved by him; to which are added various accounts and testimonials from the most eminent men in the profession. London 1825. Dieser Katalog ist im deutschsprachigen Leihverkehr nicht erhältlich.

788 Eduard Adolph Gräfe (* 1794 in Pulenitz / Sachsen, † 1859 in Unruhstadt), Militärarzt und -chirurg zu Berlin, seit 1832 herzgl. Anhalt-bernburgischer Medizinalrat. Vgl. MSL, Bd. 7, 1831, S. 338 und BLÄZ, Bd. 2, 1930, S. 820.

789 Vgl. Eduard Gräfe: Beschreibung der Weiss'schen Magenspritze. In: Journal der Chirurgie und Augenheilkunde 9 (1826), S. 166-170.

land[790] Gräfes Bruder Carl Ferdinand[791] aus London mitgebracht. Ein weiteres Exemplar der Spritze wurde einige Jahre später von dem Leib-Chirurgen des bayrischen Königs Ludwig I., Philipp Franz von Walther, aus England nach München mitgebracht. Beschrieben wurde diese Spritze im Jahr 1831 von dem bayrischen Militärarzt Joseph Koppenstätter.[792]

5.5.10.1 Bau und Funktion

Der metallene Spritzenzylinder hatte eine Länge von 4 Zoll und einen Durchmesser von 1,25 Zoll (dies entspricht, legt man den englischen Fuß zugrunde, 10,16 bzw. 3,17 cm) und verengte sich in seinem unteren Teil.[793] Die Spritze maß also maximal 4,9 Kubikzoll bzw. 80,3 cm^3 und stellt somit die kleinste aller ermittelten Beatmungsspritzen dar. In dem engeren Bereich des Zylinders waren zwei seitliche Öffnungen mit kurzen, vom Hauptzylinder abgehenden Röhren angebracht. Im Innern des Zylinders war ein um seine eigene Achse drehbarer, rechteckiger Führungsstab befestigt, über welchen der Stempel bewegt wurde. Fest mit dem Führungsstab verbunden war außerdem in der Höhe der seitlichen Röhren ein kleinerer Stempel, der zwei Einkerbungen hatte. Diese Einkerbungen dienten dem alternierenden Öffnen und Verschließen der seitlichen Röhren. Der Stempel und die Stempelröhre wurden beim Gebrauch der Spritze auf den Führungsstab aufgesteckt. Durch das Hin- und Herdrehen des Stempelgriffs wurde parallel dazu der Führungsstab mit dem dazugehörigen kleinen Stempel gedreht. So konnte über die eine Röhre frische Luft in den Zylinder eingezogen werden. Danach wurde die Frischluftröhre durch das Drehen am Griff verschlossen und gleichzeitig die „Beatmungsröhre" geöffnet. An der Stempelröhre war außerdem eine Art Stellschraube angebracht. Diese konnte vermutlich weiter nach oben oder weiter nach unten verschoben werden. In der entsprechenden Position befestigt, diente sie der Regulierung des Spritzenvolumens, indem sie von innen das Aufziehen des Stempels einschränkte. In der Nähe des Griffes war weiterhin eine Markierung angebracht, mit deren Hilfe man die Stellung der inneren Öffnungen bestimmen konnte.

Gräfe beschrieb die Spritze zunächst als Magenspritze zur Entfernung von Giften aus bzw. zum Einspritzen von Flüssigkeiten in den Magen. Daneben konnte die

790 Vermutlich der spätere König von Hannover, Ernst August, damaliger Herzog von Cumberland.

791 Carl Ferdinand, Baron von Gräfe (* 1787 in Warschau, † 1840 in Hannover), u.a. seit 1811 ordentlicher Professor der Medizin und Chirurgie an der Berliner Universität, seit 1815 Geheimer Medizinal-Rat, seit 1822 preußischer General-Stabsarzt der Armee. Vgl. MSL, Bd. 7, 1831, S. 328f. und BLÄZ, Bd. 2, 1930, S. 817f.

792 Vgl. Joseph Koppenstätter: Anleitung zu Rettungsversuchen bey Scheintodten, Verunglückten und zur Verhütung des Lebendigbegrabens, mit Beschreibung eines Rettungs-Etuis, Transportwagens und einer Badevorrichtung. München 21831.

793 Vgl. Koppenstätter, 1831, S. 76f., sowie Gräfe, 1826, S. 167ff. und unten die Abbildungen 62 und 63.

Spritze auch als Klistierspritze verwendet werden, „*vorzüglich dann, wenn man sich selbst ein Lavement geben will*".[794] Beide Anwendungsmöglichkeiten wurden auch von Koppenstätter beschrieben.[795]

Schließlich enthielt der Spritzenkasten noch weiteres Zubehör, „*mehrere kleinere und größere Röhrchen*"[796], über deren Funktion Gräfe keine Aussage machte, die aber möglicherweise im Zusammenhang mit der Funktion als Beatmungsspritze stehen könnten. Zu den vielfältigen weiteren Anwendungsmöglichkeiten schrieb Koppenstätter: „*Alsdann können, wie bei der vorher bezeichneten Spritze* [der Spritze von Read] *elastische Röhren angeschraubt, und dieselbe mannigfache Anwendung, wie bey der erst beschriebenen Spritze, noch zweckmäßiger erzielt werden.*"[797] Dabei handelte es sich neben den schon oben erwähnten um folgende Anwendungsmöglichkeiten: Die Spritze sollte den Blasebalg bei der Beatmung Verunglückter ersetzen. Auch van Hasselt führte diese Spritze bei einer Auflistung von verschiedenen Beatmungsgeräten an.[798] Außerdem diente sie dem Anschluss von gläsernen Schröpfköpfen.[799] Vermutlich konnte sie ebenso wie die zuvor von Koppenstätter beschriebene Spritze auch als Wundspritze, als Spritze zum Milchaussaugen mit entsprechenden Sauggläsern versehen sowie für Infusionen oder Transfusionen verwendet werden.

5.5.10.2 Verbreitung

Wahrscheinlich hat die Spritze von Weiss zumindest in ihrer Funktion als Beatmungsspritze keine weite Verbreitung gefunden. Im Jahr 1826 existierte das Gerät in Berlin, wo es von dem Instrumentenmacher Lutter nachgebaut wurde und auch vorrätig war.[800] Koppenstätter nahm diese Spritze um 1831 in das von ihm empfohlene „*Rettungs-Etui*" auf, was man zwar nicht der Beschreibung, wohl aber der Abbildung dieses Rettungsetuis entnehmen kann.[801] Auch meinte Koppenstätter wohl diese Pumpe von Weiss, als er von dem „*Bdellometer*"[802], einem für die Schwimmschule in München unentbehrlichen Gerät, sprach. Inwieweit seine Vorschläge zur Verbesserung des Rettungskastens der Schwimmschule aufgegriffen wurden, oder ob seine Vorstellungen von Rettungskästen in anderen Bereichen, speziell im militärischen Sanitätswesen, verwirklicht wurden, konnte ich nicht herausfinden.

794 Gräfe, 1826, S. 169.
795 Vgl. Koppenstätter, 1831, S. 13.
796 Gräfe, 1826, S. 170.
797 Koppenstätter, 1831, S. 77.
798 Vgl. van Hasselt, 1862, S. 124.
799 Vgl. Koppenstätter, 1831, S. 77.
800 Vgl. Gräfe, 1826, S. 170.
801 Vgl. unten Abbildung 90, Kap. 6.1.4.11.
802 Koppenstätter, 1831, S. 80. Den Begriff Bdellometer leitet Koppenstätter von dem griech. Wort „bdella" ab, was Blutegel bedeutet.

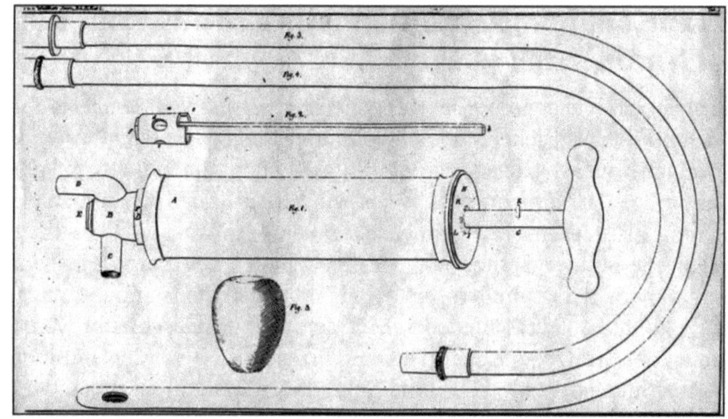

Abbildung 62: Die „Patent-Spritze" nach John Weiss (1825) I

Die Spritze in ihren Einzelteilen. In dieser Beschreibung wird ausschließlich die Funktion als Magen- und als Klistierspritze erwähnt. Fig. 1: Der Spritzenzylinder mit Stempel. Fig. 2: Der Führungsstab. Fig. 3 und 4: gebogene Röhren. Fig. 5: vermutlich der im Text beschriebene Holzkegel zum Öffnen des Mundes (Legende fehlt)

Quelle: Gräfe, 1826, Kupfertafel II

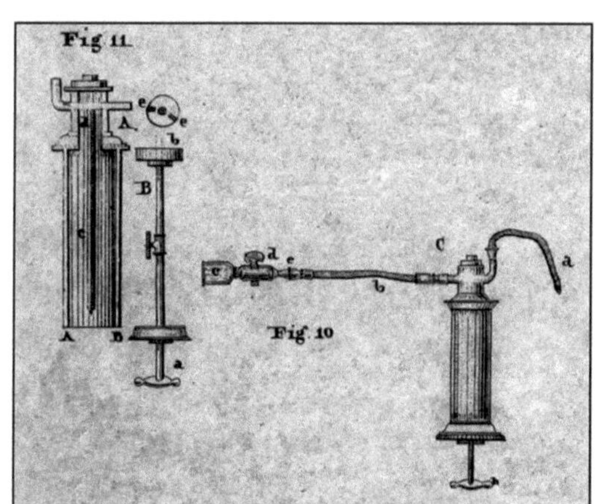

Abbildung 63: Die „Patent-Spritze" nach Weiss (1825) II

Fig 11: Die Spritze in ihren Einzelteilen und in Funktionsbereitschaft. A: Querschnitt durch den Spritzenzylinder. c: Quadratischer Führungsstab im Innern des Stempels, drehbar um seine eigene Achse. d: kleiner Stempel in Höhe der seitlichen Röhren, fest mit dem Führungsstab verbunden, mit den Einkerbungen ee. ee: Einkerbungen zum alternierenden Öffnen und Verschließen der seitlichen Röhren beim Drehen des Führungsstabs. B: Der Spritzenstempel mit Stellschraube zur Regulierung des Luftvolumens. a: hohler Stiel des Stempels. b: Spritzenstempel. Fig. 10: Die Spritze mit mehreren Funktionsmöglichkeiten. a: Lederröhre zum Beatmen oder zum Auspumpen von Magenflüssigkeit. b-e: Der Schröpfkopf c ist mit der Spritze verbunden (nicht näher erklärt)

Quelle: Koppenstätter, 1831, Kupfertafel II im Anhang, Fig. 11 A,B,C

5.5.11 Eine anonyme Beatmungsspritze aus Zinn mit Graduierung (1831)

Diese Spritzenvariante wurde von Koppenstätter als „*kleine zinnerne Spritze zum Lufteinblasen*“[803] beschrieben. Gleichwohl unterschied sie sich mit einem Fassungsvermögen von 3-4 Unzen (ca. 90-120 g)[804] nicht von den zuvor von Koppenstätter beschriebenen Spritzen nach Weiss und Read. Zur Herkunft dieser Spritze bzw. zu ihrem Erfinder machte Koppenstätter keine Angaben.

Ähnlich wie bei der Spritze von Weiss war auch bei dieser Spritze am Stempelgriff im Innern des Zylinders ein Ring mit einer Stellschraube angebracht.[805] Dieser Ring konnte auf verschiedenen Markierungen festgeschraubt werden und so das Volumen der Spritze zwischen 1 und 3 Unzen variiert werden. Am unteren Teil des Spritzenzylinders wurde über eine Schraubverbindung ein metallener Aufsatz mit einer elastischen katheterförmigen Röhre befestigt. Zudem fand sich an diesem Aufsatz eine seitliche Röhre mit Öffnung nach außen. Im Innern befand sich eine Klappe, die durch das Umlegen eines äußeren Hahns vermutlich verschoben wurde. Stand der Hahn parallel zum Zylinder, so war die Klappe vor die seitliche Öffnung gelegt. Wurde nun der Stempel aufgezogen, so gelangte Lungenluft in das Innere des Zylinders. Danach musste der Hahn nach der anderen Seite umgelegt werden. Dadurch wurde die Klappe von der Seitenöffnung auf die obere Öffnung verschoben. Die verbrauchte Luft konnte nun durch Herabdrücken des Stempels in die Umgebung gebracht werden, in gleicher Stellung wurde danach Frischluft oder über eine an der Öffnung befestigte Blase Sauerstoff in das Spritzeninnere eingezogen. „*Allein hierbey ist besonders bey öfterem Gebrauche für die Reinheit und Trockenheit der Spritze alle Sorgfalt zu verwenden.*“ [806] Neben der Anwendung als Beatmungsspritze sollte diese auch zur direkten Bluttransfusion, von einem Gesunden auf einen Kranken, dienen können.[807]

803 Koppenstätter, 1831, S. 16.
804 Vgl. Koppenstätter, 1831, S. 77.
805 Vgl. zur Beschreibung Koppenstätter, 1831, S. 16 und S. 77 und unten Abbildung 64.
806 Koppenstätter, 1831, S. 16.
807 Vgl. Koppenstätter, 1831, S. 77f.

Abbildung 64: Eine anonyme Beatmungsspritze aus Zinn mit Graduierung, beschrieben bei Joseph Koppenstätter (vor 1831)

l: beweglicher Ring mit Stellschraube. i,3: Markierungen zum Bestimmen des Füllungsvolumens. e: in der Abb. offene Röhre, Flüssigkeit tritt über diese Röhre in den Stempel ein. f: in der Abb. geschlossene Röhre, dient zum Ablassen der Flüssigkeit. a: Wechsel, der durch die Klappe bei c geschlossen oder geöffnet wird

Quelle: Koppenstätter, 1831, Kupfertafel II im Anhang, Fig. 12 A und B

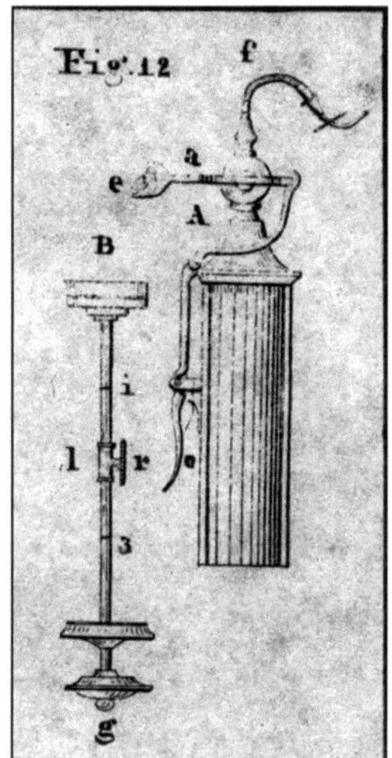

5.5.12 Die Aspirationsspritze nach Marc (1835)

Nach einer chronologischen Beschreibung aller ihm bekannten und zum Teil kompliziert aufgebauten Spritzen erschien es dem „*Directeur des sécours aux noyés et aux asphyxiés*“ zu Paris, Charles-Chrétien-Henri Marc[808], angebracht, noch eine möglichst einfache gebaute Spritze vorzustellen, die er selbst hatte anfertigen lassen.[809]

808 Charles-Chrétien-Henri Marc (* 1771 in Havre-de-Grace, † 1841 Paris), studierte in Jena und Erlangen, promovierte dort 1792 zum Dr. med., ließ sich 1795 in Paris als Arzt nieder. 1811 zweite Promotion, 1816 Mitglied des Conseil de Salubrité, 1829 Mitbegründer der Annales de hygiène publique et de médecine légale, 1830 erster Leibarzt des Königs Louis Philippe I. und Directeur des sécours aux noyés et aux asphyxiés. Vgl. BLÄZ, Bd.4, 1932, S. 66f.

809 Vgl. Marc, 1835, S. 141-144, bzw. Marc, 1836, S. 81-83.

5.5.12.1 Bau und Funktion

Der Körper der Spritze bestand aus einer harten Zinnlegierung, um ein Verbeulen zu verhindern. Das Füllungsvolumen der Spritze betrug nach Marcs Angaben ca. 20 Kubikzoll (ca. 396 cm^3) Luft. Der Spritzenkörper konnte über eine Steck-Drehverbindung, also nach Art eines Bajonettanschlusses, mit einer elastischen Röhre verbunden werden. Das andere Ende dieser Röhre wurde in ein Nasenloch eingeführt. Der Spritzenstempel sollte mit einer mit Talg gefüllten Rinne versehen sein, um die Seitenwände des Zylinders einzufetten.[810]

Zunächst sollte diese Spritze, wie auch viele ihrer Vorgängerinnen, zum Ansaugen von Schleim und Luft sowie zum Beatmen dienen. Zum Entleeren von Schleim oder verbrauchter Luft mußte die Spritze von dem Nasenteil abgenommen werden, ebenso wie zum Einfüllen von atmosphärischer Luft. „*Diese Operation verlangt gerade nicht, daß man die Röhrenspitze aus dem Nasenloche ziehe, hier ist es nur um den Zylinder der Pumpe zu thun; indessen kann dieses Herausziehen und die beiden Bewegungen des Einschiebens und des Ausziehens des Stempels, so wie das Wiedereindrehen der Pumpe in die Dille, in wenigen Secunden ausgeführt werden.*“[811] Den denkbaren Einwand eines Kritikers, man könne die Spritze nie alleine bedienen, wies Marc mit folgender Bemerkung zurück: „*Dieser Vorwurf ist jedoch unbedeutend, indem man nie allein ist, wenn man einem Erstickten Hülfe leistet.*“ [812] Gerade in dieser kurzen Unterbrechung des Beatmungsvorgangs sah Marc einen großen Vorteil der Spritze. Die Insufflationen folgten somit auf keinen Fall zu schnell aufeinander. Außerdem sei die einfache Handhabung Gewähr dafür, dass selbst der „Ungeübteste“ mit der Spritze zurecht komme. Schließlich erwähnte er nochmals die Stabilität der Spritze und den günstigen Preis. Spritzenstempel und Zylinder sollten möglichst getrennt aufbewahrt werden, um die „Oxidation“ der einzelnen Teile zu verhindern.

In Marcs „*Nouvelle Instruction sur les secours à donner aux noyés et asphyxiés*“ [813], die am 30. April 1835 in einer außerordentlichen Sitzung des *Conseil de salubrité* vorgetragen, diskutiert und zugelassen wurde, ist ein Gebrauch der Spritze als Beatmungsgerät jedoch nicht mehr zu finden. Sie wird hier ausschließlich zum Aussaugen von Wasser, Schaum und Schleim empfohlen. Statt einer Insufflation sollte eine künstliche Atmung mit Hilfe einer Kompressionsbandage, des Leroy'schen Gürtels, bewerkstelligt werden. Die Spritze sollte parallel zum Zusammenziehen der Bandage eingesetzt werden: „*Dann ziehe man den Stöpsel der Spritze sanft nach sich. Wenn man auf diese Art viel Schleim herausgezogen hat, und davon noch aus dem Mund und den Nasenlöchern herausläuft, so kann man diese Operation wiederholen.*“ [814] Die maximale Menge der zu aspirierenden Flüs-

810 Vgl. unten Abbildung 65.
811 Marc, 1836, S. 82.
812 Marc, 1836, S. 82.
813 Marc, 1835, S. 461.
814 Marc, 1836, S. 263.

sigkeit bzw. Luft gab Marc entsprechend dem Alter des Verunglückten an. Bei Erwachsenen sollte die volle Spritze, bei 12- bis 15-jährigen Jugendlichen die halbe und bei Kindern unter 3 Jahren nur ein Viertel der Spritze aspiriert werden.

5.5.12.2 Verbreitung

Im Anschluss an die genannte Instruktion ist ein Verzeichnis angefügt, das alle Gegenstände in den Rettungskästen oder Schränken der Pariser Rettungsgesellschaft auflistet.[815] Dem kann man entnehmen, dass die Marc-Spritze zumindest in den Pariser Depots im Jahr 1835 eingeführt war. Nach einer Anmerkung von Marc wurde seine Spritze von einem Hersteller chirurgischer Instrumente, Herrn Samson, in der rue de l'école de médecine, zu einem „*wohlfeilen Preis*“ angefertigt.[816]

5.5.12.3 Bewertung

Bei Marcs Spritze handelte es sich um eine einfache Beatmungsspritze, ähnlich wie van Marums Spritze 40 Jahre zuvor. Der einzige praktische Unterschied zu van Marums Spritze bestand in einer vermutlich leichteren Handhabung des Spritzenkörpers beim Abnehmen von und Ansetzen auf das Nasenstück. Technisch somit kaum eine Fortentwicklung, mutet die Spritze gegenüber den komplexeren Vorläufern eher als ein Rückschritt an. Die einfache, stabile Konstruktion und das Fehlen komplizierter und anfälliger Ventile mögen jedoch beim praktischen Einsatz von Vorteil gewesen sein.

Marcs Spritze war in Frankreich vermutlich die letzte in einer langen Reihe von Saug- und Druckpumpen. Allerdings kam sie dort nicht mehr zum Einsatz als Beatmungsgerät. Obwohl von Marc ursprünglich auch zur Insufflation gedacht, sollte sie nach der *Nouvelle Instruction sur les secours à donner aux noyés et asphyxiés* ausschließlich zur Aspiration angewendet werden. Bartels fasst dies im Folgenden zusammen: „*Damit war - als Auswirkung der LEROYschen Arbeit - die Insufflationsbeatmung in Frankreich aus der offiziellen Instruktion verschwunden und durch eine noch wenig exakt beschriebene Kompressionsmethode, die gleichzeitig am Thorax und Abdomen angriff und manuell oder mit einem Gürtel auszuführen war, ersetzt worden.*“[817] Um 1850 wurden diese Spritzen aus den Rettungskästen in Frankreich entfernt: „*Wegen der den Pumpapparaten anhaftenden Nachtheile hat das Pariser Conseil de salubrité (Verordnung vom 17. Juli 1850) angeordnet, dass die bisher in den Rettungskästen befindliche Pompe á air wegfallen solle, da sie nicht bloß unnütz sei, sondern sogar oftmals gefährlich.*“[818] Im Kasten verblieb ein kleiner Blasebalg, vermutlich zur Applikation von Rauchklistieren.

815 Vgl. Marc, 1836, S. 274.

816 Vgl. Marc, 1836, S. 81, Fußnote *. Leider erwähnt Marc die Höhe des Preises nicht.

817 Imke Bartels: Die Geschichte der Mund-zu-Mund-Beatmung. Med. Diss. Düsseldorf 1967, S. 53.

818 van Hasselt, 1862, S. 126.

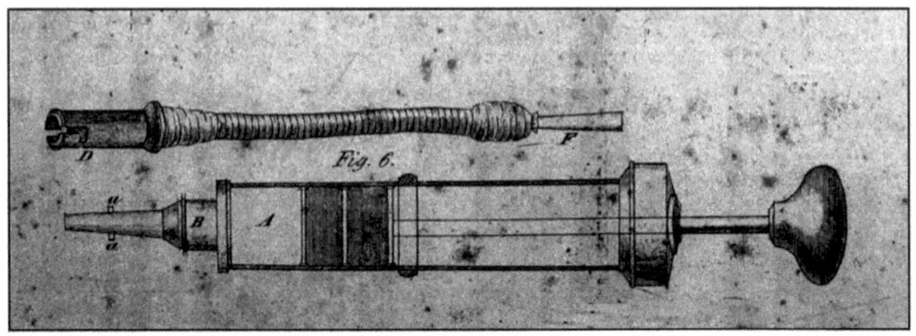

Abbildung 65: Die Aspirationsspritze nach Charles-Chrétien-Henri Marc (1835)

Fig. 6: Ansicht der Spritze. A: Spritzenkörper aus Messing, darin der Stempel mit einer quer verlaufenden Rinne zur Aufnahme von Talg. B: Messingröhre. aa: Haltestifte. D: Messingröhre mit zwei Einschnitten zum Einstecken der Haltestifte aa. F: Röhre zum Einstecken in ein Nasenloch. DF: elastische Röhre

Quelle: Marc, 1836, Tafel III im Anhang

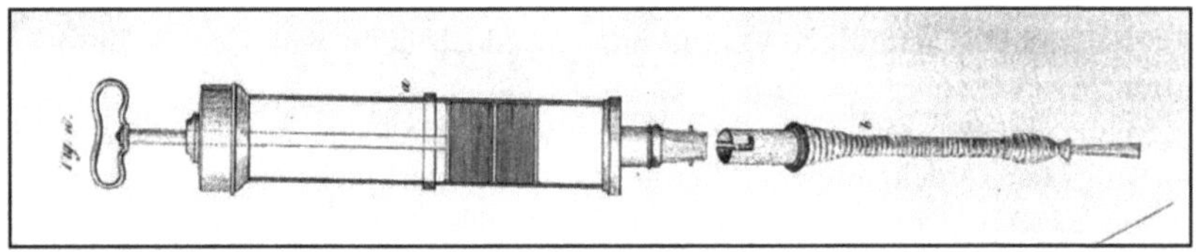

Fig. 10: Ansicht der Spritze. a: Spritzenkörper mit Stempel im Innern. b: elastische Röhre mit Bajonettanschluss und Nasenansatzteil

Quelle: van Hasselt, 1874, Tafel im Anhang

5.5.13 Die Aspirationsspritze nach Rolffs (1843)

J.C.F. Rolffs, Professor der Medizin, Chirurgie und Geburtshilfe und kgl. preußischer Kreisphysicus in Mülheim, lehnte das Einblasen von Luft als schädlich ab und empfahl stattdessen das Auspumpen der verdorbenen Luft aus den Lungen des Verunglückten mit Atemsog oder einer Spritze.[819] Das Einströmen der atmosphärischen Luft in die Lungen geschehe nach dem Aussaugen von selbst. Die von ihm empfohlene Spritze befand sich in dem von Rolffs im Auftrag des Magistrats des Kreises Mülheim zusammengestellten Rettungkasten.[820] Sie war aus Zinn angefer-

819 Vgl. Rolffs, 1843, besonders S. 7f. und S. 16-20.
820 Vgl. unten Kap. 6.1.4.12.

tigt und hatte ein Fassungsvermögen von 14 Unzen Wasser oder ca. 20-24 Kubikzoll, was nach Rolffs dem gewöhnlichen menschlichen Atemvolumen entspreche. Die Spritzenspitze war mit weichem Leder umwickelt, so dass diese in eine Hornröhre, die in den Mund gesteckt wurde, eingepasst werden konnte. Verwendet werden sollte die Spritze, wenn die Spontanatmung nach verschiedenen Manipulationen, wie dem weiten Öffnen des Unterkiefers und Druck auf den Kehlkopf, nicht eintrat. Dann war die Luft aus den Lungen zwei bis drei Minuten lang zwanzig bis dreißig Mal zu aspirieren. Außerdem konnte die Spritze mit zinnernen Röhren versehen als Klistierspritze verwendet werden.

5.5.14 Die Beatmungsspritze nach Erichsen (1845)

Im Jahr 1845 erhielt John Erichsen die Fothergill Medaille der *Royal Humane Society* für seine Abhandlung über die Pathologie und Behandlung der Asphyxie.[821] Darin beschreibt er zahlreiche Experimente mit Hunden, an denen Wiederbelebungsversuche durchgeführt wurden. Eine besondere Rolle spielte hierbei die Beatmung mit Sauerstoff. „*For the inflation of the lungs with oxygen, however, to be attended with a probability of success, it will be necessary to have recourse to some means by which the introduction of the gas into these organs may be effectually secured, and by which the quantity introduced may be regulated according to the circumstances of the case.*"[822] Die möglichst rasche Arterialisierung des Blutes sah er als wesentliche Voraussetzung für eine erfolgreiche Wiederbelebung an. Dazu beschrieb er eine Beatmungsspritze, die mit einem Sauerstoffreservoir in Verbindung stand. Das Volumen der Spritze lag bei 20 Kubikzoll, umgerechnet also etwa 330 cm^3 und entsprach somit einem etwas verringerten Atemzugvolumen – das reguläre Atemzugvolumen liege bei 22 Kubikzoll, (ca. 360 cm^3).[823] Dadurch wollte er den maximalen Schutz der Lungenbläschen vor Überblähung oder Zerreißung garantieren. Über eine Stellschraube am Spritzenstempel und daran angebrachte Markierungen, die jeweils eine Menge von 5 Kubikzoll anzeigten, sollte die Regulierung erfolgen, wobei die Sauerstoffmenge bei einem Erwachsenen bei maximal 15 Kubikzoll liegen sollte. Da nach jeder Insufflation von Sauerstoff zunächst eine Kompression von Brust und Bauchraum erforderlich war, berechnete er die Beatmungsfrequenz etwas niedriger als beim gesunden Erwachsenen (16-17 pro Minute) auf nur ca. 10 pro Minute, was einem Sauerstoffvolumen von 150 Kubikzoll entsprach. Das Behältervolumen sei also für eine Wiederbelebungszeit von knapp 30 Minuten ausreichend. Schließlich sollte der Sauerstoff - vermutlich über

821 Vgl. John E. Erichsen: An experimental inquiry into the pathology and treatment of asphyxia. In: The Edinburgh Medical and Surgical Journal 63 (1845), S. 1-56 und unten die Abbildung 66.

822 Erichsen, 1845, S. 53.

823 Das Atemzugvolumen liegt nach aktuellen Angaben bei einem Volumen von 400-600 cm3 beim Erwachsenen.

die Wanne (Fig. 1: E) - mit heißem Wasser auf eine körperwarme Gebrauchstemperatur gebracht werden. „*There would be no difficulty in keeping a supply of oxygen at the larger receiving-houses of the Humane Society* [...] *It is needless to add that the management of the apparatus should be entrusted to none but a medical man.*"[824]

Ob ein solches Gerät jemals zum Einsatz kam oder sogar in den Rettungshäusern stationiert wurde, muss offen bleiben, die folgende Bemerkung von Keith scheint das Gegenteil zu belegen: „*He invented a machine for administering a warm oxygen-laden air to the apparently drowned* [...] *the instrument never again came into favour and was speedily forgotten when the various means of compressing and expanding the chest were introduced towards the end of the sixth decade of the nineteeth century.*"[825]

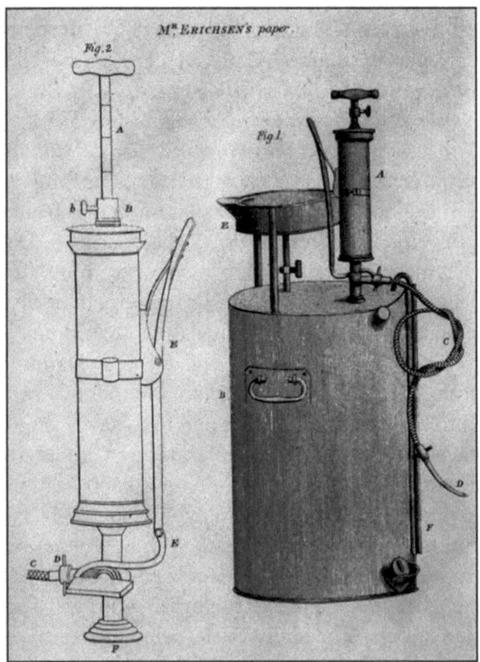

Abbildung 66: Die Beatmungsspritze nach John E. Erichsen (1845)

Fig. 1: A: Spritze mit einem Fassungsvermögen von 20 Kubikzoll.[826] *B: Gasometer mit einem Fassungsvermögen von 18 Gallonen. C: Elastischer Schlauch. D: Ansatzstück für die endotracheale Intubation oder als Nasenstück. E: Wanne. F: Messleiste. Fig. 2: A: Spritzenstempel mit Graduierung. Eine Einheit entspricht dabei 5 Kubikzoll. B: Mutter mit Schraube (b) zur Regulierung der Gasmenge. C: Elastischer Schlauch, befestigt über D. E: Mechanik zum Bedienen des Ventils. F: Verbindung zwischen der Spritze und dem Gasometer*

Quelle: Erichsen, 1845, Abb. bei S. 53

824 Erichsen, 1845, S. 54, * Fußnote.

825 Keith, Lecture I, 1909, S. 748.

826 Eine brit. Gallone = 277,42 Kubikzoll = 4,55 Liter.

5.6 Doppelte Beatmungsspritzen

5.6.1. Konstruktionsmerkmale

Bei den doppelt wirkenden Beatmungsspritzen handelte es sich um Beatmungsgeräte, mit denen man ähnlich wie bei den doppelten Blasebälgen Inspirations- und Exspirationsphase hintereinander schalten konnte. Dadurch wurde eine kontinuierliche Beatmung ermöglicht. Zu diesem Zweck kombinierten die verschiedenen Autoren zwei Spritzenzylinder miteinander. Die Spritzenmündungen wurden in einer gemeinsamen Spitze vereinigt und die Stempelgriffe miteinander verbunden. Der Luftstrom in den Spritzen wurde durch Ventile so geleitet, dass ein Zylinder durch das Aufziehen der Stempel mit atmosphärischer Luft oder bei Bedarf mit Sauerstoff gefüllt wurde, der andere Zylinder die verbrauchte Lungenluft aufnahm. Beim Herunterdrücken der Stempel wurde die verbrauchte Luft in die Umgebung geleitet, das Beatmungsgas hingegen in die Lunge. Unterschiede bestanden im Bau der Ventile, in der Möglichkeit, die Stempel auch unabhängig voneinander zu betätigen, und in der Stellung der Spritzenzylinder zueinander, was in der folgenden Beschreibung der einzelnen Spritzen näher erläutert wird.

5.6.2 Die doppelte Beatmungsspritze nach Heus (1790)

Louis-Hubert-Joseph Heus, genannt Courtois[827], war vermutlich der erste, der auf die Idee kam, zwei Spritzen parallel zueinander zu setzen und sie zur Rettung Verunglückter zu verwenden. Interessanterweise entlieh er sich für seine doppelte Spritze den Namen, den auch Gorcy seinem doppelten Blasebalg gegeben hat: „*pompe apodopnique*". Damit weist er auf die augenscheinliche Parallelität dieser neuen Gerätevariante zu den schon vorher beschriebenen Blasebälgen hin und macht gleichzeitig deutlich, dass er den Blasebalg Gorcys kannte. Möglicherweise ist in diesem gleichen Namen der Grund zu sehen, weshalb einige Autoren Heus als Erfinder des doppelten Blasebalgs neben Gorcy nennen. Nach einer Bemerkung von J.L. Price soll der doppelte Blasebalg im Jahr 1789 unabhängig voneinander von Gorcy und von einem gewissen „*Hans Courtois of Tourney*"[828] (= Tournai) realisiert worden sein. Leider belegt Price diese Aussage nicht mit einer Quelle, so dass es sich hier vermutlich sowohl um eine Namensverwechslung als auch um eine falsche Aussage über das erfundene Gerät handelte. In der vorliegenden Quellenliteratur konnte der Name Courtois allerdings bei Configliachi (1818) nachgewiesen werden, der ihn als Erfinder des doppelten Blasebalgs neben Hunter, Gorcy

827 Louis-Hubert-Joseph Heus, dit Courtois (* 1750 in Tournai, † 1832 ebenda), Arzt und Chirurg in der kaiserlich österreichischen Armee, später praktizierender Arzt in Tournai. Vgl. Willi Gorzny und Willemina van der Meer: Biografisch Archief van de Benelux. München o.J. (Microfiche-Serie).

828 Vgl. Price, 1962, S. 68.

und Rouland nennt[829], sowie zwanzig Jahre später bei Manni (1839).[830] Ein „Hans Courtois" lässt sich in der einschlägigen bio- und bibliographischen Literatur nicht belegen. Vermutlich liegt hier eine fehlerhafte Zitierung des Namens „Louis-Hubert-Joseph Heus, genannt Courtois" vor.

Die zwei Spritzenzylinder bei Heus waren parallel gesetzt. Betrachtet man das Gerät von vorne, so ist der Inspirationszylinder links, der Exspirationszylinder rechts zu finden.[831] Die Zylinder hatten zwei jeweils gegeneinander spielende Ventile, die Heus als „atmosphärisches" und als „pulmonales Ventil" bezeichnete. Das atmosphärische Ventil des linken Zylinders öffnete sich von außen nach innen und sog beim Aufziehen des Stempels atmosphärische Luft ein. Das pulmonale Ventil war an der Spritzenbasis angebracht, öffnete sich von innen nach außen und leitete die atmosphärische Luft beim Niederdrücken des Stempels in die Lungen des Verunglückten. Das pulmonale Ventil der rechten Spritze öffnete sich von außen nach innen und leitete die verbrauchte Luft beim Aufziehen des Stempels in die Spritze. Das atmosphärische Ventil der rechten Spritze öffnete sich von innen nach außen und leitete die Luft in die Umgebung. Als Besonderheit brachte er an der Basis des rechten Zylinders eine Abflussrinne an, über die eventuell angesaugte Flüssigkeit aus den Bronchien, Schleim oder Schaum, ablaufen konnte. Dadurch sollte ein allmähliches Anfüllen der Spritze mit Flüssigkeit vermieden werden. Eine weitere Besonderheit liegt darin, dass das Gerät ausschließlich bei zuvor bronchotomierten Verunglückten zum Einsatz gebracht werden sollte.

5.6.3 Die jüngere, doppelte Beatmungsspritze von Meunier (um 1810) und ihre Modifikation durch Marc (1835)

In einem Brief an Jean Pierre Joseph d'Arcet[832] berichtete Meunier im Jahr 1824 von der Konstruktion einer zweiten Spritze.[833] Diese weitere Spritze hatte er erfunden, um die Nachteile der ersten Spritze von 1807 zu beheben. Über diese alte Spritze schrieb er folgendes: *„Die Pumpe, wovon in diesem Berichte die Rede ist, erforderte den Beistand eines Gehülfen, um den Hahn zu handhaben; dieser Hahn verlangte eine ununterbrochene Aufmerksamkeit von Seiten des Operateurs, und es*

829 Vgl. Configliachi, 1818, S. 350.

830 Vgl. Manni, 1839, S. 231.

831 Vgl. L. Heus Courtois: Mémoire sur les asphyxiés, avec la description d'un nouvel instrument propre à rappeler le méchanisme de la respiration. In: Journal de Médecine, Chirurgie, Pharmacie,... 82 (1790), S. 361.

832 Jean Pierre Joseph d'Arcet (oder Darcet; * 1777 in Paris, † 1844 ebd.), Chemiker, Inspecteur général des essais de monnaies, Mitglied des Conseil général der Fabriken und Manufakturen und des Conseil de salubrité des Seine-Departements. Vgl. MSL, Bd. 1, 1830, S. 208 und BLÄZ, Bd. 1, 1929, S. 185f.

833 Vgl. Marc, 1836, S. 77f. Bei Marc ist dieser Brief auszugsweise wiedergegeben.

war besonders nothwendig, die Spitze zum öftern aus dem Nasenloche heraus zu ziehen, um die Hülfsleistung fortsetzen zu können.“[834] Mit diesen Worten umschrieb Meunier die grundsätzlichen Probleme nicht nur seiner 1807 erfundenen Beatmungsspritze, sondern vieler einfacher Beatmungsgeräte. Die Bedienung eines solchen Beatmungsgeräts erforderte, wie weiter oben bereits dargelegt, zumeist die Beteiligung zweier Helfer und die ständige Konzentration auf die manuelle Steuerung der Luftwege.

5.6.3.1 Bau und Funktion

Meunier ließ eine Doppelpumpe anfertigen, bei der die Luftwege über Ventile im Innern gesteuert wurden, so dass zur Handhabung nur noch eine Person nötig war. Auch hier waren die Zylinder parallel zueinander gesetzt und mündeten an ihrem unteren Ende in einer gemeinsamen Spritzenspitze. An diese Spritzenspitze konnten elastische Sonden von unterschiedlicher Länge angeschraubt werden. Die Mündung der Zylinder wurde durch Ventile abgeschlossen, die sich in entgegengesetzte Richtungen öffneten. Zumindest bei einem weiter unten beschriebenen modifizierten Nachbau des bildlich nicht dokumentierten Originalgerätes handelte es sich um Ventile, die über Spiralfedern geschlossen gehalten wurden und sich durch den Luftdruck bzw. den Unterdruck in dem entsprechenden Zylinder öffneten. Zwei weitere, im Bau ähnliche Ventile waren im unteren Teil der Zylinder seitlich nach außen gehend angebracht. Durch parallele Betätigung der Stempel wurde so beim Aufziehen die Luft aus den Lungen in den einen Zylinder (Exspirationszylinder) und gleichzeitig die Frischluft in den anderen Zylinder (Inspirationszylinder) gesaugt. Beim Herabstoßen der Stempel wurde die Frischluft aus dem Inspirationszylinder in die Lungen und die verbrauchte Luft aus dem Exspirationszylinder in die Umgebung gelenkt. In der Funktion ist die doppelte Spritze somit vergleichbar dem doppelten Blasebalg.[835]

Nach Meuniers Vorstellungen sollte dem Beatmungsprozess zunächst das Absaugen der „*verderblichen Gase*“ und der „*schleimichten Theile*“ aus Lunge und Atemwegen vorangehen. Um einen Eindruck von der möglichen oder unmöglichen Wiederbelebungsfähigkeit eines Verunglückten zu erhalten, konnte die Luft aus dem Exspirationszylinder in ein Gefäß mit Kalkwasser geleitet werden, wo bei erfolgtem Austausch der Atemgase das abgegebene CO_2 mit dem Kalkwasser Kalziumkarbonat bildete.

Über die Verwendung als Beatmungsgerät hinausgehend, besaß das Gerät jedoch noch zahlreiche weitere Einsatzmöglichkeiten. So konnte es in Vergiftungsfällen auch zum Auspumpen des Magens bzw. zum Einflößen von „*ölichten, gummichten, andispasmodischen,* [sic] *stärkenden, nährenden etc. Auflösungen*“[836] in

834 Meuniers Brief an d’Arcet, zit. bei Marc, 1836, S. 77.

835 Vgl. unten die Abbildung 67 und 46 oben (Funktionszeichnung eines doppelten Blasebalgs).

836 Marc, 1836, S. 78.

den Magen, die Harnblase oder den Uterus verwendet werden. Bei Meuniers jüngerem Beatmungsgerät begegnet uns somit vermutlich erstmalig eine multifunktionell anwendbare Spritze, wie sie später auch von John Read und John Weiss beschrieben wurde.[837] Meunier datierte seine Erfindung in das Jahr 1809 bzw. 1810. Dies ergibt sich aus seiner Bemerkung an d'Arcet aus dem Jahr 1824: „*Im vorigen December haben mehrere Journale angezeigt, daß man in England Mittel gefunden habe, dem Magen giftige Theile zu entziehen.*[838] *Dies Verfahren ist schon seit 15 Jahren in Straßburg ausgeführt und gelehrt worden. Ich weiß nicht, ob der Apparat, dessen man sich dort bedient, vollkommener ist, als derjenige, den ich vor 15 Jahren in unseren Sammlungen niedergelegt habe.*“ [839]

5.6.3.2 Variante der jüngeren Meunier-Spritze nach Marc

Der Pariser Arzt Charles-Chrétien-Henri Marc scheint von d'Arcet auf Meuniers Gerät aufmerksam gemacht zu worden sein, da ihm Meuniers Brief einschließlich einer Originalzeichnung des Gerätes vorlag. Zur Anwendbarkeit der doppelten Spritze schrieb er folgendes: „*Diese Pumpe scheint uns eine der wenigst complicirten und am wenigsten der Beschädigung ausgesetzt zu sein, und leichter als irgend eine andere zu dirigiren, aber sie hat auch nach unserer Meinung den bedeutenden Nachtheil, abwechselnd eine Aspiration und Insufflation auszuüben, ohne daß man von dieser Ordnung abweichen kann.*“[840] Aus diesem Grund veränderte Marc die Spritze in einigen Punkten. Er machte die beiden Stempel in ihrer Bewegung voneinander unabhängig und setzte auf jedes Stempelende einen Griff. Dieser war mit einer Einkerbung versehen, in die ein Querholz eingeschoben werden konnte. So gelang es ihm, die Stempel entweder ohne Querholz unabhängig voneinander zu bewegen oder durch das Querholz verbunden parallel zueinander zu betätigen.[841]

5.6.3.3 Verbreitung

Aus der oben zitierten Aussage Meuniers ergibt sich, dass zumindest der Prototyp seiner doppelten Beatmungsspritze in Straßburg existierte. Die leicht veränderte Spritze nach Marc, vermutlich gleichfalls nur als Prototyp existent, war von dem Instrumentenmacher Samson in Paris angefertigt worden. Ob diese zweite Spritze von Meunier auch zum Einsatz kam bzw. einen größeren Bekanntheitsgrad hatte, konnte nicht nachgewiesen werden. Bei der Spritze von Meunier handelt es sich um einen fast identischen Vorläufer der 1825 beschriebenen doppelten Beatmungsspritze von Willem van Houten.

---

837 Vgl. Kap. 5.5.9 und Kap. 5.5.10.

838 Meunier bezieht sich hier vermutlich auf die „Patent-Spritzen“ von Read und Weiß. Möglicherweise gaben diese Veröffentlichungen Meunier Anlaß, gegenüber d'Arcet seine geistige Urheberschaft an dem Prinzip einer „Multifunktionsspritze“ anzuzeigen.

839 Marc, 1836, S. 78.

840 Marc, 1836, S. 79f.

841 Vgl. unten Abbildung 67.

Abbildung 67: Die jüngere doppelte Beatmungsspritze von François-Bonaventure Meunier (um 1810) sowie ihre Modifikation durch Charles-Chrétien-Henri Marc (1835)

A: Inspirationsventil aus Kupfer, öffnet sich von außen nach innen in den Zylinder E mit Anschlussmöglichkeit einer Blase. B: Ventil im Inneren des Zylinders, führt die Luft beim Herabdrücken der Stempel in die Lunge. C: Umgekehrt wirkendes Ventil, führt die Luft aus der Lunge in den Zylinder F. D: Exspirationsventil, öffnet sich von innen nach außen und führt die Luft beim Herabdrücken des Stempels in die Umgebung. GG: Die beiden Stempel. I: Spitze der Pumpe zur Befestigung einer elastischen Röhre. K: Gebogene Röhre zur Einleitung der Exspirationsluft in Kalkwasser oder andere Flüssigkeiten. HH: Handgriff zur gemeinsamen Bewegung der Stempel (bei Marc entfernt). Veränderung der Spritze nach Marc: LL: Griff an jedem Stempelende mit Knopf MM, in dem sich eine Rille befindet, in welche ein Querholz eingeschoben werden kann. So können die beiden Stempel unabhängig voneinander und bei Bedarf miteinander kombiniert betätigt werden

Quelle: Marc, 1836, Tafel III, Fig. 4

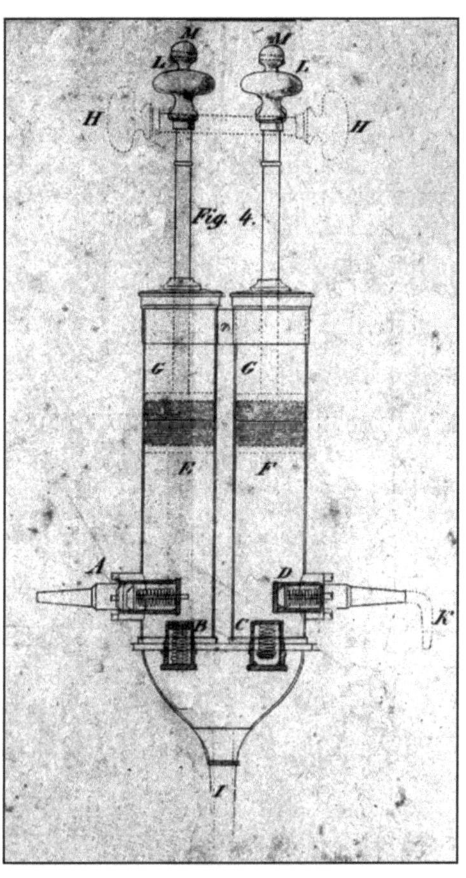

5.6.4 Die doppelte Beatmungsspritze nach Moore (1822)

Eine weitere doppelte Spritze wurde 1822 von dem Engländer James Moore[842] beschrieben. Die Spritzenkörper waren direkt nebeneinander parallel gesetzt, und die Stempel im Innern wurden durch einen gemeinsamen Stempelgriff bewegt. An jedem Spritzenzylinder waren zwei Ventile angebracht, die bei diesem Gerätetyp mit Schläuchen versehen und über eine Kombination der Schläuche miteinander in

842 James Moore (* 1763, † 1834) war Direktor des National Vaccine Establishment und Mitglied des Royal College of Surgeons. Vgl. MSL, Bd. 13, Copenhagen 1833, S. 199 und L. Baillie, P. Sieveking (Hg.): British Biographical Archive. München, New York, London, Paris 1984. (Microfiche-Serie)

Verbindung gesetzt wurden, ansonsten aber vom Prinzip her den schon beschriebenen doppelten Spritzen entsprachen. Zusätzlich gab es in jedem Spritzenzylinder ein Überdruckventil. Das eine Ventil öffnete sich nach außen, wenn beim Herabdrücken der Stempel genügend Luft in die Lunge eingepumpt und ein entsprechender intrapulmonaler Druck erreicht war, so dass eine Zerreißung der Lungenbläschen verhindert wurde. Das andere Ventil öffnete sich nach innen und zog beim Aufziehen der Spritze zusätzlich zur verbrauchten Lungenluft etwas Frischluft an, um eine Schädigung der Lunge durch zu starke Entleerung zu vermeiden.[843] Neben dieser Sondervorrichtung zum Schutz der Lunge lag eine weitere Besonderheit dieser Spritze in der Empfehlung Moores, sie ähnlich der Spritze von Murray mit einer Vorrichtung zum Anwärmen der Luft zu verwenden: *„Sollen die Spritzen zur Belebung scheintodter Körper angewandt werden, so kann man eine derselben, nach Murray, mit einem Gefäß umgeben, in welches heißes Wasser gethan wird.“*[844]

Bezüglich einer möglichen Verbreitung oder Anwendung dieser Spritze konnten keine Angaben ermittelt werden, auch geht aus der Beschreibung Moores nicht hervor, ob seine Spritze als Prototyp vorlag oder lediglich auf dem Papier existierte.

843 Vgl. unten Abbildung 68.

844 J. Moore: Beschreibung eines neuen Apparats, um die Bewegung der Lungen, in Fällen, wo das Athmen aufgehoben ist, wiederherzustellen. In: Froriep (Hg.): Notizen aus der Natur- und Heilkunde 2 (1822), S. 247-249.

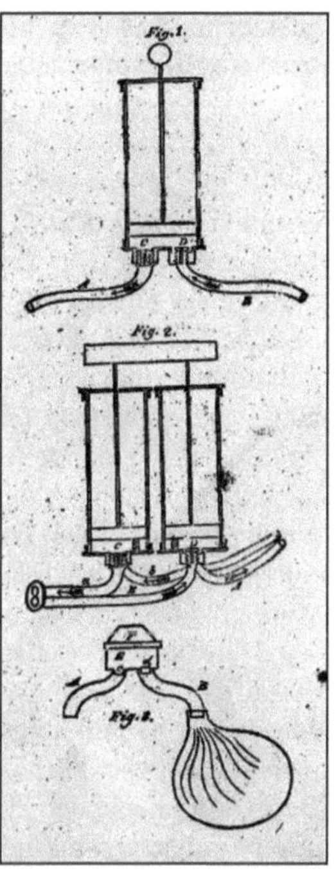

Abbildung 68: Die doppelte Beatmungsspritze nach James Moore (1822)

Fig. 1: Gewöhnliche Luftspritze. A und B: zwei Röhren, in die der Zylinder einmündet. C: Ventil bei der Röhre A, öffnet sich nach außen. D: Ventil bei der Röhre B, öffnet sich nach innen. Fig. 2: Kombination aus zwei solcher Spritzen. Jeweils die Röhre A der einen Spritze wurde mit der Röhre B der anderen Spritze kombiniert. Die Spritzenzylinder selbst sind um 90° gegenüber Fig. 1 gedreht. Rechts von C: Überdruckventil, öffnet sich nach außen, wenn die Lunge angefüllt ist, um eine Zerreißung der Lungenbläschen zu vermeiden. Links von D: Überdruckventil, öffnet sich nach innen, wenn die Lunge weitgehend ausgepumpt ist, um eine zu starke Entleerung der Lunge zu vermeiden. (Fig. 3: Atmungsgerät des Autors, hier nicht näher behandelt)

Quelle: Moore, 1822, S. 248

5.6.5 Die doppelte Beatmungsspritze nach Dacheux (um 1823)

Vom Zeitpunkt her wahrscheinlich nach der doppelten Spritze von Meunier erfand auch Louis-Victor Dacheux[845] eine aus zwei Zylindern bestehende Spritze. Dacheux, von Beruf ursprünglich Seemann, Hochseefischer und später Pflanzer auf Saint-Domingue, wurde durch zahlreiche Lebensrettungen auf See und später in Paris bekannt, bevor er 1823 zum „*inspecteur des secours aux noyés*" der Stadt Paris ernannt wurde. In diesem Aufgabenbereich blieb er bis zum Jahr 1833. Etwa 300 Menschen verdankten ihr Leben seinem direkten oder indirekten Wirken.[846] Seine Erfindung der doppelten Spritze ist möglicherweise in diesem Zeitraum an-

845 Louis-Victor Dacheux (* 1772 in Dieppe/Normandie, † ?), genannt „l'homme du rivage". Vgl. Anonym: Un sauveteur oublié: Louis-Victor Dacheux. In: Anesth. Anal. Réan. 36 (1978), S. 543. Der ungenannte Autor zitiert hierin auszugsweise aus den Memoiren Dacheux' mit dem Titel: Mémoires de Louis-Victor Dacheux surnommé l'homme du rivage. Paris 1840. Vgl. zur Biographie auch: Edouard Frère: Manuel du bibliographie normand. Tome 1. 1858; nach: Archives biographiques françaises. London, Paris, Munich, New York o.J. [1990].

846 Vgl. Anonym: Un sauveteur oublié, 1978, S. 545.

zusiedeln, jedoch nicht genau zu datieren. Dacheux schrieb in seinen Memoiren über die Erfindung seines Geräts: „*J' imaginai une double pompe, terminée par une ajustage commun qui s'applique à la bouche du noyé ... On peut juger combien de veilles, de travaux et d'expériences me coûta cette utile invention; mais, aussi, quelle joie ne ressentis-je point quand je me vis en possession d'un instrument qui répondait à mes désirs!*“[847]

Die Spritze von Dacheux wurde geprüft und für günstig befunden. Er erhielt dafür sogar einen Preis in Höhe von 1000 Francs vom Innenministerium (*ministre de l'Intérieur*). Außerdem wurde ihm im Jahr 1824 der „*prix Monthyon*“[848] in Höhe von 6000 Francs von der Académie Française verliehen. 1828 wurde er schließlich zum „*chevalier de la Légion d'Honneur*“ ernannt.[849] Eine exakte Beschreibung und Abbildung der doppelten Spritze von Dacheux ist nur bei Marc zu finden.[850] Danach setzte Dacheux die beiden Spritzenzylinder im Unterschied zu Meunier nicht parallel, sondern ließ sie spitzwinklig aufeinander zulaufen. Beide Spritzenzylinder mündeten im Bereich der Spritzenspitze in ein gemeinsames Verbindungsteil. Hier wurde die in- und exspiratorische Luft getrennt.

Die Exspirationsphase wurde durch das Anziehen des Stempels der Exspirationsspritze nachgeahmt. Der dabei entstehende Unterdruck öffnete ein Ventil zwischen dem Verbindungsteil und dem Exspirationszylinder, und die in den Luftwegen vorhandene Flüssigkeit oder auch Lungenluft konnte in diesen einströmen. Beim anschließenden Herabdrücken des Stempels wurde die jetzt im Spritzenzylinder befindliche Flüssigkeit bzw. die verbrauchte Luft durch einen seitlich angebrachten Stutzen, über ein sich nach außen öffnendes Ventil, in die Umgebung geleitet.

Über die Betätigung des Stempels der Inspirationsspritze wurde die Inspirationsphase nachgeahmt. Der Stempel war innen hohl. Durch die vermutlich im Bereich des Stempelgriffs liegende Öffnung wurde beim Aufziehen des Stempels die Umgebungsluft angesaugt. An der inneren Stempelöffnung hatte Dacheux ein sich nach innen öffnendes Ventil angebracht, das sich beim Herabstoßen des Stempels von selbst verschloss. Dadurch erübrigte sich das Zuhalten des äußeren Stempellochs. Beim Herabstoßen des Stempels wurde diese Luft über ein Ventil zum Verbindungsteil und weiter in die Lungen geleitet. Insgesamt wurden bei der Konstruktion dieser Beatmungsspritze somit vier Ventile verwendet. Es handelte sich um Klappenventile, die aus Leder gefertigt waren. Marc bemerkte dazu: „*Da die Venti-*

847 Mémoires de Louis-Victor Dacheux, 1840; zitiert nach: Anonym: Un sauveteur oublié, 1978, S. 545.

848 Der jährlich für herausragende „moralische“ Leistungen verliehene „prix Monthyon“ beruhte auf einer der zahlreichen Stiftungen des französischen Philanthropen Antoine-Jean-Baptiste-Robert Auget, Baron de Montyon oder Monthyon (* 1733 in Paris, † 1820 ebd.) und wurde von der Académie Française verliehen. Zur Biographie Montyons vgl.: Jean Christian Ferdinand Hoefer: Nouvelle biographie générale. T. 36. Paris 1861, Sp. 407-410.

849 Vgl. Anonym: Un sauveteur oublié, 1978, S. 545f.

850 Vgl. Marc, 1836, S. 80f. und unten die Abbildungen 69 und 70.

le der Pumpe des Herrn Dacheux von Leder verfertigt sind, so werfen sie sich leicht, werden hart und bald derangirt.“[851]

In dem von einem ungenannten Verfasser stammenden biographischen Artikel über Dacheux sind zwei nicht näher beschriebene und von der Quelle belegte Abbildungen beigefügt. Diese Abbildungen zeigen offensichtlich eine Variante des Dacheux-Gerätes, die in einigen Punkten von der Beschreibung bei Marc abweicht. Ein grundlegender Unterschied besteht in einer Maske, die über Mund und Nase aufgesetzt wurde. Hier war eine seitliche Anschlussmöglichkeit vorhanden. An diese konnte ein Verbindungsschlauch zu einer Retorte, vermutlich zur Einleitung von Sauerstoff, angebracht werden.[852] Die zweite Variante bestand aus einer Röhre, die in einem trichterförmigen zweiten Mundstück endete. Über dieses Mundstück konnte der Verunglückte offensichtlich auch direkt, also von Mund-zu-Mund, beatmet werden.[853] In welchen Fällen diese Beatmung allerdings angewandt werden sollte, ist weder dem Text noch der Abbildung zu entnehmen. Ein weiterer Unterschied zu der Abbildung bei Marc besteht darin, dass die beiden Spritzenzylinder nicht in einem gemeinsamen Verbindungsteil mündeten, sondern dicht nebeneinander im Bereich des Mundstücks. Ob die bei Marc eingezeichneten Ventile hier im Bereich der Zylindermündung oder vielleicht im Bereich des Mundstücks eingebaut waren, ist aus dieser Abbildung nicht zu ersehen.

---

851 Marc, 1836, S. 81.

852 Vgl. Anonym: Un sauveteur oublié, 1978, Abb. S. 545, „Pompe aspirante de Dacheux (en fonctionnement manuel)“.

853 Vgl. Anonym: Un sauveteur oublié, 1978, Abb. S. 546, „Pompe aspirante de Dacheux (en fonctionnement par voie buccale)“.

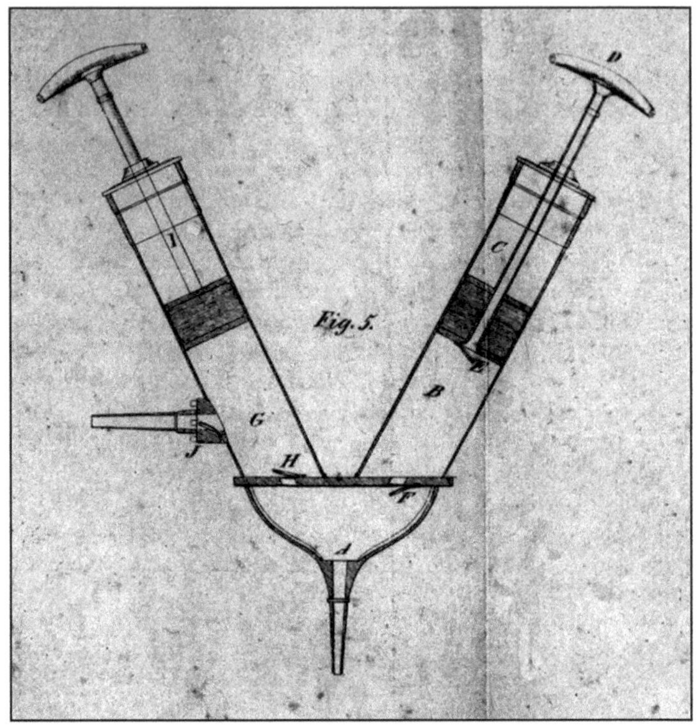

Abbildung 69: Die doppelte Beatmungsspritze nach Louis-Victor Dacheux (um 1823)

A: Gemeinsames Ansatzstück der beiden Spritzenzylinder B und G. B: Frischluftzylinder. C: hohler Stempel der Inspirationsspritze mit Handgriff D und Öffnung in demselben. E: Ventil, das sich beim Anziehen des Stempels öffnet und beim Herunterdrücken schließt. F: Ventil, das sich beim Herabdrücken der Stempels C öffnet. G: Zylinder zum Ausziehen von Flüssigkeit (oder Luft). H: Ventil, das sich beim Aufziehen des Stempels I öffnet. J: Ventil zum Ablassen der Flüssigkeit, öffnet sich beim Herabdrücken des Stempels I

Quelle: Marc, 1836, Tafel III, Fig 5

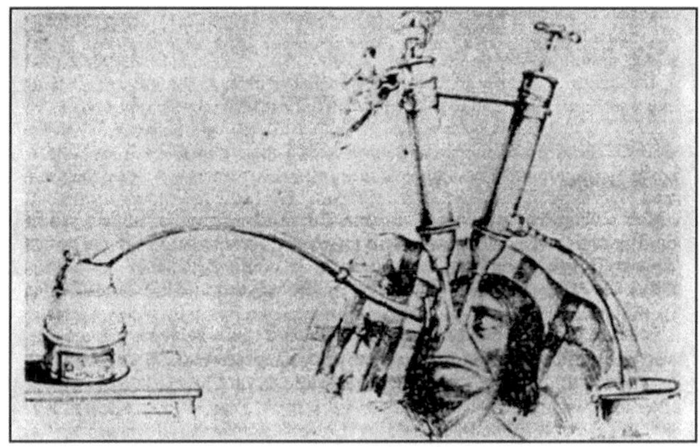

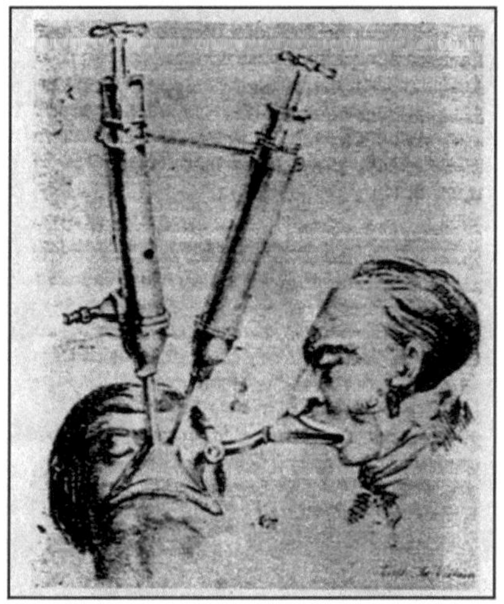

Abbildung 70: Die doppelte Beatmungsspritze nach Louis-Victor Dacheux (um 1823)

Abb.1 (oben): Die Pumpe von Dacheux in manueller Funktion

Abb. 2 (unten): Die Pumpe von Dacheux in Funktion über die Mundhöhle (par voie buccale)

Quelle: Anonym, Un sauveteur oublié...1978, S. 545 und 546

5.6.6 Die doppelte Beatmungsspritze nach van Houten (um 1825)

Der Rotterdamer Kaufmann und Philanthrop Willem van Houten[854] konstruierte und beschrieb eine doppelte Beatmungsspritze. Dies stand vermutlich im Zusammenhang mit der 1824 in Rotterdam errichteten „*Zuidhollandsche maatschappij tot redding van schipbreukelingen*", deren langjähriger Präsident van Houten war. Van Houten befasste sich mehrfach mit verschiedenen Fragestellungen auf dem Gebiet der Naturkunde und Werkzeugkunde.

Auch bei der Spritze von van Houten konnten die zwei vollständig voneinander separierten und parallel zueinander gesetzten Spritzenzylinder gleichzeitig unterschiedliche Luftarten, also Frischluft und verbrauchte Lungenluft, aufnehmen.[855] Dementsprechend befanden sich in jeder Spritze zwei Klappenventile. Die Lungenluft wurde in den Exspirationszylinder und über eine in der Nähe der Spritzenspitze angebrachte Ventilöffnung in die Umgebung geleitet. Der Inspirationszylinder wurde entweder direkt durch die umgebende Luft oder aber über einen Zuleitungsschlauch aufgefüllt, der mit der Frischluft kommunizierte. Außerdem bestand die Möglichkeit, den Zylinder mit einem Gasgemisch zur Beatmung in Verbindung zu setzen. Dabei konnte Sauerstoffgas aus einer damit gefüllten Blase eingeleitet werden oder aber, wie Wehrle empfahl, eine mit 2-3%igem Chlor vermischte atmosphärische Luft insuffliert werden. „[...] *weil aber diese Gasart heftig und nachtheilig auf die Respirationsorgane wirkt, und bei wiederkehrendem Leben krampfhafte Zusammenschnürungen der Lunge hervorbringt, daher die Wiederbelebung sogar vereiteln kann, so darf diese nur mit höchster Vorsicht* [...] *beigemengt werden.*"[856] Der Insufflation von Sauerstoffgas anstelle von atmosphärischer Luft gab Wehrle keinen Vorzug.

Jeder Spritzenzylinder enthielt einen dazugehörigen Stempel, beide waren miteinander verbunden und konnten so parallel betätigt werden. Entsprechend den Körperöffnungen war an den Spritzenspitzen jeweils ein Röhrchen angebracht, das in die Nase bzw. den Mund eingeführt wurde. Die Nasenröhre war aus Leder und doppelte sich an ihrem Ende. Um diese Röhrchen gut in der Nase festhalten zu können und um eine Luftzirkulation neben den Röhren zu vermeiden, war rund um jedes Röhrchen eine Hornverdickung angefügt. Diese wurde „*so tief in die Nase gesteckt, daß sich die hörnernen Eicheln mm zur Hälfte in den Nasenlöchern befinden.*"[857] Im Endteil der Mundröhre war ein Blatt angebracht, das auf der Zunge lie-

---

854 Willem van Houten (* 1778 in Rotterdam, † 1857 ebd.). Zur Biographie vgl.: A.J. van der Aa: Biographisch Woordenboek der Nederlanden. Haarlem 1852, S. 410.

855 Vgl. zur Beschreibung: Anonym: Beschreibung einer von Wilhelm van Houten jun. zu Rotterdam erfundenen Athmungspumpe. In: Froriep (Hg.): Notizen aus dem Gebiete der Natur- und Heilkunde 10 (1825), Sp. 153-155, sowie Wehrle, 1835, S. 92f.

856 Wehrle, S. 93.

857 Anonym: Beschreibung einer von Wilhelm van Houten ...,1825, S. 154 und unten die Abbildungen 71 und 72.

gen sollte. Um auch hier die genaue Lage der Röhre zu gewährleisten, wurde diese durch ein verstellbares Schild direkt vor dem Mund des Verunglückten fixiert. Die weitere Funktion entsprach den bereits beschriebenen Geräten. Die Ventile des Geräts waren zunächst so eingerichtet, dass die Frischluft durch den Mund eingepumpt und die Lungenluft durch die Nase ausgesaugt wurde. Durch Umstecken der Schläuche oder auch durch das Umdrehen der Ventile sollte es jedoch auch möglich sein, diese ursprüngliche Anordnung zu verändern. Eine Begründung hierfür wurde nicht genannt.

Das Gerät von van Houten stieß in der Folgezeit auf nur geringe Resonanz. Allerdings soll das Prinzip der Pumpe von dem englischen Chirurgen Cooper als zweckmäßig und rationell eingestuft worden sein, wie van Eisselsteijn bemerkte.[858] Bei ihm ist gleichfalls zu erfahren, dass das Gerät nach England und nach Amerika verkauft worden sein soll, was aber nicht weiter zu belegen war.

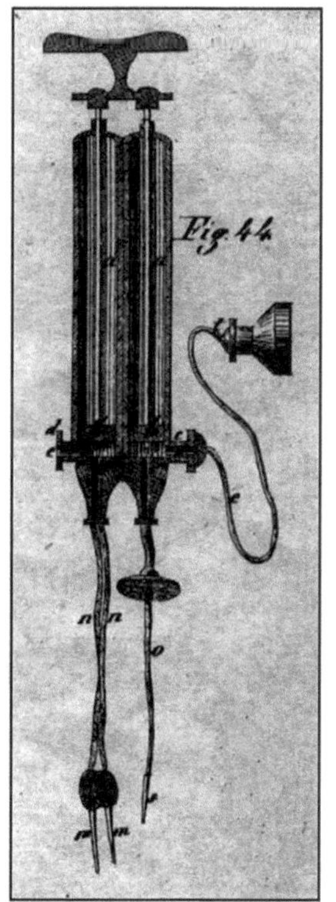

Abbildung 71: Die doppelte Beatmungsspritze nach W. van Houten (1827), abgebildet bei Wehrle (1835) I

a,a': Zwei Spritzenzylinder. b,b': Zwei Stempel. c: Zuführungsröhre. d: Ausführungsröhre. e, e', e'', e''': Ventile. mm: Röhren aus Horn. nn: Röhren aus Kautschuk zum Einführen in die Nase. o: Verbindungsröhre zum Mundstück s. s: Mundstück. t: Trichterförmiges Ansatzstück für ein Luftreservoir

Quelle: Wehrle, 1835, Bildttafel II, Fig. 44 im Anhang

858 Vgl. van Eysselsteijn, 1912, S. 47.

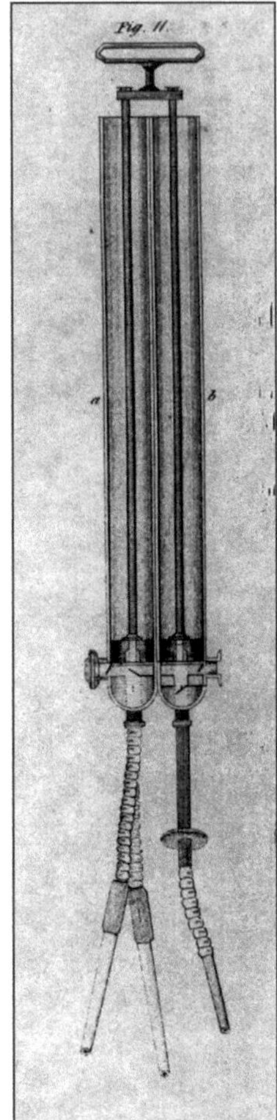

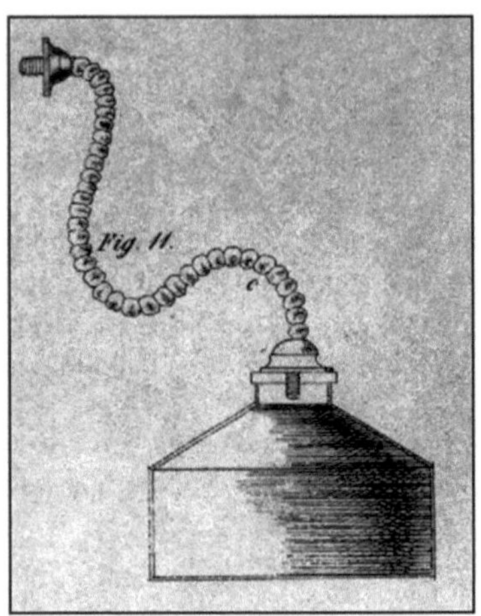

Abbildung 72: Die doppelte Beatmungsspritze nach W. van Houten (1827), abgebildet bei van Hasselt (1847)II

Links: a: Ausatmungszylinder, verbunden mit den Röhren für beide Nasenlöcher. b: Einatmungszylinder, verbunden mit dem Mundstück. Oben: c: Trichterförmiges Ansatzstück für ein Luftreservoir

Quelle: van Hasselt, 1847, Tafel im Anhang, Fig. 11

5.6.7 Eine doppelte Beatmungsspritze nach Read mit Erwärmung der Luft (1841)

Ein Beatmungsgerät in Form einer doppelten Spritze mit Erwärmung der Luft wurde auch von Read erfunden.[859] *„Es besteht dasselbe aus 2 Spritzen, deren Cylinder 2 Cubikzoll, oder 1 1/2 Unzen Luft enthalten, die eine versehen mit einer Röhre für den Mund, um die Luft aus der Lunge herauszuziehen, die andere, um durch eine, den Nasenlöchern angepasste Röhre eine gleiche Menge frischer Luft einzupum-*

859 Die einfache Spritze von Read siehe Kapitel 5.5.9.

pen.“[860] Diese beiden Zylinder waren nebeneinander parallel gesetzt, so dass die Stempel mit einer Hand betätigt werden konnten. In ihrer Funktion unterschied sich die Spritze wohl nicht von den bereits bekannten Geräten, allerdings wurde die atmosphärische Luft hier, bevor sie in den Inspirationszylinder gelangte, durch eine „*Röhre und ein metallenes Gewinde in warmem Wasser gewärmt* [...].“[861] Zum Einsatz des Geräts bemerkte Read, dass zunächst durch das Aufziehen der Spritze verdorbene Luft oder Schleim aus der Trachea und den Lungen gesogen wurde und danach die Beatmung mit warmer Luft erfolgen sollte. „*The medicated air is contained in an aitproof bag, to be attached to one of the cylinders.*“[862] Dieses Gerät sei auch als Magenspritze anwendbar und für diesen Zweck sogar noch besser geeignet als die einfache Spritze. Gegen Murrays Beschuldigung des Plagiats[863] wehrte er sich, indem er versicherte, die Spritze sei schon lange vor einer entsprechenden Notiz im „Lancet“ von ihm erfunden worden und stelle tatsächlich auch im jetzigen Zustand eine Verbesserung dar: „*I beg to inform him through your columns, that I have not borrowed the invention from reading his book* [...]“.[864]

In leicht modifizierter Bauweise und verkleinert konnte das Gerät zum Gebrauch bei Kindern und wohl besonders zur Wiederbelebung asphyktischer Neugeborener verwendet werden. Hierbei sollte zunächst der Schleim aus den Luftwegen entfernt werden, danach etwas Luft mit der Inspirationsröhre eingeblasen und erst dann mit der gleichzeitigen Betätigung beider Stempel begonnen werden. Empfohlen wurde das Gerät 1842 von John Snow[865] zur Wiederbelebung asphyktischer Neugeborener anstelle des Blasebalgs. Snow sah bei Anwendung von Blasebälgen die große Gefahr der Zerreißung von Lungenbläschen. Read selbst konnte angeblich mit seinem Gerät „*eine Stunde lang das natürliche Athmen entbehren*“[866], wie auch immer er das wohl bewerkstelligt haben mag.

5.7 Beatmungsblasen

5.7.1 Konstruktionsmerkmale

Tierblasen, in denen Sauerstoff aufgefangen, kurzfristig aufbewahrt und als Luftreservoir z.B. mit in Gruben genommen werden konnten, wurden bereits von Cavallo 1781[867] beschrieben. Diese dann auch zur Beatmung zu empfehlen, scheint eine

860 Meyn, 1843, S. 89.

861 Meyn, 1843, S. 89f.

862 John Read: Means of resuscitation in asphyxia. In: Lancet 36 (1841), S. 317.

863 Vgl. Kap. 5.5.8.3.

864 Read, 1841, S. 318.

865 Vgl. John Snow: On Asphyxia, and on the Resuscitation of Still-born Children. In: London Medical Gazette 29 (1841), S. 225.

866 Meyn, 1843, S. 89.

867 Vgl. Kap. 4.3.3.

logische Konsequenz. Dass die Vorläufer des heutigen Ambu-Beutels nicht oder vermutlich nur selten zur Anwendung kamen, hat seine Ursache in dem leicht verderblichen Naturmaterial und der fehlenden Elastizität der Tierblasen. Die Konstruktion von Beatmungsbeuteln oder Beatmungssäcken aus elastischen Materialien wie Kautschuk wird in den Quellen beschrieben. Gleichfalls könnte man sich ein gewebtes und luftundurchlässig gemachtes Material mit Spiralfeder im Innern vorstellen, das den Anforderungen an Elastizität entsprach. Beide Materialmöglichkeiten könnten auf das Gerät von Aitken, das 1786 beschrieben wurde, zutreffen, was aber aufgrund der fehlenden Angaben bei diesem Autor nicht abschließend beurteilt werden kann. Eine aus Kautschuk hergestellte Beatmungsblase findet sich bei der Hebamme Mme Rondet um 1829, deren Gerät für Neugeborene allerdings bei einer Prüfung mit dem bereits bekannten und viel älteren Gerät von Aitken als identisch befunden wurde. Folglich könnte es sich bei diesem Vorläufer tatsächlich um eine sehr frühe Kautschukblase gehandelt haben.

5.7.2 Tierblasen zur Beatmung

„*Anfangs schien mir eine mit einem Hahn versehene Blase das einfachste und geschickteste Mittel, um die reine Luft aus dem Glase, worin man sie aufbewahrt, wegzuschaffen, und in die Lungen der Ertrunkenen überzuführen.*“[868]. Diese zunächst positive Wertung von Tierblasen als Luftbehälter und einfaches Beatmungsgerät musste van Marum nach Experimenten mit einer Tierblase revidieren. Er hatte versucht, mittels einer Blase ein ertränktes Kaninchen wiederzubeleben. Der Erfolg jedoch blieb aus, da die Blase defekt war. Daraus folgerte van Marum, dass es zur Rettung von Menschen erforderlich sei, die Blase mehrmals im Jahr zu erneuern. Da dies sehr leicht vergessen oder versäumt werden könnte, empfahl er schließlich, das Lufteinblasen mit stabileren und weniger wartungsintensiven Instrumenten, den Beatmungspumpen oder -spritzen.[869] Der Würzburger Professor Pickel schrieb der Beatmung mit Sauerstoff die beste Wirkung zu. Dieser könne über eine Tierblase dem Scheintoten zugeführt werden: „*Man leitet diese Luft in eine mit einem Hähnchen versehene Schweinsblase, steckt sonach die Mündung des Hähnchens in den Mund des Todtscheinenden, läßt ihm durch den Gehülfen Mund und Nasenlöcher zusammendrücken, und preßt durch einen Druck auf die gefüllte Blase die darinn enthaltene Lebensluft in die Lunge.*“[870] Auch Koppenstätter beschrieb 1831 die Möglichkeit des Lufteinblasens mittels einer Kalbsblase, an welcher ein Röhrchen, Federkiel, Hafer-, Holunder- oder ein anderes Rohr befestigt sein sollte.[871] Noch 1861 empfahl van Hasselt die Verwendung einer gewöhnlichen

868 van Marum, 1796, S. 16.
869 Vgl. van Marum, 1796, S. 17.
870 Pickel, 1812, S. 23.
871 Vgl. Koppenstätter, 1831, S. 16.

Schweinsblase, die mit Umgebungsluft oder mit Sauerstoff gefüllt zur Beatmung dienen konnte, sofern andere Geräte nicht vorhanden waren.[872]

5.7.3 Die Beatmungsblase nach Achard (1784)

Ein einfaches Instrument zur Beatmung wurde 1784 von Franz Carl Achard[873] beschrieben und zuvor erfolgreich zur Wiederbelebung asphyktischer Tiere eingesetzt.[874] Da Achard der direkten Atemspende zur Wiederbelebung kritisch gegenüberstand, bevorzugte er die Beatmung mit Sauerstoff als das geeignetste Mittel, Asphyktische wiederzubeleben und das in der Lunge angesammelte „*Brennbare*" zu entfernen.

In eine Tierblase wurde ein spiralförmig gewundenes Rohr eingebracht, das wie eine elastische Feder wirkte und die Blasenausdehnung gewährleisten sollte. Die Blasenöffnung war mit einem Messinghahn verbunden, an den eine Elfenbeinröhre angeschraubt wurde. Sie diente zum Einbringen in den Mund oder die Nase des Versuchstiers. Als Beatmungsgas verwendete Achard „*dephlogistizierte Luft*", also Sauerstoff. Zur eigentlichen Beatmungstechnik schrieb Achard: „*Man hält die andern Oeffnungen zu, wodurch die Luft gehen könnte, und drückt die Blase ganz gelinde und nur ungefähr 1/2 Secunde. Alsdenn dehnt sie sich wieder aus, und zieht die ausgepreßte Luft wieder in sich.*"[875]

Die Besonderheit dieses Geräts gegenüber anderen Beatmungsblasen lag in der elastischen Ausdehnung der ansonsten nach der Komprimierung plastisch verformten Tierblase. Somit geschah die Ausziehung der Luft automatisch mit der Rückführung der Blase in ihren Ausgangszustand. Im Gegensatz zu allen Blasebälgen oder Spritzen erforderte dieses Gerät nur eine aktive Kompression. Trotz dieser Vorteile fand Achards Gerät offenbar keine praktische Anwendung. Vermutlich konnten sich Beatmungsblasen deshalb nicht durchsetzen, weil sie, wie schon oben bemerkt, zu leicht verderblich und dadurch sehr schnell nicht mehr zu gebrauchen waren.

---

872 Vgl. van Hasselt, 1862, S. 124.

873 Franz Carl Achard (* 1753 Berlin, † 1821 Kunern / Schlesien), Direktor der physikalischen Klasse an der Berliner Akademie der Wissenschaften und Erfinder der Zuckerfabrikation aus Runkelrüben. Vgl. BLH, Bd. 1, 1863, S. 7, sowie Jüngst, 1909, S. 837.

874 Vgl. Franz Carl Achard: Ueber die Ursachen der Asphixie, welche durch das Einathmen einer zum Athemholen untauglichen Luft entsteht, und über ein sehr wirksam dagegen zu gebrauchendes Mittel. In: Ders. (Hg.): Sammlung physikalischer und chemischer Abhandlungen. Bd. 1. Berlin 1784, S. 63-74.

875 Achard, 1784, S. 74.

5.7.4 Der Beatmungssack für scheintote Neugeborene nach Aitken (1786)

Vermutlich 1786 veröffentlichte der englische Arzt John Aitken ein von ihm erfundenes Beatmungsgerät für asphyktische Neugeborene.[876] Bei der „*mephitischen Asphyxie*" der Neugeborenen, die er als Folge einer „*Verstopfung der Nabelschnur*" ansah, nannte er die Förderung des Atemholens als erste Möglichkeit, um Abhilfe zu schaffen.[877] „*Ich habe ein Instrument erfunden, womit man reine Luft unmittelbar in die Lungen bringen kann. Es ist einfach und bequem. Es dient auch dazu, warmes Wasser u.s.w. in den Magen und in den Mastdarm zu spritzen.*"[878] Außerdem könne man auch Luft in den Magen und Mastdarm einbringen. Erstmals findet sich hier also die Beschreibung eines multifunktional einsetzbaren Luftsacks. Über die verwendeten Materialien – ob es sich hier um eine Tierblase, wie bereits oben beschrieben, oder z.B. einen Kautschuksack handelte – und über die Größe dieser Blase machte Aitken keine näheren Angaben. Er erwähnt in der Erklärung zur Kupfertafel lediglich einen elastischen Sack mit einem Ventil, das durch eine Seitenöffnung Frischluft in den Sack einlässt. An den elastischen Sack schloss sich eine biegsame silberne Röhre an, die in die Stimmritze eingebracht werden konnte. Auch hier beschrieb er nicht näher, wie die Biegsamkeit der Röhre erreicht wurde. Nach der vorliegenden Abbildung könnte es sich um kleine, miteinander verbundene aber gegeneinander bewegliche Elemente handeln.

Wie letztlich die Elastizität des Sacks zustande kam, bleibt offen, gleichfalls, wie es möglich sein konnte, ein einfaches Gerät gleichzeitig für gasförmige und flüssige Substanzen anzuwenden. Auf weitere dadurch entstehende Probleme wie Feuchtigkeit im Innern und die Reihenfolge der Anwendungsmöglichkeiten gab Aitken zumindest in der hier vorliegenden Beschreibung keine Antwort. Das Beatmungsgerät war offensichtlich der französischen „Académie Royale" bekannt, die 1829 ein von Mme Rondet[879] vorgelegtes Gerät als identisch bezeichnete. Weitere Angaben über die Verwendung des Wiederbelebungsgeräts von Aitken liegen nicht vor, sind aber möglicherweise in der speziell gynäkologisch ausgerichteten Fachliteratur zu finden.

---

876 Erstbeschreibung vermutlich in: John Aitken: A system of obstetrical tables with explications representing the foundations of the theory and practice of midwifery. London 1786.

877 Vgl. zum Folgenden: Johann Aitken: Grundsätze der Entbindungskunst nach der dritten verbesserten und mit neuen Kupfern vermehrten Ausgabe. Nürnberg 1789, darin S. 219 und 220 und unten Abbildung 73. Neben der Beatmung empfiehlt er Wärme und reizende Mittel zur Wiederbelebung, vgl. S. 220.

878 Aitken, 1789, Anm. auf S. 220.

879 Siehe unten Kap. 5.7.5.

Abbildung 73: Der Beatmungssack für scheintote Neugeborene nach John Aitken (1786)

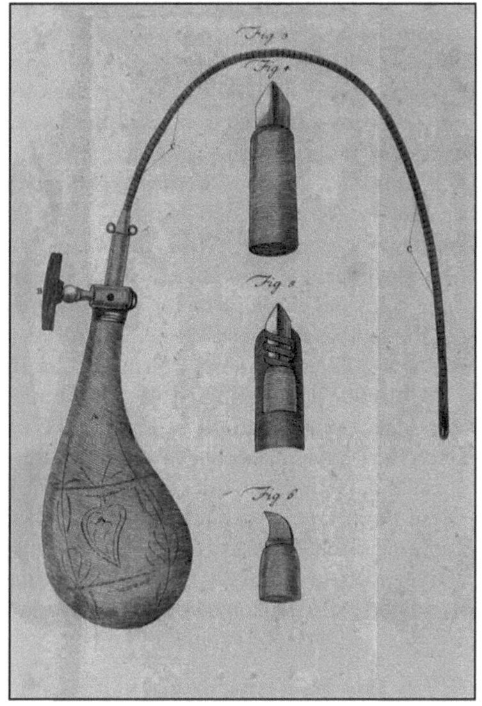

Fig.3: Beatmungssack für Neugeborene, verwendbar auch, um Luft in den Magen oder Mastdarm zu bringen und wieder herauszuziehen und zum Einspritzen von warmem Wasser in Magen und Mastdarm. AA: Elastischer Sack. B: Ventil mit Seitenöffnung, zur Aufnahme von Frischluft in den Sack. CC: biegsame silberne Röhre zum Einführen in die Stimmritze

Quelle: Aitken, 1789, Kupfertafel XXX im Anhang

5.7.5 Der Beatmungssack für scheintote Neugeborene nach Rondet (um 1829)

Im Rahmen ihrer Arbeit als Hebamme an der medizinischen Fakultät in Paris erkannte Marie Louise Chéou Rondet[880] die Notwendigkeit, ein Gerät zur Wiederbelebung asphyktischer Neugeborener zu konstruieren. Bei Callisen heißt es dazu: *„Sie erfand einen Apparat, bestehend aus einer Kaouchouc-Röhre, die mit einer Luftpumpe in Verbindung gesetzt ist, zur Wiederbelebung asphyctischer Kinder.“*[881] Die zuvor verwendete Chaussier-Röhre wies nach den Erfahrungen von Mme Rondet Unzulänglichkeiten in der praktischen Anwendung auf, da diese die verbrauchte

880 Marie-Louise Chéou Rondet (* Sedan 1800, † ?) war Oberhebamme an der medizinischen Fakultät in Paris. Weitere biographische Daten sind nicht bekannt. Vgl. MSL, Bd. 31, 1843, S. 519.

881 MSL, Bd. 31, 1843, S. 519.

Luft aus den Lungen nicht entfernen konnte.[882] Mme Rondet kombinierte also eine Blase aus Kautschuk mit einem kleinen Spritzenkörper mit doppeltem Ventil, das in gegensätzlichem Sinn arbeitete, d.h. die Spritze als saugendes und blasendes Gerät wirken ließ. Der Spritzenkörper war wiederum mit einer Röhre aus elastischem Gummi verbunden. Diese war mit einer Verdickung versehen, um den Kehlkopf nicht zu reizen oder zu verletzen und um ein zu weites Einschieben der Röhre zu verhindern. Vermutlich konnte je nach Ventilstellung Frischluft in den elastischen Kautschuksack gesogen werden und diese dann in die Lungen bzw. wieder zurück in den Sack transportiert werden. 1829 stellte Mme Rondet das Gerät bei der Académie Royale vor.[883] Die Akadémie erkannte die Urheberschaft von Mme Rondet jedoch nicht an und entschied, dass es sich bei dem Gerät um die gleiche Erfindung handelte, die Jahre zuvor von Aitken in London publiziert worden war.[884] Der bei Rondet beschriebene kleine Spritzenkörper könnte nach der Abbildung des Geräts von Aitken bei diesem auch vor die Blase geschaltet sein, ohne dass Aitken jedoch näher darauf einging. Bereits wenige Jahre danach wurde der Sachverhalt von Delacoux ausführlich geschildert. Er vertrat die Ansicht, dass es sich bei dem Gerät der Hebamme dennoch um eine eigenständige Erfindung handeln müsse, da er nicht davon ausging, dass Mme Rondet Kenntnis von dem Gerät Aitkens hatte. Diese Streitfrage lässt sich nicht mehr klären, interessant erscheint aber, dass der von einer Hebamme kritisierte Chaussier Mitglied der Prüfungskommission war. Hervorzuheben ist, dass die Oberhebamme Mme Rondet die erste und einzige weibliche Erfinderin eines Beatmungsgerätes war.

5.7.6 Die Beatmungsblase nach Thomas (1831/32)

John Thomas empfahl fast 50 Jahre später als Beatmungsgas gleichfalls reinen Sauerstoff. „*My humble opinion coincides with the authority I have quoted, and I feel assured, that if organic life be not irrecoverably gone, both it and animal life may be resuscitated, by inflating the lungs with pure oxygen gas.*“[885] Misslungene Wiederbelebungen führte er auf zu spätes Einsetzen der Beatmung zurück und auf das Einblasen von Luft in die Speiseröhre und den Magen. Aus diesem Grund sah er eine Bronchotomie als Voraussetzung für die Wiederbelebung an. „*This bronchotomic operation is by no means dangerous, and may be performed by any sur-*

---

882 Vgl. zum Folgenden: A. Delacoux: Biographie des sages-femmes célèbres. Paris 1834. Nach: Archives biographiques françaises. London, Paris, München, New York, o.J. [1990].

883 Vgl. R. Berg, H.-J. Dieminger und A. Eisinger: Beitrag zur Geschichte der Asphyxiebehandlung. Zent.bl. Gynäkol. 109 (1987), S. 249. Mme. Rondet wird hier fälschlich „Roudet“ genannt.

884 Vgl. Aitken, 1786, Kap. 5.7.4.

885 John Thomas: Essay on asphyxia; or an attempt to illustrate the pathology, and to simplify the treatment, of suspended animation. In: The Lancet 1 (1831/32), S. 23. Vgl. Abb. 74.

geon of common dexterity in as short, or even shorter time, than necessary, to pass a tube into the trachea.“[886]

Das von ihm vorgeschlagene Beatmungsgerät sollte aus zwei Teilen bestehen, einer Ochsenblase und einer gebogenen Röhre, dem Trachealtubus. Die Ochsenblase wurde zunächst mit einer kurzen Röhre mit Hahn verbunden. Diese Röhre hatte zum tubenseitigen Ende ein inwendiges Schraubgewinde. Darüber konnte die Ochsenblase mit Sauerstoff gefüllt werden, da das Gewinde passend für den „*japan gasometer*“ gefertigt werden sollte. Gleichzeitig diente es dem Gegengewinde des Tubus als Fixierungspunkt. Der Tubus sollte aus Silber gefertigt sein, eine Länge von 3½ bis 4 Zoll (ca. 9 - 10 cm) und einen Durchmesser von $^{4}/_{10}$ Zoll (ca. 1 cm) haben. Das nicht fixierte Ende war gebogen und abgerundet, damit es gut in die eröffnete Trachea eingeführt werden konnte. Um das Festhalten der silbernen Röhre zu erleichtern, sollte die Oberfläche des Röhrenkörpers in einer Länge von etwa 2 Zoll (ca. 5 cm) aufgeraut sein. Eine kontinuierliche Beatmung konnte durchgeführt werden, wenn zwei dieser Blasen vorhanden waren. Eine Blase diente jeweils der Beatmung, die andere wurde neu mit Sauerstoff gefüllt. Aus der Beschreibung von Thomas ist zu schließen, dass seine Beatmungsblase lediglich als Vorschlag anzusehen ist und vermutlich auch als Prototyp nie existierte. In der zeitgenössischen Literatur fand sie jedenfalls keinen weiteren Niederschlag.

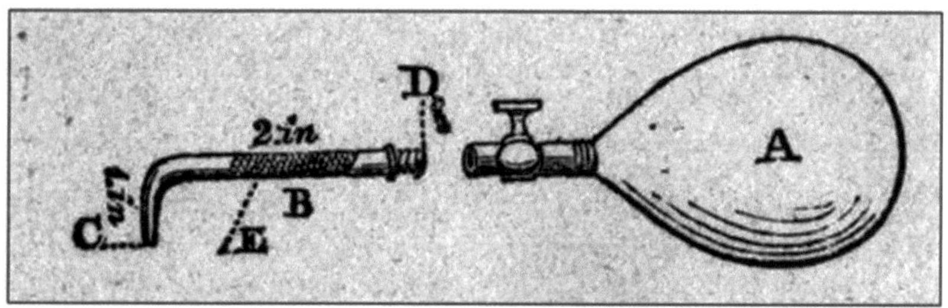

Abbildung 74: Die Beatmungsblase nach John Thomas (1831/32)

A: Gasbehälter bestehend aus Ochsenblase mit Anschlussstück und Hahn. B: silberne Beatmungsröhre. C: gebogenes Ende der Beatmungsröhre zur Einführung in die Luftröhre nach Tracheotomie. D: Schraubanschluss der Beatmungsröhre an den Gasbehälter. E: aufgerauter Abschnitt der Beatmungsröhre

Quelle: Thomas, 1831/32, Textabbildung auf S. 245.8 Sonstige, nicht klassifizierbare Beatmungsgeräte

886 Thomas, 1831/32, S. 23f.

5.8 Sonstige, nicht klassifizierbare Beatmungsgeräte

5.8.1 Das Beatmungsgerät nach Voigt (1796)

In einer Nachschrift zur Beschreibung des Inhalationsgeräts von Girtanner beschrieb Johann Heinrich Voigt[887] ein von ihm selbst erfundenes Gerät. Es sollte dazu dienen, in schädlicher Luft erstickte Personen zu beatmen. Dieses Gerät bestand aus einer mit Sauerstoff, „*Lebensluft*", gefüllten Flasche, die mit einem zweifach durchbohrten Korken verschlossen wurde.[888] In der einen Korkenbohrung steckte ein Trichter, dessen äußere Öffnung durch einen Pfropfen verschlossen werden konnte. In der anderen Bohrung steckte ein gebogenes Rohr mit zwei Nasenstücken, die aus Federharz, alternativ auch aus Leder gefertigt waren. Die Nasenstücke sollten in die Nase oder den Mund eines Erstickten eingeführt werden, danach wurde Wasser in den Trichter gefüllt und der Stopfen leicht geöffnet. Das Wasser tröpfelte nun langsam über den Trichter ins Innere der Flasche und verdrängte dort den Sauerstoff, der über die zweite Röhre in die Nase des Verunglückten einströmte: „*Man hält nun so lange mit Einfüllen des Wassers inne, indem man den Trichter wieder mit dem innern Pfropfe verschließt, bis jene Luft verbraucht ist, welches durch mitwirkende Reiz- und andere, die Lebenskraft wieder erweckende Mittel, befördert wird.*"[889]

Mit anderen Ansatzstücken konnte dieses Beatmungsgerät auch für chemische Versuche mit Sauerstoff verwendet werden.[890] Angefertigt wurde das Gerät von Heinrich Carl Wilhelm Breithaupt, Hof-Mechanikus und Optikus zu Hessen-Philippsthal, der es in seinem Instrumentenkatalog aus dem Jahr 1800 aufführte. Die Kosten betrugen 7 Rthlr.[891]

Das Gerät von Voigt nimmt eine Zwischenstellung ein zwischen reinen Atmungs- oder auch Inhalationsgeräten, die durch die intakte Atmung funktionieren, und den Beatmungsgeräten, bei denen keine Eigenatmung vorhanden ist. Am ehesten ist es zu vergleichen mit einer „Sauerstoffdusche", die in der modernen Medizin über einen Nasenschlauch und daran befestigtes Schaumstoffteil in die Nase eingeführt wird und dem Kranken Sauerstoff zur Atemluft zuführt. Dass das Gerät als effektives Beatmungsgerät hätte eingesetzt werden können, muss stark bezweifelt

---

887 Johann Heinrich Voigt (* Gotha 1751, † Jena 1823), Dr. phil. (Jena 1789), seit 1789 Professor der Mathematik und seit 1802 auch Professor der Physik an der Universität Jena, Verfasser zahlreicher mathematischer und astronomischer Schriften. Vgl. BLH, Bd. 2, 1863, Sp. 1224f.

888 [Johann Heinrich Voigt]: Nachschrift des Herausgebers dies. Mag. Beschreibung einer ähnlichen Maschine. In: Ders. (Hg.): Magazin für das Neueste aus der Physik und Naturgeschichte. Bd 10. St. 3. Gotha 1796, S. 94-96.

889 Voigt, 1796, S. 95. Vgl. unten Abbildung 75.

890 Voigt, 1796, S. 96.

891 Breithaupt, 1800. S. 47.

werden. Tatsächlich ist aus der Literatur und den untersuchten Rettungsfällen nichts über einen Einsatz des Geräts bekannt.

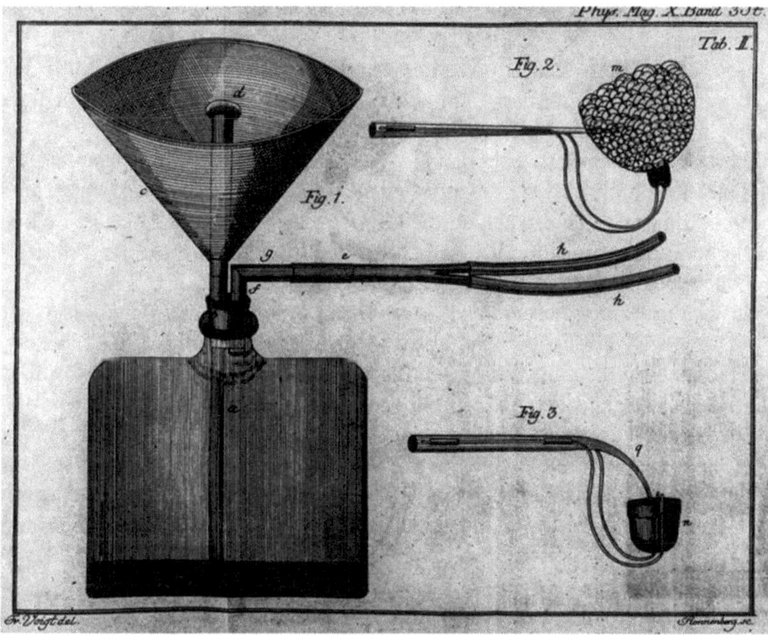

Abbildung 75: Das Beatmungsgerät von Johann Heinrich Voigt (1796)

Fig. 1: Das Beatmungsgerät. a: Die mit Sauerstoff gefüllte und mit einem zweifach durchbohrten Korken verschlossene Flasche. b: Zweifach durchbohrter Korkstopfen. c: Trichter, welcher in der einen Bohrung des Korkstopfens steckt. d: Stopfen zum Öffnen und Schließen der Trichtermündung. e: Röhre. f,g: Gebogenes Ende der Röhre e, welche in der zweiten Bohrung des Korkstopfens steckt. h,h: Zwei kurze Federharzschläuche als Mund- oder Nasenstücke. Fig. 2 und 3: Ansatzstücke für chemische Versuche. m: Körbchen von Messingdraht zur Aufnahme von glühenden Kohlen. n: Konisches Glasgefäß zur Aufnahme von Phosphorstückchen. q: Gebogenes Lötrohr. Die Ansatzstücke konnten anstelle der Röhre e auf die gebogene Röhre fg aufgesteckt werden

Quelle: Voigt, 1796, S. 94-96. Tafel II

5.8.2 Das Beatmungsgerät für scheintote Neugeborene nach Reisinger (1820)

„Das methodische Einblasen einer das Athmen erregenden Luft gehört sicher zu den bedeutendsten Wiederbelebungsmitteln beym Scheintode der Neugeborenen und der Erwachsenen.“[892] Mit diesen Worten umschrieb Franz Reisinger[893] seine Intention, eine Atemspende mit verbesserter und gereinigter Ausatemluft durchzuführen und ein dazu möglichst einfach zu handhabendes Gerät zur Verfügung zu stellen.

Das Gerät bestand aus einem ovalen hölzernen Zylinder, „*Büchse*“, deren innerer Hohlraum durch einen Schwamm ausgekleidet wurde. Dieser wurde in seiner gesamten Länge von einer kanalähnlichen Öffnung durchsetzt.[894] Das eine Ende der Zylinderhöhlung wurde durch einen flaschenhalsähnlichen, mit zentraler Öffnung versehenen Deckel abgeschlossen. Es diente als Mundstück.

Das zweite Ende, gleichfalls mit Öffnung, hatte im Innern ein konisch nach Innen zulaufendes, flaschenbodenähnliches Ende. Der nach innen ragende Teil sollte die Kanalisierung des Schwammes aufrechterhalten, die seitliche ringförmige Rille sollte die Feuchtigkeit des Schwammes auffangen und das Eindringen in die Luftwege des Asphyktischen verhindern. Am äußeren Zylinderende wurde ein trichterförmiges Mundansatzstück angeschraubt, das in seiner Größe genau den Mund eines Neugeborenen umschloss. Für Erwachsene musste dieser Trichter entsprechend größer gewählt werden. Im tiefsten Punkt des Trichters war eine gekrümmte Hornröhre eingeschraubt (bei Neugeborenen 1 Pariser Zoll über den Rand des Mundstücks hervorragend), die den Zungengrund nach unten wegdrückte und die Luft direkt in Richtung Kehldeckel leiten sollte.

Vor dem Beginn einer Gerätebeatmung musste der Schwamm zunächst mit Wasser befeuchtet, ausgedrückt und anschließend mit einer ausgewählten Essenz versetzt werden. Reisinger empfahl entweder gewärmten Weinessig, Salmiakgeist oder andere flüchtige Mittel. Der Wiederbeleber, im Falle einer Geburt entweder die Hebamme oder alternativ meist der Wundarzt, musste am Kopf des scheintoten Neugeborenen stehend das Gerät ansetzen und die Luft durch den inneren Schwammhohlraum blasen. Hierbei vermischten sich die verwendeten Essentien mit der Ausatemluft. Zunächst sollte die Nase dabei geöffnet bleiben, um noch vorhandenen Schleim, Fruchtwasser oder Blut nicht ins Lungeninnere zu drängen,

---

892 Franz Reisinger: Die künstliche Frühgeburt als ein wichtiges Mittel in der Entbindungskunst und vorzüglich als Beytrag zur Characteristik der englischen Geburtshülfe historisch und kritisch dargestellt. Nebst der Abbildung eines einfachen Instruments, um die Lungen scheintodter Neugeborener mit einer reizenden die Wiederbelebung begünstigenden Luft zu füllen. Augsburg, Leipzig 1820, S.111.

893 Reisinger war Doktor der Medizin, Chirurgie und Entbindungskunst, Professor und Direktor der chirurgischen Klinik an der kgl. Baierischen Universität Landshut und Mitglied der Société médicale d'émulation in Paris. Vgl. Titelblatt seiner Schrift.

894 Vgl. Reisinger, 1820, S. 112-116. Vgl. unten Abbildung 76.

sondern in die vordere Nasenöffnung zu befördern. Erst dann konnte bei zugehaltener Nase mit der Beatmung fort gefahren werden.

Sollte das Lufteinblasen durch die Nase geschehen, wurde die Verwendung einer elastischen Röhre empfohlen, die durch die Nase bis in die Stimmritze der Scheintoten eingeführt wurde, alternativ konnte eine Chaussier-Röhre verwendet werden. Beim Erwachsenen sollte sogar eine Laryngotomie vorgenommen werden, was nach Reisinger allerdings eine Qualifikation des Wiederbelebers, wohl als Arzt, voraussetzte: „*allein in der Hand der Hebammen und der meisten Wundärzte würde ein langes Röhrchen zum Einbringen in die Glottis höchst unsicher wirken, und diesen wäre daher der Gebrauch der kurzen Röhre mit kolbigem Ende, wodurch jede Verletzung unmöglich wird, und überhaupt die eben beschriebene Anwendungsart dieses Instrumentes zu empfehlen.*“[895]

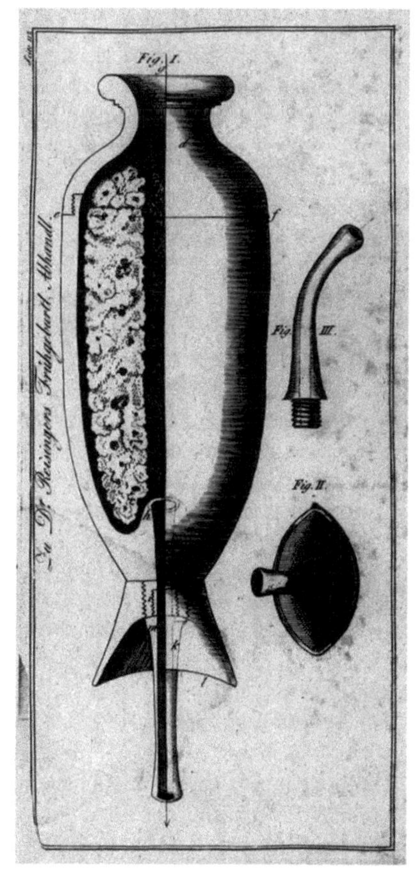

Abbildung 76: Das Beatmungsgerät für Neugeborene nach Franz Reisinger (1820)

Fig. I: Ovale hölzerne Büchse. a: Schwamm mit einem längs laufenden Kanal von b bis c. d: Deckel der Büchse, wird bei e, f eingeschraubt. g: Öffnung zum Ansetzen des Mundes. h: Fortführung des Kanals im hölzernen Teil der Büchse. i: unteres Ende der Büchse, in welches das Mundstück (Fig. II) eingeschraubt wird. m: gekrümmte Röhre aus Horn, auswechselbar entsprechend der Größe des zu beatmenden Kindes. Fig. II: Mundstück (in Fig. I: m, k, l). Fig. III: Gebogene Röhre, die über die Zunge bis zum Kehldeckel eingeführt wird (in Fig. I: m)

Quelle: Reisinger, 1820, Abbildung bei S. 112

895 Reisinger, 1820, S. 115f.

Reisinger empfahl sein Beatmungsgerät insbesondere den Vorstehern von Entbindungsanstalten, in deren Einsatzbereich es nicht an Möglichkeiten mangeln würde, sich von der Brauchbarkeit des Geräts zu überzeugen und dieses gegebenenfalls zu verbessern.

Bei diesem Gerät handelte es sich um ein Beatmungsgerät mit „Reinigung“ oder Verbesserungsmöglichkeit der Ausatmungsluft des Wiederbelebers. Es stellte ein Hilfsgerät für die Mund-zu-Mund-Beatmung dar, das Berührungsängste mit einem scheintoten, möglicherweise auch mit Schleim oder Blut behafteten Körper nehmen und gleichzeitig einer gewissen Ansteckungsgefahr – Reisinger wies auf syphiliskranke Mütter hin – vorbeugen sollte.

5.9 Zusammenfassung

Nach der grundsätzlichen Überlegung, dass Beatmung im Falle eines Scheintodes anzuwenden und nützlich sei, erschien es nur folgerichtig zu fragen, wie die Beatmung am sinnvollsten durchgeführt werden konnte. Den Varianten der Mund-zu-Mund- oder Mund-zu-Nase-Beatmung wurde eine Gerätebeatmung gegenübergestellt. Dazu ersann man ab dem zweiten Drittel des 18. Jahrhunderts verschiedene Möglichkeiten, um Luft einzublasen, Luft auszusaugen, beides in Kombination miteinander zu bewerkstelligen oder ab etwa 1820 meist kombiniert mit manuellen Methoden ausschließlich Luft auszuziehen.

Die ersten Geräte, die eingesetzt oder zumindest empfohlen wurden, waren neben den einfachen Beatmungshilfsmitteln (Röhren) die Blasebälge. Der älteste Blasebalg in einer Rettungskiste konnte um 1770 in Venedig nachgewiesen werden, wenngleich die Empfehlungen der Blasebalgbeatmung wesentlich weiter zurückreichen. Geräte also, die man aus dem alltäglichen Gebrauch im Haushalt gut kannte, wurden hier zunächst in identischer Form zu einem medizinischen Zweck umgedeutet und genutzt. Gleichzeitig dienten die Blasebälge neben dem Einsatz als Beatmungsgeräte auch als Tabakrauchklistiergeräte und wurden in dieser Doppelfunktion mehr als 50 Jahre lang in Rettungskästen deponiert und eingesetzt.

Blasebälge in einfacher und in doppelter Ausführung überwiegen in ihrer tatsächlichen Zahl und in den Empfehlungen deutlich vor anderen Geräten im untersuchten Zeitraum. 1755 und 1776 wurde der erste doppelte Blasebalg von Hunter beschrieben, der im englischsprachigen Raum einen höheren Bekanntheitsgrad erlangte. 1788 wurde von Goodwyn die erste einfache Beatmungsspritze empfohlen, schon 1790 folgte parallel zu der Beschreibung oder zweiten „Erfindung“ des doppelten Blasebalgs von Gorcy die doppelte Spritze von Heus. Beide waren von der Idee her geniale Wiederbelebungsgeräte, die eine kontinuierliche In- und Exspiration unter Erneuerung der Frischluft versprachen. Sie waren jedoch von ihrer Konstruktion her zum damaligen Zeitpunkt zu „kompliziert“, also zu aufwändig gebaut und zu schwierig in der Handhabung, zu teuer und zu leicht verderblich. Die doppelte Spritze bewährte sich in der Folgezeit nicht, der doppelte Blasebalg, oft als

„Gorcy-Blasebalg“ bezeichnet, wurde im deutschsprachigen Raum geradezu zum Inbegriff eines Beatmungsgeräts und fand - sieht man von den einfachen Küchenblasebälgen ab - die größte Verbreitung eines Gerätes überhaupt. Die später beschriebenen doppelten Blasebälge stellten Modifikationen des Gorcy- oder des Hunter-Balsebalgs dar und unterschieden sich in der technischen Ausführung der Ventile und in der zusätzlichen Möglichkeit der Graduierung der Luftmenge.

Bis etwa 1800 überwiegen bei den Gerätebeschreibungen deutlich die Blasebälge. Zwischen 1800 und 1820 wurden insgesamt nur wenige Geräte neu beschrieben, dabei finden sich aber etwa gleich viele Blasebälge – Barzellotti (1808), Sementini (1813), Configliachi (1816) – wie Spritzen – Meunier (1807 und um 1810), Kopp (1810), Pickel (1812). Ab 1820 scheinen sich die Beatmungsspritzen durchzusetzen. Bei den Blasebälgen die nach diesem Zeitraum beschrieben wurden handelte es sich um die Modifikation des doppelten Configliachi-Blasebalgs nach Rudtorffer (1821) und Bosscha (1824) unter Einführung einer Möglichkeit der Graduierung und um den einfachen graduierten Blasebalg nach Leroy d'Étiolles (1827).

Bei den Spritzen wurde zunächst ein einfaches Gerät beschrieben, das zum Füllen oder Entleeren ständig von dem jeweiligen Ansatzstück abgenommen werden musste (van Marum 1793). Demgegenüber standen einfache Geräte mit manueller Regelung der Luftzufuhr (Goodwyn 1788) und komplexer gebaute Spritzen mit eingebauten Hähnen, die Ventile im Innern der Spritzenzylinder steuerten (Meunier 1807, Kopp 1810, Pickel 1812) und dadurch eine einfachere Handhabung boten. 1821 beschrieb Murray die erste einfache graduierte Spritze mit Lufterwärmung. Sowohl die Graduierung als auch die Lufterwärmung scheinen danach zu den universellen Eigenschaften eines Beatmungsgerätes geworden zu sein. Eine neue Generation der Spritzen findet sich in den „Patentspritzen“, also vielfältig einsetzbaren Geräten von Read (1824) und Weiss (1825), die mit zahlreichem Zubehör versehen auch als Klistier-, Magen- oder Wundspritze, zum Entziehen von Blut, für Infusionen und Transfusionen und als Milchpumpe bei Wöchnerinnen verwendet werden sollten. Verbesserungen in der Technik der Spritzen bezogen sich also auf die Anbringung von Hähnen und Ventilen, den Bau der Ventile, die Möglichkeit der exakten Dosierung der Luftzufuhr und die Erwärmung der Luft, um die Atemspende möglichst schonend zu gestalten, und letztlich auf die universelle Nutzbarkeit der Spritze unter Zufügung von entsprechendem Zubehör.

Interessant ist die Tatsache, dass doppelte Spritzen, die ja zunächst nach der Beschreibung von Heus keinerlei Resonanz fanden, sich offensichtlich doch zumindest in der Fachliteratur des 19. Jahrhunderts häufiger niederschlugen und sogar, bezogen auf den Untersuchungszeitraum, zu den noch spät beschriebenen Geräten zählen. Moore (1822), Dacheux (1823), van Houten (1825), Marc (1835) und Read (1842) beschrieben doppelte Spritzen, die aber vermutlich alle nur als Prototyp existierten.

Neben den vielen technischen Verbesserungen bei Blasebälgen und Spritzen finden sich im gesamten Untersuchungszeitraum allerdings auch technisch recht einfach gehaltene Geräte: z.B. die Beatmungsblasen von Achard (1784), Aitken (1786), Rondet (um 1829) und Thomas (1831/32) sowie das Beatmungsgerät nach Reisinger (1820).

Nach 1820 avancierte das Luftausziehen zur ersten Maßnahme der Wiederbelebung und wurde in der Folgezeit zunehmend zur einzigen „Beatmungsform", bis die Beatmung schließlich ab der Mitte des 19. Jahrhunderts zugunsten der manuellen Methoden deutlich in den Hintergrund geriet und für fast hundert Jahre als medizinisch überholt oder zweitrangig angesehen wurde.

6. Sonstige apparative Hilfsmittel

6.1 Rettungskästen

6.1.1 Allgemeines

Rettungskästen waren die ersten Notfall- oder Erste-Hilfe-Koffer und boten den Vorteil der kompletten Zusammenstellung aller beim Rettungsgeschäft als notwendig erachteten Geräte und Arzneimittel. In der Kiste konnten alle Hilfsmittel in verschiedenen Fächern deponiert werden; im Notfall sollte es möglich sein, die ganze Kiste zu dem Verunglückten hinzubringen oder aber den Verunglückten zu der Rettungskiste in eine bestehende Rettungsstation oder Rettungswache zu transportieren. Dadurch versprach man sich den schnelleren Beginn von Wiederbelebungsmaßnahmen und eine Steigerung der Erfolgsquote. Zarda gab folgende Beschreibung: „*Um nun aber auf den Nothfall mit den wichtigsten Arzneyen und Werkzeugen augenblicklich versehen zu seyn, habe ich mir eigends einen sogenannten Nothkasten zusammengesezt, welcher eine gute Anzahl fester und flüßiger Arzneyen, und noch mehr verschiedene Werkzeuge in einem geringen Raume enthält, und doch so leicht ist, daß er von jedem ohne Beschwerde weit getragen werden kann. Es haben solche Nothkästen schon Scherf in Regensburg, Gaubius in Leyden, Pia und Gardane in Paris, und Lammersdorf in Hannover bekannt gemacht, und zum öffentlichen Verkaufe ausgesezt.* [...] *Sehen sie dieses gar nicht als eine Gaukeley an; ein solcher Kasten ist ein wahres Erforderniß für einen jeden, der mit dem Leben und der Gesundheit der Menschen pflicht- oder nicht pflichtmäßig etwas zu thun hat.*“[896] Der Inhalt der im Folgenden näher beschriebenen Rettungskästen variierte sowohl in der Größe der Kästen als auch vom medikamentösen und apparativen Inhalt her und spiegelt somit die dahinter stehende Wiederbelebungsstrategie.

6.1.2 Rettungskästen in Frankreich und nach französischem Vorbild

6.1.2.1 Die „boîte-entrepôt“ des Etablissement de la ville de Paris en faveur des personnes noyées nach Pia (1772)

Die Kiste der Pariser Rettungsanstalt ist zeitlich gesehen vermutlich die älteste Rettungskiste und hat insbesondere auf dem europäischen Festland große Verbreitung gefunden, was den französischen Einfluss im ausgehenden 18. Jahrhundert verdeutlicht.

896 Zarda, 1798, S.206f.

Die von Pia gegründete Pariser Rettungsanstalt errichtete ab 1772 Rettungswachen entlang des Seineufers, in denen Rettungskästen deponiert waren.[897] Diese „*boîte-entrepôt*“ (zu deutsch etwa „Speicherkiste“) genannte Kiste bestand aus Holz und maß 12 x 18 x 9 Zoll (Höhe x Länge x Breite).[898] Die Kiste war in mehrere Fächer unterteilt. Zwei Fächer enthielten jeweils eine Flasche *Eau-de-vie-camphrée-animée* (d.h. mit flüchtigem Ammoniak-Salz „belebter“ Kampfergeist), mit einem Fassungsvermögen von jeweils einer Pinte (ca. 0,93 l). Das dritte Fach enthielt eine Mütze und zwei Wolltücher, in die zwei Röhrchen des Rauchklistiers und eine Mundröhre eingeschlagen waren. Unter den Tüchern befanden sich noch zwei Aderlassbinden. Im vierten und fünften Gefach waren die Tabakrauchmaschine, mehrere Rollen Rauchtabak, ein Fläschchen mit einem Emetikum sowie ein Gläschen mit flüchtigem Ammoniak-Geist untergebracht. Unterhalb der Tabakrauchmaschine wurde der zugehörige Blasebalg verstaut. Die Wolldecke lag vermutlich oben auf den Gefächern. Um diese und die Wolltücher zu konservieren, wurde ein Säckchen mit Schwefel und Kampfer in den Kasten gehängt. Unter der Decke lagen die Tabakrauch-Röhre, ein Zinnlöffel und mehrere Broschüren des *Etablissements.* An der Vorderseite eines jeden Kastens war ein Blatt mit den wichtigsten Wiederbelebungsregeln für die *secouristes* befestigt.[899] In Paris selbst wurden 15 Rettungskisten entlang der Seine deponiert. Die Rettungswachen wurden unter Aufsicht von Pia geschult und konnten erstaunliche Erfolge verbuchen.

Dieser Kasten und insbesondere die Tabakrauchklistiermaschine wurden von Gardane vermutlich leicht verändert bzw. „verbessert“ in einem eigenen Kasten herausgegeben. Der Preis dieses Kastens betrug 12 Livres einschließlich des Zubehörs sowie einer Gebrauchsanweisung. Vertrieben wurde der Kasten durch den Buchhändler Ruault in der Rue de la Harpe in Paris.[900] 1776 ließ der Herzog von Modena das von Gardane beschriebene Rettungskästchen, „*boite fumigatoire*“, vermutlich in mehreren Exemplaren anfertigen und verteilen.[901]

897 Vgl. Trépardoux, 1997, S. 257-268 und 375-384.

898 Vgl. unten Abbildung 77 und 78.

899 Vgl. Philippe Nicolas Pia : Précis des succès de l’ètablissement que la ville de Paris a fait en faveur des personnes noyées. Paris 1789, S. 34-37.

900 Vgl. Anonym: Gift und Gegengift, 1776, Anhang nach S. 216. Vgl. auch Kap. 6.2.2.

901 Vgl. Frank, 1814, S. 43f.

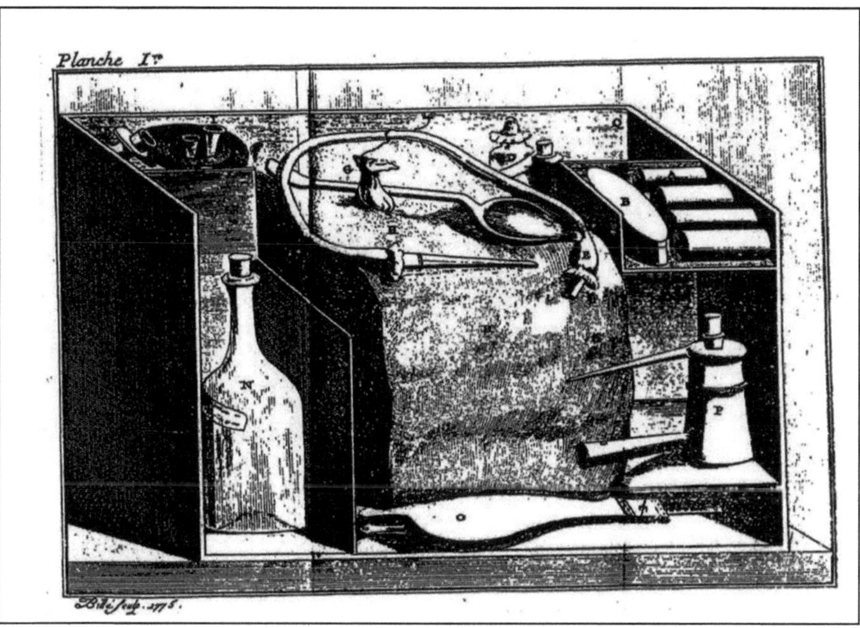

Abbildung 77: Die „Boîte Entrepot" des Pariser Etablissements en faveur des personnes noyées (1789) I. Blick in die geöffnete „Boîte Entrepot"

Fig. A: 4 Rollen Rauchtabak. Fig. B: Kleiner Kasten mit mehreren Portionen Brechmittel. Fig. C: Flasche mit Eau-de-vie-camphrée, „belebt" mit flüchtigem Ammoniak-Salz. Fig. D: Fläschchen mit flüchtigem Ammoniak-Salz. Fig. E: Tabakrauchkanüle. Fig. F: Verzinnter Löffel. Fig. G: Säckchen mit Schwefel und Kampher. Fig. H: Wolldecke. Fig. I: Zwei Darmrohre zum Anschluß an die Tabakrauchkanüle. Fig. K: Mundtubus. Fig. L-M: Wollmütze und zwei Wolltücher. Fig. N: Zweite Flasche mit Eau-de-vie-camphrée, „belebt" mit flüchtigem Ammoniak-Salz. Fig. O: Blasebalg. Fig. P: Rauchmaschine. Fig. Q: Rückwand der „Boîte Entrepote"

Quelle: Pia, 1789, Tafel I bei S. 39

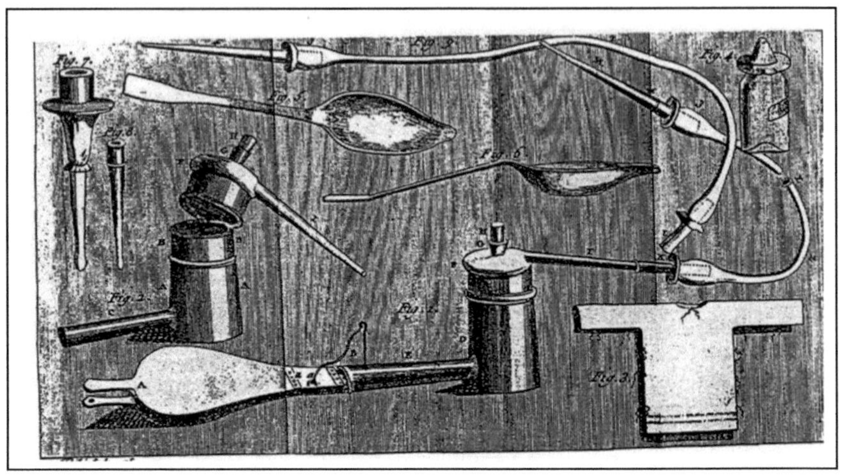

Abbildung 78: Die „Boîte Entrepot" des Pariser Etablissements en faveur des personnes noyées (1789) II. Die ausgebreiteten Instrumente der „Boîte Entrepot"

Fig. 1: Die zusammengebaute Rauchmaschine, bestehend aus: A: Blasebalg. B: Eisenstift zur Befestigung des Blasebalgs. CDE: Rauchmaschine. F: Deckel der Rauchmaschine. G: Abzug der Rauchmaschine. H: Korken zum Verschluß der Rauchmaschine. I: Schnabel an der Rauchmaschine. K: Verbindungstück aus verzinntem Kupfer. L: biegsame Röhre. M: Klistierröhre aus Buchsbaumholz. Fig. 2: Die geöffnete Rauchmaschine. Fig. 3: Leinenhemd. Fig. 4: Flasche mit Eau-de-vie-camphrée, "belebt" mit flüchtigem Ammoniak-Salz. Fig. 5, 6: Ansichten des verzinnten Löffels. Fig. 7: Mundtubus. Fig. 8: Ersatzstück für das Teil M. Fig. 9: biegsame Röhre in der gesamten Länge

Quelle: Pia, 1789, Tafel II bei S. 46

6.1.2.2 Die „Pariser Kiste" außerhalb von Paris

In zahlreichen größeren französischen Städten wurden ab 1772 nach dem Pariser Vorbild Wachen zur Rettung von Ertrinkenden an den größeren Flüssen eingerichtet, so 1774 in Lyon, Rouen, Nantes, Rennes, La Rochelle und Amiens.[902] Daher existierten vermutlich in den meisten dieser Städte Rettungskisten, die gleich oder ähnlich wie die Pariser Kiste ausgestattet waren. Die Anschaffung von Rettungsgerätschaften ging der Errichtung von Rettungswachen teilweise zeitlich voraus. Dies lässt sich am Beispiel der nordfranzösischen Hafenstadt Dünkirchen (Dunkerque)

902 Vgl. Meyer, 1902, S. 554, der auch weitere Städte aufführt.

verfolgen.[903] Der Intendant von Flandern, Lefebvre de Caumartin, sandte im März 1770 einen Erlass an die Magistrate der Städte Flanderns, worauf der Magistrat der Stadt Dünkirchen im Mai 1770 eine Verordnung erließ, in der die Maßnahmen zur Rettung und Wiederbelebung Ertrunkener beschrieben wurden. Die erfolgreiche Wiederbelebung eines Ertrunkenen sollte mit der Summe von 72 Livres honoriert werden. Im gleichen Jahr finden sich in den Rechnungsbüchern der Stadt Belege über die Anschaffung von Rettungsgerätschaften, darunter auch einer Tabakrauch-Klistierspritze: „*Payé à Mlle Veuve Bodin la somme de soixante-une livres pour une seringue fumigatoire qu'elle a fait venir pour la ville pour assister les noyés, suivant ordonnance du 20 juillet 1770 et quittance* [...] *61 fl.*“[904] In den folgenden Jahren lassen sich aus den Rechnungsbüchern mehrfach Geldausgaben für die Pflege und Instandhaltung der angeschafften Rettungsgerätschaften nachweisen, wie nachfolgende Eintragung aus dem Jahr 1778 belegt: „*Au sieur Verhulst, médecin, pour sa dépense pour l'entretien tant des remèdes que des Instruments contenus dans la boëte pour le secours des noyés, suivant ordonnance du 27 février 1778 et quittance, si* [...] *85 fl. 5 s.*“[905] Die Bezeichnung „*la boëte*“ lässt vermuten, dass zu diesem Zeitpunkt in Dünkirchen nur eine [!] Rettungskiste vorhanden war. Im Jahr 1833 bestanden dagegen fünf „*dépôts d'appareils de secours pour les noyés*“, in denen sich jedoch keine Tabakrauchklistier-Spritzen mehr fanden.[906]

In Straßburg war die Pariser Kiste seit 1782 eingeführt und in verschiedenen Stadtteilen deponiert worden. Wohl als Reaktion auf die Polemik Antoine Portals gegen die Fumigation mit Tabakrauch wurden jedoch 1801 die Tabakrauchklistiermaschinen aus den Rettungskästen entfernt.[907] Im Jahr 1808 kam es dann zu einer völligen Neueinrichtung der mittlerweile verwahrlosten Rettungskästen.[908] Nach einem Rapport der Professoren François-Bonaventure Meunier und Joseph Noël aus dem Jahr 1807 an die Administration der Stadt Straßburg befanden sich die alten Kästen, „*les boëtes, construites sur* [?] *le modéle du Sr. Pia*“ mittlerweile in einem ruinösen Zustand. Die Wollsachen erwiesen sich als von Motten zerfressen, der größte Teil der Gerätschaften in einem gebrauchsunfähigen Zustand und die Medikamente als gänzlich verdorben. In einem weiteren Brief fügte Noël noch die Zeichnung einer Rettungstrage mit ausziehbaren Tragestangen bei. Der Maire der Stadt Straßburg erließ daher am 25. Mai 1808 eine Verordnung betreffs der Neuorganisation der Kästen.[909]

---

903 Vgl. Louis Lemaire: L'organisation des secours aux noyés à Dunkerque en 1770. Dunkerque 1913.
904 Lemaire, 1913, S. 60.
905 Lemaire, 1913, S. 64.
906 Vgl. Lemaire, 1913, S. 65.
907 Vgl. Foderé, zitiert nach Marc, 1836, S. 169.
908 Vgl. unten Abbildung 79 und 80.
909 Vgl. Archives communales et hospitalières de Strasbourg, Bestand „Police 86-480“.

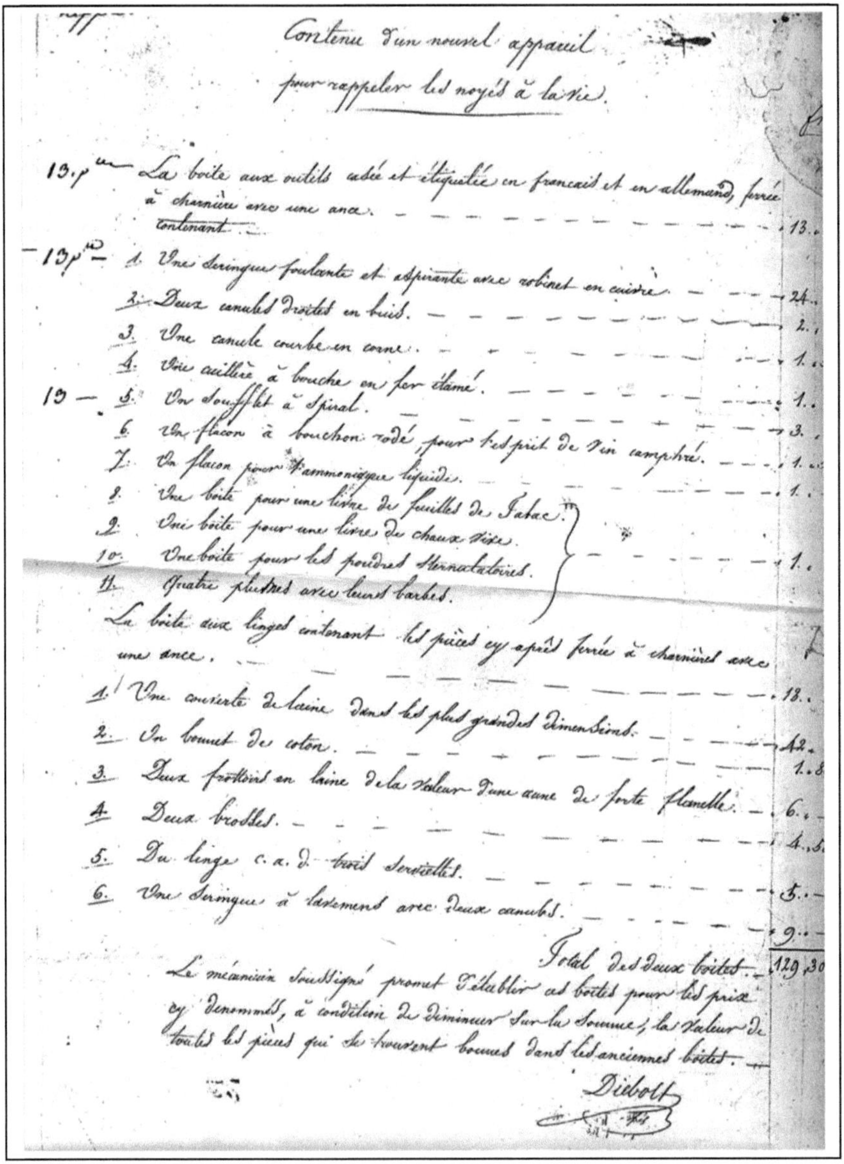

Contenu d'un nouvel appareil pour rappeler les noyés à la vie.

13. La boite aux outils … et étiquetée en francais et en allemand, ferrée à charnière avec une ance. – – – 13.

contenant

1. Une seringue foulante et aspirante avec robinet en cuivre. – – – 24.
2. Deux canules droites en buis. – – – 2.
3. Une canule courbe en corne. – – – 1.
4. Une cuillère à bouche en fer étamé. – – – 1.
5. Un soufflet à spiral. – – – 1.
6. Un flacon à bouchon rodé, pour les spirit de vin camphré. – – – 3.
7. Un flacon pour l'ammoniaque liquide. – – – 1.
8. Une boite pour une livre de feuilles de Tabac. – – – 1.
9. Une boite pour une livre de chaux vive.
10. Une boite pour les poudres sternutatoires. – – – 1.
11. Quatre plumes avec leurs barbes.

La boite aux linges contenant les pièces cy après ferrée à charnières avec une ance. – – –

1. Une couverte de laine dans les plus grandes dimensions. – – – 13.
2. Un bonnet de coton. – – – 42.
3. Deux frottoirs en laine de la valeur d'une aune de forte flanelle. – – – 1.8
4. Deux brosses. – – – 6.
5. Du linge c. a. d. trois serviettes. – – – 4.5
6. Une seringue à lavement avec deux canules. – – – 5.–

9.–

Total des deux boites – 129,30

Le mécanicien soussigné promet d'établir ces boites pour les prix cy denommés, à condition de diminuer sur la somme, la valeur de toutes les pièces qui se trouvent bonnes dans les anciennes boites.

Diebolt

Abbildung 79: Inhaltsverzeichnis des Straßburger Rettungskastens (nach 1807) I

Zu Abbildung 79: Inhaltsverzeichnis des Straßburger Rettungskastens (nach 1807)

Contenu d'un nouvel appareil pour rappeler les noyés à la vie.
fr. cen.
La boite aux outils casée et étiquetée en francais et en allemand,
ferrée à charnière avec une once[910] *13,--*
contenant
1. Une seringue foulante et aspirante avec robinet en cuivre 24,--
2. Deux canules droites en buis 2.--
3. Une canule courbe en corne 1.50
4. Une cuillère à bouche en fer étamé 1.--
5. Un soufflet à spiral 3.--
6. Un flacon à bouchon rodé, pour l'esprit de vin camphrée 1.50
7. Un flacon pour l'ammoniaque liquide 1.--
8. Une boite pour une livre de feuilles de tabac
9. Une boite pour une livre de chaux vive 1.--
10. Une boite pour les poudres sternutatoires
11. Quatre plumes avec leurs barbes

La boite aux linges contenant les pièces cy aprês ferrée à charnières
avec une once 13.--
1. Une couverte de laine dans les plus grandes dimensions 42.--
2. Un bonnet de coton 1.80
3. Deux frottoirs en laine de la valeur d'une aune de forte flanelle 6.--
4. Deux brosses 4.50
5. Du linge c.a.d. trois serviettes 5.--
6. Une seringue à lavement avec deux canules 9.--

Total des deux boites 129.30

Le mécanicien soussigné promet d'établir ces boites pour les prix cy denommés, à condition de diminuer sur la somme, la valeur de toutes les pièces qui se trouvent bonnes dans les anciennes boites.
Diebolt et Fils

Quelle: Archives communales et hospitalières de Strasbourg, Bestand Police 86-480

---

910 Gemeint ist sicher onse = Griff

Der als „*nouvel appareil pour rappeler les noyés à la vie*“ bezeichnete Rettungsapparat bestand aus zwei Kästen. Der erste Kasten enthielt eine Saug- und Druckspritze mit einem Kupferhahn. Wie weiter oben beschrieben handelte es sich dabei mit größter Wahrscheinlichkeit um die ältere Spritze des Straßburger Arztes François-Bonaventure Meunier. Weiterhin befanden sich in dieser Kiste ein Blasebalg, mehrere Kanülen, ein Zinnlöffel und vier Federn. An Medikamenten enthielt die Kiste je eine Flasche mit kampheriertem Weingeist und Salmiakgeist, je eine Schachtel mit einem Pfund Tabakblätter und einem Pfund ungelöschtem Kalk und ein Schächtelchen mit Niespulver. Der Kasten und vermutlich auch seine Inhaltsstücke waren in französischer und deutscher Sprache beschriftet. Die Anwesenheit von Tabak in den Rettungskästen lässt darauf schließen, dass in Straßburg auch weiterhin Tabakrauchklistiere verabreicht wurden.

Der zweite Kasten enthielt eine Decke, eine Mütze, drei größere Tücher von starkem Flanell und drei kleinere Tücher, zwei Bürsten sowie eine Klistierspritze mit zwei Kanülen. Beide Kästen wurden vermutlich von den Mechanikern „*Diebolt et Fils*“ verfertigt, in deren Kostenvoranschlag der Preis für beide Kästen auf zusammen 129,30 Francs beziffert wird. Sollten in den „*anciennes boites*“ - gemeint sind die alten Pariser Kisten nach Pia - noch brauchbare Instrumente, Tücher oder Kleidungsstücke zu finden sein, versprach Diebolt, die Kosten für die neuen Rettungskästen um den Wert der noch brauchbaren Teile zu ermäßigen.

Einer bei Meyer im Wortlaut wiedergegebenen, ursprünglich an verschiedenen öffentlichen Plätzen angeschlagenen Verordnung des Magistrats der Stadt Caën zur Rettung und Wiederbelebung ertrunkener und erstickter Personen von 1783 ist zu entnehmen, dass es in der Stadt mindestens eine „*Boite qui contient les remedes et les instruments propres au traitement des Noyés*“ gab. Nach den Wiederbelebungsvorschriften muss die Kiste unter anderem Kleidungsstücke, Kamphergeist und eine „*machine fumigatoire*“ enthalten haben, entsprach somit also mit Sicherheit der Pariser Kiste.[911]

In Lyon gab es im Jahr 1786 16 boîtes-entrepôts, eingerichtet nach dem Pariser Vorbild. In diesem Jahr zeigte der Lyoner Arzt und Chirurg Jean Baptiste Desgranges der Académie royale de chirurgie nach einer zuvor durchgeführten Inspektion der Rettungskisten einige Missstände an.[912] So erwiesen sich einige Geräte als defekt oder fehlten gar. Die Medikamente waren teilweise verdorben, die Kisten unaufgeräumt und verschmutzt. Eine zweite Inspektion im Jahr 1790 ergab noch größere Mängel: Neben dem weiterhin schlechten Zustand waren nun bei sämtlichen untersuchten Kisten die Tabakrauchklistier-Spritzen und die diesbezüglichen Anwendungsvorschriften verschwunden.

---

911 Vgl. Meyer, 1902, S. 554.

912 Vgl. Jean Baptiste Desgranges: Mémoire sur les moyens de perfectionner l'établissement public formé à Lyon en faveur des personnes noyées, avec des remarques sur la cause de leur mort, et le traitement qui leur convient. In : Journal de Médecin, Chirurgie, Pharmacie etc. T. 87. Paris 1791, S. 288-293.

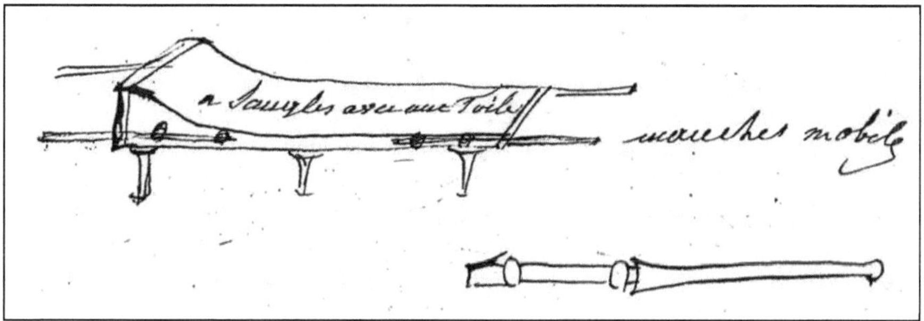

Abbildung 80: Straßburger Rettungskastens (nach 1807) II. Abbildung einer Rettungstrage nach der beigefügten Zeichnung Noëls

sangles = Gurte; manches mobiles = bewegliche Tragestangen

Quelle: Archives communales et hospitalières de Strasbourg. Bestand: Police 86-480.

Nach einer Angabe bei Lemaire besaßen im Jahr 1790 ca. 130 Städte und Gemeinden innerhalb Frankreichs Kisten zur Rettung Ertrunkener![913] Aber auch außerhalb des französischen Kernlandes hatte die Pariser Kiste Erfolg, wie die folgenden Beispiele belegen.

Die medizinische Fakultät der Stadt Basel hatte 1770 auf Anweisung des Magistrates der Stadt „*Instrumente und Medicamente, vermittelst deren man an anderen Orten mehrere Individuen gerettet hat,*“[914] angeschafft. Diese wurden 1775 um eine Kiste, die man aus Paris kommen ließ, ergänzt. Unter anderem enthielt das „*Pariser-Kistlein*“ eine Flasche „*Campherbrandtewein*“, ein „*Mundröhrgen*“ zum Einblasen von Luft in die Lunge, Salmiakgeist und ein „*Brechpülverlein*“.[915]

In einer Verordnung des Fürsten Friedrich August von Anhalt-Zerbst zur Wiederbelebung Ertrunkener, Erhenkter und Erstickter vom 23. Oktober 1776[916] wird eine „*zur Errettung der Nothleidenden angeschaffte Maschine*“[917] erwähnt. Es handelte sich dabei um eine Rettungskiste, in der sich unter anderem eine Tabakrauchklistiermaschine, ein Röhrchen zum Einblasen von Luft, flüchtiger Salmiakspiritus sowie vier Rollen geschnittener „*Knaster*“ von jeweils einem Lot befanden. Vermutlich entsprach auch diese Rettungskiste der Pariser Kiste. Dies wird deutlich in

913 Vgl. Lemaire, 1913, S. 64.

914 Marc, 1836, S. 253.

915 Anonym: Bedenken der med. Facultät in Basel ..., 1782, wiedergegeben bei Marc, 1836, S. 252ff.

916 Die Verordnung ist auszugsweise wiedergegeben in: H. Overbeck: Ein Erlaß des Fürsten Friedrich August von Anhalt-Zerbst. Verordnung zur Wiederbelebung „Ertrunkener, Erhenkter und Erstickter“. In: Die medizinische Welt 3 (1929), S. 71f.

917 Overbeck, 1929, S. 72.

einer Anmerkung über die Anwendung des Tabakrauchklistiers: „*Bey einem zu setzenden Tobacksklistier wird eine Rolle von Toback in die zwischen dem Blasebalg und dem Klistierröhrgen befindliche Büchse nur locker eingestopfet, oben darauf etwas glühender Zunder oder eine Kohle geleget, und der Deckel zugemacht* [...].“[918] Dieser Rettungskasten war bei dem Amts- und Stadtchirurgen in Zerbst sowie bei dem Chirurgen der Stadt Roßlau deponiert.

Die Einrichtung von Rettungskästen nach dem Pariser Vorbild in der kurfürstlichen Stadt Mainz und allen anderen Gemeinden, besonders aber den an Flüssen gelegenen des kurfürstlichen Territoriums, wurde in einer Landesherrlichen Verordnung vom 30.5.1783 befohlen.[919]

In der Nro. 18 des „Allgemeinen Churtrierischen Intelligenzblattes“ vom 30. Mai 1785 wird die Anschaffung der von Pia zu Paris erfundenen „*Kästchen*“ in Kurtrier bekannt gegeben: „*Der gute Erfolg dieser mit allgemeinem Beyfalle aufgenommenen Erfindung hat Se. Churfürstliche Durchlaucht bewogen, Höchstihren Unterthanen diese Rettungsmittel zu verschaffen*“[920]. Die Kästen wurden „*auf Kösten Sr. Churfürstl. Durchlaucht und unter Aufsicht des Hrn. Hofrathen und Landphysicus Fölix verfertiget* [...]“ und an verschiedene an Rhein und Mosel gelegene Orte verteilt. Sie entsprachen inhaltlich genau dem französischen Vorbild. Noch im gleichen Jahr konnte der Physikus Fölix einen Wiederbelebungsfall aus Koblenz vermelden.[921] Zusammen mit dem Stadt-Chirurgus Högg führte er eine erfolgreiche Wiederbelebung eines im Rhein verunglückten, ca. 60 jährigen Mannes durch. Dabei bedienten sich Fölix und Högg eines der neu angeschafften Rettungskästen.[922]

6.1.2.3 Die Kiste der Pariser Rettungsanstalt von 1835

In einer Instruktion des Gesundheitsrates zu Paris zur Rettung der Ertrunkenen und Erstickten vom 30. April 1835 kam es zu neuen Vorschriften in Bezug auf die Wiederbelebung Verunglückter. Am auffälligsten ist die ausschließliche Empfehlung der manuellen Beatmungstechniken. Bei Gelegenheit dieser Instruktion wurde offensichtlich auch eine Neueinrichtung der Rettungskiste beschlossen.[923] Diese enthielt nun als wesentliche Neuerungen zum einen die Kompressionsbandage nach Leroy d' Etiolles zur künstlichen Atmung, zum anderen die Saugpumpe nach C.C.H. Marc nebst einer elastischen Röhre und einer Schachtel mit einer Mischung von Bleiweiß und Fett, um den Bajonettanschluss der Pumpe an das Mund- bzw. Nasenstück zu schmieren. Die Marc-Spritze sollte primär nicht zur Insufflation,

---

918 Overbeck, 1929, S. 72.

919 Näheres dazu im Kapitel 8.

920 Anonym: Allgemeines Churtrierisches Intelligenzblatt auf höchste Anordnung. Nro. 18. Koblenz, 30. Mai 1785.

921 Vgl. F.F. Fölix: Rettung eines in den Rhein gefallenen zu Coblenz. In: Journal von und für Deutschland. Jg. 2. St. 7. Frankfurt a.M. 1785, S. 52f.

922 Vgl. unten Wiederbelebungsfall Nr. 151.

923 Zum Inhalt der Rettungskisten vgl. Marc, 1836, S. 274f.

sondern zur Aspiration von Wasser und Schleim aus den Atemwegen verwendet werden.[924] Neu in dem Rettungskasten waren auch ein Hebel aus Buchsbaum und ein doppelter eiserner Hebel zur Öffnung des Mundes bei einem Kinnbackenkrampf des Verunglückten. Aus der alten „Pariser Kiste" wurde insbesondere – und dies verwundert – die Tabakrauchklistiermaschine übernommen. Es handelte sich dabei offensichtlich um den gleichen Gerätetyp, wie er sich schon in Pias Kiste befunden hatte. Marc nennt ihn an anderer Stelle den „[...] *besten der zahlreichen Apparate* [...], *die zur Einführung des Tabakrauchs oder jeden anderen Rauchs in die Gedärme erfunden worden sind* [...]."[925] Allerdings sollte anstatt Tabakrauch nun vorzugsweise der Rauch aromatischer Substanzen (Lavendelblüten, Salbeiblätter und Benzoeharz) eingeblasen werden.[926] Zusätzlich enthielt die Kiste nun eine feine Nadel, die zur Reinigung des Kanals der Klistierröhre von Kot dienen sollte. Weiterhin befanden sich in der Kiste ein wollener Bademantel, eine wollene Mütze, eine Schere zum Abschneiden der Kleidung des Ertrunkenen, zwei wollene Tücher und zwei Bürsten für Friktionen, Federn zum Kitzeln des Rachenraumes, ein Zinnlöffel und ein Zinnbecher, ein Saugglas sowie Aderlasskompressen und Verbandmaterial. Zur Erwärmung unterkühlter Körperpartien dienten nun zwei Bügeleisen anstelle der Tierblasen aus den alten Pariser Kisten, die mit warmem Wasser gefüllt werden sollten. Letztere hatten sich nämlich im Rettungsfall häufig als mürbe und zerfressen erwiesen.[927] An Medikamenten waren in der Kiste je eine Flasche mit Kampferspiritus und Melissengeist, ein Kästchen mit aromatischen Substanzen (je 2 Unzen Lavendelblüten und Salbeiblätter und eine halbe Unze pulverisierte Benzoe), anstelle des früher verwendeten Tabaks, sowie eine Schachtel mit Brechweinstein. Zur Konservierung der wollenen Gegenstände diente weiterhin ein Säckchen mit Schwefel oder Kampfer. Wie die alten Kisten wurden die neu eingerichteten Rettungskisten in verschiedenen Wachtstationen deponiert.

6.1.2.4 Die „*Nouvelle boite de secours pour les asphyxiés*" von Charrière (um 1847)

Eine Rettungskiste des Pariser Instrumentenmachers Charrière[928] wird 1847 bei van Hasselt erwähnt.[929] Neben einer Spritze, die für die Nase, die Luftröhre und Speiseröhre verwendet werden konnte, enthielt auch diese Kiste noch immer eine Rauch-

924 Vgl. Kap. 5.5.12.
925 Marc, 1836, S. 203.
926 Vgl. Marc, 1836, S. 266.
927 Vgl. Marc, 1836, S. 142.
928 Joseph-Frédéric-Benoît Charrière (* 1803 in Cerniat, Kanton Freiburg, †1876 in Paris) lebte seit seinem 13. Lebensjahr in Paris und gründete nach seiner Ausbildung zum Messerschmied um 1820 eine Firma für chirurgische Instrumente, die bis zu seinem Tod Weltberühmtheit erlangte. Vgl. Urs Boschung: Joseph-Frédéric-Benoît Charrière (1803-1876): Paris surgical instrument maker from Switzerland. In: Caduceus 4 (1988), S. 34-36.
929 Vgl. van Hasselt, 1847, S. 17, Anm. 2.

klistierspritze „*seringue à fumigations*". Außerdem waren enthalten ein Mundhebel, eine Bürste, eine Wärmpfanne bzw. –flasche, eine Spirituslampe, eine Kompressionsbandage, Flanell und Handschuhe. Dieser Kasten war bei Charrière in der „rue de l'école de médecine, No. 9, Paris", zum Preis von 150 Francs zu bekommen.

6.1.3 Rettungskästen in Großbritannien

6.1.3.1 Ein Rettungskasten in Schottland (1774)

Bereits im Jahr 1774 wurde in Schottland die Anschaffung von Rettungskästen angeregt. Aufgrund einer brieflichen Empfehlung des bekannten schottischen Medizinprofessors William Cullen an den Chef der schottischen Polizeibehörde, der „*Board of Police in Scotland*", Lord Cathcart, erließ dieser ein vom 11. August 1774 datiertes Memorandum.[930] Darin wurde angekündigt, dass Kopien des Briefs Cullens an die Sheriffs der Counties, Magistrate der Royal Burghs und die Moderatoren der schottischen Synoden und Presbyterien versandt werden sollten. In dem Memorandum wurde ein Rettungskästchen und gesondert ein Blasebalg, bestimmt zur Insufflation von Luft in die Lungen, angefertigt von der Firma Lawrie jun. & Company, ansässig am „*Head of Niddry's Wynd, Edinburgh*", empfohlen. Das teuerste Stück des Rettungskästchens war eine Tabakrauchklistiermaschine, der „*fumigator*", bestehend aus einem Blasebalg, einer Blechbüchse, einer biegsamen Röhre und einem Klistierrohr aus Elfenbein, sowie zwei Ersatzröhren. Weiterhin enthielten die Kästchen vier Holzröhrchen zum Einblasen von Luft in die Nase und je zwei Gläser mit geistigen Flüssigkeiten zum Einreiben der Brust und zur Reizung der Nasenschleimhäute. Die Kosten des Rettungskästchens und des gesonderten Blasebalgs beliefen sich auf 1 Pfund 9 Schilling und 6 Pence. Das Tabakrauchklistier bildete den zentralen und wichtigsten Teil des Rettungskastens. Darüber hinaus zeigt das Vorhandensein von Insufflationskanülen die Bedeutung, die der Beatmung beigemessen wurde.

6.1.3.2 Rettungskasten der *Royal Humane Society* nach Cogan und Wrigglesworth (1775)

Fast zeitgleich zu dem oben genannten Kasten und bereits im Folgejahr der Gründung der *Royal Humane Society for the Recovery of Persons Apparently Drowned* (R.H.S.) in London verfertigte ein Herr Wrigglesworth aus London einen Rettungskasten, der folgende Gegenstände enthielt: die Tabakrauchklistierspritze nach Wrigglesworth, Branntwein, Salz, Salmiakgeist, eine Zunderbüchse, Feuerstein und Stahl sowie mehrere Tücher zum Frottieren des Körpers eines Geretteten. Dieser

930 Das Memorandum trägt den Titel: „Extract from the Journals of the Board of Police concerning the recovery of persons drowned and seemingly dead", vom 11. August 1774. Eine Kopie findet sich bei Payne, 1969, S. 100.

Kasten wurde von Dr. Thomas Cogan, einem Arzt und Mitbegründer der R.H.S., empfohlen.[931] Zum Transport konnte der Rettungskasten auf den Rücken geschnallt oder in einem ledernen Beutel verpackt getragen werden. *„Ein solcher Kasten kann sehr bequem auf die Schultern eines Retters geschnallt werden, um ihn leichter an Ort und Stelle zu bringen, so daß das Rettungsgeschäft unverzüglich angefangen werden kann.“*[932] Gegenüber der Pariser Kiste hatte der Rettungskasten von Wrigglesworth den Vorteil eines geringeren Gewichtes.[933]

6.1.3.3 Rettungskasten der *Royal Humane Society* nach Evans (um 1775)

Im Buch von Thomas Hunt finden sich zwei Abbildungen mit den Geräten eines Rettungsbestecks mit der Unterschrift *„Drawings of Resuscitation Apparatus used by the Royal Humane Society in Lettsom's time (Royal College of Surgeons)“*.[934] Leider macht der Autor keine weiteren Anmerkungen zu den Abbildungen, die aber vermutlich den Abhandlungen der Londoner Gesellschaft entnommen sind. Die eine Abbildung zeigt einen mit der Signatur *„Evans“* versehenen Blasebalg sowie einen an den Blasebalg anschließbaren elastischen Schlauch. Auf der zweiten Abbildung sind zwei weitere elastische Schläuche, drei Mundansatzstücke, zwei starre Darmrohre, eine gerade Tracheotomiekanüle, ein gebogener Trachealtubus, eine Klistierspritze sowie in der Bildmitte eine Rauchbüchse zum Verbrennen von Tabak zu erkennen. Nach Julian stammen diese Abbildungen ursprünglich aus den „Reports of the society“ aus dem Jahr 1775.[935] Mit Hilfe dieser Ausrüstung ließen sich demnach eine orale, nasale oder orotracheale Blasebalgbeatmung (mit Hilfe von Blasebalg, biegsamem Schlauch und Mundstück, Trachealtubus), eine Tracheotomie mit endotrachealer Beatmung (mit Hilfe der Tracheotomiekanüle), eine Applikation von Tabakrauchklistieren (mit Blasebalg, Rauchbüchse, biegsamem Schlauch und Darmröhre) sowie eine Applikation von wässrigen Klistieren (Klistierspritze, Darmröhre) durchführen.

Von diesem Typus eines Rettungsbestecks haben sich in England mehrere Exemplare bis auf den heutigen Tag erhalten. So bildet E. Bennion in ihrem Atlas alter chirurgischer Instrumente einen Rettungskasten aus dem Museum von Be-

931 Vgl. Kapitel 7.2.

932 William Hawes (Hg.): Abhandlungen der Londoner Königlichen Gesellschaft zur Rettung Verunglückter und Scheintodter. Vom Jahre 1774-1784, nebst Zusätzen vom Jahre 1794. Enthaltend vermischte Bemerkungen über den Scheintod. Breslau, Hirschberg, Lissa, 1798, S. 62.

933 Vgl. dazu auch Poppe, 1811, S. 460.

934 Vgl. Thomas Hunt: The Medical Society of London 1773 - 1973. London 1972. Fig 13a.b auf S. 54f. Vgl. unten Abbildung 81.

935 Vgl. Desmond G. Julian: Cardiac resuscitation in the eighteenth century. In: Heart und Lung 4 (1975), S. 46-49.

dford (England) ab, den sog. „*Bedford apparatus*“.[936] Dieser Rettungskasten wurde von der zuständigen Behörde am Kanal von Bedford bereitgehalten. Auf dem Photo ist ein Blasebalg (eine Signatur ist nicht sichtbar) zu erkennen, mit dem offenbar zwei längere elastische Schläuche verbunden sind. Auch die übrigen Bestandteile des Rettungsbestecks, von links aus gesehen Klistierspritze und zwei Darmrohre, drei Mundstücke, gebogener Trachealtubus und die kurze Tracheotomieröhre, ein weiterer biegsamer Schlauch und rechts außen die Rauchbüchse sind zu erkennen. Anhand der weißen Farbe lässt sich vermuten, dass Klistierspritze, Darmröhren und Mundstücke aus Elfenbein bestehen. Über den bei Hunt abgebildeten Rettungskasten hinausgehend komplettieren ein Holzkästchen, vermutlich zur Aufnahme des Rauchtabaks dienend, und vier Fläschchen mit den Aufschriften: „*Cordial Mixture*“, „*Spirit of Hartshorn*“, „*Camphorated Spirit*“ und „*Emetic. Tartar.*“ dieses Rettungsbesteck. Der Koffer hat eine Kantenlänge von 45,7 cm.

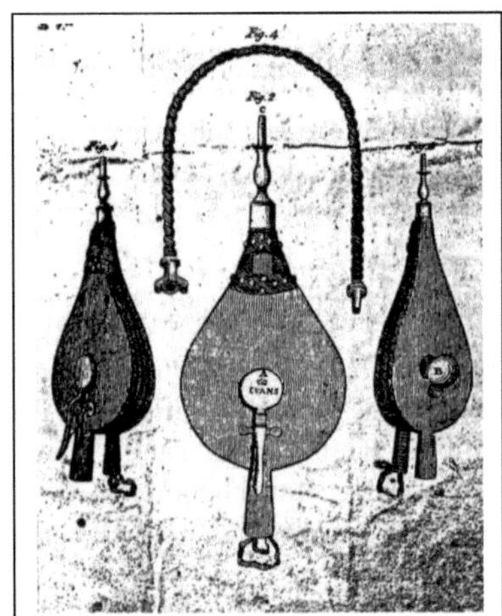

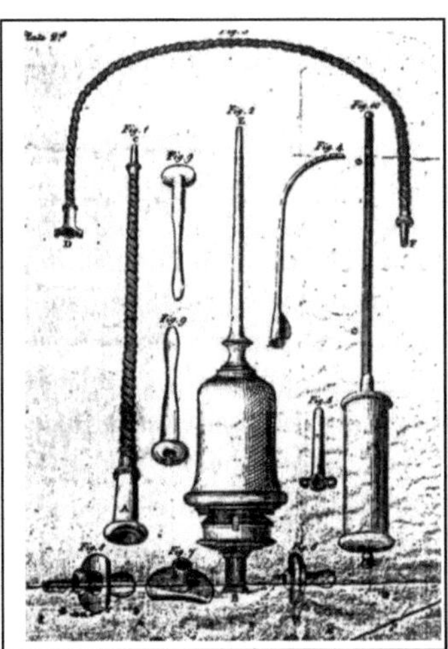

Abbildung 81: Der Inhalt des Rettungskastens der Royal Humane Society von Evans. Kupferstich, Royal College of Surgeons, London (um 1775)

Linke Abbildung: Fig. 1-3: Drei Ansichten des Blasebalgs mit der Signatur „EVANS“. Fig. 4: Lederschlauch zum Ansatz an den Blasebalg. Rechte Abbildung: Fig. 1: Lederschlauch zum Ansatz an den Blasebalg. Fig. 2: Rauchbüchse zum Anschluss an den Blasebalg. Fig. 3: Lederschlauch zum Ansatz an den Blasebalg. Fig. 4: Gebogener Metalltrachealtubus zur Intubation. Fig. 5: Gerade Tracheotomiekanüle. Fig. 6-8: Mundansatzstücke. Fig. 9: zwei Darmrohre aus Elfenbein. Fig. 10: Klistierspritze

Quelle: Hunt, 1972, Fig. 13a und 13b, S. 54f

936 Vgl. Bennion, 1980, S. 174 f. Vgl. unten Abbildung 82.

Abbildung 82: Erhaltene Ret tungskästen der Royal Humane Society

I. Photographie eines Rettungskastens der Royal Humane Society nach Evans aus dem Besitz des Museums Bedford (Großbritannien)

Quelle: Bennion, 1996, S. 170, die Abbildung auf S. 174

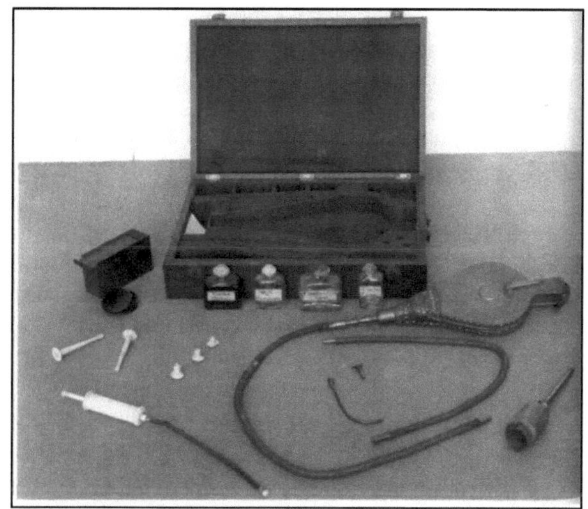

Abbildung 83: Erhaltene Ret tungskästen der Royal Humane Society

II. Photographie eines Rettungskastens der Royal Humane Society nach Evans: Der Rettungskasten besteht aus folgenden Teilen: Blasebalg mit regulierbarem Ventilmechanismus, sign. „Evans", drei Lederschläuchen mit Messingendstücken, drei Ansatzstücken aus Elfenbein, drei Darmrohren aus Elfenbein, Trachealkanüle aus Silber; Holzbehälter zum Verbrennen von Tabak, drei Glasfläschchen, davon zwei mit den Aufschriften: „Emetic. Tartar", „Spirit of Hartshorn", eine Flasche ohne Aufschrift; Mörser aus Leder, Tabakkistchen; alle Teile in einem Mahagonikoffer mit Aussparungen zur Aufnahme der einzelnen Zubehörteile. Der gebogene Trachealtubus fehlt. Messingplakette auf dem Kofferdeckel mit der Aufschrift „Royal humane Society 1774"

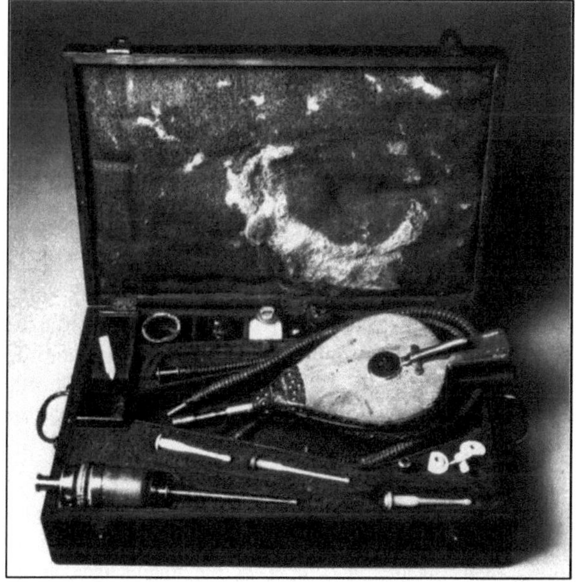

Quelle: Das ärztliche Instrument, o.J., Katalog-Nr. 62

Ein ähnlicher Rettungskasten wird ferner im Katalog zu der Instrumentensammlung von M. Weber-Unger, Wien wiedergegeben.[937] Im Gegensatz zur Abbildung bei Bennion wird in der Legende ausdrücklich erwähnt, dass der Blasebalg die Aufschrift „*Evans*“ trägt. Weiterhin befindet sich auf dem Kofferdeckel eine Messingplakette mit der Aufschrift „*Royal humane Society 1774*“, also dem Gründungsjahr der Gesellschaft. Die Ausstattung dieses Kastens differiert leicht von dem in Bedford verwahrten Modell. So fehlen der gebogene Trachealtubus und die Klistierspritze, dagegen sind ein Ledermörser und ein zusätzliches drittes Darmrohr vorhanden. Der Satz an Arzneimittelfläschchen scheint nicht mehr vollständig zu sein. Aus der Beschreibung der Geräte geht hervor, dass Darmrohre und Mundstücke aus Elfenbein, die biegsamen Schläuche aus Leder mit Messinganschlüssen, Tracheotomiekanüle und Trachealtubus aus Silber und die Rauchbüchse aus Holz verfertigt sind. Nach den Abbildungen bei L. Brandt ist auch das Wellcome Museum of the History of Medicine im Besitz von zwei derartigen Rettungskästen.[938] Ein solcher Rettungskasten wurde noch 1863 im Instrumentenkatalog nach Weiss als benötigtes Instrumentarium aufgeführt.[939]

6.1.3.4 Der Rettungskasten nach Kite (1788)

Der Londoner Instrumentenmacher John Henry Savigny beschrieb einen von ihm gebauten Rettungskasten, für dessen Zusammensetzung er sich sowohl auf die Autorität von Charles Kite als auch der *Royal Humane Society* berief, in einer kleinen, 1790 erschienenen Broschüre.[940] Der Kasten sollte nach Kites Angaben folgende Gerätschaften enthalten: Eine große elastische Röhre, kombinierbar mit einem Mundstück, einem Anschlussstück für einen „gewöhnlichen Blasebalg“, einem Nasenstück, einem Katheter und einem Lederschlauch. Dabei bestanden folgende Kombinationsmöglichkeiten der Einzelteile: Die Verbindung von Mundstück und Nasenstück ermöglichte das Einführen in die Nase und die Beatmung durch den Mund. Wurde das Blasebalg-Anschlussstück mit dem Nasenstück verbunden, konnte über die Nase eine Blasebalgbeatmung durchgeführt werden. Zum Einführen in die Luftröhre bei verlegten Atemwegen und der Beatmung durch den Mund konnte das Mundstück mit dem Katheterstück verbunden werden. Wurde das Mundstück durch den Blasebalganschluss ersetzt, konnte das Gerät in die Luftröhre

937 Vgl. Ausstellungskatalog: Das ärztliche Instrument. Ausstellung der Sammlung Dr. Max Weber-Unger, Wien, im Medizinhistorischen Institut der Universität Mainz, 7. April bis 30. Juni 1981. o.O., o.J. Katalog-Nr. 62. Vgl. oben Abbildung 83.

938 Vgl. Brandt, 1987, S. 71-94, die Abbildungen auf S. 92. Diese beiden Rettungskästen finden sich als Internet-Abbildungen der Science & Society Picture Library der Wellcome Library, London.

939 Vgl. Jonathan Charles Goddard: The navy surgeon's chest: surgical instruments of the Royal Navy during the Napoleonic War. In: Journal of the royal society of medicine 4 (2004), S. 195.

940 Vgl. Savigny, 1790.

eingeführt und eine Beatmung mit Hilfe des Blasebalgs vorgenommen werden. Das Mundstück in Kombination mit dem Lederschlauch diente der Applikation von Medikamenten in den Magen. Außerdem waren für den Rettungskasten eine Blase mit kleiner Röhre für wässrige Klistiere, eine Tabakrauchmaschine, eine Lanzette oder Federmesser für den Aderlass, Schröpfgefäße und ein Thermometer vorgesehen. An Pharmaka sollten verschiedene Gläser mit „*kräftigen Essenzen*“ und Ölen, z.B. Pfefferminze und Kamille, außerdem ein Brechmittel verwahrt werden.[941] Zwei Rettungskästen, die auf Charles Kite zurückgeführt werden, wurden Anfang des 20. Jhd. noch im Museum des *Royal College of Surgeons* aufbewahrt[942] und enthielten als Kernstück einen Blasebalg von 500 Kubikzentimetern Fassungsvermögen mit Klappen, die zwar das Auspumpen und die Insufflation der Lungen ermöglichten, vermutlich aber ausschließlich zum Einblasen verwendet wurden, da auf der beiliegenden Instruktion die Kompression des Epigastriums empfohlen wurde.

941 Vgl. Kite 1790 (engl. 1788), S. 209-220. und vgl. unten Abbildung 84 und 85.
942 Vgl. Keith, 1909, S. 747.

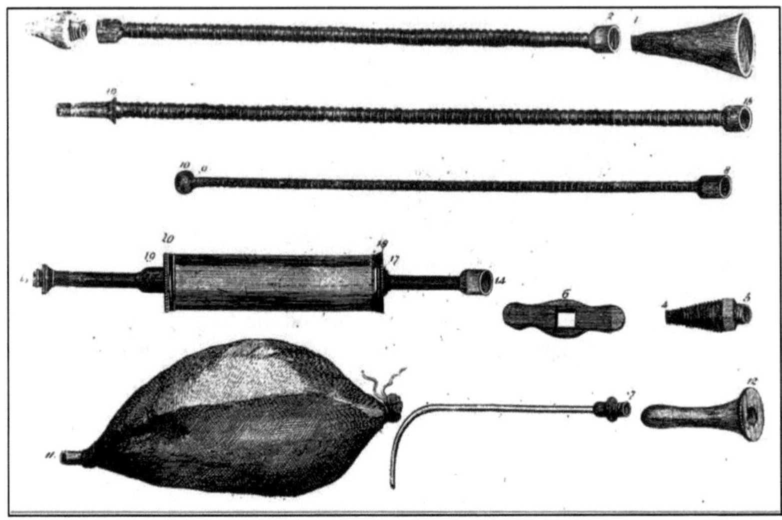

Abbildung 84: Der Rettungskasten nach Charles Kite (1788) I

Einzelne Bestandteile des Rettungskastens nach Kite: Fig. 1: Mundstück aus Elfenbein oder Silber mit Schraubgewinde zur Atemspende. Fig. 2: Biegsame Röhre aus rotem Leder zur Beatmung. Fig. 3: Ansatzstück zum Einführen in ein Nasenloch. Fig. 4,5: Ansatzstück aus Stahl für einen gewöhnlichen Blasebalg; Schraubgewinde 5 zum Anschrauben an die biegsame Röhre 2, Schraubgewinde 4 zum Anschrauben an den Blasebalg. Fig. 6: Handgriff (Schraubzwinge) aus Messing zum Anschrauben des Ansatzstückes 4,5. Fig. 7: Gebogene Intubationsröhre. Fig. 8,9,10: Biegsame Röhre aus schwarzem Leder, zur Verabreichung flüssiger Medikamente. Fig. 11: Kleine Röhre mit Blase, zur Verabreichung wässriger Klistiere. Fig. 12: Große Klistierröhre. Fig. 13-14, 17-20: Tabakrauchmaschine, mit Schraubgewinde 13 zum Ansatz an die blaue Lederröhre 15 und Schraubgewinde 14 zum Ansatz an das Ansatzstück 5. Fig. 15,16: Biegsame Röhre aus blauem Leder, zur Verabreichung von Rauchklistieren

Quelle: Kite, 1790, Tafel II im Anhang

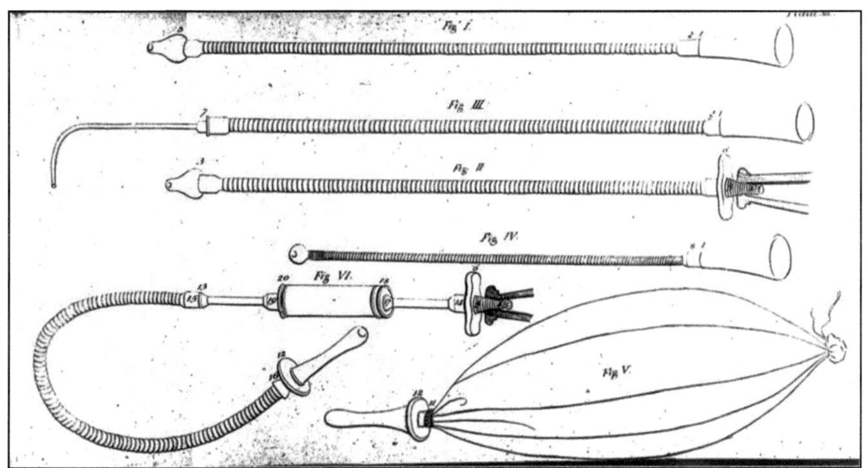

Abbildung 85: Der Rettungskasten nach Charles Kite (1788) II

Zusammengesetzte Teile des Rettungskastens nach Kite: Fig. I: Fertig montiertes Instrument zur Atemspende in die Nase, bestehend aus Mundstück 1, biegsamer Röhre aus rotem Leder 2 und Nasenansatzstück 3. Fig. II: Fertig montiertes Instrument zur Beatmung mit atmosphärischer Luft über einen Blasebalg in die Nase, bestehend aus Blasebalg (ansatzweise rechts zu sehen), Ansatzstück 4,5 mit Handgriff 6, biegsamer Röhre aus rotem Leder 2 und Nasenstück 3. Fig. III: Fertig montiertes Instrument zur Atemspende in die Luftröhre, bestehend aus Mundstück 1, biegsamer Röhre aus rotem Leder 2 und gebogener Intubationsröhre 7. Fig. IV: Fertig montiertes Instrument zur Applikation von Flüssigkeiten in den Magen, bestehend aus Mundstück 1 (hier in der Funktion eines Trichters) und biegsamer Röhre aus schwarzem Leder 8,9,10. Fig. V: Fertig montiertes Instrument zur Verabreichung wässriger Klistiere, bestehend aus Blase 11 und Klistierröhre 12. Fig. VI: Fertig montiertes Tabakrauchklistier, bestehend aus Blasebalg (ansatzweise rechts zu sehen), Ansatzstück 4,5 mit Handgriff 6, biegsamer Röhre aus blauem Leder 15,16 und Klistierröhre 12

Quelle: Kite, 1790, Tafel III im Anhang.

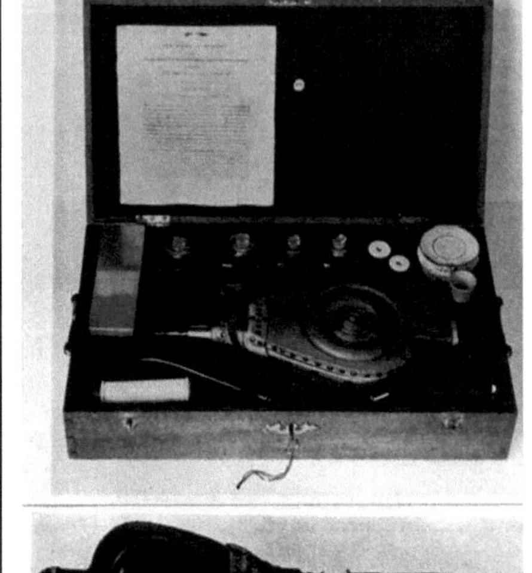

a) Blick in die geöffnete Rettungskiste

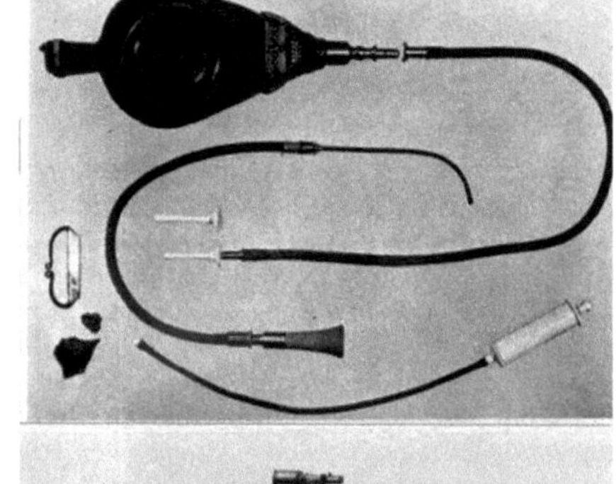

b) Ausgebreitete Instrumente der Rettungskiste

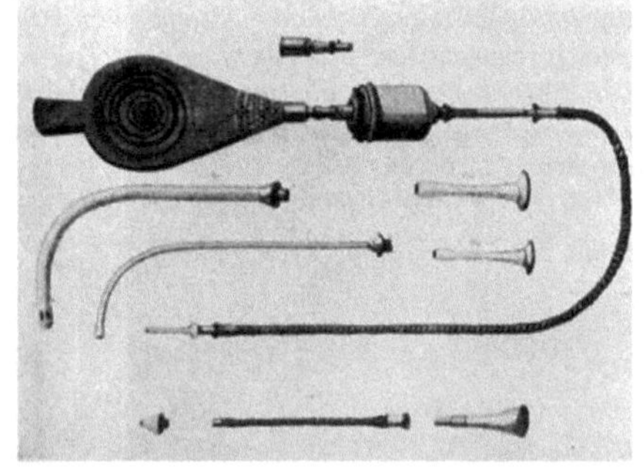

c) Die Geräte der Rettungskiste nach einer Abbildung bei John Henry Savigny

Abbildung 86: Der Rettungskasten von John Henry Savigny, nach den Vorstellungen von Charles Kite (1790/ 99)

Zu Abbildung 86: Der Rettungskasten von John Henry Savigny, nach den Vorstellungen von Charles Kite (1790/ 99)

(a) Blick in die geöffnete Rettungskiste von John Henry Savigny in der Instrumentensammlung des Serafimerlasaretts, Stockholm

(b) Ausgebreitete Instrumente der Rettungskiste. In der Rettungskiste sind nach Meyerson folgende Teile enthalten: Ein Blasebalg, eine Tabaksdose (Rauchmaschine ?) aus Messing, eine Bleidose zur Verwahrung des Tabaks, eine lange Lederröhre zum Anschluss an die Rauchmaschine, zwei Klistierröhrchen aus Elfenbein, eine (gebogene) Kanüle zum Einführen in Nase oder Hals, eine Lederröhre mit Mundstück zum Lufteinblasen, eine Spritze aus Elfenbein zur Verabreichung von Medikamenten, zwei große und zwei kleine Glasfläschchen mit Schliffstopfen für flüssige Medikamente, eine Zinndose zur Verwahrung eines Schwamms, eine Eisenblechdose, Zunder und Flint. Die ausgebreiteten Geräte sind der Blasebalg mit biegsamer Lederröhre und elfenbeinerner Klistierspritze (jedoch ohne Rauchmaschine), die der Beatmung dienende biegsame Lederröhre mit trichterförmigem Mundstück und gebogener Intubationskanüle, die elfenbeinerne Spritze mit biegsamer Röhre sowie Feuerstein und Zunder. Die Rettungskiste wurde 1799 von Gustav Broling im Auftrag der schwedischen Krone bei John Henry Savigny in London gekauft und trägt die Nr. 101 der Königlichen Modellsammlungen. Sie befindet sich heute in der Instrumentensammlung des Serafimerlasaretts in Stockholm

(c) Die Geräte der Rettungskiste nach einer Abbildung bei John Henry Savigny. Die aus Meyerson entnommene Abbildung gibt einen Kupferstich aus einer Broschüre von John Henry Savigny mit dem Titel: Description of the construction and uses of a portable apparatus..., London 1790, wieder. (Dieses Werk ist im Leihverkehr in Deutschland nicht erhältlich.) Die Abbildung zeigt u.a. die Rauchmaschine, montiert zwischen Blasebalg und Lederröhre, und zwei gebogene Intubationsröhren. Von diesen ist die linke Intubationsröhre mit seitlichen Augen nicht in der Kiste des Serafimerlasaretts enthalten. Neben den beiden kurzen Klistierröhrchen ist weiterhin am unteren Bildrand die Beatmungsröhre mit trichterförmigem Mundstück (rechts) und Nasenstück (links) zu sehen

Quelle: Meyerson, 1952, Textabbildungen S. 90 und S. 91

6.1.3.5 Rettungskasten nach Savigny in Stockholm (1799)

Ein gleichfalls von Savigny ausgeführter Rettungskasten, der sich aber von dem oben beschriebenen Kasten unterscheidet, hat sich in der Instrumentensammlung der chirurgischen Klinik des Karolinska Instituts in Stockholm, des „*Serafimerlasaretts*", erhalten.[943] Dieser Kasten wurde 1799 von dem schwedischen Bergmeister und Professor Gustav Broling während eines Aufenthaltes in England bei Savigny in London gekauft. Entsprechend der schwedischen Beschreibung enthält dieser folgende Bestandteile: Einen Blasebalg, eine Tabaksdose aus Messing (vermutlich die Rauchmaschine), eine Bleidose zur Aufbewahrung des Tabaks, eine Lederröhre zum Einblasen des Tabakrauchs, zwei kurze Klistierröhren aus Elfen-

943 Zur Beschreibung dieses Kastens vgl.: Åke Meyerson: Studier i Serafimerlasarettets instrumentsamling. Stockholm 1952, S. 93f. und oben Abbildung 86.

bein, eine lange, gebogene Kanüle zur Beatmung, eine Lederröhre mit einem passenden Mundstück zum Lufteinblasen, eine Klistierspritze aus Elfenbein, vier große und kleine Glasfläschchen mit Schliffstopfen, eine Zinndose zum Verwahren eines Schwammes „*svamp*" (entweder ein Waschschwamm oder ein Zunderschwamm), eine Eisenblechdose mit Brocken von Zunderschwamm und Feuerstahl und Feuerstein. Gegenüber dem ursprünglich von Kite vorgesehenen Apparat hatte Savigny somit einige Veränderungen vorgenommen. Die Klistierblase war durch eine vermutlich dauerhaftere Klistierspritze aus Elfenbein ersetzt. Das Aderlassbesteck, die Schröpfköpfe und das Thermometer finden sich in Savignys Kasten nicht.

6.1.3.6 Vorschlag eines verbesserten Rettungskastens nach Fothergill (1795)

In einem Anhang zu seiner 1795 erschienenen Schrift „A new inquiry into the suspension of vital action..." konnte Anthony Fothergill bereits auf eine reichliche Auswahl an Rettungskästen der Londoner Instrumentenmacher verweisen: „*Der Apparat, dessen sich die Royal Humane Society und ähnliche Institute bedienen, ist, samt den neuesten Verbesserungen desselben, bey ihren, sich hiermit besonders beschäftigenden Instrumentenmachern in London zu sehen.*"[944]

Fothergill hielt jedoch diese vorhandenen Rettungskästen für durchaus verbesserungswürdig; erforderlich erschienen ihm folgende Gegenstände: Ein doppelter Blasebalg zur Beatmung, eine silberne Kanüle nach der Form eines männlichen Katheters zum Anschluss an den Blasebalg und zum Einblasen von Luft in die Luftröhre, eine biegsame Röhre zur Applikation von Medikamenten in die Speiseröhre, ein Fläschchen zur Aufbewahrung von flüssigen Medikamenten aus elastischem Gummi zum Anschluss an die biegsame Röhre, eine (möglichst gabelförmige) konische Röhre aus Holz oder Elfenbein zum Einblasen von Luft in die Nase. Außerdem forderte er eine kleine Elektrisiermaschine mit Zubehör und Sauerstoff („*Lebensluft*") in zylindrischen, je ca. 1 Gallone fassenden Gläsern, die mit ihrer Mündung in Kalkwasser stehen sollten, eine elastische Röhre, um Sauerstoff aus den Flaschen in den inspirierenden Balg des doppelten Blasebalgs zu leiten. Zusätzlich sollten eine Klistierspritze für reizende Klistiere, eine Tabakrauchmaschine und ein kleines Thermometer vorhanden sein. Außerdem Kerzen, Wachslichter und Bindfäden. An Pharmaka empfahl er verschiedene reizende Mittel wie flüchtigen Salmiakgeist, Vitrioläther, *Eau de Luce*, destillierten Essig, Lavendelgeist und Zimttinktur. Der doppelte Blasebalg sollte eine Insufflations- bzw. Aspirationsspritze ersetzen, denen Fothergill prinzipiell reserviert gegenüber stand. Es wird nicht deutlich, ob sich Fothergill bei dem doppelten Blasebalg auf Hunter oder Gorcy bezog. Er sollte jedoch so beschaffen sein, dass er bei der Insufflation ca. 112 Kubikzoll (ca. 1,83 l) Luft in die Lungen einblasen konnte. Fothergill bemerk-

944 Fothergill, 1796, S. 157.

te, dass die silberne Insufflationskanüle und die biegsame Röhre denjenigen ähnlich seien, „*welche mit angebrachten Verbesserungen neuerlich zum Gebrauche angewendet worden sind. Proben davon findet man bey den verschiedenen Instrumentenmachern, wo sie auch dem doppelten Blasebalg angepaßt werden können*“.[945] Vermutlich bezieht sich Fothergill dabei auf Kanülen, wie sie von Evans oder Savigny angefertigt wurden. Die Vermehrung der Geräte führte zwangsläufig dazu, dass sie nicht mehr alle Platz in einem kleinen Kästchen finden konnten. So musste Fothergill zugestehen, dass der doppelte Blasebalg, die Elektrisiermaschine und die Flaschen mit Sauerstoff nicht mehr in ein kleines Kästchen passten, sondern getrennt verwahrt oder transportiert werden mussten. Ob allerdings ein Kasten in der von Fothergill geforderten Zusammenstellung jemals existierte oder angeboten wurde, konnte nicht ermittelt werden.

6.1.3.7 Der „*Lincoln apparatus*“ (um 1829)

Im Museum of Lincolnshire Life, Lincoln (Großbritannien) findet sich ein von I. McLellan beschriebener Rettungskasten, der bis 1905 im „*Nelson Inn*“ in Lincoln aufbewahrt wurde.[946] Hersteller und Datum der Anschaffung des Kastens sind nicht bekannt. Es gibt auch keine Nachrichten darüber, ob der Rettungskasten in Lincoln jemals praktisch eingesetzt worden ist. Das größte Gerät ist ein Blasebalg, der möglicherweise jüngeren Datums ist. Die Öffnung des Blasebalgs lässt sich über eine Messing-Steckverbindung auf eine ca. 5 Inches lange elastische Röhre stecken. Die Röhre ist aus gewachstem Leinen gefertigt und besitzt eine äußere spiralige Versteifung. Auf die Röhre lassen sich drei silberne Kanülen aufstecken. Zwei davon waren gebogene Oro-Laryngealkanülen unterschiedlicher Größe mit je zwei distalen Öffnungen, eine posterior und eine anterior gelegen. Die dritte Kanüle war zur Beatmung nach vorangegangener Tracheo- oder Laryngotomie vorgesehen. Weiterhin enthält das Kästchen drei unterschiedlich dimensionierte Kanülen aus Elfenbein mit Ansatzstücken für die Nase. Schließlich findet sich in dem Kästchen noch ein runder Lederbalg mit einem Schraubgewinde, auf das sich eine kurze Elfenbeinkanüle oder eine längere elastische Röhre aus gewachstem Leinen aufschrauben lassen. Erstere stellt eine Rektalkanüle, letztere eine Magenkanüle dar, über die Flüssigkeiten appliziert werden konnten. Ein ursprünglich wohl vorhandenes Skalpell fehlt. Die Geräte befinden sich in einem speziell angefertigten Holzkästchen. McLellan leitet den Kasten von Coleman ab, doch scheint er eher auf den Ideen von Kite zu beruhen. Nach McLellan entspricht der „*Lincoln Apparatus*“ dem Kasten der *Royal Humane Society*, wie er in ihrem jährlichen Report von 1829 beschrieben ist.

945 Fothergill, 1796, S. 161.
946 Vgl. McLellan, 1981, S. 307-311 und vgl. Abbildung 87.

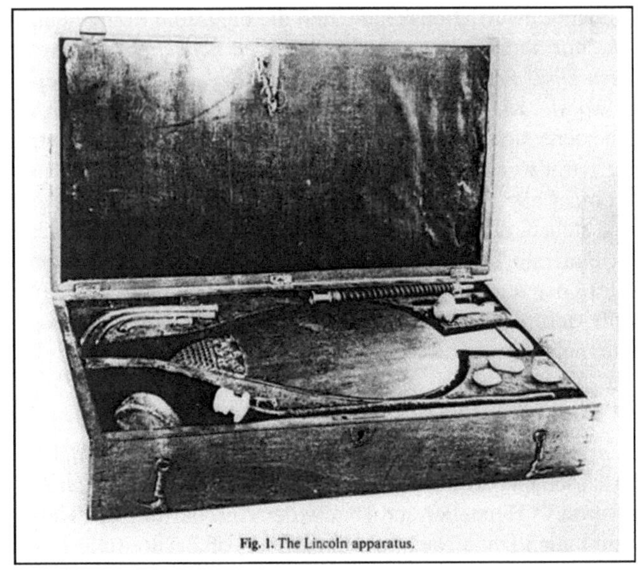

Abbildung 87: Erhaltene Rettungskästen der Royal Humane Society

III. Der Lincoln Apparatus (um 1829): Blasebalg der RHS, wie er in deren Report von 1829 beschrieben ist. Dieser Blasebalg diente zur Beatmung und der Verabreichung von Flüssigkeiten in Form eines Klistiers oder zum Einspritzen in den Magen. Ein Vorsatz zum Einsatz als Tabakrauchklistier fehlt

Quelle: McLellan, 1981, S. 307-311

6.1.4 Rettungskästen im deutschsprachigen Raum

6.1.4.1 Das Rettungskästchen nach Lammersdorf (1782)

Der bereits zu Beginn dieses Kapitels von Zarda zitierte Rettungskasten des Hannoveranischen Chirurgen Lammersdorf scheint einer der ältesten im deutschsprachigen Raum zu sein. Als wichtigste Bestandteile enthielt er das Tabakrauchklistier nach Lammersdorf[947], ein Mundrohr zum Einblasen von Luft, eine Spritze, um Spiritus in die Nase einzuspritzen, Tücher, Bürsten, Lanzette und Aderlassbinde, Federn, Feuerstein, Stahl, Zunder und Schwefelhölzer und einige Arzneimittel sowie Tabak und Federn zum Räuchern. Das Kästchen mit den Maßen 19 / 13,5 / 6 Zoll (ca. 47,5 / 33,75 / 15 cm) war in eine Decke zum praktischen Gebrauch eingeschla-

947 Vgl. Kap. 6.2.2.3.

gen. Zu beziehen war der Apparat in unterschiedlichen Holzqualitäten und Preisen beim Hersteller Lammersdorf.[948]

6.1.4.2 Vorschlag eines Rettungsapparats nach Schosulan (1786)

Ein recht umfangreicher Rettungsapparat wurde 1786 von Schosulan vorgeschlagen.[949] Dabei empfahl er, dass bei der Anschaffung eines solchen sich mehrere Dörfer zusammentun sollten, um die Gerätschaften gemeinsam zu finanzieren und zu nutzen. Betrachtet man die geforderten Geräte, so handelte es sich dabei wohl eher um die Ausstattung einer Rettungswache oder eines Rettungsraumes, da er gleich mehrere Blasebälge in unterschiedlichen Größen, Tabakpfeifen und Röhren, mehrere Flanell-, Woll- oder Leinentücher, Kleiderbürsten, Schröpfköpfe, eine Trage, eine Badewanne und eine Tabakrauchklistiermaschine zu der Grundausstattung zählte. Außerdem sollte gereinigte Asche oder feiner Sand bereitstehen und folgende Pharmaka vorhanden sein: Ein halbes Pfund Rauchtabak, eine Schachtel mit Räucherwerk wie Weihrauch, Mastix und Wacholder, ein oder mehrere Maß Leinöl, einige Lot pulverisiertes *„Katzenkraut“* oder Ingwer, einige Quintel Brechweinstein, etliche Unzen Vesikatorpflaster und etliche Unzen Hirschhorngeist, Salmiakgeist, Kampfergeist, Branntwein und Essig. Daneben sollte an jedem Fluss ein Boot oder Kahn bereit liegen.

6.1.4.3 Die Rettungskästen der Hamburger Rettungsgesellschaft nach Redlich (um 1790)

Ab 1790 wurden durch die Hamburger Rettungsanstalt Rettungskästen angeschafft und an verschiedenen Orten innerhalb der Stadt deponiert. Vorbild dieses Kastens war der Kasten der Londoner Gesellschaft nach Kite,[950] der von Redlich ergänzt und erweitert wurde: *„Herr Chirurgus Redlich, Mitglied der Gesellschaft, brachte im Jahr 1790 eine sehr erweiterte und vollständigere Einrichtung dieser Rettungs-Kasten in Vorschlag, und nach dieser seiner Angabe ließ die Gesellschaft unter seiner Aufsicht hieselbst mehrere solcher Kasten verfertigen, und nach und nach achtzehn derselben in und außer der Stadt an den zweckmäßigsten Orten vertheilen, mit Beilegung eines mit dem Gesellschafts-Siegel versiegelten, und nur von dem zur Anstellung der Rettungs-Versuche sich einfindenden Wundarzt zu entsiegelnden Schlüssels.“*[951] Die Kästen waren bei Wundärzten bzw. Ärzten, in den Wachlokalen der Garnison und beim Alster-Aufseher deponiert, ein genaues Verzeichnis der Aufbewahrungsorte dieser Rettungskästen findet sich bei Günther[952].

---

948 Vgl. Anonym: Nachricht von einem Apparat zur Rettung ertrunkener Personen. In: Hannoverisches Magazin. 1763-1790. Jg. 20. 1782, S. 447-448.

949 Vgl. Schosulan, 1786, S. 84-86.

950 Vgl. Günther, 1794, S. 370f.

951 Günther, 1794, S. 371.

952 Vgl. Günther, 1794, S. 403f.

Sie enthielten die auch ansonsten üblichen Rettungsgerätschaften, wie sie bei Kite beschrieben sind, also auch einen Blasebalg zur Beatmung und eine Tabakrauchklistiermaschine samt einem Pfund Rauchtabak als Zubehör. Zusätzlich enthalten war eine „*Injections-Sprütze*“ zur Reinigung des Rachenraums von Schlamm, daneben einiges Zubehör zum Wärmen, Reiben und Reizen des Scheintoten wie wollene Decken, vier Bürsten, sechs wollene Tücher zum Reiben, zwei Federn, ein Schwamm und etwas Leinen, außerdem ein Taschenmesser und ein Feuerzeug neben den üblichen Pharmaka. Schließlich war in diesem Rettungskasten eine Anleitung zur Behandlung verunglückter Personen beigelegt. Die Kosten beliefen sich 1794 auf 65 Mark Hamburger Courant oder 25 Thaler in Gold. Zu beziehen war er „*gegen postfreie Vorausbezahlung*“ bei dem Chirurgen Redlich, Brooks-Brücke 39 in Hamburg.[953] Aufgerüstet werden konnte dieser Kasten durch einen Gorcy-Blasebalg und vier Flaschen „dephlogistizierte Luft“. Die Hamburger Gesellschaft besaß 1794 einen nachgebauten Gorcy-Blasebalg, der gleichfalls bei Redlich aufbewahrt wurde.[954] Der Preis des Rettungskastens erhöhte sich mit der zusätzlichen Ausrüstung um 52 Mark Hamburger Courant oder 20 Thaler in Gold auf insgesamt 117 Mark Hamburger Courant oder 45 Thaler in Gold.[955] Zur Erwärmung unterkühlter Verunglückter stattete die Gesellschaft ihre Rettungskästen zusätzlich mit folgenden Gegenständen aus: mit Schlafröcken aus Fries, wollenen Mützen und mit einer Wärmebank nach Harvey, verfertigt vom Mechanicus Braasch.[956] Im Jahr 1792 wurden zwei Rettungskästen des Hamburger Typs von dem Fürstbischof von Eutin, dem ehemaligen Fürstentum Lübeck, in Hamburg bestellt und gekauft.[957]

6.1.4.4 Kommerziell vertriebene Rettungskästen von Pickel (1791/ 1812)

Von einem anonymen Autor wurde 1791 in Baldingers Magazin ein „*Vollständiger Apparat zur Wiederbelebung der Todtscheinenden in einem Kästchen*“ angeboten.[958] Dabei war ein „*Verzeichniß der wichtigsten Fabrikaten, welche in Wirzburg bey Herrn Pickel, Doktor und Prof. der Chemie zu haben sind. Hauptsächlich für Aerzte, Wundärzte, Apotheker, Materialisten und Hebammen merkwürdig.*“ Auch hier waren der Blasebalg mit Zubehör zur Beatmung und die Klistierspritze enthalten, sowie eine Bürste und Flanell zum Frottieren. Bei den beigefügten Pharmaka handelte es sich um ein kleines Glas Radikalessig und ein kleines Glas Eau de

953 Vgl. Günther, 1794, S.372f.
954 Vgl. Günther, 1794, S. 378.
955 Vgl. Günther, 1794, S. 373.
956 Vgl. Günther, 1794, S. 373ff. und Vgl. Poppe, 1811, S. 460.
957 Vgl. F.J.L. Meyer: Vortrag in der öffentlichen Michaelis-Versammlung vom Jahr 1792. In: Verhandlungen und Schriften der Hamburgischen Gesellschaft zur Beförderung der Künste und nützlichen Gewerbe. Verhandlungen vom Jahr 1792. Bd. 3. Hamburg 1795, S. 13.
958 Anonymus: Verzeichniß der wichtigsten Fabrikaten, welche in Würzburg bey Herrn Pickel, Doktor und Prof. der Chemie zu haben sind, 1791, S. 444f.

Luce, beide als Riechmittel „*bey den von der fixen Luft bey mineralischen Brunnen, beym gährenden Moste und Bier in Kellern erstickten Personen*“ zu verwenden. Außerdem fand sich als Zubehör ein kleines Glas Hoffmannischer Geist. Der Preis der Kiste betrug 15 fl.

Einen weiteren Rettungskasten beschrieb Pickel selbst im Jahr 1812. „*Nach vielen Unterredungen, die ich mit verschiedenen hiesigen Künstlern und Handwerkern über die beste Form und Einrichtung der verschiedenen Rettungswerkzeuge gepflogen habe, kam endlich mein Apparat zustande, den ich das Rettungskästchen nenne; ich legte es dem hiesigen Medicinal-Collegio [Stadt Würzburg] zur Einsicht und Beurtheilung vor, und da die Einrichtung desselben, so wie der billige Preiß dafür, seinen vollen Beyfall erhielt; so läßt mich dieses hoffen, daß ich durch dieses Kästchen das Wiederbelebungsgeschäft erleichtert; und zur Realisirung der Wünsche unserer höchsten Regierung [Großherzogtum Würzburg] werde mitgewirkt haben.*“[959] Neben dem obligatorischen Blasebalg enthielt sein Kasten auch eine Spritze aus Zinn mit einem Hahn und zwei dickere und zwei dünnere Röhrchen zum Anschluss an die Spritze. Sie war gedacht zur Wiederbelebung von Erstickten und diente dem Aussaugen der Luft und dem Beatmen, außerdem konnte sie als Klistierspritze angewandt werden.[960] Neben Melissengeist, Hoffmanns Tropfen und einigen weiteren üblichen Pharmaka sollte ein Glas mit einer Unze „*Balsamum Opodeldoc*“[961] enthalten sein. Der Preis des Kästchens aus Eichenholz mit Inhalt betrug 16 fl. 50 kr, ohne Blasebalg nur noch 14 fl. 14 kr. „*Sollte ein oder der andere Arzneyartikel in dem Kästchen ausgehen, so kann solcher in dergleichen Quantität und Preiß in der hiesigen Engelapotheke, und die übrigen Gegenstände nach dem beygesetzten Preiße bey mir Endesunterzeichneten in der nämlichen Qualität, wofür ich stäts besorgt seyn werde, erhalten werden.*“ [962]

6.1.4.5 Vorschlag eines Rettungsapparats nach Wiedemann (1796)

Wiedemanns Empfehlungen für einen Rettungskasten sind ähnlich umfangreich wie die von Schosulan, und auch hier entsteht der Eindruck, es handele sich nicht nur um einen Rettungskasten, sondern um die Einrichtung einer ganzen Rettungsstation. Allerdings betonte Wiedemann: „*Am besten ist es, wenn die angeführten Geräthschaften und Arzneimittel zusammen in einem, zum Fortbringen bequemen Kasten aufbewahrt werden* [...]“[963] An Geräten sollte folgendes vorhanden sein: ein Tragekorb, ein Sucher und eine Fangzange nach dem Vorbild der Hamburgischen

959 Pickel, 1812, S.5f.

960 Vgl. Pickel, 1812, S. 17; vgl. auch Kapitel 5.5.7.

961 Mit diesem von Paracelsus gebildeten Wort wurden ursprünglich Pflaster mit den Harzen Opoponax, Bdellium und anderen Zusätzen bezeichnet; um 1800 kam ein „Balsamum Opodeldoc“ genanntes ammoniakalisches Kampfer-Seifen-Liniment für Einreibungen auf. Vgl. Brockhaus Enzyklopädie. Bd. 13. Wiesbaden 171971, S. 757.

962 Pickel, 1812, S. 37.

963 Wiedemann, 1797, S. 20.

Gesellschaft, ein gewöhnlicher Blasebalg, besser jedoch der Gorcy-Blasebalg, daneben wie auch in den anderen Rettungskästen diverse Röhren zum Lufteinblasen und zur Applikation von Medikamenten in den Magen, eine kleine Spritze zur Reinigung des Mundes und zur Applikation von Medikamenten. Außerdem empfahl Wiedemann den Harvey-Wärmekasten, eine Tabakrauchklistiermaschine, eine Klistierspritze, eine Elektrisiermaschine, ein Instrument zur Luftröhrenöffnung wie das Richter-Bronchotom und weitere Bestandteile zum Reizen, Wärmen und zum Aderlass. Ansonsten sollten die üblichen Pharmaka enthalten sein, auch hier findet sich der Hoffmannische Liquor (Liquor anodynus) und außerdem ein Englisches Riechsalz (Sal anglicus volatilis).[964]

6.1.4.6 Drei verschiedene „Nothkästen" nach Zarda (1797)

Adalbert Vinzenz Zarda beschrieb 1797 im Zusammenhang mit der von ihm geplanten Einrichtung von Leichen- und Rettungshäusern sowie der Errichtung einer Rettungsgesellschaft in Prag gleich drei Rettungskisten von unterschiedlicher Größe und Inhalt.[965] Aus dem Text geht leider nicht hervor, ob Zarda den Bau der nachfolgend beschriebenen Rettungskästen nur plante oder ob diese vielleicht als Prototypen 1797 schon ausgeführt waren. Zumindest der große Rettungskasten könnte schon angefertigt gewesen sein, da Zarda dessen Gewicht angab und eine Abbildung beifügte.[966]

Der große oder „*vollständige Nothkasten*" enthielt folgende Instrumente:[967] Der von Zarda modifizierte, auch zum Einblasen von Rauchtabak geeignete Gorcy-Blasebalg, ein Luftbehältnis, d.h. eine mit „dephlogistizierter Luft" nach der Art von van Marum gefüllte Flasche, aus der eine Rindsblase zum Aufschrauben auf den Blasebalg gefüllt werden konnte, eine elektrische Maschine, diverse Werkzeuge für den Aderlass samt Verbandmaterial, ein Luftröhrenschnitt-Instrument, ein „*Nasenblutten-Instrument*" gegen das „*tödtliche Nasenblutten*", ein „*Halsstosser*" und zwei Zangen zur Beseitigung von Fremdkörpern aus der Speiseröhre, ein „*Stopfer der Speiseröhre*" nach Kite und Coleman zum Verschluss der Speiseröhre bzw. Einbringen von Flüssigkeit in den Magen, ein Thermometer nach Hunter und zahlreiche weitere Gerätschaften wie Klistier und Wundspritzen und Instrumentarium zum Schröpfen, Reizen und Wärmen. Auch dachte Zarda an eine an einer Kette befestigte Fackel zur Prüfung auf das Vorhandensein „mephitischer Luft". An Pharmaka ist er kaum zu überbieten, deshalb im folgenden die von ihm angeführte Liste: Alaun, Bittersalz, Brechmittel (Brechweinstein, Brechwurzel und weißer Vitriol), Kampfer, Kamillenblüten, Digestivsalbe, erweichende Spezies, Heftpflaster, Hirschhorngeist, Hofmanns Geist, Holunderblüten, Krauseminze, Laxierpulver (Jalappwurzel, Rhabarberwurzel, Sennesblätter), Niespulver, süßes Baumöl, Rau-

964 Vgl. Wiedemann, 1797, S. 10-21.
965 Vgl. Zarda, 1797.
966 Vgl. unten Abbildung 88.
967 Vgl. Zarda, 1797, S. 77-88.

tenknospen, Salepwurzel, flüchtiger Salmiakgeist, schmerzstillende Essenz, Spanische Fliegen-Pulver, Tabakblätter, „*Wachstafet oder Englischpflaster*", Weinessig, Weingeist, Weinsteinsalz sowie Zug- oder Vesikatorpflaster.[968]

Um eine entsprechende Anleitung für die Rettung zu geben, befand sich außerdem in diesem Kasten ein Exemplar von Zardas „Alphabetischem Taschenbuch...".[969] Der Notkasten selbst war auf einem Tisch befestigt und zum Transport mit seitlich angebrachten Tragegurten versehen. Im Innern des Kastens gab es zahlreiche Schubladen zur Aufbewahrung der Geräte und Medikamente. Im Deckel des Kastens war ein Netz gespannt, in dem die Handschuhe und Tücher untergebracht waren. Weiterhin war der Kasten mit einem Flanelltuch umwickelt, das im Wiederbelebungsfall zum Einhüllen des Verunglückten bestimmt war. Der Kasten war schwarz angestrichen und wog mit allen Instrumenten 33 österr. Pfund.[970] Die Kosten dieses „*vollständigen Nothkastens*" veranschlagte Zarda auf 105 fl. 10 kr.[971]

Die mittlere Version des Notkastens war ausschließlich für die Wiederbelebung Scheintoter bestimmt. Dieser Kasten war mit fast der gleichen Instrumentenausstattung wie der große Kasten versehen. Es fehlten hier lediglich Halsstoßer, Katheter, das Nasenbluten-Instrument und die beiden Zangen. Auch die Liste der zugehörigen Pharmaka war nicht viel kürzer als im großen Kasten. Zur Ausstattung gehörte ebenfalls Zardas Alphabetisches Taschenbuch. Dementsprechend war der Preis des mittleren Kastens mit 88 fl. 38 kr. nur unwesentlich geringer als der des großen Kastens.

Das „*Nothkästchen*" oder „*Etui*" enthielt dagegen nur die zur Wiederbelebung notwendigsten Gegenstände und näherte sich somit dem Rettungsetui nach Kite oder dem Rettungskistchen von Pickel an. Es waren der Speiseröhrenstopfer, der von Zarda modifizierte Gorcy-Blasebalg, eine Klistierblase, eine Lanzette und ein Fläschchen mit flüchtigem Salmiakgeist enthalten.[972] Der Preis eines solchen Notkästchens, das in einem Sack getragen werden konnte, lag nach Zarda bei 12 fl. 30 kr. und war somit erheblich günstiger als bei den anderen beiden Kästen.[973]

---

968 Vgl. Zarda, 1797, S. 88-91.
969 Vgl. Zarda, 1796.
970 Vgl. Zarda, 1797, S. 77.
971 Vgl. Zarda, 1797, S. 110.
972 Vgl. Zarda, 1797, S. 93.
973 Vgl. dazu auch Poppe, 1811, S. 460.

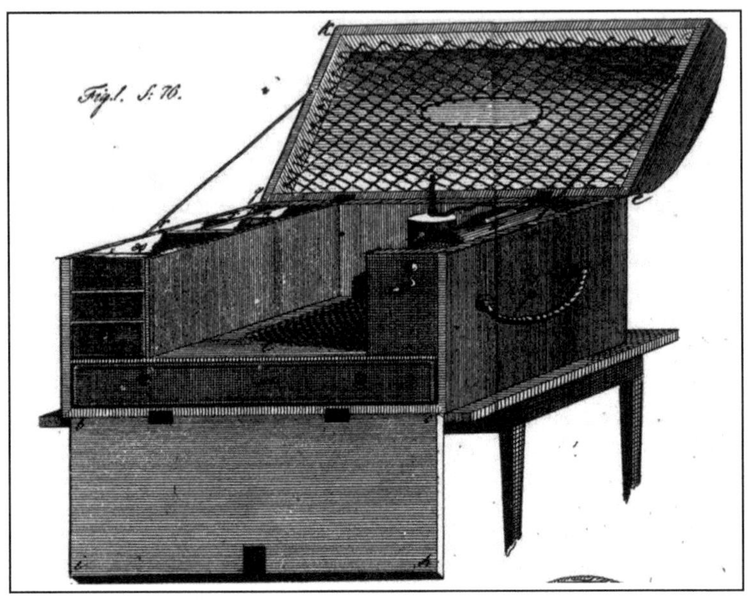

Abbildung 88: Der „vollständige Nothkasten" der Prager Rettungsanstalt nach Adalbert Vinzenz Zarda (1797)

b,c,i,h: Die vordere aufgeklappte Tür des Kastens. g,k,l,e: Der nach hinten geklappte obere Deckel des Kastens, dessen Boden mit einem Netz zur Aufbewahrung von Handtüchern, Federbärten etc. überzogen ist. m: Die untere große Schublade des Kastens für die Medikamente und kleinere chirurgische Geräte. Auf der linken Seite des Kastens befinden sich mehrere kleine Schubladen und Fächer für die größeren Flaschen (Essig, Öl, Weingeist) und den Wärmofen, im Freiraum in der Mitte werden die größeren Geräte (Galvanisiermaschine, Blasebalg, Aderpresser etc.) aufbewahrt. Der Rettungskasten ist auf einen Tisch aufgeschraubt und kann mit den seitlichen Lederschlaufen p getragen werden

Quelle: Zarda, 1797, Tafel III im Anhang, Fig. 1

6.1.4.7 Rettungskästen der Wiener Rettungsanstalt nach Ferro (1803)

In einem Anhang zur k. Wiener Zeitung No. 54 aus dem Jahr 1803 findet sich ein Cirkular der k.k. Landesregierung im Erzherzogtum Österreich unter der Enns vom 15. Juni diesen Jahres, betreffs die Errichtung einer Rettungsanstalt in der Residenzstadt Wien.[974] Danach sollten zur Wiederbelebung Ertrunkener „[...] *an mehre-*

974 Dieses Cirkular findet sich im Wortlaut wiedergegeben bei Meyer, 1902, S. 558-563.

ren Orten eigens verfertigte Nothkästen vorhanden seyn, die von Jedermann überall, wo es nöthig ist, leicht hingetragen werden können, und worin alle Rettungswerkzeuge und Arzneyen, nebst einem ausführlichen Unterricht, wie selbe zu gebrauchen seyen, enthalten sind [...]“[975] Die Rettungskästen sollten in der Stadt in der Polizei-Oberdirektion, in den „*Offizinen der Wundärzte*“ und an einigen markanten Plätzen deponiert werden. In den Vorstädten sollten die Kästen jeweils bei dem zuständigen Richter und dem jeweiligen Polizei-Bezirksdirektor untergebracht sein. Schließlich war noch geplant, entlang der Donau mehrere Kästen in den dortigen Badeanstalten und verschiedenen Wirtshäusern aufzustellen. Nach der Vorschrift war eine monatliche Überprüfung der Kästen vorgesehen. Die in der Stadt Wien vorhandenen Kästen sollten durch den Stadtphysicus, die in den Bezirken vorhandenen durch die jeweiligen Bezirksärzte mindestens einmal im Monat überprüft werden, worüber im monatlichen Rapport an die Landesregierung zu berichten war. Zweimal im Jahr war eine Visitation der Rettungskästen durch eine eigens von der Landesregierung eingesetzte Kommission geplant. Bei dieser Gelegenheit „[...] *werden auch Uebungen im Rettungsgeschäfte angestellet, und Versuche mit neuen Rettungsmitteln gemacht werden* [...]“[976] Bei einem eingetretenen Unglück bzw. Rettungsfall war vorgesehen, dass auf Veranlassung eines Wundarztes oder der Polizeibehörden ein in der Nähe befindlicher Rettungskasten zum Unglücksort transportiert wurde.[977] Angesichts der Bedeutung der Stadt Wien ist zu vermuten, dass diese Ideen auch umgesetzt wurden, allerdings existierte die Rettungsanstalt nur bis zum Jahr 1809. Die Rettungskästen und die Idee der Lebensrettung selbst überlebten die eigentliche Rettungsanstalt, wie der Topographie der Stadt Wien von 1810 zu entnehmen ist.[978]

6.1.4.8 Der Rettungskasten nach Flachsland (1806)

Flachsland war kurfürstlich badischer Hofrat und Mitglied in der Sanitäts-General Komission im Großherzogtum Baden.[979] Möglicherweise wurde die von ihm empfohlene Rettungskiste auch im Gebiet des Großherzogtums angeschafft. Die Beschreibung der Kiste findet sich im Anhang zu den von Flachsland entworfenen Rettungsvorschriften für Scheintote.[980] Die „Nothkiste“ sollte verschlossen an einem sicheren, aber zugänglichen Ort aufbewahrt werden und mit zwei Schlüsseln

975 Cirkular der k.k. Landesregierung ... vom 15. Juni 1803. In: Meyer, 1902, S. 560.

976 Cirkular der k.k. Landesregierung ... vom 15. Juni 1803. In: Meyer, 1902, S. 560.

977 Vgl. dazu auch Poppe, 1811, S. 460.

978 Vgl. Zacharias Wertheim : Versuch einer medicinischen Topographie von Wien. Wien 1810. Nachdruck Wien 1999, S. 319-323.

979 Jakob Conrad Flachsland (*1758 in Pforzheim, †1825 in Karlsruhe) war praktizierender Arzt und ab 1803 in verschiedenen Bereichen der badischen Medizinalverwaltung tätig. 1819 wurde er Direktor der Sanitätskommission und Referent im Ministerium. Vgl. AEW, 1847, S. 6.

980 Vgl. Flachsland, 1806.

versehen sein. Diese sollten bei dem jeweiligen „Ortsvorgesetzten“ und dem „Medizinal-Officianten“ deponiert sein. Bezüglich des Kasteninhalts war ein Blasebalg, eine größere und eine kleinere Klistierspritze vorgesehen, „*wenn nicht schon die Hebammen, etc. im Orte diese vorräthig haben sollten*“.[981] Was sich hinter dem Paket „*aromatische Species nach der Preußischen Vorschrift*“ verbarg, ließ sich nicht ermitteln, vermutlich handelte es sich um diverse Räuchermittel. Der weitere Kasteninhalt, auch die Pharmaka, entsprachen dem Inhalt der auch anderweitig empfohlenen Kästen.

6.1.4.9 Die Rettungskästen nach Edler von Rudtorffer (1821)

Die von Rudtorffer[982], dem in Wien bekannten und respektierten Chirurgen und Lehrer für theoretische Chirurgie an der Universität, beschriebenen Rettungskästen waren so komplex und umfangreich, dass die zur Rettung notwendigen Gerätschaften auf zwei Kästen verteilt waren. „*Der mit Nr. I bezeichnete Rettungskasten enthält daher, nebst den nothwendigen scharfen und stumpfen chirurgischen Instrumenten, auch die zur Einblasung der Lungenluft, der atmosphärischen und des Sauerstoff-Gases geeigneten; so wie auch diejenigen Geräthe, welche zur schnellen Erzeugung des Sauerstoff-Gases erfordert werden.*“[983] Folgende chirurgische Geräte waren darin enthalten: ein Aderlassgerät, bestehend aus Aderlassschnäpper, zwei Lanzetten und einem Reserveeisen, „*Das gerade spitzige, das gerade Knopf- und das Scalpell-Bistouri*“, eine Schere, das Richter'sche Tracheotom, ein Knebel-Tourniket zur Blutstillung, eine Bellocq'sche Röhre zum Verschluss der Nasenlöcher bei Blutungen aus der Nase, ein Schlundhaken und ein Schlundstoßer zur Beseitigung von Fremdkörpern in der Speiseröhre, ein „*unbiegsammer Männer-Katheter*“ und ein „*biegsamer Weiber-Katheter*“ zur Entleerung der Harnblase, eine „*Sperr-Pincette*“ zum Fassen zertrennter Arterien, sechs gekrümmte Nadeln und mehrere mit Wachs bestrichene Zwirnsfäden. Allein dieses Besteck ermöglichte zahlreiche chirurgische Eingriffe und ging weit über die Maßnahmen der Ersten Hilfe hinaus. Als Geräte, die in direktem Zusammenhang mit der Wiederbelebung standen, waren vorhanden: eine Tabakrauch-Klistierspritze, die Schlundröhre nach Kite zur Applikation von Medikamenten in den Magen, die übrigen Röhren nach Kite zum Einblasen von Luft in die Lungen. Weitere Wiederbelebungsgeräte waren der „*verbesserte Configliach'sche Blasebalg*“, mehrere Blasen zur Applikation von Sauerstoff, ein Kolben mit Leitungsröhre und ein Päckchen chlorsaures Kali zur Erzeugung von Sauerstoff und ein eigens zur Erzeugung von Sauerstoff gedachter

981 Flachsland, 1806, S. 48.

982 Franz Xaver Ritter von Rudtorffer (*1760 in Wien, †1833 ebd.) zeichnete sich als Chirurg und als Dozent während seiner jahrelangen Tätigkeit am Allgemeinen Krankenhaus in Wien aus. Ab 1810 erhielt er den Lehrstuhl für theoretische Chirurgie, den er bis zum Beginn seines Ruhestandes 1821 innehatte. Zu seinen Verdiensten gehört auch die Verbesserung des Rettungsapparates beim Scheintod. Vgl. ADB, Bd. 29, 1889, S. 584-586.

983 von Rudtorffer, Wien 1821, S. XII.

Wärmeofen. Den Preis dieses Rettungskastens berechnete Rudtorffer auf 150 fl. Die pneumatischen Apparate alleine, damit meinte er wohl Blasebalg, Beatmungsröhren, und Zubehör zur Erzeugung von Sauerstoff, kommen auf einen Preis von 85 fl.

„In dem Rettungskasten Nr. II werden nicht nur die übrigen erforderlichen Nebengeräthe, sondern auch die höchst nothwendigen äusseren und inneren Arzeneymittel aufbewahrt, die nach der Verschiedenheit der veranlassenden Ursache des Scheintodes auch verschieden seyn müssen.“[984] Auch dieser zweite Kasten war recht umfangreich ausgestattet mit den Mitteln zum Reiben und Reizen, Tüchern und Binden und sogar einer Schalenwaage und Zubehör zum Abwiegen der Arzneimittel. Mit 22 verschiedenen Pharmaka liegt er vermutlich an der Spitze aller bisher beschriebenen. Sein Preis lag bei 75 fl. Somit kosteten beide Kästen zusammen 225 fl. Rudtorffer erbot sich, Bestellungen für diese beiden Rettungskästen anzunehmen, „[...] *wenn Briefe, und Geld postfrey eingeschickt werden*“.[985] Ob diese Kästen tatsächlich Verbreitung fanden, konnte nicht ermittelt werden.

6.1.4.10 Der Rettungskasten der Münchner Schwimmschule (bis 1831)

Josef Koppenstätter beschrieb 1831 den *„bisher in der Schwimmschule“*[986] zu München vorhandenen Rettungsapparat. Erstaunlicherweise war hierin immer noch eine Tabaksrauchklistierspritze mit Pfeifenkopf enthalten. Daneben eine Injektionsspritze, ein elastisches Rohr zum Lufteinblasen, ein elastisches Rohr zum Ansatz an die Klistierspritze, ein Gorcy-Blasebalg mit doppelten Windfängen in Messing gefasst, ein Tracheotom mit Etui, ein Aderlassschnepper mit Reserveeisen und Lanzette im Etui.

6.1.4.11 Das *„Rettungsetui“* nach Koppenstätter (1831)

Der etwas verniedlichend als *„Rettungsetui“* bezeichnete Rettungskasten von Joseph Koppenstätter[987] sollte aus dünnem verzinnten Blech oder aus leichtem Holz angefertigt sein. An der Vorderseite waren zwei Schulterriemen angebracht, um den Kasten nach Art eines Tornisters tragen zu können. Konzipiert war der Kasten mit den Abmessungen 16 Zoll (ca. 46,6 cm) in der Höhe, 16 Zoll in der Breite und 8 Zoll (ca. 23,3 cm) in der Tiefe.[988] Dem Kasten wurde ein Wollmantel, zwei Flanelltücher zum Reiben, eine Flanellhaube und, wohl darin eingerollt, je eine feine und grobe Frottierbürste aufgeschnallt. Diese Gegenstände besaßen einen Gegen-

984 Rudtorffer, 1821, S. XII.
985 Rudtorffer, 1821, S. 62.
986 Vgl. Koppenstätter, 1831, S. 78f.
987 Vgl. Koppenstätter, 1831, S. 68-72f. und vgl. unten Abbildung 89.
988 Der in Bayern gültige Fuß a 10 Zoll entsprach ca. 291,9 mm.

wert von 7 fl. 18 kr. Das „*Rettungsetui*" selbst enthielt vier Schubladen, die sich an der Schmalseite der Kiste öffnen ließen.

Die wichtigsten Geräte im Gesamtwert von 18 fl. 2 kr. waren in den beiden Abteilungen der obersten Schublade enthalten. Dazu gehörten unter anderem Lanzetten zum Aderlass, Harnkatheter, Nadeln, Schlundstoßer und Zange zum Entfernen von Fremdkörpern, eine Arterienpinzette und ein Brenneisen. Die zweite Abteilung der obersten Schublade enthielt die von Koppenstätter beschriebene „*künstlich konstruierte Spritze*"[989] mit verschiedenen elastischen Röhren zum Einblasen von Luft oder Tabakrauch, zum Auspumpen von Luft aus den Lungen oder von Flüssigkeiten aus dem Magen. Im oben genannten Preis war die Spritze noch nicht enthalten. Die zweite und dritte Schublade enthielten 25 verschiedene flüssige und feste Pharmaka im Gesamtwert von 5 fl. 42 kr. und 5 fl. 53 kr. Die vierte Schublade schließlich enthielt einen galvanischen Apparat mit 40 Kupfer- und Zinkdoppelplatten und zwischengeschalteten Papp- oder Tuchplatten. Die einzelnen aufgeführten Bestandteile des galvanischen Apparates addieren sich zu einem Gesamtpreis von 9 fl. 57 kr. Der Gesamtpreis des Rettungskastens belief sich somit auf 47 fl. 2 kr., wobei vermutlich noch der Preis für die Kiste selbst und die „Universalspritze" zu ergänzen wären. Bezeichnenderweise enthielt der Kasten keinen Tabak, da Koppenstätter das Tabakrauchklistier als schädlich ablehnte. Nach den Vorstellungen des Autors sollte dieser Kasten den bereits bestehenden Rettungsapparat in der Münchner Schwimmschule ablösen. In Ergänzung des „*Rettungsetuis*" empfahl Koppenstätter außerdem noch die Anschaffung eines Erwärmungsapparats. Mit seinen zahlreichen Pharmaka war dieser Kasten ähnlich ausgestattet wie der Kasten nach Rudtorffer, er enthielt aber nicht das ganze Spektrum der dort empfohlenen chirurgischen Instrumente.

989 Es handelt sich dabei um die Spritze von John Weiß. Koppenstätter nennt nicht den Autor der Spritze, die Abbildung entspricht aber der Spritze von Weiss.

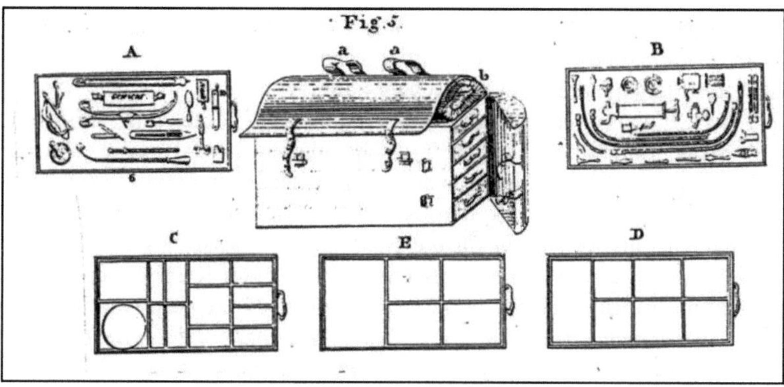

Abbildung 89: Das „Rettungsetui" nach Joseph Koppenstätter (1831)

Fig. 5: Ansicht des „Rettungsetuis" mit den Trageriemen (aa) und aufgeschnalltem Mantel und Decken (b). Die seitliche Tür ist geöffnet, um die vier Schubladen zu zeigen. A: Erste Abteilung der obersten Schublade mit Thermometer, Waage, Reibschale mit Pistill, Aderlasslanzette, Katheter, elastischen Bougies, Schlundstoßer, Schlundzange, Bistouris etc. B: Zweite Abteilung der obersten Schublade; mit Spritze, verschiedenen elastischen Röhren, Schröpfschnepper, Schröpfköpfen etc. C: Gefächer der zweiten Schublade. D: Gefächer der dritten Schublade. E: Gefächer der untersten Schublade

Quelle: Koppenstätter, 1831, Ausschnitt aus Tafel I im Anhang

6.1.4.12 Der Rettungsapparat des Kreises Mülheim an der Ruhr nach Rolffs (1843)

J.C.F. Rolffs war Doktor der Medizin, Chirurgie und Geburtshilfe und Königlich Preußischer Kreis-Physikus des Kreises Mülheim. Als solcher nutzte er seinen Einfluss, um Gerätschaften zur Rettung von Verunglückten anschaffen zu lassen. „*Auf wiederholte Vorstellungen ist es mir endlich gelungen, den hiesigen Magistrat zu bewegen, mir die Geldmittel zur Anschaffung eines Rettungsapparates zu verschaffen. Die Bezeichnung der Materialien und die Einrichtung dieses Apparates sind meinem Ermessen überlassen worden, aber freilich mit Bestimmung der Kosten bis zu ungefähr 20 Thalern.*"[990] Dieser Rettungsapparat ermöglichte den Transport und die Erwärmung von Verunglückten über eine gewöhnliche Bahre, versehen mit einer Vorrichtung zur Lagerung des Verunglückten mit erhöhtem Kopf und einem „*blechernen Kasten, zur Erwärmung des Rückens.*" Daneben konnten über eine Spritze aus Zinn (Kapazität: 14 Unzen Wasser) mit je zwei Röhren aus Zinn bzw.

990 Rolffs, 1843, S. 1.

aus Horn Klistiere verabreicht werden oder Luft eingeblasen oder abgesaugt werden. Das dritte größere Gerät war ein galvanischer Apparat, bestehend aus 50 Zink/Kupfer-Plattenpaaren mit Zwischenplatten von Tuch in einem Holzkasten, welcher der „*Elektropunctur*" des Zwerchfells dienen sollte. Eine Auflösung von Salmiak diente zum Befeuchten der Zwischenplatten des galvanischen Apparates. Daneben fanden sich eine Aderlasslanzette und Nähnadeln sowie eine Schlundröhre zur Applikation von Flüssigkeiten. Als Pharmaka waren lediglich ein Brechmittel, Salmiakgeist als Reizmittel für die Nase und Weinessig als Klistierflüssigkeit vorhanden. Neben einem Geräteverzeichnis enthielt der Kasten auch eine Bedienungsanleitung für die Geräte. „*Alle diese letzteren 17 Gegenstände werden in einem zu verschliessenden Kasten von 2 Fuss Länge und 5/4 Fuss Breite und Höhe, der zum Theil mit einem doppelten Boden versehen ist, damit die Gefässe eine feste Stellung bekommen, aufbewahrt. Er ist mit Handgriffen versehen und kann von einem starken Manne sehr gut getragen werden.*"[991]

6.1.4.13 Der Rettungsapparat der Stadt Kiel (1843)

Der Kieler Rettungsapparat wurde „auf dem Brückensaale" aufbewahrt und sollte jederzeit verfügbar und auch transportabel sein. Nach Meyn sollten die Rettungskisten regelmäßig revidiert werden; diese Revision sei Amtspflicht des Physikus.[992] Zur praktischen Handhabung sei es aber notwendig, eine Liste der erforderlichen Gegenstände zu haben, die er auch anführt. Dabei sollten verschiedene Arzneien in Flaschen vorhanden sein (z.B. Brechmittel, Weingeist und Äther), Kamillenblüten, Pfefferminze und Tabak. An Gerätschaften empfahl Meyn eine gewöhnliche Klistierspritze, ein Tabakrauchklistiergerät, einen Blasebalg zur Beatmung, eine elastische Röhre mit Spritze zum Verabreichung von Flüssigkeiten in den Magen; „*die Weiss'sche Magenspritze, oder die Read'sche Magenpumpe sind leider! zu kostbar*"[993]. Daneben sollte der Kasten Aderlassschnäpper, Bürsten und Flanelltücher und einiges weitere Zubehör enthalten, außerdem eine Rettungsanleitung und eine Verordnung von 1772, die zu Rettungsmaßnahmen verpflichtete und bei jeder öffentlichen Person einschließlich des Schullehrers vorhanden sein sollte.

6.1.4.14 Verschiedene Rettungskästen

Nach einem Bericht über einen Wiederbelebungsfall in der „Privilegierten Mainzer Zeitung" wurde 1785 ein Erhenkter durch den Einsatz eines „*von Sr. Excellenz Herrn Grafen von Seean*[994] *gestifteten Geräthschaftskästchens*"[995] durch einen

991 Rolffs, 1843, S. 10.

992 Vgl. Meyn, 1843, S. 56ff.

993 Meyn, 1843, S. 57.

994 Möglicherweise handelt es sich um einen Grafen von Seeau. Joseph Anton Graf von Seeau (* Linz 1713, + 1799) war seit 1753 Hofmusik- und Hoftheaterintendant in München. Vgl. Karl Bosl: Bosls Bayerische Biographie. Regensburg 1983, S. 715.

995 Privilegierte Mainzer Zeitung, Nr. IX, vom 21. Jänner 1785. Vgl. auch unten Fall 148.

Wundarzt wiederbelebt. Im Jahr 1821 wurden für jedes der Neun Ämter des Herzogtums Anhalt-Bernburg *„neue, zweckmäßig eingerichtete Rettungs-Apparate, welche, mit Benutzung der neuern Erfahrungen und Erfindungen, in Berlin verfertiget worden"* angeschafft[996] In Rostock waren 1834 zwei *„mit bedeutenden Kosten"* angeschaffte Rettungskästen zur Rettung Ertrunkener vorhanden. In den anderen Städten des Großherzogtums Mecklenburg-Schwerin gab es solche Kästen zu diesem Zeitpunkt jedoch nicht. *„Oft ist von diesen Apparaten Gebrauch gemacht, es wurde aber niemals ein Verunglückter dadurch ins Leben zurückgerufen, selbst wenn er nur wenige Minuten im Wasser gelegen hatte."*[997]

6.1.5 Rettungskästen der „Maatschappij tot redding van drenkelingen" von Amsterdam (ab 1777)

Die 1767 in Amsterdam gegründete Gesellschaft hatte nachweislich ab mindestens 1777 Rettungskisten, die eine Tabaksklistierpfeife enthielten. Der Tabak in einer kleinen Büchse wurde angezündet, das Gerät verschlossen und der sich entwickelnde Rauch entweder mit dem Mund oder über einen Blasebalg in den Enddarm eingeblasen.[998] In dieser frühen Kiste befanden sich außerdem zwei Flaschen Branntwein, eine Flasche mit Ipecacuanhae, Ammoniak, eine Lanzette, eine Binde, eine Kompresse und eine Bandage für den Aderlass. Für das Jahr 1810 sind Ausgaben für Rettungskästen von f 125.- belegt.[999] 1837 oder 1838 ließ die *Maatschappij* bei einer großen Anzahl von Apotheken in Amsterdam kleine Kistchen unterstellen. Darin waren folgende Gegenstände enthalten: Zwei Bürsten, eine Klistierspritze, zwei wollene Handschuhe, eine Binde, eine Zunderbüchse, ein Schwamm, eine Schere, ein Messer, ein Spatel, eine Lanzette sowie ein Tabaksrauchblasebalg, außerdem verschiedene Pharmaka und Rauchtabak.[1000] Diese Kistchen wurden auch von zahlreichen niederländischen Gemeinde- und Stadtverwaltungen, unter anderem von Rotterdam, Utrecht, Leiden, Bergen op Zoom, Delft und Deventer, anderen Rettungsgesellschaften, z.B. der Rotterdamer *Maatschappij tot redding van Schipbreukelingen* und Institutionen wie dem Amsterdamer *Matrozen-Instituut* an-

---

996 Anonym: Zur Rettung aus Lebensgefahr und vor dem Scheintode. In: Zeitschrift für Staatsarzneykunde. Ergänzungsheft VII. 1827, S. 266.

997 Medizinal-Gesetze des Großherzogtums Mecklenburg-Schwerin von 1834. Zitiert nach Meyer, 1902, S. 512.

998 Mijnlieff, 1909, S. 883f. Darin findet sich auch eine Fotographie der Gerätschaften, allerdings ohne Angabe, wo diese aufbewahrt werden. Die Abbildung bei S. 882.

999 Vgl. H.M. Brokken und W.Th.M. Frijhoff: Idealen op leven en dood. Gedenkboek van de Maatschappij tot Redding van Drenkelingen 1767-1992. Den Haag 1992, S. 43. Im Vergleich zur genannten Summe lagen die Ausgaben für Schriften bei f 60,-, für Prämien bei f 150,- und für Medaillen bei f 1001,-.

1000 Vgl. J.A. Kool: Geschiedkundige beschouwing van de maatschappij tot redding von drenkelingen te Amsterdam. Amsterdam 1854, S. 76f. Vgl. auch Brokken, Frijhoff, 1992, S. 48.

geschafft. Der Tabaksrauchblasebalg wurde nach Angaben von Kool 1853 merklich verbessert und in dieser Form allen „Correspondenten“ der Maatschappij angeboten.[1001] Die Korrespondenten waren von der Gesellschaft angestellte Personen, die in den damaligen sieben holländischen Provinzen lebten und die Interessen der Gesellschaft vertraten.[1002]

6.1.6 Rettungskasten der Kopenhagener „*Selskabet til druknede Menneskers Redning*“ nach Herholdt und Rafn (1798)

Bereits 1796 schlugen Johan Daniel Herholdt und Carl Gottlob Rafn, die späteren Mitbegründer der Kopenhagener Rettungsgesellschaft, die Anschaffung von Rettungskästen vor, die als wesentlichen Bestandteil einen einfachen oder im besseren Fall den doppelten Blasebalg nach Gorcy enthalten sollten. Außerdem empfahlen sie eine gebogene Silberröhre als Endotrachealkatheter, ein Tracheotomiebesteck, Gläser mit Lebensluft, einen galvanischen Apparat, eine Klistierspritze und eine Spritze mit flexibler Röhre zur Applikation von Flüssigkeiten in den Magen.[1003] Nach Errichtung der *Selskabet til druknede Menneskers Redning* zu Kopenhagen wurden dann tatsächlich Rettungskästen angeschafft und deren Inhalt 1798 wie folgt beschrieben: An Geräten enthielten die Kästen je einen Gorcy-Blasebalg, weiterhin enthielten sie vier Gläser mit konzentriertem Salmiakspiritus, verdünntem Salmiakspiritus, reines Baumöl (Olivenöl) und Hoffmanns Tropfen.[1004]

6.1.7 Zusammenfassung

Die ersten Rettungskästen wurden ab 1772 in Paris am Seineufer deponiert und fanden von hier aus weitere Verbreitung in ganz Europa. Einfach eingerichtete Rettungskästen, die tatsächlich nur das Allernötigste für die Wiederbelebung von Verunglückten enthielten, meist aromatische Essentien, Alkohol, Tücher und Bürsten sowie einen Blasebalg und Klistierspritzen, waren wohl auch für die Ersthilfe von Laien gedacht. Die komplexeren Rettungskästen wurden nach dem Bedarf von Wundärzten eingerichtet und enthielten neben zahlreichen Medikamenten auch chirurgische Instrumente, wie z. B. Schröpfinstrumente oder ein Aderlassbesteck.

Rettungskästen im französischen Einflussgebiet waren alle nach der Maßgabe der Pariser Rettungsanstalt eingerichtet und enthielten einen Blasebalg und die Rauchbüchse. Die englischen Rettungskästen wurden von verschiedenen Herstel-

---

1001 Zur Abbildung des Blasebalges siehe unten Abbildung 94.

1002 Vgl. Mijnlieff, 1909, S. 884.

1003 Vgl. Herholdt und Rafn, 1796.

1004 Vgl. Herholdt et alii, Hvorledes druknede Mennesker bør behandeles for at bringes til Live...1798, S. 383f.

lern vertrieben, waren aber in der Regel von der RHS abgenommen oder sogar in Auftrag gegeben, so dass viele dieser Kästen das Signet der RHS und deren Gründungsdatum 1774 trugen, obwohl sie letztlich vom Inhalt her alle leicht variierten. Das Kernstück, der Blasebalg in Doppelfunktion, also als Beatmungsbalg und zum Einsatz als Rauchklistier, war in fast allen Kästen vorhanden, lediglich der älteste Kasten nach Wriggelsworth und Cogan (1775) enthielt ausschließlich eine Tabakrauchmaschine nach Wriggelsworth, war dabei aber auch so klein, dass er auf den Rücken geschnallt getragen werden konnte. Der Kasten nach Kite (1788/1790) sollte zwar die Doppelfunktion bedienen, ob aber hier ein eigener Blasebalg im Kasten war oder nur die Ansatzstücke für einen „gewöhnlichen Küchenblasebalg", lässt sich nicht mehr klären. In der von Fothergill empfohlenen Rettungskiste (1795) sollte sogar ein doppelter Blasebalg untergebracht werden, dieser Vorschlag wurde aber vermutlich nie in die Praxis umgesetzt. Auch von der sonstigen Bestückung her variierten diese Kästen und enthielten unterschiedliche chirurgische Instrumente, z.B. Messer für den Aderlass, Lanzetten oder Schröpfgefäße. Als weitere Besonderheit bei Fothergill findet sich die Empfehlung einer Elektrisiermaschine, außerdem sollte Sauerstoff mitgeführt werden. Dass die englischen Kästen häufig als Rettungskasten nach Kite beschrieben werden, sollte jeweils hinterfragt werden. Die Intubationsröhren waren vermutlich tatsächlich nach den Angaben von Kite gefertigt, das Zubehör für das Tabakrauchklistier war jedoch auch schon vor Kite vorhanden und wurde von diesem auch nicht ausdrücklich beschrieben. Im deutschsprachigen Raum variierten die Größe und der Inhalt der Kästen am stärksten. Je nach Vorliebe des Gerätebauers waren entweder ein Blasebalg, eine Beatmungsspritze oder ein spezielles Tabakrauchklistiergerät im Kasten. Hier fand sich - oder wurde zumindest empfohlen - erstaunlicherweise auch der Gorcy-Blasebalg als Instrument im Rettungskasten, der sich in Frankreich und England offensichtlich nicht durchsetzen konnte. Die Vielfalt der Pharmaka ist beachtlich und passt zum Teil eher in eine Rettungsstation als in eine oder mehrere transportable Kisten. Ähnliches gilt für das sonstige Zubehör. Auch in Bezug auf chirurgische Instrumente dachte man hier nicht nur an die Erstmaßnahmen zur Wiederbelebung, sondern offensichtlich an eine „Rundumversorgung" des Verunglückten.

Interessanterweise lassen sich Rettungskästen in weitgehend unveränderter Form und Inhalt, zum Teil auch mit Tabakrauchklistier, bis zur Mitte des 19. Jahrhunderts nachweisen und wurden vermutlich auch ebenso lange immer wieder eingesetzt. In Lincolnshire überlebte der Rettungskasten, deponiert in einem Gasthaus, sogar die Wende zum 20. Jahrhundert. Wann die Kästen tatsächlich verschwanden oder durch moderne Rettungskästen ersetzt wurden und was aus den alten Geräten geworden ist, bleibt offen.

6.2 Tabakrauchklistiergeräte

6.2.1 Das Rauchklistier im Streit der Meinungen

Die Methode, bei Verunglückten Rauchklistiere zu setzen, wurde vermutlich von den Ureinwohnern Amerikas erfunden oder erstmals praktiziert. So sollen Indianer Neuschottlands Tabakrauch über ein Stück Tierdarm in den After eingeblasen haben, wie schon 1609 berichtet wurde.[1005] Auch später werden die Indianer immer wieder als Ursprung dieser Methode genannt: „*Im 14ten Bande der Historie aller Reisebeschreibungen wird erzählet, daß die Wilden in America ihre Ertrunkenen dadurch wieder herstelleten, daß sie ihnen Tabacksrauch von unten in die Gedärme blasen. Auf dieses Mittel kann man, nächst der Eröffnung der Luftröhre, die meiste Hoffnung setzen.*“[1006] Bis in die Zeit des 19. Jahrhunderts setzten sich Tabakrauchklistiere besonders in den an der Nord- und Ostsee gelegenen Staaten, also in Dänemark, Holland, Norddeutschland und England, durch und erfreuten sich hier besonderer Beliebtheit, zum Teil auch als erste und einzige Wiederbelebungsmaßnahme.[1007] Beliebt und verbreitet waren sie allerdings auch in den übrigen europäischen Staaten. Nachdem es dann 1811 Benjamin Collins Brodie, einem jungen Chirurgen, gelungen war, die tödliche Herzwirkung des Nikotins experimentell nachzuweisen, reagierte die *Royal Humane Society* allerdings darauf, indem sie das Tabakrauchklistier in England auf die Liste der verbotenen Mittel setzte.[1008] Außerhalb Englands fanden sich aber auch in den folgenden Jahrzehnten immer wieder Tabakrauchklistierspritzen in den Rettungskästen. Der Einsatz wurde über viele Jahrzehnte kontrovers diskutiert.[1009] Im Folgenden wird anhand der für diese Arbeit vorliegenden Quellen ein kurzer Überblick über die divergierenden Meinungen gegeben.

In der bereits erwähnten Quelle von 1768 wurde der Einsatz ausschließlich befürwortet: „*Der starke Reiz der Gedärme vom Tabacksrauch, das darauf folgende Zusammenziehen, und die stärkere Bewegung derselben, welche sich auf die Muskeln des Unterleibes, auf den Magen und auf das Zwerchfell fortpflanzet, und solchergestalt zu einer neuen Triebfeder des Athemholens wird, muß allem Ansehen nach, sobald die Brust wieder offen ist, ungemein viel zur Herstellung des Athemholens beytragen, und da bey diesen Versuchen gar keine Gefahr oder andere Ungelegenheit zu befürchten stehet, so wäre es leichtsinnig, diese Art zu ver-*

1005 Vgl. Schadewaldt, 1967, S. 2193.

1006 Anonym: Mittel, ertrunkene Personen wieder zum Leben zu bringen…, 1786, S. 146. (ursprünglich 1768).

1007 Vgl. Kap. 7.3.

1008 Vgl. Keith, 1909, S. 748.

1009 Renommierte Befürworter waren: Heister, de Haen, Cullen, Stoll, Murray, Gardane, Hawes. Schon früh standen Portal in Frankreich und Coleman in England dem Tabakrauchklistier ablehnend gegenüber. Ihnen schlossen sich Hunter, Brodie, Chaussier, Frank und Orfila an. Vgl. dazu Manni, 1839, S. 63 und van Hasselt, 1862, S. 162 ff.

säumen.“[1010] Eine ähnliche Aussage wurde 1769 in demselben Magazin veröffentlicht: „*Die aufgezeichneten Erfahrungen lehren, daß der Tabacksrauch in die Gedärme geblasen, nach vorhergegangenem Gebrauch anderer nöthigen Dinge, unter allen das kräftigste Mittel sey, die Bewegung der Brust und das Athemholen wieder herzustellen.*“[1011] Auch Schosulan (1786) war uneingeschränkt für das Einblasen von Tabakrauch und gab außerdem konkrete Hinweise zu der Prozedur: „*Der Tobacksrauch wird am füglichsten durch jene allen Wundärzten ohnehin weltbekannte Maschine beygebracht, die in allen großen Städten zu haben ist, und auch auf dem Lande von den Wundärzten auf hohen Befehl bey jedem chirurgischen Mittel aufbewahret werden soll.*“ Dabei empfahl er den Wechsel zwischen kräftigem Einblasen, „[...] *damit der Rauch recht hoch in die Gedärme hinaufsteige*“, und zwischenzeitlichen Pausen, „[...] *damit der Rauch nicht entweder zu heis in den Mastdarm eintrete, oder der Rauch den Mastdarm nicht auf einmal zu sehr anfülle, und mehr eine Ausdehnung und Krampf, als eine natürliche Bewegung verursache*“.[1012]

Johnson (1786) beschrieb zwei Möglichkeiten, Luft in den Körper zu befördern, den oralen Weg der Beatmung und den analen des Tabakrauchklistiers: „*Man hat zweyerley Wege, Luft in den Leib zu schaffen, in der Absicht, theils durch die Lungenbewegung den Kreislauf des Geblüts zu erneuern, theils durch die Aufschwellung des Eingeweides seine erforderliche Bewegung wieder hervorzubringen.*“[1013] Dabei empfahl er für schwächere Körper aromatische Kräuter, wie Salbei, Minze, Rosmarin oder Lavendel, für stärkere Körper den Tabakrauch. Grundsätzlich sollte aber das gewaltsame Aufblasen vermieden werden. Bei Ertrunkenen seien die Lungen stark ausgedehnt, deshalb sei das gewaltsame Aufblasen der Lungen ebenso wie der Därme eher schädlich. Als Werkzeuge empfahl er, den Kopf einer Tabakspfeife in einen Klistierbeutel zu stecken, eine hölzerne Klistierröhre oder eine lederne Messer-, Scheren- oder Degenscheide, deren unteres Ende abgeschnitten wurde. In dieses Ende steckte man die Tabakspfeife oder den Blasebalg. Verschiedene Tabaksrauchklistiervorrichtungen bildete Johnson im Anhang ab.[1014]

Im ausgehenden 18. Jahrhundert entwickelte sich dann in England offensichtlich ein erster Richtungsstreit zwischen Coleman und der *Royal Humane Society*, vertreten durch William Hawes bezüglich des Gebrauchs von Tabakrauchklistieren. Coleman hatte in seinem Buch bemerkt: „*Rauchtaback unter jeder Form ist höchst schädlich: und da dieses Mittel ebenso üble Würkung in Fällen, wo das Athemholen gehemmt ist, als im gesunden Zustande hervorbringt, so ist es mehr als wahrscheinlich, daß kein Scheintodter, bei dem dieses Mittel angewendet worden ist, je*

1010 Anonym: Mittel, ertrunkene Personen wieder zum Leben zu bringen…, 1786, S. 147.

1011 Anonym: Gedanken, über den Werth eines regelmäßigen Verfahrens, bey der Anordnung der Mittel zur Wiederherstellung erstickter Personen. In: Hannoverisches Magazin. St. 51 und 52. Hannover 1769, S. 825f.

1012 Schosulan, 1786, S. 38f.

1013 Johnson, 1786, S. 26.

1014 Vgl. Johnson, 1786, S. 28f., vgl. auch unten Abbildung 94.

hat wieder zum Leben kommen können.“[1015] Dagegen erwiderte Hawes, Coleman bezichtige die Ärzte der *Royal Humane Society* wegen ihrer Empfehlung der Anwendung des Tabakrauchklistiers „*der gröbsten Quacksalberei*“.[1016] Er kritisierte Coleman weiterhin aufs Schärfste: „*Dieser junge Abentheurer will in seiner Abhandlung eine Gesellschaft von Männern lästern, die die Ausübung der Wiederbelebungskunst zu so einer großen Anwendbarkeit gebracht haben, welches eben sowohl die philosophische Bestimmtheit, als die unverdrossene Thätigkeit, mit der sie zu Werke gegangen sind, beweiset* [...]“[1017] In seiner Wertschätzung des Tabakrauchklistiers berief sich Hawes auf die Autorität William Cullens und zitierte eine Passage aus dessen Brief an Lord Cathcart. Offensichtlich wurde dann, initiiert von Hawes, eine Umfrage unter den Ärzten der R.H.S. veranstaltet mit dem Ziel, „[...] *uns unsere Ideen über diesen wichtigen Gegenstand mitzutheilen.*“[1018] Dazu schrieb er einen offenen Brief mit Datum vom 25. April 1793[1019]. Das Tabakrauchklistier werde von vielen Autoritäten empfohlen, jedoch „[...] *neulich von einigen achtungswürdigen Köpfen und Volksschriftstellern über den Scheintod* [...] *verworfen.*“[1020] Als befürwortende Autoritäten führte Hawes danach die aktuellen Bestimmungen der Amsterdamer *Maatschappij tot redding van drenkelingen* von 1794 und eine Passage aus Pias „Précis de succés...“ der Pariser Rettungsanstalt von 1789 ins Feld. Daraufhin gingen zwei Briefe ein, die beide den Gebrauch des Tabakrauchklistiers befürworteten;[1021] Hawes kam zu folgendem Schluss: „*Als einen Beweis von dem anscheinenden Nutzen der Tabacksklystiere, könnte ich hier schicklich anführen, daß man kein Beispiel aufweisen kann, wo die einmal erweckte Lebenskraft hernach wieder durch reichliches und häufiges Einblasen dieser Klystiere wieder vernichtet worden wäre.*“[1022]

Ohne eine weitere Begründung postulierte Zarda (1796), Tabakrauchklistiere sollten nicht gegeben werden.[1023] Inkonsequenterweise beschrieb er jedoch in seinem Vorspann zur Systematik der Rettungsmittel zur Wiederbelebung das Tabakrauchklistier als eines der stärksten Klistiere.[1024] In Bezug auf die Tabakrauchklistiermaschinen bemerkte er, dass diese „[...] *ein jeder Wundarzt sowohl zu diesem, als zu anderen Entzwecken besitzen, und die man für das Land auf öffentliche Kosten anschaffen sollte, (welches auch in unseren Staaten vermög Allerhöchsten Pa-*

1015 Coleman, 1793, S. 188.

1016 Hawes: Abhandlungen der Londoner Königlichen Gesellschaft... London 1798, S. 277.

1017 Hawes, 1798, S. 227f.

1018 Hawes, 1798, S. 276.

1019 Hawes, 1798, abgedruckt S. 274-276.

1020 Hawes, 1798, S. 276.

1021 Vgl. Hawes, 1798, S. 282ff.: Briefe von Dr. Ward und Hr. Lascelles, zu Gainsborough (S. 282f) und von Dr. Joseph Dixon, zu Whitehaven, vom 8. Juni 1784 (S. 283f.).

1022 Hawes, 1798, S. 284.

1023 Vgl. Zarda, 1796, S. 138.

1024 Vgl. Zarda, 1796, S. 39.

tent vom 1. July 1769 befohlen worden ist)."[1025] Auch in Zardas „*Nothkiste*" befindet sich ein von ihm verbessertes Tabakrauchklistiergerät.[1026] Deutlich differenzierter sah Wiedemann (1797) den Einsatz des Tabakrauchklistiers. So sollte es nur eingeschränkt und nach Ausbleiben von Lebenszeichen zum Einsatz kommen. Das Tabakrauchklistier „[...] *ist allerdings ein kräftig reizendes Mittel, aber so unbedingt wie man es in solchen Fällen bisher immer angewandt hat, kann es auch sehr nachtheilige Folgen haben.*"[1027] Aufgrund der narkotischen Wirkung des Tabaks und einer starken Druckerhöhung im Bereich der Blutgefäße des Unterleibs empfahl er, das Tabakrauchklistier oder Tabakabsudklistier nur in kleinen Dosen, aber dafür häufiger anzuwenden.

Das Großherzogliche Hessische Medicinal-Kollegium für die Provinz Rheinhessen führte 1823 eine Revision der Mainzer Rettungseinrichtungen durch. Es finden sich zwar keinerlei Aussagen zur Anwendung des Tabakrauchklistiers, ein solches Gerät befand sich aber in den neu angeschafften und in Mainz verteilten Rettungskästen.[1028]

Deutliche Ablehnung zeigte Koppenstätter (1831): „*Tabacksklystiere sollen nie gebraucht werden, denn nach den neuern chemischen Entdeckungen enthält die Tabackspflanze nicht nur einen reitzenden, Brechen erregenden Stoff, nämlich das Nikotianin, sondern auch ein narkotisches Prinzip* [...] *Tabacksklystiere schaden auch dadurch, dass sie die Gedärme ausdehnen, das Zwerchfell in die Höhe drücken, die Brust verengern und so der Lunge den Raum zur Ausdehnung benehmen.*"[1029]

Marc (1835), der in Paris die Rettungsanstalt neu begründete, kannte zwar die Gefahren, die man dem Tabak zuschrieb, befürwortete diesen letztendlich aber doch: „*Denn seit mehr als einem halben Jahrhundert sind die Klystire von Tabaksrauch allenthalben als das allerzweckmäßigste Mittel und fast als das einzige, die Ertrunkenen ins Leben zurückzurufen, angesehen worden; ohne daß man daran gedacht hat, dem sehr hohen Grad von Zutrauen, welches sie bis dahin eingeflößt haben, den geringsten Zweifel entgegen zu setzen. In der neueren Zeit haben mehrere Ärzte, die sich jedoch mehr auf theoretische als praktische Meinungen stützten, nicht allein deren Nutzen bestritten, sondern sie sogar als schädlich dargestellt, und demzufolge den Schluß gezogen, daß man sie aus der Zahl der Mittel, welche gebraucht werden, Erstickte ins Leben zurückzurufen, verbannen solle.*"[1030] Trotz dieser Aussage beschrieb Marc auf den folgenden Seiten zahlreiche Wieder-

1025 Zarda, 1796, S. 43.

1026 Vgl. Zarda, 1796, S. 138.

1027 Wiedemann, 1797, S. 59.

1028 Vgl. Peter Josef Leydig und Wittmann: Nachricht und Unterricht für das Publikum bei Gelegenheit der Wiederherstellung der hiesigen Rettungsanstalt für Scheintodte. Mainz 1823, S.5.

1029 Koppenstätter, 1831, S. 13.

1030 Marc, 1836, S. 165.

belebungsfälle mit Tabaksrauchklistier und kam zu dem Ergebnis, dass das Tabaksrauchklistier keineswegs abgeschafft oder verboten werden sollte. Die Indikation zur Anwendung sollte allerdings dem Arzt überlassen sein, da trotz aller positiven Ergebnisse die narkotische Wirkung des Tabakrauchs nicht zu leugnen sei. Er empfahl dann auch anstelle des Tabaks oder zusätzlich die Verwendung anderer aromatischer Substanzen zum Räuchern, z.B. Salbei oder Lavendel unter Zufügung eines Harzes.[1031]

Der Italiener Manni empfahl die Anwendung von Tabakklistieren noch 1839 und berief sich dabei auf namhafte Befürworter wie Heister, de Haen, Stoll, Murray, Le-Cat, Gardane und alle „*einsichtsvollen Praktiker*“: „*In der That gehören die Tabaksrauchklystiere nächst dem Lufteinblasen in die Lungen zu den wirksamsten Mitteln gegen den Scheintod Ertrunkener.*“[1032] Auch bildete er verschiedene Apparate ab.[1033]

Eine deutliche und grundsätzliche Ablehnung findet sich bei Rolffs (1843), der die Klistiere als „*in allen Fällen nachträglich*“[1034] bezeichnete. Für das Großherzogtum Hessen ist aber noch 1842 das Tabakrauchklistier als Rettungsgerät in der Rettungsanstalt der Stadt Gießen belegt,[1035] und nach Meyn (1843) sollte es in einem Rettungskasten vorhanden sein, wenngleich er es auch mit Fragezeichen versah.[1036] In den holländischen Rettungskästen waren sogar noch 1862 Tabakrauchklistiere vorhanden und wurden von van Hasselt befürwortet: „*Jetzt kennen wir das gefährliche Alkaloid als Bestandteil des Tabakrauchs, und müssen deshalb vorsichtig damit umgehen; bei solcher Vorsicht wird man aber auch den Tabaksrauchklystieren ihren empirischen Werth als letztes Rettungsmittel, zumal bei Ertrunkenen, nicht absprechen dürfen.*“[1037]

Zusammenfassend lassen sich in der Befürwortung bzw. Ablehnung des Tabakrauchklistiers keine einheitlichen „europäischen Richtlinien“ finden, allerdings gab es wohl verschiedene Schulen oder Traditionen, die entweder an ihren Erfahrungen festhielten oder die allgemeinen Handlungsvorschriften änderten. So hatte die R.H.S. größten Einfluss auf die Handhabung dieser Methode, und zumindest für England kann man davon ausgehen, dass es nach der Erkenntnis von Brodie keine Tabakrauchklistiere mehr in den Rettungskästen gab bzw. die vorhandenen Blasebälge in erster Linie zum Zwecke der Beatmung in den Kisten verblieben, das sonstige Zubehör, also die Rauchbüchse und der Tabak aber entfernt wurden. In Frankreich berief man sich eher auf die Tradition und die Erfolge Pias, so dass hier das

1031 Vgl. Marc, 1836, S. 202f.

1032 Manni, 1839, S. 62.

1033 Vgl. unten Abbildung 97.

1034 Rolffs, 1843, S. 24.

1035 Vgl. Ferdinand August Maximilian Freiherr von Ritgen: Das Medicinalwesen des Großherzogtums Hessen. Darmstadt 1842, S. 416.

1036 Vgl. Meyn, 1843, S. 57.

1037 van Hasselt, 1862, S. 164.

Tabakrauchklistier zwar auch kritischer gesehen wurde, es nach so vielen erfolgreichen Wiederbelebungen aber mindestens bis in das erste Drittel des 19. Jahrhunderts verwendet wurde. Gleiches gilt für die von Frankreich abhängigen oder geprägten Staaten. Im deutschsprachigen Raum lässt sich keine einheitliche Linie verfolgen, hier gab es zu viele kleine und selbständige Staaten. Kritisch äußerte sich z.B. die Hamburger Rettungsgesellschaft, in anderen Regionen war das Tabakrauchklistier noch lange nach der Ächtung in England im Einsatz. In Holland schloss man sich der Kritik nicht an und vertraute ähnlich wie in Frankreich auf die jahrzehntelange Erfahrung mit diesem Wiederbelebungsmittel und auf die erzielten Erfolge.

6.2.2 Apparatives zum Rauchklistier

6.2.2.1 Die Tabakpfeife oder Messerscheide als einfachste Hilfsmittel

Das einfachste und stets präsente Tabakrauchklistier war die Tabakpfeife. Diese konnte zur Applikation von Rauch mit ihrem Stiel direkt in den Anus des Verunglückten eingeführt werden. Hierbei entstanden jedoch einige Probleme in der Anwendung und der Bedienung. So bot der heiße Pfeifenkopf Probleme beim Halten der Pfeife und beim Einblasen in den Pfeifenkopf mit dem glimmenden Tabak, weswegen teils empfohlen wurde, eine zweite Pfeife mit dem Kopf verkehrt herum auf die erste aufzusetzen und über den Pfeifenstiel der aufgesetzten Pfeife den Rauch einzublasen. Eine weitere sehr einfache Methode bestand im Einführen einer unten abgeschnittenen Messerscheide, die wie ein Trichter verwendet wurde und über die der Rauch von Mund eingeblasen werden konnte. Diese beiden Methoden kamen insbesondere in Holland häufig zum Einsatz. Wegen möglicher Ekelgefühle und vielfältiger Unbequemlichkeiten wurden allerdings kompliziertere Geräte zur Applikation von Rauch ersonnen.

6.2.2.2 Geräte zum Einblasen von Rauch mit Lungenkraft

Bei der ersten Kategorie dieser Rauchklistiere musste das Einblasen des Rauches weiterhin durch die Lungenkraft eines Helfers bewerkstelligt werden. Beispielhaft hierfür sollen zwei bei Alexander Johnson erwähnte Geräte beschrieben werden.[1038] Zum einen handelte es sich um eine Schweinsblase mit zwei Öffnungen. In jede dieser Öffnungen wurde eine Röhre eingebunden. Die eine Röhre konnte in den After gesteckt, die zweite Röhre mit dem Kopf einer Pfeife in Verbindung gesetzt werden. So konnte der brennende Tabak oder anderes Rauchwerk durch Einblasen in den Stiel der Pfeife über die Blase in den After geleitet werden.[1039] Alternativ zu der Schweinsblase wurde ein kleines „*Fässel*" zwischengeschaltet, an dessen bei-

1038 Vgl. Johnson, Hamburg 1786.

1039 Vgl. unten Abbildung 94, Fig. 3.

den Seiten der Kopf einer Pfeife aufgesteckt und dem Verunglückten zugewandt zusätzlich eine Afterröhre angesetzt wurde.[1040]

Eine angeblich etwas verbesserte Version des Klistiergeräts nach Pia wurde von Gardane für 12 Livres in einem Kästchen samt Zubehör, einschließlich Postversand, angeboten. Den Verkauf dieses Kästchens übernahm der Buchhändler Ruault, Rue de la Harpe in Paris.[1041] Wie der beigefügten Abbildung zu entnehmen ist, handelte es sich dabei um ein recht einfach konstruiertes Gerät, bestehend aus einem langen Schlauch, der mit einem Ende rektal eingeführt und dessen anderes Ende von dem Helfer in den Mund genommen wurde. Zwischengeschaltet war ein kleiner Behälter für den brennenden Tabak. Bläst der Wiederbeleber in das Röhrchen, wird der Tabak angefacht und der Rauch durch das untere Röhrenteil in den Darm eingeblasen. Ein ähnliches Gerät ist abgebildet bei Richter im 4. Band seiner Chirurgischen Bibliothek, wobei die Funktionsweise dieses Geräts anhand der Abbildung nicht ganz zu klären ist: „*Nachricht. Herr Lammersdorf, ein sehr erfahrener und verdienter Wundarzt in Hannover, hat ein Instrument zum Tabaksrauchklystier erfunden, welches auf der beystehenden Kupfertafel abgebildet ist. Es ist sehr biegsam, nicht theuer und thut gute Wirkung. Die Einrichtung dieses Instruments fällt beym ersten Augenblicke so deutlich in die Augen, dass es überflüssig ist, es weitläufig zu beschreiben. Der Schlauch und Körper des Instruments ist von Leder: die Pfanne für den Taback Fig. 2 von Kupfer. Fig. 3 ist das Ventil, welches die Luft und den Rauch hindert in die Pfanne zurück zu treten.*“[1042] Dieses Gerät wurde von Lammersdorf in einem Rettungskasten vertrieben.[1043]

6.2.2.3 Spezielle Gerätekonstruktionen

Ähnlich wie bei den Beatmungsgeräten finden sich bei den Klistiergeräten unterschiedliche Konstruktionsweisen. Neben den oben beschriebenen, eher einfach konstruierten Geräten, die im Wesentlichen aus einem langen Schlauch mit Rauchbüchse bestanden, gab es auch einfache und doppelte Blasebälge sowie einfache und doppelte Spritzen. Ein Blasebalg mit Ventil in der Seitenwand konnte direkt an eine Afterröhre angeschlossen werden, die entweder aus Holz oder aus Horn gedrechselt war. Alternativ konnte eine lederne Messerscheide an beiden Seiten abgeschnitten und als Afterröhre verwendet werden, wie oben schon beschrieben. Über das Ventil wurde der Blasebalg entweder mit Luft oder mit Rauch angefüllt und in die Gedärme entleert.[1044] Ein besonderer Blasebalg fand sich in den Pariser Kisten: „*Es ist in Paris eine gewisse Maschine (Boëte fumigatoire genannt) erfunden worden, vermittelst welcher man, auf eine bequeme Art, ertrunkenen Personen To-*

1040 Vgl. ebd. Fig. 4.

1041 Vgl. Gift und Gegengift, 1776, Anhang nach S. 216, sowie unten Abbildung 92.

1042 Zitiert nach L. Brandt und D. Duda: Wiederbelebungsmaßnahmen im 17. und 18. Jahrhundert – Teil II. In: Notfallmedizin 15 (1989), S. 894. Vgl. auch unten Abbildung 90.

1043 Vgl. Kap. 6.1.4.1 und unten die Abbildung 93.

1044 Vgl. unten Abbildung 94, Fig. 2 und Fig. 5.

backs-Rauch durch den Hintern in die Eingeweide blasen kann, um sie dadurch wieder ans Leben zu bringen.“[1045] Diese Maschine, so heißt es weiter bei Gardane, sei auf Befehl der Regierung in fast allen größeren Städten angeschafft worden. Hierbei kann es sich nur um das Rauchklistier im Rettungskasten nach Pia handeln. Dieses bestand aus einem einfachen Blasebalg, der direkt an ein Tabakrauchgefäß angeschlossen wurde, das wiederum in einer Afterröhre mündete.[1046] Ähnliche Geräte, bei denen ein Blasebalg mit einem Rauchgefäß verbunden wurde, finden sich häufiger und waren ja auch Bestandteil vieler Rettungskisten.[1047] Die Abbildung eines doppelten Blasebalges findet sich bei Manni. Leider ist weder die Beschreibung des Geräts noch die Abbildung ausreichend, um nähere Angaben über dessen Funktion machen zu können, vermutlich handelte es sich aber um einen doppelten Blasebalg nach Form der „technischen Gebläse“, da er einen „*ununterbrochenen Luftstrom*“ erzeuge und nicht die Rede von alternierendem Einblasen und Ausziehen der Luft ist.[1048]

Eine einfache Klistierspritze wurde von Pickel vertrieben. Diese sei einerseits als wässrige Klistierspritze zum Eigenklistier „*auf gemächliche Art*“ oder als Tabakrauchklistierspritze zu verwenden. „*Bey Anwendung dieser letztern muß der mit Rauchtaback gefüllte beyliegende Tabackskopf an die Mündung der Spritze, und sonach das mit einer verlängerten hornenen Fassung versehene biegsame Rohr eingeschraubt werden. Bringt man sodann eine glühende Kohle, oder ein Stückchen angebrennten Schwamm auf den Rauchtaback, und ziehet den Stempel der Spritze sogleich öfters aus und ein, so wird man den Tabacksrauch mit Nachdruck aus dem biegsamen Rohre herauskommen sehen. 11 fl.*“[1049] Eine weitere einfache Spritze findet sich bei Manni und wird einem Dr. Vulpes zugeschrieben. Sie ist versehen mit einem Hahn, der den Luftweg von der Rauchbüchse in die Spritze bzw. von der Spritze in die Darmröhre reguliert. Auch über diese Spritze konnte ununterbrochen Rauch eingeblasen werden.[1050] Eine besondere Rauchmaschine in Form einer doppelten Spritze wurde von einem Herrn D. Feller aus Bautzen erfunden und von Bernhard Gottlob Schreger verbessert. Die Abbildung und Beschreibung dieser doppelten Rauchspritze findet sich bei Prévinaire.[1051]

1045 Gift und Gegengift, 1776, Anhang nach S. 216.

1046 Vgl. unten Abbildung 90.

1047 Vgl. Kap. 6.1 und unten die Abbildungen 91, 96 und 97, Tafel VIII.

1048 Vgl. Manni, 1839, S. 284f. und unten Abbildung 97, Tafel VII.

1049 Anonymus: Verzeichniß der wichtigsten Fabrikaten, 1791, S. 442.

1050 Vgl. Manni, 1839, S. 287f. und unten Abbildung 97, Tafel IX.

1051 Vgl. Prévinaire, 1790 und unten Abbildung 95. Die Originalbeschreibung stammte von Feller selbst: D. Feller: Quaedam de enematibus atque noua [nova] fumum tabaci inflandi methodus. Leipzig 1781.

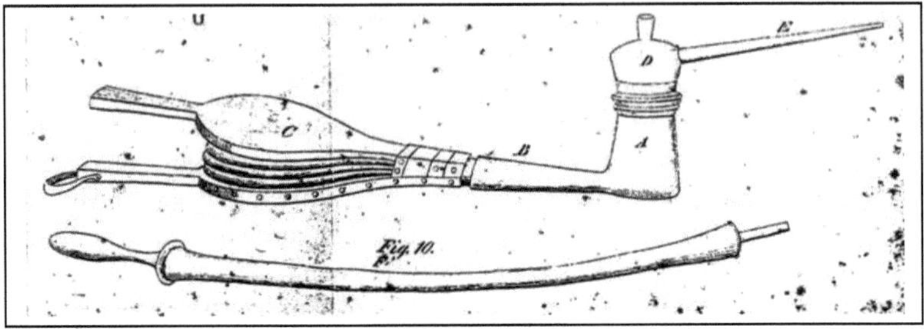

Abbildung 90: Das Rauchklistier aus der Pariser Kiste (ab 1772)

Fig 10: A Gefäß zum Einfüllen des Tabaks, B Verbindungsstück zum Blasebalg, C, D abnehmbarer Aufsatz der Rauchbüchse, E Verbindungsröhre zu dem elastischen Rohr, F zum Einführen in den Enddarm

Quelle: Marc, 1836, Beschreibung S. 203f., Abbildung auf Tafel III

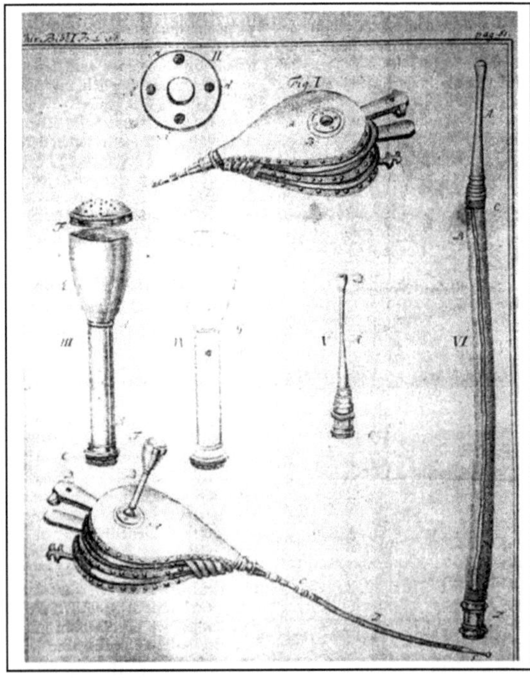

Abbildung 91: Das Rauchklistier bei Richter (1772)

Fig. I: Blasebalg. Fig. II: Ansatzöffnung für den Pfeifenkopf. Fig. III: Modifizierter Pfeifenkopf. Fig V: biegsame Röhre zum Anschluss an den Blasebalg. Fig. VI: Rektalkanüle

Quelle: Richter, 1772. Die Abbildung wurde entnommen aus: Brandt, 1989, S. 556

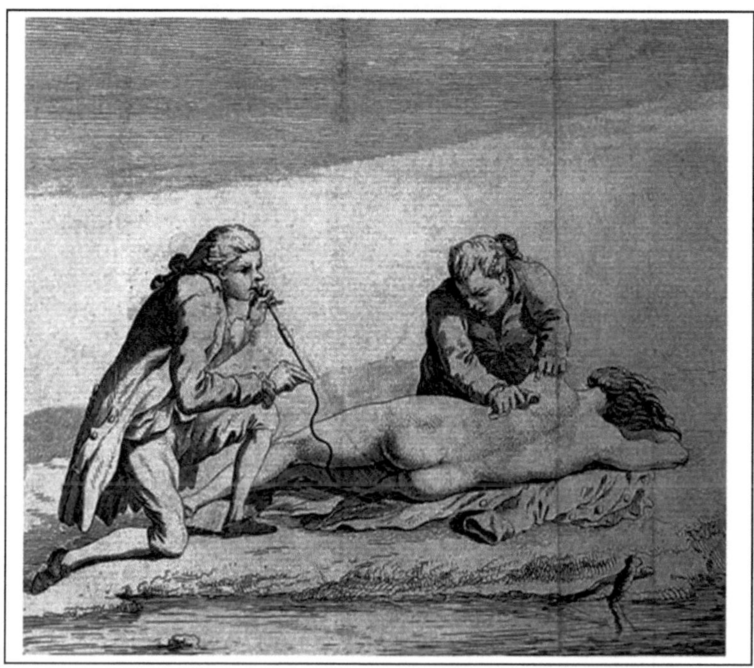

Abbildung 92: Das Rauchklistier nach Gardane in Anwendung (1774)

Zwei Männer verabreichen einer scheintoten ertrunkenen Frau ein Tabakrauchklistier. Das Gerät besteht aus einem langen Schlauch, der bereits in den Enddarm eingeführt ist. Zwischengeschaltet ist offensichtlich eine Art Pfeife, die den brennenden Tabak enthält. Durch Lungenkraft wird der Tabakrauch relativ bequem eingeblasen

Quelle: Joseph Jacques Gardane: Avis au peuple, sur les Asphyxies ou morts apparentes et subites. Paris 1774, Tafel II. Veröffentlicht durch Ruault

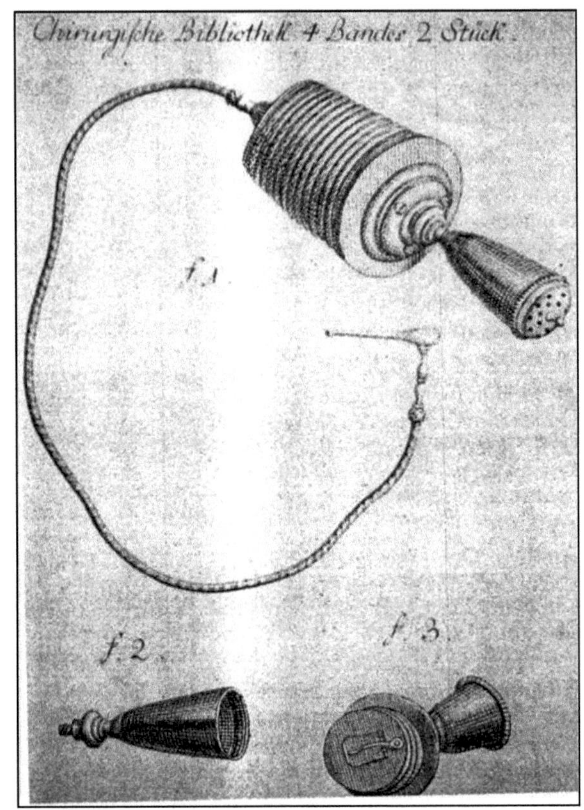

Abbildung 93: Das Rauchklistier nach Lammersdorf (um 1782)

Fig. 1: Schlauch und Körper des Tabakrauchklistiers aus Leder. Fig. 2: Pfeifenkopf aus Kupfer. Fig. 3: Ventil, das die Luft und den Rauch hindert, in den Pfeifenkopf zurückzutreten

Quelle: Richter, Chirurgische Bibliothek. Bd.4. Die Abbildung wurde entnommen aus: L. Brandt und D. Duda, 1989, S. 894

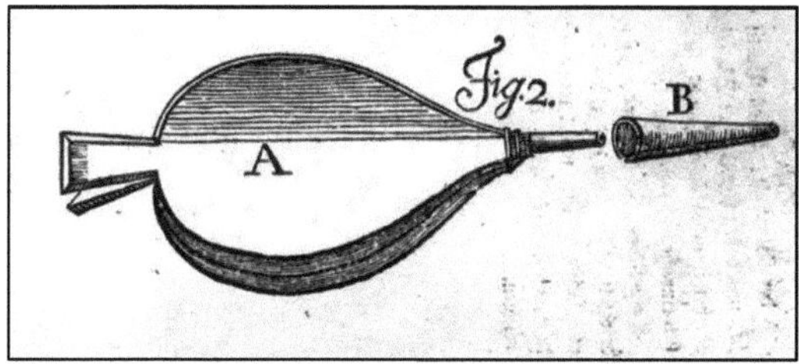

Abbildung 94: Rauchklistiere, beschrieben bei Johnson (vor 1786)

Fig. 2: Blasebalg zum Ansatz an eine Afterröhre. A: Blasebalg mit Ventil in der Seitenwand (hier nicht zu sehen). B: Afterröhre aus Horn oder Holz

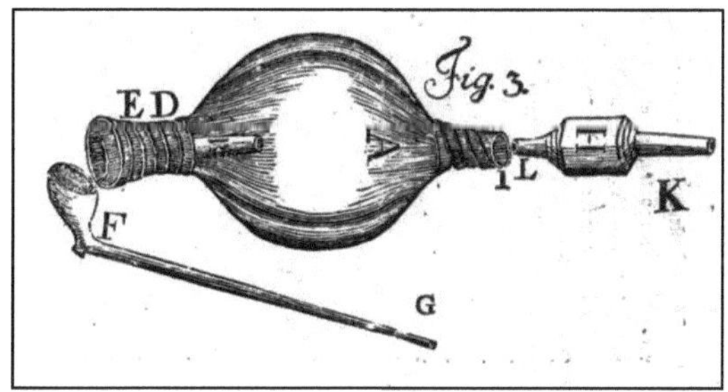

Fig. 3: Rauchklistier zum Einblasen mit dem Mund. A: Schweinsblase mit zwei Öffnungen. B: In die Blase eingebundene Röhre. D: Teil der Blase, der um die Röhre B gebunden ist. E: Öffnung der Blase und Ansatz für den Kopf der Tabakspfeife. F: Pfeifenkopf. G: Pfeifenstiel. H: Afterröhre. I: Blasenöffnung zum Einbinden der Röhre H mit ihrem Ende L. K: Öffnung zum direkten Einführen in den After oder zum Ansatz an die Röhre B aus Fig. 2

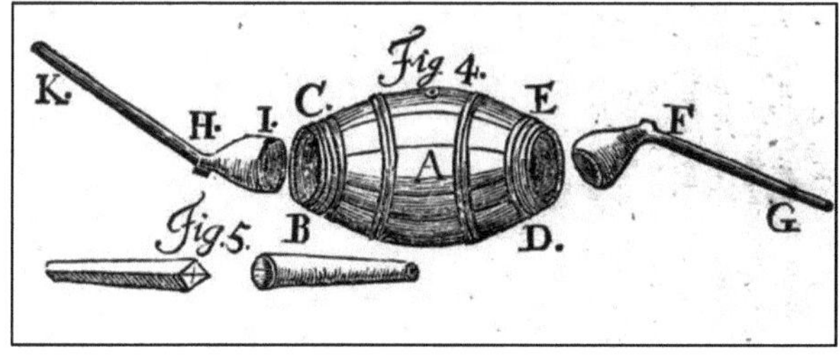

Fig. 4: Rauchklistier zum Einblasen mit dem Mund. A: Fässchen mit zwei abschraubbaren Enden. BC, DE: Ansatz für je einen Pfeifenkopf. FG: Pfeife für Rauchwerk. IHK: Pfeife, als Verbindungsteil zur Afterröhre. Fig. 5: Darstellung von zwei Afterröhren

Quelle: Johnson, 1786, Abbildungen im Anhang.

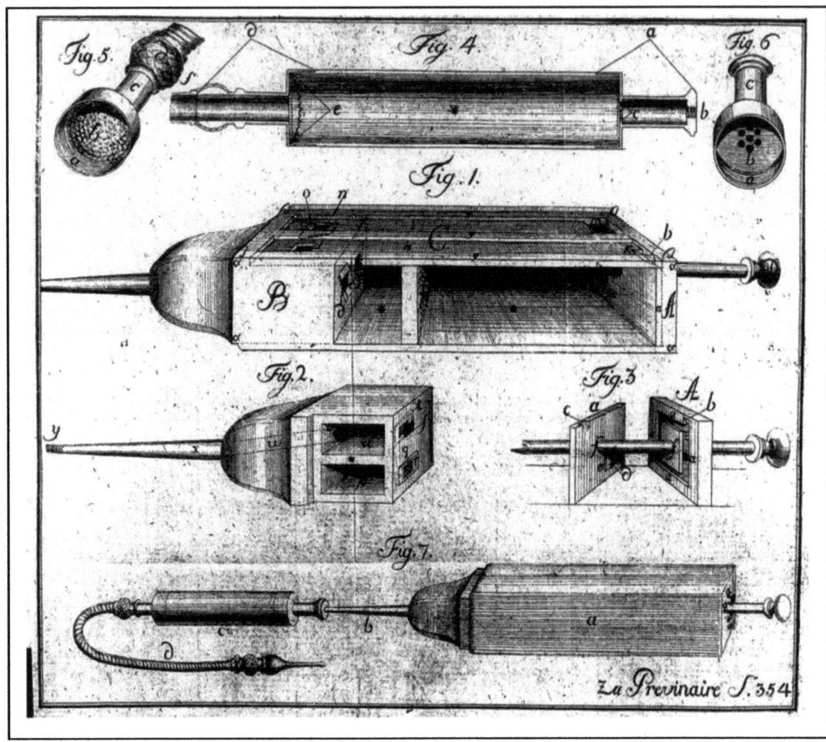

Abbildung 95: Rauchklistier beschrieben bei P. J. B. Prévinaire (1790)

Fig. 1: Der Doppelbläser. Die Seitenwand und die obere Decke wurden weggenommen. Fig. 2: Vorderer aufgeschnittener Teil des Gebläses. Fig. 3: Hintere Wand des Gebläses. Fig. 4: Aufgeschnittener Messingzylinder. Der Zylinder enthält die Räuchersubstanz. Fig. 5: Der vordere Aufsatz des Zylinders mit Siebblech, um den Rauch in den Schlauch zu leiten. Fig. 6: Der hintere Aufsatz des Zylinders mit Öffnungen zur Zufuhr der Frischluft zu dem entzündeten Rauchgemisch. Fig. 7: Die zusammengesetzte Maschine: a Blasebalg, b Messingröhre, c Messingbehälter, der die Räuchersubstanz enthält, d Lederschlauch mit Ansatzspitze

Quelle: Prévinaire, 1790, Tafel im Anhang

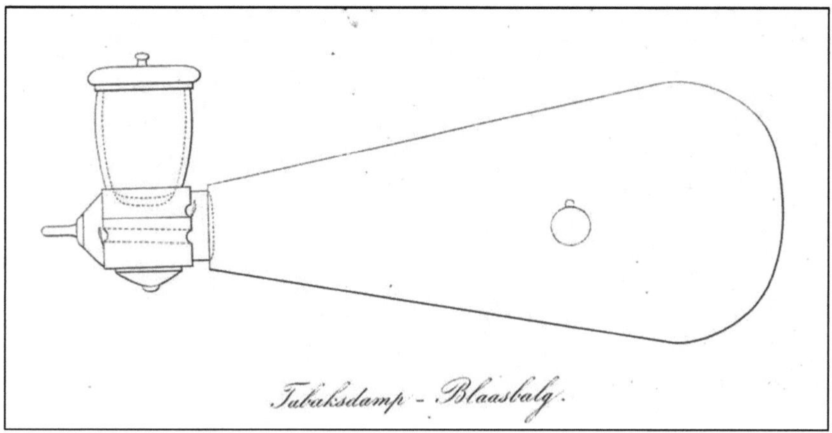

Abbildung 96: Tabakrauchblasebalg nach Kool (1837)

Einfacher Blasebalg mit Tabakrauchaufsatz. Beim Aufziehen des Blasebalgs wird der Rauch aus der Rauchbüchse durch das dann geöffnete innere Ventil in den Blasebalg geleitet. Beim Zusammendrücken schließt sich dieses Ventil und das äußere Ventil öffnet sich, so dass der Rauch eingeblasen werden kann

Quelle: Kool, 1854, Abbildung bei S. 77

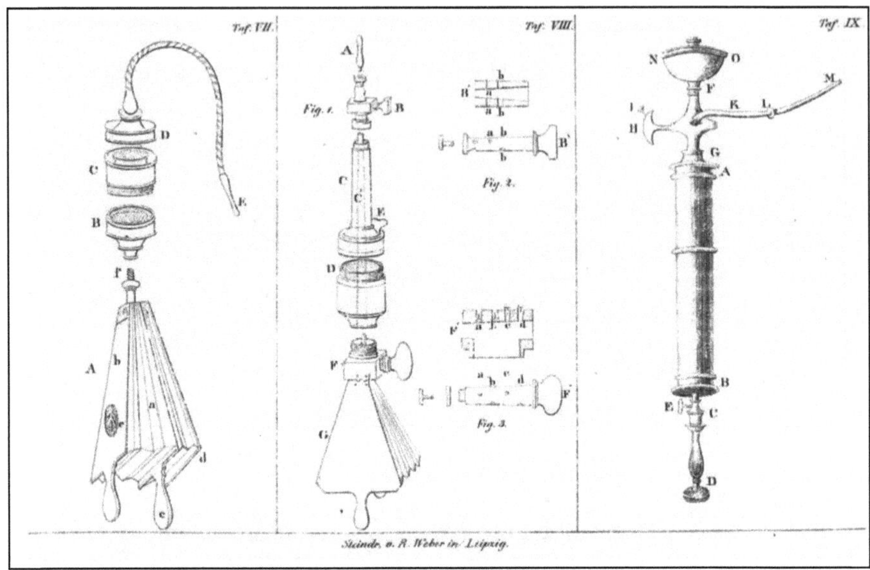

Abbildung 97: Tabakrauchklistiergeräte abgebildet bei Manni (1839)

Tafel VII: Doppelter Blasebalg zur Injektion des Tabakrauchs in den Darmkanal. A: doppelter Blasebalg zum kontinuierlichen Einblasen des Rauches. Über die Ventilstellungen macht Manni keine Angaben. C: Behältnis für den brennenden Tabak. E: Röhrenende zum Einführen in den Enddarm

Tafel VIII: Neuer Apparat zur Applikation der Tabakrauchklistiere mit zwei Hähnen B und F und einem einfachen Blasebalg G. D: Behälter für den brennenden Tabak. Durch leichtes Drehen der Hähne werden die im Innern befindlichen Ventile geöffnet bzw. verschlossen und die Luft entweder aus der Atmosphäre angesaugt und über die Tabaksbüchse in den Darm getrieben oder aus dem Darm gesogen und in die Atmosphäre gelenkt

Tafel IX: Tabakrauchklistierspritze nach Dr. Vulpes. AB: Spritzenkörper. CD: Griff der Spritze. FG: Verbindungsteil mit Hahn H und abgehender Röhre KLM zum Einführen in den Enddarm. NO: Behälter für den brennenden Tabak. Beim Aufziehen der Spritze wird der Tabakrauch in den Spritzenkörper gesogen, danach erfolgt ein Umlegen des Hahnes, so dass beim Herunterstoßen des Stempels die Tabakluft über die Röhre KLM in den Darm geleitet wird. So konnte ohne Unterbrechung Tabakrauch eingeblasen werden

Quelle: Manni, 1839, Abb. im Anhang

7. Versuch einer Annäherung an die historische Realität - die praktische Seite der Rettung und Wiederbelebung

7.1 Staatliche Maßnahmen zur Förderung von Rettung und Wiederbelebung

7.1.1 Medizinische Polizei

In Staaten des aufgeklärten Absolutismus entstand im medizinischen Bereich der Plan zur Etablierung einer Staatsmedizin: der „*Staatsarzneykunde*“ und der „*Medicinischen Policey*“. Die sich aus der allgemeinen Polizeiwissenschaft „[...] *ausdifferenzierende Medizinische Polizey war Ausdruck dieser qualitativ neuartigen Verbindung zwischen medizinischem Aufgabenpotential und politischer Zweckbestimmung.*“[1052] In der zweiten Hälfte des 18. Jahrhunderts wurde Krankheit und Gesundheit erstmals im Zusammenhang mit dem individuellen Verhalten und den staatlichen Fürsorgeaufgaben gesehen. Der Herrscher sah es als staatliche Aufgabe an, den Gesundheitszustand und somit auch die Leistungsfähigkeit seines Volkes zu erhalten und zu verbessern, dadurch die Einwohnerzahl aus wirtschaftlichen und militärischen Gründen zu steigern und gleichzeitig auch im Rahmen der medizinischen Aufklärung die Menschen zu Vernunft und Selbstbeobachtung anzuleiten. „*Der absolute Herrscher wird in dieser Zeit zum aufgeklärten Herrscher, zum Landesvater, mit ganz besonderen Bindungen und Verpflichtungen, unter dem Gesetz der Natur stehend, ihm zugeordnet und ihm verpflichtet.*“[1053] Dies geschah auf der Grundlage der Diätetik, die eine Analyse des Selbst darstellte und ihr Pendant in der medizinischen Polizei, als Analytik der Gesellschaft hatte.[1054] Die Medikalisierung[1055] der Bevölkerung diente der staatlichen Kontrolle der Krankheit. Der Begriff der Medikalisierung beschreibt alle Prozesse und Strukturen, die auf eine „*Einbindung von Individuen, Familien, Schichten und Klassen in ein komplexes System medizinischer Institution hineinzielten.*“[1056]

1052 Goldmann, 2000, S. 40.

1053 Mann, 1966, S. 70.

1054 Vgl. zu diesem Thema: Christian Barthel: Medizinische Polizei und medizinische Aufklärung. Frankfurt 1989.

1055 Der Begriff Medikalisierung wurde von Michel Foucault geprägt. Vgl. M. Foucault: La politique de la santé au XVIIIe siècle, Paris 1976.

1056 Frevert, 1984, S. 15.

Die theoretische Grundlage zu dieser staatlichen Gesundheitsfürsorge wurde in dem hier betrachteten Zeitraum im Wesentlichen von Johann Peter Frank[1057] gelegt. Er publizierte das „System einer vollständigen medicinischen Policey“ zwischen 1779 und 1821. Unter diesem Begriff entwickelte er staatliche Maßnahmen zur Sicherung des Allgemeinwohls für alle Lebensbereiche, um für den Bürger das Recht auf Gesundheit zu garantieren, aber auch die Pflicht zur Gesundheit zu verdeutlichen und die staatliche Fürsorgepflicht festzulegen. Insbesondere im 14. Band der Auflage von 1814 entwirft er *„Sicherheitsanstalten*“ im Hinblick auf das Gesundheitswesen und Vorschriften in Bezug auf Beerdigung. Hierin nehmen auch der Scheintod und die Rettungsmaßnahmen einen breiten Raum ein.[1058] Nach Ansicht Franks und anderer medizinischer Theoretiker hatte der Staat „[...] *überall das Recht und die Pflicht, regulierend, kontrollierend und sanktionierend tätig zu werden.*“[1059] Diese weitgehenden Forderungen scheiterten in ihrer Durchsetzung einerseits an der Skepsis des Staates gegenüber dem ärztlichen Machtanspruch, andererseits aber an den finanziellen und personellen Möglichkeiten, ein solch umfassendes Medizinalkonzept zu organisieren, aufrechtzuerhalten und zu kontrollieren.[1060]

7.1.2 Obrigkeitliche Verordnungen

Im 18. und beginnenden 19. Jhd. wurden von Seiten der Obrigkeit zahlreiche Erlasse und Verordnungen herausgegeben, die sich zum einen mit der Rettung Ertrunkener, Erstickter, vom Blitz Erschlagener usw., zum anderen auch mit der Bergwerksrettung beschäftigten. Die Verordnungen waren im ersten Teil von der entsprechenden Obrigkeit herausgegeben: Diese ersten Paragraphen beschrieben allgemein den Gang der Rettung, die zu leistende Hilfe und die möglichen positiven oder negativen Konsequenzen und zielten darauf, die Bevölkerung zur Mithilfe zu motivieren. Im zweiten Teil gab es meist einen ausführlichen Anhang, der differenziert die einzelnen Unglücksarten und die im Einzelnen durchzuführenden Rettungs- und Wiederbelebungsmaßnahmen beschrieb, wobei letzterer Teil auf ärztlichen Sachverstand schließen lässt und sicher in der Regel auch von Ärzten geschrieben

1057 Johann Peter Frank (*1745 in Rodalben, †1821 in Wien). Medizinstudium in Heidelberg. Zahlreiche Tätigkeiten an Universitäten und bei diversen Fürstenhäusern. 1781 Aufnahme in die Akademie der Wissenschaften in Mainz, 1784 Ruf nach Göttingen, ab 1785 Leitung der Klinik von Pavia und Reform des Gesundheitswesens in der Lombardei, 1795 Direktor des Wiener Krankenhauses, 1804-1807 Professur in Wilna, 1807-8 Leibarzt des russischen Zaren, ab 1811 Leibarzt von Maria Louise in Wien bis zu seinem Tod. Vgl. BLÄ, Bd.2, 1930, S. 598-601.

1058 Vgl. Frank, 1814, Abt.2, Abschnitte 6-8.

1059 Frevert, 1984, S. 66.

1060 Vgl. Frevert, 1984, S. 67.

war.[1061] Dabei gab es einerseits die Aussetzung von Belohnungen für gewagte oder gelungene Rettungen, zum anderen hatte die Obrigkeit im Gegensatz zu den Rettungsgesellschaften neben der Aussetzung einer Belohnung die Möglichkeit zur Strafandrohung bei Nichtbefolgung der Verordnung. *„Die Verordnungen stellen in fachlicher Hinsicht einen Kompromiss für die Lese-Unkundigen dar. Für diese Rettungspatente ist kennzeichnend, dass sie weniger kognitive Kapazitäten verlangten, indem sie sowohl Sachverhalte typologisch reduzierten als auch Hilfsanweisungen strafften, um damit das Behalten zu erleichtern. Die Allgemeinheitsbezogene Funktion dieser Anordnungen lag also weniger im medizinisch-auxiliaren. Zentrale Adressaten der eigentlichen Therapie sind hier eher die Wundärzte oder Ärzte.“*[1062] Adressat der Durchführung von Erstmaßnahmen war allerdings die Bevölkerung, die Menschen, die als erste zu einem Verunglückten als Retter oder Ersthelfer dazukamen. Hier glaubte man wohl auf drastische Strafandrohungen nicht verzichten zu können, um – neben der Aussicht auf Belohnung – ein zwingendes Motiv zur Ersthilfe zu liefern. Bei Frank findet sich eine Sammlung von Verordnungen, denen im Folgenden einige Strafandrohungen entnommen wurden.

In der Herzoglich-Sachsen-Weimarschen Verordnung vom 21.Februar 1776 wurde angedroht, dass diejenigen, die keine Hilfe leisten, „[...] *mit einer, nach Beschaffenheit der aus denen Umständen erhellenden Bosheit, Hartnäckigkeit oder Nachlässigkeit, zu bestimmenden Pranger- oder Zuchthauß- oder anderen empfindlichen Strafe belegt werden.*“[1063] Die Religion als moralische Instanz wurde bei der Verbreitung der Herzoglich-Württembergischen Verordnung vom 1. März 1777 zur Unterstützung herangezogen und vorgeschrieben, dass die Menschen in einer Abendpredigt in ihrer Pflicht zur Hilfe unterwiesen und belehrt werden sollten, „[...] *und dass die Hintansetzung derselben eine schwere Verschuldung vor Gott sey* [...]“.[1064] Die Kombination der Androhung von Leibesstrafe und moralischer Ächtung – soweit der Staat dies vermochte – wurde im Kurmainzischen Patent von 30. Mai 1783 formuliert. Hier heißt es, derjenige, der eine Rettung verhindere, keine Hilfe leiste oder die Aufnahme in sein Haus erschwere, solle „[...] *nicht nur mit der schärfsten Leibesstrafe belegt, sondern auch nach Beschaffenheit der Sache, als ein unwürdiges Mitglied der bürgerlichen Gesellschaft, auf immer aus derselben verbannt werden.*“[1065] Letztendlich drohten demjenigen, der keine Hilfe leiste-

---

1061 Vgl. Erna Lesky: Österreichisches Gesundheitswesen im Zeitalter des aufgeklärten Absolutismus. (= Archiv für österreichische Geschichte, Band 122, Heft 1). Wien 1959. Vgl. dazu auch beispielhaft die Entstehung der Kurmainzischen Rettungsverordnung unter Kapitel 8.

1062 Goldmann, 2000, S. 73.

1063 Frank, 1814, S. 74f. Siehe auch Gerhard Fr. Hasse: Erste-Hilfe-Patent von Sachsen-Weimar aus der Zeit Carl Augusts (1776). In: Münchner Medizinische Wochenschrift 108 (1966), S. 996.

1064 Frank, 1814, S.73f.

1065 Frank, 1814, S. 69.

te, sowohl finanzielle und gerichtliche Strafen als auch gesellschaftliche Ächtung und nicht zuletzt Verlust des Seelenheils.

Ähnliche Verordnungen wurden auch für den Bergbaubereich erlassen; hierbei beschränkte man sich jedoch bei der Beschreibung der Hilfsmaßnahmen meist auf die beiden am häufigsten auftretenden Gefahrenzustände unter Tage, das Ersticken und das Ertrinken. In der „*Verordnung zur Rettung der ertrunkenen oder erstickten Bergleute*“ des Königlich Preußisch Westphälischen Oberbergamtes Wetter vom 15. Juni 1793 heißt es im letzten Absatz, dass derjenige, der die Unterrichtung des Wundarztes versäumt, Hilfe verweigert und in der Steigerung der bislang geäußerten Anordnungen „[...] *verkehrte hierin nicht vorgeschriebene Mittel anwendet* [...] *eben dadurch wenigstens achttägige Thurmstrafe bey Wasser und Brod, dem Befinden nach aber noch schwerere Strafe verwirkt.*“[1066] Das Versprechen von Belohnungen für den Rettungsversuch oder gar eine gelungene Wiederbelebung sollte einen Anreiz bieten, sich um Mitmenschen zu kümmern, die in Lebensgefahr waren oder bereits als tot galten. Im Mandat der Hamburgischen Ratsversammlung vom 11. Februar 1793 wurde als Belohnung ein Gesamtbetrag festgesetzt, „[...] *welcher sich für jeden Fall zusammen bis zu Ein hundert Mark Courant erstrecken darf.*“[1067] Auch für Wundärzte, die an der Rettung beteiligt waren, wurde ein bestimmter Betrag festgesetzt, der häufig bei gelungener Lebensrettung doppelt so hoch ausfiel. Nicht immer jedoch war man so voreilig, eine bestimmte Summe oder Maximalsumme vorzugeben, vielmehr wurde häufig eine „[...] *besondere Belohnung nach Befinden* [...]“[1068] bestimmt, die, „[...] *wenn der Verunglueckte von Vermoegen ist aus dessen Mitteln, ausserdem aber aus Unserer Fuerstl. Scatoulle genommen werden soll.*“[1069] Ähnliches kann auch für das Kurfürstliche Mainz belegt werden, wo in den Polizeiakten tatsächlich immer wieder genaue Summen, die zur Auszahlung kamen, genannt wurden und diese zum Teil durch die Angehörigen oder den Geretteten selbst zu zahlen waren.[1070] Aus dem französischen Mainz hingegen ist nur in einem Rettungsfall eine Belohnung belegt: die Teilnahme an einem Festumzug, die öffentliche Bekanntmachung und ein entsprechendes Geschenk. Bekanntmachung oder gar öffentliche Belobigung durch die Obrigkeit, gegebenenfalls auch durch den Pfarrer von der Kanzel war letztendlich auch eine deutliche Anerkennung für einen Rettungseinsatz.

1066 Königlich Preußisch Westphälisches Oberbergamt Wetter: Verordnung zur Rettung der ertrunkenen oder erstickten Bergleute vom 15. Juni 1793, nach einer Kopie des deutschen Bergbaumuseums Bochum.

1067 Günther, 1794, S. 389.

1068 Rath zu Leipzig vom 24. Mai 1796: Anweisungen, wie im Wasser verunglückte Personen bis zur Ankunft eines Arztes oder Wundarztes behandelt werden sollen. In: Kaiserlich privilegierter Reichsanzeiger vom 22. Junius 1796, S. 5093.

1069 Zitiert nach Hasse, 1966, S. 996.

1070 Vgl. Kapitel 8.

7.1.3 Frühe Statistiken

Im Umfeld der Bestrebungen nach staatlicher Kontrolle der Gesundheitsverhältnisse der Bevölkerung wurden Geburts- und Sterbelisten erstellt und veröffentlicht. Die Besonderheit dieser frühen „Statistiken" liegt in der Differenzierung zwischen natürlich verstorbenen und durch Unglücksfälle verstorbenen Menschen; letztere wurden häufig nach der Unglücksart unterschieden. Am Beispiel eines sehr frühen Sterberegisters möchte ich die begrenzte Aussagekraft verdeutlichen. Aus einem Geburts- und Sterberegister von London, die Jahre 1755 und 1756 betreffend[1071], lässt sich beispielsweise der Prozentsatz der Ertrunkenen – 1755 auf 0,64% und 1756 auf 0,59% - berechnen. Eine weitergehende Auswertung, bei der hier nur geringen Datenmenge, erscheint aber nicht möglich und sinnvoll.

Tabelle 4: Geburts- und Sterberegister von London, 1755 und 1756

	Jahr 1755	Jahr 1756
Verstorbene insgesamt	21.917	20.872
Ertrunkene	142 (= 0,64 %)	125 (= 0,59 %)
Erdrosselte	1	0
Erstickte / vom Dampf Erstickte	2	4

Eine erheblich weiterreichende Differenzierung enthalten solche Listen, die einen Überblick über einen bestimmten Zeitraum geben. Hier kann man die Auflistung von einzelnen Unglücksarten finden, gleichzeitig auch eine Unterscheidung nach verschiedenen Erkrankungen als Todesursachen. Eine solche sehr ausführliche Auflistung nach Johann Carl Möhsen von 1774 bringt Goldmann.[1072] Sie bezieht sich auf die Stadt Berlin im Zeitraum zwischen 1758 und 1774. *„Die oben zitierte Liste repräsentiert einerseits ein Abbild des Zählens, das am Beginn einer neuen Suche nach Erkenntnis steht. Sie soll objektiv reflektieren, indem sie nur dort summiert, wo der Bezeichnung nach Gleichartiges vorliegt. Damit bleibt sie in der Nähe einer heute als solcher zu begreifenden Urliste, spiegelt aber durch die Kombination von i.w.S. ‚umständlicher', also traditionaler sprachlicher Deskription und Zählung die neue Richtung, in welche sich auf diese Weise ‚Statistik' bewegt."*[1073]

Der Versuch einer Deutung der erhobenen Zahlen bzw. die Anregung von Konsequenzen findet sich anhand der Geburts- und Sterbelisten des Großherzog-

1071 Vgl. Anonym: Geburts- und Sterberegister von London, die Jahre 1755 und 1756 betreffend. In: Bremisches Magazin zur Ausbreitung der Wissenschaften, Künste und Tugend. Bd.2. Stück 3. Bremen und Leipzig 1758, S. 703-707.

1072 Vgl. Goldmann, 2000, S. 42 und 44.

1073 Goldmann, 2000, S. 43.

tums Mecklenburg-Schwerin von 1789 bis 1818 bei Masius.[1074] Die Zahl der Ertrunkenen stieg im Verlauf der 30 Jahre kontinuierlich Jahr um Jahr an: von 16 Ertrunkenen im Jahr 1789 (bei 7540 Gestorbenen [= *0,21%*] bzw. 134 Sterbefälle durch Unglücksfälle [= *11,94%*]) auf 78 Ertrunkene im Jahr 1818 (bei 8698 Gestorbenen [= *0,90%*] bzw. 239 Sterbefälle durch Unglücksfälle [= *32,64%*]). Die Ursachen für den Anstieg sind nicht bekannt, jedoch scheinen die Ertrinkensfälle in der Mehrzahl auf Bade- oder Berufsunfälle (Fischer, Schiffer) zurückzuführen zu sein, was sich aus den Vorschlägen zur Abhilfe herleiten lässt. Zur Verminderung dieser Unglückszahlen schlug Masius vor, sichere Badeplätze zu ermitteln und das Baden an allen übrigen Plätzen zu verbieten, des weiteren eine Aufsicht über die Eisdecke auf Seen und Flüssen etc. einzurichten und schließlich eine Rettungsanstalt für im Wasser verunglückte Menschen zu etablieren.

Im eigentlichen Sinne einer Rettungsstatistik nahe kommen die Listen, die von den Rettungsgesellschaften herausgegeben wurden, so insbesondere die Register des „Etablissement-en faveur des personnes noyées" der Stadt Paris, nach Pia, 1789.[1075] Nach diesen Listen ist eine differenzierte Auswertung möglich. Im Folgenden werden die im Wasser verunglückten Personen nach der Terminologie der Pariser Rettungsanstalt in verschiedene Kategorien eingeteilt:

Verunglückte der 1. Klasse:
1a) Ertrunkene, die ohne Lebenszeichen geborgen wurden und erfolgreich wiedbebelebt werden konnten („Erfolgreich Wiederbelebte").
1b) Ertrunkene, die mit gewissen Lebenszeichen geborgen wurden („Gerettete").
Verunglückte der 2. Klasse:
Ertrunkene, die trotz Wiederbelebungsmaßnahmen nicht wiederbelebt werden konnten („Nicht erfolgreich Wiederbelebte").
Verunglückte der 3. Klasse:
Ertrunkene, die bei der Bergung für tot erklärt wurden und an denen keine Wiederbelebungsmaßnahmen durchgeführt wurden („Wasserleichen").

Daraus können im Sinne einer modernen Statistik folgende relative Zahlen abgeleitet werden:

Rettungsquote (RQ): Prozentualer Anteil der erfolgreich aus akuter Lebensgefahr geretteten und gegebenenfalls wiederbelebten Personen, bezogen auf alle Unglücksfälle (= 1a+1b / Total).
Wiederbelebungsquote 1 (WQ1): Prozentualer Anteil der erfolgreich wiederbelebten Personen (ein „scheintoter" Zustand vorausgesetzt), bezogen auf alle Unglücksfälle (= 1a / Total).

1074 Vgl. Georg Heinrich Masius: Handbuch der gerichtlichen Arzneywissenschaft. Stendal 1823, S. 45.

1075 Vgl. Pia, 1789.

Wiederbelebungsquote 2 (WQ2): Prozentualer Anteil der erfolgreich wiederbelebten Personen (ein „scheintoter" Zustand vorausgesetzt), bezogen auf alle Wiederbelebungsfälle (= 1a / 1a+2).

Tabelle 5: Zusammenstellung der Rettungsergebnisse von 1782-1788[1076] nach dem Register des Etablissement en faveur des personnes noyées der Stadt Paris

Jahr	Kat. 1a Erfolgreich Wiederbelebte	Kat. 1b Gerettete	Kat. 2 Nicht erfolgreich Wiederbelebte	Kat. 3 Wasserleichen	Summe	RQ	WQ1	WQ2
1782	23	13	4	9	49	73,5 %	46,9 %	85,1 %
1783	21	29	5	7	62	80,6 %	33,9 %	80,8 %
1784	10	43	8	11	72	73,6 %	13,9 %	55,6 %
1785	28	35	9	8	80	78,8 %	35,0 %	75,7 %
1786	24	30	6	0	60	90,0 %	40,0 %	80,0 %
1787	15	58	10	0	83	88,0 %	18,1 %	60,0 %
1788	18	69	3	0	90	96,7 %	20,0 %	85,7 %
Summe 1782-88	139	277	45	35	496	83,9 %	28,0 %	75,5 %

Ein Rettungsquotient von im Schnitt 83,9 % und eine Wiederbelebungsquote von 75,5 % bei allen Wiederbelebungsfällen erscheint im genannten Zeitraum als eine gute Erfolgsquote der Gesellschaft.

An den angeführten Beispielen sollte verdeutlicht werden, dass je nach zahlenmäßiger Größe und Differenzierung der gegebenen Daten weitergehende Betrachtungen und Auswertungen auch im Sinne einer modernen Statistik zumindest ansatzweise möglich sind. Die im Rahmen dieser Arbeit gesammelten Rettungsfälle werden unter 7.3 ausgewertet und interpretiert.

1076 Zusammengestellt nach Pia, 1789.

7.2 Humanitäts- und Rettungsgesellschaften und die Einrichtung von Rettungsanstalten

Seit der Mitte des 18. Jahrhunderts kam es zur Gründung zahlreicher Humanitäts- und Rettungsgesellschaften, die sich teilweise als Privatgesellschaften, teilweise auch als staatliche Institutionen um die Organisation der Rettung sowie um öffentlichkeitswirksame Maßnahmen bemühten. Es wurden Rettungsinstruktionen entworfen und vervielfältigt, teilweise auch themenbezogene Preise oder Medaillen ausgesetzt. Die Gesellschaften kümmerten sich um die Bereitstellung und die Wartung von Rettungsgeräten und Rettungskästen. Die Einrichtung von Rettungshäusern diente sowohl der Erleichterung der Ersthilfsmaßnahmen als auch der Weiterbetreuung von Geretteten. An besonders frequentierten Uferstellen wurden Rettungswachen aufgestellt, und schließlich gaben die Gesellschaften Arztlisten heraus, welche die genauen Anschriften der zunächst wohnenden Ärzte enthielten. Zur Öffentlichkeitsarbeit zählte die Verleihung von Preisen für gewagte oder gelungene Rettungsversuche sowie die Veröffentlichung von Tätigkeits- und Erfolgsberichten, was teilweise jährlich geschah. Anfang des 19. Jahrhunderts glaubte Frank folgende Aussage machen zu können: „*Von einer Stadt, in welcher keine Rettungsanstalten für Scheintodte angetroffen werden, kann, ohne Lästerung, gesagt werden, dass da noch wirkliche Menschenopfer geduldet werden.*“[1077]

Ein wichtiger Schritt auf dem Weg zur Gründung von Rettungsgesellschaften war der Bericht des Chirurgen William Tossach von der gelungenen Wiederbelebung des Arbeiters im Kohlenbergbau John Blair vor der *Royal Society of London* im Jahr 1745.[1078] Bei dieser Wiederbelebung wurde zunächst die Mund-zu-Mund-Beatmung durchgeführt, in der Folge wurden aber auch alle übrigen damals favorisierten Maßnahmen, wie Aderlass an einer Armvene, Reiben und Schütteln, Waschen von Gesicht und Schläfen mit Wasser, Reiben von Nase und Lippen mit flüchtigem Salz („*Sel volatile*“) angewendet. Bei diesem Bericht handelte es sich um die erste wissenschaftliche Dokumentation einer Wiederbelebung[1079]. John Fothergill berichtete über diesen Rettungsfall in den Philosophical Transactions der Jahre 1744-45 und machte zusätzlich eigene Vorschläge zur Wiederbelebung asphyktischer Personen.[1080] „*To conclude, as I apprehend, the Method above described may conduce to the saving a great many Lives, as it is practicable by every*

1077 Frank, Bd.5, 1814. Dieses Zitat wurde als Vorspruch von Rolffs, 1843, verwendet.

1078 Vgl. Guillaume Tossach: Observation sur un homme mort en apparence, & qu'on a fait revenir en lui soufflant de l'air dans les Poumons. In: Essais et observations de médecine, de la Société d'Edinbourg. Tome VI. Paris 1747, S. 177-182. Vgl. Auch Fall 1 im Anhang.

1079 Vgl. Hunt, 1972, S. 50f., sowie David Charles Schechter: Role of the humane societies in the history of resuscitation. In: Surg. Gynec. Obstet. 129 (1969), S. 812.

1080 Vgl. John Fothergill: Observations on a Case of Recovering a Man Dead in Appearance, by distending the Lungs with Air. In: Philosophical Transactions of the Royal Society. Vol. 43 (1744-45), S. 275-81.

one who happens to be present at the Accident, without Loss of Time, without Expence, with little Trouble and less Skill, and as it is, perhaps the only Expedient of which it can be justly said, that it may possibly do great Good, but cannot do Harm, [...].“[1081] Leider stieß Fothergill zu diesem Zeitpunkt in Fachkreisen auf wenig Resonanz.

Im Jahr 1767 kam es in Amsterdam zur Gründung der „*Maatschappij tot redding van drenkelingen*“, einer Gesellschaft zur Rettung der im Wasser verunglückten Menschen. Es handelte sich hierbei um „*die erste nach wissenschaftlichen Grundsätzen geordnete Rettungsanstalt für die im Wasser Verunglückten.*“[1082] Gegründet wurde die Gesellschaft von dem Deichgrafen von Amstelland, Abraham Calkoen[1083]. Bereits zwei Jahre nach der Gründung verzeichnete die Gesellschaft erste Erfolge. Im Jahr 1767 konnten drei Ertrunkene gerettet und die Prämien an die Retter verteilt werden, im Folgejahr dokumentierte man bereits 16 Rettungsfälle[1084]. Um den Bestand der Gesellschaft zu sichern, wurde 1769 eine Aktiengesellschaft mit 400 Aktien im Wert von jeweils 250 Gulden gegründet. Ein Viertel des Gewinns fiel der Gesellschaft zu, der Rest den Aktionären.[1085] Im Jahr 1793 erschien ein Tätigkeitsbericht, der über die Aktivitäten und Erfolge der Gesellschaft in den ersten 25 Jahren Auskunft gab. Bis dahin konnte man 990 Rettungsfälle verzeichnen. Rettungskästen waren an den Ufern der Flussläufe, später dann ab 1837 auch in Apotheken stationiert. Auch in anderen holländischen Städten entstanden ähnliche Institutionen nach dem Amsterdamer Vorbild.[1086]

Bereits ein Jahr nach der Amsterdamer Gründung kam es auch in italienischen Stadtstaaten zur Einrichtung von Rettungsgesellschaften. 1768 wurden Gesellschaften in Venedig und Mailand gegründet.[1087] In der Folge entstanden auch in anderen Städten Italiens, z. B. in Padua und Florenz ähnliche Gesellschaften. Die Gesellschaft in Venedig war im Unterschied zu der Holländischen Gesellschaft keine Privatinstitution, sondern wurde von der dortigen staatlichen Gesundheitsbehörde initiiert und geleitet. Die Bruderschaften Venedigs und die Schulen (Scuole), die ansonsten im caritativen Bereich sehr engagiert waren, zeigten für diesen Bereich kein Interesse. 1768 wurde eine Rettungsinstruktion herausgegeben, in der die Beatmung als bevorzugte Methode beschrieben wurde. Zwei Jahre später wurde eine Proklamation veröffentlicht, in der die Bedeutung des Tabakrauchklistiers hervorgehoben, gleichzeitig aber auch im Hinblick auf Beatmung der Einsatz von Blase-

1081 Fothergill, John, 1744-45, S. 280.

1082 Poppe, 1804, S. 127.

1083 Vgl. Meyer, 1902, S. 537f.

1084 Vgl. Hannibal, 1769, Vorrede S. XIV, sowie eine detaillierte Beschreibung der Rettungsfälle S. 28-51.

1085 Vgl. Hannibal, 1769, S. 54f.

1086 Vgl. zur Geschichte der Amsterdamer Gesellschaft: Brokken und Frijhoff, 1992. Zu den Rettungskästen der Maatschappij vgl. Kap. 6.1.5. Eine Abbildung des darin enthaltenen Tabakrauchblasebalgs nach Kool (1837) siehe Kap. 6.2, Abbildung 96.

1087 Vgl. Schechter, 1969, S. 812.

bälgen empfohlen wurde, die in den Küstengegenden und auf den Laguneninseln deponiert wurden.[1088] Im gleichen Jahr erfolgte die Anordnung, dass alle auslaufenden Schiffe einen Blasebalg an Bord haben sollten und dies schriftlich quittieren mussten. Bis zum Jahr 1795 war es offensichtlich zu einer Etablierung von Rettungskästen gekommen, die nach einer Anordnung aus diesem Jahr nun auch in Kirchengemeinden und Klöstern angeschafft werden sollten.[1089]

Mit den Bemühungen der Hamburgischen „*Gesellschaft zur Beförderung der Künste und nützlichen Gewerbe*" um eine eigene Rettungsanstalt entstand gleichfalls im Jahr 1768 die erste, der Amsterdamer Gesellschaft entsprechende Institution auf deutschem Boden. Bereits 1762 hatte man den Gedanken gefasst, Prämien für Rettung, Aufnahme und Wiederbelebung von Verunglückten auszusetzen, was aber zu diesem Zeitpunkt an dem allgemein verbreiteten „*Aberglauben von Unehrlichkeit jedes gewaltsamen Todes*"[1090] scheiterte. Drei Jahre später erging auf Beschlüsse des Senats hin eine Verfügung an die Garnison, jedem im Wasser Verunglückten sofort zu Hilfe zu eilen und darüber hinaus Meldung zu machen, damit ein fachkundiger Chirurg zugezogen werden konnte. Eine „*Anleitung, wie Ertrunkene zu retten sind*" wurde schließlich 1768 an die Hamburger Bevölkerung verteilt, ebenso setzte die Gesellschaft eine Belohnung von 20 Talern aus und ließ Tabakrauchklistiermaschinen an Barbierstuben verteilen.[1091] 1781 kam es zur Anschaffung eines ersten Eisbootes, dem dann bis 1792 noch vier weitere folgten, die alle in den Bereichen der Binnen- und der Außenalster, der Elbe und der „*Gegend des Grasbrooks*" ausgelegt wurden.[1092] 1790 wurden 16 Rettungskästen angeschafft und verteilt, diese wurden bis 1794 um noch drei weitere Kästen ergänzt.[1093] In den ersten 25 Jahren ihres Bestehens konnte die Gesellschaft 187 Rettungsfälle verzeichnen, von denen 75 erfolgreich waren. In den „*Privilegierten wöchentlichen gemeinnützigen Nachrichten von und für Hamburg*", Nr. 81 vom 3. April 1816 findet sich eine Notiz des damaligen Vorstehers der Rettungsanstalt, des Dr. J.H.D. Moldenhawer, dass die während der französischen Herrschaft vernichteten Einrichtungen der Gesellschaft durch ein neu eingerichtetes spezielles Zimmer in einem in Alsternähe gelegenen Krankenhaus ersetzt wurden.[1094] Von 1794-1825 wurde bei 497 von 703 Personen erfolgreiche chirurgische Hilfe geleistet, während zusätzlich 1324 Personen allein dadurch gerettet werden konnten, dass sie schnell aus dem Wasser gezogen wurden, ohne dass Wiederbelebungsmaßnahmen notwendig wurden.[1095]

1088 Die Abbildung eines solchen Blasebalges oben unter Kapitel 5.3, Abbildung 37.
1089 Vgl. d'Este, 1990, S. 61-73.
1090 Günther, 1794, S. 356.
1091 Vgl. Günther, 1794, S. 356.
1092 Vgl. Günther, 1794, S. 369.
1093 Vgl. dazu auch Kapitel 6.2.
1094 Vgl. Deneke, 1969, S. 439.
1095 Vgl. Meyer, 1902, S. 547.

Ebenfalls sehr früh, im Jahr 1770, kam es zur Gründung einer Rettungsgesellschaft in Gotha.[1096]

Die 1771 in Paris gegründete Rettungsanstalt errichtete ab 1772 „*Postes de secours*", also Rettungswachen entlang des Seineufers, in denen die Rettungskästen deponiert waren. Schon in den ersten Jahren des Bestehens war die Gesellschaft sehr erfolgreich, und man konnte bis 1776 etwa drei Viertel aller *Ertrunkenen* retten und wiederbeleben.[1097] Die weiteren Erfolge der Gesellschaft wurden ausführlich von Pia dargestellt, in dessen Abhandlung sich auch statistisch auswertbare Daten finden.[1098] Er beschrieb auch ausführlich die Rettungskiste der Pariser Gesellschaft, die nicht nur für Frankreich, sondern auch für zahlreiche andere Staaten Vorbildcharakter hatte.[1099] Im übrigen Frankreich wurden 1774 nach dem Pariser Vorbild Anstalten in Lyon, Rouens, Nantes, Rennes, La Rochelle und Amiens gegründet. 1779 kam es zu einer weiteren Gründungswelle. Gesellschaften in Chalons, Tours, Lille, Toulouse, Vannes, Bourges, Arcis-sur-Aube, Gien, Meaux und Sceaux wurden ins Leben gerufen.[1100]

1772 wurde eine Rettungsgesellschaft in Kopenhagen nach dem Vorbild der Amsterdamer Gesellschaft gegründet, im gleichen Jahr entstanden Rettungsgesellschaften in Danzig, Eutin, Hannover, Leipzig, Swinemünde und Stralsund, ein Jahr später in Dresden.[1101]

In England kam es 1774 zur Gründung der „*Royal Humane Society for the Recovery of Persons Apparently Drowned*", die in London von William Hawes und Thomas Cogan, zusammen mit einer Reihe z. T. namhafter Ärzte und Persönlichkeiten Londons etabliert wurde. Cogan hatte ein Jahr zuvor die *Transactions* der Amsterdamer Gesellschaft in Englische übersetzt, was wohl den entscheidenden Anstoß zur Gründung der Gesellschaft gab.[1102] Seit 1776 kam die Gesellschaft unter die Leitung der „*Royal Humane Society of London*". Zwischen 1774 und 1804 konnten 2679 meist völlig Leblose gerettet bzw. wiederbelebt werden.[1103] Bereits 1794 errichtete die Gesellschaft ein Rettungshaus im Hydepark, um im Notfall alle Rettungsgerätschaften und einen sicheren Wiederbelebungsort zur Verfügung stellen zu können.[1104]

1096 Vgl. Fritz Aumann: Zur geschichtlichen Entwicklung des Wasserrettungsdienstes in Deutschland. „Wie denen Menschen, welche im Wasser erstarret gefunden werden zu helfen sey, um sie bey Leben zu erhalten!" In: Münchner Medizinische Wochenschrift 108 (1966), S. 619.

1097 Vgl. Herholdt und Rafn, 1796, S. 8f.

1098 Vgl. Pia, 1789. Vgl. auch Kapitel 7.1.3.

1099 Vgl. Kapitel 6.1.

1100 Vgl. Meyer, 1902, S. 554.

1101 Vgl. Meyer, 1902, S. 553.

1102 Vgl. Hunt, 1972, S. 51.

1103 Vgl. Poppe, 1811, S. 428.

1104 Vgl. unten Abbildung 98 und 99. Zu den Rettungskästen der Gesellschaft vgl. Kap. 6.1.3.

1778 kam es zur Gründung einer Gesellschaft in Edinburgh. Den entscheidenden Anstoß dafür gaben nicht nur die Nachrichten aus London, sondern auch ein von 1776 datierter Brief des namhaften schottischen Arztes William Cullen[1105], der offensichtlich großes Ansehen genoss, an Lord Cathcart[1106]. Die darin beschriebenen Lebensrettungsmaßnahmen wurden veröffentlicht und an die einzelnen Städte und Distrikte Schottlands weitergereicht.[1107] Als Grundbehandlung forderte Cullen die Erwärmung, das Tabakrauchklistier, die Beatmung und ggf. eine Intubation bzw. Bronchotomie. Cathcart verlangte daraufhin, dass jeder Pfarrbezirk zwei Rettungskisten anschaffen sollte. Ob es tatsächlich zu einer Umsetzung kam, muss offen bleiben.

Seit 1780 entstanden Rettungsgesellschaften auch in Amerika nach dem direkten Vorbild der Londoner Gesellschaft, wobei diese allerdings weniger als Lebensrettungsgesellschaften, sondern eher als sozial/ caritative Vereinigungen funktionierten. So kamen Bemühungen um neue Gerätschaften und Rettungsmethoden zu kurz. Solche Gesellschaften gab es seit 1780 in Philadelphia, 1784 in New York und 1786 in Boston.[1108]

Die Gründung der „*Gesellschaft zur Beförderung gemeinnütziger Thätigkeit*" in Lübeck durch den Prediger Ludwig Suhl datiert auf das Jahr 1789. Zwei Jahre später kam es auf Veranlassung des Arztes Dr. Johann Julius Walbaum zur Bildung einer Rettungsanstalt für Ertrunkene. Seit diesem Jahr waren zwei Wärmebänke nach Harvey im Besitz der Gesellschaft. Diese waren bis mindestens 1824 im Gebrauch. Außerdem verfügte die Gesellschaft über zwei Klistierspritzen einschließlich der Tabakrauchklistierröhre und der Röhre zum Einblasen von Luft. Im Jahr 1797 wurde der Gorcy-Blasebalg als unentbehrliches Beatmungsgerät empfohlen. Bis zum Jahr 1857 verzeichnete die Gesellschaft mehr als 1400 Rettungsfälle. Die private Gesellschaft löste sich im Jahr 1865 auf.[1109]

1105 William Cullen (* 1710 in Hamilton / Lanarkshire, † 1790 in Edinburgh) war zunächst als Schiffschirurg zwischen London und Westindien tätig, bevor er sich 1734 in einer Allgemeinpraxis niederließ. Danach erneutes Studium, Lehrer von William Hunter, ab 1747 Universitätslaufbahn bis zum Professor der Medizin in Glasgow und zuletzt Edinburgh. Vgl. David J. Wilkinson: Dr. William Cullen and Lord Cathcart. In: Resuscitation 71 (2006), S. 272-277.

1106 Es handelt sich um Charles Schaw Cathcart (* 1721, † 1776 in London), den 9. Lord Cathcart. Von 1768-1772 war er Spezialbotschafter am russischen Hof von Katharina der Großen in Moskau. 1773 wurde er zum Rektor der Universität Glasgow ernannt, außerdem war er ab 1773 „Lord High Commissioner in the General Assembly of the Kirk of Scotland." Vgl. Wilkinson, 2006, S. 272-277.

1107 Vgl. Herholdt und Rafn, 1796, S. 9f.

1108 Vgl. Schechter, 1969, S. 814.

1109 Vgl. Meyer, 1902, S. 553f. und Rüdiger Kurowski: Medizinische Vorträge in der Gesellschaft zur Beförderung gemeinnütziger Tätigkeit 1789-1839. In: Veröffentlichungen zur Geschichte der Hansestadt Lübeck. Reihe B. Band 25. Lübeck 1995, S. 49-55, sowie Josef N. Schmitz und Klaus Bartnitzke: DLRG: Humanität und Sport im Dienst am Mitmenschen. Schondorf 21983, S.23.

1792 wurde die „*Privat-Humanitäts-Gesellschaft*" in Prag durch Graf Leopold von Berchtold und Adalbert Vinzenz Zarda als Mitbegründer und Direktor ins Leben gerufen.[1110] Um eine größere Verbreitung der Rettungsvorschriften zu erreichen, hielt Zarda 10 Jahre lang öffentliche und kostenlose Vorlesungen an der Universität. Für diese Bemühungen wurde er mit der goldenen Verdienstmedaille ausgezeichnet.[1111] Nach anfangs reichen Spenden kam die Gesellschaft in den Folgejahren in finanzielle Schwierigkeiten. Um das öffentliche Interesse an der Rettungsgesellschaft und die Spendenfreudigkeit wach zu halten, veröffentlichte Zarda insgesamt vier Rechenschaftsberichte, worin er Rettungsfälle referierte und Einblicke in die Finanzierung der Gesellschaft gab.[1112] Weitere Gesellschaften, die auf die Initiative von Graf Berchtold zurückzuführen sind, waren die Gesellschaften in Brünn und Buchlowitz, die beide 1801 etabliert wurden.[1113] 1794 begann sich eine Gesellschaft in Frankfurt am Main zu etablieren.[1114] Als außergewöhnlicher Initiator einer Rettungsgesellschaft trat 1795 Pfarrer Dietmar zu Blumenau auf. Auf seine Veranlassung hin wurde eine „*Humanitätsgesellschaft*" in Mohrungen (bei Königsberg in Ostpreußen) gegründet.[1115] Verglichen mit anderen Städten erfolgte die Gründung einer Rettungsgesellschaft in Berlin erst relativ spät im Jahr 1800.[1116]

1803 kam es in Wien zur Errichtung einer behördlichen Rettungsanstalt auf Veranlassung der k.k. Landesregierung im Erzherzogtum Österreich unter der Enz. Dies erschien notwendig, nachdem Verordnungen zur Rettung Verunglückter aus den Jahren 1769 und 1799 ohne größere Resonanz geblieben waren. Die Errichtung der Rettungsanstalt wurde in einem Anhang zur k.k. Wiener Zeitung Nr. 54, 1803 der Öffentlichkeit mitgeteilt.[1117] Unter den Mitbegründern war der Regierungsrat Paskal Joseph Ferro. „*In Wien, wo die Rettungsanstalten so musterhaft sind, wird jährlich zweymal durch eine von der Landesregierung niedergesetzte Commission eine Hauptvisitation gehalten.*"[1118] Bei diesen Visitationen wurden alle Gerätschaften überprüft, gleichzeitig Rettungsübungen sowie Versuche mit neuen Rettungsge-

---

1110 Vgl. Aumann, 1966, S. 619.

1111 Vgl. BKÖ, Teil 59, 1890, S. 188f. Vgl. dazu auch: Adalbert Vinzenz Zarda: Von dem Nutzen über die Rettungsmittel in plötzlichen Lebensgefahren Nichtärzten Unterricht zu geben; als Programm zu den öffentlichen Vorlesungen über diesen Gegenstand vorgetragen im Karolin, den 4 ten Wintermonats 1792. In: Johann Dionys John (Hg.): Arzneywissenschaftliche Aufsätze Böhmischer Gelehrten. Prag, Dresden 1798, S. 181-208.

1112 Vgl. Adalbert Vinzenz Zarda: Dritte Nachricht an das Publikum von der böhmischen im Jahre 1792 zu Prag gestifteten Privat-Humanitätsgesellschaft für verunglückte und todtscheinende Menschen, über ihre im Jahre 1801, 1802 und 1803 gemachten Fortschritte. Prag 1804, sowie Adalbert Vinzenz Zarda: Vierte Nachricht... Prag 1810.

1113 Vgl. Aumann, 1966, S. 619.

1114 Vgl. Poppe, 1811, S. 428.

1115 Vgl. Aumann, 1966, S. 619.

1116 Vgl. Aumann, 1966, S. 619.

1117 Vgl. Meyer, 1902, S. 558f.

1118 Poppe, 1811, S. 435.

räten angeschlossen. Offensichtlich war das Rettungsgeschäft in Wien gut organisiert, was folgende Aussage verdeutlicht: „*Dies alles verdient überall die ernstlichste Nachahmung.*“[1119] Außerdem berichtete Poppe von den Wiener Anstalten folgendes: „*In Wien wird bey den Prüfungen kein Arzt und Wundarzt approbirt, der nicht auch in dem Rettungsgeschäft vollkommne Kenntnisse besitzt. In jeder chirurgischen Officin ist eine Rettungstafel angeheftet, worin kurze und populäre Anweisungen über diesen Gegenstand enthalten sind, was allerdings ebenfalls alle Nachahmung verdient.*“[1120]

1804 wurde die Augsburger „*Rettungsanstalt für Ertrunkene*“ gegründet.[1121] Der Träger dieser Anstalt war eine „*Gesellschaft rechtlicher Bürger aus allen Ständen*“, die ihre erste Aufgabe in der Erneuerung der schon bestehenden Ratsdekrete sah. Außerdem kam es zur Einrichtung von drei Rettungswachen, denen jeweils ein Wundarzt vorstand und die unter anderem mit dem Gorcy-Blasebalg versehen wurden. Der Senat der Stadt hatte allerdings schon rund 50 Jahre vorher, im Jahr 1751, ein erstes Dekret über die zu leistende Hilfe bei Ertrunkenen erlassen. Der Anlass hierfür war der unglückliche Todesfall einer Frau, „*die der damalige Physiker, Dr. Friedrich Gutermann, allen Anzeichen nach gerettet hätte, wenn er nicht durch die Lieblosigkeit ihrer Dienstherrschaft daran verhindert worden wäre.*“[1122] 1756 und 1771 ergingen weitere Dekrete mit Anweisungen zur ersten Hilfe und gleichzeitiger Strafandrohung bei unterlassener Hilfeleistung. 1777 veröffentlichte der Senat in Zusammenarbeit mit dem Collegium Medicum genaue Rettungsanweisungen, nach denen es auch tatsächlich in den folgenden Jahren zu drei erfolgreichen Wiederbelebungen kam. 1780 schließlich wurden Rettungsgeräte angeschafft und zunächst wohl an einem zentralen Ort deponiert, bis eine Rettungsgesellschaft gegründet und eine Rettungsstation eingerichtet wurde.

In Moskau wurde 1805 eine von Pecken[1123] verfasste „*Anweisung zur Rettung der Ertrunkenen*“ gedruckt mit Genehmigung der Obermedizinalbehörde und in 1000 Exemplaren dem Generalgouverneur zur Verteilung ausgehändigt. Dieser rief mit Hilfe von Spenden in Höhe von 12000 Rubel eine Gesellschaft ins Leben und ließ Gerätschaften zur Rettung an 15 Stellen der Stadt platzieren.[1124] Ein Teil des Geldes wurde zur Finanzierung der Gerätewartung und zur Aussetzung von Prämien für geleistete Hilfe angelegt.[1125] 1808 wurden in Straßburg auf Anweisung des Bürgermeisters 13 Hilfsdepots mit Rettungsgeräten sowie jeweils einem Verzeichnis der zunächst wohnenden Ärzte errichtet.[1126] Die Gründung einer Anstalt zur

1119 Poppe, 1811, S. 435.

1120 Poppe, 1811, S. 436.

1121 Vgl. Aumann, 1964, S. 398f.

1122 zit. nach Aumann, 1964, S. 398.

1123 Vermutlich Matvei Christianovič Pekken (= Mathias Pecken), *1755, †1819, ungarischstämmiger Arzt in Moskau und St. Petersburg. Vgl. BLÄZ, Bd. 4, 21932, S. 543.

1124 Vgl. Frank, 1814, S. 44f.

1125 Vgl. Meyer, 1902, S. 553.

1126 Vgl. Frank, 1814, S. 45f. und Kopp, 1810, S. 312.

Anwendung von Rettungsmitteln an Ertrunkenen und Erstickten erfolgte 1818 in Weimar durch die Erbgroßherzogin Luise von Sachsen-Weimar-Eisenach. Die Leitung des Vereins wurde dem Frauenverein übertragen. Dem Verein wurde ein Haus zugewiesen, das unweit der Ilm gelegen war.[1127]

Selbst in Nordafrika fanden die Rettungsideen Resonanz, und es wurden entsprechende staatliche Maßnahmen zur Rettung ergriffen, was der Ignoranz einiger europäischer Länder gegenüber fast als Kuriosität erscheinen mußte: „*But we must add the curious Item that the inhabitants of Algeria, these rough, unenlightened, barbaric people – whose Mullah, Ismael, with his own hand killed 80 of his kinsmen – these people, who generally hold Human Life so cheap and are so indifferent to Human Misery, not only were touched by the news of the Progress and great Usefulness of the English Life-saving Measures, but even more, they at once established similar Public Measures, which now afford hope of Rescue, even for Danish citizens, who might be so unlucky as to fall into the water in Algeria.*“[1128]

Im Jahr 1823 wurde eine Rettungsanstalt für Scheintote in Mainz neu eingerichtet.[1129] Auf Betreiben des Großherzoglich-Hessischen Medizinal-Kollegiums der Provinz Rheinhessen und mit Genehmigung der Großherzoglichen Regierung wurden die alten Geräte des Leichenhauses überholt und neue Rettungskästen angeschafft, die an verschiedenen Stellen der Stadt verteilt wurden.[1130] Es handelte sich um vier neue Rettungskästen einschließlich Tragbahren. Um eine Gesellschaft im Sinne der übrigen Gesellschaften handelte es sich dabei vermutlich nicht. Auch der Begriff Neueinrichtung ist insofern irreführend, als zwar bereits 1783 in kurfürstlicher Zeit Rettungskästen angeschafft und, diese dann in französischer Zeit erneuert wurden, die Gründung einer eigentlichen, von Privatpersonen unterstützten Gesellschaft aber nicht zustande kam und somit diese Initiativen ausschließlich als obrigkeitliche Anordnungen und Initiativen zu sehen sind.[1131]

Zusammenfassend lassen sich folgende Ergebnisse festhalten: Die erste Rettungsgesellschaft wurde 1767 in Amsterdam gegründet, rasch gefolgt von Gesellschaften in Oberitalien und der Hamburger Rettungsgesellschaft als erster Institution auf deutschem Boden. 1771 schlossen sich Paris, 1772 Kopenhagen und weitere deutsche Städte an. Die sicher einflussreichste Rettungsgesellschaft wurde zunächst als private Vereinigung 1774 in England gegründet, wenig später, ab 1776 dann, der RHS unterstellt. Zu den späten Gründungen kann man die Gesellschaften in

---

1127 Vgl. Anonymus: Zur Rettung aus Lebensgefahr…, 1827, S. 265f.

1128 Herholdt und Rafn, 1796, S. 10f.

1129 Vgl. Leydig und Wittmann, 1823. Bis jetzt konnte ich nicht herausfinden, wann die Rettungsanstalt zum ersten Mal eingerichtet wurde. Möglicherweise erfolgte die Einrichtung zusammen mit dem Errichten eines Totenhauses im Jahr 1803.

1130 Es handelte sich um das „Alte Münstertor“, das „Raimunditor“, das „Rote Tor“, sowie das „Holztor“.

1131 Vgl. Kapitel 8.

Prag (1792), in Wien (1804), in Moskau (1805) und in Weimar (1818) rechnen. Die „Überlebensdauer“ der einzelnen Rettungsgesellschaften betrug vermutlich wenige Jahre bei weniger erfolgreichen – was neben den Leistungen auch von der finanziellen Ausstattung abhängig war – oder Jahrzehnte bei den erfolgreichen Rettungsgesellschaften. Bemerkenswert ist, dass die Amsterdamer und die Londoner Gesellschaft bis heute existieren, regelmäßige Erfolgsberichte veröffentlichen, weiterhin Medaillen verteilen und Belobigungen für erfolgreiche Lebensretter aussprechen. Die Frage nach Überleben, Erfolg oder Misserfolg einer Gesellschaft ist aus heutiger Sicht schwer zu beantworten. Die Gründungen sind zwar gut belegt, der weitere Verlauf aber, wie auch am Beispiel Mainz, erwies sich als oft stockend und von Misserfolgen begleitet. Das Ende trat vermutlich oft schleichend und über Jahre hinweg ein, sofern nicht ein besonders einflussreicher und finanzkräftiger Träger, wie in London, die Führungsaufgabe übernommen hatte.

Gründungsinitiativen lagen teils bei Privatpersonen, die zum Teil aus dem medizinisch-ärztlichen Umfeld kamen, bei Bewegungen aus der eher gebildeten Bürgerschaft (Augsburg 1804), teils aber auch bei staatlichen Behörden. So gab es Gründungen im direkten Auftrag der jeweiligen kurfürstlichen oder königlichen Regierungen, auf Weisung einzelner Behörden z. B. der Gesundheitsbehörde, des Senats und diversen Amtsträgern (Deichgraf).

Die Aufgaben der Gesellschaften waren vielfältig. Sie organisierten das Rettungswesen, indem sie Schulungen durchführten (z.B. in Paris), die Bevölkerung unterrichteten, Rettungsanweisungen in kurzer Form an öffentlichen Plätzen zum Aushang brachten, sie schafften Rettungsgerätschaften an (komplette Rettungskästen, Fangzangen, Boote, Wärmebänke), richteten Rettungsstationen und zum Teil Rettungswachen ein und sorgten für die Überprüfung der Geräte.[1132] Daneben wurde Publicityarbeit in Form von öffentlichen Belobigungen bzw. Verteilung von Medaillen und Belohnungen geleistet; insbesondere die Londoner Gesellschaft förderte darüber hinaus die wissenschaftliche Erforschung von Tod, Scheintod und Wiederbelebung durch die Ausschreibung von Preisschriften.

Dennoch gelingt es nur blitzlichtartig, das Wirken und den Erfolg der Rettungsgesellschaften zu beurteilen. Abschließend bemerkt Goldmann: *„Auch die Tätigkeitsberichte der Rettungsgesellschaften spiegeln nur einen selektierenden Ausschnitt historischer Realität wieder: Sie präsentieren uns eng umgrenzte Räume von Erfolg, die immer verhältnismäßige Ausnahmefälle darstellen. So bleibt bei einer normativ-diskursorientierten Analyse im Dunkeln, wodurch der ‚Normalfall' einer Versorgung gekennzeichnet ist.“*[1133] Das folgende Kapitel soll ein wenig Licht in diesen Normalfall des Rettungsgeschehens bringen. Vor allem soll die Frage nach der Beteiligung von Laien versus Chirurgen oder Ärzten am Rettungsgeschäft sowie die Frage nach Entwicklungen in der tatsächlichen Vorgehensweise der Retter und tatsächlich angewandten Erste-Hilfe-Leistungen zu klären versucht werden.

1132 Vgl. unten Abbildung 98 und 99.
1133 Goldmann, 2000, S. 65.

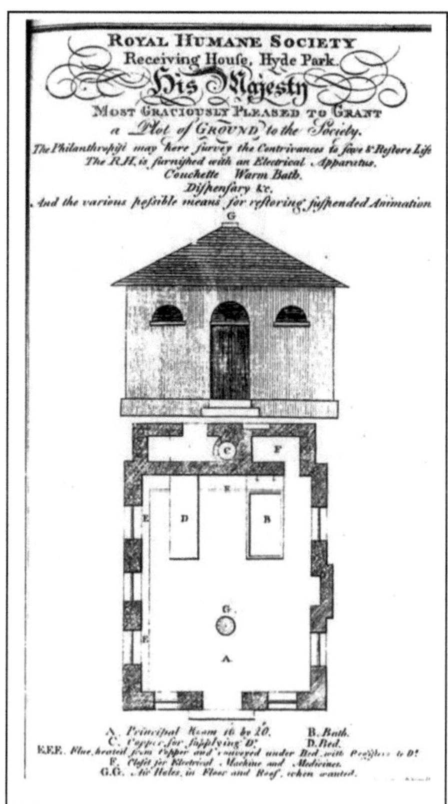

Abbildung 98: Rettungshaus der Royal Humane Society im Hyde-Park (1803)

A: Hauptraum. B: Bad. C: Kupferkessel zum Heizen. D: Bett. E: Rauchabzug. F: Raum zum Unterbringen der Wiederbelebungsgeräte und Medikamente

Quelle: William Hawes: Royal Humane Society 1774. Annual Report 1803, London o.J. Dieses Haus wurde 1794 errichtet, 1834 abgebrochen und durch ein neues Gebäude ersetzt

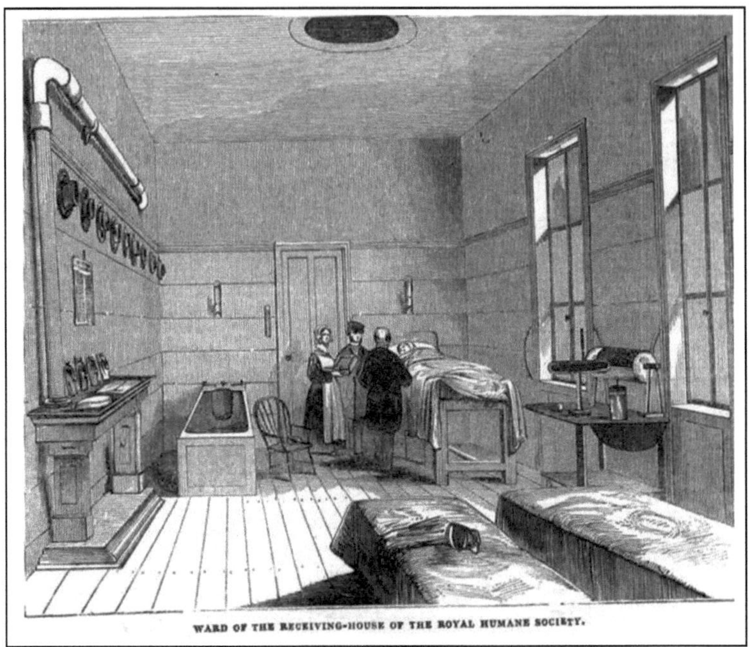

WARD OF THE RECEIVING-HOUSE OF THE ROYAL HUMANE SOCIETY.

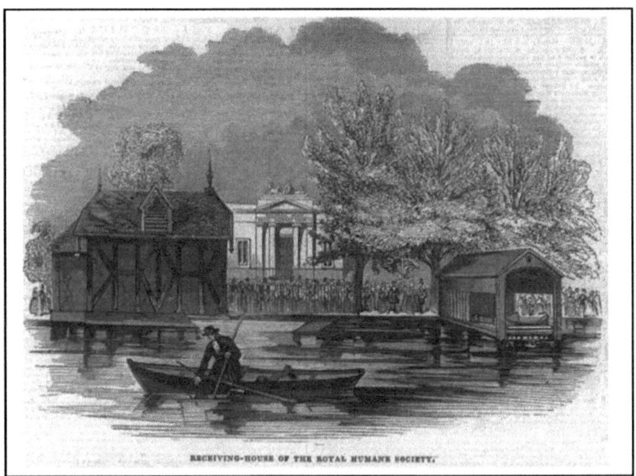

RECEIVING-HOUSE OF THE ROYAL HUMANE SOCIETY.

Abbildung 99: Rettungshaus der Royal Humane Society im Hyde-Park (1844)

Quelle: Receiving-house of the Royal Humane Society, Hyde-Park. In: The Illustrated London News, August 31, 1844, p.144

7. 3 Auswertung von Rettungsfällen

7.3.1 Vorbemerkungen

In den in der vorliegenden Arbeit herangezogenen Quellen finden sich immer wieder Beschreibungen von konkreten Rettungs- und Wiederbelebungsfällen. Dabei gibt es sehr kurze Berichte, denen lediglich die Tatsache einer gelungenen oder auch misslungenen Wiederbelebung zu entnehmen ist, aber auch sehr differenzierte Beschreibungen, die zahlreiche Details zu einem Wiederbelebungsfall enthalten. Insgesamt konnten 234 ausführliche Rettungsberichte zur weiteren Auswertung gesammelt werden. Die Zahl der Verunglückten liegt dabei etwas höher, bei 252, da es manchmal um mehrere Verunglückte ging. Der gesamte Zeitraum umfasst 12 Dekaden, wobei der älteste Fall aus dem Jahr 1732, der jüngste Fall von 1846 datiert. Nicht alle dieser Fälle wurden detailliert ausgewertet, da die Fallhäufigkeit in den Randjahren für eine statistische Betrachtung nicht ausreichend erscheint. Für die Auswertung wurden folgende Anforderungen an den einzelnen Bericht gestellt:

1. eine mindestens ungefähre Möglichkeit der zeitlichen und örtlichen Einordnung
2. der Verunglückte musste ausdrücklich als „leblos“ oder „scheinbar tot“ bezeichnet worden sein
3. die Wiederbelebungsmaßnahmen mussten ausführlicher beschrieben sein.

Alle übrigen Rettungsfälle, die diesen Kriterien nicht entsprachen, wurden nicht mit berücksichtigt. Die nachfolgende Auswertung selbst umfasst folgende Kriterien, nach denen alle Fälle in Kurzform erfasst und beschrieben wurden:

Jahr / Name des Opfers / Dekade / Land / Alter / Geschlecht / Unglücksart / Rettungszeit / Wiederbeleber / Identität Retter - Wiederbeleber / Reiben / Bewegen / Wärmen / chemische oder akustische oder mechanische Reize / Kaltwasser-Therapie / Medikamente / Aderlass / Tabakrauchklistier / Sonstige Klistiere / Atemspende / Elektrizität / Aufhängen / Kopftieflage / Erdbad / Wechsel der Wiederbeleber / Reanimationszeit / gesamte Behandlungszeit / Erfolg.

Unter dem Stichwort „Retter“ werden – sofern genannt – diejenigen Personen aufgeführt, die den Verunglückten auffanden und aus der unmittelbar lebensbedrohlichen Situation befreiten, also z.B. einen „Ertrunkenen“ aus dem Wasser zogen oder einen „Erhängten“ vom Strick abschnitten. Unter dem Stichwort „Wiederbeleber“ werden dagegen die Personen aufgeführt, die an dem bereits geretteten Verunglückten Wiederbelebungsmaßnahmen durchführten. Bei den Wiederbelebern wird, sofern dies möglich ist, eine Berufsbezeichnung angegeben. Damit kann eine Differenzierung zwischen im weiteren Sinne medizinisch geschulten Personen (Ärzte, Wundärzte, Apotheker, Hebammen, Medizinstudenten etc.) und Laien getroffen werden. Sofern sich mehrere Personen zeitlich nacheinander um die Wiederbelebung eines Verunglückten kümmerten, sind diese in der zeitlichen Reihenfolge ihres Wirkens aufgeführt. Bei den „Maßnahmen zur Wiederbelebung“

werden diese in der Reihenfolge, wie sie in der Quelle genannt werden, aufgezählt. Sofern die Quelle diese Differenzierung zulässt, wird eine Unterscheidung zwischen „frühen Maßnahmen“ vor dem Auftreten erster deutlicher Zeichen des wiederkehrenden Lebens (also den eigentlichen Wiederbelebungsmaßnahmen) und „späten Maßnahmen“ nach dem Einsetzen von Lebenszeichen wie tastbarem Puls und Atmung (also zumeist die nachsorgende Behandlung) getroffen. Letztere Unterscheidung konnte allerdings bei der weiteren Auswertung nicht miteinbezogen werden.

Die herangezogenen Quellen entstammen zum einen der bereits erwähnten Wiederbelebungsliteratur, also häufig von Ärzten verfassten Lehrschriften über die einzelnen Unglücksarten und deren Behandlung. Daneben fanden sich zahlreiche Fälle in den jährlichen Veröffentlichungen der großen Rettungsgesellschaften, insbesondere in Hamburg, Amsterdam, London und Paris. Etliche Fälle förderte auch die gezielte Suche in medizinisch-naturwissenschaftlichen Fachzeitschriften zutage, einige Fälle waren in eher allgemeinnützigen-populärwissenschaftlichen Zeitschriften zu finden, und nicht zuletzt ergaben sich verwertbare Rettungsfälle aus der Durchsicht der Polizeiakten des Stadtarchivs Mainz. Im Hinblick auf die recht unterschiedliche Quellenlage kann man Vermutungen bezüglich der Intention einer Fallveröffentlichung anstellen. Die von Rettungsgesellschaften herausgegebenen – oder im Zusammenhang mit deren jährlichen Berichten stehenden – Rettungsfälle dienten in erster Linie der Erfolgskontrolle und somit auch der Rechtfertigung der Existenz dieser Gesellschaften. Ein weiterer Beweggrund für die Veröffentlichung eines Rettungsfalls lag sicher auch in der Information für das medizinisch geschulte Fachpersonal und in der Anregung für Laien, Hilfe zu leisten und die meist erfolgreichen Beispiele nachzuahmen. Schließlich war auch die Sensation einer gelungenen Wiederbelebung lange Jahre Grund genug, dies der Öffentlichkeit mitzuteilen.

Eine Aussage über das tatsächliche Ausmaß der Rettungserfolge ist im Hinblick auf die genannten Intentionen nicht möglich, da in erster Linie gelungene Wiederbelebungen publiziert wurden und die nicht glücklich abgeschlossenen Wiederbelebungsversuche nur einen auffallend geringen Teil der Fälle ausmachen; so waren 91,7 % der Fälle erfolgreich und nur 7,9 % nicht erfolgreich. In einem Fall ist der Ausgang offen (0,4 %). Auch bei differenzierter Betrachtung der angewandten Rettungsmittel oder der Person des Wiederbelebers (Arzt/Laie) sowie der verstrichenen Zeit bis zum Beginn von Rettungsmaßnahmen ist keine Aussage über Erfolg oder Misserfolg möglich.

Bei der Art des vorliegenden Materials ist außerdem nur teilweise eine statistische Auswertung möglich. Die erstellten Fallzahlen und Fallprozente werden bezogen auf verschiedene Auswertungskriterien, einzelne Wiederbelebungsmethoden im Zusammenhang mit Dekaden gesehen, die Auswertung von Wiederbelebungsmitteln geschieht im Hinblick auf medizinische Ausbildung, und es werden Unterschiede gesucht bei den angewandten Methoden in Bezug auf einzelne Unglücksarten. Es wird im Folgenden eine deskriptive Statistik geboten, um das vorliegende

Quellenmaterial zu bewerten, es darf aber nicht überbewertet werden. Dadurch kann ein zahlenmäßiger Überblick über die Praxis des Rettungswesens gegeben werden.

7.3.2 Statistische Auswertung

7.3.2.1 Grundlegendes

Dekade: Die Auswertung erfolgte zunächst im Hinblick auf die Fallhäufigkeit in einzelnen Jahrzehnten (Dekaden). In den Dekaden 1, 2 und 3 (1730-1759) lagen insgesamt nur 9 Rettungsfälle vor, weswegen diese Jahre in die statistische Auswertung nicht aufgenommen wurden, das gleiche gilt für die Dekaden 9-12 (1810-1849) mit insgesamt nur 13 Fällen. Somit ergibt sich für die weitere Auswertung (ab Punkt 7.2.2.2) eine „Kernzeit" zwischen 1760 und 1809, die Dekaden 4-8 mit absoluten Fallzahlen von 30 (1760-69), 92 (1770-79), 56 (1780-89), 27 (1790-99) und 25 (1800-1809) Rettungsfällen.

Tabelle 6: Fallzahlen und -prozente differenziert nach Dekaden, „Kernzeit" der statistischen Auswertung grau hervorgehoben

Dekade		Fallzahlen	Fallprozente
1	1730-1739	1	0,40%
2	1740-1749	4	1,59%
3	1750-1759	4	1,59%
4	1760-1769	30	11,90%
5	1770-1779	92	36,51%
6	1780-1789	56	22,22%
7	1790-1799	27	10,71%
8	1800-1809	25	9,92%
9	1810-1819	1	0,40%
10	1820-1829	2	0,79%
11	1830-1839	9	3,57%
12	1840-1849	1	0,40%
Summe		**252**	

Land: Die Auflistung der Häufigkeit der Fälle bezogen auf bestimmte Länder ergibt ein Maximum im Bereich der Britischen Inseln und einen zweiten deutlichen Schwerpunkt in Frankreich, was sicher in Zusammenhang mit der in beiden Ländern sehr ausführlichen Dokumentation der Arbeit der ansässigen Rettungsgesellschaften mit entsprechenden Jahrberichten zu sehen ist. Bei den niederländischen Fällen ist als Besonderheit zu bemerken, dass fast alle dieser Fälle aus den Dekaden 4 und 5 stammen und dies besonders bei der Betrachtung der angewandten Methoden beachtet werden muss.

Tabelle 7: Fallzahlen und -prozente differenziert nach politisch-geographischen Einheiten

Land		Fallzahlen	Fallprozente
0	Nicht zuzuordnen	1	0,40%
1	Britische Inseln	83	32,94%
2	Frankreich	57	22,62%
3	Niederlande	33	13,10%
4	Habsburg	12	4,76%
5	Preußen	7	2,78%
6	Übriges Deutschland	43	17,06%
7	Italien	3	1,19%
8	Russland	1	0,40%
9	Schweden/Norwegen	1	0,40%
10	Dänemark	11	4,37%
Summe		**252**	

Alter und Geschlecht: Bei zwei Dritteln der Fälle handelt es sich um Erwachsene, etwa ein Drittel, ein beachtlicher Anteil, betrifft Unglücksfälle von Kindern. Hierbei wurden meist Ertrinkensfälle beschrieben. Kinder verunglückten häufig beim Spielen und fielen in einen Fluss, einen Teich, in Mühlengräben und –gerinne oder in einen Wasserbottich, und nicht selten wurde beschrieben, dass das Kind mit dem Kopf im schlammigen Grund stecken blieb oder von den Fluten davon gespült wurde. Bei etwas älteren Kindern wurden Badeunfälle beschrieben, aber auch Unfälle bei der Arbeit (Fischer und Bootsleute). Das Ersticken oder der Sturz aus großer Höhe, z.B. aus dem Fenster, wurde nur vereinzelt beschrieben.

Als einen Beispielsfall möchte ich hier den Ertrinkensfall eines 4½-jährigen Kindes aus Rüdesheim im Rheingau wiedergeben, der sich am 21. September 1785 ereignete.[1134] Das Kind fiel ins Wasser und wurde von dem Schreinermeister Entlich herausgezogen, der es sogleich auf den Kopf stellte. Der hinzugezogene Chirurg J.M. Willmann unterband diese Maßnahme und ließ das Kind nach Hause tragen, entkleiden, abtrocknen und frottieren. Durch Vorhalten von Salmiakgeist und die spätere Applikation eines Klistiers, das Erwärmen durch Einschlagen in ein wollenes Tuch, die Gabe eines Brechmittels (1 Gran Tartarus emeticus) und die Gabe von Weinsuppe konnte das Kind glücklich wiederbelebt werden. Ein weiterer interessanter Fall beschreibt die erste Wiederbelebung eines Verunglückten durch Mund-zu-Mund-Beatmung durch einen Laien, nämlich die Mutter des Kindes: Ein 4-jähriges Mädchen fiel am 3. Januar 1791 in Hoyerswerda in einen tiefen Teich und blieb 15 min unter Wasser.[1135] Die Mutter des Kindes konnte als Retterin gleichzeitig auch erfolgreich reanimieren, indem sie das Kind in einem Bett erwärmte und Atemluft einblies.

1134 Vgl. Fall 161 (Rüdesheim 1785), aus: Staatsarchiv Würzburg, Mz. Pol. Akt. 81/1417, fol. 243.

1135 Vgl. Fall 182 (Hoyerswerda 1791), aus: Struve, 1797, S. 23.

Das deutliche Überwiegen von männlichen Verunglückten steht sicher mit der Berufstätigkeit außerhalb des Hauses in Zusammenhang.

Tabelle 8: Fallzahlen und -prozente differenziert nach Alter und Geschlecht der Verunglückten[1136]

Alter		**Fallzahlen**	**Fallprozente**
1	Erwachsene	151	59,92%
2	Jugendliche	16	6,35%
3	Kinder	83	32,94%
4	Neugeborene	2	0,79%
Summe		**252**	
Geschlecht		**Fallzahlen**	**Fallprozente**
0	Nicht bekannt	17	6,77%
1	Männlich	179	71,31%
2	Weiblich	56	22,31%
Summe		**252**	

Unglücksarten: Das Ertrinken zählt mit über 66 % bei weitem zu den häufigsten Unglücksarten, die zu einem Rettungs- und Wiederbelebungsvorgang geführt haben. Vermutlich handelte es sich beim Ertrinkenstod tatsächlich um die häufigste akzidentelle Todesursache, da es wohl auch kaum Ortschaften gibt, die nicht an einem Fließgewässer lagen und die Kunst des Schwimmens nicht allgemein verbreitet war. Die so häufige Veröffentlichung von Ertrinkensfällen steht aber auch in Zusammenhang mit den Rettungsgesellschaften, die sich ja in erster Linie in großen Städten und an größeren Flüssen gegründet hatten und durch diese Erfolgsberichte Anregung geben wollten. Auch Rettungskästen, die zwar in den von mir gefundenen Fällen nur extrem selten zum Einsatz kamen, waren an bestimmten exponierten Stellen an Flüssen deponiert, und deren Einsatz wird fast ausschließlich in Zusammenhang mit Ertrinkensfällen beschrieben.

An zweiter Stelle stehen die Erstickten mit 17,9 %. Die meisten dieser Erstickungsunglücke ereigneten sich über Nacht in geschlossenen Räumen, in denen ein Kohlenfeuer entzündet war und der Abzug nicht richtig funktionierte (28 Fälle). Hierbei waren häufig gleich mehrere Verunglückte, die gemeinsam in einem Raum schliefen, betroffen. In zwei weiteren Fällen wurde das Ofenrohr in suizidaler Absicht verstopft. Einige Erstickungsfälle ereigneten sich beim Bau oder bei der Reinigung von Senkgruben infolge der dort entstandenen Fäulnisgase (7 Fälle), beim Sturz in trockene Brunnenschächte (2 Fälle) oder bei der Arbeit in Gärkellern (3 Fälle). Schließlich kam es auch gelegentlich zum versehentlichen Ersticken von Säuglingen (2 Fälle).

1136 Unter Kindern wurden die Altersgruppen nach dem Neugeborenenalter bis etwa 12 Jahre zusammengefasst. Jugendliche: von 13 bis etwa 19 Jahre. Die Zuordnung gelingt nicht immer zweifelsfrei, da nicht in allen Fällen Altersangaben gemacht wurden.

Die eher seltenen Unglücksfälle durch Erfrieren (4,4 %) ereigneten sich fast alle bei Wanderern oder Reisenden, die sich in eiskalten Nächten verirrten oder so ausgekühlt und erschöpft waren, dass sie die nächste Ortschaft nicht mehr erreichten. Hier kam es sogar zu längeren Liegezeiten in der Kälte, bei einigen werden ca. 10 Stunden, in einem Fall sogar zwei Tage beschrieben. Exemplarisch möchte ich hier drei interessante Fälle herausheben.

An einem nicht näher genannten Ort in der Provinz Schären in Schweden verunglückte am 23. März 1756 ein ca. 60 Jahre alter Mann.[1137] Er schlief nach einem Sturz unter Branntweineinfluss im Freien ein und wurde zwei Tage später „erfroren" gefunden. Man trug den Erfrorenen in den nächsten Ort; dort wurde er von Herrn Nauder, einem Arzt aus der Provinz Gotland, wiederbelebt, indem er zunächst auf dem Boden gelagert wurde. Danach folgte das Reiben der Extremitäten und des Rückens mit Wolltüchern, die Applikation leicht gewärmter Tücher auf Brust und Bauch, dann die Applikation feuchter Tücher. Die gefrorenen Füße wurden mit in kaltem Wasser eingetauchten Servietten bedeckt und Stirn und Schläfen mit „*Balsam von Tömingen*" eingerieben. Nach dem Auftreten erster Lebenszeichen wurden dem Verunglückten 90 Tropfen von in Wein gelöstem „*gratia probatum*" und warmer Wein verabreicht, danach wurde er in warme Tücher eingewickelt und ihm eine stärkende Nahrung gegeben. Der so gerettete Verunglückte war zwar „*nicht ganz ohne Schmerzen, aber doch sehr vergnügt, daß er von so weit her wieder zurük gekommen.*" Die gesamte Behandlungszeit zog sich über etwa 6 Stunden hin.

Zwanzig Jahre später, im Februar 1776 wäre in Bellefosse, in den Vogesen, das 4-jährige Waisenkind Julienne Spenler beinahe durch Erfrieren zu Tode gekommen.[1138] Das Kind ging in einer sehr kalten Frostnacht unbekleidet auf die Toilette im Hof. Da die Haustür zugefallen war und das Mädchen sich nicht bemerkbar machen konnte, verbrachte es zwei Stunden im Freien und schlief schließlich im Schnee ein, wo es von Onkel und Tante gefunden wurde. Der herbeigerufene Dorfälteste und der Richter, „*l'ancien*" und der „*justicier*" von Bellefosse, übernahmen die Wiederbelebungsmaßnahmen nach vorausgegangener Anleitung von Pfarrer Oberlin von Waldersbach[1139]. Sie lagerten das Mädchen in einem Backtrog, der mit

1137 Vgl. Fall 6 (Provinz Schären/ Schweden 1756), aus: Zuverlässige Versuche, wie man ertrunkenen und erfrornen Personen, die man für todt gehalten, wieder zum Leben verholfen. In: Phisikalisch-oekonomische Auszüge aus den neuesten und besten Schriften ... 2. Band. 3. Stück. Stuttgart 1760, S. 367-372.

1138 Vgl. Fall 79 (Bellefosse/ Vogesen 1776), aus: Mathias Graf: Dissertation sur l'asphyxie. Strasbourg 1803. Zitiert nach: Marc, 1835, S. 260f, bzw. Marc, 1836, S. 147f.

1139 Jean-Frédéric Oberlin (* 1740 in Strassburg, † 1826 in Waldersbach), protestantischer Pfarrer und Philanthrop in Waldersbach im Elsass, bemühte sich unter Anderem sehr um die Anleitung der Bevölkerung im Hinblick auf Rettung und Wiederbelebung. Einige gelungene Rettungsfälle sind auf seine Bemühungen zurückzuführen. Vgl. Walther Killy: Literatur-Lexikon. Autoren und Werke deutscher Sprache. Bd. 8. Gütersloh, München 1990, S. 482f.

Wasser und Eisstücken angefüllt war, begossen den Körper mit eisigem Wasser und rieben ihn mit Eisstücken ein, was über mehrere Stunden fortgeführt wurde. Später wurden die schmerzenden Füße des Kindes mit Fuchsfett eingerieben.

Bei dem letzten hier zu schildernden Rettungsfall handelt es sich gleichfalls um einen Erfrierensfall, der sich zwar außerhalb der genannten Kernzeit ereignete, aber aufgrund der Kuriosität erwähnenswert erscheint. In Wiehl (Rheinprovinz, Kgr. Preußen) ereignete sich am 22. Februar, vermutlich des Jahres 1846, folgender Unglücksfall:[1140] Eine „*dem Trunke ergebene Frauensperson*" von 42 Jahren wurde bei großer Kälte erfroren im Schnee liegend gefunden. Man brachte die leblose Frau auf einem Schubkarren in einen Pferdestall und wollte sich wegen ihres Ungeziefers zunächst nicht näher mit ihr befassen. Dass wegen der Umstände „*von Anwendung der gewöhnlichen Rettungsmittel nicht die Rede sein konnte, liegt auf der Hand.*" Der zugezogene Arzt, Dr. Deubel aus Wiehl, ließ die Röcke der Frau hochheben und Rücken, Hintern und Beine 15 Minuten lang „*tüchtig mit einer Birkenruthe hauen*". Der Erfolg war glücklich, gleichzeitig könnte man in der Behandlungsmethode auch eine Strafaktion für eine solche Frau vermuten.

Den Tod durch Erhängen (4,4 %) würde man in erster Linie bei suizidaler Absicht vermuten, was auch in 10 der 11 Fälle das Bestreben der Verunglückten darstellte. Die Wiederbelebungsmaßnahmen wurden in 8 dieser Fälle von Chirurgen oder Ärzten durchgeführt, bei den restlichen 3 Fällen wurde der Beruf des Wiederbelebers nicht genannt, doch auch hier würde man medizinisch ausgebildete Helfer vermuten, da der Aderlass bei den angewandten Maßnahmen an erster Stelle stand und meist auch als erstes Mittel angewandt wurde. Dass eine zunächst gelungene Wiederbelebung nach Suizidversuch nicht unbedingt von Dauer sein musste, zeigt das Beispiel eines Herrn Sautter, eines 37-jährigen Webers aus Stuttgart, der sich im November 1800 „*aus Missmuth über seine Frau*" erhängte.[1141] Bereits 4 oder 5 Minuten nach dem Selbstmordversuch konnte er abgeschnitten und durch Aderlass und Senfpflaster bzw. dadurch dass die Füße in Senfwasser gestellt wurden, wieder belebt werden: „*allein zwei Jahre nachher zerschmetterte er sich die Hirnschale durch einen Sturz aus dem dritten Stockwerk*".

Bei einem anderen Wiederbelebungsfall handelt es sich um den 33-jährigen Schneider Patrick Redmond, der von der Justiz in Cork (Irland) wegen Straßenraub zum Tod verurteilt war.[1142] Nach 29 Minuten des Erhängens wurde die Schnur abgeschnitten, und nachdem sich der Sheriff vom Tod des Delinquenten überzeugt

---

1140 Vgl. Fall 234 (Wiehl/ Rheinprovinz, Kgr. Preußen um 1846), aus: Neues und einfaches Verfahren zur Rettung von Scheintodten. In: Anonym: Neues und einfaches Verfahren zur Rettung von Scheintodten. In: Carl Christian Schmidt (Hg.): Jahrbücher der in- und ausländischen gesammten Medicin. Bd. 58. Leipzig 1848, S. 302.

1141 Vgl. Fall 209 (Stuttgart (?), 1800), aus: Klein: Bruchstücke zu der gerichtlichen Medicin. In: C.W. Hufeland und J. Ch. F. Harles (Hg.): Journal der practischen Heilkunde. 43. Band. Berlin 1816. 5. Stück. S. 21-44.

1142 Vgl. Fall 13 (Cork/ Irland 1766), aus: Pia 1786, S. 179. Zitiert nach: van Eysselsteijn, 1912, S. 24.

hatte und gegangen war, versuchten der bei der Exekution anwesende Mediziner Gloven und seine Freunde den Erhängten wiederzubeleben, was von solchem Erfolg gekrönt war, dass der Patient am nächsten Tag bereits so kräftig war, dass er vor einem erneuten Zugriff der Justiz fliehen konnte. Die hierbei angewandten Maßnahmen waren: Eröffnung der Arteria temporalis und der Vena jugularis externa, Entkleiden, Einreiben von Rücken, Mund und Nacken mit „flüchtigen Geistern“ und Öl, Gabe eines Tabakklistiers, Tracheotomie und Insufflation vermittels einer Kanüle, später Druckverband der Arteria temporalis.

Zu den ganz seltenen Fällen zählen die vom Blitzschlag getroffenen und die asphyktischen Neugeborenen. Die vier vom Blitz Erschlagenen konnten alle glücklich wiederbelebt werden, einer trug als Folgeschaden eine dauerhafte Taubheit davon (Fall 180). Bei zweien dieser Wiederbelebten wurde das Erdbad angewandt, eine archaisch anmutende Methode, die auch in der zeitgenössischen Literatur ausschließlich für vom Blitz Erschlagene empfohlen wurde. Dabei wurden beide Verunglückte bis zum Hals in einer frisch ausgehobenen Erdgrube eingegraben (Fall 180, 1790 und Fall 230, 1834).

Asphyxie bei Neugeborenen und deren Reanimation wird in der vorliegenden Fallsammlung nur selten beschrieben. Das Ende eines Geburtsvorganges mit dem Tod des Kindes war häufig, und vermutlich wurde in den meisten Fällen kein Versuch der Wiederbelebung unternommen. Das Fehlen von Veröffentlichungen über gelungene Wiederbelebungsfälle bei Neugeborenen könnte auch damit in Zusammenhang stehen, dass sich dieses Geschehen in der häuslichen Umgebung des Geburtszimmers abspielte und die Öffentlichkeit hier ausgeschlossen bzw. nicht zugegen war. Vermutlich könnte man solche Fälle bei einer gezielten Suche in geburtshilflichen Quellen finden, worauf im Rahmen dieser Arbeit jedoch verzichtet wurde.

Unter den sonstigen Scheintoten sind die verschiedensten noch nicht aufgeführten Unglücksarten subsumiert, wie Sturz aus großer Höhe, bei der Arbeit von diversen umstürzenden oder nachrutschenden Materialien begraben, im Streit erwürgt oder in suizidaler Absicht die Kehle durchschnitten, aber auch aus heutiger Sicht vermutete internistische oder neurologische Erkrankungen, wie Herzinfarkt, Schlaganfall und unklares Fieber mit der Folge eines leblosen Zustandes.

Tabelle 9: Fallzahlen und -prozente differenziert nach der Unglücksart

Unglücksart		**Fallzahlen**	**Fallprozente**
1	Ertrinken	168	66,67%
2	Ersticken	45	17,86%
3	Erfrieren	11	4,37%
4	Erhängen	11	4,37%
5	Blitzschlag	4	1,59%
6	Sonstiges	11	4,37%
7	Asphyxie Neugeborener	2	0,79%
Summe		**252**	

Besonders interessant erscheinen im Zusammenhang mit den Unglücksarten die dabei angewandten Rettungsmittel, die weiter unten ausgewertet werden.

7.3.2.2 Dekade und Wiederbelebungsmittel

Bei dieser Auswertung wurde untersucht, ob es im Hinblick auf die angewandten Wiederbelebungsmittel Unterschiede in Abhängigkeit von der Zeit gibt, genauer, ob gewisse Wiederbelebungsmittel zu einem bestimmten Zeitpunkt „up to date“ waren und dann aus der Mode kamen. Zur Auswertung gelangten dabei nur die Dekaden 4-8. Im Rahmen dieses Kapitels werden die einzelnen tatsächlich angewendeten Maßnahmen ausführlicher dargelegt.

Beatmung: Betrachtet man die Rettungsfälle, bei denen unabhängig von der Person des Wiederbelebers die Beatmung als Rettungsmittel zum Einsatz kam, so ist in den Dekaden 4-8 eine deutliche Zunahme dieser Methode zu beobachten. Eine genauere Differenzierung der Form der Beatmung wird weiter unten vorgenommen.[1143]

Tabelle 10: Fallprozente zur Anwendung der Beatmung, differenziert nach Dekaden

Dekade	**Jahr**	**Beatmung angewandt in % aller Fälle**
1	1730-1739	100,0
2	1740-1749	0,0
3	1750-1759	25,0
4	**1760-1769**	**13,9**
5	**1770-1779**	**18,9**
6	**1780-1789**	**23,0**
7	**1790-1799**	**35,5**
8	**1800-1809**	**32,1**
9	1810-1819	100,0
10	1820-1829	100,0
11	1830-1839	40,0
12	1840-1849	0,0
Summe Fallzahlen, in denen das Mittel angewendet wurde		**70**

Tabakrauchklistier: In den ersten Rettungskästen war fast grundsätzlich ein Tabakrauchklistier enthalten. Obwohl zwar insgesamt nur in wenigen der ausgewerteten Fälle tatsächlich eine Rettungskiste zum Einsatz kam, gehörte das Tabakrauchklistier offensichtlich zu den Methoden, die der einfachen Bevölkerung zunächst eingängig waren und deshalb auch Verwendung fanden. Die Differenzierung des Rettungsmittels in Bezug auf ärztliches Personal und Laien wird Thematik des nächsten Unterkapitels sein. Ab 1800 war das Klistier zwar immer noch in den

1143 Vgl. Kap. 7.3.2.6.

Kästen vorhanden, die Verwendung wurde aber offensichtlich zusehends unbeliebt bzw. sogar obsolet. Den endgültigen „Todesstoß" erhielt das Tabakrauchklistier mit dem Nachweis der narkotischen Wirkung des Tabakrauchs durch Brodie im Jahr 1811. Die besonders häufige Anwendung in der Dekade 4 muss relativiert werden, da ein großer Teil der Fälle aus Holland stammt und im Einflussbereich der „Maatschappij tot redding van drenkelingen" diese Methode offensichtlich besonders beliebt war, deutlich mehr als in anderen Ländern. Bei diesen Fällen handelt es sich ausschließlich um Ertrinkensfälle, meist in Amsterdam und Umgebung, bei denen das Einblasen des Tabakrauchs in der Regel die einzige Rettungsmaßnahme darstellte. Doch auch angesichts der gesonderten Deutung der hohen Zahlen in der Dekade 4 sprechen die abnehmenden Zahlen der weiteren Dekaden für sich.

In Holland benutzte man entweder eine Tonpfeife oder aber eine abgeschnittene Messerscheide.[1144] In den übrigen Fällen wird auch immer wieder das gleichzeitige Einblasen von Rauch in den After, Mund und Nase beschrieben. In einigen Fällen kam es zum Einsatz von speziellen Tabakrauchklistiergeräten, die teilweise den herbeigeschafften Rettungskästen entnommen waren.[1145]

Tabelle 11: Fallprozente zur Anwendung des Tabakrauchklistiers, differenziert nach Dekaden

Dekade	**Jahr**	**Tabakrauchklistier angewandt in % aller Fälle**
1	1730-1739	0,0
2	1740-1749	0,0
3	1750-1759	50,0
4	**1760-1769**	**63,3**
5	**1770-1779**	**26,7**
6	**1780-1789**	**21,8**
7	**1790-1799**	**14,8**
8	**1800-1809**	**4,0**
9	1810-1819	0,0
10	1820-1829	0,0
11	1830-1839	0,0
12	1840-1849	0,0
Summe Fallzahlen, in denen das Mittel angewendet wurde		**62**

1144 Fälle aus den Dekaden 4 und 5: Tabakrauch wurde über eine abgeschnittene Messerscheide in Fall 14 , 16 (beide Amsterdam 1767), 27, 30 (beide Amsterdam 1768), eingeblasen und über eine Tonpfeife in Fall 15 (Amsterdam 1767), 19, 20, 21 (alle Amsterdam 1768), 22 (Leiden 1768), 25 (Amsterdam 1768), 26 (Groningen 1768), 41 (Haarlem 1770), 42 (Amsterdam 1770).

1145 Spezielle Klistierpfeifen in Fall 29 und 30 (Amsterdam 1768); holländisches Tabakrauchklistiergerät bzw. Klistierspritze, Fälle 44 (Amsterdam 1771), 56 (Amsterdam 1773) und 73 (Nantes 1775); Klistiergerät aus der Rettungskiste Dünkirchen, Fall 98 (Flandern 1777); Tabakrauchmaschine, Fall 123 (Lyon 1779); Klistiergerät aus einem Pariser Rettungskasten, Fall 124 (Paris 1780); Gerät aus der seit 1783 angeschafften Rettungskiste, Fall 160 (Kastel bei Mainz 1785).

Reiben: Die äußerst beliebte Methode des Reibens wurde, wie die Fallprozente zeigen, in drei Vierteln aller Fälle in den ausgewählten Dekaden durchgängig angewandt. Reiben ist die Methode, die in weitgehend allen Rettungsanleitungen erwähnt wurde und die auch einfach durchführbar war, wenngleich es in der tatsächlichen Ausführung auch gewisse Unterschiede gab: Es wurde gerieben mit warmen oder kalten Flanelltüchern, mit Wolltüchern, gelegentlich auch mit Schaffellen. Bevorzugte Körperregionen waren Brust und Rücken, Herzgegend, Unterleib, die Schläfen, hinter den Ohren und die Fußsohlen. Dabei wurden zahlreiche Essenzien verwendet wie flüchtige Geister oder Öl, Branntwein, Essig, Weingeist, kampferisierter Weingeist oder „eau-de-vie camphrée", Hirschhorngeist, Salmiakgeist, „Lebensbalsam", Aquavit und Salz. Es wurde mit in Wäsche gefüllter warmer Asche oder warmer Asche pur gerieben, Leintücher waren zuvor in Mastix, Weihrauch, Fleischleim oder Wacholderbeeren geräuchert, Tücher wurden in Rum getränkt oder in Branntwein getaucht und zusätzlich mit Salz bestreut. Gelegentlich wurde mit einer Wärme- oder Glutpfanne gerieben, einmal wurde gerieben bis zum Abschürfen der Haut. Besonders beim Scheintod durch Erfrieren wurde der Körper mit Kälte behandelt und hier auch mit Schnee oder Eisstücken gerieben.

Tabelle 12: Fallprozente zur Anwendung von Reibungen, differenziert nach Dekaden

Dekade	Jahr	Reiben angewandt in % aller Fälle
1	1730-1739	100,0
2	1740-1749	50,0
3	1750-1759	25,0
4	**1760-1769**	**26,7**
5	**1770-1779**	**75,6**
6	**1780-1789**	**73,6**
7	**1790-1799**	**70,4**
8	**1800-1809**	**76,0**
9	1810-1819	0,0
10	1820-1829	100,0
11	1830-1839	33,3
12	1840-1849	0,0
Summe Fallzahlen, in denen das Mittel angewendet wurde		**162**

Aderlass: Die Durchführung des Aderlasses als Hilfsmittel zur Wiederbelebung oder auch als Mittel nach Auftreten der ersten Lebenszeichen zieht sich in dem genannten Zeitraum konstant durch und liegt in den einzelnen Dekaden zwischen 16 und 37 %, eine deutliche und deutbare Veränderung ist hier nicht zu erkennen.

Tabelle 13: Fallprozente zur Anwendung von Aderlässen, differenziert nach Dekaden

Dekade	Jahr	Aderlass angewandt in % aller Fälle
1	1730-1739	100,0
2	1740-1749	0,0
3	1750-1759	25,0
4	**1760-1769**	**17,6**
5	**1770-1779**	**34,5**
6	**1780-1789**	**29,5**
7	**1790-1799**	**19,3**
8	**1800-1809**	**14,3**
9	1810-1819	0,0
10	1820-1829	100,0
11	1830-1839	20,0
12	1840-1849	0,0
Summe Fallzahlen, in denen das Mittel angewendet wurde		**78**

Bewegen: Unter dem Stichwort Bewegen wurden folgende in den Fällen beschriebene Rettungsmaßnahmen zusammengefasst: Wiegen, Hin- und Her-, Auf- und Niederschütteln, Rütteln, Wälzen, Bewegen, Rollen über ein Fass, aber auch Bewegungen, die man heute als Atemhilfsbewegungen oder gar Herzmassage deuten würde, wie Pressen oder Druckausübung auf Brust und Unterleib. Interessanterweise überwiegen die zuerst genannten Hilfsbewegungen in den Jahren zwischen 1746 und 1793. In einem Rettungsfall aus dem Jahr 1793 wird erstmals das Schütteln und Wälzen als „gefährlich“ bezeichnet. Ab 1798 ist immer wieder die Rede von „Druckmassage“ der Brust, Bewegung von Brust und Unterleib zum Nachahmen des Atmens, alternierender Kompression des Brustkorbes und dem Auspressen der Luft. Die Fallprozente in den Dekaden liegen zwischen 11 % und 24 %, eine Veränderung ist nicht festzustellen.

Wärme: Das Erwärmen eines leblosen Körpers zählte durchgängig mit zu den beliebtesten Methoden und wurde zwischen 40 und 64 % der Fälle angewandt. Auch hier nimmt die Dekade 4 aus den bereits oben genannten Gründen eine Sonderstellung ein. Erwärmt wurde meist, indem der Körper des scheintoten Menschen in einem warmen Bett und gelegentlich zu einer weiteren Person gelagert wurde. Dies war dann in der Regel ein naher Verwandter des Verunglückten. Winters wurde der Verunglückte häufig vor einen Ofen oder ein Kaminfeuer gelegt, im Sommer zum Teil auch im Freien in die Sonne. Die Wärmewirkung wurde durch heiße Ziegelsteine an den Füßen, warme Flaschen unter den Achseln oder durch Verwendung von heißer Asche oder Sand in Säckchen bzw. überhaupt der Lagerung in einem Aschenbett bewirkt und verstärkt. Häufiger diente dem Erwärmen das Teil- oder Vollbad in warmem Wasser oder ausnahmsweise sogar in Alkohol. Daneben wurde mit warmen Tüchern gerieben und in Wolldecken eingewickelt.

Tabelle 14: Fallprozente zur Anwendung der Erwärmung, differenziert nach Dekaden

Dekade	Jahr	Wärmen angewandt in % aller Fälle
1	1730-1739	0,0
2	1740-1749	50,0
3	1750-1759	100,0
4	**1760-1769**	**26,7**
5	**1770-1779**	**60,0**
6	**1780-1789**	**40,7**
7	**1790-1799**	**59,3**
8	**1800-1809**	**64,0**
9	1810-1819	100,0
10	1820-1829	0,0
11	1830-1839	11,1
12	1840-1849	0,0
Summe Fallzahlen, in denen das Mittel angewendet wurde		**124**

Chemische Mittel: Unter diesem Begriff wurde der Einsatz von flüchtigen Stoffen zusammengefasst, die vor die Nase oder den Mund gehalten wurden, aber auch zum Einreiben verschiedener Körperregionen dienten. Diese Mittel kamen mit etwa gleich bleibender Häufigkeit zum Einsatz, prozentual zwischen 40 und 50 % der Fälle. Die Vielzahl der hierbei verwendeten Mittel ist erstaunlich.

Zum Vorhalten vor Mund und Nase wurde verwendet: Flüchtiges Salz oder Laugensalz, duftendes (also parfümiertes) Wasser, Essig, Salmiakgeist (in anderen Fällen ist die Rede von Spiritus von Ammoniaksalz, „alkali fluor“, Spiritus Salis amoniaci volatilis und „esprit volatil“, was möglicherweise identische Stoffe waren), Äther, Hirschhorngeist, „Balsam von Tömingen“, Kölnisches und Ungarisches Wasser, Rum, Hoffmannischer Geist. Diese flüchtigen Substanzen wurden als Riechmittel vorgehalten, Branntwein dagegen zuweilen vom Wiederbeleber in den Mund genommen und dem Verunglückten eingehaucht. Auch konnten Federn angesengt und dem Verunglückten vorgehalten werden. Daneben wurden flüssige Substanzen direkt in die Nase eingebracht, zum Beispiel „Prager Tropfen“ oder auch hier Salmiak- oder Ammoniakgeist, unter Verwendung von mehrfach getränkten Papierröllchen, die in die Nasenlöcher gesteckt wurden.

Bestimmte Körperregionen wurden mit Arzneimitteln eingerieben. Somit erfolgte eine Kombination aus mechanischen und chemischen Mitteln, zum Beispiel Einreiben von Nase und Schläfen mit Weinessig, Branntwein oder Hirschhorngeist. Mit Theriak wurde die Magenregion eingerieben, Bähungen (also Umschläge) mit warmem Branntwein, mit Holunder- und Kamillenblüten und Mohnkapseln um den Hals gelegt, erweichende Waschungen verabreicht, Pflaster aus Lauch und „eau végéto-minerale“ aufgelegt. Besonders häufig wurden schließlich blasenziehende Pflaster oder Senfpflaster auf Schenkel, Arme, Rücken und auf die Füße appliziert.

Vereinzelt wurde das Kitzeln des Schlundes mit einer getränkten Feder beschrieben.

Daneben kam es in einigen Fällen zur Anwendung von Räuchermitteln, die ganz allgemein als „aromatische Fumigationen" bezeichnet wurden oder z.B. aus dem Abbrennen von einer Anzahl Schwefelhölzern bestanden.

Tabelle 15: Fallprozente zur Anwendung der Chemischen Mittel, differenziert nach Dekaden

Dekade	**Jahr**	**Chemische Mittel angewandt in % aller Fälle**
1	1730-1739	100,0
2	1740-1749	50,0
3	1750-1759	25,0
4	**1760-1769**	**13,3**
5	**1770-1779**	**56,0**
6	**1780-1789**	**59,3**
7	**1790-1799**	**40,7**
8	**1800-1809**	**48,0**
9	1810-1819	0,0
10	1820-1829	100,0
11	1830-1839	22,2
12	1840-1849	0,0
Summe Fallzahlen, in denen das Mittel angewendet wurde		**114**

Akustische Mittel kamen tatsächlich nur in einem einzigen Fall[1146] bei der Wiederbelebung nach einer Entbindung zur Anwendung, hierbei wurden die anwesenden Frauen angehalten, in die Hände zu klatschten. Diese Mittel spielten also insgesamt keinerlei Rolle bei der Wiederbelebung.

Zu den gleichfalls eher selten, in insgesamt nur 24 Fällen angewandten Mitteln zählen mechanische Mittel. Darunter habe ich das Schröpfen, Peitschen, Brennen, Bürsten[1147] und Schlagen subsumiert. In der Dekade 4 keine Anwendung, in Dekade 5 bei 4,6 %, in Dekade 6 bei 9,3 %, in Dekade 7 bei 14,8 % und in Dekade 8 bei 20 %, somit ist eine leichte Zunahme dieser Methoden zu verzeichnen. Dabei wurde das Bürsten der Fußsohlen am häufigsten angewandt, gelegentlich wurden die Fußsohlen auch gebrannt. Solche „heroischen Mittel", wie Brennen oder das Setzen glühender Eisen, werden in den Quellen zwar gelegentlich beschrieben, kamen aber im Rahmen der Fallsuche nur ein einziges Mal vor, wobei dieser Fall die oben genannten Kriterien nicht erfüllt und deshalb nicht in die Auswertung aufgenommen

1146 Vgl. Fall 3 (Frankreich 1745), aus: Frank, 1814, nach: Journal des Savans, Mois de Janvier, 1749.

1147 Das Bürsten als verstärkte Form des Reibens wird auch häufig im Zusammenhang mit dem Reiben genannt, kommt aber auch als alleinige Anregung der Durchblutung zur Anwendung und wurde deshalb unter den mechanischen Mitteln mit aufgeführt.

werden konnte. In einigen Fällen wurden der Rachen oder Schlund mit einer Feder gereizt, gelegentlich wurde der Wiederzubelebende ganz einfach geschlagen. Das Schröpfen oder Setzen von Blutegeln kam nur in drei Fällen vor, die jedoch außerhalb der betrachteten Dekaden liegen.[1148]

7.3.2.3 Medizinische Ausbildung und Wahl der Wiederbelebungsmittel

Die folgende Auswertung versucht einen Einblick zu geben, ob bestimmte Wiederbelebungsmittel von einzelnen Gruppen bevorzugt oder überhaupt nicht angewandt wurden. Dabei wird differenziert: als Retter und Wiederbeleber einerseits die Gruppe der medizinisch vermutlich wenig gebildeten Laien, also meist umstehende oder zufällig vorbeikommende Passanten, die häufig als Lebensretter auch erste Wiederbelebungsmaßnahmen vornahmen, andererseits die Gruppe der medizinisch in irgendeiner Form ausgebildeten Personen, die auch entweder gerade zufällig zugegen waren oder aber sofort oder nach einer gewissen Zeit zu einem Verunglückten gerufen wurden. Zu letzteren zählen die Ärzte und Wundärzte bzw. Chirurgen, die entweder allein oder gemeinsam Wiederbelebungsmaßnahmen durchführten. Da für diese Statistik die vorliegenden Fälle nicht fall-, sondern personenbezogen ausgewertet wurden (bei einigen Unglücksfällen traten mehr als ein Wiederbeleber auf), ist die Summe der Fallzahlen höher als in den vorigen Kapiteln.

Reiben: In der nachfolgenden Aufstellung sind sämtliche Gruppen von Wiederbelebern ausgewertet, doch wird bei den übrigen Methoden eine etwas verkürzte Darstellung gegeben. Bedeutsam ist, dass es in den Fällen, wo das Reiben zur Anwendung kam, in 40 % von Laien und in 73 % von ärztlichem Personal durchgeführt oder angeordnet wurde.

1148 Dabei handelt es sich um: Fall 226 (Paris 1825), Fall 228 (London 1830) und Fall 231 (Neapel 1834).

Tabelle 16: Fallprozente zur Anwendung des Reibens, differenziert nach einer ärztlichen Ausbildung der Wiederbeleber

Wiederbeleber		Fallzahlen			Fallprozente	
Kategorie	**Berufsstand**	**Reiben verwendet**	**Reiben nicht verwendet**	**N**	**Reiben verwendet**	**Reiben nicht verwendet**
1	Laien	34	48	82	**41,46**	58,54
2	Ärzte	48	20	68	**70,59**	29,41
3	Wundärzte, Chirurgen	42	15	57	**73,68**	26,32
4	Ärzte oder Wundärzte (Differenzierung unklar)	6	0	6	**100,00**	0,00
5	Ärzte und Wundärzte gemeinsam	10	3	13	**76,92**	23,08
6	Bader, Apotheker, Hebammen	3	11	14	**21,43**	78,57
7	Priester	5	1	6	**83,33**	16,67
8	Laien und Ärzte gemeinsam	1	1	2	**50,00**	50,00
9	Laien und Priester gemeinsam	1	0	1	**100,00**	0,00
0	Beruf nicht bekannt	23	14	37	**62,16**	37,84
	Summe Fallzahlen	**173**	**113**	**286**		
1	Laien	34	48	82	**41,46**	58,54
2 / 3 / 4 / 5	Ärzte und/oder Wundärzte	106	38	144	**73,61**	26,39
	Summe Fallzahlen	**140**	**86**	**226**		

Im Folgenden wird die statistische Auswertung in verkürzter Form vorgenommen. Dabei wird nur nach ausschließlicher Behandlung durch Laien (Kategorie 1) bzw. durch Ärzte und/oder Wundärzte (Kategorien 2-5) differenziert. Die Summe der Fallzahlen ist dabei konstant.

Aufhängen: Das Aufhängen von ertrunkenen Personen wurde ausschließlich von Laien vorgenommen, niemals von ärztlichem Personal, vielmehr suchten die zugezogenen Ärzte oder Wundärzte diese Methode stets umgehend zu unterbinden oder gar zu verhindern. Sie wurde nur bei Ertrunkenen angewendet. Um Vergleichswerte zu haben, wurden aber auch hier alle Fälle einbezogen.

Tabelle 17: Fallprozente zur Anwendung des Aufhängens bei Ertrunkenen, differenziert nach der ärztlichen Ausbildung der Wiederbeleber

Wiederbeleber		Fallprozente	
		Aufhängen	**Kein Aufhängen**
1	Laien	**10,71**	89,29
2 / 3 / 4 / 5	Ärzte und/oder Wundärzte	**0,00**	100,00

Beatmen: Erstaunlicherweise wurde die Beatmung immerhin in fast 11 % der Fälle von Laien vorgenommen. Dreimal so häufig wurde allerdings von Ärzten oder Wundärzten beatmet.

Tabelle 18: Fallprozente zur Anwendung der Beatmung, differenziert nach der ärztlichen Ausbildung der Wiederbeleber

Wiederbeleber		**Fallprozente**	
		Beatmung	**Keine Beatmung**
1	Laien	**10,84**	89,16
2 / 3 / 4 / 5	Ärzte und/oder Wundärzte	**36,36**	63,64

Tabakrauchklistier: Das Tabakrauchklistier wurde prozentual etwas weniger häufig von Laien wie von ärztlichem Personal eingesetzt oder angeordnet. Allerdings verwendeten die Laien mit Tabakpfeifen oder abgeschnittenen Messerscheiden eher Gegenstände des Alltags, während die Ärzte und Wundärzte darüber hinaus die hierfür vorgesehenen Klistierspritzen oder spezielle Klistiermaschinen benutzten.

Tabelle 19: Fallprozente zur Anwendung des Tabakrauchklistiers, differenziert nach der ärztlichen Ausbildung der Wiederbeleber

Wiederbeleber		**Fallprozente**	
		Tabakrauchklistier	**Kein Tabakrauchklistier**
1	Laien	**20,48**	79,52
2 / 3 / 4 / 5	Ärzte und/oder Wundärzte	**25,34**	74,66

Innere Medikamente: Offensichtlich im Wesentlichen eine Domäne der ärztlichen oder wundärztlichen Tätigkeit war die Applikation von Medikamenten, wobei diese teilweise dem noch Bewusstlosen eingeflößt wurden, zum erheblich größeren Teil jedoch erst nach dem Auftreten von ersten Lebenszeichen verabreicht wurden. Häufig wurde dabei Wein, Branntwein, Rum oder Essig gegeben, aber auch Brechmittel und abführende Mittel, nicht näher bezeichnete herzstärkende Mittel, Salmiakgeist, Hirschhorngeist, Melissengeist, Hoffmanns Tropfen oder das immer wieder genannte „eau-de-vie camphrée" oder Lebenselixier, ein „liquor nervin", was auch immer man darunter verstanden haben mag. Der Brechweinstein und die Hoffmanns-Tropfen zählten ebenfalls zu den am häufigsten verabreichten Medikamenten.

Tabelle 20: Fallprozente zur Anwendung Innerer Medikamente, differenziert nach der ärztlichen Ausbildung der Wiederbeleber

Wiederbeleber		**Fallprozente**	
		Medikamente	**Keine Medikamente**
1	Laien	**22,62**	77,38
2 / 3 / 4 / 5	Ärzte und/oder Wundärzte	**60,69**	39,31

7.3.2.4 Einzelne Unglücksarten und die dabei angewandten Wiederbelebungsmittel

Die Methode des Reibens wurde fast durchgängig bei allen Unglücksarten angewandt und liegt bei einer Prozenthäufigkeit um 70 %, lediglich bei den Erstickten wurde mit nur 34 % deutlich weniger häufig gerieben.

Eine ähnlich beliebte und häufig angewandte Methode war das Erwärmen. Die Erwärmung wurde bei fast 50 % aller Unglücksarten angewandt, lediglich bei den Erfrorenen lag die Prozentzahl mit 36,4 % etwas niedriger, und bei den Erstickten wurde eher selten mit nur 13,6 % erwärmt.

Das Bewegen wurde mit 21,7 % bevorzugt bei den Ertrunkenen angewandt, sehr selten bei erstickten Personen (4,6 %). Im Zusammenhang mit dem Bewegen möchte ich erwähnen, Methoden, die ausschließlich von Laien und ausschließlich bei im Wasser Verunglückten angewandt wurden. Dabei wurden die Helfer von der Vorstellung geleitet, das geschluckte oder inspirierte Wasser möglichst schnell aus dem Körper auslaufen zu lassen. In der Rettungsliteratur wird diese Methode immer wieder angeprangert und als gefährliche Methode, die nicht durchgeführt werden sollte, bezeichnet. In immerhin 10 Ertrinkensfällen[1149] kam es zur Anwendung dieser Methode, die teilweise kommentarlos beschrieben, teilweise aber auch von den eintreffenden Chirurgen oder Ärzten sogleich unterbunden wurde. Einigermaßen typisch ist der Fall 175[1150], der sich in Toulouse ereignete: Vermutlich im Sommer 1790 stürzte ein Kind in den Canal Royal und blieb darin eine halbe Stunde. Umstehende hängten das Kind an den Füßen auf, eine als „*prétexte ancien & barbare*“ bezeichnete Methode. Der dazugekommene Arzt oder Wundarzt, Hr. Baquié, hängte das Kind ab, entkleidete es, rieb den Körper, insbesondere Brust und Bauch. Angewandt wurden Ammoniakgeist, *eau-de-vie*, Weinessig und *liqueurs* für eine Viertelstunde. Nach dem Transport in ein benachbartes Haus wurde Luft über einen Blasebalg in die Nase eingeblasen und so das Kind glücklich wiederbelebt. In drei Ertrinkensfällen wird berichtet, dass die Methode des Aufhängens verhindert werden konnte.[1151]

Chemische Mittel wurden entweder vor Mund und Nase gehalten oder auch eingerieben. Sie kamen bei etwa 50 % und mehr aller Unglücksarten zur Anwendung, deutlich darunter lag die Anwendung bei Erfrorenen mit nur 18,2 %.

1149 Das Aufhängen wird in folgenden Fällen beschrieben: Fall 45 (Strannersdorf/ Niederösterreich 1771), Fall 51 (Herwigsdorf bei Zittau 1772), Fall 81 (Falkirk/ Schottland 1776), Fall 97 (Oberbiela/ Oberlausitz 1777), Fall 118 (vermutlich England um 1779), Fall 161 (Rüdesheim/ Rheingau, Kf. Mainz 1785), Fall 173 (Guteborn/ Oberlausitz um 1790), Fall 175 (Toulouse um 1790), Fall 186 (Hamburg 1793), Fall 219 (Mainz 1803).

1150 Vgl. Baquié: Sur un enfant noyé et rappelé à la vie. In : Memoires de l'Academie des sciences de Toulouse. T.4. Toulouse 1790, S. 210f.

1151 Dabei handelt es sich um: Fall 153 (Ballan-sur-Aisne 1784), Fall 173 (Mainz 1788), Fall 192 (Horrheim/ Württemberg 1794).

Innere Medikamente wurden häufig verabreicht, zum Teil den Bewusstlosen eingeflößt, viel häufiger jedoch erst nach dem Auftreten der ersten Lebenszeichen gegeben. Die Prozentzahlen betragen bei den Ertrunkenen 49,4 %, bei Erstickten 62,8 %, bei Erfrorenen 45,5 % und bei Erhängten bei 27,3 %.

Zusammenfassend lassen sich folgende Ergebnisse festhalten: In der ausgewerteten Kernzeit zwischen 1760 und 1809 zählte das Ertrinken zu den häufigsten Unglücksarten (65 %), danach kam das Ersticken (18,5 %), selten das Erfrieren und Erhängen (jeweils 4,5 %) und nur in 4 Fällen wurde ein Mensch vom Blitz getroffen (1,7 %). In Bezug auf die Anwendung von Hilfsmitteln bei der Wiederbelebung Verunglückter kam es zu einigen deutlichen Veränderungen. Die Atemspende wurde in diesem Zeitraum in zunehmender Tendenz angewandt, die Prozentzahlen stiegen dabei von 18,5 % bis auf etwa 40 % an. Bei der Anwendung des Tabakrauchklistiers hingegen ist ein drastischer Rückgang zu verzeichnen von über 60 % auf zuletzt nur 4 %. Die Gründe dafür wurden bereits oben und in Kapitel 6.2 ausführlich dargelegt. Die Beliebtheit in der Anwendung von Wärme, Reiben, Aderlass und Chemischen Mitteln blieben etwa gleich, die Anwendung der einzelnen Mittel war jedoch unterschiedlich häufig und lag beim Reiben bei 2/3 aller Fälle, beim Bewegen, Rütteln und Schütteln bei mehr als der Hälfte, genauso wie beim Wärmen und den chemischen Mitteln. Der Aderlass wurde zwar ebenfalls in gleich bleibender Häufigkeit, insgesamt aber deutlich seltener als die anderen Mittel angewandt. Die zwar auch immer wieder in der Literatur beschriebenen mechanischen Mittel kamen selten oder gar nicht zum Einsatz.

Zur Differenzierung der Mittel in ihrer Anwendung durch Ärzte oder Laien ist zu bemerken, dass das Aufhängen oder auf den Kopf stürzen bei Ertrunkenen ausschließlich von Laien vorgenommen wurde. Durch ärztliches Personal wurde diese Methode beendet oder verhindert. Beim Tabakrauchklistier ist zwischen medizinischem Personal und Laien kein wesentlicher Unterschied festzustellen und wurde von beiden ähnlich häufig eingesetzt. Die Beatmung wurde häufiger von der Gruppe der medizinisch gebildeten Personen als von Laien, als Rettungsmethode verwendet, ähnliches gilt auch für das Reiben und für die Anwendung von inneren Medikamenten.

7.3.2.5 Rangfolge der einzelnen Wiederbelebungsmaßnahmen bezogen auf die Unglücksarten

Anhand der erhobenen Daten war es möglich, eine Rangfolge der Wiederbelebungmaßnahmen bei verschiedenen Unglücksarten zu erstellen. Zunächst die Häufigkeit der bei Ertrinkensfällen angewandten Methoden. Deutlich im Vordergrund standen hier das Reiben (angewandt in 66,3 % aller Fälle) und das Wärmen (56,7 %). Innere Medikamente (43,6 %) und Chemische Mittel (39,9 %) stehen an dritter und vierter Stelle.

Das Tabakrauchklistier nahm hier einen hohen Stellenrang mit immerhin 30,7 % ein. Beatmung und Aderlass wurden mit fast gleicher Häufigkeit in etwa 24,2 bzw. 22,3 % der Fälle angewandt. Auch das Bewegen wurde hier recht häufig angewandt (18,7 %). Das Aufhängen und die Kopftieflage wurden ausschließlich bei dieser Unglücksart praktiziert mit der Vorstellung, das geschluckte oder aspirierte Wasser aus dem Mund auslaufen zu lassen.

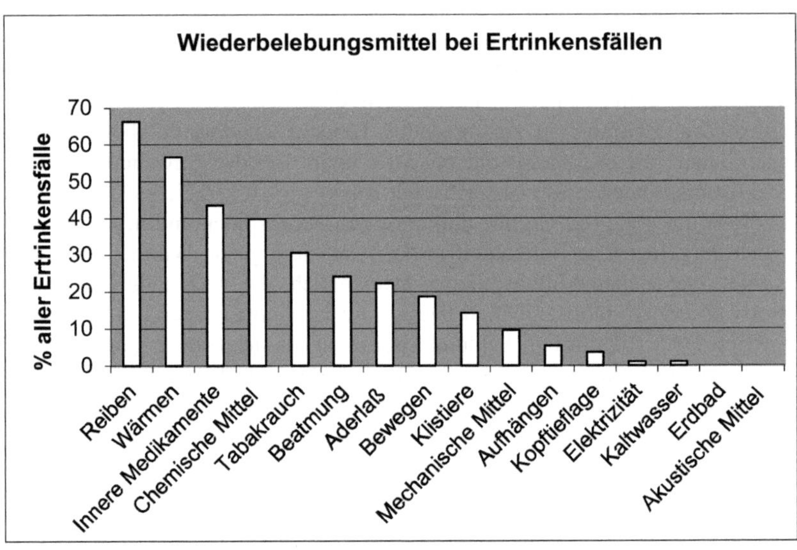

Abbildung 100: Mittel zur Wiederbelebung Ertrunkener [%] in der Reihenfolge ihrer Häufigkeit

Bei den Erstickungsfällen stand die Anwendung von inneren Medikamenten (62,8 %) und Chemischen Mitteln (61,4 %) an erster Stelle. Auch die Kaltwassertherapie (52,3 %), also das Besprengen oder Übergießen mit kaltem Wasser, wurde in mehr als der Hälfte aller Erstickensfälle praktiziert. Danach kamen der Aderlass und das Reiben bei etwa ⅓ der Verunglückten. Die Beatmung nahm mit 27,3 % etwa den gleichen Rang ein wie bei den Ertrinkensfällen.

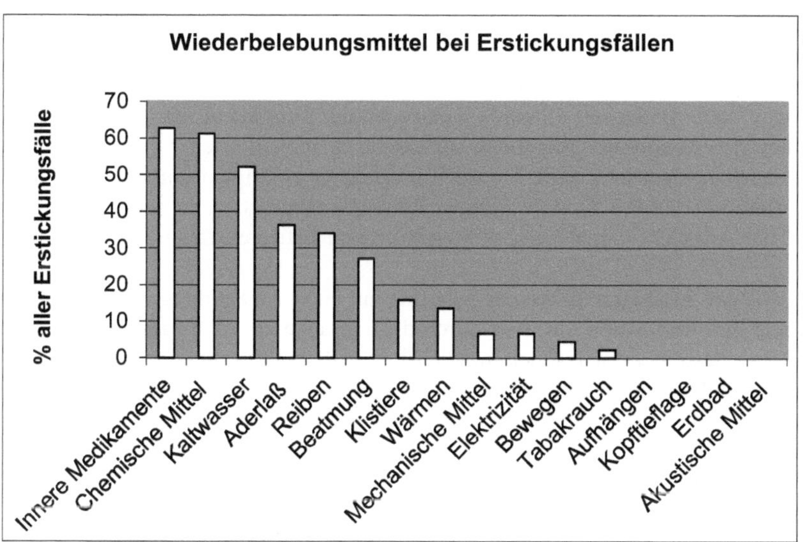

Abbildung 101: Mittel zur Wiederbelebung Erstickter in [%] in der Reihenfolge ihrer Häufigkeit

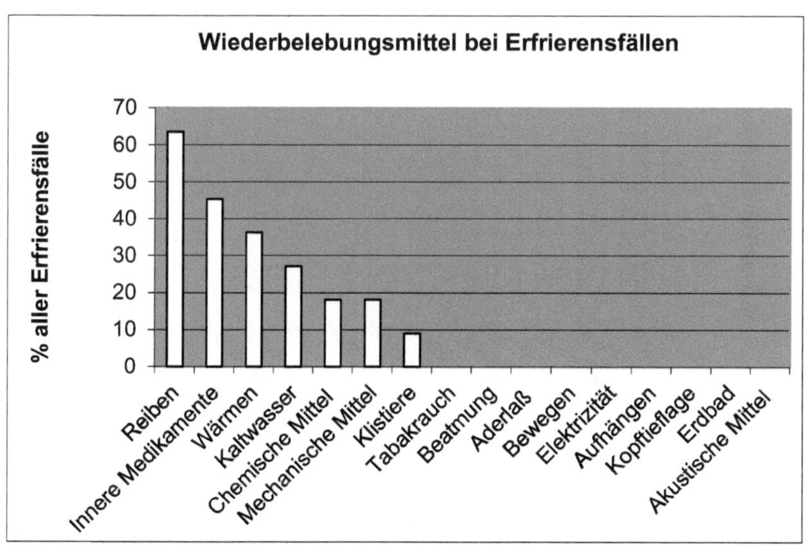

Abbildung 102: Mittel zur Wiederbelebung Erfrorener in [%] in der Reihenfolge ihrer Häufigkeit

Bei der Rettung von „Erfrorenen“ stand, ähnlich wie bei den Ertrunkenen, das Reiben (63,6 %) und Wärmen (36,4 %) deutlich im Vordergrund, daneben das Einflößen von inneren Medikamenten (45,5 %). Kaltwasseranwendungen wie kalte Reibungen, kalte Bäder mit allmählich ansteigender Temperatur und Eisbehandlungen sollten den Erfrorenen allmählich und nicht zu schnell wieder erwärmen. Chemische und mechanische Mittel wurden in gleicher Häufigkeit angewandt (18,2 %), Klistiere noch in 9,1 %. Alle übrigen Rettungsmaßnahmen, so auch die Beatmung und der Aderlass kamen bei den ausgewerteten Erfrierensfällen nicht zur Anwendung.

Bei den Erhängten nahm der Aderlass mit einer Anwendung in 90,1 % der Fälle eine Spitzenposition ein, was durch die Tatsache des Blutstaus im Kopfbereich und das Bestreben nach einer möglichst schnellen Entlastung zu erklären ist. An zweiter Stelle steht das Reiben (72,7 %), danach mit gleicher Häufigkeit das Wärmen, die Anwendung chemischer Mittel und die Beatmung (jeweils 54,5 %). Damit wurde die Beatmung am häufigsten überhaupt, also in jedem zweiten Fall, bei den Erhängten angewandt. Auch die Anwendung des Tabakrauchs und der inneren Medikamente (jeweils 27,3 %) spielen hier noch eine große Rolle.

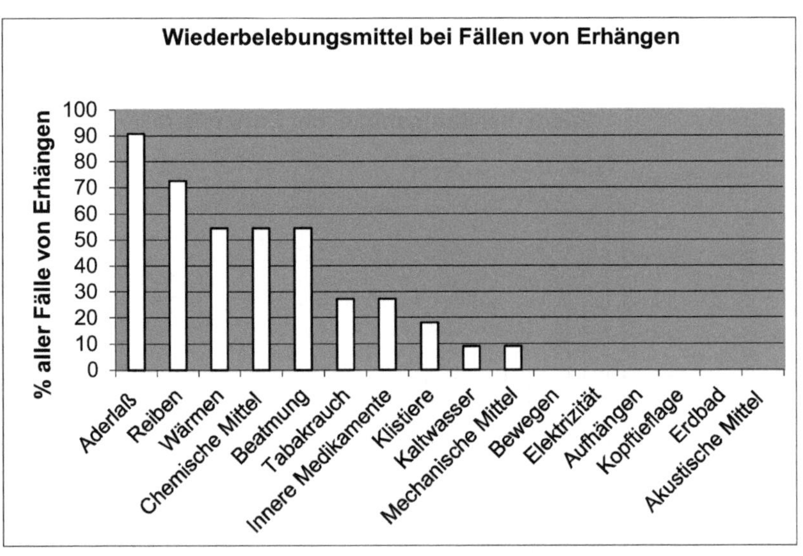

Abbildung 103: Mittel zur Wiederbelebung Erhängter in [%] in der Reihenfolge ihrer Häufigkeit

7.3.2.6 Technik der Beatmung: Atemspende oder Gerätebeatmung?

Bereits unter Kapitel 7.3.2.2 wurde der zunehmende Einsatz der Beatmung im Untersuchungszeitraum beschrieben; die Anwendung der Methode durch Laien und ärztliches Personal wurde in Kapitel 7.3.2.3 näher beleuchtet. Von großem Interesse für die vorliegende Arbeit ist die Frage nach der Technik der durchgeführten Beatmung und der Verwendung von Hilfsmitteln wie Kanülen, Blasebälgen oder gar eines speziellen Beatmungsgeräts.

Tabelle 21: Fallzahlen und -prozente zur Technik der Beatmung im gesamten Betrachtungszeitraum

Technik der Beatmung		**Fallzahlen**	**Fallprozente**
0	Nicht näher beschrieben	4	5,71
1	Atemspende	47	67,14
2	Einfacher Blasebalg	4	5,71
3	Spez. Beatmungsgerät	5	7,14
4	Sonst. Hilfsmittel	6	8,57
5	Tracheotomie / Kanüle	4	5,71
	Summe	**70**	

In den vorliegenden Fallbeschreibungen wurde die Beatmung in etwa 67 % als Atemspende, entweder in Form einer Mund-zu-Mund-, oder, eher selten, einer Mund-zu-Nase-Beatmung durchgeführt. Haushalts-Blasebälge, sonstige Hilfsmittel oder gar spezielle Beatmungsgeräte standen nur in ganz seltenen Fällen zur Verfügung. In den Rettungsfällen, in denen spezielle Beatmungsgeräte zum Einsatz kamen, wurden diese in aller Regel einem herbeigeschafften Rettungskasten entnommen. Das wohl bekannteste Beatmungsgerät, der Gorcy-Blasebalg, kam in den ausgewerteten Fällen tatsächlich nur zweimal zur Anwendung und wurde wohl in beiden Fällen einem Rettungskasten entnommen.[1152] In einem Wiederbelebungsfall aus Mainz fehlte der Gorcy-Blasebalg in der Rettungskiste und konnte deshalb auch nicht eingesetzt werden.[1153] Im Fall eines 17 Monate alten ertrunkenen Kindes wurde über zwei eingeführte Katheter alternativ über Mund und Nase beatmet.[1154] In zwei weiteren Fällen wurde die Beatmung über jeweils eingeführte Röhrchen durchgeführt, einmal aus einem vom Grafen von Seean (sic!, vermutlich „Seeon“) gestifteten Rettungskästchen in München[1155] und einmal über eine einfache Nasen-

1152 Vgl. dazu Kapitel 5.3.10 dieser Arbeit. Es handelt sich um Fall 199 (Tübingen 1799) und Fall 202 (Kopenhagen 1799).

1153 Vgl. Fall 219 (Mainz 1803), aus: StA Mz 60/314.

1154 Vgl. Fall 126 (England 1780), aus: Hawes, Abhandlungen der Londoner Königlichen Gesellschaft... 1798, S. 150-152.

1155 Vgl. Fall 155 (München 1785), aus: Privilegierte Mainzer Zeitung, Nr. IX, vom 21. Jänner 1785.

röhre aus dem Kopenhagener Rettungskasten.[1156] Bei einem Wiederbelebungsversuch von 1825 kam es zur kombinierten Anwendung eines Blasebalgs und einer Spritze.[1157] Dabei wurde vorsichtig Luft in die Lungen eingeblasen, sowohl als Mund-zu-Mund-Beatmung als auch mit Hilfe eines Blasebalgs, der in ein Nasenloch oder tief in den Schlund eingeführt wurde, das Ausziehen des „*gaz mephitique*" geschah mit Hilfe einer in den Mund gebrachten Spritze. Von den anderen unter Punkt 5 beschriebenen Beatmungsgeräten kam in der mir vorliegenden Literatur außer dem Gorcy-Blasebalg kein weiteres zum Einsatz. Ein möglicher bildlicher Beleg für den Einsatz eines Beatmungsröhrchens findet sich auf einer weiter unten (Abb. 108) besprochenen bayerischen Votivtafel aus dem Jahr 1807.

Tabelle 22: Fallzahlen und -prozente zum Beatmungsmedium im gesamten Betrachtungszeitraum

Beatmungsmedium		**Fallzahlen**	**Fallprozente**
0	Nicht näher beschrieben	2	2,78
1	Ausatemluft	39	54,17
2	Umgebungsluft	5	6,94
3	Aromatisierte Luft	0	0,00
4	Tabakrauch	18	25,00
5	Sauerstoff	5	6,94
6	Sonstiges	3	4,17
	Summe	**72**	

In etwas mehr als der Hälfte der Beatmungsfälle wurde die Beatmung durch die Ausatemluft des Retters durchgeführt, allerdings kam es auch immer wieder vor, dass als „Atemspende" Tabakrauch in den Mund eingeblasen wurde, zum Teil alternierend mit der Ausatemluft. In einem Fall wurde eine Tabakrauchklistiermaschine alternativ auch als Beatmungsgerät eingesetzt. Dabei wurde ein 7 Jahre alter Junge, der mit dem Kopf in einem schlammigen Bach steckengeblieben war und erst nach 20 Minuten gerettet werden konnte, behandelt durch einen Mann namens Malnost, „*lieutenant du premier chirurgien du roi & ancien échevin de la ville*", beobachtet von 60-80 Zuschauern. Er beendete die zunächst durchgeführte Kopftieflagerung als „*procédés meurtriers*" und sorgte für die weitere Behandlung, unter anderem durch Einblasen von Tabakrauch mit der mittlerweile herbeigeschafften Rauchmaschine („*boîte fumigatoire*") in Mund und Nase sowie über eine Kanüle in den After, wobei sich ein Soldat Fournier, Raucher aus Leidenschaft („*fumeur de*

1156 Vgl. Fall 206 (Kopenhagen 1800), aus: Herholdt et al., 1801, S. 262-265.

1157 Vgl. Fall 226 (1825), aus: Bourgeois, Réné: Observations et considérations pratiques qui établissent la possibilité de retour à la vie dans plusieurs cas d'asphyxie. Art. 2: Mort apparente à la suite d'asphyxie par la vapeur du charbon. In: Archives générales de Médecine. T. 20. Nr. 4. Paris 1829, S. 508-521.

profession“), hervortat.[1158] In zwei Fällen wurde Schnupftabak in die Nase eingeblasen.

Bei den wenigen Fällen, in denen Sauerstoff verwendet wurde, handelte es sich zunächst um ein Blitzopfer aus Ens in Oberösterreich, das durch den Arzt und Wundarzt Johann Baptist Bourens versorgt wurde und dem neben den anderen Maßnahmen dreimal Sauerstoffgas eingeblasen wurde.[1159] Bei den beiden anderen Fällen handelte es sich um eher späte Wiederbelebungsversuche, beide in London durchgeführt, einmal 1806 an einem erstickten Kellner in einem Gasthaus[1160], die anderen drei Verunglückten waren Matrosen, die an Bord ihres Schiffes durch Kohlenrauch erstickt waren und im Guy's Hospital wiederbelebt werden konnten.[1161] Hinter der Rubrik „Sonstiges“ verbirgt sich neben dem oben erwähnten Einblasen von Schnupftabak ein Beatmungsversuch mit Schwefeldampf, vermutlich als „ultima ratio“ durch Anton de Haen im Wiener Spital durchgeführt. Die in diesem Fall angewandten Maßnahmen wurden nach 5 Stunden erfolglos eingestellt.[1162]

7.3.2.7 Haltung und Rolle der Laien bei Wiederbelebungsmaßnahmen

Generell von einer Funktion oder Haltung der Laien im Zusammenhang mit Rettung und Wiederbelebung von Verunglückten zu sprechen ist nicht sinnvoll, da es sich um Individuen in den unterschiedlichsten Situationen handelte. Im Überblick kann man sicher sagen, dass die Laien als Retter und Ersthelfer auftraten und nach Hinzuziehen eines Chirurgen oder Arztes bei der weiteren Durchführung der Wiederbelebungsmaßnahmen behilflich waren. In einigen Fällen nahmen Laien dennoch in positiver oder negativer Weise eine herausragende Position ein. Auf solche interessanten Einzelfälle möchte ich zum Abschluss dieses Kapitels eingehen. Die „Ignoranz“ und Unerfahrenheit, vielleicht auch Dummheit der Ersthelfer wurde insbesondere von Anton de Haen immer wieder angeprangert, der als Krankenhausarzt meist nur tote Verunglückte zu sehen bekam und dies auf die späte Einleitung von Rettungsmaßnahmen zurückführte: „*Denn ich habe bisher noch nie das Glück gehabt, einen Ertrunkenen, gleich nach Herausziehung aus dem Wasser, un-*

1158 Vgl. Fall 133 (Frankreich 1781), aus: Malnost: Succès du traitement employé pour rappeler à la vie un enfant noyé. In: Journal encyclopédique ou universel. Année 1781. Tome VI. Bouillon 1781, S. 139f.

1159 Vgl. Fall 180 (Oberösterreich 1790), aus: Bourens, 1823, S. 98.

1160 Vgl. Fall 223 (London 1806), durchgeführt durch vermutlich drei Ärzte, Hr. William Babington, M.D., Hr. Hingeston (vermutlich Arzt oder Wundarzt) und seinen Assistenten, Hr. Gingell, aus: William Babington: A case of exposure to the vapour of burning charcoal, read Jan. 7, 1807. In: London Medico-chirurgical Transactions 1 (1809), S. 83-98.

1161 Vgl. Fall 228 (London 1830), aus: Medical Gazette, Vol. I., S. 94. Zitiert nach: Kay, 1834, S. 341f. (Anmerkungen).

1162 Vgl. Fall 52 (Wien, vermutlich 1772), aus: de Haen, 1773, S. 89-91.

ter die Hände zu bekommen."[1163] Im Fall eines 2-jährigen Jungen, der nach 15 Minuten aus dem Wasser gefischt werden konnte, wurden keine Rettungsmaßnahmen eingeleitet, da der Dorfbader das Kind für tot erklärte. Erst 26 Stunden nach dem Unglück wurde das Kind in das Spital von de Haen in Wien überführt, wo dieser erste Wiederbelebungsversuche unternahm, sie jedoch nach 5 Stunden als erfolglos einstellte.[1164] In einem weiteren Fall beschreibt er eine recht makabre Vorgehensweise der Passanten: Ein Zimmermann war in betrunkenem Zustand in die seichte Wien gestürzt, wo er ca. 6 Std. mit dem Gesicht nach unten liegen blieb. Passanten drehten ihn zwar auf den Rücken, ließen ihn jedoch im Wasser liegen. Ein Fuhrmann band schließlich dem Ertrunkenen einen Strick um den Hals und zog ihn über 4 Stunden lang daran sooft empor „*als die Vorübergehenden das Gesicht zu sehen verlangten.*" Erst auf Anordnung des Vorstadtrichters wurde der Verunglückte geborgen und in das Spital von de Haen gebracht. Auch in diesem Fall waren die Rettungsmaßnahmen erfolglos.[1165] In einem letzten Beispiel von de Haen handelte es sich um einen 16 bis 17-jährigen Jungen, der offensichtlich aus dem Wasser gefischt worden war. Hergang des Unglücks und Fundumstände konnten nicht ermittelt werden. Mehreren Männern wurde befohlen, den Leichnam ins Spital zu de Haen zu bringen. Sie trugen den Verunglückten quer durch die gesamte Stadt, hielten jedoch oftmals an, „*um von der zulaufenden Menge des Volkes Almosen, wie sie sagten, auf Seelenmessen des Verstorbenen, zu sammeln.*" Auch hier kam jede Hilfe zu spät.[1166]

In einigen Fällen mussten die Wiederbelebungsmaßnahmen gegen den ausgesprochenen Widerstand der Angehörigen oder der Umstehenden durchgeführt werden. So wurde immer wieder behauptet, die Maßnahmen seien sinnlos, da der Verunglückte bereits tot sei. Durch den tatkräftigen Einsatz von meist ärztlich geschulten Personen ist in einigen Fällen dennoch eine Rettung gelungen. In einem Fall aus Rotterdam heißt es: Der Chirurg Van der Ceys arbeitete einige Stunden, „*obgleich alle Umstehende unablässig behaupteten, der Mensch sey unwiederbringlich todt*", und konnte die Maßnahmen erfolgreich abschließen.[1167] Bei einem 17-monatigen Kind trat als Retter und Wiederbeleber ein James Macauly, vermutlich ein gebildeter Laie auf, der berichtete: „*Sie* (die Umstehenden) *suchten mich eben zu überreden, keine weiteren Versuche zu machen; aber ich stillte ihr Geschrei, und sagte, es könne wenigstens nicht schaden*", und auch hier wurde erfolgreich

---

1163 de Haen, 1773, S. 25. Die guten Erfolge insbesondere der Amsterdamer Gesellschaft führte er darauf zurück, dass diese etwas einseitig nur die geretteten Fälle veröffentlichte und auch viele noch lebend aus dem Wasser gezogene Verunglückte in ihre „Statistik" aufnahm.

1164 Vgl. Fall 48 (Leopoldau/ Oberösterreich, vermutlich 1792), aus: de Haen, 1773, S. 18-21.

1165 Vgl. Fall 50 (Wien, vermutlich 1772), aus: de Haen, 1773, S. 22-24.

1166 Vgl. Fall 52 (Wien, vermutlich 1772), aus: de Haen, 1773, S. 89-91.

1167 Vgl. Fall 60 (Rotterdam 1773), aus: Hawes, Abhandlungen der Londoner Königlichen Gesellschaft... 1798, S. 93-95.

wiederbelebt.[1168] Bei der Wiederbelebung des 78-jährigen erstickten Michael Jacob im Jahr 1784 war der Widerstand der Angehörigen so massiv, dass diese durch den Wundarzt, den anwesenden Ortsrichter und einen Verwalter vor die Tür gesetzt werden mussten: „*Der Sohn, ein großer, starker, grober Kerl, trat mit Ungestüm auf, und schalt mich einen Menschenschinder...sagte auch, dass ich ein solches Verfahren weder vor Gott noch der Welt verantworten könnte; drohte endlich, dass, wenn ich nicht sogleich ein Ende machte, er mich bald zurechte weisen würde. Nun heulte auch das ganze Weibervolk gegen mich los, und ich war in Gefahr, meinen Patienten dem gewissen Tode überlassen zu müssen* [...].[1169]

In zahlreichen Rettungsberichten ist die Rede von zuvor erfolgten Rettungsanleitungen, oder es wird beschrieben, nach welchem Autor die Wiederbelebung durchgeführt wurde. Eine Besonderheit stellen hierbei die Fälle aus den Vogesen dar, die erfolgreich nach der Anleitung des Philanthropen und Pfarrers Oberlin zu Waldersbach durchgeführt wurden. Dazu zählt der Fall 72 (Bellefosse/ Vogesen 1776), den ich unter Punkt 7.3.2.1 ausführlicher beschrieben habe. Bei der Wiederbelebung der 11-jährigen Tochter von Claude Caquelin, einem vermutlich sehr armen Holzarbeiter, musste der hinzu gerufene Pfr. Oberlin laut werden, um das Klagegeschrei zu übertönen. Als niemand seine Anweisungen befolgte, tat er, „*als wenn ich böse würde, stampfte mit dem Fuße und fluchte wie ein Matrose. Ich schalt die heulenden Weiber und drohte die ganze Welt zu prügeln, wenn man nicht schwiege.*“[1170]

In einem letzten hier zu erwähnenden Fall kam es tatsächlich zu einer Maßnahme von Ersthilfe durch Schülerinnen nach der vorausgegangenen Anleitung von Pfr. Oberlin und dem Dorfschullehrer Sébastien Scheidecker. Als letzterer bei dem verunglückten Kind eintraf, war es von den Schülerinnen bereits entkleidet und mit Aschensäckchen umgeben worden.[1171] Gerade dieses Beispiel zeigt, dass die Aufklärung und Schulung des Volkes auch zu Erfolgen führen konnte.

Zur Illustration von gelungenen Rettungen aus Todesgefahr sind im Anhang einige Votivbilder angefügt. Das älteste dieser Bilder von 1634 aus Altötting wurde zwar deutlich vor dem gewählten zeitlichen Rahmen gestiftet, illustriert aber die umstrittene und in der oben gewählten Zeit meist abgelehnte Methode, den Ertrunkenen auf den Kopf zu stürzen oder an den Füßen aufzuhängen. Die Darstellung könnte ein Hinweis auf die Beliebtheit dieser Methoden in der einfachen Bevölkerung sein. Auf der Votivtafel von 1807 aus Sammarei ist vermutlich die Beatmung

1168 Vgl. Fall 126 (Großbritannien 1780), aus: Hawes, Abhandlungen der Londoner Königlichen Gesellschaft... 1798, S. 150-152.

1169 Vgl. Fall 152 (Sedliz / Mähren 1784), aus: Anonym: Rettung eines vom Dunst des gebrannten Hanföls erstickten 78 jährigen Mannes. In: Magazin für gerichtliche Arzneykunde und medizinische Polizei. Bd. 2. St. 4. 1784, S. 811f.

1170 Vgl. Fall 162 (Waldersbach/ Vogesen 1786), aus: Graf, 1803. Zitiert nach: Marc, 1835, S. 262-267, bzw. Marc, 1836, S. 148-151, Zitat S. 148.

1171 Vgl. Fall 177 (Bellefosse /Vogesen 1789), aus: Graf, 1803. Zitiert nach: Marc, 1835, S. 267f., bzw. Marc, 1836, S. 151.

eines Kindes dargestellt. Ob gelungene Rettungen auf den übrigen Tafeln auch auf der Anwendung von Wiederbelebungsmaßnahmen oder dem raschen Eingreifen von Rettern beruhte, lässt sich aus den kurzen beigefügten Informationen nicht ersehen.[1172] Der gläubige Ausdruck des Dankes galt letztlich Gott, dem Spender und Erhalter des Lebens, der Gottesmutter Maria oder einem Heiligen oder Schutzpatron.

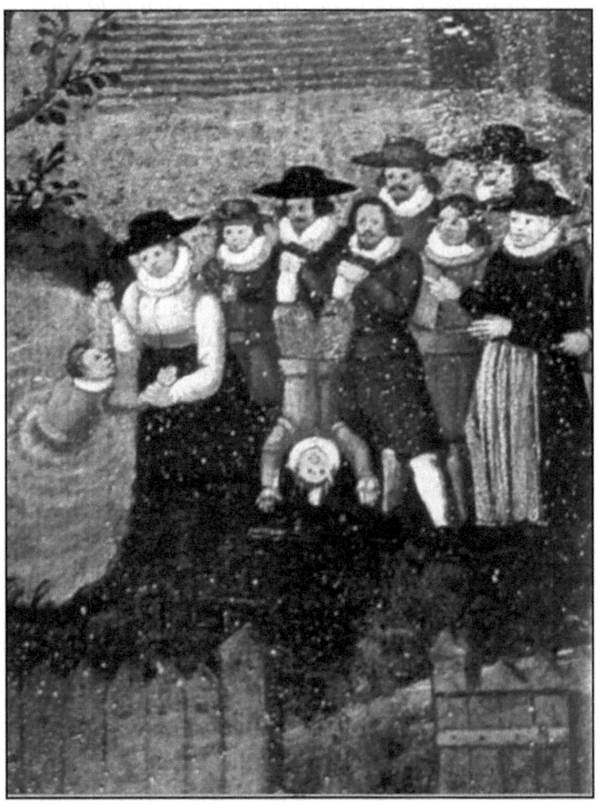

Abbildung 104: Votivtafel von 1634 aus Altötting

Gezeigt wird die Rettung eines ertrinkenden Kindes in zwei Szenen. Der Junge wird zunächst von einer Frau aus dem Wasser gezogen, danach wird er mit dem Kopf nach unten hängend an den Füßen hoch gehalten

Quelle: Wilhelm Theopold: Hab ein kostbar Gut erfleht. Homburg 1977, S. 10

1172 Vgl. die Tafeln 104-109.

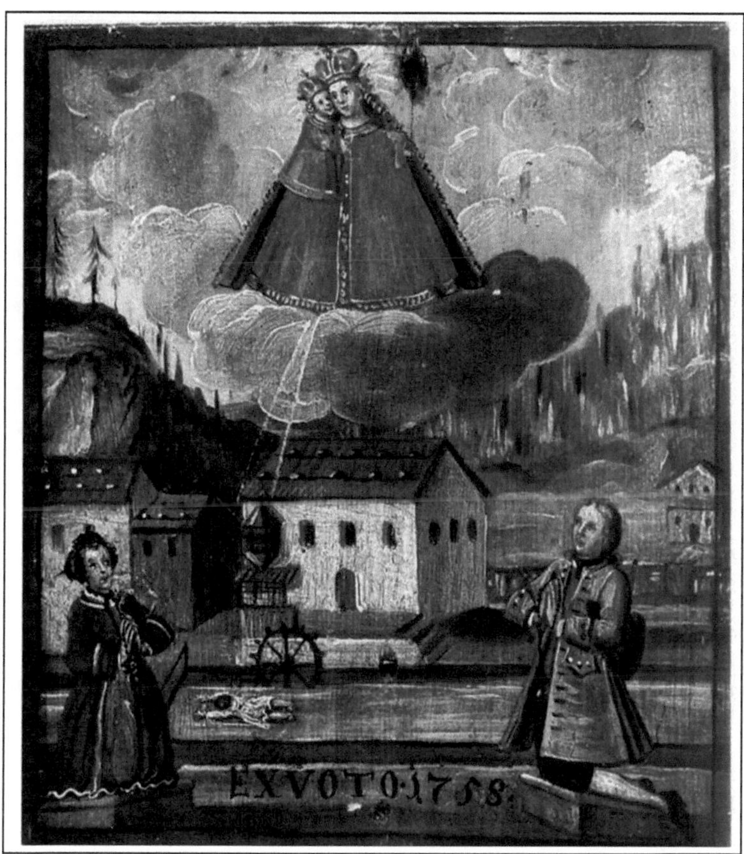

Abbildung 105: Votivtafel von 1758 aus Tirol

Die Bildtafel zeigt eine Mühle mit Nebengebäuden und einem unterschlächtigen Wasserrad vor einer waldigen Landschaft. Im Mühlbach treibt ein Kind mit dem Gesicht nach unten auf der Wasseroberfläche, für dessen Errettung oder Seelenheil die seitlich auf Betschemeln knienden Eltern danken. Ihre Gebete sind an die auf einer Wolke thronende Mutter Gottes im oberen Bildrand gerichtet. Die Tafel mit der Inschrift „EXVOTO 1758" entstammt vermutlich dem Tiroler Unterinntal

Quelle: Klaus Beitl: Votivbilder. Zeugnisse einer alten Volkskunst. Salzburg 1973, Tafel 14

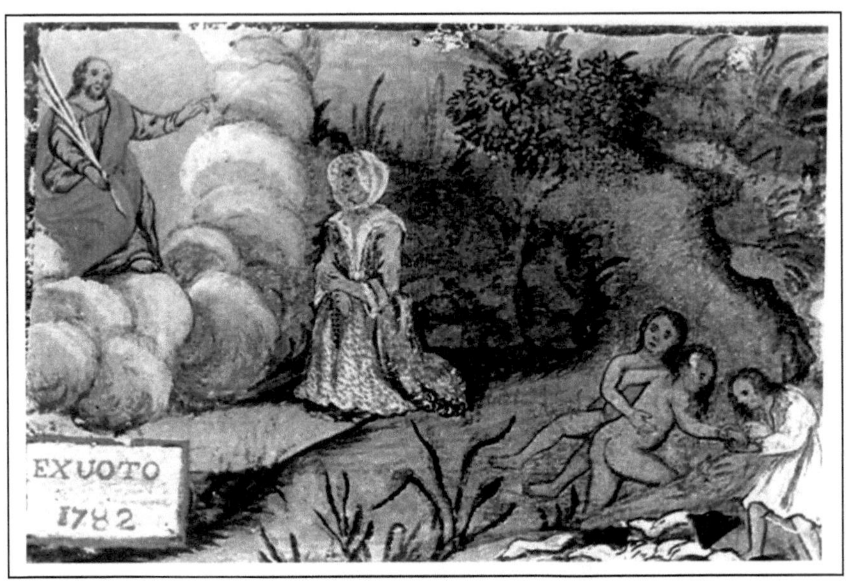

Abbildung 106: Votivtafel von 1782 aus Saint-Ferréol in Lorgues / Provence

Die Tafel zeigt einen Badeunfall einer jungen Frau. Die Tafel trägt die Inschrift „EXVOTO 1782“

Quelle: Bernard Cousin: Ex-Voto de Provence. Images de la religion populaire et la vie d'autrefois. o.O. 1981, S. 143

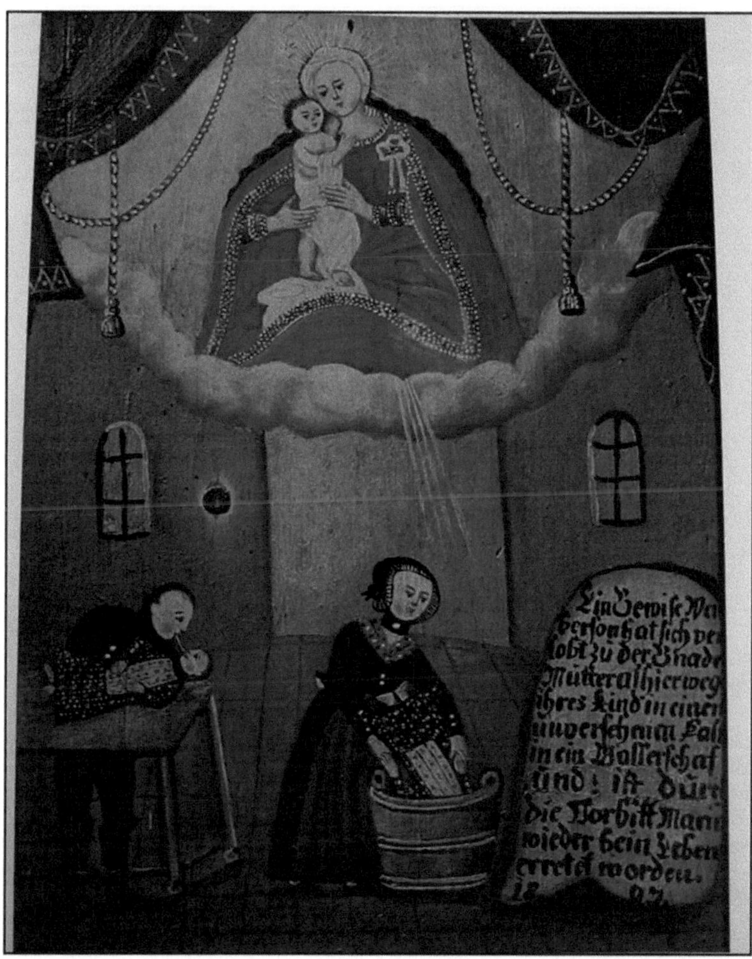

Abbildung 107: Votivtafel von 1807 aus der Wallfahrtskirche Sammarei / Niederbayern

In zwei Episoden wird die Rettung eines Kindes dargestellt. Vermutlich die Mutter zieht das Kind aus einer Wasserbütte (Wasserschaff = Kübel, Bütte). Dann liegt es auf einem Tisch und ein männlicher Helfer führt vermutlich eine Beatmung über ein Röhrchen durch. Dass der Mann die Atemwege absaugt, wie von Theopold vermutet, ist eher unwahrscheinlich. Die Inschrift auf der Tafel lautet: „Eine Gewisse Wei[bs] Person hat sich verlobt zu der Gnaden Mutter alhier weg[en] ihres Kind in einem unversehenen Fall in ein Wasserschaf[f] und ist durc[h] die Vorbitt Mariä wieder bein Leben erretet worden. 1807."

Quelle: Wilhelm Theopold: Das Kind in der Votivmalerei. München 1981, S. 83

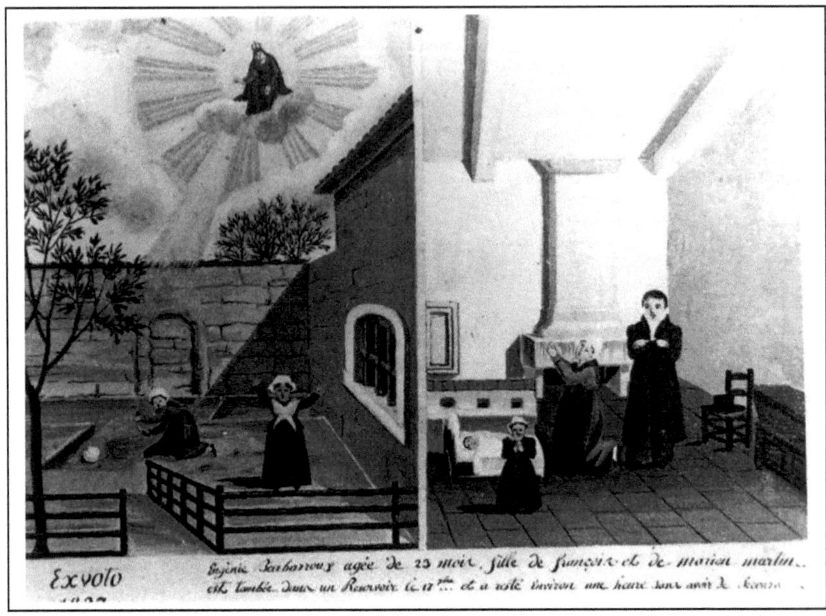

Abbildung 108: Votivtafel von 1827 aus Notre-Dame de Consolation in Hyères / Provence

Die Inschrift auf der Tafel lautet: „Exvoto 1827. Eugènie Barbarrous agée de 23 mois, fille de François et de Marion Martin est tombée dans un Reservoir le 17... et a resté Environ une heure sans avoir de Secours." In der linken Bildhälfte wird das verunglückte Kind vermutlich von Mutter und Schwester im Wasserbecken im Garten gefunden. Rechts sieht man das gerettete Kind im Bett liegen. Laut der Inschrift wurde vermutet, dass es sich eine Stunde im Wasser befunden hatte. Umso wunderbarer erschien die Rettung, die der in einer Gloriole am oberen Bildrand erscheinenden Mutter Gottes zugeschrieben wurde

Quelle: Bernard Cousin: Ex-Voto de Provence. Images de la religion populaire et la vie d'autrefois. o.O. 1981, S. 137

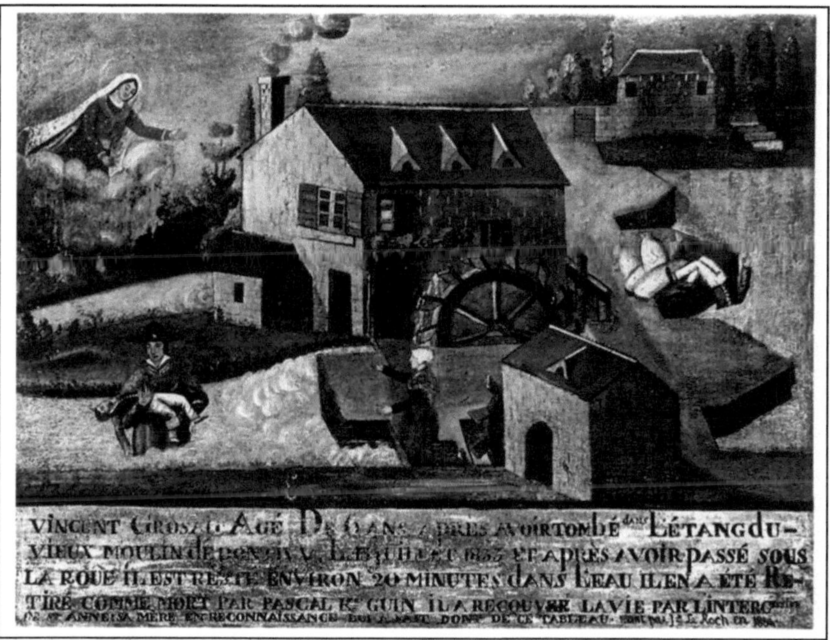

Abbildung 109: Votivtafel von 1834 aus Sainte-Anne-d'Auray / Morbihan (Bretagne)

Die Inschrift auf der Tafel lautet: „VINCENT GROSAIT AGE DE 6 ANS APRES AVOIR TOMBE DANS LETANG DU VIEUX MOULIN DE PONTIVY LE 13 JUILLET 1833 ET APRES AVOIR PASSE SOUS LA ROUE IL RESTE ENVIRON 20 MINUTES DANS L'EAU IL EN A ETE RETIRE COMME MORT PAR PASCAL KR GUIN IL A RECOUVER LA VIE PAR L'INTERCESSION DE STE. ANNE: SA MERE EN RECONNAISSANCE LUI A FAIT DONT DE CE TABLEAU. Peint par Jn Le Roch en 1834."
In synchronistischer Weise ist der Unfall des sechsjährigen Vincent Grosait dargestellt. Am rechten Bildrand ist der Sturz des Knaben in den Mühlbach zu sehen; er wurde durch das unterschlächtige Mühlrad getrieben und nach 20 Minuten von Pascal Kerguin in einem scheinbar leblosen Zustand geborgen. Die Mutter des Knaben kniet mit klagend erhobenen Händen an Rand des Mühlbaches. Die Genesung des Knaben wurde als ein wunderbares Eingreifen der hl. Anna verstanden, welche links oben in einer Wolke erscheint

Quelle: Lenz Kriss-Rettenbeck: Ex Voto. Zeichen, Bild und Abbild im christlichen Votivbrauchtum. Zürich, Freiburg i. B. 1972, Abbildung 157

8. Das Beispiel Mainz: Rettung und Wiederbelebung Ertrunkener um 1800

8.1 Vorbemerkung

In den meisten Mainzer Stadtbeschreibungen wird gleich in den ersten Sätzen an die besondere Lage der Stadt Mainz am Zusammenfluss von Rhein und Main erinnert. Diese Lage hat neben ihrer militärisch-strategischen auch eine besondere wirtschaftliche und verkehrsmäßige Bedeutung. So kam es auf der einen Seite immer wieder zu Bootsunglücken beim Pendelverkehr zwischen beiden Rheinseiten. Auf der anderen Seite ist es nicht verwunderlich, dass Menschen bei ihrer Arbeit am Wasser verunglückten, dass Kinder oder Passanten ins Wasser fielen oder auch in suizidaler Absicht im Fluss den letzten Ausweg suchten.

Rückschlüsse auf die Häufigkeit solcher Unglücksfälle könnte man anhand der Eintragungen von Todesursachen in den Mainzer Kirchenbüchern ziehen. Bei Rödel[1173], der nach einer Auswertung der Kirchenbücher unter anderem die festgehaltenen Todesursachen zu der Gesamtzahl der Begräbnisse in den Pfarreien der Stadt Mainz in Beziehung gesetzt hat, kann man für die Zeit zwischen 1601 und 1798 genauere Daten erfahren. Bei einer Gesamtzahl von 58371 Begräbnissen sind in nur 1309 Fällen Todesursachen eingetragen, wobei offensichtlich recht willkürlich und unregelmäßig vorgegangen wurde. Von diesen Eintragungen mit Todesursache ist bei 125 Personen als Unglücksursache vermerkt „*submersus, in Rheno suffocatus*“[1174]. Wenn man diese Zahl auf die Gesamtzahl der Eintragungen mit Todesursache bezieht, so kommt man auf eine Ertrinkenshäufigkeit von etwa 9,5%, was auch im Vergleich mit anderen Städten als unrealistisch hoch gelten dürfte. Wahrscheinlich wurde ein solch plötzlicher Tod durch einen Unglücksfall eher in den Kirchenbüchern festgehalten als andere weniger spektakuläre Todesarten. Nur so ist wohl dieser hohe Anteil zu erklären. Eine nähere Auswertung dieser Zahlen ist aber nicht sinnvoll.

Eine andere Möglichkeit, Rückschlüsse auf Unglücksfälle zu ziehen, bietet die Auswertung der in polizeilichen Akten festgehalten Ertrinkensfälle. Aus der Zeit des letzten Mainzer Kurfürsten sind noch etliche in Polizeiprotokollen dokumentierte Unglücksfälle sowie die Reaktionen von Seiten des Kurstaates vorhanden. Diese meist handschriftlichen Quellen befinden sich im Stadtarchiv Mainz und im Bayerischen Staatsarchiv Würzburg.

Im folgenden Kapitel soll ein Blick auf die Geschichte der Stadt Mainz geworfen und dabei der Versuch gemacht werden, den Anfängen des Rettungswesens,

---

1173 Vgl. Walter G. Rödel: Mainz und seine Bevölkerung im 17. und 18. Jahrhundert: Demographische Entwicklung, Lebensverhältnisse und Soziale Strukturen in einer geistlichen Residenzstadt. (= Geschichtliche Landeskunde. Bd. 28). Wiesbaden 1985, S. 213-218.

1174 Rödel, 1985, S. 216.

insbesondere der Wasserrettung, in der Stadt und der näheren Umgebung nachzugehen. Außerdem sollen einzelne Ertrinkensfälle in die Untersuchung mit einbezogen werden. Dabei legt die wechselhafte Geschichte der Stadt und ihrer Regierungen eine Unterscheidung von drei Perioden nahe, die Kurfürstliche Zeit, die Französische Zeit und die Großherzoglich-Hessische Zeit.[1175]

8.2 Kurfürstliche Zeit

8.2.1 Die Vorgeschichte der Verordnung von 1783

Friedrich Karl Josef von Erthal (* 1719, † 1802) war seit 1774 Kurfürst und Erzbischof von Mainz. Während seiner Regierungszeit kam es zu zahlreichen Reformen im Bereich des Medizinalwesens (Verbesserung der Chirurgenausbildung, Einrichtung einer Hebammenlehranstalt, Erlass einer Beerdigungsordnung, Reform der Universität). Im Rahmen dieser fortschrittlichen Ansätze sind auch die Vorschriften und Veränderungen zu sehen, die auf dem Gebiet des Rettungswesens und der ersten Hilfe bei Verunglückten in Angriff genommen wurden. Der erste obrigkeitliche Schritt in der Geschichte der Rettung und Wiederbelebung Ertrunkener im Kurfürstentum Mainz wurde 1783 mit dem Erlass einer diesbezüglichen Verordnung getan. Dieser Verordnung gingen jedoch einige Jahre „Vorlaufzeit" voran.

Zunächst kam es vermutlich im Jahr 1778 zur öffentlichen Bekanntmachung einer französischen Rettungsvorschrift.[1176] Unter Bezugnahme auf diese Rettungsvorschrift wurde am 13. Juni 1778 ein, wenn auch vergeblicher Wiederbelebungsversuch an einem vierjährigen Kind vorgenommen. Für die eifrige Hilfe bei den Wiederbelebungsmaßnahmen wurde zwei daran beteiligten Personen eine Belohnung von jeweils 2 Gulden zugesprochen.[1177] Der kurfl. Hofrats- und Regierungs-Präsident Freiherr von Frankenstein[1178] wies persönlich den Vicedom des Vicedomamts Mainz außer der Stadt, den Freiherrn von Ritter[1179], an, den beiden

1175 Vgl. zum Folgenden: Claudia Schmitt: Mit Blasebalg und Tabakrauch-Klistier. Zur Rettung Ertrunkener in Mainz um 1800. In: Franz Dumont et alii (Hg.): Moguntia medica - Das medizinische Mainz: vom Mittelalter bis ins 20. Jahrhundert. Wiesbaden 2002, S. 241-249.

1176 Die Jahrgänge 1777 und 1778 der Privilegierten Mainzer Zeitung sind im Stadtarchiv Mainz nicht vorhanden.

1177 Dieser Fall ist weiter unten ausführlich beschrieben.

1178 Franz Christoph Karl Philipp Hugo, Freiherr von und zu Frankenstein, Kapitular des Domstifts, kurfl. geheimer Rat, Hofrats- und Regierungspräsident. Vgl. Kurmainzischer Hof- und Staats-Kalender auf das Jahr 1789. Mainz o.J., S. 119.

1179 Carl Adolph, Freiherr von Ritter zu Grünstein wird im Zeitraum von (vor 1769) bis 1781 im Kurmainzischen Hof- und Staatskalender als Vicedom der Vicedomämter Mainz in und außer der Stadt aufgeführt. Sein Nachfolger als Vicedom von 1782 bis 1797 war Philipp Anton, Freiherr von Bibra.

Helfern die Belohnung „*aus dasiger gemeinen Cassa*“ auszuzahlen.[1180] In einem Protokollauszug des Hofrats vom 15. Juni 1778[1181] ist neben der Zahlung der genannten Belohnung auch erstmals die Rede von Gutachten, die wegen der künftigen Vorgehensweise einzuholen seien: „*Es wäre dieser Bericht dem Protocollo beyzulegen, und zugleich das unterthänigste Gutachten zu erstatten, daß weilen dergleichen Vorfälle sich zeit kurzem in mehreren ergeben, auch die Erfahrung bestättige, daß dergleichen in das Wasser gefallene, wenn die Mittle in Zeiten angewendet werden, bey Leben erhalten worden, man also dafürhelte, daß von hiesig-medicinischer Facultät ein Gutachten erfoderet werde, wie man sich in dergleichen Vorfällen eigentlich zu verhalten, und was für Mittle eigentlich an Handen zu nehmen seyen* [...].“[1182] Außerdem wird hier die breite Bekanntmachung von Rettungsmaßnahmen in Form eines allgemeinen Erlasses (Generale) an alle Beamten vorgeschlagen sowie die Ausschreibung einer Belohnung von „*allenfalls 6 Ducaten*“ bei Rettung eines Ertrunkenen, um dadurch die Helfer zu motivieren und deren Eifer zu steigern.

In den Jahren ab 1779 zog man Erkundigungen ein, wie das Problem der Rettung und Wiederbelebung Verunglückter anzugehen sei, welche Erfahrungen es insbesondere im Bereich der Erfurter Regierung gab, und schließlich, welche Empfehlungen die Ärzte der Mainzer Universität geben konnten. Den Anstoß dazu gab der Ertrinkensfall eines Schiffsjungen in Mainz vom 26. April 1779. Der Bericht darüber wurde bereits einen Tag später, am 27. April 1779, an den Kurfürsten zur Einsicht weitergeleitet. Schon am 7. Mai 1779 erfolgte dann eine kurfürstliche Order, nach der in dergleichen Fällen die „*bekannten Rettungsmittel*“ unter Zuziehung von „*Kunstverständigen*“ angewandt werden sollten. Diese betraf zunächst jedoch in erster Linie die Staatsbeamten, denen die Durchführung von „*anhaltenden*“ Rettungsversuchen oblag.[1183] Bei den Rettungsmitteln handelte es sich vermutlich um die Maßnahmen der schon oben erwähnten französischen Rettungsinstruktion.

Vom 21. September 1779 datiert ein Bericht der Erfurter Regierung, in dem Vorschläge zur Rettung Verunglückter dargelegt werden.[1184] Ein wichtiger Aspekt darin ist die Verpflichtung eines Jeden zur ersten Hilfe, ohne auf Zuständigkeiten zu achten. Außerdem empfahl die Erfurter Regierung, bei der medizinischen Fakultät der Mainzer Universität einen Vorschlag zum Entwurf von Rettungsverfahren einzuholen. Dieses Gutachten wurde in der Folgezeit offensichtlich auch angefordert, zunächst jedoch ohne Reaktion der Fakultät.

1180 Vgl. StA Mz 27/374 (ohne Foliierung oder Paginierung. Dies gilt auch für alle übrigen zitierten Faszikel aus dem StA Mz.)

1181 Der Schreiber dieser Anweisung, wahrscheinlich der Regierungs-Sekretär J.M.Hauck, hat sich beim Datum offensichtlich verschrieben und aus dem vermutlich zunächst geschriebenen Juni den Juli gemacht. Daher ist eine exakte Datierung schwierig.

1182 Vgl. STA Wü MPA 81/1417, fol. 115f.

1183 Vgl. STA Wü MPA 81/1417, fol. 13-16.

1184 Vgl. STA Wü MPA 81/1417, Elenchus 4.

Im November 1779 kam es nach einem erneuten Unglücksfall – am 10. November 1779 war bei der Petersaue ein Kahn mit fünf Personen gekentert, von denen zwei ertranken[1185] – abermals zu einem direkten Eingreifen des Kurfürsten. Dieser erinnerte in einem Regierungsprotokoll vom 30. November an das Erfurter Gutachten über die Maßnahmen zur Hilfe und die notwendige Anleitung der Untertanen.[1186]

Ein ganzes Jahr später, am 12. Dezember 1780, berichtete der damit befasste Hofrat Anton Mauriz Kalkhoffen[1187], das Gutachten der medizinischen Fakultät sei noch immer nicht eingegangen, obwohl sie schon oft daran erinnert worden sei. Kalkhoffen selbst legte eine königl. preußische Verordnung – wohl das Edikt von 1775[1188] – vor und empfahl erneut, ein Gutachten von der medizinischen Fakultät einzuholen. Zu diesem Zweck sollte jene preußische Verordnung der Fakultät übermittelt werden. Allerdings sei der Fakultät eine Antwortfrist von nur 8 Tagen zu setzen, was sicher mit den schlechten Erfahrungen bei den bisherigen Anforderungen eines Gutachtens zu erklären ist. Zur Wahl der preußischen Verordnung bemerkte Kalkhoffen folgendes: Sie enthalte das Wesentliche aller übrigen Verordnungen, sei dem Verständnis des einfachen Mannes angemessen und empfehle solche Mittel, die auch in weit abgelegenen Orten zu finden und anwendbar seien. Diese Verordnung ist in den Akten nicht mehr vorhanden, es findet sich lediglich ein Vermerk über ihren Abgang.[1189] In den Akten vorhanden sind zwei undatierte und unsignierte handschriftliche Foliobögen, die überschrieben sind als: *„Unter-*

1185 Vgl. STA Wü MPA 81/1417, fol. 17.

1186 Vgl. STA Wü MPA 81/1417, Elenchus 8.

1187 Anton Mauriz Kalkhoffen, kurfl. Hof- und Regierungsrat. Die Schreibung des Namens differiert in den Urkunden stark. Neben „Kalkhoffen“ treten auch die Varianten „Kalckhoff“, „Kalckhof“, „Kalckhofen“ und „Kalckoff“ auf. Die hier gewählte Schreibung des Namens entspricht dem Kurmainzischen Hof- und Staats-Kalender, in dem Kalkhoffen von 1774 bis 1792 als „gelehrtes“ Mitglied des „Kurfürstlichen Hofraths- und Regierungskollegiums“ aufgeführt ist; dabei 1792 als „geheimer Rat“. Kalkhoffen war Mitunterzeichner der Kapitulationsurkunde der Festung Mainz vom 21. Oktober 1792. Die für die Verwaltung des Medizinalwesens zuständige Institution war der Hofrat, innerhalb dessen ein Referent bestimmt wurde, der sich mit einem bestimmten gerade vorliegenden Problem zu beschäftigen hatte. Der Referent berichtete vor dem Kollegium über seine gewonnenen Erkenntnisse, wozu häufig auch Gutachten der medizinischen Fakultät eingefordert wurden. Vgl. Hermann Terhalle: Das Kurmainzer Medizinalwesen vom Spätmittelalter bis zum Ende des 18. Jahrhunderts. Phil. Diss. Mainz 1965, S. 74. Im vorliegenden Fall des Referenten Kalkhoffen war es offensichtlich so, dass dieser über Jahre hinweg mit dem Bereich des Rettungswesens befasst war.

1188 Anonym: Edict wegen schleuniger Rettung der durch plötzliche Zufälle leblos gewordenen, im Wasser oder sonst verunglückten und für todt gehaltenen Personen, nebst Unterricht dieserhalb. Berlin, 15. November 1775. Das Edikt ist im Wortlaut wiedergegeben bei: Meyer, 1902, S. 519-527. In den Archivakten ist die genannte Verordnung nicht datiert. Bei einem inhaltlichen Vergleich weiter unten wird jedoch deutlich, dass es sich um die o. g. Verordnung handelte.

1189 Es ist zu vermuten, dass die beigelegte Verordnung von der medizinischen Fakultät nicht wieder zurückgegeben wurde.

richt durch welche Mittel plötzlich Verunglückte, todscheinende personen in den meisten Fällen gerettet werden können".[1190] Dabei handelt es sich um eine wortgetreue Abschrift der Vorbemerkung zu der preußischen Rettungsvorschrift.

Außerdem sah Kalkhoffen die Notwendigkeit, eine solche Rettungsanleitung mit einer Polizeiverordnung zu kombinieren, worin Strafen für die Unterlassung von Hilfe, aber auch Belohnungen festgelegt werden sollten. Dies entsprach der preußischen Verordnung, wurde jedoch auch schon in dem Erfurter Gutachten vorgeschlagen. Die Belohnung von 3 Dukaten sollte allerdings nach den Vorstellungen Kalkhoffens von dem Geretteten selbst, dessen Verwandten oder aus den Zehntkassen der Ortschaften bezahlt werden. Nur in Ausnahmefällen sollte die Belohnung aus dem kurfürstlichen Aerarium genommen werden, so dass dieses in der Regel geschont werden könne.

Nach erneuter Anforderung des Gutachtens bei der medizinischen Fakultät wurde dieses tatsächlich innerhalb kurzer Zeit erstellt und ist auf den 23. Januar 1781 datiert.[1191] In diesem Gutachten heißt es: „*Wir haben diese Verordnung unter uns umlaufen lassen. Ein Jeder insbesondere hatt dieselbe durchlesen. Wir haben darinnen zwahr nichts neues gefunden, welches nicht schon zum öffendlichen Druck beförderet und bekannt gemacht worden wäre. Gleichwohlen aber können wir nicht anderst, als derselben unseren beyfall geben.*" Die medizinische Fakultät macht im folgenden Teil des Gutachtens einige Vorschläge in Bezug auf kleine Änderungen, auf den Austausch von einzelnen Worten und Ergänzungen oder Zufügungen von inhaltlichen Details. Diese Ergänzungen wurden in den Entwurf eingefügt und sind weiter unten ausführlicher beschrieben.

Zwei Jahre später, am 16. Mai 1783, referierte Kalkhoffen unter Bezugnahme auf den schon im Jahr 1781 vorgelegten Entwurf einer Rettungsanleitung. Der Referent habe statt des Unterrichts eine ausführliche Polizeiverordnung entworfen und diese „*höherem Ermessen unterworfen*", also dem Kurfürsten vorgelegt. Auch diese Polizeiverordnung entspricht inhaltlich der preußischen Verordnung. Sie ist in einigen Punkten etwas gekürzt und im Wortlaut vereinfacht und allgemeinverständlicher wiedergegeben. Bei den vorzunehmenden Rettungsmaßnahmen erwähnt Kalkhoffen, dass er insbesondere das Bestreuen des Körpers mit heißer Asche oder Sand für unnütz oder gar schädlich halte und dass hierdurch eine vermehrte Brandgefahr bestehe. Dabei beruft er sich auf die Erfahrung und auf die neuen „*französischen Anordnungen*", was von dem Schreiber des Elenchus als „*Straßburger Ver-*

1190 Vgl. STA Wü MPA 81/1417, fol. 28f.

1191 Vgl. STA Wü MPA, fol. 31-33.

ordnung“ erläutert wird.[1192] Die erbetene Genehmigung zum Druck und zur Veröffentlichung wurde unmittelbar auf dieses Referat hin erteilt.[1193]

8.2.2 Die Verordnung von 1783

Die nun nach 5 Jahren Vorlaufzeit fertiggestellte Verordnung wurde am 30. Mai 1783 von der kurfürstlichen Landes-Regierung erlassen. Sie beinhaltet die Rettung und Wiederbelebung von im Wasser verunglückten, erhängten, erstickten oder erfrorenen Personen sowie die Rettungsvorschriften bei den entsprechenden Unglücksfällen.[1194] In der Verordnung sind folgende Punkte festgelegt: Jedermann, der auf einen Verunglückten traf, sollte sofort erste Maßnahmen zur Rettung einleiten. Sobald die Person in Sicherheit gebracht war, mussten die Obrigkeit und auch der nächste Arzt oder Wundarzt benachrichtigt werden. Gleichzeitig jedoch sollte mit den Maßnahmen zur Wiederbelebung begonnen werden. Nach dem Eintreffen von Amtspersonen oblag diesen die Überwachung der korrekten Anwendung der Rettungsvorschriften.

Die Anweisung für Ärzte ist im Abschnitt 5 der Verordnung wiedergegeben: „*Eben so soll jeder beygeruffene Arzt und Wundarzt, ohne Aufschub bey unausbleiblicher Ahndung zu solchen Verunglückten eilen, und die vorgeschriebenen Mittel anwenden. Wir empfehlen zu dem Ende allen Aerzten und Wundärzten aufs nachdrücklichste, sich die Lehre von Wiederherstellung der Ertrunkenen, und anderer scheinbar Todten vollkommen bekannt zu machen, so, wie Wir hiemit verordnen, daß in Zukunft kein Landphysikus noch Landchirurgus mehr angestellt werden wird, der nicht vorher über diesen Gegenstand eigends geprüft ist, und sich desfalls legitimirt hat.*“

Gleichzeitig wurde eine Belohnung von 3 Dukaten für die erfolgreiche Wiederbelebung eines Verunglückten ausgesetzt. Von begüterten Personen allerdings musste diese entweder sofort selbst bezahlt oder aber an die Obrigkeit rückerstattet werden. Im Falle der Verweigerung von Hilfeleistung wurden strenge Strafen angedroht: „[...] *so solle derselbe nicht nur mit der schärfesten Leibsstrafe belegt, sondern auch nach Beschaffenheit der Sache als ein unwürdiges Mitglied der bürgerlichen Gesellschaft auf immer aus derselben verbannt werden.*“ Auch wird darauf hingewiesen, dass die Hilfeleistung an einem Scheintoten keineswegs etwas Ehrenrühriges sei und keinerlei Nachteile in Bezug auf die Aufnahme in eine Zunft oder Innung mit sich bringe. Offensichtlich gab es auch in der Mainzer Bevölke-

1192 Vgl. Aonym: Neue Verordnung die Ertrunkenen betreffend, welche, ob sie gleich todt zu seyn scheinen, dennoch durch gehörig angewandte Hilfsmittel wieder zum Leben erweckt werden können, Strasburg 1782. Diese Verordnung ist den Würzburger Polizeiakten beigelegt.

1193 Vgl. STA Wü MPA 81/1417, fol. 35ff. In diesen Akten ist auch die handschriftliche Druckvorlage vorhanden.

1194 StA Mz LVO 1783 Mai 30 (ohne Paginierung).

rung Berührungsängste gegenüber Verunglückten, von denen man ja nicht wissen konnte, ob sie unehrenhaft, also durch Mord oder Selbstmord, zu Tode gekommen waren. Außerdem hatte man Angst vor einem allzu intensiven Kontakt mit den Polizeibehörden und befürchtete zum einen finanzielle Nachteile durch Rettung oder Aufnahme eines Verunglückten, zum anderen nachteilige Behandlung bei der Aufnahme in eine Zunft, wo das „Ehrbarsein" eine große Rolle spielte.[1195]

Schließlich wurde die Einrichtung von Rettungskästen für alle Gemeinden, besonders wenn sie an Flüssen, großen Bächen und Seen lagen, vorgeschrieben. Folgender Inhalt der Kästen war in Abschnitt 10 vorgesehen:

„*a.) Eine Matratze, um den Verunglückten darauf zu legen.*
b.) Eine wollene Decke zum Wärmen und Bedecken.
c.) Einige leinene Tücher zum Abtrocknen und Verbinden.
d.) Eine Tabaks-Klistiermaschine.
e.) Zwey Röhrcher dazu.
f.) Ein Röhrchen, um Luft in den Mund zu blasen.
g.) Einige Rollen Rauchtabak.
h.) Eine Flasche mit Brandwein.
i.) Ein Fläschgen mit Salmiakgeist.
k.) Eine Aderlaßbinde.
l.) Gegenwärtige Verordnung und Hülfsmittel."

Als Aufbewahrungsort der Kästen wurden Wachtstuben oder auch Wirtshäuser empfohlen, die in Wassernähe gelegen waren. Um eine bestmögliche Voraussetzung für die Lebensrettung zu schaffen, sollte der Zustand der Kästen viermal pro Jahr überprüft und fehlendes Inventar ergänzt werden.

Diese Verordnung sollte in allen Gemeinden niedergelegt werden. Gleichzeitig wurde sie jedem Amtsphysikus und Amtschirurgen zugestellt. Einmal pro Jahr sollte sie erneut veröffentlicht werden. Die erste und bislang auch einzige Publikation konnte ich jedoch erst ab Dezember 1784 nachweisen. Erst zu diesem Zeitpunkt wurde die Verordnung wortgetreu im „*Mainzer Intelligenzblatt*" wiedergegeben.[1196] Der Jahrgang 1783 der „*Privilegierten Mainzer Zeitung*" fehlt im Stadtarchiv Mainz; in den beiden darauf folgenden Jahrgängen 1784 und 1785 ist keine Veröffentlichung der Verordnung zu finden.

Am gleichen Tag, von dem die Verordnung datiert, dem 30. Mai 1783, wurde sie an die Vicedomämter, Oberämter und Ämter mit einem kurzen Begleitschreiben weitergeleitet.[1197] Dieses enthielt die Anweisung zur Befolgung der Rettungsvorschriften und zur sofortigen Anschaffung der Gerätschaften sowie die Anordnung, dass „[...] *in wie weit dieses geschehen, in Zeit 6 Wochen berichtlich angezeigt werde.*"

1195 Vgl. dazu Kapitel 2.5.

1196 Vgl. Mainzer Intelligenzblatt, Nr. 103, 29.12.1784. Nr. 2, 5.1.1785. Nr. 3, 8.1.1785. Nr. 4, 12.1.1785. Nr. 5, 15.1.1785. Abgedruckt bei Terhalle, 1965, S. 142-147.

1197 Vgl. StA Mz 27/370.

8.2.3 Die Rettungs- und Wiederbelebungsvorschriften der Verordnung

Die Maßnahmen zur Rettung und Wiederbelebung Verunglückter sind hier, wie auch in den Rettungsvorschriften anderer Staaten üblich, untergliedert in die einzelnen möglichen Unglücksarten und werden nacheinander behandelt. Es werden Maßnahmen zur Rettung Ertrunkener, Erhängter und Erwürgter, Betäubter und Erstickter sowie Erfrorener unterschieden. Im Folgenden werde ich auf die Maßnahmen zur Rettung im Wasser Verunglückter ausführlicher eingehen.

1. Ein leblos im Wasser gefundener Körper muss so schnell wie möglich ins Trockene gebracht werden. Die Gewohnheit, Ertrunkene auf den Kopf zu stellen oder über ein Fass zu rollen, wird an zweiter Stelle angesprochen und als gefährlich oder zum mindesten als nicht notwendig eingestuft und wäre somit zu unterlassen.
2. Die zweite Maßnahme ist die Unterbringung in einem warmen Raum, das Entkleiden und Abtrocknen des Verunglückten und schließlich die Erwärmung durch Reibungen. Außerdem wird schon hier die Unterstützung der Atmung erwähnt: „*Man suche durch mehrmals hintereinander wiederholtes sanftes Andrücken des untern Leibs, nach dem Inneren der Brust hinaufwärts zu mit einem warmen Tuch das Athemholen zu befördern* [...]“.
3. Ist nun der Wundarzt zugegen, so ist die nächste Maßnahme der Aderlass. Falls kein Blut fließt, muss die inzidierte Stelle gut beobachtet werden, um einen unbeobachteten Blutverlust zu vermeiden.
4. Als nächstes Hilfsmittel sollte die Atemspende erfolgen: „*Dieses geschieht am kürzesten, wenn ein gesunder starker Mensch seinen Mund auf den Mund des scheinbar Todten leget, und ihm zu wiederholtenmalen mit Nachdruck viele Luft einbläst, wobey aber dem Kranken die Nase zugehalten werden muß, damit die Luft desto gewisser in die Lunge dringe. Will dieses niemand thun: so kann man einen Blasebalg, oder sonst eine vorhandene Röhre brauchen; die Oeffnung der Röhre wird mit nassem Leinwand umwunden. Wenn sie in den Mund des Kranken gebracht ist, drückt ein Mensch die Lippen desselben ringsum vest daran, und ein anderer bewegt den Blasebalg ein parmal auf und nieder, oder bläst langsam, doch mit Nachdruck in die Röhre; man kann auch Tabaksrauch in den Mund einblasen, um die Lunge zu reitzen.*“ Als weitere Hilfsmittel werden ein aus Holunder verfertigtes Rohr oder eine an der Spitze abgeschnittene Messerscheide empfohlen.
5. Schließlich wird das Einblasen von Tabakrauch von unten als weiteres Mittel genannt: „*Zu gleicher Zeit muß man dem Kranken so viel Tabaksdampf, als möglich, durch den Mastdarm in den Unterleib treiben.*“ Folgende Möglichkeiten werden beschrieben: Die Verwendung eines Tabakrauchklistiergeräts, das Einschieben des Rohrs einer Pfeife in den Enddarm und Einblasen von Rauch

direkt über den Kopf der Pfeife und schließlich das Aneinanderhalten von zwei Pfeifenköpfen.

6. Einreiben des Gesichts und der Schläfen mit warmem Essig oder Spiritus und das Vorhalten von flüchtigen Substanzen wie Hirschhorngeist, Essig oder Branntwein.
7. Nach 3 Stunden vergeblich anhaltenden Bemühungen sollte durch einen Wundarzt ein Luftröhrenschnitt gemacht und über eine eingeschobene Röhre Ausatemluft oder Blasebalgluft eingeblasen werden. Weiterhin war der Verunglückte zu Reiben.
8. Eine wichtige Empfehlung war, dass dem Kranken, solange er keine Lebenszeichen zeigte, nichts eingeflößt werden durfte und auch nach wiederkehrenden Lebenszeichen nicht sofort mit dem Einflößen von Getränken oder Arzneimitteln begonnen werden sollte.
9. Der „*Wiederauflebende*" sollte in ein gewärmtes Bett gelegt und mit den üblichen stärkenden Getränken (Tee, warmes Bier, warmes Wasser mit Wein oder Essig vermischt) versorgt werden.
10. „*Wenn alle diese Hülfe geleistet ist: so überlasse man den Kranken der Vorsorge des Arztes, welcher das übrige zu seiner Wiederherstellung, und zur Kur des Fiebers, das gemeiniglich auf solche Zufälle folget, besorgen wird.*"

Beim Vergleich der Rettungsvorschriften der Mainzer Verordnung mit denen der preußischen Verordnung von 1775, die bereits erwähnt wurde, fällt zunächst eine weitgehende wörtliche Übereinstimmung auf. Bei näherem Vergleich zeigen sich jedoch in einzelnen Punkten Unterschiede, welche eine gewisse Eigenständigkeit der Mainzer Vorschriften belegen und die weitgehend den Veränderungsvorschlägen der medizinischen Fakultät aus dem Jahr 1781 entsprechen. An den Regeln zur Rettung Ertrunkener wird dies ausführlich belegt. Bei den übrigen Anweisungen sind nur vereinzelt Abweichungen zu finden. Im zweiten Abschnitt fehlt das Bestreuen des leblosen Körpers mit heißer Asche oder heißem Sand, was Kalkhoffen schon zuvor als gefährlich angesprochen hatte. Diese Veränderung kann somit nachweislich auf ihn zurückgeführt werden. Zugefügt ist hier, dass die Tücher zum Reiben mit warmem Wein, Branntwein, Salmiak oder anderen flüchtigen Essenzen angefeuchtet sein sollen. Im dritten Abschnitt wurde der Hinweis eingefügt, dass ein Aderlass, auch nach anfänglichem Misserfolg, sobald das Blut zu laufen anfängt, noch durchgeführt werden sollte. Der vierte Abschnitt enthält zusätzlich die praktischen Hinweise auf die Verwendung eines Holunderrohrs oder einer abgeschnittenen Messerscheide zur Erleichterung der Beatmung. Im sechsten Abschnitt fehlt in der Mainzer Vorschrift die Empfehlung des Einblasens von Schnupftabak, Niespulver oder Nieswurz in die Nasenlöcher zur „Anregung" der Nerven. Der siebte Abschnitt ist ergänzt um die Zeitangabe von 3 Stunden, während deren die Maßnahmen durchgeführt werden müssen. Außerdem sind die wichtige Empfehlung des Luftröhrenschnitts sowie praktische Hinweise zur nachfolgenden Beatmung zugefügt.

8.2.4 Anschaffung von Rettungskästen in den Gemeinden

Die Mainzer Verordnung vom Mai 1783 sah die Anschaffung von Rettungskästen in allen Gemeinden des Kurstaats vor. Die Umsetzung dieser Anordnung soll anhand der Akten des Vicedomamts Mainz näher betrachtet werden. Datiert vom 29. Juli 1783 ist eine an das Vicedomamt Mainz gerichtete Anfrage des Amtsvogts des Vogteiamtes Kastel, Philipp Anton Loeper[1198], erhalten. Die Anfrage betrifft die Anschaffung der Rettungsgeräte in der Gemeinde Haßloch.[1199] Der Amtsvogt beschreibt die Gemeindesituation folgendermaßen: „*Die sehr arme und bekanntlich aus etlich und zwanzig Mann bestehende Gemeinde Haßloch stellet auf die ihr zugestellte, [...] ergangene hohe Verordnung, geziemend vor, wie sie unmöglich imstand seye, die gnädig vorgeschriebene Geräthschaften anzuschaffen, indem sie einestheils keinen Geld-Vorrath in ihrem Gemeinds-Kaste hätten, anderntheils es Ihnen wegen ihrer gar großen Armuth äußerst hart fallen würde, selbige aus ihren privat-Mittlen zu erkaufen, und bathen, sowohl in Anbetracht dieser Umstände, als auch weilen in dem Ort Haßloch selbsten gar selten sich ein solcher Fall äußern dürfte, und sich wenigstens bey Manns Gedenken noch keiner dergleichen zugetragen habe, mit ihnen hierinfalls gnädig zu dispensiren.*“ Dieses Gesuch wurde vom Amtsvogt aus den gleichen Gründen befürwortet.

Nur einen Tag danach, vom 30. Juli 1783, datiert eine ganz ähnliche Anfrage des Weisenauer Amtsvogts Karl Joseph Wilhelm Will[1200] an das Vicedomamt. Auch hier ging es um die Weigerung der Gemeinden Weisenau, Laubenheim, Nackenheim, Hechtsheim, Gau-Bischofsheim und Bretzenheim, die vorgeschriebenen Rettungsgeräte anzuschaffen.[1201] Der Amtsvogt empfahl die Dispensierung der Gemeinden Gau-Bischofsheim und Bretzenheim: „*Danebst sind bei Gaubischheim und Brezenheim die nachbarschaftl. Orten nahe angränzend, so daß wegen Versaufens nichts zu befürchten ist, und endlich haben beide Gemeinden noch Schulden, und keine gemeine Alimenten, mithin fallt denen selben es zu hart, blötzlich wegen den Erstickten diese Ausgab zu machen, wo sie das Geld zu Bezahlung der Schulden so sehr bedürfen.*“

Bei den übrigen Gemeinden konnte der Amtsvogt deren Weigerung, Rettungsgeräte anzuschaffen, nicht unterstützen: „In Ansehung der Gemeinden Weisenau, Lau-

1198 Philipp Anton Loeper wird im Kurmainzischen Hof- und Staatskalender von 1783 bis 1792 als Amtsvogt der Amtsvogtei Kastel aufgeführt.

1199 Vgl. StA Mz 27/374.

1200 Karl Joseph Wilhelm Will wird im Kurmainzischen Hof- und Staatskalender von 1783 bis 1785 als Amtsvogt der Amtsvogtei Weisenau aufgeführt.

1201 Vgl. StA Mz 27/374.

benheim, Nackenheim und Hechtsheim dürfte es räthlich seyen, denn 3 erstern liegen nahe am Wasser, und die Gemeind Hechtsheim hat fast auf allen Seithen eine Stund auf ein nah gelegenes Ort, mithin kann wegen Verfrieren und Ersticken daselbst der fall entstehen."

Beigefügt ist diesen Akten eine detaillierte Kostenaufstellung des Amtschirurgen Jakob Willmann für die Rettungskiste.[1202] Demnach kostete eine vollständige Rettungskiste, wie sie in der Verordnung vorgeschrieben war, 26 fl. 18 kr. Über den in der Verordnung vorgesehenen Inhalt hinaus findet sich in dieser Zusammenstellung noch ein „*fläschgen Hirschhorn geist*" für 20 kr., das vermutlich der genannte Amtschirurg der Rettungskiste zufügte.

Die Entscheidung des Vicedomamtes berücksichtigte die Empfehlung des jeweiligen Amtsvogts und erließ den Gemeinden Hassloch, Bretzenheim und Gau-Bischofsheim die Anschaffung der Rettungskiste.

Bis zu diesem Punkt konnte die unmittelbare Reaktion der Behörden bzw. betroffener Gemeinden oder Ämter im Umkreis von Mainz auf die erlassene Verordnung verfolgt werden. Um den Zeitpunkt der Anschaffung von Rettungskästen in den Gemeinden zu ermitteln, wurden die Rechnungsbücher einiger Gemeinden im Umkreis der Stadt Mainz durchgesehen. Weder in den Gemeinderechnungen der Ortschaft Gonsenheim von 1783 und 1784, Kastel von 1783 und 1784, Kostheim von 1784 und 1785, Hechtsheim von 1784 und Weisenau von 1784 fanden sich Hinweise, die die Anschaffung eines Rettungskastens oder einer Tabakrauchklistiermaschine belegen. Zumindest jedoch in Kastel gab es im Jahr 1785 nachweislich eine Tabakrauchklistiermaschine, die auch zum Einsatz kam, wie dem Bericht von einer gelungenen Wiederbelebung zu entnehmen ist.[1203] Der fehlende Nachweis für die Anschaffung von Rettungsgerätschaften durch die Gemeinden könnte folgendermaßen erklärt werden:

1. Die Gemeinden haben die geforderten Gerätschaften nicht angeschafft oder haben die Anschaffung zunächst hinausgezögert, vielleicht bis zum Ende des Kurstaates.
2. Angeschaffte Rettungskästen wurden von den Gemeinden nicht bezahlt. Ähnliche Vorgänge sind von chirurgischen Instrumenten bekannt, die zunächst nur zögernd von den Gemeinden eingekauft und schließlich trotz häufiger Mahnungen über Jahre hinweg nicht bezahlt wurden.[1204]

1202 Vgl. dazu unten Abbildung 110. Jakob Willmann wird im Kurmainzischen Hof- und Staatskalender von 1783 bis 1797 als Amtschirurg des Vicedomamts Mainz in den Ortschaften diesseits des Rheins und gleichzeitig von 1787 bis 1797 als Amtsvogteichirurg in Nieder-Olm aufgeführt.

1203 Dieser Wiederbelebungsfall durch den Chirurgen Lamotte ist weiter unten ausführlich beschrieben.

1204 Vgl. Terhalle, 1965, S. 84.

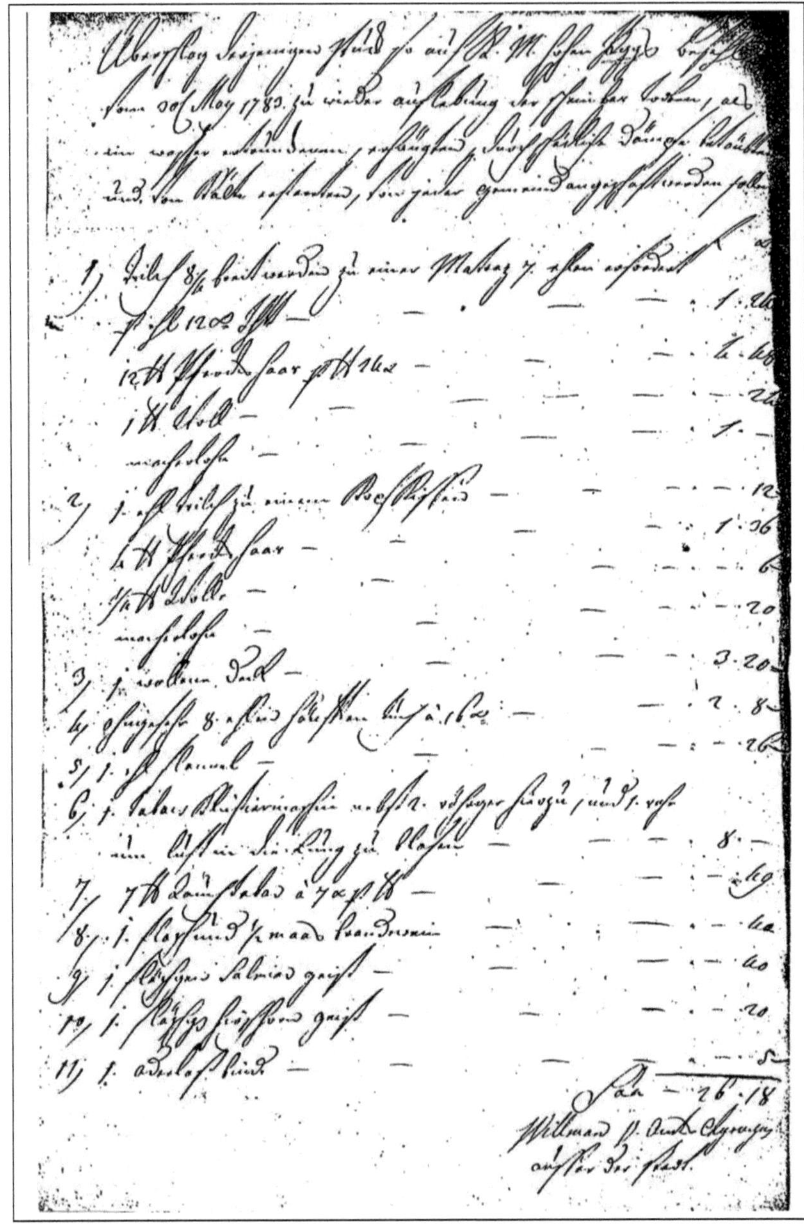

Abbildung 110: Inhalt und Preisliste des Mainzer Rettungskastens

Zu Abbildung 110: Inhalt und Preisliste des Mainzer Rettungskastens

Überschlag derjenigen Stück so auf K. M. hohen Befehl
vom 30 May 1783 zu wieder auflebung der scheinbar todten als
im wasser ertrunckenen, erhängten, durch schädliche Dämpfe betäubten
und von Kälte erstarrten, von jeder gemeind angeschafft werden sollen.

1) Trilch [= Trillich] 8/... breit werden zu einer Matraz 7 ehlen erfordert	
ist ehl 12...	*1.24*
12 Pfd. Pferdehaar p. Pfd. 2 kr.	*4.48*
1 Pfd. Woll	*-.24*
macherlohn	*1.-*
2) 1 ehl trilch zu einem Kopfkissen [?]	*-.12*
4 Pfd. Pferdehaar	*1.36*
1/4 Pfd. Wolle	*-.06*
macherlohn	*-.20*
3) 1 wollen Deck	*3.20*
4) ohngefehr 8 ehlen hänften Tuch à 16 ...	*2.08*
5) 1 ehl flannel	*-.26*
6) 1 Tabacsklistiermaschin nebst 2 röhrgen hierzu und 1 rohr	
um luft in die Lung zu blasen	*8.-*
7) 7 Pfd. Rauchtabac à 7 kr. p. Pfd.	*-.49*
8) 1 flasch und 1/2 maas brandewein	*-.40*
9) 1 fläschgen Salmiac geist	*-.40*
10) 1 fläschgen Hirschhorn geist	*-.20*
11) 1 aderlaß binde	*-.05*
Summa	*26.18*

Willman V. Amts-Chyrurgus
außer der Stadt

Quelle: Stadtarchiv Mainz 27/374

3. Die angeschafften Geräte wurden möglicherweise aus der Staatskasse bezahlt, nachdem man die Weigerungen der Gemeinden bezüglich der Anschaffung von Rettungskästen zur Kenntnis genommen hatte. Diese Folgerung ist jedoch relativ unwahrscheinlich, gemessen an den Bestrebungen des Kurstaates zur Schonung der Staatskasse (vgl. Belohnungen). Bei der Durchsicht der Rechnungsbücher der Stadt Mainz von 1783 und 1785 (1784 fehlt) konnten zumindest keine Ausgaben für einen Rettungskasten nachgewiesen werden.

8.2.5 Das Tabakrauchklistiergerät

Zumindest das Tabakrauchklistier, der teuerste Bestandteil der Rettungskiste, wurde für den Bereich des Unter- und des Oberstiftes anscheinend exklusiv von dem Mainzer Instrumentenmacher Franz Ambros Alexander[1205] angefertigt. Dies ist insofern verwunderlich, als Alexander erst seit Ende 1782 das Mainzer Bürgerrecht besaß und vermutlich im März 1783 als Meister in die Dreherzunft aufgenommen wurde.[1206] Außerdem war er stärker auf die Anfertigung von Musikinstrumenten spezialisiert; eines seiner Meisterstücke war eine Klarinette. Zur gleichen Zeit arbeitete in Mainz der auf die Herstellung von chirurgischen Instrumenten spezialisierte Joseph Carl Zittier.

Vom 13. August 1783 ist ein Bericht über die Erprobung der Klistiermaschine durch den Stadtchirurgen Wilhelm Tiel[1207] vorhanden, in dem allerdings kein Adressat angegeben ist. Der Bericht lautet: *„Ich prüfte ein Gerät, die von dem berühmten Gaubius*[1208] *erfundene, und von dem instrumenten macher* ...[?] *Alexander verfertigte Tabacksklistir Machine; und fande daß dieselbe ihre Bestimmung gemäß alle erforderliche Eigenschaften, und bey im Wasser, oder sonst von mephitischen Dünsten erstickte sehr bequem zu gebrauchen seye, und demnach auf eine vorzüg-*

1205 Franz Ambros Alexander (* 1753 in Miltenberg, † 1802 in Mainz), hier als Instrumentenmacher und im folgenden als Dreher bezeichnet, war der direkte Vorfahre und Begründer der heutigen Mainzer Musikinstrumentenfabrik Gebrüder Alexander. Er stammte aus Miltenberg und war seit 1782 in Mainz ansässig. Vgl. Heinrich Schrohe: Bilder aus der Mainzer Geschichte. In: Wilhelm Diehl (Hg.): Hessische Volksbücher. Bd. 48. Friedberg 1922, S. 91-94, sowie Eva-Maria Duttenhöfer: Gebrüder Alexander 200 Jahre Musikinstrumentenbau in Mainz. In: Beiträge zur Mittelrheinischen Musikgeschichte, Nr. 19. Mainz 1982, S. 14-18.

1206 Vgl. Schrohe, 1922, S. 92f, vgl. Duttenhöfer, 1982, S. 29.

1207 Der Hof- und Staats-Kalender von 1786 verzeichnet auf S. 178 erstmals die vier Stadtchirurgen. Es handelte sich dabei um Martin Krebs, Wilhelm Diel, Karl Franz Steckmann und und Peter Nathan (vgl. Terhalle, 1965, S. 84). Der unterzeichnende Tiel ist identisch mit dem hier genannten Diel. In späteren Ausgaben des Hof- und Staats-Kalenders wird dann die Schreibweise „Tiel" gewählt. In seiner Funktion als Stadtchirurgus wird Wilhelm Tiel im Hof- und Staatskalender bis 1797 aufgeführt.

1208 Hieronymus David Gaubius (*1705 in Heidelberg, † 1780 in Leiden): Nach Medizinstudium in Harderwyk und Leiden 1725 Promotion zum Dr. med., 1730-34 Lektor für Chemie an der Universität Leiden, 1734-1775 Professor für Medizin ebenda.

lich art verdient empfohlen zu werden. welches hiermit zu bekräftigen nicht ermangeln sollen."[1209]

Nur einige Tage darauf, am 16. August 1783, erschien im „*Stadtmainzischen Wochenblatt*" eine Anzeige über die Herstellung dieses Geräts: „*Daß diejenige von dem berühmten Herrn Gaubius erfundene Tabaks-Klistiermaschine, so hiesiges kurfürstliche hochlöbliche Vicedomamt zum Besten der Ertrunkenen, von Kälte Erfrornen, und Erstickten, um denselben das Leben wieder zu geben, hat verfertigen lassen, und die von den hieselbstigen geschwornen Herren Chirurgen vollkommen approbiert worden, durch Franz Alexander, Dreher, und blasender Instrumenten Macher auf der großen Bleiche gegen dem Bierhause zum halben Mond über Lit. D. N^{ro} 320 wohnhaft, bearbeitet, und hergestellt worden, auch gedachte Maschine nach vorheriger Bestellung bey demselben mehrfältig zu haben sey, solches wird einem geehrten Publikum hiemit bekannt gemacht.*"[1210]

Einen Monat später, am 12. September 1783, kam es zu einer Anfrage der Kurfürstl. Landes-Regierung an das Vicedomamt Mainz, von wem und zu welchem Preis die Tabaksrauchklistiergeräte verfertigt werden konnten.[1211] Unter dieser Anfrage war folgende Antwort festgehalten: „*Ein Klistir kostet 9 fl bei dem Dreher Alexander wohnhaft bei Bros Schauer wo auch ein Vorrath zu haben*".

Die Funktionsweise einer „Gaubius'schen Tabakrauch-Klistiermaschine" beschrieb der Wiener Mediziner Joseph Bernt 1818 rückblickend folgendermaßen: „*Ehedem bediente man sich der Gaubischen Tabakrauch-Klistiermaschine, wobey ein Pfeifenkopf mit glimmendem Tabak an den Luftfang* [Ventil] *eines Blasebalgs angeschraubt, und mittelst dessen durch eine Röhre der Rauch in den dicken Darm geblasen wurde* [...]."[1212] Dieser Typ eines Tabakrauchklistiers besaß den Nachteil, dass der Rauch durch den Blasebalg geleitet werden musste, welcher dadurch kurzfristig nicht zu einer Insufflation von Luft in Mund oder Nase verwendet werden konnte. Ein späterer Typ des Tabakrauchklistiers verwendete einen kontinuierlich blasenden Balg mit an der Spitze aufgesetzter Rauchbüchse.

Auch in den übrigen Gebieten des Kurfürstentums kam es im Jahr 1783 zur Anschaffung von Rettungsgerätschaften, wie eine große Anzahl von Amtsberichten aus anderen Verwaltungsbezirken, wie dem Vicedomamt Aschaffenburg und dem Oberamt Orb und Lohr belegen.[1213] So wurde in einer Anweisung der Mainzer Regierung an das Vicedomamt Aschaffenburg vom 4. Oktober 1783 der Kauf dieser Geräte bei Alexander zum Preis von 9 fl. befohlen.[1214] Aus den Jahren 1784 und 1785 gibt es mehrere Aktenvorgänge, die die Lieferung von angeblich fehlerhaften Rauchklistiermaschinen durch Alexander betreffen. Darin wurde schließlich das

1209 StA Mz 27/370.
1210 Stadtmainzisches Wochenblatt, Nr. LXV, 16.8.1783.
1211 Vgl. StA Mz 27/374.
1212 Bernt 1818, S. 67.
1213 Vgl. STA Wü MPA 81/1417, fol. 132ff.
1214 Vgl. STA Wü Aschaffenburger Archivreste 22/LIV/3.

Vicedomamt Aschaffenburg angewiesen, Alexander die vorenthaltene Zahlung für diese Maschinen zukommen zu lassen.[1215]

Die Rettungskästen waren zum Teil in den Jahren 1804 und 1805 noch vorhanden, wenn auch unvollständig oder in miserablem Zustand. Einige enthielten auch noch das Tabaksrauchklistiergerät, in den Berichten beschrieben als Blasebalg mit Beatmungsröhre und Klistieraufsatz. Dies ist einer Anfrage an die einzelnen Ämter im Fürstentum Aschaffenburg aus den obigen Jahren zu entnehmen.[1216]

8.2.6 Anschaffung von Rettungsbooten in der Stadt Mainz

Am 6. August 1785 ertrank in Mainz ein Junge, der Sohn des Kutschers des Grafen von Stadion,[1217] im Rhein. Obwohl das Rheinufer zum Zeitpunkt des Unfalls sehr belebt war und viele Passanten den im Wasser schreienden und gegen das Ertrinken kämpfenden Jungen beobachteten, wurde er nicht gerettet. In dem Bericht über den Unglücksfall wird das Problem der Bequemlichkeit und Ignoranz der Menge ebenso angesprochen wie das Fehlen eines geeigneten Rettungsbootes.[1218] Im Zusammenhang mit dem Polizeibericht erging ein Vorschlag an die kurfürstliche Landesregierung, die ungenutzten Boote der Rheinmühlen sollten nicht angekettet, sondern nur angebunden werden. Am 6. September 1785 reagierte die Landesregierung mit der Anschaffung von drei Nachen zur Rettung Ertrunkener, die am Zoll, an der Rheinbrücke und im Gartenfeld deponiert wurden.[1219] Erstaunlich ist die schnelle Reaktion der Landesregierung auf gerade diesen Ertrinkungsfall. Möglicherweise ist sie durch die Stellung des Vaters des ertrunkenen Kindes als Bediensteter eines hohen Repräsentanten des Kurstaates zu erklären.

8.2.7 Mängel des Rettungsverfahrens und Visitationen der Mainzer Rettungskästen

Ein halbes Jahr später, am 21. Januar 1786, ertrank erneut ein Junge im Rhein. Es handelte sich um einen Schiffersjungen, der beim Schlittschuhlaufen plötzlich im Eis eingebrochen und unter die Eisdecke geraten war. Erstaunlicherweise wurde der Bericht von diesem Unglücksfall noch am gleichen Tag an den Kurfürsten weitergeleitet, zu einem Zeitpunkt, an dem der Junge noch nicht wieder gefunden war: „[...] *sollte derselbe noch in zeiten gefunden werden, so werden demnächst sogleich jene höchster Verordnung gemäße Vorsichts Mittel an selbem vorgesehet und an-*

1215 Vgl. STA Wü MPA 81/1417, fol. 148ff.

1216 Vgl. STA Wü MPA 81/1417, fol. 327ff.

1217 Vermutl. Friedrich Lothar Joseph, Graf von Stadion (* 1761, † 1811 in Chodenschloß), kurfl. Hof- und Regierungsrat.

1218 Vgl. StA Mz 27/374.

1219 Vgl. StA Mz 27/374.

gewendet werden.“[1220] Wie es scheint, wurde der Junge später gefunden, die Wiederbelebungsmaßnahmen führten jedoch nicht zum Erfolg.

Dieser Unglücksfall war offensichtlich der Anlass, sich von Seiten der Regierung über das Rettungsverfahren und über die Durchführung von Rettungsmaßnahmen erneut Gedanken zu machen. In einem nachfolgenden Bericht und Regierungsprotokoll vom 14. Februar 1786 wird das Problem der unzureichenden Instruktion der Helfer angesprochen. Man stellte daher die Forderung, sich erneut mit der medizinischen Fakultät und mit der Erfurter Regierung darüber auszutauschen, „[...] *was dieselbe dabei noch für anstalten, und Instruktionen gemacht, und was für Gebrechen und Mangel in der Execution zeithero bemerket habe.*“[1221]

Daraufhin referierte Kalkhoffen am 4. März erneut vor dem Hofrat und erinnerte daran, dass bereits vor der Fertigstellung der Verordnung mit der Fakultät sowie mit der Erfurter und Eichsfelder Regierung über dieses Thema gesprochen wurde. Schließlich habe man der Verordnung eine besondere Polizeiverordnung beigefügt, die eine genaue Anleitung beinhalte. Kalkhoffen äußerte die Meinung, die misslungene Rettung sei entweder auf das zu späte Auffinden des Jungen oder aber auf eine fehlerhafte Anwendung der Vorschrift zurückzuführen. Er erwarte jedoch in Bezug auf die nächste Vorgehensweise weitere Befehle.[1222] Am 8. März erging ein kurfürstlicher Befehl, die angesprochenen Informationen einzuholen. Im Entwurf beider Anfragen vom 27. März ging es dann auch tatsächlich um Vorschläge zur Verbesserung der schon bestehenden Instruktionen bzw. um die Erfahrungen, die man in Erfurt in den vergangenen Jahren gemacht hatte.

Die undatierte Antwort der medizinischen Fakultät, unterzeichnet mit „*Decanus, Professores Facultatis Medicae*“, enthält nur unwesentliche Veränderungen zu den Rettungsvorschriften. So wurde an einer Stelle ein Aderlass eingefügt, an einer anderen sollten die „*gelind reitzend, und geistige Arzneyen den heftigeren*“ vorgezogen werden, nach dem Aderlass sollte noch ein Blasenpflaster aufgelegt werden, und schließlich sei das bei der Wiederbelebung der Erfrorenen empfohlene Pulver wegzulassen wegen seiner Unwirksamkeit.[1223] Soweit die Empfehlungen der medizinischen Fakultät!

Eine Antwort aus Erfurt findet sich nicht in den Akten. Das letzte in Würzburg vorhandene Aktenstück ist eine etwas schwierig zu interpretierende Aktennotiz. Sie ist unterzeichnet von einem Herrn v. Strauch und mit dem Vermerk den „*Hrn. Hofrat Kalkhoffen betreffend*“, gekennzeichnet. Es geht um das schon vor Jahren erstellte Gutachten der Erfurter, die jetzt behaupteten, sie hätten noch keine Entscheidung des Kurfürsten hierüber erhalten. Strauch erbittet schleunige Nachricht und fragt gleichzeitig, welche Belohnung ausgesetzt wurde.[1224] Dieser Vorgang deutet

1220 STA Wü MPA 81/1417, fol. 266.
1221 STA Wü MPA 81/1417, fol. 85.
1222 Vgl. STA Wü MPA 81/1417, Elenchus 21.
1223 Vgl. STA Wü MPA 81/1417, fol. 106.
1224 Vgl. STA Wü MPA 81/1417, fol. 104.

auf Unsicherheiten in der Handhabung der Verordnung von 1783, die möglicherweise gar nicht an die Erfurter Regierung weitergeleitet oder dort nicht zur Kenntnis genommen worden war. Auf die vorangegangene Überprüfung der praktischen Vorgehensweise reagierte man in Erfurt wahrscheinlich mit der Aussage, man wisse nichts über die empfohlenen Hilfsmittel und habe auch keinerlei Informationen bezüglich der ausgesetzten Belohnung bei der Rettung oder Wiederbelebung eines Ertrunkenen. Zur weiteren Entwicklung lässt sich aufgrund der Quellenlage keine Aussage mehr machen.

Eine andere Form der Kontrolle geschah mit der Überprüfung der Rettungskästen. Der erste erhaltene Bericht über eine Visitation der Mainzer Rettungskästen, die nach der Verordnung im vierteljährlichen Turnus zu erfolgen hatte, stammt vom 16. März 1788.[1225] Diese Visitation wurde zwei Tage zuvor von dem Stadtrat Johann Michael Dahl[1226] durchgeführt und betraf die an den Stadttorwachen stehenden Kästen. Wie dem Bericht zu entnehmen ist, handelte es sich um drei Kästen, die am Bockstor (Nähe Holzturm), am Eisentor (Eisenturm) und am Raimunditor (neben dem kurfürstlichen Schloss) deponiert waren. Der Kasten am Bockstor erwies sich als vollständig, bei den zwei anderen Kästen waren einige Essenzen nicht mehr brauchbar, bzw. es fehlten sogar Teile daraus: „*Im zweiten Kasten aber am eisen Thor fehlet ein Kläsgen Salmiack Geist, und ein Kläsgen Lavendel Geist welche beide Spiritus gantz eingetrocknet sind.*“

Am dritten Kasten waren die Siegel aufgebrochen und einige Sachen entnommen, so ein Bettuch, eine Elle Flanell, ein zinnerner Löffel und eine Aderlassbinde. Außerdem war auch hier ein Gläschen mit Hirschhorngeist eingetrocknet. Dahl berechnete die Kosten zur Neuanschaffung der fehlenden Teile auf 2 fl. 8 kr.

Am 6. April 1788 erging eine Anordnung der Regierung an das Vicedomamt Mainz in der Stadt. Demnach wurde der am Raimunditor diensthabende Korporal zum Ersatz der fehlenden Teile verpflichtet. Offenbar war die vierteljährlich angeordnete Überprüfung der Kästen die Aufgabe des jeweils diensthabenden Wachsoldaten. Diese Überprüfung war jedoch offensichtlich seit 1½ Jahren nicht mehr durchgeführt worden.

Die nächste Visitation erfolgte bereits am 30. Juni 1788 wiederum durch Stadtrat Dahl. Dieser überprüfte alle Kästen ordnungsgemäß, befand sie als vollständig und erneuerte sofort die Siegel. Der Bericht hierzu datiert vom 5. Juli 1788.

Der letzte erhaltene Visitationsbericht der kurfürstlichen Zeit datiert vom 14. Februar 1789.[1227] Danach wurden am 9. und 10. Februar durch Stadtrat Dahl die Kästen an den Rheintorwachen visitiert. Nachdem verschiedene Inhaltsteile wieder

---

1225 Vgl. StA Mz 27/374.

1226 Johann Michael Dahl wird im Kurmainzischen Hof- und Staats-Kalender von 1785 bis 1797 als Mitglied des Mainzer Stadtrats aufgeführt. Dahl fungierte als Vorgesetzter diverser Innungen und führte die Aufsicht über den Stadtburgbann „und die dahin gehörigen gemeinschaftlichen Distrikte“.

1227 Vgl. StA Mz 27/374.

angeschafft und ergänzt wurden, befanden sich alle Kästen wieder in gutem Zustand.

8.2.8 Einige im Detail beschriebene Wiederbelebungsfälle

Im Stadtarchiv Mainz und im Bayerischen Staatsarchiv Würzburg sind Berichte von Unglücksfällen, in erster Linie von Ertrinkensfällen, vorhanden, in denen sich auch einige ausführliche Beschreibungen von Wiederbelebungsversuchen finden. Im Folgenden werden die Maßnahmen bei einigen dieser Fälle detaillierter geschildert. Der erste ausführlich dokumentierte Fall ereignete sich einige Jahre vor dem Erlass der Verordnung.

8.2.8.1 Ein Ertrinkensfall im Jahr 1778

Am 13. Juni 1778 kam es zu einem Unglücksfall auf der Kasteler Rheinseite. Zwei Knaben im Alter von 4 und 14 Jahren hatten sich beim abendlichen Viehtränken gegen 19.30 Uhr mit ihrem Ochsenkarren zu weit in den Fluss gewagt und waren aus dem Wagen gespült worden. Der ältere Knabe ertrank, da ein Boot zur Rettung nicht schnell genug herbeigeschafft werden konnte. Der jüngere Knabe wurde ohne Lebenszeichen an Land gezogen. Einige Hof- und Regierungsräte befanden sich zum Zeitpunkt des Unglücks auf der Rheinbrücke. Als sie von dem Unfall hörten, eilten sie zu Hilfe und gaben Anweisungen, wie das Kind zu behandeln sei, um es zu retten. Durch mehrere „*städtische und Land Medicos und Chirurgos*“ wurde das Kind nach der „*in Frankreich üblichen und durch die Zeitung bekannt gemachten Arth*“ behandelt, jedoch ohne Erfolg.[1228] Die Einzelheiten dieser Behandlung sind in dem am folgenden Tag verfassten Bericht an das kurfürstl. Vicedomamt Mainz außer der Stadt (zu dem das rechtsrheinisch gelegene Kastel damals gehörte) im Wortlaut wiedergegeben: „*Es wurde sonach bey getroffener Vorkehr das Kind mit warmer Asch unt Tüchern gerieben, und warm erhalten und ihm zugleich Klystire von Taback beygebracht. Nach einer solchen steten Behandlung von etwa zwei Stunden, kam H. Doctor Burkert*[1229] *von Mainz, welcher statt der Tabacks Klistier anordnete, daß schicklicher der Tabacks Rauch von einem rauchenden Mann dem Kind stets zum Mund hinein geblasen werde. H. Doctor Strack*[1230] *schickte noch einen sicheren Lebens Geist dazu, von welchem abwechselnd einige Tropfen mit einem Löffel einzugeben, und einige unter die Naß zu streichen wären. Endlich fanden sich Chirurgus Wernich und Schmitt von Mainz noch ein, die am Hals zur*

1228 Vgl. STA Wü MPA 81/1417, fol. 110ff. Siehe auch Fall 108.

1229 Vermutlich identisch mit dem Mainzer Stadtphysicus Dr. Johann Stephan Valentin Burckard od. Burkard (* 1757 in Mainz, † 1812 in Mainz), der auch stellvertretender Physikus des Domkapitels war. Vgl. Terhalle, 1965, S. 63f. und 66f.

1230 Dr. Karl Strack, kurfl. Hofgerichtsrat und Professor an der medizinischen Fakultät der Universität Mainz. Vgl. Terhalle, 1965, S. 52.

Ader ließen, aus welcher einiges Bluth noch schweiste [= ausfloss]. *Nach 10 Uhr kehrten samtliche zurück mit der gegebenen Weisung, daß mit vorberührtem Reiben und warm halten und Tabacks Rauch einblasen bis 1 Uhr in der Nacht angehalten werden könte, welches durch den hiezu angestellten Chirurgus Kauffmann mit seinem Gesellen und den Nachbars Leüten geschahe und bey der letzt erwähnten Anwendung des Taback Rauch Einblasens, ein junger Bürger Nahmens Friedrich Herrmann sich ohnermüdet gebrauchen ließe. Nach 1 Uhr also, soo sich einiges Lebens zeigen noch nicht verspühren ließe, wurde mit den operationen nachgelassen, und jedoch das Kind warm zugedeckt gelassen, bis diesen Morgen früh 6 Uhr.*“[1231]

Vom 15. Juni 1778 ist der Protokollauszug des Hofrats zu dem beschriebenen Fall erhalten. Der Inhalt dieses Schreibens ist unter Punkt 8.2.1 ausführlich beschrieben. Der kurfl. Hofrats- und Regierungs-Präsident Freiherr von Frankenstein wies in einem Schreiben vom 17. Juli daraufhin persönlich den Vicedom des Vicedomamts Mainz außer der Stadt, Carl Adolph Freiherr von Ritter, an, den beiden Helfern, dem Bürger Friedrich Herrmann und der ungenannten Frau, eine Belohnung von jeweils 2 fl. „*aus dasiger gemeinen Cassa*“ auszuzahlen.[1232]

8.2.8.2 Ein Ertrinkensfall im Jahr 1782

Am 4. November 1782, also ebenfalls noch vor Einführung der Verordnung, fiel ein achtjähriges Kind aus Mombach von der Mainzer Rheinbrücke und wurde leblos aus dem Wasser gezogen. Dem hinzugeholten Vogteiamtschirurg von Kastel, Rudolph Lamotte,[1233] gelang die Wiederbelebung des Kindes jedoch nicht: „*Habe derowegen alle Hilffsmittell angewendet den ertrunkenen widerum zum leben zu bringen, es waren aber alle verwendete Mühe vergebens.*“[1234] Derselbe Unglücksfall mit Bericht vom 8. November 1782 ist auch in den Mainzer Akten zu finden, hier jedoch ohne Angabe von Details.[1235]

8.2.8.3 Wiederbelebung eines ertrunkenen Floßknechtes im Jahr 1785

Am 14. Juni 1785 erging eine Anweisung der kurfl. Landes-Regierung an das Vicedomamt Mainz, dem Chirurgus Lamotte eine Belohnung in Höhe von 3 Dukaten aus dem kurfürstlichen Aerarium für die geleistete Wiederbelebung an einem zu Kastel ins Wasser gefallenen Flößer zu bezahlen. Gleichzeitig erging die Anweisung, diesen Fall unter Bezugnahme auf die Verordnung von 1783 in der „*hiesigen Zeitung*“ bekannt zu machen. Fast genau einen Monat später erfolgte dann in der

1231 STA Wü MPA 81/1417, fol. 113f.

1232 Vgl. StA Mz 27/374.

1233 Rudolph Lamotte wird im Kurmainzischen Hof- und Staats-Kalender von 1787 bis 1797 als Amtsvogteichirurg der Amtsvogtei Kastel aufgeführt.

1234 Vgl. STA Wü MPA 81/1417, fol. 120ff.

1235 Vgl. StA Mz 27/374.

„Privilegierten Mainzer Zeitung“ vom 13. Juli 1785 die Veröffentlichung des Falles mit folgendem Wortlaut:

„Mainz vom 12ten Julii. Vor einigen Wochen hatte ein Floßknecht, aus dem Fuldaischen gebürtig, so in Diensten bey dem Floßherren von Stockum stehet, das Unglück, unterhalb Kastell von dem Floß in den Rhein zu stürzen, und kam sogleich wegen damaligen starken Trieb des hohen Wasser unter die übrige allda haltende Flöße. Nach unermüdetem Suchen wurde er endlich nach einer starken Viertelstunde aus dem Wasser gezogen, aber ganz erstarrt und ohne die mindeste Lebenszeichen wieder auf das Trockene gebracht. Der Prinzipal desselben ließ unverweilt den kasteller Chirurgum Lamotte rufen, welcher auch sogleich auf den Platz zueilte, und die allda zur Rettung der Ertrunkenen aufbewahrte Taback-Klistirmaschine nebst übrigen Zugehörungen mit sich nahme. Den Ertrunkenen fande er, wie schon gemeldet, ganz todt, nahm aber (nachdem dieser ausgekleidet, abgetrocknet und zugedeckt worden) die durch hohe Landesfürstl. Verordnung vorgeschriebene Operation vor, und brachte denselben nach anderthalbstündiger Manipulation, mittelst Applicierung der Tabacks-Klistier, einer Aderlaß, starken Frottieren u.d.gl. wieder vollkommen zum Leben; dieser Flößer ist nunmehr völlig hergestellt, und kann seine Dienste wie vorhin wieder versehen.“[1236] In der zweiten in Frage kommenden Zeitung, dem „Mainzer Intelligenzblatt“, ist im Jahrgang 1785 keine entsprechende Bekanntmachung zu finden. Dieser Vorgang ist auch in den Mainzer Polizeiakten in Würzburg enthalten, wobei der dort vorliegende Amtsbericht im Inhalt und auch weitgehend im Wortlaut mit dem Zeitungsbericht übereinstimmt. Dort findet sich auch der Bericht von Lamotte.[1237]

8.2.8.4 Wiederbelebung eines ertrunkenen Jungen im Jahr 1785

Ein weiterer, gut dokumentierter Wiederbelebungsfall trug sich am 21. September 1785 in Rüdesheim zu. Ein vierjähriger Junge wurde leblos aus dem Rhein gezogen und von dem Amtschirurgen J. M. Willmann wiederbelebt. In dem Bericht Willmanns vom folgenden Tag wird der Vorgang folgendermaßen beschrieben:

„Auf Befehl Eines Hoch Lobl. Amts, habe ich unterthänigst ein Berichten sollen, das d. 21^t S.beris a.c. frühe circa 8 uhr, dem Hanes Sinßig von hier, ein Knab von 4½ jahr alt in den rhein gefallen, durch das Lermen bin ich so gleich hin zu geeilet, bis das Kindt geretet worden, der Schreiner Meister Entlich, hat das selbe aus dem Waßer gezogen, dasselbe gegen die Verordnung auf den Kopf gestelt, durch zu rufen von mir, daß das Kind sterben müsse, als dan hat er es auf die arm genohmen, aber ohne alle Lebens Zeichen, gantz schwarz blau in dem Gesicht, wie der lebloße Körper an das Lant gebracht worden, so habe ich das Kind dem Vatter auf die arm gelegt nach der Verordnung, ohne Lebens zu verspihren, nach Hauß auf das Bett getragen, ich habe es geholfen auskleidten, abzutrocknen, durch das

1236 Privilegierte Mainzer Zeitung, Nr. LXXXIII, 13.7.1785. Siehe auch Fall 153.

1237 Vgl. STA Wü MPA 81/1417, fol. 225ff.

frotieren, und under Haltung des Salmiac geistes, kame der Krancke wider zu athem, wie dises erfolgt, habe ich dem selben ein Clistier applicíert, worauf ein vomitum erfolget, als dan haben wir den Krancken in eine wollene Kleid ein geschlagen, um in zu erwärmen, wie dißes für über warm, so habe ich ein gran Tarterus Emeticus in waßer solviert mit wein vermischt, nach und nach gegeben, bis das anoch zu rück geweßene waßer, gänzlich außgebrochen geweßen, alsdan habe ich verortnet, einige Löffel voll Leüchte wein Supe zu geben, wornach Patient in ein Leüchten schlaf verfallen, und wider zur natürliche wärme gelanget, des andern Tag, ist der Knab ohne verspihrung eines Leidens widerum auf die gaß gelaufen, welches ich pflichtmäßig Atestieren soll!"[1238]

Die Belohnung von 3 Dukaten aus dem kurfürstlichen Aerarium für die erfolgreiche Wiederbelebung wurde dem Chirurgen Willmann bewilligt.[1239]

8.2.8.5 Nachricht über einen nicht datierbaren Wiederbelebungsfall

In dem Frankfurter „*Journal von und für Deutschland*" wurde 1788 über die Rettung und Wiederbelebung eines jüdischen Jungen in Mainz durch den Frankfurter Kaufmann Willemer berichtet. Dieser Fall ließ sich jedoch bislang in den Mainzer Polizeiakten nicht nachweisen. Die Episode sei im Wortlaut wiedergegeben:

„*Charakteristischer Zug. Herr Willemer, ein Kaufmann aus Frankfurt am Mayn, ging neulich auf der Rheinbrücke zu Mainz spazieren, als er auf einmahl ein lautes Geschrey um Hülfe hörte. Er ging drauf los und fand einen Judenbuben, welcher darüber jammerte, daß sich sein Bruder, der mit seinem Vater Händel gehabt hatte, ins Wasser gestürzt hätte. Willemer ermunterte also durch Versprechungen die Schiffleute, den Menschen zu retten. Man zog ihn für tod aus dem Rhein und wollte ihn am Ufer liegen lassen oder auf den Kopf stellen. Willemers Zuspruch mußte beydes verhindern und das Volk bewegen, ihn seinen Eltern nach Haus zu bringen, wohin denn Willemer mitging und den Erstarrten nicht eher verließ, bis er durch Wärmen und Reiben wieder war zum Leben gebracht worden. Die Schiffleute bezeigten keine Lust, umsonst dem Rhein einen Juden zu entreißen. Die Policey zu Mainz ließ sich nach dem Retter des Judenknaben genauer erkundigen, und ihm über diese Handlung ein Danksagungscompliment in seinem Gasthof sagen. Eine sehr lobenswürdige Aufmerksamkeit, welche man an manchem anderen Orte vielleicht nicht gehabt hätte.*"[1240]

1238 STA Wü MPA 81/1417, fol. 243. Siehe auch Fall 154.

1239 Vgl. STA Wü MPA 81/1417, fol. 240f.

1240 Anonym: Charakteristischer Zug. In: Freiherr von Bibra (Hg.): Journal von und für Deutschland 2 (1788), S. 163. Siehe auch Fall 166. Ein möglicher Grund für die Veröffentlichung des Falles in diesem Journal mag darin liegen, dass der damalige Mainzer Vicedom Philipp Anton Freiherr von Bibra mit dem Herausgeber Sigmund Freiherr von Bibra verwandt war. Bei dem Frankfurter Kaufmann Willemer handelte es sich möglicherweise um den aus der Goethe-Biographie bekannten Bankier Johann Jakob (von) Wille-

8.2.8.6 Wiederbelebung einer ertrunkenen Frau im Jahr 1789

Die letzte ausführlich dokumentierte Wiederbelebung in kurfürstlicher Zeit ereignete sich am 11. Mai 1789 in Weisenau. Eine 60jährige Witwe namens Francisca Schwab hatte sich gegen 8 Uhr in suizidaler Absicht in den Rhein gestürzt. Ein Weisenauer Schuster namens Johann Edmund Dörfer konnte sie jedoch sehr schnell wieder an Land bringen. „*Durch die schleunige Hülfe des Schusters Johann Edmund Dörfer von Weisenau wurde dieselbe sogleich wieder ans Land gebracht der alsdann durch fleißiges Schittlen es dahin gebracht, daß er Merkmale einiges Lebens an derselben verspüret. Durch den herbei gerufenen Amts Chirurgus Stumm*[1241] *von Laubenheim wurde dieselbe Person nach der hohen Ordination vom Jahr 83 behandelt und dadurch auf eine sehr glückliche Art wieder zum Leben gebracht.*“[1242]

In diesem Bericht des Vizedomamts außer der Stadt an die Landesregierung wird außerdem die Frage gestellt, ob die zugesicherte Wiederbelebungsprämie von 3 Ducaten an den Ersthelfer Dörfer ausgezahlt werden solle. Gleichfalls werden die weiteren Kosten für die Leistung des Chirurgen Stumm und die Unterbringung der Frau auf 5 fl. 6 kr. beziffert. Ich vermute, dass die gesamten Kosten über das Vizedomamt ausgezahlt wurden, zumal darauf hingewiesen wird, dass die Witwe sehr arm sei. Hier sei noch kurz das weitere Schicksal dieser Frau geschildert: „*Die Person wollte aus Überdruß des Lebens und Hypochondrie, selbst Mord verüben, ist arm und deswegen einstweilen in das Zuchthaus gebracht worden, damit sie daselbst von dem Arzt verpfleget und* [...] *Hypochondrie geheilet werde* [...] *wo als dann dieselbe, wenn Gefahr des Selbstmordes vorüber ist, als eine* [...] *Wittib in das Armenhaus gebracht werden kann.*“

Der Amtschirurg Stumm schreibt in seinem Bericht von einer Engbrüstigkeit und einer Verhärtung am Unterleib links. Die von ihm durchgeführten Maßnahmen sind außer dem Aderlass nicht näher beschrieben.[1243]

8.2.9 Zusammenfassung und Auswertung der dokumentierten Unglücksfälle durch Ertrinken

Im Zeitraum zwischen 1760 und 1794 sind in den Mainz betreffenden Archivquellen 48 Fälle verzeichnet, in denen ein oder mehrere Menschen gleichzeitig im Wasser verunglückten. Insgesamt handelte es sich um 64 Verunglückte. Von diesen sind 46 Personen im Wasser ertrunken. Das sind zum einen Personen, die unmittel-

---

mer (1760-1838), dessen dritte Ehefrau Marianne (1784-1860) Goethes „Suleika“ im West-östlichen Divan war.

1241 Heinrich Stumm wird im Kurmainzischen Hof- und Staats-Kalender von 1787 bis 1792 als Amtsvogteichirurg der Amtsvogtei Weisenau aufgeführt.

1242 STA Wü MPA 81/1417, fol. 279f.

1243 Vgl. STA Wü MPA 81/1417, fol. 289.

bar nach dem Unglücksfall nur tot geborgen werden konnten, zum anderen alle Verunglückten, die als „Wasserleiche" nach Tagen oder auch erst Wochen geborgen werden konnten, und schließlich solche, deren Unglücksfall zwar beobachtet oder vermutet wurde, die aber zumindest laut den Akten nicht mehr gefunden wurden.[1244] An diesen Personen wurden keine Wiederbelebungsversuche vorgenommen, da sie entweder zweifelsfrei tot waren (aufgrund des Körperzustands) oder aber der Tod durch einen zugezogenen Chirurgen bestätigt wurde. Bei manchen Leichen wurde eine Sektion angeordnet und durchgeführt, bei den meisten jedoch ist lediglich die Tatsache der Auffindung vermerkt.

Acht Personen wurden sofort und ohne notwendige Wiederbelebung aus dem Wasser gerettet.[1245] Zehn weitere Verunglückte wurden ohne Lebenszeichen, aber – soweit dies angegeben ist – relativ schnell aus dem Wasser gezogen. Bei diesen „Ertrunkenen" wurden Wiederbelebungsmaßnahmen durchgeführt.[1246] Die Maßnahmen lagen in allen Fällen mit einer Ausnahme in den Händen der ansässigen Chirurgen oder nicht näher bezeichneten „Medici". Bei fünf dieser Verunglückten waren die Wiederbelebungsmaßnahmen ohne Erfolg (1778, Kastel, *„mehrere städtische und lands Medicos und Chirurgos"*; 1782, Mainz, Chirurg Lamotte; 1785, Bingen, *„Medicis"*; 1790, Kastel, Chirurg Lamotte; 1792, Weisenau, Chirurg). Die durchgeführten Maßnahmen wurden meist als die *„üblichen oder nötigen Hilfsmittel"* zur Wiederbelebung Ertrunkener beschrieben, wobei nähere Angaben zur Vorgehensweise der Ersthelfer nicht gemacht wurden. Solche spärlichen Angaben finden sich sowohl in den Polizeiprotokollen als auch in einem Fall in dem Bericht des Chirurgen Lamotte (1782). In einem anderen Fall aus dem Jahr 1778 wird die Vorgehensweise beschrieben als nach der *„in Frankreich üblichen und durch die Zeitung bekannt gemachten Arth"*[1247]. Außerdem wird hier eine Angabe gemacht, die über die Dauer der angestellten Versuche Aufschluss gibt. Der Knabe wurde vermutlich gegen 8 Uhr abends aus dem Wasser gezogen, bis nachts 1 Uhr von mehreren Ärzten und Chirurgen behandelt und danach noch in einem wärmenden Bett belassen. Selbst wenn man nicht annimmt, dass die Behandlung sofort einsetzte, so handelte es sich doch immerhin um eine Dauer von etwa fünf Stunden, während der die Wiederbelebung versucht wurde. Die angewandten Maßnahmen waren: Wärmen, Reiben mit Tüchern und warmer Asche, Einblasen von Tabaksrauch in den After und in den Mund, Einflößen von *„Lebens Geist"*, Aderlass.

Schließlich kam es bei gleichfalls 5 Personen zur Wiederbelebung durch die erfolgreich angewandten Methoden von 1783. Allein zwei der gelungenen Rettungen wurden von dem Kasteler Amts-chirurgen Lamotte durchgeführt, wobei allerdings nur ein Rettungsfall, vom 14.6.1785, ausführlich dokumentiert ist. Es heißt hier,

1244 Vgl. unten Tabelle 23: Unglücksfälle in Kurmainz zwischen 1760 und 1794, „Ertrunkene" Kategorie 3.

1245 Vgl. Tab. 23: „Ertrunkene" Kategorie 1.

1246 Vgl. Tab. 23: „Ertrunkene" Kategorie 2a, erfolgreich und Kategorie 2b, erfolglos.

1247 Vgl. Fallbeschreibung 8.2.8.1.

dass der Flößer „[...] *nach anderthalbstündiger Manipulation, mittelst Applicierung der Tabacks-Klistier, einer Aderlaß, starken Frottieren u.d.gl. wieder vollkommen zum Leben* [...]“[1248] gebracht wurde. Die zweite Wiederbelebung, ebenfalls aus dem Jahr 1785, wurde durch den Amtswundarzt Willmann durchgeführt. Ihm gelang es, „[...] *durch das frotieren, und under Haltung des Salmiac geistes* [...]“[1249] das Kind wiederzubeleben. In diesem Fall ist auch die Zeit nach der Wiederkehr der Atmung gut dokumentiert: Applikation eines Klistiers zur Darmentleerung, Erwärmung des Kindes, Gabe von Brechweinstein, leichter Wein. Interessanterweise wird hier auch die volkstümliche Erstmaßnahme des Retters, nämlich das Auf-den-Kopf-stellen des Ertrunkenen, erwähnt und als falsche Methode bezeichnet. Beim dritten Wiederbelebungsfall von vermutlich 1788 oder 1787 trat ein Frankfurter Kaufmann namens Willemer als treibende Kraft auf und veranlasste die Rettung eines jüdischen Knaben. Nachdem dieser ins Haus der Eltern gebracht war, blieb der Kaufmann so lange, „[...] *bis er durch Wärmen und Reiben wieder war zum Leben gebracht worden* [...]“[1250]. Die Wiederbelebungszeit wird nicht angegeben. Bei dem vierten Wiederbelebungsfall aus dem Jahr 1789 wurde die aus dem Wasser gezogene leblose Frau durch kräftiges Schütteln wieder zum Leben gebracht. Die weitere Behandlung erfolgte nach den Vorschriften der Verordnung. Ausdrücklich wird lediglich der Aderlass erwähnt.[1251] Der fünfte Rettungsfall von 1791 ist leider, was die angewandten Maßnahmen betrifft, nicht so gut dokumentiert. Es wird hier lediglich berichtet, dass das Kind „[...] *mittelst Applikatur deren für die Ertrunkenen verordneten Mittlen* [...]“[1252] wiederbelebt wurde. Da der wiederbelebende Chirurg auch hier Lamotte war, könnte man vermuten, dass er ähnliche Mittel angewandt hat wie im Jahr 1785. Die Wiederbelebungszeit wird in diesem Fall nicht angegeben.

Im Anschluss an die Betrachtung der einzelnen Kategorien von Ertrunkenen bzw. Geretteten erscheint es notwendig, den Zusammenhang der Ertrinkensfälle mit der jeweiligen Reaktion der Mainzer Obrigkeit zusammenfassend darzustellen. Dabei ist die Zeit vor der Verordnung, also vor 1783, von der Zeit danach abzusetzen. Grundsätzlich kann man feststellen, dass auf alle Unglücksfälle ab 1778 eine direkte Reaktion der Regierung erfolgte, wenn sich der Fall in Mainz oder unmittelbarer Umgebung ereignete und eine erfolgreiche Rettung im Bereich des Möglichen lag. Diese Reaktionen zielen auf die Vorbereitung einer Verordnung hin und wurden bereits in Abschnitt 8.2.1 besprochen.

Nach dem Erlass der Verordnung kam es erneut zum direkten Eingreifen der Regierung. Im Einzelnen handelte es sich um folgende Reaktionen:

1248 Privilegierte Mainzer Zeitung, Nr. LXXXIII, 13.7.1785. Vgl. Fallbeschreibung 8.2.8.3.

1249 STA Wü MPA 81/1417, fol. 243. Vgl. Fallbeschreibung 8.2.8.4.

1250 Journal von und für Deutschland. (Hg. Freiherr von Bibra). 2. Stück. Frankfurt 1788, S. 163. Vgl. Fallbeschreibung 8.2.8.5.

1251 Vgl. Fallbeschreibung 8.2.8.6.

1252 StA Mz 27/374.

1. Aufklärung bzw. Warnung der Bevölkerung wegen der Gefahr des Erstickens durch Kohlenmonoxid (1785).
2. Untersuchung wegen evt. unterlassener Hilfeleistung (1785).
3. Anschaffung von Rettungsbooten (1785).
4. Erneute Anfrage wegen der anzuwendenden Mittel, Anfrage bei der medizinischen Fakultät (1786).
5. Untersuchung betreffend den genauen Hergang des Unglücks (1793, 1794).
6. Erteilung von Belohnungen für Rettungsversuche und gelungene Rettungen:
   - 1778 2 fl. an jeden der beiden Helfer
   - 1783 1 Dukaten für erste Hilfsmittel
   - 1785 3 Dukaten an Lamotte, gelungene Wiederbelebung
   - 1785 3 Dukaten an Willmann, gelungene Wiederbelebung
   - 1789 Anfrage wegen einer Belohnung: 3 Dukaten an Ersthelfer Dörfer
   - 1789 15 fl. für das sofortige Herausziehen, vom Sohn zu zahlen
   - 1791 Empfehlung einer Belohnung für den Ersthelfer

Festzuhalten bleibt, dass bei allen Ertrunkenen Wiederbelebungsmaßnahmen entsprechend der Verordnung durchgeführt wurden, wenn der Ertrunkene nur kurz im Wasser gelegen hatte. Bei denjenigen, die schon länger im Wasser waren, wird ausdrücklich darauf hingewiesen, dass Rettungsmittel nicht mehr anzuwenden waren, oder aber die Leiche ist eindeutig als „Wasserleiche" charakterisiert bzw. die Person ist schon länger vermisst. In solchen Fällen wurde z. T. eine Sektion vorgenommen.

Abschließend kann man sagen, dass der Ertrinkungstod im Rhein sicherlich kein seltenes Ereignis war. Hingegen kam es wesentlich seltener vor, dass ein Mensch sofort wieder herausgezogen werden konnte bzw. dass die Rettung so schnell erfolgte, dass Wiederbelebungsmaßnahmen erfolgreich angewandt werden konnten. Die aus den Polizeiberichten dafür ablesbaren Ursachen sind vielschichtig. Zunächst kam es sicher recht häufig zu einem unbemerkten Ertrinken. Dabei trat der Tod oftmals recht schnell ein, da der größte Teil der Bevölkerung nicht schwimmen konnte. Selbst Personen, die am Wasser arbeiteten, wie Fährleute oder Flößer, konnten in der Regel nicht schwimmen. Offensichtlich war auch das Ertrinken infolge eines Badeunfalls. In den oben beschriebenen Fällen kommt dies nur einmal vor. Vermutlich aus dem gleichen Grund ging selten ein Passant ins Wasser, um einen Ertrinkenden zu retten. Die einzige Möglichkeit, einen ins Wasser Gefallenen herauszuholen, bestand folglich im Staken oder Sticheln nach dem Untergegangenen mit langen Stangen. Boote waren offensichtlich nur an wenigen Stellen im Stadtbereich vorhanden. Die am Rhein liegenden Gemeinden besaßen nicht unbedingt ein Boot, und viele der vorhandenen Boote waren vermutlich angekettet.

In Zusammenhang mit dem von Passanten beobachteten Ertrinken wird auch ein bis heute vorhandenes Verhalten, die Gleichgültigkeit, Bequemlichkeit und die Ignoranz der „Schaulustigen" und „Gaffer" erwähnt. Das Ertrinken unter Alkoholeinfluss spielte sicher ebenfalls eine gewisse Rolle und wird in den Protokollen mehrfach angesprochen. Außerdem ertranken nicht selten Kinder, die beim Spielen oder durch Unachtsamkeit ins Wasser fielen. Zuletzt wurde auch wiederholt die suizidale Form des Ertrinkens beschrieben.

Wiederbelebungsversuche wurden in der Regel von den herbeigerufenen Amtschirurgen unternommen. Bei den angewandten Maßnahmen handelte es sich in erster Linie, soweit nachvollziehbar, um das Reiben und Erwärmen, außerdem das Setzen des Tabakrauchklistiers sowie um einen Aderlass. Zu einer Wiederbelebung durch Beatmung, sei es Mund zu Mund, sei es unter zu Hilfenahme eines Beatmungsgeräts, ist es hier nicht gekommen. Letzteres ist verständlich, da auch kein spezielles Beatmungsgerät im Mainzer Rettungskasten vorhanden war.

Tabelle 23: Unglücksfälle in Kurmainz zwischen 1760 und 1794

Jahr	**A**	**B**	**C**	**D**	**E**	**F**	**Sonstige**	**Wiederbeleber**
	Zahl		**Kat. 1**	**Kat. 2a**	**Kat. 2b**	**Kat. 3**	**Unglücksfälle**	
1760	1	1				1		
1778	2	1			1	1		Mehrere städtische und Land-Medici und Chirurgi
1779	6	2	3			3		
1780	1	1				1		
1782	1	1			1			Chirurg Lamotte
1783	2	2				2	1 Erhängter, vergeblich	Ersthelfer Johann Mette und 4 Chirurgen
1784	1	1				1	1 Erfrorene, vergeblich	Chirurg (Ebersheim)
1785	6	6		2	1	3	2 Erstickte ohne Maßnahmen	Chirurg Lamotte, „Binger Medici“ und der Chirurg Willmann
1786	2	2				2		
1787	2	2				2		
1788	2	2		1		1		Beteiligung des Frankfurter Kaufmanns Willemer
1789	7	7	1	1		5		Chirurg Stumm
1790	4	4			1	3		Chirurg Lamotte
1791	10	10	2	1		7		Chirurg Lamotte
1792	4	4			1	3		Chirurg (Weisenau)
1793	11	1	1			10		
1794	2	1	1			1		
Summe	**64**	**48**	**8**	**5**	**5**	**46**		

A: Zahl der verunglückten Personen. B: Zahl der Unglücksfälle. C: Kaegorie 1: Ins Wasser gefallene Personen, die sofort gerettet wurden, ohne Wiederbelebungsmaßnahmen D: Kat. 2a: Ertrunkene Personen, die erfolgreich wiederbelebt wurden. E: Kat. 2b: Ertrunkene Personen, die trotz Wiederbelebungsmaßnahmen nicht wiederbelebt werden konnten. F: Kat. 3: Ertrunkene, an denen keine Wiederbelebungsmaßnahmen durchgeführt wurden, darunter auch alle Wasserleichen sowie wahrscheinlich ertrunkene und nicht geborgene Personen

8.3 Französische Zeit

8.3.1 Instandsetzungsarbeiten an dem Rettungskasten im Jahr 1800

Ende 1797 kam Mainz mit dem linksrheinischen Teil des ehemaligen Kurstaates an Frankreich. Aschaffenburg, schon seit der Zeit der Mainzer Republik der bevorzugte Aufenthaltsort des Kurfürsten, wurde nun endgültig zur Residenzstadt, von welcher aus der Kurfürst bis zu seinem Tode im Jahr 1802 ein stark reduziertes Kurfürstentum regierte. Das nunmehr französische Mainz war einem Regierungskommissar unterstellt und wurde seit der Einteilung der ehemals deutschen Gebiete in Départements (1798) Hauptsitz des Départements Mont-Tonnerre (Donnersberg).[1253]

Berichte von Wiederbelebungsversuchen aus dieser Zeit sind kaum erhalten. Allerdings gibt es einige Hinweise auf staatliche Maßnahmen, welche die Verbesserung des Rettungswesens bzw. die Neueinrichtung einer Rettungsanstalt intendierten. Im September 1799 leitete die französische Kommunalverwaltung erste Schritte ein, um die schon vorhandene Verordnung aus kurfürstlicher Zeit zu überarbeiten und zu aktualisieren, was letztlich die medizinische Fakultät leisten sollte. Gleichzeitig wollte man den finanziellen Grundstock zur Etablierung einer Rettungsanstalt durch Ausschreibung einer Subskription legen. Bis zum 30. August 1800 hatte diese Sammlung offensichtlich so viel Geld eingebracht, dass man in der Lage war, einen alten, noch aus kurfürstlicher Zeit existierenden Rettungskasten wieder instandzusetzen. Rechnungsbelege von Mainzer Handwerkern aus dem Jahr 8 (= 1800) für Reparatur- und Instandsetzungsarbeiten[1254] nennen als Auftraggeber den seit 1799 in der Mairie der Stadt Mainz angestellten „*Chef de Bureau*" Heinrich Brühl.[1255]

1253 Vgl. K. G. Bockenheimer: Geschichte der Stadt Mainz während der zweiten französischen Herrschaft (1798-1814). Mainz 1890, S. 87ff.

1254 Vgl. zum Folgenden StA Mz 60/314.

1255 Heinrich Brühl (* 1773 in Homburg v.d. Höhe, † 1832 in Mainz), Verwaltungsbeamter und Lehrer. Nach verschiedenen Tätigkeiten arbeitete er seit 1793 in Frankreich im Bureau de Fortifications und im Büro des Volksrepräsentanten Merlin und zugleich für General Pichegru. Im März 1799 kam Brühl nach Mainz und wurde zunächst bei der Zentralverwaltung, dann als Chef de Bureau in der Mairie angestellt. Seit 1804 Professor der Geometrie an der Katasterschule, seit 1809 Professor für Zeichenkunde an der Artillerieschule, ab 1814 lehrte er als Professor für Mathematik am Mainzer Gymnasium. Vgl. Heinrich Eduard Scriba: Biographisch-literarisches Lexikon der Schriftsteller des Großherzogtums Hessen im ersten Viertel des neunzehnten Jahrhunderts. 1. Abt. Darmstadt 1831, S. 47-48 und Heinrich Brühl: Mainz geschichtlich, topographisch und malerisch. Mainz 1829. Unveränderter Nachdruck von 1997 mit einem Nachwort von Friedrich Schütz.

Am 8. Fructidor 8 (26. August 1800) berechnete der Instrumentenmacher Carl Joseph Zitier[1256] 11 fl. „[...] für eine tuwak klistir maschine in brauchbahren stand zu setzen wo zu ich ein neües rohr zu Einblasen der luft in den Mund und einen neüen schlauch gemacht". Allerdings wurden ihm nach Übereinkunft mit dem „stadt fisigus" Burckhardt nur 8 fl. 6 kr. für seine Arbeit bezahlt. Interessanterweise wurde hier also nicht der Hersteller der Geräte, Franz Ambros Alexander, mit den Reparaturarbeiten betraut.

Drei Tage später, am 11. Fructidor 8 (29. August 1800), quittierte der Provisor der Mohren-Apotheke, August Christian Ehrhardt,[1257] Brühl den Kauf von 3 Unzen „*Spiritus Alcali*" (d.i. Salmiakgeist) und 3 Unzen Hirschhorngeist für 1 fl. 44 kr. Zwei weitere Rechnungen datieren vom 14. Fructidor 8 (1. September 1800). Der Schlossermeister Josef Klein erneuerte das Schloss an einer Kiste zur Aufbewahrung von Rettungsgeräten, wofür er 1 fl. veranschlagte. Ein weiterer Handwerker Namens B. Geiß führte Reparaturarbeiten an einer „*Kist*" aus und versah diese mit Handgriffen, wofür er gleichfalls 1 fl. erhielt.

Am 14. Fructidor 8 (1. September 1800) fand die offizielle Visitation des wiederhergestellten Rettungskastens statt. Vor den Administratoren des „Canton Communal de Mayence" waren die Stadtärzte Burckhard, Ruth und Hopp als Gutachter erschienen. Sie bestätigten folgenden Inhalt des Rettungskastens:

- Eine Matratze, die zwar alt und beschädigt, aber noch zu gebrauchen sei;
- eine Leinendecke gleichen Zustands;
- zwei neue Flanelltücher zum Reiben und vier neue Tücher zum Abtrocknen des Verunglückten;
- zwei Bürsten;
- ein halbes Pfund Rauchtabak;
- eine Pinte Weingeist;
- drei Unzen flüchtiger alkoholischer Geist;
- drei Unzen Hirschhorngeist;
- die reparierte Rauchmaschine, mit einer neuen und einer alten Röhre.

Das Visitationsprotokoll wurde neben den oben genannten Ärzten außerdem noch von Stadtarzt Wittmann[1258] und seitens der Munizipalverwaltung von Neeb

1256 Carl Joseph Zitier (andere Schreibweise: „Zittier") ist als „Chirurgisch- und anatomischer Instrumentenmacher" der ehem. Kurfl. Universität im Kurmainzischen Hof- und Staats-Kalender von 1787 bis 1797 aufgeführt.

1257 Zur Geschichte der Mohrenapotheke und ihrer Besitzer vgl.: A. Eberhard: 250 Jahre Mainzer Mohren-Apotheke. In: Deutsche Apotheker-Zeitung 95 (1955), S. 632-635.

1258 Franz Joseph Wittmann (*1773 in Mainz, † 1847 ebd.) promovierte 1797 als letzter an der alten Mainzer Universität zum Dr. med. Zunächst fungierte er in Mainz als Armenarzt. Nach der Errichtung der Medizinischen Schule zu Mainz wurde er Lehrer für Anthropologie und Physiologie. 1813 wurde er zum Mitglied der Militär-Sanitätskommission der Festung Mainz ernannt, 1815 zum Medizinalrat, nach dem Tod Peter Joseph Leydigs 1828

und einer weiteren Person, vermutlich dem Sekretär Müller, unterzeichnet. Eine Überprüfung des Rettungskastens sollte danach in vierteljährlichem Turnus erfolgen, wie es auch in kurfürstlicher Zeit geplant war.

Besonders interessant ist ein vom 9. Frimaire 9 (1. Dezember 1800) datiertes kurzes Schriftstück, da es das Vorhandensein eines doppelten Beatmungsbalgs nach Gorcy in Mainz belegt. In diesem Schriftstück bescheinigte der Administrator Johann Cronauer, dass der Bürger Brühl die schon vorhandenen Rettungsgeräte um diesen Blasebalg vermehrt habe.

8.3.2 Plan zur Gründung einer Rettungsanstalt in Mainz und Erstellung von Rettungsanweisungen

8.3.2.1 Erneuter Anlauf zur Gründung einer Mainzer Rettungsanstalt

Am 16. Februar 1801 schrieb Heinrich Brühl ein Empfehlungsschreiben an die Stadtärzte Hopp und Wittmann und fügte eine von ihm selbst angefertigte Übersetzung der Rettungsanweisung von Antoine Portal bei. Das Original war von dem Minister des Inneren an alle Départements versandt worden. Brühl intendierte mit seiner Übersetzung die Schaffung eines finanziellen Grundstocks für eine Rettungsanstalt in Mainz. Sie sollte dazu in allen Landgemeinden verteilt werden. Im Jahr 1806 wurden die Rettungsempfehlungen von Portal allerdings in Plakatform und auf französisch bekannt gemacht. Ein Jahr später, im Jahr 1807, pries Brühl erneut seine deutsche Übersetzung zum Preis von einem „*Frank*" in der „*Neuen Mainzer Zeitung*" an, beklagte sich allerdings bitter über den bislang ausgebliebenen Erfolg: „*Es ist eine gewiß nicht uninteressante Frage, woher es kömmt, daß Mainz bei seinen reichern Hilfsquellen, bei dem geselligen und gutmüthigen Karakter seiner Einwohner nicht leicht eine bedeutende Anstalt aufzuweisen hat, die seine Wohlhabenheit und die Gutmüthigkeit seiner Einwohner bezeugt?*"[1259] Schließlich wage er jetzt einen letzten Versuch.

Zwanzig Jahre später schrieb Brühl zum weiteren Verlauf dieses geplanten Unternehmens: „*Der Präfekt, welcher anfangs für die Sache war, wurde aber, wahrscheinlich durch die damaligen Zeitverhältnisse, auf andere Gedanken gebracht, und versagte der Unternehmung den nöthigen Vorschub, wodurch sie vereitelt wurde.*"[1260]

---

zum Präsidenten des Medizinal-Kollegiums der Provinz Rheinhessen ernannt und 1832, nach der Auflösung dieses Gremiums, schließlich zum Provinzial-Medizinalbeamteten. Vgl. BLÄZ, Bd.5, 21934, S. 975.

1259 Heinrich Brühl: Anstalten zur Rettung der Scheintodten. In: Neue Mainzer Zeitung 29 (1807).

1260 Brühl, 1829, S. 188f.

8.3.2.2 Eine Rettungsanweisung für Laien aus dem Jahr 1802

Eine andere, weniger umfangreiche Rettungsanweisung wurde im folgenden Jahr von dem Präfekten Jeanbon St. André am 2. Thermidor 10 (21.7.1802) veröffentlicht und an alle Bürgermeister des Départements weitergereicht. Die Autoren dieser Schrift „*Gemeinnüzziger Unterricht über die Behandlung von Scheintodten*" waren die Professoren Jakob Fidelis Ackermann und Georg Christian Wedekind sowie der Stadtarzt Stephan Valentin Burckhard. Der „*Gemeinnüzzige Unterricht*" beinhaltete die eigentlichen Rettungsmaßnahmen, also das Bergen von im Wasser verunglückten Personen, das Abschneiden von Erhängten etc. sowie die Erstmaßnahmen, die von Laien durchgeführt werden sollten. Dazu zählten die Reinigung der Mundhöhle, das Entkleiden und der Transport des Verunglückten, die Lagerung und die Erwärmung mit heißem Sand oder Asche bzw. durch Reibungen. Das Einblasen von Luft, das Zusammendrücken des Unterleibs und der Brust, das Einreiben von Arzneien sowie die Verabreichung von Aderlassen und Klistieren wurden ausdrücklich als Tätigkeiten des herbeigerufenen Arztes oder Wundarztes bezeichnet und waren somit den Laien untersagt.

Nach Brühl wurde die Schrift auch an alle Schiffer und Fischer verteilt. Brühl erklärte die Rettungsanweisung als Reaktion auf fünf Todesfälle durch Ertrinken an einem einzigen Tag in der Badesaison des Vorjahres.[1261] Gleichzeitig wurde eine Rettungsprämie nicht mehr in Form von Geld ausgezahlt, „[...] *sondern in mancherlei zum täglichen Gebrauch gehörigen Gegenständen, als Pfeifenköpfen, Dosen u. dgl.*"[1262]

Etwa gleichzeitig wurde der Rhein auf zum Baden ungeeignete Stellen untersucht.[1263] Ein Quittungsbeleg vom 29.6.1803 berichtet von der „*Befahrung und Untersuchung des Rheins zur Verhütung der Unglüksfälle durch die Bezeichnung der gefährlichen Badestellen* [...]" durch den Mainzer Salmenfischer Jakob Eberwein, der dafür 1 fl. von Brühl erhalten hatte.[1264]

8.3.2.3 Ackermanns „Der Scheintod und das Rettungsverfahren"

Zwei Jahre darauf, im Jahr 1804, erschien ein Buch des Mainzer Medizinprofessors Jakob Fidelis Ackermann mit dem Titel: „*Der Scheintod und das Rettungsverfahren. Ein chimiatrischer Versuch*". Darin berichtete er über die Neueinrichtung einer Rettungsanstalt für Ertrunkene und fasste damit auch die Bemühungen der vorangegangenen Jahre zusammen: „*Diese Wahrheiten sah ich ein, als eine menschenfreundliche Gesellschaft in Mainz sich verband, eine neue Rettungsanstalt für Ertrunkene und jeder Art Scheintodt zu errichten. Schon hatten diese Menschenfreunde die zur Rettung dieser Unglücklichen bisher empfohlenen Werkzeuge ange-*

1261 Vgl. Brühl, 1829, S. 188f.

1262 Brühl, 1829, S. 188.

1263 Vgl Brühl, 1829, S. 188.

1264 Vgl. StA Mz 60/314.

schafft, und einen zu der schleunigen Rettung derselben schicklichen Ort angewiesen. Sie wünschten nun auch einen Plan zu haben, nach welchem am sichersten und besten die nothwendigen Hilfsmittel angewendet werden sollten, und wendeten sich deshalb an die in unserer Gemeinde bestehende Gesellschaft der Wissenschaften und Künste. Diese ernannte drei Ärzte aus ihrer Mitte, unter denen auch ich war, welche über die zweckmäßigste Anwendung der bekannten Hilfsmittel berathschlagen, und sodann das ganze Rettungsverfahren der Gesellschaft vorlegen sollten.“[1265]

Es wurden Rettungsmittel nach Unterscheidung des Retters (Arzt oder Laie) aufgestellt, ebenso die Anweisung gegeben, den Arzt zu verständigen, der dann weitere „künstliche Hilfsmittel“ anwenden sollte.[1266] Welcher Art und in welcher Reihenfolge diese allerdings anzuwenden seien, darüber konnte man sich nicht so schnell einigen, „[...] *und die darüber herrschenden verschiedenen Meinungen bewogen die Gesellschaft zu beschließen, daß ein jeder hierüber seine besonderen Vorschläge abgesondert der Gesellschaft vorlegen möge.*“[1267] In einem „*Nachtrag, welcher den zu den Rettungsversuchen nöthigen Apparat darstellt, und die Ordnung der Hilfeleistung bestimmt* [...]“, gab Ackermann Empfehlungen, die man vermutlich auch als direkte Vorschläge für die Stadt Mainz ansehen kann. Zunächst sollten ein Haus oder mehrere große Zimmer in einem öffentlichen Gebäude in der Nähe des Flusses eingerichtet werden. Hier sollte die Möglichkeit bestehen, den Scheintoten zu lagern und zu behandeln. Über die erforderliche Ausstattung mit verschiedenen Instrumenten und Apparaten für die Wiederbelebung äußerte sich Ackermann folgendermaßen.[1268] Er empfahl die Anschaffung eines doppelten Blasebalgs, der auf eine Glocke angeschraubt werden konnte. Als Blasebalgzubehör sollte eine elastische Röhre vorhanden sein, die als Verbindungsstück zwischen dem Blasebalg und einem Teil zum Einbringen in die Nase dienen sollte, außerdem eine „Intubationsröhre“ aus Buchsbaumholz. Ebenfalls für die Beatmung empfahl Ackermann, auch einen Windofen mit zerstoßenem Braunsteinoxid, eine hydropneumatische Wanne nebst gläsernen Glocken sowie Flaschen mit Sauerstoffgas und Flaschen mit oxygeniertem muriatischem Gas (vermutlich Perchlorsäure) bereitzuhalten. Daneben sollten einige chirurgische Instrumente vorhanden sein (Bistouris, Scheren, Pinzette, Bronchotom), desgleichen eine Voltaische Säule mit hundert Plattenpaaren. Bei der Vorgehensweise der Wiederbelebung beschrieb er folgende Reihenfolge: Freimachen der Atemwege, evt. Kehlkopf- oder Luftröhrenschnitt, Erwärmung, Reibung des ganzen Körpers, Anlegen der galvanischen Säule. Wenn diese Versuche erfolglos waren, so blieb noch das Einblasen von Luft mit

1265 J.[akob] F.[idelis] Ackermann: Der Scheintod und das Rettungsverfahren. Ein chimiatrischer Versuch. Frankfurt 1804, Vorrede S. XIIIf.

1266 Dabei bezieht er sich auf den oben näher beschriebenen „Gemeinnüzzigen Unterricht“ aus dem Jahr 1802.

1267 Ackermann, 1804, Vorrede S. XVI.

1268 Vgl. Ackermann, 1804, S. 238ff.

dem doppelten Blasebalg. Ackermanns Plan war, gemessen an früheren Maßnahmen, außerordentlich aufwendig und wurde – natürlich – nicht realisiert.

Weitere Schriften zu diesem Thema von Mainzer Ärzten scheinen nicht zu existieren. Bei den zwei anderen Mitgliedern der Gesellschaft der Wissenschaften und Künste handelte es sich möglicherweise um Wedekind und Burckhard, die Mitautoren des „Gemeinnützigen Unterrichts" von 1802. Über ein weiteres Vorgehen des Staates in Bezug auf die Rettungsverfahren und Hilfsmittel ist ebenfalls nichts zu finden. Ich habe jedoch den Eindruck, dass man sich eher an direkt aus Frankreich kommenden Vorschlägen und Rettungsvorschriften orientierte, wie in den folgenden Anweisungen festzustellen ist.

8.3.2.4 Die Anbringung von Rettungsplakaten

Datierend vom 20. Februar 1806 ist eine Anweisung des Präfekten Jeanbon St. André an den Maire Franz Konrad Macké bezüglich der Veröffentlichung von Rettungsvorschriften erhalten.[1269] Letzterer erhielt gleichzeitig 3 Exemplare dieser Rettungsplakate, die an verschiedenen Stellen in Mainz aufgehängt werden sollten: eines im Sekretariat des Maire, ein weiteres im „*hospice civil*"[1270] und das dritte im „*hopital militaire*"[1271]. Das Plakat zählte die Rettungsvorschriften bei Erstickten auf und ist mit „*Avis sur le Traitement des Asphyxiés par les Gaz Méphitiques*" betitelt. Es handelt sich dabei um einen Auszug aus der Instruktion zur Behandlung der Erstickten und Ertrunkenen von Antoine Portal, „*publiée par ordre du Gouvernement*". Gedruckt wurde das Plakat in Paris, „*de l'Imprimerie Imperiale. Floréal an XIII.*" Diese ausführliche Schrift war ja schon im Jahr 1801 an alle Départements versandt, wohl aber nicht im gewünschten Maße publik gemacht worden.

1269 Vgl. StA Mz 60/138.

1270 Gemeint ist das ehemalige Kurfürstliche Hospital zum Hl. Rochus, erbaut 1721-1729 unter Kurfürst Lothar Franz von Schönborn. Seit 1798 waren die bislang bestehenden Mainzer Spitäler zu „Zivilhospizien" zusammengefaßt und unter die Aufsicht einer „Kommission der Zivilhospizien" („Commission des hospices civils") gestellt worden. Die kleineren Spitäler wie Hl. Geist, Barabara oder Alexius waren 1798/99 aufgelöst oder als Wohnungen vermietet worden. Vgl. Franz Dumont: Vom Rochusspital zur Universitätsklinik. Ein Rückblick in die Mainzer Krankenhausgeschichte. In: Gunter Mann und Franz Dumont (Hg.): Medizin in Mainz. Praxis und Wissenschaft, Entwicklung und Erinnerungen; 40 Jahre Medizinische Fakultät und Klinikum 1946-1986. Mainz 1986, S. 1-72; hier: S. 4-18.

1271 Damit ist entweder das ehem. Johannisspital in der Hinteren Bleiche gemeint, das 1675 zur Versorgung ausgedienter und erkrankter Soldaten des kurfl. Militärs gegründet wurde. Vgl. Dumont, 1986, S. 4, oder es könnte der Schönborner Hof gemeint sein, der zwischen 1798 und 1814 als Militärlazarett diente. Vgl. Peter Lautzas: Die Festung Mainz im Zeitalter des ancien Régime, der Französischen Revolution und des Empire (1736-1814). (= Geschichtliche Landeskunde. Bd. 8). Wiesbaden 1973, S. 238.

Am 24. Juli 1807 übersandte der Präfekt dem Maire Macké ein weiteres Rettungsplakat mit dem Titel „*Secours a donner aux noyés*"[1272]. Dieses Plakat enthält 8 Artikel, in denen die Vorgehensweise bei der Rettung Ertrunkener dargelegt wird. In Artikel V und VI ist die Wiederbelebung durch Atemspende beschrieben: „*V. Après ces premiers soins, le moyen éfficace et le plus propre à ranimer la sensibilité, l'action du coeur, est d'insufler de l'air dans les poumons, et d'imiter les mouvements de la respiration; pour remplir cet objet si important il ne suffit pas de mettre dans la bouche, ou dans les narines du noyé, un tuyau par le quel un assistant pousse de l'air, soit avec la bouche, soit avec un souflet* [...]". Um die Beatmung vornehmen zu können, benötigte man eine Larynxkanüle. Nachdem diese eingeführt war, sollte ein Helfer entweder mit dem Mund in den Trichter der Kanüle einblasen oder aber einen Blasebalg ansetzen und die Beatmung darüber ausführen. Nach der Insufflation sollte der Blasebalg wieder entfernt werden und durch gleichzeitigen Druck auf die Brust die Luft entweichen können. Zur Erregung der Sensibilität und der Wärme wurden die üblichen Mittel beschrieben (Ammoniak oder Weinessig vor die Nase halten, Reibungen, etc.). Im letzten Teil von Artikel VII ist die folgende Vorgehensweise beschrieben, die sich auch auf die Abbildung (c) bezieht: „[...] *enfin ce qui est, préférable et plus simple on place sur un réchaud (comme on l'a indiqué dans la vignette) une boilloire de fer-blanc dans laquelle on met de l'eau avec quelques plantes aromatiques, on y adapte un couvercle qui porte un long tuyau recourbé; on passe ce tuyau sous les couvertures qui doivent être soulevées par des arceaux et bien tot il s'éleve par l'ébullition une vapeur aqueuse, aromatique, qui forme autour du corps l'atmosphère la plus propre à rétablir la chaleur et l'action perspiratoire de la peau.*" Diese Art des Räucherns diente also der Erwärmung und der Wiederherstellung der „Atmungsfähigkeit" der Haut. Das Tabakrauchklistier wird hier nicht erwähnt.

1272 Vgl. StA Mz 60/117. Vgl. unten Abbildung 111 und 112.

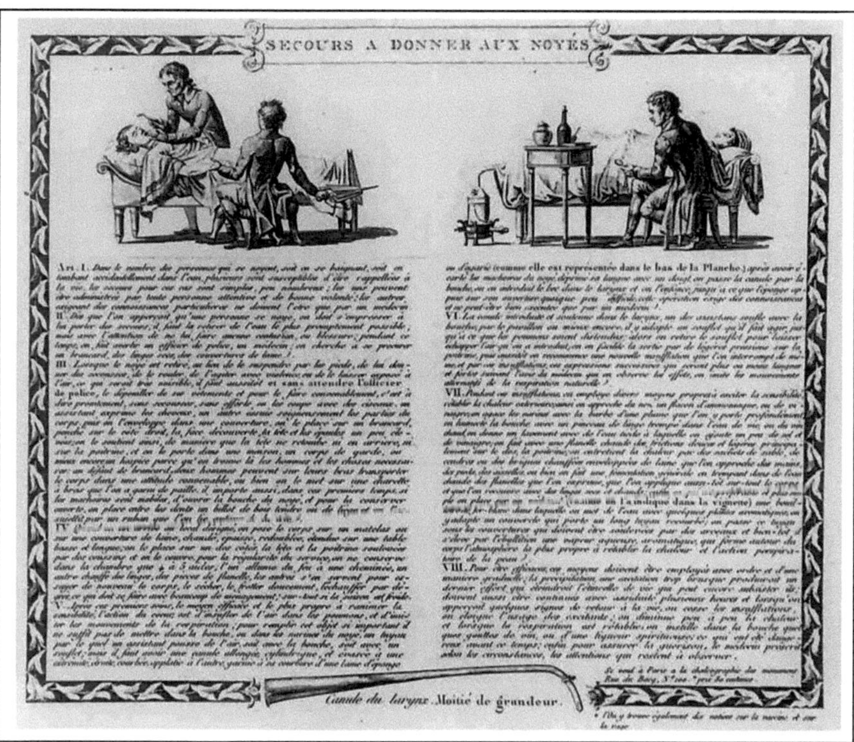

Abbildung 111: Französisches Rettungsplakat mit Begleitschreiben von 1807. Gesamtansicht des Rettungsplakats mit dem Titel „Secours a donner aux noyés"

Das Rettungsplakat beinhaltet 8 Artikel, in denen die Rettung und Wiederbelebung von Ertrunkenen dargelegt wird. Die Artikel V, VI und VII sind ausführlicher im Kapitel Mainz beschrieben. Zu den zwei Abbildungen im oberen Teil des Plakats vgl. Abbildung 113; die untere Abbildung zeigt die „Canule du larynx", eine Intubationsröhre in ihrer halben Größe (auf dem Original). Zu beziehen war dieses Plakat in Paris: „Se vend á Paris a la chalcographie des monumens. Rue du Bacq, N°.100. prix 80 centimes"

Quelle: Kupferstich aus dem Stadtarchiv Mainz 60/117

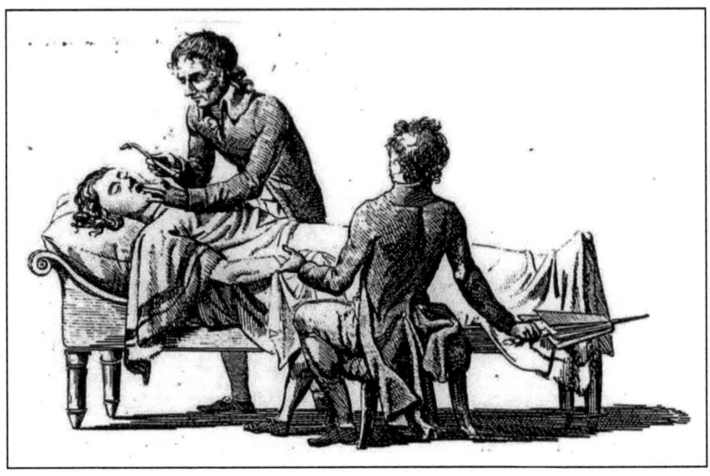

Abbildung 112: Französisches Rettungsplakat mit Begleitschreiben von 1807

Abbildung oben links: Maßnahmen zur Beatmung. Zu sehen ist hier ein mit erhöhtem Kopf gelagerter Verunglückter, dem ein Helfer mit der einen Hand den Mund öffnet. In der anderen Hand hält er die Larynxkanüle. Ein zweiter Helfer hält einen Blasebalg zur Beatmung bereit

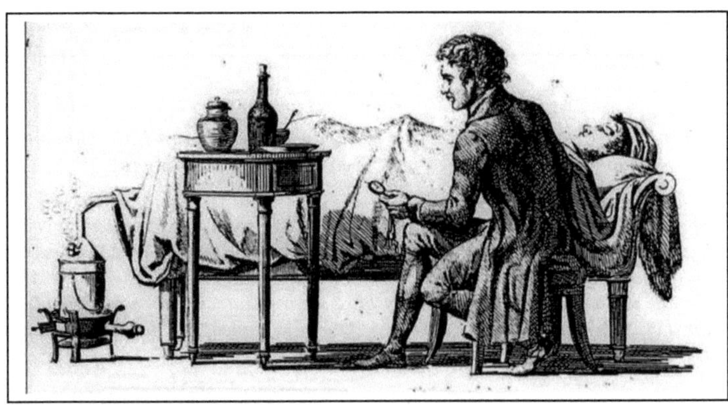

Abbildung oben rechts: Maßnahmen zur Erwärmung. Ein Helfer sitzt bei dem Verunglückten und schaut auf seine Uhr (vermutlich zur Pulszählung). Am Fußende ist eine Apparatur zu erkennen, über die Wasser mit aromatischen Substanzen erwärmt wird. Der Dampf wird über eine Röhre unter die Decke geleitet und dadurch eine Erwärmung des Körpers und die „Atmungsfähigkeit" der Haut, „l'action perspiratoire de la peau", wiederhergestellt

8.3.3 Einige im Detail beschriebene Wiederbelebungsfälle aus der französischen Zeit

8.3.3.1 Wiederbelebung eines ertrunkenen Schiffsjungen im Jahr 1801

Die einzige erfolgreiche Rettung und Wiederbelebung eines im Wasser Verunglückten, die aus der französischen Zeit bezeugt ist, wurde in einem Bericht vom 25. Messidor 9 (14. Juli 1801) festgehalten. Ein Schiffer namens Friedrich Lotter hatte am 18. des Monats (7. Juli 1801) beobachtet, wie der Schiffsjunge Paul Vansfeil beim Verladen einer Kiste mit Kandiszucker ins Wasser gefallen war. Er kletterte daraufhin sofort von seinem Schiff aus in ein Boot, setzte seinen Schiffshaken vor, bis es ihm nach einer Viertelstunde gelang, den Jungen hochzuziehen. Die kuriose Art der Wiederbelebung wird folgendermaßen geschildert: „*Hierauf habe er ihn damit zwölf Schuh tief unter dem Wasser hervor geholt, an das Land gebracht, eiligst die Scheide seines Messers unten abgeschnitten, und dem Verunglückten dieselbe nun in den After gebracht, und ihm Luft eingeblasen, welches verbunden mit dem Reiben einer Schiffbürste und mit sonstiger Bewegung des Scheintodten, den erwünschten Erfolg gehabt, daß dieser nach und nach wieder in das Leben zurück kam, so daß er nach einer Stunde schon wieder einzelne Wörter sagen konnte.*“[1273]

Die Methode des Einblasens von Tabaksrauch durch eine abgeschnittene Messerscheide wurde insbesondere in Holland häufig praktiziert. Zuweilen wird auch das Einblasen von Luft in den After erwähnt, obwohl diese Variante in der Literatur nie empfohlen wurde.[1274] Offensichtlich hatte der Wiederbeleber Lotter schon etwas von letzterer Vorgehensweise gehört, vielleicht war er als Schiffer auch schon nach Holland gekommen. Möglicherweise hat er auch das Einblasen von Rauch in den After und das Einblasen von Luft in die Lungen verwechselt. Trotzdem war er mit seiner eigenwilligen Methode erfolgreich. In einem Schreiben des Maire und der Adjunkten der Stadt Mainz wurde die Belohnung des Retters festgesetzt. Seine „*Mühe und Bürgersinn*“ sollten öffentlich belohnt werden, indem er an dem Festzug zur Feier des 14. Juli und des Fests des Friedens teilnehmen durfte. Außerdem sollte er aus den Händen des Maire ein „*seinem Gewerbe angemessenes Geschenk*“ erhalten, und schließlich sollte der Fall öffentlich bekannt gemacht werden.

1273 StA Mz 60/314. Siehe auch Fall 202.

1274 Vgl. Marc, 1836, S. 166. Marc beschreibt hier die Häufigkeit des Einblasens von Luft oder Tabaksrauch in den After nach dem Bericht der Amsterdamer Rettungsgesellschaft aus dem Jahr 1768.

8.3.3.2 Ein Ertrinkensfall im Jahr 1803

Ein sehr ausführlicher Bericht des Stadtarztes Franz Joseph Wittmann, der sich auf einen Wiederbelebungsversuch am Vortag bezieht, ist vom 9. Messidor 11 (28.6.1803) in den Akten vorhanden.[1275] Wittmann berichtet darin, wie er von einem Sicherheitsbeamten und einem Polizeibeamten zu einem „*Ertrunkenen*" in die Rheinallee gerufen wurde. Bis zur Ankunft des Arztes war der Verunglückte bereits gerieben und gebürstet worden, man hatte ihm geistige Getränke eingeflößt, und er war „*auf den Kopf gestellt*" worden. Bevor Wittmann den Verunglückten an einen anderen Ort bringen konnte, waren einige Ärzte und Mediziner mit Professor Ackermann an der Spitze an der Unglücksstelle eingetroffen: „*Professor Ackermann dirigierte alles und legte selbst die thätigste Hand an.*" Der Rettungsapparat war inzwischen von der Brücke herbeigeholt worden. Er erwies sich allerdings als unvollständig, da der Blasebalg zur Beatmung, vermutlich also der von Gorcy, fehlte. Deshalb wurde der Verunglückte weiterhin gerieben und erwärmt. „*Als endlich Br. Brühl etwas spath auch dieses Instrument* [= der Balsebalg] *herbeigeschafft hatte, dessen erste und früheste Anwendung, gleich nach dem Länden, das Leben wieder zurückgerufen hätte, so fand es sich leider in einem unbrauchbaren Zustande. Wir konnten nichts, als unseren eigenen Odem durch eine Röhre einblasen.*"

Mit den Wiederbelebungsversuchen fuhr man etwa zwei Stunden lang fort, allerdings vergeblich. Wittmann umschrieb seine Enttäuschung darüber auf sehr poetische Weise: „*Wir sollten diesmal das Vergnügen noch nicht haben, das dankbare Lächeln eines Verstorbenen zu sehen, den die Kunst aus dem ersten Schlummer des Todes noch einmal in den fröhlichen Tanzsaal des Lebens zurückgeführt hat.*"

Als Folgerung aus diesen Unzulänglichkeiten machte Wittmann Verbesserungsvorschläge. Erstens schlug er vor, den Rettungskasten nicht an der Brücke aufzustellen, wo eine ins Wasser gefallene Person in aller Regel durch die dort immer anwesenden Schiffer oder aber durch einen Passanten sehr schnell wieder herausgezogen werden könne. Vielmehr empfahl er die Deponierung in der Rheinallee bei dem „*Bordenhändler*" oder bei „*Lindenschmidt*". Weiterhin sollten die Instrumente zum Lufteinblasen immer in Ordnung gehalten werden; zudem sei die Anschaffung einer Stange, einer Matratze und eines gebogenen Instruments zum Niederdrücken des Kehldeckels erforderlich. Schließlich sprach er vermutlich den schon im Vorjahr veröffentlichten „*Gemeinnüzzigen Unterricht*" zur Behandlung der Scheintodten an und empfahl, diese einfachen Regeln an den Badeplätzen der Rheinallee zu jedermanns Einsicht und Information anzuschlagen.

Daraus wird nochmals deutlich, dass zu diesem Zeitpunkt tatsächlich nur noch ein Rettungskasten von den ehemals dreien in der Stadt vorhanden war, der Kasten an der Rheinbrücke. Die oben beschriebenen Reparaturarbeiten wurden also vermutlich an genau diesem Kasten durchgeführt. Kennzeichnend für den Verschleiß und die Kurzlebigkeit der Gerätschaften ist die Tatsache, dass der Blasebalg zum

---

1275 Vgl. StA Mz 60/314. Siehe auch Fall 213.

Einblasen der Luft schon drei Jahre nach der Instandsetzung des Rettungskastens zunächst nicht auffindbar, dann jedoch „*in einem unbrauchbarem Zustande*“ war. Ob es sich bei diesem Gerät um das von Zittier im Jahr 1800 reparierte Tabaksrauchklistiergerät handelte oder aber um den Gorcy-Blasebalg, der im gleichen Jahr von Brühl angeschafft wurde, lässt sich nicht mit Sicherheit sagen. Die Tatsache, dass das Gerät von Brühl selbst herbeigeholt wurde, spricht dafür, dass es sich um den doppelten Blasebalg handelte, der möglicherweise von Brühl aufbewahrt wurde.

Unter dem Präfekten Jeanbon St. André wurde in den Jahren 1803 und 1804 im Zusammenhang mit der Errichtung des Zentralfriedhofs vor den Toren der Stadt ein Totenhaus errichtet.[1276] Ob dabei dort auch Rettungsgeräte deponiert wurden, oder ob dies erst in Großherzoglich Hessischer Zeit[1277] geschah, lässt sich nicht belegen. Durch ein Dekret vom 12.6.1804 wurde eine Beerdigung nur noch außerhalb von Ortschaften erlaubt.[1278]

8.4 Hessische Zeit

Im Jahr 1814 wurden Mainz und Rheinhessen dem Großherzogtum Hessen eingegliedert. Mainz erhielt dabei den Status einer Festung des Deutschen Bundes.

Im Jahr 1823 wurde erneut eine Rettungsanstalt für Scheintote in Mainz eingerichtet, wie Peter Joseph Leydig[1279] und Franz Joseph Wittmann berichten.[1280] Auf Betreiben des Großherzoglich-Hessischen Medizinal-Kollegiums der Provinz Rheinhessen und mit Genehmigung der Großherzoglichen Regierung wurden die alten Geräte des Leichenhauses überholt und vier Rettungskästen neu angeschafft: „[...] *und es ist erfreulich für uns,* [...] *die Nachricht mittheilen zu können, daß nicht nur die innere Verfassung des Leichenhauses, dem ursprünglichen Zwecke gemäß, für die Wiederbelebung in Fällen des möglichen Scheintodtes, hinreichend eingerichtet ist, sondern daß auch die in der Zeit verfallenen und abhanden gekommenen Apparate und Instrumente zur Rettung Scheintodter neuerdings in noch größerem Umfange, wie ehemals, von Seiten des hiesigen Großherzoglichen Bürgermeister-*

1276 Vgl. Ariès, 1980, S. 511 und Terhalle, 1965, S. 49.

1277 Vgl. Leydig und Wittmann, 1823.

1278 Vgl. Bockenheimer, 1890, S. 140 und S. 405f.

1279 Peter Joseph Leydig (*1775 in Mainz, † 1828 ebd.) kehrte nach seiner Studienzeit in Würzburg 1797 nach Mainz zurück, legte seine Prüfung als officier de santé ab und ließ sich als Wundarzt und Geburtshelfer nieder; zugleich war er Prosektor am Anatomischen Theater. 1807 promovierte er zum Dr. med. an der Medizinischen Schule zu Straßburg. 1815 wurde er, nach dem Tod Johann Peter Weidmanns, Direktor des Accouchements. Im gleichen Jahr wurde er zum Präsidenten des Medizinal-Kollegiums der Provinz Rheinhessen ernannt; schließlich wurde er Leibchirurg des Großherzogs Ludwig I. von Hessen-Darmstadt. Vgl. BLÄZ, Bd.3, 21931, S. 772.

1280 Vgl. Leydig und Wittmann, Mainz 1823.

amtes angeschafft worden sind.“[1281] Die Rettungskästen hatten nach Leydig und Wittmann folgendem Inhalt:

„*Zwei große wollene Decken.*
Zwei kleine Flanell-Lappen zu den Reibungen für denselben Gebrauch.
Zwei Bürsten.
Eine Klystiermaschine mit der Einrichtung zur Anwendung von Tabaksrauchklystieren.
Eine kleine Mundspritze.
Zwei Schwämme.
Ein Löffel von Horn.
Eine Schlundröhre.
Ein Sackmesser.
Ein Feuerzeug.
Eine Laterne mit Wachslicht.
Ein Glas mit höchst rektifizirtem Weingeiste. (Spiritus vini rectificatissimi)
Ein Glas mit Essigsäure. (Acidum aceticum.)
Ein Glas mit flüchtigem Salmiakgeist.
Ein Glas mit Vitriolnaphthe.
Einige Gaben Brechweinsteines.
Zwei Aderlaß-Lanzetten mit Kompressen und Binden.
Ein Päckchen Rauchtabak.
Chammillenblumen und Hollunderblüthe, Kochsalz und einige Federn.“[1282]

Zu ergänzen sind hier noch die Tragbahren zum Transport der Verunglückten sowie die Eisboote einschließlich ihres Zubehörs, die bei den Rettungsapparaten aufgestellt werden sollten.[1283] Diese Kästen wurden an folgenden Stellen der Stadt Mainz deponiert:

„*1) Am Alten-Münsterthore, in der Wohnung des Oktroi-Einnehmers Herrn Wagner, welcher zu dem Rettungskasten den Schlüssel hat.*
2) Am Raimundithore, in dem Wachthause am äußern Schlage. Den Schlüssel haben Herr Bender, Bordenhändler im Gartenfelde, und der Oktroi-Einnehmer am Raimundithore.
3) Am rothen Thore in dem Krahnengebäude. Den Schlüssel hat Herr Kranenschreiber Friedel.
4) Am Holzthore, in dem Hause des Weinwirths Herrn Hartig, Lit.B.Nro.174, welcher ebenfalls den Schlüssel hat.“[1284]

1281 Leydig und Wittmann, 1823, S. 3f.
1282 Leydig und Wittmann, 1823, S. 4f.
1283 Vgl. Leydig und Wittmann, 1823, S. 6.
1284 Leydig und Wittmann, 1823, S. 4.

Vom Inhalt her war dieser Kasten wesentlich umfangreicher als der Kasten von 1783. Interessant ist es, dass die Tabaksrauchklistiermaschine noch oder wieder vorhanden ist. Im Anschluss an die Liste des Kasteninhalts folgt eine Anweisung über die Vorgehensweise bei den verschiedenen Unglücksarten. Diese richtet sich an den Ersthelfer, also den Laien. Darin wird das Tabaksrauchklistier nur noch zur Wiederbelebung erdrückter Kinder empfohlen[1285], bei den meisten anderen Erste-Hilfe-Empfehlungen, also auch bei den Maßnahmen zur Wiederbelebung Ertrunkener, steht das Reiben, das Erwärmen und das Einblasen von Luft im Vordergrund.

Fast 20 Jahre später existierten diese oder ähnliche Rettungskästen immer noch in Mainz. Das belegt ein *„Polizeiliches Cirkular an die Bewahrer der Rettungsapparate im Auftrag des Bürgermeisters“*[1286] vom 2.3.1841. Dieses Rundschreiben bezieht sich auf die Verwendung von Rettungstragen bei Verunglückten. Rettungstragen sollten demzufolge nicht nur bei Ertrunkenen verwendet werden, sondern bei allen schweren Unglücksfällen. Diese Anweisung war die Reaktion auf einen Vorfall, bei dem einem Verunglückten die Trage als Transportmittel ins Krankenhaus verweigert wurde, obwohl dieser ausdrücklich danach verlangt hatte.

8.5 Zusammenfassung

Abschließend kann man feststellen, dass es in Mainz eine lange Geschichte des Rettungswesens gibt. Beginnend mit der Rettungsverordnung aus dem Jahr 1783 wurde die Vorgehensweise bei der Rettung und Wiederbelebung vom kurfürstlichen Staat vorgeschrieben, gleichzeitig wurden Rettungskästen zumindest an einigen Stellen der Stadt Mainz, vielleicht auch in einigen übrigen am Wasser gelegenen Orten, bereitgestellt. Innerhalb der folgenden 40 Jahre wurde das Rettungswesen zweimal reformiert, um 1804 unter französischer Regierung und 1823 unter der großherzoglich hessischen Regierung. Vermutlich wurden auch ebenso häufig neue Rettungskästen angeschafft, zumindest aber die alten Kästen nachgesehen und ergänzt. Nachweisbar vorhanden waren solche Rettungseinrichtungen in Mainz bis zum Jahr 1841. Mindestens bis 1823 ist das Tabakrauchklistier im Mainzer Rettungskasten nachzuweisen.

1285 Vgl. Leydig und Wittmann, 1823, S. 18.

1286 Vgl. StA Mz 60/117.

9. Rückblick und Ausblick

Ausgehend vom zeitgeschichtlichen Hintergrund der Aufklärung werden in der vorliegenden Untersuchung verschiedene Aspekte beleuchtet, die dazu beitragen sollen, ein möglichst umfassendes Bild von den Anfängen eines Rettungswesen im 18. und beginnenden 19. Jahrhundert zu entwerfen.

Die Darstellung von chemischen Elementen der Luft in der Erforschung der natürlichen Umgebung des Menschen war eine wesentliche Voraussetzung für neue Erkenntnisse über die Atmungsphysiologie und die Kreislaufvorgänge im menschlichen Körper und damit einhergehend auch für unterschiedliche Theorien zum Vorgehen bei der Wiederbelebung von Atmung und Kreislauf. Eine genauere Definition von Krankheit und Gesundheit, also von pathophysiologischen und physiologischen Vorgängen im Körper des Menschen, wurde dabei im genannten Zeitraum eine wichtige Grundlage für die Rettungsempfehlungen.

Notleidenden Menschen zu helfen, ihre wirtschaftliche Situation, die allgemeinen Lebensbedingungen, die Bildung und die Volksgesundheit zu verbessern waren zentrale Anliegen der Aufklärung. Gleichzeitig wurde das Leben des einzelnen Menschen zumindest theoretisch als ein wertvolles Gut der Gesellschaft eingeschätzt, das es zu fördern und zu erhalten galt. Der Staat wurde aufmerksam auf seine Bürger und sich seiner Fürsorgepflicht bewusst. Er sollte die Aufsicht über verschiedene wertvolle Lebensbereiche übernehmen und korrigierend und ordnend eingreifen. In den gebildeten Kreisen gab es nicht wenige, die sich um diese Ziele bemühten und die in Form von Aufklärungsschriften, aber auch ganz tatkräftig durch persönlichen Einsatz eine Veränderung anstrebten. Unter öffentlichem Druck oder von Bürgerinitiativen gegründete Gesellschaften widmeten sich der Aufgabe, möglichst viele Menschen aus Lebensgefahr zu retten und dem „Scheintod“ Leben abzuringen. Besonders die großen Gesellschaften konnten in der Zeit um 1800 zunehmend an Einfluss gewinnen. Sie trieben mit ihren wissenschaftlichen Aufträgen die Forschung auf den Gebieten der Thanatologie und der Wiederbelebungsphysiologie entscheidend voran. Was in der Praxis umgesetzt wurde scheint häufig vom Wirken der einflussreichen Gesellschaften abhängig gewesen zu sein. Dazu zählten die Pariser Rettungsgesellschaft im Einflussbereich Frankreichs, die Londoner Humane Society in England und vermutlich darüber hinaus im gesamten britischen Commonwealth, die Amsterdamer Rettungsgesellschaft in Holland und nicht zuletzt die Hamburger Gesellschaft, die auf deutschem Boden früh Standards setzte und Geräte anschaffte, die im deutschsprachigen Raum immer wieder als vorbildhaft beschrieben wurden (z.B. Wärmebank, Fasszangen, Eisboote).

Besondere Aufmerksamkeit gilt in der vorliegenden Arbeit den Geräten, die im Zusammenhang mit der Atmung stehen, also den Atmungs- und Beatmungsgeräten, die in den Quellen vielfältig beschrieben und abgebildet wurden. Die damals konstruierten Respiratoren stehen am Beginn der langen Tradition der Feuer- und Bergrettungsgeräte und waren als Schutz- und Rettungsgeräte gedacht. Tauchergeräte aus früher Zeit sind bis heute in zahlreichen Exemplaren erhalten. Die einfachen Inhalationsgeräte wurden im medizinischen Umfeld angewendet, sie kamen im Krankenhaus zum Einsatz. Die Stationierung an festen Orten scheint bei diesen Geräten eine wesentliche Rolle gespielt zu haben, also die Bereitstellung im Bereich der Arbeitsumgebung: nahe dem Bergwerk, der Feuerwehrstation oder dem Krankenhaus. Der Sprung von der mit Luft gefüllten Tierblase über imprägnierte Stoffe bis hin zum luftdichten Metallbehälter und Luftkompression fällt in die ausgewählte Zeit von knapp hundert Jahren. Dennoch stellen viele der beschriebenen, auch einfach konstruierten Geräte aus dem 18. und 19. Jahrhundert die Vorläufergeneration der modernen Atemschutzgeräte im Bereich des Luftschutzes, der Atmung unter Wasser, der Inhalationsgeräte und zum Teil auch der Anästhesiegeräte des 20. und 21. Jahrhunderts dar und sollen als solche in Erinnerung gerufen und gewürdigt werden.

Bei der Wiederbelebung „Scheintoter" hingegen war damals wie heute eine rasche Hilfe wichtig – ein Unglück kann sich immer und überall ereignen. Die Beatmung wurde dabei im untersuchten Zeitraum immer stärker als eine der zentralen Wiederbelebungsmethoden betrachtet. Einer der Diskussionspunkte war, ob die Beatmung in Form der direkten Atemspende oder über ein Beatmungsgerät erfolgen sollte. Die Befürworter einer Gerätebeatmung führten gegen die Atemspende an, dass sie mit emotionalen Widerständen behaftet sei, und bezweifelten die Güte der Ausatemluft. Beatmungsgeräte schafften dagegen eine körperliche Distanz zwischen Wiederbeleber und dem Verunglückten und ermöglichten darüber hinaus die Beatmung mit unverbrauchter atmosphärischer Luft oder gar mit Sauerstoff. Aus dieser Motivation heraus wurde eine Vielzahl unterschiedlicher Geräte konstruiert oder zumindest beschrieben, die sich meist auf die Grundbaupläne eines Balges, einer Spritze in einfacher oder doppelter Ausführung oder einer Blase zurückführen lassen.

Schon von den Zeitgenossen wurde bemängelt, dass Beatmungs- und andere Wiederbelebungsgeräte (wie Tabakrauchklistiere oder galvanische Apparate) häufig nicht in einem vertretbaren Zeitraum zu dem Verunglückten gebracht werden konnten. In Reaktion darauf wurden zwei Strategien verfolgt: entweder eine Person mit einem kleinen, leicht transportablen Notfallkoffer zum Unfallort zu dirigieren oder den Verunglückten so rasch wie möglich in eine entsprechend eingerichtete Rettungsstation zu schaffen. Die erste Strategie fand ihren Niederschlag beispielsweise in den in einigen Exemplaren bis heute erhaltenen englischen Rettungskoffern, die zweite in der Einrichtung von militärisch-polizeilichen Rettungswachen (z.B. in Paris entlang des Seineufers) oder gar Rettungshäusern (z.B. im Londoner Hyde-Park) an besonders gefährdeten Uferstellen. Damit hatte man die Urform der „Erste-Hilfe-Station" geschaffen.

Neben einer ausführlichen Beschreibung der Atmungs- und Beatmungsgeräte, der ersten Rettungskästen und einiger Tabakrauchklistiere erfordert das Thema auch einen Vergleich der empfohlenen Maßnahmen mit der tatsächlichen Vorgehensweise. In der Praxis der Wiederbelebung spiegeln sich die empfohlenen und vorgeschriebenen Maßnahmen tatsächlich wieder, soweit sie einfach, schnell und ohne größeren Aufwand durchzuführen waren. Die spezielle Frage nach einem Einsatz von Beatmungsgeräten ergibt jedoch ein recht ernüchterndes Ergebnis. Das Verhältnis zwischen den normativen Quellen und der Realität entscheidet sich somit in der Frage der Ausführbarkeit und Praktikabilität der Methoden.

Bei der Auswertung der Rettungsfälle wird deutlich, dass die Atemspende wesentlich häufiger als die Gerätebeatmung angewandt wurde. Nur gelegentlich wurden einfache Küchenblasebälge und noch viel seltener komplexere Geräte eingesetzt. Von den vielen beschriebenen Geräten sind lediglich zwei Einsätze des doppelten Blasebalgs nach Gorcy dokumentiert, einmal kam es zum Einsatz einer Beatmungsspritze in Kombination mit einem Blasebalg. Die oben skizzierten Schwierigkeiten scheinen in der Praxis nur schwer überwindbar gewesen zu sein. Hier wird eine erhebliche Diskrepanz zwischen der Theorie und der Praxis der Wiederbelebung erkennbar.

Ärzte oder Vertreter anderer Berufsgruppen des Gesundheitswesens (Wundärzte, Bader, Apotheker, Hebammen) behandelten Verunglückte nicht grundsätzlich anders als Laien. Sie verfügten aber zusätzlich über einige Methoden, die von Laien aufgrund mangelnder Kenntnisse nicht angewandt wurden. So zählte der Aderlass zu den ausschließlich von Ärzten und Wundärzten angewandten Methoden. Dagegen wurde die volkstümliche Methode des Aufhängens eines Ertrunkenen an den Füßen nur von Laien praktiziert und von dazugerufenen Ärzten so schnell wie möglich unterbunden. Die Beatmung und die Gabe von Medikamenten wurden etwa dreimal so häufig von Ärzten wie von Laien verordnet bzw. durchgeführt.

Im zusammenfassenden Vergleich zwischen den Vorgaben in den Lehrbüchern und der realen Umsetzung lässt sich abschließend folgendes festhalten: Wärmen, Reiben und Beatmen waren in der Literatur allgemein die vorrangig behandelten oder empfohlenen Methoden und zählten auch zu den am häufigsten angewandten Maßnahmen. Tatsächlich finden sich in der Praxis der ausgewerteten Fälle Unterschiede in der Behandlung, die auch den Empfehlungen der Literatur weitgehend entsprechen. So wurde der Aderlass und das Besprengen mit kaltem Wasser bei Erstickten oder Erhängten vorrangig empfohlen und auch angewandt. Bei den Erhängten war es sogar die mit etwa 90 % am häufigsten angewandte Methode, was somit exakt den Empfehlungen in der Fachliteratur entsprach. Bei Erfrorenen sollte zunächst der Körper langsam an eine wärmere Umgebungstemperatur gewöhnt werden, weswegen die Personen in kaltem Bad gelagert und mit Schnee oder kalten nassen Tüchern gerieben wurden, bevor allmählich an das Erwärmen gedacht werden konnte. Auch dies spiegelt sich in den Rettungsfällen wieder. Bei der häufigsten Unglücksform, dem Ertrinken, wurde gerieben und gewärmt, wurden Medikamente und chemische Mittel verabreicht und das Tabakrauchklistier – etwas häufiger als die Atemspende – eingesetzt. Bei Erstickten und bei Ertrinkensfällen wurde in etwa einem Viertel der Fälle beatmet, bei den Erhängten sogar in mehr als der Hälfte, bei den Erfrorenen dagegen in keinem einzigen Fall. Auch wurde hier niemals ein Aderlass durchgeführt. Die Anwendung der Elektrizität spielte in der Praxis, wohl aufgrund der Seltenheit galvanischer Apparate, keine Rolle.

In der Untersuchung der Rettung und Wiederbelebung betreffenden Maßnahmen in meiner Heimatstadt Mainz werden die Bemühungen beschrieben, die zunächst von Seiten der kurfürstlichen Regierung angestellt wurden, um Rettungsmaßnahmen festzulegen und Rettungsgerätschaften anzuschaffen. Die weitreichenden Vorgaben scheiterten außerhalb der Stadt Mainz an der Weigerung der oft armen Gemeinden, einen solchen Rettungskasten anzuschaffen. Lediglich in Mainz kam es zur Stationierung von drei Kästen. Weitere Rettungskästen waren im Vicedomamt Aschaffenburg und dem Oberamt Orb und Lohr vorhanden. Auch in französischer Zeit blieb die Wiederbelebung Scheintoter Thema und die alten Kästen wurden 17 Jahre nach ihrer Anschaffung aus den Mitteln einer öffentlichen Sammlung überholt, die Geräte repariert und Medikamente ergänzt. Auch wurde ein Gorcy-Blasebalg angeschafft. Ein Einsatz konnte aufgrund der Quellenlage leider nicht nachgewiesen werden. Bis in die großherzoglich-hessische Zeit gab es in Mainz Rettungskästen. Sie wurden zuletzt 1823 erneuert und an vier Stellen in Mainz deponiert und möglicherweise waren sie bis mindestens 1841 vorhanden. Somit konnten die Anfänge eines Rettungswesens mit vielen gelungenen aber auch gescheiterten Bemühungen der Umsetzung in einem begrenzten räumlichen Umfeld und dem vorgegebenen zeitlichen Rahmen dargelegt werden.

Zieht man die für diese Arbeit ausgewerteten Quellen heran und nimmt eine quantitative Einschätzung der vorliegenden Literatur vor, so liegt die Zahl der Schriften zu den Themen Scheintod und Wiederbelebung zwischen 1765 und 1790 bei dem etwa vierfachen Wert im Vergleich zu der Zeit vor 1765. In den Jahren um den Jahrhundertwechsel ist ein deutlicher Rückgang der veröffentlichten Literatur zu bemerken. Um 1820 kommt es dann zu einem zweiten, jedoch insgesamt geringeren Anstieg der veröffentlichten Schriften. Dieses Auf und Ab spiegelt sich auch in der Zahl der Maßnahmen und der Erfindungen wieder. In den Zeitraum des schnelleren Wandels fallen zahlreiche staatliche Rettungsinstruktionen, die Gründung der Rettungsgesellschaften, die Anschaffung von Rettungskästen und natürlich die Beschreibung von zahlreichen Beatmungs- und Wiederbelebungsgeräten. Wiederbelebung wurde zum Thema für Ärzte und Laien: Es gab öffentliche Vorlesungen, Fachliteratur sollte informieren und einen Überblick geben, die Weiterbildungsordnungen für Ärzte und ärztliches Hilfspersonal wurden entsprechend geändert und Anleitungen für Laien herausgegeben. In diesem Zeitraum war die gelungene Wiederbelebung noch eine Sensation und einer Publikation von der Fachzeitschrift bis zum unterhaltenden Journal würdig. Im Bergbau war Atemschutz im Zusammenhang mit der meist auch gefährlichen Arbeit unter Tage ein wichtiges Thema aber auch die Bergwerksrettung und der Einsatz von Atmungs- und sonstigen Rettungsgeräten.

Ein politischer Hintergrund für die erste Stagnation könnte in den europaweiten Umbrüchen durch die französische Revolution begründet sein. Mit Beginn des 19. Jahrhunderts kam es zu zahlreichen Anstrengungen, das schon vorher Eingeführte zu erhalten und zu verbessern. Nach dem ersten Drittel des 19. Jahrhunderts fällt eine erneute und deutliche Stagnation in Bezug auf das Rettungswesen auf. Bei den Geräten und deren Beschreibungen findet sich nichts wesentlich Neues, und die Erkenntnisse zur Rettung und Wiederbelebung beziehen sich zum Teil auf schon 70-80 Jahre alte Vorschriften, die immer noch als Handlungs- und Rechtsgrundlage galten. Lediglich für das Tabakrauchklistier wurde ein zumindest theoretisch klares Ende gesetzt. In der Praxis dauerte es aber noch Jahrzehnte, bis diese Wiederbelebungsmaßnahme eingestellt und auch in Schriften definitiv nicht mehr empfohlen wurde. die untersuchten Wiederbelebungsberichte zeigen, dass das Tabakrauchklistier mit großer Begeisterung eingesetzt wurde. Letztendlich lässt sich nicht entscheiden, wann wirklich letztmalig ein Klistier bei einem Scheintoten gesetzt wurde. Vielleicht ist hier eine Parallele zu dem Aufhängen von Ertrunkenen zu sehen. Entgegen den Anweisungen der Ärzte scheint auch diese Methode besonders bei der einfachen Bevölkerung beliebt gewesen zu sein.

Von der mehr als 100 Jahre lang propagierten Beatmung kam man allmählich wieder ab und wandte sich stärker den manuellen Methoden zu, die sich dann etwa ab der Mitte des 19. bis zur Mitte des 20. Jahrhunderts durchsetzten. Heute bevorzugt man die Kombination von manuellen Methoden – der Herzdruckmassage – und der Beatmung, wobei die aktuellen Empfehlungen mit sofort einsetzender Herzdruckmassage (30mal) und danach erfolgender Atemspende (2mal) eher wieder in Richtung der manuellen Methoden weisen und die künstliche Beatmung weniger bedeutsam erscheint – was zeigt, dass Wahrheiten in der Medizin meist nur für eine befristete Zeit gelten und durch neuere Erkenntnisse schnell ersetzt oder geändert werden.[1287] Andere Maßnahmen wie das Reiben wurden noch bis ins 20. Jahrhundert hinein in Rettungskursen gelehrt: Erst wenn beim Reiben kein Erfolg zu erkennen war, sollten die Beatmung und andere Maßnahmen angewandt werden.

In den auf den untersuchten Zeitraum folgenden Jahrzehnten scheint sich die Bergbaurettung nur langsam weiterzuentwickeln. Die im 18. und zu Beginn des 19. Jahrhunderts zugrunde gelegten Bauprinzipien der unterschiedlichen Geräte kehren als wesentliche Grundlagen der modernen Atemschutztechnik wieder: einfache Filtergeräte, Schlauchgeräte, Reservoirgeräte mit tragbarem oder fahrbarem Reservoir, Druckgasbehälter und Geräte mit z.T. lungenautomatischem Mechanismus zur Frischluftzufuhr bzw. Unterstützung der Atmung bei längeren Distanzen. Zwischen

1287 Vgl. Bundesärztekammer: Eckpunkte der Bundesärztekammer für die Reanimation 2006 basierend auf den ERC-Richtlinien für die Wiederbelebung 2005. Stand 24.03.2006. In: Deutsches Ärzteblatt 14 (2006), S. A 960ff.

1850 und 1890 finden sich immer wieder Reservoirgeräte mit komprimierter Luft und immer wieder das Klappenprinzip von Alexander von Humboldt.[1288]

Die weitere Entwicklung der Beatmungsgeräte wurde entscheidend durch die Fortschritte in einer neuen Disziplin der Medizin geprägt. Mit dem Beginn der Anästhesie entstand ein verändertes Einsatzgebiet für Beatmungsgeräte: Nicht nur bei Unglücksfällen zur Wiederbelebung Verunglückter, sondern jetzt und vorrangig im Einsatz für den bewusst in einen scheintotähnlichen Zustand versetzten Patienten, um einen schmerzfreien Eingriff durchzuführen und ihn anschließend wieder aus diesem Zustand zu erwecken. Diese Entwicklung von Beatmungsgeräten wird im Rahmen der frühen Anästhesiegeschichte beschrieben.

Reger Erfindergeist und viele nützliche Ideen waren kennzeichnend für den untersuchten Zeitraum – die praktische Umsetzung zögerte sich durch die mangelnden technischen Möglichkeiten noch bis ins 19. oder sogar 20. Jahrhundert hinaus.

1288 Vgl. Lottner, 1873, S. 320ff. und Jüngst, 1909, S. 876ff. und Haase-Lampe, 1940, S. 4370ff.: um 1850 Respirator nach Boisse, um 1860 Respirator nach Combes, 1856 Pressluftapparat nach Ponson, 1861 Druckgasflasche nach Kraft, um 1870 Druckluftbehälter auf Minenhund nach von Ebner, um 1865 Respirator und um 1876 Druckgasbehälter nach Galibert, 1872 Pressluftapparat nach Rouquayrol-Denayrouze, um 1876 Fächeratemsack mit Ventilen nach Fayol, sowie 1878 Kompressionsgerät nach Martony.

Anhang: Zusammenstellung von 234 Rettungsfällen von 1730-1846, bei denen Methoden der Wiederbelebung angewendet und beschrieben wurden

„Manche der in diesem Werke erzählten Rettungsfälle werden auf den ersten Anblick, und beim flüchtigen Ueberlesen unwichtig scheinen; allein, oft macht ein kleiner Umstand sie des Aufbewahrens werth, als ein Beweiß, daß die einfachste Behandlung nicht selten die glücklichste ist.“[1289]

Christian August Struve

„Nous ne craignons pas, qu'on nous fasse le reproche, d'avoir inséré un seul fait, dont on puisse nous contester la vérité, ou tout ou moins la publicité, la plus autentique.“[1290]

Philippe Nicolas Pia

Aufgenommen sind nur solche Fälle, bei denen der Verunglückte ausdrücklich als „leblos“ oder „scheinbar tot“ bezeichnet ist und die Wiederbelebungsmaßnahmen ausführlicher beschrieben werden. Weiterhin musste eine zumindest ungefähre geographische und zeitliche Lokalisierung des Falles gegeben sein. Unter dem Stichwort „Retter“ werden – sofern genannt – diejenigen Personen aufgeführt, die den Verunglückten auffanden und aus der unmittelbar lebensbedrohenden Situation befreiten, also z.B. einen „Ertrunkenen“ aus dem Wasser zogen oder einen „Erhängten“ vom Strick abschnitten. Unter dem Stichwort „Wiederbeleber“ werden dagegen die Personen aufgeführt, die an dem bereits geretteten Verunglückten Wiederbelebungsmaßnahmen durchführten. Bei den Wiederbelebern wird, sofern dies möglich ist, eine Berufsbezeichnung angegeben. Damit kann eine Differenzierung zwischen im weiteren Sinne medizinisch geschulten Personen (Ärzte, Wundärzte, Apotheker, Hebammen, Medizinstudenten etc.) und Laien getroffen werden. Sofern mehrere Personen sich nacheinander um die Wiederbelebung eines Verunglückten kümmerten, sind diese in der zeitlichen Reihenfolge ihres Wirkens mit 1), 2) etc. aufgeführt. Bei den „Maßnahmen zur Wiederbelebung“ werden diese in der Reihenfolge, wie sie in der Quelle genannt sind, aufgezählt. Sofern die Quelle diese Differenzierung zulässt, wird unterschieden zwischen a) „frühen Maßnahmen“ vor dem Auftreten erster deutlicher Zeichen des wiederkehrenden Lebens (also den eigentlichen Wiederbelebungsmaßnahmen) und b) „späteren Maßnahmen“ nach dem Einsetzen von Lebenszeichen wie tastbarem Puls und Atmung (also zumeist die nachsorgende Behandlung). Die Auswertung erfolgte in Kap. 7.3.

1289 Christian August Struve, im Vorwort zu: Hawes 1798, S. XV.

1290 Philippe Nicolas Pia, zitiert nach: Frank, 1814.

1.[1291] Ort: Greenock (Schottland), 3. Dezember 1732. Verunglückter: John Blair, ein Bergmann. Hergang: Beim Versuch, die Ursache eines Schwelbrandes in einem Kohlenbergwerk zu ergründen, erstickte Blair am Rauch der brennenden Kohle und mußte von seinen Begleitern zurückgelassen werden. Retter: Eine Gruppe von Männern stieg in die Grube und brachte Blair nach 30-45 Min. nach oben. Wiederbeleber: William Tossach, *surgeon* in Alloa (Schottland). Maßnahmen zur Wiederbelebung: a) Frühe Maßnahmen: Lagerung auf dem Rücken am Grubeneingang; Einblasen von Luft in den Mund als Mund-zu-Mund-Beatmung („*J'appliquai éxactement ma bouche contre la sienne, & fis une expiration aussi forte qu'il me fut possible...*")[1292]; Aderlass an einer Armvene; Reiben und Schütteln; Waschen von Gesicht und Schläfen mit Wasser; Reiben von Nase und Lippen mit flüchtigem Salz („*Sel volatile*") (Behandlungszeit: ca. 1 Std.). b) Spätere Maßnahmen: Einflößen von Wasser mit einigen Tropfen flüchtigem Geist („*Esprit volatile*"); Transport in ein benachbartes Haus und Lagerung in einem Nachtstuhl. Erfolg: Glücklich.

2.[1293] Ort: Islington b. London, 21. November 1741. Verunglückte: Jane Brown, 23 Jahre. Hergang: Jane Brown fiel im Fieberdelirium nach einer Infektion mit Pocken in den New River und trieb eine unbestimmte Zeit mit dem Gesicht nach unten darin. Retter: Gäste des „*Crown Alehouse*" zogen die Verunglückte aus dem Wasser. Da sie für tot gehalten wurde, trugen die Totengräber William Stevens und Thomas Bull sie ins Arbeitshaus im nächsten Ort. Sie bemerkten jedoch schwache Zeichen des Lebens. Der Vorsteher des Arbeitshauses verständigte Herrn Oborne. Wiederbeleber: Herr Oborne, Chirurg und Apotheker in Clerkenwell. Maßnahmen zur Wiederbelebung: a) Frühe Maßnahmen: Lagerung im Bett; Applikation von warmen Wasser mit Hirschhorngeist in den Mund, später von einer Abkochung von Ingwer und von Wein; Reiben mit grober Kleidung; Rollen auf Rücken und Bauch; zwischendurch wurde sie auf den Bauch gedreht, um das Wasser aus dem Mund ablaufen zu lassen. b) Spätere Maßnahmen: Einwickeln in warme Flanelltücher; Applikation von drei Löffeln „*Raleighs Confection*", Hirschhornsalz und Kardamontinktur. Erfolg: Glücklich.

3.[1294] Ort: Loward (Frankreich ?), 8. September 1745. Verunglückte: Die Gattin des François Dumont. Hergang: Sie fiel während der Geburtsarbeit in einen scheintoten Zustand und galt als „*an Krämpfen gestorben*". Wiederbeleber: 1) M. Rigandeaux, Arzt in Dovay[1295]. Er wurde eigentlich als Geburtshelfer gerufen und entband zunächst die Scheintote von ihrem ebenfalls asphyktischen Kind. Er „*überließ es den anwesenden Frauenzimmern, ... dasselbe zu erwecken*", was auch gelang. Aufgrund der ausbleibenden Leichenstarre begann er mit Wiederbelebungsversuchen bei der Frau. 2) Die anwesenden Frauen, nach Anweisung des sich alsbald entfernenden Arztes. Maßnahmen zur Wiederbelebung: 1) Vorhalten von flüchtigem Laugensalz vor die Nase. 2) Die Frauen sollten in die Hände klatschen; Gesicht, Augen und Nase der Scheintoten wurden mit duftendem Wasser gewaschen (Behandlungszeit: ca. 2 ½ Std.). Erfolg: Glücklich; jedoch blieb die Frau in der Folgezeit geistesschwach und taub.

1291 Vgl. Tossach, 1747, S. 177-182; Fothergill 1744-1745, S. 275-280.

1292 Tossach, 1747, S. 180.

1293 Vgl. William Watson: An account of a Series of Experiments, Instituted with a View of Ascertaining the Most Successful Method of Inoculating the Small-pox. London 1768. Zitiert nach: S. Wood: Resuscitation in 1741. In: British Medical Journal 1951, Sept. 15, Vol. 2, S. 671.

1294 Vgl. Frank, 1814, nach: Journal des Savans, Mois de Janvier, 1749.

1295 Vermutlich ist die Stadt Douai in Nordfrankreich gemeint.

4.[1296] Ort: Nicht genannter Ort in Franken, Pfingstmontag 1746. Verunglückter: J.B.Z., ein Knabe von 3 Jahren. Hergang: Das Kind fiel in die Tauber und wurde im Fluss zu einer Wassermühle getrieben, in dessen Rechen es für eine unbestimmte Zeit hängen blieb. Retter: Der Müller zog das Kind aus dem Wasser und trug es ins elterliche Haus, wo es für tot auf einen Tisch gelegt wurde. Wiederbeleber: 1) K., offenbar ein Geistlicher, der zum Trost der Mutter herbeigerufen wurde. 2) Ein Arzt. Maßnahmen zur Wiederbelebung: a) Frühe Maßnahmen: Entkleiden; Lagern des Kindes in einer Wiege und starkes Wiegen; Reiben von Fußsohlen, Bauch, Rücken und Kopf mit warmen Tüchern; Einflößen von Tee (Behandlungszeit: 15-30 Min.). b) Späte Maßnahmen: Nachbehandlung. Erfolg: Glücklich. „*....vor 3 Jahren erst besuchte mich der Errettete noch voll Danckbarkeit gegen GOtt für seine wunderbahre Erhaltung.*"

5.[1297] Ort: Trading (England), August 1749. Verunglückter: Ein Schuster-Geselle. Hergang: Der Mann geriet beim Baden im Fluss Kennet in eine Untiefe und versank. Er blieb etliche Minuten unter Wasser. Retter: Herr William Ward (Beruf wird nicht genannt). Wiederbeleber: Die Umstehenden hielten den Verunglückten zunächst für tot. Eine nicht näher bezeichnete Person riet zu folgenden Maßnahmen zur Wiederbelebung: Lagerung des Verunglückten auf dem Bauch auf einem Stück Zimmerholz mit herabhängendem Kopf, „*damit das Wasser aus dem Munde herauslaufen könnte*" (Behandlungszeit: ca. 15 Min.). Erfolg: Glücklich.

6.[1298] Ort: Ein nicht genannter Ort in der Provinz Schären, Schweden, 23. März 1756. Verunglückter: Ein Mann von ca. 60 Jahren. Hergang: Der Mann schlief nach einem Sturz unter Branntweineinfluss im Freien ein und wurde zwei Tage später „erfroren" gefunden. Retter: Nicht näher bezeichnete Personen. Man trug den Erfrorenen in den nächsten Ort. Wiederbeleber: Herr Nauder, Arzt aus der Provinz Gotland. Maßnahmen zur Wiederbelebung: a) Frühe Maßnahmen: Lagerung auf dem Boden; Reiben der Extremitäten und des Rückens mit Wolltüchern; Applikation leicht gewärmter Tücher auf Brust und Bauch, dann Applikation feuchter Tücher; die gefrorenen Füße wurden mit in kaltem Wasser eingetauchten Servietten bedeckt; Einreiben von Stirn und Schläfen mit „*Balsam von Tömingen*" (Behandlungszeit: ca. 6 Std.). b) Spätere Maßnahmen: Verabreichung von 90 Tropfen von in Wein gelöstem „*gratia probatum*" und warmem Wein; Einwickeln in warme Tücher, Gabe stärkender Nahrung. Erfolg: Glücklich, der Verunglückte war „*nicht ganz ohne Schmerzen, aber doch sehr vergnügt, daß er von so weit her wieder zurük gekommen.*"

7.[1299] Ort: Cluny, vermutlich Mai 1757. Verunglückte: Ein Mädchen von 18 Jahren. Hergang: Die junge Frau stürzte in einen Fluss, geriet unter Wasser und trieb eine unbestimmte Zeit lang bis zu einer Gerbergrube, wo sie mit dem Rock an einem Pfahl hängen blieb. Retter: Der

---

1296 Vgl. Anonym: Brief an die Verfasser der neuen Auszüge, vom 24. Nov. 1765. In: Neue Auszüge aus den besten ausländischen Wochen- und Monatschriften. 3. Theil. 1. Stück. Frankfurt a.M. 1766, S. 13-15.

1297 Vgl. Anonym: Schreiben des Herrn D.H. zu Trading an einen vornehmen Mann in London, betreffend einen ertrunkenen Menschen, welcher nach geraumer Zeit wieder zum Leben gebracht worden. In: Bremisches Magazin zur Ausbreitung der Wissenschaften, Künste und Tugend. 2. Band, 3. Stück, Bremen und Leipzig 1758, S. 567-569.

1298 Vgl. Anonym: Zuverlässige Versuche, wie man ertrunkenen und erfrornen Personen..., 1760, S. 367-372.

1299 Vgl. Anonym: Zuverlässige Versuche ... 1760, S. 367f. (I); Anonym: Anweisung, wie denen Menschen...2. Theil. Hannover 1786, S. 156-190 (II). Der Fall findet sich noch in zahlreichen weiteren Zeitschriftenaufsätzen beschrieben.

Gerber zog die Frau aus dem Wasser und brachte sie in ein Haus. Wiederbeleber: Herr Dumoulin (I) oder du Molin (II), Arzt in Cluny. Maßnahmen zur Wiederbelebung: a) Frühe Maßnahmen: Entkleiden; Lagerung in einem Bett; Bedecken des Körpers 4 Zoll hoch mit warmer Asche; warme Asche wird in einem Strumpf gefüllt und dieser um den Hals gelegt (Behandlungszeit: ca. ½ Std.). b) Spätere Maßnahmen: Verabreichung von einem Löffel „*rothen Aquavit*"; weitere Lagerung im Aschenbett für 8 Std. Erfolg: Glücklich.

8.[1300] Ort: Paris, 24. Juli 1757 (?). Verunglückter: André Delaporte, 21 Jahre, Fährmann. Hergang: Delaporte fiel von Bord der Seinefähre nach Passy und verletzte sich dabei am Kopf. Er wurde von der Strömung mitgerissen und blieb ca. 25 Min. unter Wasser. Retter: Nicht näher bezeichnete Personen. Der Verunglückte wurde mit einem Bootshaken aus dem Wasser gezogen und in das Haus des Gastwirtes Tillier gebracht. Wiederbeleber: Ein nicht namentlich genannter Arzt. Maßnahmen zur Wiederbelebung: Einblasen von Tabakrauch mit Hilfe eines „*chalumeau*" in Anus, Mund und Nase; viermaliger Aderlass an Arm und Fuß; Bedecken mit den Fellen frischgeschlachteter Schafe zur Erwärmung. Erfolg: Glücklich.

9.[1301] Ort: Hillegom (Prov. Holland), 19. April 1758. Verunglückter: Ein kleiner Junge, 7 Jahre. Hergang: Das Kind fiel beim Spielen nahe der Kalkbrennerei von Jan Soutman & Compagnie ins Wasser und ging sofort unter. Da der jüngere Bruder die Eltern nur sehr spät informierte, wurde die Zeit bis zur Rettung auf 30 Min. geschätzt. Retter: Nicht genannte Personengruppe, vermutlich die Eltern und Angestellte der Kalkbrennerei. Wiederbeleber: Die gleiche Personengruppe. Maßnahmen zur Wiederbelebung: Lagerung des Kindes zunächst am Ufer mit erniedrigtem Kopf „*damit sich der Körper vom Wasser entlassen mögte*"; Schütteln und Rütteln; Transport mit erniedrigtem Kopf in ein Haus und Lagerung am Feuer; Wärmen der Herzgegend; Einblasen von Tabakrauch in den After vermittels einer Pfeife durch einen Bedienten der Kalkbrennerei (Behandlungsdauer: ca. 1 Std.). Erfolg: Glücklich.

10.[1302] Ort: Nancy, 3. Dezember 1763. Verunglückte: Zwei junge Frauen. Hergang: Die beiden Frauen erstickten über Nacht am Rauch eines Kohlenbeckens in ihrem Zimmer in der *rue premontrés*. Retter: Die Mitbewohner des Hauses brachen am Morgen die Tür auf und fanden die beiden scheinbar tot im Bett liegend. Wiederbeleber: Herr Harmant,[1303] Arzt zu Nancy, sowie später ein Chirurg. Maßnahmen zur Wiederbelebung: a) Frühe Maßnahmen: Öffnen der Fenster; Entkleiden und Lagerung der Verunglückten trotz Kälte am offenen Fenster. Ein Aderlass als intendierte erste Maßnahme konnte erst durchgeführt werden, als ein Chirurg nach einiger Zeit eintraf. Inzwischen versuchte Harmant vergeblich, Brechweinstein zum einen als wässrige Lösung mit kölnischem Wasser vermischt in den Mund einzuflößen und zum anderen als wässriges Klistier zu verabreichen. Vorhalten von starkem Essig auf glühend gemachten Schaufeln sowie von Salmiakgeist vor die Nase. Der Chirurg setzte inzwischen einen Aderlass. Harmant begann damit, den Verunglückten kaltes Wasser ins Gesicht zu gießen. „*Hierauf beschäftigte ich mehrere der Zuschauer, auf diese Weise*

1300 Vgl. Anonym: André Delaporte, Bericht über den Unglücksfall. In: Histoire de l'Academie Royale des Sciences de Paris. Anneé 1757. Paris 1762, S. 32f.

1301 Vgl. Anonym: Wie ein dem Anscheine nach ertrunkenes Kind wieder zu sich selbst gebracht worden. In: Phisikalisch-oekonomische Auszüge aus den neuesten und besten Schriften ... 2. Band. 4. Stück. Stuttgart 1760, S. 511-513. Unter dem gleichen Titel auch erschienen in: Nützliche Samlungen. Teil 4. 1758, S. 783f.

1302 Vgl. Marc, 1836, S. 216-220.

1303 Dominique-Bénoit Harmant (* Nancy 1723, † ebenda 1782), war u.a. Leibarzt des Königs Stanislaus von Polen und Chefarzt des von Stanislaus 1750 in Nancy gegründeten Hospitals. Vgl. BLÄZ, Bd.3, 21931, S. 61.

den Kranken Wasser glasweise bloß ins Gesicht zu gießen"; später verwendete man sogar gefrorenes Wasser (Behandlungszeit: ca. 3 Std.). b) Spätere Maßnahmen: Nach 5 Std. Begießen mit kaltem Wasser zeigten sich Zeichen zurückkehrenden Lebens; nun Einwickeln in gewärmte Tücher und Lagerung in ein mäßig warmes Bett. Später weitere Aderlasse und Verabreichung windabführender Tees, Purgiermittel und Diät. Erfolg: Glücklich.

11.[1304] Ort: Nancy, 23. Dezember 1764. Verunglückter: Der Koch von Herrn de Potier. Hergang: Der Koch erstickte über Nacht vermutlich am Rauch einer Kohlenglut. Retter: Am Morgen wurde der Verunglückte von einer Magd leblos in seinem Zimmer gefunden. Wiederbeleber: 1) Ein Arzt. 2) Herr Harmant, Arzt zu Nancy.[1305] Maßnahmen zur Wiederbelebung: 1) Der erste Arzt hielt Apoplexie für die Todesursache, verordnete Lavemente von Tabak und Coloquint[1306] und konstatierte dann den Tod. 2) a) Frühe Maßnahmen: Harmant kam erst 6 Std. nach Auffinden des Scheintoten und hielt Erstickung für die Todesursache. Entkleiden des Patienten und Tragen an die frische Luft trotz großer Kälte; fortwährendes Besprengen des Verunglückten mit kaltem Wasser; Einblasen von Tabakrauch (I) bzw. spanischem Schnupftabak (II) in die Nase. Die Umstehen halfen Harmant nur widerwillig beim Begießen und nötigten ihn, den Verunglückten nach den ersten Lebenszeichen wieder zu bekleiden und in die warme Küche zu tragen, wo sich sein Gesundheitszustand erneut verschlechterte. Erneute Entkleidung und Fortfahren der Kaltwasserbehandlung für 6-7 Std. b) Spätere Maßnahmen: Lagerung im Bett; Gabe eines Klistiers, einer Ptisane[1307] und einer „*Wundmixtur mit Hoffmannischem schmerzstillenden Spiritus*". Erfolg: Glücklich.

12.[1308] Ort: Neustadt an der Hardt (Kurpfalz), 27. April 1765. Verunglückter: Das Kind des Bäckermeisters Meyer, 4 ½ Jahre. Hergang: Das Kind fiel beim Spielen von der Brücke nahe dem Armenleut-Haus „*in die Bach*", trieb mit dem fließenden Wasser, wurde erst nach einer halben Viertelstunde vor der Stadt aus dem Wasser gezogen und ins Haus der Frau Hermännin gebracht. Retter: Eine „*ledige Weibsperson*" und ein Schreiner. Wiederbeleber: 1) Die gleiche Personengruppe. 2) Herr Josten, Arzt in Neustadt, assistiert von Herrn Kachel, Oberamts-Chirurgus. Maßnahmen zur Wiederbelebung: 1) Blasen (von was oder wie wird leider nicht gesagt) in Mund und Hintern. 2) a) Frühe Maßnahmen: Reiben besonders der Fußsohlen mit warmen Leinwandtüchern für ca. 30 Min. b) Spätere Maßnahmen: Gabe von 6-7 Unzen Leinöl in den Mund; Applikation dreier Kamillenblütenklistiere mit Kamillenöl und Kochsalz; weiteres gelindes Reiben; später Gabe eines weiteren Klistiers und einer Mixtur aus „*peruvianischer Rinde*" und Kampfer. Erfolg: Glücklich.

13.[1309] Ort: Cork (Irland), 7. September 1766. Verunglückter: Patrick Redmond, Schneider, 33 Jahre. Hergang: Redmond wurde wegen Straßenraubs gehenkt. Nach 29 Min. wurde die

1304 Vgl. Pia, 1786, zitiert nach: van Eysselsteijn, 1912, S. 29f (I); Hawes, 1798, S. 96-99 (II).

1305 Struve, der dt. Übersetzer der Quelle II, nennt Harmant fälschlich „Hartmann".

1306 Coloquint: Citrullus colocynthis (Koloquinte), giftige Pflanze aus der Familie der Kürbisgewächse, als Medizinpflanze genutzt.

1307 Die Ptisane war ein schleimiger, nährender Arzneitrank, meist aus Gerstengrütze, Malz, Hafergrütze, Graupen, Brotkrumen, Hirschhorn und verschiedenen Arzneimittelzusätzen, die schweiß- und harntreibend oder expectorierend wirkten.

1308 Vgl. Anonym: Nachricht von der Errettung eines zu Neustatt an der Hardt ertrunkenen Kindes. In: Johann Conrad Loehe (Hg.): Die Ehre Gottes aus der Betrachtung des Himmels und der Erde. 4. Band. Nürnberg 1768, S. 396-403.

1309 Vgl. Pia 1786, S. 179. Zitiert nach: van Eysselsteijn 1912, S. 24. Auch im Deutschen: Anonym: Beobachtungen bey einem Menschen, der, nachdem er schon 29 Minuten ge-

Schnur abgeschnitten. Retter: Nicht genannt. Wiederbeleber: Nachdem sich der Sheriff vom Tod des Delinquenten überzeugt hatte und gegangen war, versuchten der bei der Exekution anwesende Mediziner Herr Gloven und Freunde, den Erhängten wiederzubeleben. Maßnahmen zur Wiederbelebung: a) Frühe Maßnahmen: Eröffnung der Arteria temporalis und der Vena jugularis externa; Entkleiden; Einreiben von Rücken, Mund und Nacken mit flüchtigen Geistern und Öl; Gabe eines Tabakklistiers; Tracheotomie und Insufflation vermittels einer Kanüle. b) Spätere Maßnahmen: Druckverband der Arteria temporalis. Erfolg: Glücklich. Der Patient war am nächsten Tag bereits so kräftig, dass er vor einem erneuten Zugriff der Justiz fliehen konnte.

14.[1310] Ort: Amsterdam, 24. August 1767. Verunglückter: Niclas, ein Knecht der Bleiweiß-Fabrik des Herrn Matthes. Hergang: Der Knecht fiel aus seinem Boot ins Wasser und wurde erst nach *„einiger Zeit“* aus dem Wasser geborgen. Retter: Nicht genannt. Wiederbeleber: Jan ter Steeg jr. (ohne Berufsangabe). Maßnahmen zur Wiederbelebung: a) Frühe Maßnahmen: Einblasen von Tabakrauch in den After, vermittels einer an der Spitze abgeschnittenen Messerscheide. b) Spätere Maßnahmen: Aderlass. Erfolg: Glücklich.

15.[1311] Ort: Amsterdam, 17. September 1767. Verunglückte: Eine alte Frau. Hergang: Die Frau fiel ins Rakin und verblieb *„eine gute Zeit“* unter Wasser. Retter: Nicht genannt; sie wurde für tot in ein nahe gelegenes Gasthaus transportiert. Wiederbeleber: Sybrand Yzermann, Schiffer aus Gouda. Maßnahmen zur Wiederbelebung: Einblasen von Tabakrauch in den After vermittels einer Tonpfeife. Erfolg: Glücklich.

16.[1312] Ort: Amsterdam (?), 30. November 1767. Verunglückter: Abraham Starck, Schiffszimmermann. Hergang: Starck fiel über Bord eines Kornlichters und blieb *„eine große halbe Viertelstunde“* unter Wasser. Retter: Nicht genannt. Wiederbeleber: Vier Knechte des Teerhändlers Herrn Boumann. Maßnahmen zur Wiederbelebung: Einblasen von Tabakrauch in den After vermittels einer abgeschnittenen Messerscheide. Erfolg: Glücklich.

17.[1313] Ort: Rotterdam, 10. auf 11. Februar 1768. Verunglückte: Die Frau des Färberknechts Arnold van Dreyl. Hergang: Die Frau stürzte sich mehrmals in suizidaler Absicht ins Wasser, wobei sie zuletzt ca. drei Viertelstunden unter Wasser blieb. Retter: Nicht genannt. Wiederbeleber: Herr Gerrit van Maaswinckel, Chirurgus. Maßnahmen zur Wiederbelebung: Einblasen von Tabakrauch in den After; Lagerung zu ihrem Mann in ein warmes Bett. Erfolg: Glücklich.

18.[1314] Ort: Groningen, 29. Februar 1768. Verunglückte: Die kleine Tochter von Hendrik Pieters, 2 Jahre. Hergang: Das Kleinkind fiel kopfüber in einen Bottich mit Seifenwasser, worin sie unbestimmte Zeit blieb. Retter: Der Vater des Kindes. Wiederbeleber: Der Vater des Kindes. Maßnahmen zur Wiederbelebung: a) Frühe Maßnahmen: *„Alle Mittel“* (30 Min). b) Spätere Maßnahmen: Fortfahren mit Einblasen von Tabakrauch; Einreiben von Schläfen, Nase und Unterarmen mit *„Lebensbalsam“* (Behandlungszeit: ca. 2 Std.). Erfolg: Glücklich.

19.[1315] Ort: Amsterdam, 2. März 1768. Verunglückte: Die Frau des Wechselmaklers Abraham van Embden. Hergang: Die Frau fiel an der Plantagie ins Wasser. Retter: Jan Storm, *„Comman-*

---

hangen hatte, wieder lebendig gemacht wurde. In: Berlinische Sammlungen. Band 10. Berlin 1779, S. 242-246. (Dort heißt die Stadt allerdings „Krokk“ in „Irrland“.)

1310 Vgl. Hannibal, 1769, S. 28ff, Fall Nr. I (I); Marc, 1836, S. 167 (II).

1311 Vgl. Hannibal, 1769, S. 30f, Fall Nr. II (I); Marc, 1836, S. 167f (II).

1312 Vgl. Hannibal, 1769, S. 31, Fall Nr. III.

1313 Vgl. Hannibal, 1769, S. 35-37, Fall Nr. IX.

1314 Vgl. Hannibal, 1769, S. 31f, Fall Nr. IV.

1315 Vgl. Hannibal, 1769, S. 33, Fall Nr. V (I); Marc, 1836, S. 168 (II).

deur" (eines Schiffes ?), sowie seine Knechte Daniel Boos, Hendrik Scholts, Antony Huysermann und Bernhard Jansen. Wiederbeleber: Die gleichen Personen. Maßnahmen zur Wiederbelebung: Einblasen von Tabakrauch in den After vermittels einer Tonpfeife. Erfolg: Glücklich.

20.[1316] Ort: Breda, 5. März 1768. Verunglückter: Der kleine Sohn von Willem Visser. Hergang: Das Kind fiel ins Wasser und verblieb eine Viertelstunde unter der Wasseroberfläche. Retter: Nicht bezeichnete Personengruppe. Wiederbeleber: Herr Christian Abraham Beverley, Stadt-Chirurgus. Maßnahmen zur Wiederbelebung: Einblasen von Tabakrauch in den After vermittels einer Tonpfeife. Erfolg: Glücklich.

21.[1317] Ort: Amsterdam, 21. April 1768. Verunglückte: Das Dienstmädchen der Witwe von Lorenz Röper. Hergang: Das Mädchen fiel beim Wasserschöpfen ins Fleet. Retter: Nicht genannt. Wiederbeleber: Christoffel Krynen und Andreas Marckus, beide Karrenschieber, und Hendrik Koot, Schmiedegeselle. Maßnahmen zur Wiederbelebung: Einblasen von Tabakrauch in den After vermittels einer Tonpfeife. Erfolg: Glücklich.

22.[1318] Ort: Leiden, 25. Mai 1768. Verunglückter: Jan Spyker. Hergang: Spyker ging durch einen Unglücksfall über Bord einer *Trekschuit*. Retter: Nicht genannt. Wiederbeleber: Hermann Hoppenstock, Hendrik Meyser, Pieter Timmermann und Willem van Abkou, Knaben aus dem Diakonie-Waisenhaus. Maßnahmen zur Wiederbelebung: Einblasen von Tabakrauch in den After vermittels einer Tonpfeife. Erfolg: Glücklich.

23.[1319] Ort: Ein nicht genannter Ort in der Grafschaft Geldern, Anfang Juni 1768. Verunglückter: Willem Gerrits, Schafhirte, ca. 20 Jahre. Hergang: Gerrits geriet beim Waschen der Schafe im Graben in eine Untiefe und ging unter; er blieb höchstens einige Minuten unter Wasser. Retter: Hendrik Borgmann und sein Knecht Dirk Jansen zogen Gerrits mit einem Haken aus dem Wasser. Wiederbeleber: Die beiden oben genannten. Maßnahmen zur Wiederbelebung: a) Frühe Maßnahmen: Verschiedene Lagerungen der Körpers; Einblasen von Tabakrauch unter die Nase (Behandlungsdauer: ca. einige Min.). b) Spätere Maßnahmen: Man ließ den Verunglückten eine Pfeife Tabak rauchen. Erfolg: Glücklich.

24.[1320] Ort: Amsterdam, 15. Juni 1768. Verunglückter: Dirk Goeyart, ein junger Knabe. Hergang: Der Junge kenterte mit seinem Boot auf der Binnen-Amstel und blieb ca. 8 Min. unter Wasser. Retter: Nicht genannt. Wiederbeleber: Jan de Bruyn, Joris de Kwant, David Daniels, Gerrit de Groot und Reinier Snoek (Beruf nicht genannt). Maßnahmen zur Wiederbelebung: Einblasen von Tabakrauch in den After. Erfolg: Glücklich.

25.[1321] Ort: Amsterdam, 13. Juli 1768. Verunglückter: Der kleine Sohn von Lodewyk Bogaard. Hergang: Das Kind fiel ins Rapenburger Fleet. Retter: Nicht genannt. Wiederbeleber: Jan Scholten und Cornelis Schalckwyk (Beruf nicht genannt). Maßnahmen zur Wiederbelebung: Einblasen von Tabakrauch in den After vermittels einer Tonpfeife. Erfolg: Glücklich.

26.[1322] Ort: Groningen, 31. Juli 1768. Verunglückter: Melle Martens, ein Knabe. Hergang: Das Kind geriet beim Baden im Stadtgraben in eine Untiefe und geriet unter Wasser. Retter: Gerard Cremer (Beruf nicht genannt) zog das Kind schwimmend ans Ufer. Wiederbeleber: 1) Hilligje Allderts, „*Bademutter*". 2) Herr Dr. de Busch. Maßnahmen zur Wiederbelebung: 1)

1316 Vgl. Hannibal, 1769, S. 33f, Fall Nr. VI.
1317 Vgl. Hannibal, 1769, S. 33, Fall Nr. VII.
1318 Vgl. Hannibal, 1769, S. 33f, Fall Nr. VIII.
1319 Vgl. Hannibal, 1769, S. 49f, Fall Nr. A.
1320 Vgl. Hannibal, 1769, S. 37f, Fall Nr. X.
1321 Vgl. Hannibal, 1769, S. 38, Fall Nr. XI.
1322 Vgl. Hannibal, 1769, S. 38f, Fall Nr. XII.

Einblasen von Tabakrauch vermittels einer Tonpfeife in den After; Transport auf die Stadtwache. 2) Aderlass am Arm. Erfolg: Glücklich.

27.[1323] Ort: Dordrecht (Süd-Holland), Juli 1768. Verunglückter: Ein Knabe von 6 Jahren. Hergang: Stürzt beim Spielen ins Gerinne einer Sägemühle. Ein anderes Kind beobachtet den Vorfall und verständigt nach einer unbestimmten Zeit seinen Vater. Retter: Nicht näher bezeichnete Gruppe, wohl aus der Nachbarschaft. Wiederbeleber: Wie die Retter, später unter Zuziehung eines Chirurgen. Maßnahmen zur Wiederbelebung: Entkleiden, Einblasen von Tabakrauch in den After, Lagerung zwischen wollene Decken und Erwärmen durch die Mutter. Erfolg: Glücklich.

28.[1324] Ort: Amsterdam, 2. August 1768. Verunglückter: Caspar Hommert. Hergang: Hommert bekam beim Schwimmen einen Wadenkrampf, ging unter und blieb eine *„geraume Zeit“* unter Wasser. Retter: Nicht genannt. Wiederbeleber: Christian Sipkis, Michael Knoop, Klaas Varke und Dirk Frederik (Beruf nicht genannt). Maßnahmen zur Wiederbelebung: Einblasen von Tabakrauch in den After vermittels einer abgeschnittenen Messerscheide. Erfolg: Zunächst glücklich, jedoch verstarb der Patient nach zwei Tagen an einem *„Stichfluss“*.

29.[1325] Ort: West-Saandam (Nord-Holland), 3. August 1768. Verunglückter: Jacob Vet, 12 Jahre. Hergang: Vet fiel kopfüber ins Wasser und blieb im Schlamm des Bodens stecken. Retter: Nicht genannt. Wiederbeleber: Joost Vel, Wundarzt in West-Saandam. Maßnahmen zur Wiederbelebung: Reiben des Körpers; Gebrauch der Tabakrauchklistier-Pfeife; Einblasen von Schupftabak in die Nase (Behandlungsdauer: ca. 15 Min.). Erfolg: Glücklich.

30.[1326] Ort: Amsterdam, 10. August 1768. Verunglückter: Lammert Tuebbes (I) (bzw. Lambert Tuihbes, II). Hergang: Tuebbes stürzte sich in suizidaler Absicht in den Stadtgraben und blieb länger als eine Viertelstunde unter Wasser. Retter: Nicht genannt. Wiederbeleber: Hr. Frederik Pieterson, Wundarzt (I) (bzw. Fréderic Preterson, II). Maßnahmen zur Wiederbelebung: *„Alle möglichen Hilfsmittel“*, insbesondere die Tabaksklistier-Pfeife (Behandlungsdauer: ca. 3 Std.). Erfolg: Zunächst glücklich, jedoch verstarb der Patient zwei Tage später *„nach den rührendsten Empfindungen des Glaubens und der Buße.“* (I).

31.[1327] Ort: Amsterdam, 18. August 1768. Verunglückter: Der kleine Sohn der Witwe von Carl Keyser, ca. 10 Jahre alt. Hergang: Der Junge fiel auf der Prinsegracht ins Wasser. Retter: Nicht genannt. Wiederbeleber: Jan Dilling und Frederik Spelting (Beruf nicht genannt). Maßnahmen zur Wiederbelebung: Einblasen von Tabakrauch in den After mit einer abgeschnittenen Messerscheide. Erfolg: Glücklich.

32.[1328] Ort: Niederlande, Prov. Groningen, 6. September 1768. Verunglückter: Sohn des Landpredigers Woldringh, 2 ½ Jahre alt. Hergang: Beim Spielen mit einem Hund fällt das Kind in einen tiefen Wassergraben. Retter: Eine Hausangestellte zieht das Kind am Fuß aus dem Wasser. Wiederbeleber: Der Vater des Kindes, unterstützt von Mägden. Maßnahmen zur Wiederbelebung: a) Frühe Maßnahmen: Entkleiden; Lagern vor einem großen Kaminfeuer;

1323 Vgl. E.H. Mutzenbecher: Schreiben an die Herausgeber. In: Blätter vermischten Inhalts. Band 4, Oldenburg 1791, S. 50-52 (= Mutzenbecher, 1791a).

1324 Vgl. Hannibal, 1769, S. 39f, Fall Nr. XIII.

1325 Vgl. Hannibal, 1769, S. 50f, Fall Nr. B.

1326 Vgl. Hannibal, 1769, S. 40-42, Nr. XIIII (I); Anonym : Histoire & mémoires de la société formée à Amsterdam, en faveur des noyés. In: Journal encyclopédique ou universel. Année 1772. Tome I. Bouillon 1772, S.381 (II).

1327 Vgl. Hannibal, 1769, S. 42, Nr. XV.

1328 Vgl. Mutzenbecher, 1791a, S. 46-50.

das Kind wird mit gesenktem Oberkörper gehalten und stark bewegt; aus Versehen wird der Fuß des Kindes am Kaminfeuer verbrannt; Behandlungsdauer 10-15 Minuten. b) Spätere Maßnahmen: Weitere Lagerung in einem gewärmten Bett. Erfolg: Glücklich.

33.[1329] Ort: Amsterdam, 8. Oktober 1768. Verunglückte: Anne Wedding. Hergang: Nicht näher genannt; es handelte sich um einen Unfall durch Ertrinken. Retter: Nicht näher genannt. Die Ertrunkene wurde an Bord eines Bootes gezogen. Wiederbeleber: Die Bootsbesatzung. Maßnahmen zu Wiederbelebung: Rollen der Verunglückten über ein Fass. (Die Methode wird als *„toujours fort dangereux"* kritisiert.) Da sich nur schwache Lebenszeichen einstellten, wurde sie schließlich in ein Hospital gebracht. Erfolg: Die Verunglückte verstarb am folgenden Tag im Krankenhaus.

34.[1330] Ort: Vlissingen (Zeeland), 14. Weinmonat (= Oktober) 1768. Verunglückter: Johann Hasel (I) bzw. Johann Hassel (II) bzw. Jean Hasel (III), 23 Jahre, Soldat auf der Kriegsfregatte *„Der junge Prinz von Oranien"*. Hergang: Der Soldat fiel betrunken von einer Brücke ins Wasser; er wurde nach einer halben Stunde geborgen. Retter: Nicht genannte Personengruppe; man brachte ihn nach einigen Schwierigkeiten in ein Gasthaus. Wiederbeleber: Joseph Raymondon, Erster Chirurg auf dem Schiff *„Der junge Lambrecht"*. Maßnahmen zur Wiederbelebung: a) Frühe Maßnahmen: Entkleiden; Lagern vor einem großen Kaminfeuer; Reiben der Glieder mit in Branntwein getränkten Tüchern; Aderlass von ca. 9 Unzen Blut an der *„Halsader"*; Spiritus von Ammoniaksalz wurde unter die Nase gehalten; Einblasen von Tabakrauch vermittels einer Tonpfeife in den After. Behandlungsdauer: ca. 4 Std. b) Spätere Maßnahmen: Einflößen von Branntwein mit Ammoniakgeist; Riechen an Ammoniakgeist; Reiben; Aderlass am Arm. Erfolg: Glücklich. Am nächsten Tag konnte der Verunglückte schon nach Middelburg verreisen.

35.[1331] Ort: Harlingen, 18. Oktober 1768. Verunglückte: Die Tochter von Hendrik Beerends, 4 Jahre. Hergang: Das Mädchen fiel beim Spielen außerhalb der Stadt ins Wasser und blieb eine unbestimmte Zeit unter der Oberfläche, mit dem Kopf im schlammigen Untergrund. Retter: Ein *„Vorbeygehender"* zog das Kind heraus und trug es unter dem Arm in die Stadt. Wiederbeleber: Hr. Jan Schoonebeck, Wundarzt, und *„vier Kerls"*. Maßnahmen zur Wiederbelebung: a) Frühe Maßnahmen: Schütteln und Bewegen des Körpers mit erhöhter Lage der Beine. b) Spätere Maßnahmen: Lagerung in einem warmen Bett. Erfolg: Glücklich.

36.[1332] Ort: Rotterdam, 30. November 1769. Verunglückter: Ein Mann. Hergang: Der Mann war betrunken ins Wasser gefallen und wurde nach einer nicht näher bestimmten Zeit aus dem Wasser gezogen. Retter: Nicht näher bezeichnete Personengruppe. Wiederbeleber: 1) Wohl die gleiche Gruppe. 2) Hr. Dr. Evans. Maßnahmen zur Wiederbelebung: 1) Rollen über ein Fass. 2) Der Arzt stoppte dieses *„dangereuse manoeuvre"*. a) Frühe Maßnahmen: Starkes Reiben des Halses; Träufeln von *eau-de-vie* in die Nasenlöcher. b) Spätere Maßnahmen: Orale Verabreichung von *eau-de-vie*. Aufgrund der anhaltenden Betrunkenheit wurde der Mann nach Hause getragen. Erfolg: Der Verunglückte starb am nächsten Tag.

1329 Vgl. Anonym : Histoire & mémoires..., 1772, S. 383.

1330 Vgl. Janin, 1776, S. 79f (I); Hannibal, 1769, S. 42-47, Nr. XVI (II) ; Anonym: Histoire & mémoires..., 1772, S. 381-383 (III). In verkürzter Form vgl. Mutzenbecher, 1791a, S.44-46.

1331 Vgl. Hannibal, 1769, S. 47f, Nr. XVII.

1332 Vgl. Anonym: Histoire & mémoires..., 1772, S. 383f.

37.[1333] Ort: Hoorn (Nord-Holland), 15. September 1769. Verunglückter: Corneille Smith, ein junger Mann von 16 Jahren. Hergang: Der Pferdewagen Smiths kippte beim Überfahren der Brücke Rusbrag um. Der Gefährte Smiths konnte sich durch einen Sprung an Land retten; Smith selbst wurde unter dem Wagen im Flussschlamm begraben. Retter: Fünf Bürger der Stadt Hoorn. Den Rettern gelang es nach längerer Zeit, den Verunglückten unter dem Wagen hervorzuziehen. Wiederbeleber: Offensichtlich zunächst die gleiche Gruppe. Maßnahmen zur Wiederbelebung: a) Frühe Maßnahmen: Entkleiden; Verabreichung von einigen Tropfen Branntwein in den Mund; Lagerung auf dem Bauch und sanftes Rollen über ein Fass. b) Spätere Maßnahmen: Verabreichung von Branntwein mit warmem Bier und Butter; weiteres Rollen über dem Fass; Transport in ein benachbartes Gasthaus; dort Waschen des Oberkörpers mit kaltem Wasser; Reiben mit feuchten und gewärmten Tüchern; Bekleiden mit trockener Oberbekleidung; Lagerung vor einem großen Feuer; später Verabreichung eines Brechmittels. Erfolg: Glücklich.

38.[1334] Ort: Nähe Groningen, 19. November 1769. Verunglückter: Ein Junge von 9 Jahren. Hergang: Der Junge wollte sich in einem vereisten Gewässer die Hände waschen, stürzte und geriet unter das Eis. Retter: Der alarmierte Vater des Kindes suchte unter der geschlossenen Eisdecke und konnte das Kind endlich fassen. Wiederbeleber: Der Vater des Kindes, unterstützt von zwei Frauen. Maßnahmen zur Wiederbelebung: a) Frühe Maßnahmen: Bewegen und Schütteln des Kindes in einem Zimmer mit großem Feuer, Lagerung mit gesenktem Kopf, Schlagen auf die Fußsohlen, Reiben von Brust und Rücken mit warmen Tüchern. b) Spätere Maßnahmen: Lagerung in einem warmen Bett mit einer „*warmen Wasserkanne*" auf dem Leib, Verabreichung von Branntwein mit geschmolzener Butter. Erfolg: Glücklich.

39.[1335] Ort: Lille (Flandern, Kgr. Frankreich), 10. Februar 1770. Verunglückte: Robertine Dubrul, 19 Jahre. Hergang: Die junge Frau stürzte in die Hochwasser führende Deûle. Retter: Der Vater und einige Passanten zogen die Verunglückte mit Haken aus dem Wasser. Wiederbeleber: Herr Alexandre Pionnier, *Maitre Chirurgien*, und Herr Savarin, *Médecin*. Maßnahmen zur Wiederbelebung: a) Frühe Maßnahmen: Entkleiden; Lagern vor dem Feuer; Applikation eines Tabakrauchklistiers (nach einer Erfindung des ortsansässigen Kaufmanns und Mechanikers, Herrn Hélie) in den After (wenige Minuten). b) Spätere Maßnahmen: Weitere Verabreichung von Tabakrauchklistieren; Reibungen mit in Wäsche gefüllter warmer Asche; Verabreichung eines Löffels voll Öl und eines Kräutertees; Gabe von Theriak auf die Magenregion; erweichende Waschungen; Aderlass von 10 Unzen am Fuß; Verabreichung eines Pflasters aus Lauch (?) und „*eau Végéto-minerale*" des Herrn Goulard. Erfolg: Glücklich.

40.[1336] Ort: Nantes, 9. Mai 1770. Verunglückter: René (I) bzw. Renatus (II) Huchet, Schiffer aus Ancenis. Hergang: Huchet stürzte nahe der Insel Feydeau von seinem Boot und wurde nach

1333 Vgl. Anonym: Histoire & mémoires..., 1772, S. 384-386. In etwas kürzerer Form vgl. E.H. Mutzenbecher : Nachricht von der Amsterdammer Gesellschaft zur Rettung der Ertrunknen. In : Blätter vermischten Inhalts. Band 4. Oldenburg 1791, S. 125-127 (= Mutzenbecher, 1791b).

1334 Vgl. Mutzenbecher, 1791b, S. 128f.

1335 Vgl. Alexandre Pionnier: Mémoire concernant une fille de Lille en Flandre, qui étant tomblée dans la Riviere, & y étant restée vingt une minutes ... In: Journal des Scavans, Septembre 1770, S. 453-458.

1336 Vgl. Anonym : Nouvelle expérience pour sauver les noyés. In: Journal encyclopedique ou universel. Année 1770. Tome V. Bouillon 1770, S. 286-289 (I); Anonym: Neue Erfahrung,

ca. 15 Min. aus dem Wasser gezogen. Retter: Nicht genannt. Wiederbeleber: Hr. Bonamy, Arzt und „*Direktor*“ in Nantes und Kameraden des Ertrunkenen. Maßnahmen zur Wiederbelebung: Die Menge schlug vor, dem Verunglückten die Füße hochzuhalten. Herr Bonamy jedoch „*verhinderte dieses mörderische Verfahren*“. a) Frühe Maßnahmen: Transport in horizontaler Lage in das Haus des Schöffen Hrn. Marcorelle; Lagerung in einem Bett; Entkleiden; Reiben mit warmen, in Aquavit getränkten Lappen; Vorhalten von „*Cöllnisch und Ungarisch Wasser*“ unter die Nase und Benetzen der Schläfen; Rütteln; Wälzen; Einblasen von Tabakrauch vermittels Pfeife in Mund, Nase und After (Behandlungsdauer: ca. 45 Min.). b) Spätere Maßnahmen: Weiteres Einblasen von Tabakrauch und Gabe von Kölnisch Wasser; Gabe eines flüssigen Tabakabsudklistiers; Gabe von Tee. Erfolg: Glücklich.

41.[1337] Ort: Haarlem, 2. Juni 1770. Verunglückte: Eine 46-jährige Frau. Hergang: Vermutlich durch einen epileptischen Anfall bedingt fiel die Frau ins Wasser und blieb ca. 15 Minuten mit dem Gesicht im Wasser liegen. Retter: Nicht genannt. Die Verunglückte wurde mit einem Haken herausgezogen und umständlich in ein Haus gebracht. Wiederbeleber: Herr J. vom Tekelenburg, Stadt-Wundarzt und Geburtshelfer. Maßnahmen zur Wiederbelebung: a) Frühe Maßnahmen: Entkleiden; Verabreichung von Tabakrauchklistieren mit einer Pfeife, Reiben von Brust und Bauch mit heißen Tüchern, Kitzeln der Nasenlöcher mit einer in Salmiakgeist getränkten Feder. b) Spätere Maßnahmen: Einleitung des Erbrechens durch Kitzeln des Schlundes mit einem Federkiel; Aderlass; Verabreichung von Wein; Verordnung eines „*Tränkchens*“ durch einen Arzt. Erfolg: Glücklich.

42.[1338] Ort: Amsterdam 19. Oktober 1770. Verunglückte: Eine 34-jährige Frau. Hergang: Die Frau fiel abends in die rasch strömende Ij, wurde mitgerissen und ging unter. Retter: Eine Gruppe von Passanten stocherte in der Dunkelheit im Wasser herum und konnte nach 1 Stunde (!) die Frau mittels eines Hakens aus dem Wasser in ein Boot ziehen. Wiederbeleber: Nicht genannt. Maßnahmen zur Wiederbelebung: Schon im Boot Einblasen von Tabakrauch mit Pfeife in den After; Transport in ein Haus; Lagerung vor einem Feuer. b) Spätere Maßnahmen: Aderlass. Erfolg: Glücklich. Schon 1 ½ Stunden nach ihrer Rettung konnte die Frau nach Hause gebracht werden.

43.[1339] Ort: Zoetermeer (Süd-Holland), 30. Mai 1771. Verunglückter: Simon (II), ein achtjähriger Junge. Hergang: Der Junge fiel in den Graben der elterlichen Mühle, geriet unter das Mühlrad und blieb etwa eine halbe Viertelstunde unter Wasser. Retter: Der Vater. Wiederbeleber: Die Eltern des Kindes und der Müller der Nachbarmühle. Maßnahmen zur Wiederbelebung: Entkleiden; Schütteln; Lagerung vor dem Feuer; Reiben mit Essig und Weingeist. Erfolg: Glücklich; die durch das Mühlrad hervorgerufenen Brüche von Schlüsselbein und Schienbein (I) bzw. linkem Arm und linker Lende (II) verheilten rasch.

44.[1340] Ort: Amsterdam, 28. August 1771. Verunglückter: Herr Wloemen. Hergang: Er stürzte unglücklich ins Wasser und ging unter. Retter: Passanten gelang es nach einiger Zeit, den Verunglückten mit einem Bootshaken in ein Boot zu ziehen. Wiederbeleber: 1) Die Passanten. 2) Ein Wundarzt und ein Apotheker. Maßnahmen zur Wiederbelebung: 1)a) Frühe Maßnahmen: Ein Matrose wollte Wloemen über einer Tonne rollen, was durch „*einige verständige Leute*“ verhindert wurde; Transport in ein Haus; Entkleiden. 2)a): Lagerung vor

von Rettung im Wasser verunglückter Personen. In: Neues Hamburgisches Magazin. 60. Stück, Hamburg 1771, S. 573-576 (II).

1337 Vgl. Mutzenbecher, 1791b, S. 129-131.

1338 Vgl. Mutzenbecher, 1791b, S. 132-134.

1339 Vgl. de Haen, 1773, S. 15 (I); Mutzenbecher, 1791b, 135-138 (II).

1340 Vgl. Mutzenbecher, 1791b, S. 138-140.

dem Feuer; Reiben von Bauch und Rücken mit Branntwein; Aderlass am Arm; Verabreichung von Tabakrauchklistieren mittels Klistierspritze. b) Spätere Maßnahmen: Reiben mit und Vorhalten von Salmiakgeist Erfolg: Glücklich. Herr Wloemen war anfänglich desorientiert und wähnte sich, da in fremder Umgebung, in die Hände von *„Seelenverkäufern"* gelangt.

45.[1341] Ort: Strannersdorf (Niederösterreich), Sommer 1771 (?). Verunglückter: Ein Handwerker. Hergang: Der Mann stürzte bei Ausbesserungsarbeiten am Schlossturm kopfüber in einen darunter befindlichen Weiher, ging unter und wurde nach ca. einer Viertelstunde herausgezogen. Retter: Umstehende Zeugen des Vorfalls. Wiederbeleber: 1) Dieselbe Personengruppe. 2) Ein Bader. Maßnahmen zur Wiederbelebung: 1)a) Frühe Maßnahmen: Lagerung am Ufer in die Sonne; Mehrmaliges Rütteln und Auf-den-Kopf-stellen des Körpers; Lösen eines *„Halsbindels"*. b) Spätere Maßnahmen: Lagerung in einem gewärmten Bett; Applikation von *„Pragertropfen"* in die Nase; Einreiben des Körpers mit der *„roten Salbe"*; Einflößen von in Tee aufgelöster *„roter Salbe"* in den Mund; Verbinden der vom Sturz herrührenden Wunden. 2) Aderlass. Erfolg: Glücklich.

46.[1342] Ort: Nicht genannter Ort, vermutlich Kurftm. Hannover, September 1771. Verunglückter: Ein 5-jähriges Kind. Hergang: Das Kind wurde durch einen Wirbelwind in einen voll Wasser stehenden Graben geworfen. Es blieb bis zu 2 Std. im Wasser. Retter: Der Vater des Kindes fand es auf der Wasseroberfläche treibend und trug es nach Hause. Wiederbeleber: Der nicht näher bezeichnete Erzähler der Begebenheit (vermutlich ein Arzt oder Wundarzt), mit Hilfe der Eltern. Maßnahmen zur Wiederbelebung: a) Frühe Maßnahmen: Entkleiden; Lagerung zwischen in Tüchern eingeschlagener warmer Asche; Reiben mit erwärmten Servietten; Bürsten der Fußsohlen mit einer steifen Bürste; Einreiben von Nase und Schläfen mit Weinessig (in Ermangelung von Spirituosen) (15 Min.); Einführen eines Trichters in den Mastdarm und Einblasen von Tabakrauch aus einer Pfeife; Einblasen von Luft in die Lungen durch Mund-zu-Mund-Beatmung des Vaters (Behandlungsdauer: ca. 15 Min). b) Spätere Maßnahmen: Weiteres Reiben mit Weinessig; Verabreichung von 2 Teelöffeln mit *„dem bekannten weißen ungarischen Pulver"* in Wasser aufgelöst und Tee. Erfolg: Glücklich.

47.[1343] Ort: Wien, 28. Dezember 1771. Verunglückter: Ein ca. 50jähriger Soldat. Hergang: Der Soldat erhängte sich und wurde, obwohl dies nach ca. 1 Std. entdeckt und ein Wundarzt verständigt wurde, erst nach 3 ½ Std. auf richterliche Anordnung hin abgenommen. Retter: Nicht genannt; auf richterliche Anordnung hin. Der Körper wurde in das Spital von Dr. de Haen überführt. Wiederbeleber: Dr. Anton de Haen und Mitarbeiter. Maßnahmen zur Wiederbelebung: Lagerung in einem warmen Bett; Aderlass am rechten Unterarm; mehrmalige Verabreichung eines Tabakrauchklistiers; Reiben von Bauch und Brust von unten nach oben; Aderlass an beiden Kehladern; Mund-zu-Mund-Beatmung für ca. 8 Min. (ein Kinnbackenkrampf verhinderte das Einblasen von Luft in die Lunge und die Applikation von Medikamenten per os); sechs blasenziehende Pflaster wurden an den Extremitäten ange-

---

1341 Vgl. de Haen, 1773, S. 25-27.

1342 Vgl. Heinrich Georg Hoff: Gesammelte sehr merkwürdige Briefe aus dem letzten Jahrzehend, und aus verschiedenen Orten Europens, welche nicht allein historische Nachrichten von klugen und thörichten, nützlichen und schädlichen Handlungen, sondern auch Warnungen und gemeinnützige Vorschläge von allerhand die Zustände des Menschen betreffende Gegenstände, besonders auch im ökonomischen Fache, enthalten. Grätz 1794, 1. Theil, S. 33-35.

1343 Vgl. de Haen, 1773, S. 102-105.

bracht; Reizung der Nase mit Salmiakgeist (Behandlungszeit: ca. 5 ½ Std.). Erfolg: Da sich keine Lebenszeichen einstellten, wurden die Wiederbelebungsversuche eingestellt.

48.[1344] Ort: Leopoldau (Niederösterreich), 9. August 1772 (?). Verunglückter: Ein Knabe von fast 2 Jahren. Hergang: Das Kind fiel im elterlichen Hof beim Spielen in eine mit Mist angefüllte Wasserlache, worin es ungefähr eine Viertelstunde unter Wasser verblieb. Retter: Die Eltern. Wiederbeleber: Der Geselle des Dorfbaders erklärte das Kind für tot und unternahm keinen Wiederbelebungsversuch. 26 Std. nach dem Unglück wurde das Kind in das Spital von Dr. Anton de Haen in Wien überführt, wo dieser erste Wiederbelebungsversuche unternahm. Maßnahmen zur Wiederbelebung: Reiben des Körpers mit warmen Tüchern; Eröffnung der Kehlader; Lagerung in einem erwärmten Bett; Einflößen von 3 Unzen Wein in die Kehle vermittels einer Spritze; Beatmung mit Mund und einem Blasebalg; Bewegen und Drücken von Brust und Unterleib; Einblasen von Tabakrauch in After, Nase und Mund; Reizung der Nase und des Schlundes mit Hirschhorngeist; Einreiben des Körpers mit *Lebensbalsam*; Einwickeln in ein mit warmer Asche bestreutes Leintuch (Behandlungszeit: ca. 5 Std.). Erfolg: Da sich keine Lebenszeichen einstellten, wurden die Versuche nach 5 Std. abgebrochen.

49.[1345] Ort: Wien, 12. August 1772 (?). Verunglückter: Ein unbekannter Mann. Hergang: Die Leiche wurde wurde „*aus dem sog. Brater*" aus der Donau gezogen. Die Umstände des Unglücksfalls ließen sich nicht rekonstruieren. Retter: Nicht genannt; der Körper wird nach einer unbekannten Zeit in das Spital von Dr. Anton de Haen überstellt. Wiederbeleber: Dr. Anton de Haen und Mitarbeiter. Maßnahmen zur Wiederbelebung: Wie im vorhergehenden Fall (Leopoldau 1772) beschrieben. Erfolg: Nach ca. 5 Std. wurden die Wiederbelebungsversuche erfolglos eingestellt.

50.[1346] Ort: Wien, 18. August 1772 (?). Verunglückter: Ein Zimmermann. Hergang: Der Zimmermann stürzte in betrunkenem Zustand in die seichte Wien, wo er ca. 6 Std. mit dem Gesicht nach unten liegen blieb. Passanten drehten ihn zwar auf den Rücken, ließen ihn jedoch im Wasser liegen. Ein Fuhrmann band dem Ertrunkenen einen Strick um den Hals und zog ihn über 4 Std. lang daran sooft empor, „*als die Vorübergehenden das Gesicht zu sehen verlangten.*" Retter: Der Vorstadtrichter ließ den Verunglückten bergen und in das Spital von Dr. de Haen bringen. Wiederbeleber: Dr. Anton de Haen und Mitarbeiter. Maßnahmen zur Wiederbelebung: Einblasen von Tabakrauch mit einer Spritze in den After; Einhauchen von Luft; Reiben des Körpers mit Leintüchern, die in Mastix, Weihrauch, Fleischleim und Wacholderbeeren geräuchert waren; Bewegen von Brust und Bauch; Eröffnung der rechten, später auch der linken Kehlader; Lagerung in einem gewärmten Bett; Applikation von Weingeist in den Hals; Reiben mit Weingeist, Lebensbalsam und Hirschhorngeist; Einblasen von Tabakrauch in Mund und Nase; Applikation von lauwarmem Wasser in den Mastdarm vermittels der „*italienischen Maschine*"; Einwickeln des Körpers in warme Asche. Erfolg: Trotz anfänglicher ermunternder Zeichen konnten die Lebensfunktionen nicht wieder hergestellt werden.

51.[1347] Ort: Herwigsdorf bei Zittau, 26. August 1772. Verunglückte: Ein Mädchen von 6 Jahren. Hergang: Das Mädchen stürzte in den Mühlgraben und blieb ca. 30 Min. unter Wasser. Ret-

---

1344 Vgl. de Haen, 1773, S. 18-21.

1345 Vgl. de Haen, 1773, S. 21f.

1346 Vgl. de Haen, 1773, S. 22-24.

1347 Vgl. Christian August Struve: Beiträge zur Geschichte der Rettungsfälle Verunglückter, besonders Ertrunkener in der Lausiz. In: Ders. (Hg.): Miscellaneen für Freunde der Heilkunde. 2. Theil. Breslau, Hirschberg u. Lissa 1797, S. 17f.

ter: Nicht genannt. Wiederbeleber: Nicht genannt. Maßnahmen zur Wiederbelebung: Stürzen auf den Kopf; Erwärmen. Erfolg: Glücklich.

52.[1348] Ort: Wien, 2. Dezember 1772 (?). Verunglückter: Ein Junge von 16-17 Jahren. Hergang: Der Junge war offensichtlich ertrunken. Hergang des Unglücks und Fundumstände konnten nicht ermittelt werden. Retter: Nicht genannt. Mehreren Männern wurde befohlen, den Leichnam ins Spital von Dr. de Haen zu bringen. Sie trugen den Verunglückten quer durch die gesamte Stadt und hielten oftmals an, *„um von der zulaufenden Menge des Volkes Almosen, wie sie sagten, auf Seelenmessen des Verstorbenen, zu sammeln.“* Wiederbeleber: Dr. Anton de Haen und Mitarbeiter. Maßnahmen zur Wiederbelebung: Erwärmen des Körpers durch Reiben und mittels einer Glutpfanne; Aderlass an Kehle und Arm; die in den anderen Wiederbelebungsfällen von de Haen 1771/72 verwendeten Hilfsmittel; Einblasen von Schwefeldampf in Mund und Nase. Erfolg: Nach 5 Std. wurden die erfolglosen Wiederbelebungsversuche eingestellt.

53.[1349] Ort: Wien, Winter 1772/73 (?). Verunglückte: Zwei Tapezierergesellen. Hergang: Die beiden erstickten über Nacht in ihrer Kammer am Rauch einer Kohlenglut. Retter: Als die beiden morgens nicht aufstanden, ließ die Meistersgattin die Tür aufbrechen und verständigte einen in der Nachbarschaft wohnenden Wundarzt. Wiederbeleber: 1) Herr Heyfeld, Wundarzt, später auch *„der erfahrene“* Herr Seredi. 2) Herr Dr. Rhein, Arzt. Maßnahmen zur Wiederbelebung: 1) a) Frühe Maßnahmen: Öffnen von Türen und Fenstern; Aderlass; Reiben des Körpers; Eröffnen des Mundes und Eingießen von Wasser mit Hirschhorngeist bzw. Fleischbrühe; einer der Verunglückten wurde im Freien exponiert, einer im Zimmer belassen (Behandlungsdauer: ca. 2 Std.). 2) a) Fortfahren mit Reibungen; Verabreichung eines Klistiers; Stimulation des Erbrechens durch Eingießen von Öl und Reizen des Schlundes mit einer Feder; Auflegen von 5 großen blasenziehenden Pflastern; Verabreichung von 2 Unzen wienerischem Laxiertrank alle 2 Std. (Behandlungsdauer: ca. 2-3 Std.). 2) b) Spätere Maßnahmen: Gabe von Fleischbrühe und dem wienerischen Laxiertrank. Erfolg: Beide Verunglückten wurden wieder hergestellt, wobei der im Freien exponierte sich rascher wieder erholte.

54.[1350] Ort: Perpignan, um 1773. Verunglückte: Drei Männer. Hergang: Zwei der Männer erstickten in einem Keller mit gärendem Most. Ein dritter, der zur Hilfe kommen wollte, fiel ebenfalls bewusstlos um. Retter: Eine Personengruppe unter Leitung von Hrn. de Bonafos (Beruf nicht genannt). Um die Verunglückten bergen zu können, ließ Herr de Bonafos große Mengen kalten Wassers in den Keller gießen, *„um die bösartigen Dünste zu unterdrücken“*. Wiederbeleber: Dieselben Personen wie oben. Maßnahmen zur Wiederbelebung: Tragen der Verunglückten an die frische Luft; Reiben mit Weinessig (Behandlungsdauer: 15 Min. bei dem zuletzt Verunglückten; bei den anderen länger). Erfolg: Glücklich.

55.[1351] Ort: Mannheim, um 1773. Verunglücktes: Ein totscheinendes neugeborenes Kind. Hergang: Eine durch Blutverlust stark geschwächte Frau wurde von einem leblos scheinenden, asphyktischen Kind entbunden. Retter: - Wiederbeleber: Ein Studierender im Entbindungshaus zu Mannheim. Maßnahmen zur Wiederbelebung: Baden des Kindes in warmem Wein; Mund-zu-Mund-Beatmung bei zugehaltener Nase (rechte Hand des Wiederbelebers) und Reiben des Unterleibs (linke Hand; Behandlungsdauer: ca. 45 Min.). Erfolg: Glücklich.

1348 Vgl. de Haen, 1773, S. 89-91.

1349 Vgl. de Haen, 1773, S. 144-147.

1350 Vgl. Hawes, 1798, S. 93.

1351 Vgl. Hawes, 1798, S. 90-92.

56.[1352] Ort: Amsterdam 11. Januar 1773. Verunglückter: Ein betrunkener Pfropfenschneider. Hergang: Fiel in das Wasser und blieb 1 ¼ Stunden darin. Retter: Nicht genannt. Der Verunglückte wird in ein Wachthaus der Stadtwache gebracht Wiederbeleber: Ein Apotheker. Maßnahmen zur Wiederbelebung: Entkleiden; Lagerung vor einem Feuer; Reiben des Körpers mit Branntwein; Aderlass am Arm (da der Wundarzt nicht kam, wurde ein Aderlass am Hals nicht gewagt); mehrmalige Verabreichung von Tabakrauchklistieren, wobei die hölzerne Spritze durch die Hitze sprang; Kitzeln der Nase mit Salmiakgeist; Mund-zu-Mund-Beatmung durch die beiden verständigten Brüder Erfolg: Glücklich.

57.[1353] Ort: Moutiers (Savoyen, Kgr. Sardinien), 24. Januar 1773. Verunglücktes: Ein Kind von 4 Jahren. Hergang: Das Kind fiel in die Bresse und wurde nach ca. 30 Min. aus dem Wasser gezogen. Retter: Nicht näher bezeichnete Personengruppe. Wiederbeleber: 1) Gleiche Personen wie oben. 2) Ein Arzt. Maßnahmen zur Wiederbelebung: 1) Lagerung in einem Bett; Wärmen durch Zudecken. 2) Mund-zu-Mund-Beatmung bei verschlossener Nase; Lagerung in der Nähe des Feuers; Reiben mit Flanell, Branntwein und Salzauflösung. Erfolg: Glücklich.

58.[1354] Ort: Amsterdam, 30. März 1773. Verunglückter: Ein verschuldeter Bürger, dessen Hausrat gepfändet wurde. Hergang: Der Mann erhängte sich in seinem Haus. Retter: Gerichtsdiener fanden den Mann, schnitten ihn ab und verständigten einen Wundarzt. Wiederbeleber: Ein Wundarzt. Maßnahmen zur Wiederbelebung: a) Frühe Maßnahmen: Aderlass von 3 Unzen Blut am rechten Arm; Verabreichung eines Tabakrauch-Klistiers; Vorhalten von Salmiakgeist unter Nase und Mund. b) Spätere Maßnahmen: Weiterer Aderlass von 9 Unzen Blut; weiteres Tabakrauch-Klistier; eine Feder, getränkt in Hoffmannischem Geist und *„flüchtig-öhligtem Salze“* mit Wasser vermischt wurde mehrfach in den Mund eingeführt; Lagerung in einem Zimmer mit frischer Luft. Erfolg: Glücklich.

59.[1355] Ort: Poitiers, 5. Juli 1773 (?) Verunglückter: Ein Maurer. Hergang: Der Maurer stieg, zusammen mit einem weiteren Arbeiter, in einen Brunnen und stürzte, betäubt von *„schwefelartigen Dünsten aus der Tiefe“* herab. Retter: Nicht näher bezeichnete Personengruppe. Wiederbeleber: Herr Justare, Wundarzt des Hospitals zu Poitiers, und Herr Dupre (Beruf nicht genannt). Maßnahmen zur Wiederbelebung: a) Frühe Maßnahmen: Zweimaliger Aderlass; Einblasen von Tabakrauch in Mund und Nase; Reiben des Körpers; Lagerung an der freien Luft. b) Spätere Maßnahmen: Gabe eines Brechmittels. Erfolg: Glücklich.

60.[1356] Ort: Rotterdam, 2. November 1773. Verunglückter: Bernhard Beukman. Hergang: Beukman erstickte über Nacht in der Kajüte seines vor Anker liegenden Schiffs am Rauch eines Kohlenfeuers. Retter: W. de Koster und Winter (Berufe nicht genannt). Wiederbeleber: Herr Adrien van der Ceys, Wundarzt; später unter Aufsicht von Hrn. Dr. Veirac. Maßnahmen zur Wiederbelebung: a) Frühe Maßnahmen: Reiben der Schläfen mit Salmiakgeist; Vorhalten von Salmiakgeist vor die Nase; gewaltsames Einflößen von Wacholderbeersaft und später von Salmiakgeist; Aderlass am Arm von 6 Unzen Blut; Lagerung vor einem Feuer; Einblasen von Luft und Tabakrauch; vergebliche Versuche, zwei (flüssige?) Tabakklistiere zu verabreichen; Reiben; erfolgreiche Gabe eines dritten Tabakklistiers. b) Spätere Maßnahmen: Auflegen von Blasenpflastern auf die Schenkel. Van der Ceys arbeitete einige

1352 Vgl. Mutzenbecher, 1791b, S. 141-143.

1353 Vgl. Hawes, 1798, S. 90.

1354 Vgl. Frank, 1814, S. 268-269.

1355 Vgl. Hawes, 1798, S. 92.

1356 Vgl. Hawes, 1798, S. 93-95.

Stunden, *„obgleich alle Umstehende unablässig behaupteten, der Mensch sey unwiederbringlich todt.*“ Erfolg: Glücklich.

61.[1357] Ort: Greenwich, 14. Juni 1774. Verunglückte: Jane Donelly. Hergang: Die Frau erhängte sich und wurde ca. 25 Min. nach ihrem Selbstmordversuch gefunden. Retter: Nicht genannt. Wiederbeleber: 1) Ihr Mann und andere Personen. 2) Herr Thomas, *Medical Assistant* der *Royal Humane Society*. Maßnahmen zur Wiederbelebung: 1) Reiben mit Hirschhorngeist. 2) Weiteres Reiben mit Hirschhorngeist und Salz; Aderlass (Behandlungsdauer: ca. 15 Min.). Erfolg: Glücklich.

62.[1358] Ort: London, 12. Juli 1774. Verunglückter: Thomas Joseph, ein Kind von 11 Monaten. Hergang: Das Kind fiel durch eine Falltür in eine Wasserleitung, die mit der Themse in Verbindung stand. Die Mutter bemerkte das Verschwinden des Kindes sofort; es blieb für ca. 7 Min. im Wasser. Retter: Ein durch das Geschrei der Mutter alarmierter Mann zog das Kind aus dem Wasser. Wiederbeleber: Nicht genannt. Maßnahmen zur Wiederbelebung: Hin- und Herschütteln des Kindes; Reiben der Brust mit trockenem Salz. Erfolg: Glücklich.

63.[1359] Ort: Hinley a.d. Themse, 15. Juli 1774. Verunglückte: Ein Mädchen. Hergang: Das Mädchen spielte in der Nähe einer Wasserleitung, fiel ins Wasser und wurde mitgerissen. Retter: Nicht näher bezeichnete Personengruppe. Wiederbeleber: Herr T. Clowes (Beruf nicht genannt). Maßnahmen zur Wiederbelebung: a) Frühe Maßnahmen: Lagerung in horizontaler Lage mit erhöhtem Kopf; Drücken auf die Eingeweide in Richtung Zwerchfell, *„um die stockende Luft auszutreiben*“; Reiben von Brust und Unterleib mit warmen Tüchern. b) Spätere Maßnahmen: Innerliche Gabe von Meerzwiebelsaft als Reizmittel. Erfolg: Glücklich.

64.[1360] Ort: London, 12. August 1774. Verunglückter: Woolbert, ein Knabe. Hergang: Woolbert stürzte beim Auswerfen eines Netzes in die Themse und ging unter. Es blieb ca. 10 Min. unter Wasser. Retter: Zeugen des Vorfalls zogen den Jungen mit einem Bootshaken aus dem Wasser. Wiederbeleber: Herr Hodson, Arzt. Maßnahmen zur Wiederbelebung: a) Frühe Maßnahmen: Einhüllen in warme Decken; Reiben mit Salz; Flaschen mit warmem Wasser wurden unter die Achseln gelegt (Behandlungsdauer: ca. 25 Min.). b) Spätere Maßnahmen: Gabe von verdünntem warmem Wein. Erfolg: Glücklich. Der Junge erschien später vor einer Kommission der *Royal Humane Society,* um über seinen Unfall zu berichten.

65.[1361] Ort: Puttney, 15. August 1774. Verunglückter: Ein Knabe. Hergang: Nicht näher beschrieben; vermutlich ein Ertrinkensfall. Retter: Nicht näher bezeichnete Personengruppe. Wiederbeleber: 1) Gleiche Gruppe wie oben. 2) Herr John Rose, Wundarzt. Maßnahmen zur Wiederbelebung: 1) Reiben mit Salz. 2)a) Frühe Maßnahmen: Reiben mit Salz und Branntwein; Einhüllen in Tücher. 2)b) Spätere Maßnahmen: Gabe einer guten Suppe mit Wein. Erfolg: Glücklich.

66.[1362] Ort: London, 30. Oktober 1774. Verunglückter: N. Groome, ein junger Mann (Matrose ?) an Bord des vor Anker liegenden Schiffs *„Ashley*“. Hergang: Groome stürzte vom Vordermast 60 Fuß tief auf das Verdeck und von dort aus ins Wasser. Anschließend trieb er mit dem Gesicht nach unten auf der Wasseroberfläche. Es vergingen ca. 8 Min., bis er aus dem Wasser gezogen werden konnte. Retter: *„Ein Däne*“ und *„ein Schwarzer*“ hielten ihn fest und zogen ihn mit Hilfe zweier Schiffer in ein Boot. Wiederbeleber: Herr Richard Smith,

---

1357 Vgl. Hawes, 1798, S. 29f.

1358 Vgl. Hawes, 1798, S. 28.

1359 Vgl. Hawes, 1798, S. 30f.

1360 Vgl. Hawes, 1798, S. 28f.

1361 Vgl. Hawes, 1798, S. 31f.

1362 Vgl. Hawes, 1798, S. 40-43.

Arzt. Maßnahmen zur Wiederbelebung: a) Frühe Maßnahmen: Lagerung an einem Feuer; Reiben mit Salz und erwärmtem Flanell (Behandlungsdauer: ca. 30 Min.) b) Spätere Maßnahmen: Aderlass von 5 Unzen Blut; Gabe von Branntwein mit warmem Wasser; Verbinden einer durch den Sturz entstandenen starken Kopfwunde. Erfolg: Glücklich. Der Verunglückte konnte bereits am nächsten Tag mit der Kutsche nach Hause fahren.

67.[1363] Ort: Paris (?), 28. November 1774. Verunglückter: M***, ein Geistlicher, 30 Jahre. Hergang: M. nahm (in einem öffentlichen Bad?) ein warmes Bad, welches durch ein Kohlenfeuer erhitzt wurde. Am Rauch dieses Kohlenfeuers erstickte der Geistliche. Retter: Hr. Banau, Arzt und Hr. Rouyer, Sohn des 1. Chirurgen des Königs von Spanien, befanden sich in einem benachbarten Zimmer und hörten das Röcheln des Erstickenden. Wenig später fanden sie den Verunglückten bewusstlos in der Badewanne liegen. Wiederbeleber: Dieselben Personen. Maßnahmen zur Wiederbelebung: a) Frühe Maßnahmen: Der Erstickte wurde aus der Badewanne gehoben und nackt auf den Boden gelegt; Öffnen von Türen und Fenstern, so dass die eiskalte Außenluft einströmen konnte; Begießen des Verunglückten mit kaltem Wasser. b) Spätere Maßnahmen: Einflößen von Weinessig; Vorhalten von Weinessig unter die Nase. Erfolg: Glücklich.

68.[1364] Ort: Islington, vermutlich 1775. Verunglückter: A.B. Hergang: A.B. stürzte sich in suizidaler Absicht in den Fluss (New River?). Nach Berechnungen muss er ca. 20 Min. im Wasser bis zu einer Sandbank getrieben sein. Retter: Nicht näher bezeichnet. Wiederbeleber: Herr John Church, Arzt zu Islington. Maßnahmen zur Wiederbelebung: a) Frühe Maßnahmen: Aderlass; Einflößen von 2 Löffeln Rum; Reiben des Unterleibs mit in starkem Branntwein getauchtem Flanell (Behandlungsdauer: ca. 1 ½ Std.). b) Spätere Maßnahmen: Gabe eines Brustmittels. Erfolg: Glücklich.

69.[1365] Ort: Islington, vermutlich 1775. Verunglückter: Patterson, ein Knabe. Hergang: Der Junge geriet durch einen Unfall unter Wasser; der Kopf steckte dabei tief im Schlamm. Er konnte erst nach ca. 30 Min. geborgen werden. Retter: Nicht näher bezeichnete Personengruppe. Wiederbeleber: 1) Gleiche Personengruppe wie oben. 2) Herr John Church, Arzt zu Islington. Maßnahmen zur Wiederbelebung: 1) Zwei Männer rollten, vor dem Wirtshaus „*Coach and Horses*“, den auf dem Bauch liegenden Jungen auf einem Fass hin und her „*to get the water out of him*“ (II). 2)a) Frühe Maßnahmen: Transport in das Wirtshaus; Entkleiden; Lagerung auf dem von der Sonne gewärmten Küchentisch; Reibungen; Aderlass. 2)b) Spätere Maßnahmen: Einhüllen in warme Decken; Reiben der Schläfe mit Alkoholika; Bedecken von Magengegend und Brust mit in warmem Branntwein getränktem Flanell; weiterer Aderlass. Erfolg: Glücklich.

70.[1366] Ort: London, um 1775. Verunglückte: Sophia Greenhill, ein kleines Kind. Hergang: Das Kind stürzte aus dem Fenster der elterlichen Wohnung auf die Straße. Retter: Ein Passant brachte das Kind in das Middlesex Hospital, wo es von den anwesenden Chirurgen und einem Apotheker für tot erklärt wurde. Wiederbeleber: Herr Squires, von Soho (Beruf nicht genannt). Maßnahmen zur Wiederbelebung: Verabreichung elektrischer Schläge im Brust-

1363 Vgl. Agapit Faure: Lettre adressée aux auteurs de ce Journal, au sujet d'un ecclesiastique suffoqué par la vapeur du charbon, & qui a été sauvé par une méthode aussi prompte que facile à mettre en usage. In: Journal encyclopédique ou universel. Année 1775. Tome II. Bouillon 1775, S. 114-119.

1364 Vgl. Hawes, 1798, S. 36f.

1365 Vgl. Hawes, 1798, S. 37-40 (I); Keith, 1909, S. 746 (II).

1366 Vgl. Hawes, 1798, S. 44. Vgl. auch: E. Perman: Successful cardiac resuscitation with electricity in the 18th century? In: British Medical Journal 2 (1978), S. 1770f.

bereich. Erfolg: Trotz eines von der Schädelfraktur herrührenden, vorübergehenden Stupors glücklich.

71.[1367] Ort: Umgebung von London, um 1775. Verunglückter: James Winch, Arbeiter. Hergang: Der fieberkranke Winch verlor bei einer Wanderung über Land das Bewusstsein und wurde am nächsten Tag leblos im Feld liegend aufgefunden. Retter: Herr Bower (Gutsbesitzer?). Wiederbeleber: Herr Goldwyer (Beruf nicht genannt). Maßnahmen zur Wiederbelebung: a) Frühe Maßnahmen: Lagerung auf einer von der Sonne beschienenen Bank; Schütteln; Reiben von Brust und Unterleib; Bestreichen von Nase und Schläfen mit Hirschhorngeist (Behandlungsdauer: ca. 1 Std.). b) Spätere Maßnahmen: Aderlass von 4 Unzen Blut; Gabe von Rum mit Wasser. Erfolg: Glücklich.

72.[1368] Ort: Umgebung von London, um 1775. Verunglückter: John Sage, ein Knabe. Hergang: Der Junge geriet beim Spielen in eine Getreiderutsche und wurde von ca. 100 Scheffel Gerstenkörnern 5 Fuß hoch begraben. Er wurde ca. 12 Min. danach geborgen. Retter: Nicht genannt. Wiederbeleber: Herr H. Stepping (Beruf nicht genannt) zu Ipswich und sein Gehilfe, der die *„nützlichen Berichte“* der *Royal Humane Society* gelesen hatte. Maßnahmen zur Wiederbelebung: a) Frühe Maßnahmen: Reiben mit Flanelltüchern. b) Spätere Maßnahmen: Aderlass; Setzen von Blasenpflastern an Schenkeln und Armen. Erfolg: Glücklich.

73.[1369] Ort: Nantes, 25. Februar 1775. Verunglückte: Elisabeth Lebreton, eine Witwe von ca. 60 Jahren. Hergang: Lebreton verunglückte im Wasser und blieb für 9-10 min. unter der Wasseroberfläche. Retter: Nicht genannte Personengruppe. Man brachte die Verunglückte zu dem Chirurgus Bournave. Wiederbeleber: Herr Bournave, *maitre en chirurgie*, und Herr Bonami, Arzt zu Nantes. Maßnahmen zur Wiederbelebung: Entkleiden; Abtrocknen; Anziehen von trockenen Kleidern; Lagerung in einem Bett; Herr Bonami brachte ein holländisches Tabakrauchklistier (*„fumigatoire de Hollande“*) mit, welches in den Anus eingeführt und für 1 ½ Std. betätigt wurde. Erfolg: Glücklich.

74.[1370] Ort: London (?), 2. Mai 1775. Verunglückter: C. Walter. Hergang: Der Verunglückte fiel über Bord eines Schiffes, blieb 3 Min. unter Wasser und konnte erst nach ca. 30 Min. geborgen werden. Retter: Vermutlich die Besatzung des Schiffs. Wiederbeleber: Herr John Ward, M.D., und Herr G. Cascelles, Wundarzt. Maßnahmen zur Wiederbelebung: a) Frühe Maßnahmen: Entkleiden; Lagerung im Bett; Reiben mit warmen Tüchern; Bestreichen der Stirn mit flüchtigem Spiritus; Verabreichung eines Tabakrauchklistiers in den Mastdarm (Behandlungsdauer: ca. 1 Std.). b) Spätere Maßnahmen: Verabreichung eines Tabaksrauchklistiers in den Mund, welches ein wohltätiges Erbrechen erzeugte; Gabe von herzstärkenden Mitteln; warmes Bad. Erfolg: Glücklich.

75.[1371] Ort: Gerlachsheim (Oberlausitz), 1. August 1775. Verunglückter: Ein Knabe von 2 Jahren. Hergang: Das Kind stürzte in einen Brunnen und blieb ca. 15 Min. unter Wasser. Retter: Der Vater des Kindes zog es an den Füßen aus dem Brunnen. Wiederbeleber: Vermutlich die Eltern des Kindes. Maßnahmen zur Wiederbelebung: Lagerung in einer geheizten Stube. Offensichtlich kam das Kind dann „von selbst“ zu sich. Erfolg: Glücklich.

76.[1372] Ort: London, um 1776. Verunglückte: Anne Pearson, 20 Jahre alt. Hergang: Pearson fiel unglücklich in die Themse und blieb ca. 3 min. unter Wasser. Retter: Nicht genannt. Wie-

---

1367 Vgl. Hawes, 1798, S. 44f.

1368 Vgl. Hawes, 1798, S. 47f.

1369 Vgl. Pia, 1776. Zitiert nach: Marc, 1835, S. 351f., bzw. Marc, 1836, S. 197.

1370 Vgl. Hawes, 1798, S. 45f.

1371 Vgl. Struve, 1797, S. 18.

1372 Vgl. Hawes, 1798, S. 67.

derbeleber: Hr. John Blount, Wundarzt. Maßnahmen zur Wiederbelebung: a) Frühe Maßnahmen: Mittel nach der von der „*Societät gegebenen Rettungsanleitung*" (Behandlungsdauer: 30 Min.). b) Spätere Maßnahmen: Vorhalten „*flüchtiger Geister*"; Reiben der Schläfen mit Hirschhorngeist; Aderlass. Erfolg: Glücklich.

77.[1373] Ort: London, um 1776. Verunglückte: Jane Wright, ein Dienstmädchen. Hergang: Wright stürzte sich nach einer Auseinandersetzung mit ihrer Dienstherrschaft in die Themse. Retter: Nicht genannt. Wiederbeleber: Hr. William Hawes, M.D., *Medical Assistant* der *Royal Humane Society*. Maßnahmen zur Wiederbelebung: a) Frühe Maßnahmen: Entkleiden; Lagerung in einem warmen Bett; Trocknen des Körpers mit warmem Flanell; Reiben. b) Spätere Maßnahmen: Applikation von Senfpflastern an die Füße; Erhaltung der Wärme. Erfolg: Glücklich. Die Verunglückte konnte jedoch einige Tage lang nicht sprechen.

8.[1374] Ort: Liverpool, um 1776. Verunglückter: W. Roberts, Arbeiter. Hergang: Roberts stürzte unglücklich in das Hafenbecken von Liverpool und blieb ca. 7 Min. unter Wasser. Retter: Nicht näher bezeichnete Personengruppe. Man trug ihn vorsichtig auf einem Brett in das Liverpooler *Recieving-House*. Wiederbeleber: Hr. Houlston, M.D., und Hr. Dobson, M.D. Maßnahmen zur Wiederbelebung: a) Frühe Maßnahmen: Entkleiden; starkes Reiben; Gabe eines Klistiers von Salz und Wasser; Aderlass von 3 Unzen Blut; Einblasen von Tabakrauch in die Därme; Bestreichen von Nase und Schläfen mit flüchtigem Laugensalz. b) Spätere Maßnahmen: Gabe einiger Löffel „*warme Weinmolke*" und einer Auflösung von Brechweinstein; weiterer Aderlass von 3 Unzen Blut; wegen Fieber Gabe von Salpeter und schweißtreibenden Mitteln. Erfolg: Glücklich, trotz eines lange anhaltenden starken Fiebers.

79.[1375] Ort: Bellefosse (Vogesen), Februar 1776. Verunglückte: Julienne Spenler, ein Waisenkind von 4 Jahren. Hergang: Das Kind ging in einer sehr kalten Frostnacht unbekleidet auf die Toilette im Hof. Da die Haustür zugefallen war und sie sich nicht bemerkbar machen konnte, verbrachte sie zwei Stunden im Freien und schlief schließlich im Schnee ein. Retter: Onkel und Tante der Julienne. Wiederbeleber: Der Dorfälteste („*l'ancien*") und der „*justicier*" von Bellefosse (nach vorausgegangener Anleitung von Pfarrer Oberlin von Waldersbach). Maßnahmen zur Wiederbelebung: a) Frühe Maßnahmen: Lagern in einem Backtrog, der mit Wasser und Eisstücken angefüllt war; Begießen des Körpers mit eisigem Wasser; Reiben des Körpers mit Eisstücken (mehrere Stunden). b) Spätere Maßnahmen: Einreiben der schmerzenden Füße mit Fuchsfett. Erfolg: Glücklich.

80.[1376] Ort: Islington, Mai 1776. Verunglückte: Die 15 Monate alte Tochter von Hrn. Moore. Hergang: Während der Abwesenheit der Eltern fiel das Kind in einen Teich; die Zeitdauer bis zu ihrem Auffinden betrug bis zu 30 Min. Retter: Vermutlich die Eltern. Wiederbeleber: Hr. Adams und Hr. Hole (Beruf nicht genannt). Maßnahmen zur Wiederbelebung: Wärmen mit Flanelltüchern; Tabakrauch wurde in den After geblasen; Bähungen von warmem Branntwein wurden auf den Magen appliziert. Erfolg: Glücklich.

81.[1377] Ort: Falkirk (Stirlingshire, Schottland), Juni 1776. Verunglückter: Ein Knabe von 8 Jahren. Hergang: Der Junge geriet beim Baden im Fluss Carron unter Wasser und wurde innerhalb von 5 Min. aus dem Wasser gezogen. Retter: Nicht näher bezeichnete Personengruppe. Wiederbeleber: 1) Gleiche Gruppe wie oben. 2) Hr. John Meek, Wundarzt zu Falkirk. Maß-

---

1373 Vgl. Hawes, 1798, S. 70f.

1374 Vgl. Hawes, 1798, S. 72f.

1375 Vgl. Mathias Graf: Dissertation sur l'asphyxie. Strasbourg 1803, zitiert nach: Marc, 1835, S. 260f., bzw. Marc, 1836, S. 147f.

1376 Vgl. Hawes, 1798, S. 65.

1377 Vgl. Hawes, 1798, S. 77f.

nahmen zur Wiederbelebung: 1) Aufhängen an den Füßen. 2) Lagerung in der warmen Sonne; Reiben des Körpers mit Handtüchern. Erfolg: Glücklich.

82.[1378] Ort: Coldstream (Berwickshire, Schottland), 10. Juli 1776. Verunglückter: Ein Mann. Hergang: Der Verunglückte wettete im Rausch mit einem anderen Mann, dass er über den Fluss Tweed hin- und zurückschwimmen könne. Dabei überschätzte er seine Kräfte und ging unter. Nach 7 Min. konnte er aus dem Wasser gezogen werden. Retter: Die Wette wurde beobachtet; 3 Männer ruderten mit einem Boot auf den Fluss hinaus und brachten ihn an Land zurück. Wiederbeleber: Herr Dawson, M.D., Arzt zu Coldstream. Maßnahmen zur Wiederbelebung: Reiben der Brust mit warmem Flanell; Rum wurde vor die Nase gehalten. Erfolg: Glücklich.

83.[1379] Ort: London, 11. Juli 1776. Verunglückte: Eine Frau. Hergang: Die Frau stürzte sich wegen ihrer „*verzweiflungsvollen Umstände*“ in die Themse. Retter: Nicht näher bezeichnet. Wiederbeleber: Herr John Beaumont, M.D. und Herr William Hawes, M.D., *Medical Assistants* der *Royal Humane Society*. Maßnahmen zur Wiederbelebung: a) Frühe Maßnahmen: Reiben der Haut „*bis zur Röthe*“ mit erwärmten Tüchern; Einhüllen in warme Decken; Reiben der Arme, der Schenkel und des Rückens mit in warmen Branntwein getauchtem Flanell; „*flüchtige Geister*“ wurden an die Schläfen und unter die Nase gebracht (15 Min.). b) Spätere Maßnahmen: Gabe von warmem Wein und geröstetem Brot. Erfolg: Glücklich.

84.[1380] Ort: Colchester (Essex, England), 3. September 1776. Verunglückter: Thomas Olibar, ein Jugendlicher. Hergang: Der Junge ertrank beim Baden im Fluss Colne und wurde nach 15 Min. aus dem Wasser gezogen. Retter: Nicht näher bezeichnete Personengruppe. Wiederbeleber: 1) Gleiche Gruppe wie oben. 2) Herr Rogers (Beruf nicht genannt), zu Colchester. Maßnahmen zur Wiederbelebung: a) Frühe Maßnahmen: 1) Reiben mit Salz und mit in Branntwein getränktem groben Tuch. 2) „*Die andern von der Societät empfohlenen Mitteln*“ wurden angewandt. b) Spätere Maßnahmen: Verabreichung eines Klistiers. Erfolg: Glücklich.

85.[1381] Ort: Falkirk (Stirlingshire, Schottland), 24. September 1776. Verunglückter: John Dick. Hergang: Dick stürzte in den Forth- und Clyde-Kanal und blieb ca. 30 Min. unter Wasser. Retter: Nicht näher bezeichnet. Wiederbeleber: John Meek, Wundarzt zu Falkirk. Maßnahmen zur Wiederbelebung: a) Frühe Maßnahmen: Transport des Verunglückten mit erhöhtem Kopf in das nächste Haus; Entfachen eines starken Feuers; heiße Ziegelsteine wurden an die Füße gelegt; Reiben des Körpers mit einer Wärmpfanne; Einwickeln in gewärmte Tücher; Reizmittel wurden vor die Nase gehalten. b) Spätere Maßnahmen: Lagerung im Bett mit offenem Fenster „*um der heilsamen frischen Luft willen.*“ Erfolg: Glücklich.

86.[1382] Ort: London, um 1777. Verunglückte: Anna Lewis, eine junge Frau. Hergang: Die Frau erhängte sich in einem Anfall der Verzweiflung. Sie wurde nach ca. 15 Min. gefunden und abgeschnitten. Retter: Nicht genannt. Wiederbeleber: Herr Ley (Beruf nicht genannt), später auch Herr Squires, M.D. Maßnahmen zur Wiederbelebung: a) Frühe Maßnahmen: Reiben des Rückens mit einer mäßig erhitzten, in Flanell gewickelten Wärmpfanne; Füße und Schenkel wurden in ein warmes Halbbad gesetzt; Halten von „*flüchtigen Geistern*“ vor die Nase und Einreiben der Schläfen (20 Min.). b) Spätere Maßnahmen: Aderlass von einigen Unzen Blut. Erfolg: Glücklich.

1378 Vgl. Hawes, 1798, S. 74f.

1379 Vgl. Hawes, 1798, S. 66f.

1380 Vgl. Hawes, 1798, S. 69f.

1381 Vgl. Hawes, 1798, S. 75f.

1382 Vgl. Hawes, 1798, S. 102f.

87.[1383] Ort: London, um 1777. Verunglückter: James Barton. Hergang: Barton stürzte aus einem Kahn in die Themse, ging unter und trieb später auf der Oberfläche des Wassers. Retter: W. Robinson (Beruf nicht genannt), Zeuge des Vorfalls, zog ihn heraus und trug ihn in ein Haus. Dort wurde der Verglückte als Toter in ein Bett gelegt. Wiederbeleber: Hr. William Hawes, M.D. Maßnahmen zur Wiederbelebung: a) Frühe Maßnahmen: Reibungen; gewaltsame Gabe einer starken Auflösung von Brechweinstein; *„um solchen würksamer zu machen, mußten die Umstehenden den Körper stark hin und her schütteln.“* b) Spätere Maßnahmen: Beförderung des Erbrechens durch Gabe von warmem Wasser. Erfolg: Glücklich.

88.[1384] Ort: London, um 1777. Verunglückter: Ein Säugling von 8 Monaten. Hergang: Der Säugling wurde von der Magd beim Bettenmachen versehentlich mit einer dicken Bettdecke zugedeckt und blieb ca. 1 ½ Std. in dieser Lage, bis er von der Mutter gefunden wurde. Retter: Die Mutter des Kindes. Wiederbeleber: Hr. John Wyatt, Arzt, *Medical Assistant* der *Royal Humane Society*. Maßnahmen zur Wiederbelebung: Entkleiden; Lagerung an der frischen Luft; Schütteln des Körpers; gelindes Reiben der Brust und der äußeren Gliedmaßen; Bestreichen von Schläfen und Nase mit *„flüchtigen Geistern“* (Behandlungsdauer: ca. 15 Min.). Erfolg: Glücklich.

89.[1385] Ort: Colchester (Essex, England) (?), um 1777. Verunglückte: Eine halbseitig gelähmte Frau. Hergang: Die Frau wurde ertrunken aus dem Fluss Stratford gezogen. Retter: Nicht näher bezeichnete Personengruppe. Wiederbeleber: Hr. Simpson (Beruf nicht genannt). Maßnahmen zur Wiederbelebung: a) Frühe Maßnahmen: Reiben der Schläfen und der Nase mit Hirschhorngeist; Reiben des Unterleibs und der Schenkel mit Tüchern. b) Spätere Maßnahmen: Die Verunglückte durchlitt einige Rückfälle mit starken Krämpfen, insb. der Kiefermuskulatur. Behandlung mit Aderlassen; Reiben mit Leinöl und *„Thebaischer Tinktur“*; Gabe reizender Klistiere; Bähungen von Holunder- und Kamillenblüten und Mohnkapseln um den Hals. Erfolg: Glücklich.

90.[1386] Ort: Vermutlich England, um 1777. Verunglückter: J.D. Chepney. Hergang: Der Verunglückte wurde leblos aus einem Fluss gezogen und in das nächste Haus gebracht. Retter: Nicht genannt. Wiederbeleber: Hr. J. Garret (Beruf nicht genannt). Maßnahmen zur Wiederbelebung: a) Frühe Maßnahmen: Lagerung im Bett; sanftes Reiben; warme Umschläge um Füße und Achseln; *„Flüchtige Geister“* unter die Nase gehalten (Behandlungsdauer: 1 ½ Std.). b) Spätere Maßnahmen: Gabe herzstärkender Arzneien. Erfolg: Glücklich.

91.[1387] Ort: Vermutlich England, um 1777. Verunglückte: E. Glanfield. Hergang: Die Frau wurde erhängt aufgefunden und nach ca. 15 Min. abgeschnitten. Retter: Nicht genannt. Wiederbeleber: Hr. George Stebbing (Beruf nicht genannt), sein *„Gehülfe, und ein Weib“*. Maßnahmen zur Wiederbelebung: Aderlass; Reiben mit sanften Bürsten und Flanelltüchern; Reiben der Brust mit Weingeist; Umschläge von warmem Flanell um den Unterleib; Einblasen von Luft in die Lunge. Erfolg: Glücklich.

92.[1388] Ort: Neschwitz (Oberlausitz), 1. März 1777. Verunglückter: Ein Kind von 5 Jahren. Hergang: Das Kind fiel in den Mühlgraben und blieb eine unbestimmte, aber kurze Zeit unter Wasser. Retter: Nicht genannt. Wiederbeleber: Mehrere Anwesende, insbesondere der Re-

1383 Vgl. Hawes, 1798, S. 104f.
1384 Vgl. Hawes, 1798, S. 105-107.
1385 Vgl. Hawes, 1798, S. 112-116.
1386 Vgl. Hawes, 1798, S. 108.
1387 Vgl. Hawes, 1798, S. 120f.
1388 Vgl. Struve, 1797, S. 18.

vierjäger Schulze. Maßnahmen zur Wiederbelebung: Tragen in eine Stube; Baden; Reiben. Erfolg: Glücklich.

93.[1389] Ort: Old Mildrum (Aberdeenshire, Schottland), 17. April 1777. Verunglückter: Ein Mann. Hergang: Der Mann blieb bei großer Kälte über Nacht im Feld liegen und wurde am folgenden Morgen leblos gefunden. Retter: Nicht genannt. Wiederbeleber: Nicht genannt. Maßnahmen zur Wiederbelebung: a) Frühe Maßnahmen: Lagerung in warmer Asche; *„dieses allein bewirkte die Wiederherstellung des Lebensprinzips“* (Behandlungsdauer: 2 Std.). b) Spätere Maßnahmen: Weitere Lagerung im Aschenbett für mehrere Stunden. Erfolg: Glücklich.

94.[1390] Ort: Göttingen, 28. Mai 1777. Verunglückter: Der Sohn des Gärtners Richter, 12 Jahre. Hergang: Der Junge geriet beim Baden in der Hochwasser führenden Leine in eine Untiefe. Ein erster Rettungsversuch durch einen Bäckerburschen scheiterte. Der Junge sank unter Wasser und wurde von dem rasch strömenden Fluss fortgetragen. Er blieb ca. 15 Min. im Wasser. Retter: Herr August Diedrich Sommer, Wundarzt in Northeim, zog den Verunglückten mit Hilfe eines Studenten und der Spielkameraden aus dem Fluss. Wiederbeleber: Obengenannter Wundarzt. Maßnahmen zur Wiederbelebung: Da Sommer keine Geräte bei sich führte, um einen Aderlass oder ein Tabakrauchklisitier zu verabreichen, ging er folgendermaßen vor: Entkleiden, Einblasen der Luft durch den Mund (Mund-zu-Mund-Beatmung), Auspressen der Luft aus dem Brustkorb, Reiben von Unterleib, Brust und Rücken (Behandlungsdauer: ca. 10 Min.). Erfolg: Glücklich.

95.[1391] Ort: Nîmes (Languedoc, Kgr. Frankreich), 29. Mai 1777. Verunglückter: Das Kind eines Müllers von 3 Jahren. Hergang: Das Kind fiel in eine mit Wasser gefüllte Grube und konnte nach 6-7 Min. gerettet werden. Retter: Nicht genannt. Die Erstretter suchten nach ärztlicher Hilfe, die ca. 1 Std. nach dem Unfall eintraf. Wiederbeleber: Hr. Barbut, Arzt zu Nîmes und Hr. Evesque, Chirurg zu Nîmes. Maßnahmen zur Wiederbelebung: a) Frühe Maßnahmen: Die beiden Wiederbeleber gingen nach den Methoden von Hrn. Portal in folgender Reihenfolge vor: Trockene Reibungen; aromatische Fumigationen; Einblasen von Luft und Tabakrauch in den Mund *„pour dissiper l'écume visqueuse“*; Verabreichung von *eau-de-vie.* b) Spätere Maßnahmen: Aufgrund eines Stupors und Krämpfen wurde am folgenden Tag verabreicht: Niespulver; (wässrige ?) Tabakklistiere; mehrere Aderlässe an Armen und Beinen; schließlich Einleitung eines Erbrechens durch Kitzeln des Schlundes mit einer Feder, um das Gehirn von Druck zu befreien. Erfolg: Glücklich. (Spätfolgen ?)

96.[1392] Ort: Paris, 20. Juli 1777. Verunglückter: Ein Handwerker. Hergang: Mehrere Personen hatten in der Seine das Tauchen mit Hilfe eines Taucheranzuges (*„scaphandre“*) erprobt. Der offenbar betrunkene Handwerker wollte ebenfalls tauchen und lehnte jegliche Hilfestellung ab. Bald wurde er jedoch von der Strömung mitgerissen, wurde kurz mit den Füßen

---

1389 Vgl. Hawes, 1798, S. 117.

1390 Vgl. August Diedrich Sommer: Geschichtserzählung, wie ein Ertrunkener wieder zum Leben gebracht worden. In: Sammlung medicinischer und chirurgischer Original-Abhandlungen, aus dem Hannöverischen Magazine von 1750 bis 1786. 3. Theil. Hannover 1787, S. 343-350.

1391 Vgl. Barbut et Evesque: Exposé de la guérison d'une asphyxie, adressé aux auteurs de ce journal. In: Journal encyclopédique ou universel. Année 1777. Tome V. Bouillon 1777, S. 499f.

1392 Vgl. Sage: Expériences propre à faire connoître que l'alkali volatil-fluor est le remède le plus efficace dans les asphyxies. In: Journal encylopédique ou universel. Année 1778. Tome I. Bouillon 1778, S. 239-250.

zuoberst aus dem Wasser ragend gesehen und blieb dann für ca. 20 Min. unter Wasser verschwunden. Retter: Ein Schiffer zog den ertrunkenen Taucher aus dem Wasser. Wiederbeleber: Hr. Gautherot, *maître de musique* der Herzogin von Chartes, einer der Taucher. Maßnahmen zur Wiederbelebung: Eintröpfeln von Salmiakgeist in Nase und Mund des Verunglückten. Erfolg: Glücklich. Der Schiffer wollte ihn zur *corps-de-garde* bringen, um sich dort einen Louisd'or als Belohnung abzuholen; der Verunglückte glaubte jedoch, er sollte ins Gefängnis gesteckt werden, und flüchtete, sobald das Boot am sicheren Ufer war.

97.[1393] Ort: Oberbiela (Oberlausitz), August 1777. Verunglückter: Ein Knabe von 4 Jahren. Hergang: Der Junge fiel in das Gerinne der elterlichen Mühle. Der Vater wurde durch das Stehenbleiben des Mühlwerks aufmerksam. Retter: der Vater des Kindes. Wiederbeleber: Der Vater des Kindes. Maßnahmen zur Wiederbelebung: Stürzen auf den Kopf; Einblasen von Atemluft; Lagerung in einer Wiege; Erwärmen mit warmen Tüchern; Einflößen von Wacholdersaft (Behandlungsdauer: 15 Min.). Erfolg: Glücklich.

98.[1394] Ort: Dünkirchen (Dunkerque, Flandern, Kgr. Frankreich), 8. August 1777. Verunglückter: P. Simon Stock, unbeschuhter Karmelit, 76 Jahre. Hergang: Der Mönch wurde beim Baden im Meer durch den Wellengang mitgerissen und ertrank. Retter: Pierre Vandenduissen, Schmied, und Jean Barbary zogen den Ertrunkenen an den Stand, wo er in einem nassen Leinenhemd bis zur Ankunft des Chirurgen Carpentier liegen blieb. Wiederbeleber: Herr F. Carpentier, Chirurg, später auch Herr Verhulst, Doktor der Medizin, und Herr de Blaigny, Lizentiat der Medizin und Arzt des Karmeliterkonvents. Maßnahmen zur Wiederbelebung: Transport in die Krankenstube des Konvents; Aderlass; Reibungen; Gabe von Tabakrauchklistieren per anum mit den Geräten aus der herbeigeschafften Rettungskiste der Stadt Dünkirchen; schließlich Lagerung in einem Bett mit warmer Asche und Bedecken mit einer Decke. Erfolg: Da sich am nächsten Morgen keine Lebenszeichen bei dem Verunglückten fanden, wurde er als tot erklärt.

99.[1395] Ort: Oundle (Northhamptonshire, England), 15. August 1777. Verunglückter: Thomas Hodges, ein Knabe. Hergang: Der Junge fiel bei dem Versuch, Binsen abzurupfen, aus seinem Kahn und stürzte in den Fluss Nene. Er blieb ca. 20 min. im Wasser. Retter: Ein Müller und seine Gehilfen zogen ihn aus dem Wasser und trugen ihn in die Mühle. Wiederbeleber: 1) Der Müller und einige Nachbarn. 2) Herr John Campion (Beruf nicht genannt) zu Oundle. Maßnahmen zur Wiederbelebung: 1) Entkleiden; Reiben; Streuen von Salz auf die Magengrube. 2) Warmes Salz wurde in Kissen genäht und unter die Achseln gelegt; Reiben von Schenkeln und Rücken mit warmem Flanell durch Gehilfen und gleichzeitiges Bewegen der Magengegend und Unterleib durch Campion; Gabe eines Tabaksrauchklistiers; gewaltsames Einflößen von verdünntem Branntwein; Erregung des Erbrechens durch Reizung des Gaumens mit einem Löffel; mehrfacher Aderlass. Erfolg: Glücklich.

100.[1396] Ort: Troyes (Champagne, Kgr. Frankreich), 22. August 1777. Verunglückter: Der Koch des Konvents der Jakobiner zu Troyes. Hergang: Der Koch stieg in eine mit Unrat gefüllte, 22 Fuß tiefe Grube, um ein hineingefallenes Gartengerät herauszuholen. Am Grunde angelangt, erstickte er an den schädlichen Gasen. Retter: Mehrere Versuche, darunter des Webers François Gobin, dem Verunglückten nachzusteigen, scheitern an der betäubenden Luft in der Grube. Der Superior des Konvents ließ Wasser mit Gießkannen in die Grube gießen.

1393 Vgl. Struve, 1797, S. 18f.

1394 Vgl. Lemaire, 1913, S. 62f.

1395 Vgl. Hawes, 1798, S. 117-119.

1396 Vgl. Anonym : Succès du traitement contre l'asphyxie, proposé par M. Portal. In: Journal encyclopédique ou universel. Année 1777. Tome VII. Bouillon 1777, S. 335f.

Nach 45 Min. konnte dem Verunglückten ein Strick um die Achseln geschlungen und er selbst hochgezogen werden. Wiederbeleber: Hr. Thriesset, Arzt und Hr. Simon, Chirurg. Neben wiederholtem Begießen mit kaltem Wasser wurden die Hilfsmittel angewandt „*indiqués dans l'ouvrage de M. Portal sur cette matière, heureusement distribué gratis dans la province de Champagne, par les ordres de M. Rouille d'Orfeuil, intendant.*" Erfolg: Glücklich.

101.[1397] Ort: Wakerfield (Sussex, England), 26. August 1777. Verunglückter: Herrn Normans Kind. Hergang: Das Kind fiel in einen Brunnen des elterlichen Hofs. Die Mutter vermisste ihr Kind, suchte in Stallungen und Hofgebäuden; schließlich konnte sie das Kind mit Hilfe einer Stange im Brunnen finden. Retter: Vermutlich die Eltern. Wiederbeleber: 1) Die Eltern und Nachbarn. 2) Hr. Fuller (Beruf nicht genannt), zu Wakerfield. Maßnahmen zur Wiederbelebung: 1) Reiben des Körpers mit Salz. 2) „*Die Rettungsmittel der Societät*" wurden angewendet, darunter das Tabakrauchklistier und die Stimulation des Erbrechens durch Reizung des Schlundes. Erfolg: Glücklich.

102.[1398] Ort: Nantes, 17. September 1777. Verunglückter: Ein junger Mann, 20 Jahre. Hergang: Der Mann wurde an einem Seil in einen trockenen Brunnen zu Reinigungsarbeiten herabgelassen, verlor aufgrund schädlicher Gase sein Bewusstsein und stürzte hinab. Retter: Einer nicht näher bezeichnete Personengruppe gelang es erst nach einer Stunde, den Verunglückten mit einem Haken am Arm heraufzuziehen, da die Kleidung immer ausriss. Wiederbeleber: Herr Bonami, Arzt zu Nantes. Maßnahmen zur Wiederbelebung: Begießen mit kaltem Wasser (Behandlungsdauer: über 1 Std.). Erfolg: Der Verunglückte konnte nicht wiederbelebt werden.

103.[1399] Ort: London, 28. Oktober 1777. Verunglückter: B. Morci. Hergang: Morci erhängte sich in seinem Haus, wurde nach ca. 30 min. von seiner Frau gefunden und in der Folge abgeschnitten. Retter: Seine Frau und/oder die Nachbarn. Wiederbeleber: 1) Ein Weib, „*die einige mangelhafte Begriffe von der durch unsere Societät empfohlenen Rettungsmittel hatte*". 2) Ein Nachbar. 3) Herr John Parkinson und Herr Dearns, *Medical Assistants* der *Royal Humane Society*. Maßnahmen zur Wiederbelebung: 1) Versuch der Erwärmung. 2) Aderlass von 8 Unzen Blut. 3) a) Frühe Maßnahmen: Einblasen (von Luft ?) in die Lunge. b) Spätere Maßnahmen: Gabe von verdünntem Branntwein; Verabreichung einer abführenden Ptisane; später wegen starker Schmerzen Aderlass; Setzen von Blutegeln an die Schläfen; Gabe eines schweißtreibenden Opiatmittels. Erfolg: Glücklich.

104.[1400] Ort: Paris, 10. November 1777. Verunglückte: Eine Frau von 25 Jahren. Hergang: Die Frau erstickte in ihrem Zimmer in der rue des Vieilles-Etuves am Rauch der Kohlenglut. Retter: Nicht näher beschrieben. Wiederbeleber: Nicht näher bezeichnete Personengruppe. Maßnahmen zur Wiederbelebung: Gabe von Weinessig, Karmelitergeist (*eau des carmes*) und andere „*Geister*" sowie Aderlasse wurden erfolglos über 2 Std. lang eingesetzt. Dann riet der Marquis d'Espagne, Oberst der Infanterie, zur Anwendung des flüchtigen Salmiakgeistes (*alkali volatil fluor*) nach Hrn. Sage. Man lief zu der Apotheke von Hrn. Cadet. Der Salmiakgeist wurde unter die Nase gehalten und ein Zahn abgeschlagen, um der Verunglückten eine wässrige Auflösung des Salmiakgeistes einflößen zu können. Erfolg: Glücklich.

1397 Vgl. Hawes, 1798, S. 119f.

1398 Vgl. Frank, 1814, S. 161.

1399 Vgl. Hawes, 1798, S. 108-110.

1400 Vgl. Anonym: Nouveau succès de l'alkali volatil fluor contre l'asphyxie. In: Journal encyclopédique ou universel. Année 1777. Tome VIII. Bouillon 1777, S. 527f.

105.[1401] Ort: Vermutlich Großbritannien, um 1778. Verunglückter: Henry Knight, ein Knabe. Hergang: Nicht näher bezeichnete Unglücksumstände, vermutlich jedoch ein Ertrinkensfall. Retter: Nicht genannt. Wiederbeleber: Hr. Champman, Arzt der *Royal Humane Society*. Maßnahmen zur Wiederbelebung: Reiben; Erwärmen (30 Min.). Erfolg: Glücklich.

106.[1402] Ort: Bath (England), um 1778. Verunglückte: Anne Thomas, 15 Jahre. Hergang: Thomas stürzte sich nach einem Streit mit ihrer Mutter in den Fluss Avon. Sie blieb 12 Min. unter Wasser. Retter: Nicht genannt. Wiederbeleber: Clement Crutwell, Wundarzt zu Bath. Maßnahmen zur Wiederbelebung: a) Frühe Maßnahmen: Entkleiden; Lagerung im Bett; Einhüllen in warme Decken; Trockenreiben mit Flanell (Behandlungsdauer: ca. 30 Min.). b) Spätere Maßnahmen: Gabe von warmem Wein; „*flüchtige Geister*“ wurden unter die Nase gehalten; Reiben der Schläfe, der Brust etc. mit Alkoholika; warme Tücher wurden um Leib und Schenkel geschlungen und warme Ziegelsteine an die Füße gelegt; später Gabe einer herzstärkenden Mixtur. Erfolg: Glücklich.

107.[1403] Ort: Bath (England), um 1778. Verunglückter: Hrn. Laytons Kind. Hergang: Das Kind fiel unbemerkt in einen Gartenteich und blieb eine unbestimmte Zeit mit dem Kopf unter Wasser. Retter: Vermutlich der Vater des Kindes. Wiederbeleber: Clement Crutwell, Wundarzt zu Bath. Maßnahmen zur Wiederbelebung: Lagerung im Bett; Einhüllen in Tücher; Reiben mit Flanell, das zuvor in kampforierten und flüchtigen Spiritus getaucht wurde; Baden in einem Halbbad; später Gabe von warmem Wein. Erfolg: Glücklich.

108.[1404] Ort: Vermutlich England, um 1778. Verunglückter: Ein Knabe. Hergang: Der Knabe stürzte in einen Fluss und blieb im schlammigen Grund stecken. Retter: Ein Gärtner, der nicht weit von der Unfallstelle arbeitete. Wiederbeleber: 1) Der Gärtner. 2) Hr. Scherwin, *Medical Assistant* der *Royal Humane Society*. Maßnahmen zur Wiederbelebung: 1) Lagerung in der Sonne. 2) Versuch der Applikation verschiedener Flüssigkeiten; Lagerung in einem warmen Bett; Gabe von gewürztem Wein. Erfolg: Glücklich.

109.[1405] Ort: Vermutlich England, um 1778. Verunglückter: John Johnson, ein Knabe. Hergang: Johnson ertrank in einem Fluss und konnte nach ca. 15 Min. geborgen werden. Retter: Die Fischer Matthews und Martin. Wiederbeleber: Hr. Leadham (Beruf nicht genannt). Maßnahmen zur Wiederbelebung: Ziehen an den Schultern; Reiben des Körpers mit Salz; Vertreiben der Zuschauer, „*damit er frische Luft erhalten konnte*“; Reiben von Schläfen, Nase, Brust, Unterleib und Rücken mit Branntwein und „*flüchtigen Geistern*“ (5 Min.). Erfolg: Glücklich.

110.[1406] Ort: Vermutlich England, um 1778. Verunglückter: Herrn Kellys Sohn. Hergang: Das Kind fiel in einen Fluss und blieb mindestens 10 Min. unter Wasser. Retter: Sein Vater. Wiederbeleber: 1) Der Vater (und andere Personen?). 2) Hr. Squire, *Medical Assistant* der *Royal Humane Society*. Maßnahmen zur Wiederbelebung: 1) Entkleiden; Einhüllen in warme Decken; Lagerung vor einem Feuer. 2) a) Frühe Maßnahmen: Umlagerung ins Bett mit erhöhtem Kopf; Flaschen mit heißem Wasser wurden an die Füße gelegt; Brust und Unterleib wurden mit Flanell gerieben. b) Spätere Maßnahmen: Applikation eines reizenden Klistiers. Erfolg: Glücklich.

1401 Vgl. Hawes, 1798, S. 126.
1402 Vgl. Hawes, 1798, S. 137f.
1403 Vgl. Hawes, 1798, S. 138f.
1404 Vgl. Hawes, 1798, S. 126f.
1405 Vgl. Hawes, 1798, S. 127f.
1406 Vgl. Hawes, 1798, S. 128-130.

111.[1407] Ort: Abbersford, um 1778. Verunglückter: Ein Knabe von 4 Jahren. Hergang: Der Knabe spielte mit seinen Kameraden am Wasser und fiel in den Fluss, wo er nach ca. 30 Min. gefunden wurde. Retter: Nicht näher bezeichnete Personengruppe. Wiederbeleber: 1) Nicht näher bezeichenete Personengruppe. 2) Hr. Aspinal (Beruf nicht genannt). Maßnahmen zur Wiederbelebung: 1) Reiben mit Salz. 2) a) Frühe Maßnahmen: Reiben von Leib und Brust mit einem *„flüchtigen Sälbchen“*. b) Spätere Maßnahmen: Ein Tuch mit Weingeist wurde auf den Leib gelegt; Einwickeln in warmes Flanell; Lagerung im Bett. Erfolg: Glücklich.

112.[1408] Ort: Coldstream (Berwickshire, Schottland), um 1778. Verunglückter: Ein zweijähriges Kind. Hergang: Das Kind stürzte in eine Kalkgrube, wurde ca. 15 Min. später vermisst und von dem älteren Bruder auf dem Wasser treibend gefunden. Retter: Der ältere Bruder des Kindes zog es schwimmend heraus; die Kräfte reichten jedoch nicht aus, um es nach Hause zu bringen. Wiederbeleber: Hr. Dawson, M.D., Arzt zu Coldstream. Maßnahmen zur Wiederbelebung: a) Frühe Maßnahmen: Reiben von Brust und Rücken mit warmem Flanell; Bestreichen von Schläfen, Lippen und Nase mit Hirschhorngeist (15 Min.). b) Spätere Maßnahmen: Gabe von Teelöffeln voll warmem Branntwein; Einhüllen in ein Tuch; Erwärmung im Bett durch die Körperwärme der Mutter. Erfolg: Glücklich.

113.[1409] Ort: Paris, 2. Januar 1778. Verunglückte: Die Pförtnerin von Hrn. Chanorier, einem hohen Finanzbeamten (*„receveur-général des finances“*). Hergang: Die Frau erstickte am Kohlendampf. Retter: Nicht genannt; vermutlich die Domestiken des Hauses. Wiederbeleber: Vermutlich dieselbe Personengruppe, später auch die Mutter von Hrn. Chanorier. Maßnahmen zur Wiederbelebung: Zunächst wurden ergebnislos „Wasser“ (kalte Begießungen?) und Weinessig angewandt. Die später verständigte Mutter von Hrn. Chanorier ließ zwei in flüchtigen Salmiakgeist getränkte Papierröllchen in die Nasenlöcher der Verunglückten stecken. Erfolg: Glücklich.

114.[1410] Ort: Liverpool, 9. April 1778. Verunglückte: Zwei Frauen. Hergang: Die Frauen schliefen unter dem Dach bei einem Kalkofen und wurden am darauf folgenden Morgen anscheinend erstickt aufgefunden. Retter: Nicht genannt. Im Folgenden wird nur die Wiederbelebung einer der beiden Frauen geschildert. Wiederbeleber: 1) Ein Arzt. 2) Weiterbehandlung in einem Liverpooler Krankenhaus. Maßnahmen zur Wiederbelebung: 1) a) Frühe Maßnahmen: Aderlass von 6 Unzen Blut; Reiben mit flüchtigem Laugensalz in der freien Luft (30 Min.); Gabe von Brechweinstein. Da sich keine Verbesserung einstellte, erfolgte eine Überführung ins Krankenhaus. 2) Erwärmungsmittel und allgemeine Reibungen (20 Min.); Versuch der gewaltsamen Applikation von Flüssigkeiten in den Mund; Bähungen um Rumpf und Extremitäten (10 Min.). b) Spätere Maßnahmen: Gabe von kaltem Wasser und Brechweinstein; Verabreichung eines Klistiers. Erfolg: Glücklich.

115.[1411] Ort: Kastel (bei Mainz, Kurf. Mainz), 13. Juni 1778. Verunglückte: Zwei Jungen von 4 und 14 Jahren. Hergang: Beim abendlichen Viehtränken im Rhein gerieten die beiden mit ihrem Ochsenkarren ins Wasser und wurden aus dem Karren gespült. Der ältere Junge trieb ab und ertrank. Retter: Der jüngere Knabe wurde von einer nicht näher bezeichneten Personengruppe an Land gezogen. Wiederbeleber: Die Ärzte Dr. Burkert und Dr. Strack, sowie

---

1407 Vgl. Hawes, 1798, S. 136f.

1408 Vgl. Hawes, 1798, S. 139f.

1409 Vgl. Sage: Expériences propres à faire connoître que l'alkali volatil-fluor est le remède le plus efficace dans les asphyxies... In: Journal encyclopédique ou universel. Année 1778. Tome III. Bouillon 1778, S. 452.

1410 Vgl. Hawes, 1798, S. 135f.

1411 Vgl. Bayer. Staatsarchiv Würzburg, Mz. Pol. Akt. 81/1417, fol. 113f.

die Chirurgen Wernich, Schmitt und Weissmann. Weiterhin helfen einige Laien, wie insb. der Bürger Friedrich Herrmann. Maßnahmen zur Wiederbelebung: Reiben mit warmer Asche und Tüchern; Gabe von Tabaksrauchklistieren, später wurde auf Anweisung von Dr. Burkert Tabakrauch in den Mund geblasen; Verabreichung von „*Lebens Geist*" oral und als Riechmittel; Aderlass; Fortsetzen der Raucheinblasung und des Reibens über 5 Std.; Kind bleibt bis zum Morgen warm zugedeckt liegen. Erfolg: Das Kind konnte nicht wiederbelebt werden.

116.[1412] Ort: Hoxton, 5. Juli 1778. Verunglückter: Peter Lucas, 18 Jahre. Hergang: Lucas wurde während eines Gewittersturms im Feld vom Blitz getroffen. Es verging vermutlich ca. 1 Stunde, bis er leblos gefunden wurde. Retter: Nicht näher bezeichnete Personengruppe; man trug ihn auf einer Trage nach Hause. Wiederbeleber: Hr. John Milward, Esquire, *Medical Assistant* der *Royal Humane Society* und seine Gehilfen. Maßnahmen zur Wiederbelebung: a) Frühe Maßnahmen: Entkleiden; Einhüllen in warme Decken; starkes Reiben des Körpers; Aderlass an der V. basilica von 12 Unzen Blut und später weiteren 8 Unzen Blut; „*flüchtige Dinge*" wurden an die Nase gehalten und an die Schläfen gerieben; vergeblicher Versuch, gewaltsam herzstärkende Mittel einzuflößen; Blasenpflaster an Rücken und Füßen (Behandlungsdauer: ca. 30 Min.). b) Spätere Maßnahmen: Weiteres Reiben und Reizen mit flüchtigem Spiritus. Erfolg: Glücklich.

117.[1413] Ort: Vermutlich England, um 1779. Verunglückter: Der Sohn von Major Harty (= Hardy?). Hergang: Der Junge geriet beim Baden in einem Fluss in eine Untiefe und ging unter Wasser. Retter: Nicht näher bezeichnete Personengruppe. Man zieht ihn nach „*einiger Zeit*" aus dem Wasser. Wiederbeleber: Nicht genannt. Maßnahmen zur Wiederbelebung: a) Frühe Maßnahmen: Lagerung in einem warmen Bett; Reiben mit in Rum getränkten Tüchern; Auf- und Nieder-Schütteln in aufgerichteter Stellung; Aderlass; Einblasen von Tabakrauch vermittels einer Pfeife in den After. b) Spätere Maßnahmen: Der Vater des Verunglückten legte sich zur Erwärmung zu ihm ins Bett; Reiben mit Flanellstücken, die in Branntwein getaucht und mit Salz bestreut wurden; Auf- und Nieder-Schütteln, „*was man sehr zuträglich fand*". Erfolg: Glücklich.

118.[1414] Ort: Vermutlich England, um 1779. Verunglückter: Ein Mann. Hergang: Der Mann geriet unter Wasser und verblieb dort für ca. 15 Min. Retter: Nicht näher genannt. Wiederbeleber: 1) Dieselbe Personengruppe wie oben. 2) „*Der berühmte Dr. Fargubar*" (= Farquhar ?). Maßnahmen zur Wiederbelebung: 1) a) Frühe Maßnahmen: Aufhängen des Verunglückten mit dem Kopf nach unten. 2) a) Frühe Maßnahmen: Transport in ein öffentliches Haus; Entkleiden; Abtrocknen; Erwärmung an einem Feuer; Reiben; Verabreichung eines warmen Bades „*und andere von der humane Society empfohlene Mittel*" (Behandlungsdauer: 8 Min.). b) Spätere Maßnahmen: Gabe eines Brechmittels; Wärmung durch warme Ziegelsteine; Verabreichung von warmem Wein. Erfolg: Glücklich.

119.[1415] Ort: Lille, 11. April 1779. Verunglückte: Guilbert Joseph Desquiens, 47 Jahre, François Joseph Desquiens, 44 Jahre, und Joachim Joseph Desquiens, 22 Jahre, allesamt Arbeiter. Hergang: Alle drei verloren beim Reinigen der Senkgrube der Witwe Frison bzw. bei nachfolgenden Rettungsversuchen aufgrund der Senkgrubengase das Bewusstsein. Retter: Pierre Joseph Dubeule und Pierre Joseph Malfait, zwei Tagelöhner, zogen die Verunglückten mit einem Haken aus der Senkgrube. Die Verunglückten blieben ¾ bis 1 Std. bewusstlos in der

1412 Vgl. Hawes, 1798, S. 130-132.
1413 Vgl. Frank 1814a, S. 232-233; nach Fothergill 1779, S. 76-77.
1414 Vgl. Frank 1814a, S. 233-234; nach Fothergill 1779, S. 71-72.
1415 Vgl. Frank 1814a, S. 163-166.

Grube. Wiederbeleber: 1) Nicht näher bezeichnete Personengruppe. 2) Hr. Decroix, Apotheker. Maßnahmen zur Wiederbelebung: 1) a) Frühe Maßnahmen: Begießen mit vielem Wasser; Einhauchen von Branntwein in die Nase. b) Spätere Maßnahmen: Transport in ein nahe gelegenes Haus. 2) Röllchen von Papier, getränkt in *Alcali vol. fluor.* (= Salmiakgeist), wurden in die Nase gesteckt und z.T. oral appliziert. Erfolg: Glücklich.

120.[1416] Ort: Paris, 25. Juni 1779. Verunglückte: Zwei Maurer und Sieur Chauvetel, Kerzenmacher. Hergang: Bei Maurerarbeiten an einer Sickergrube in der rue St. Denys erstickten zwei Maurer an dem „*vapeur mephitique*". Sr. Chauvetel stieg den Verunglückten nach und verlor ebenfalls das Bewusstsein. Retter: Nicht näher genannt. Die drei Verunglückten konnten nach einer gewissen Zeit aus der Grube gezogen werden. Wiederbeleber: Hr. Chéradame, Apotheker („*maître en pharmacie*") und sein Schüler, Hr. Dupont. Maßnahmen zur Wiederbelebung: Orale Applikation von in Wasser verdünntem Salmiakgeist („*alkali volatil fluor*"); Vorhalten von Äther. Erfolg: Bei allen drei Verunglückten glücklich.

121.[1417] Ort: Chardington (Cornwall, England), 26. Juni 1779. Verunglückter: Thomas Brasier, Pächter in Chardington. Hergang: Brasier erhängte sich, weil sein Hof verpfändet wurde. Er wurde nach 12-14 Min. gefunden und abgeschnitten. Retter: Vermutlich Familienangehörige. Wiederbeleber: 1) Nachbarn. 2) Hr. Richard Langslow (Beruf nicht genannt), zu Stratton. Maßnahmen zur Wiederbelebung: 1) Die Nachbarn „*versuchten alles, was sie nur erdenken konnten*". 2) a) Frühe Maßnahmen: Lagerung in einem warmen Bett mit erhöhtem Kopf; Reiben mit warmem Flanell; „*flüchtige Geister*" wurden an die Schläfen gebracht. b) Spätere Maßnahmen: Aderlass von 9 Unzen Blut. Erfolg: Glücklich.

122.[1418] Ort: Rotherhite (bei London), 29. Juni 1779. Verunglückter: Hr. Bunney. Hergang: Bunney wurde dem Anschein nach tot aus der Themse gezogen und in das Haus von Hrn. Rich gebracht. Retter: Nicht genannt. Wiederbeleber: Hr. S. Burrows (Beruf nicht genannt), zu Rotherhite. Maßnahmen zur Wiederbelebung: a) Frühe Maßnahmen: Reiben mit Salz, Branntwein und flüchtigem Spiritus an Schläfen und Brust; Setzen in ein warmes Bad für 1 Std. b) Spätere Maßnahmen: Versuch, warmen Branntwein gemischt mit Wasser einzuflößen, was sich wegen des Kinnbackenkrampfes als schwierig herausstellte; Trockenreiben; Lagerung im Bett; Gabe einer herzstärkenden Mixtur. Erfolg: Glücklich.

123.[1419] Ort: Lyon, 3. Juli 1779. Verunglückter: Ein Junge von 10 Jahren. Hergang: Der Junge stürzte bei dem Versuch, einen vom Fuß geglittenen Holzschuh aus der Rhône zu ziehen, in den Fluss, ging sofort unter und wurde von einer starken Strömung mitgerissen. Er blieb für eine unbestimmte Zeit unter Wasser. Retter: Zwei Fischer sprangen in den Fluss, zogen den Verunglückten heraus und trugen ihn in die Charité. Wiederbeleber: Hr. Grandchamp, Oberchirurg („*chirurgien-major*") der Charité. Maßnahmen zur Wiederbelebung: a) Frühe Maßnahmen: Entkleiden und Abtrocken; Einwickeln in gewärmte Tücher; Aderlass an der Vena jugularis; Reiben des Körpers mit in heißem Weingeist getränkten Tüchern; Einblasen von Luft in den Mund (ob als Mund-zu-Mund-Beatmung oder als Gerätebeatmung wird nicht beschrieben); Einflößen von 2 Löffeln „*vin émétique*"; Einführen von in flüchtigem Ammoniak-Geist getränkten Papierröllchen in die Nasenlöcher; Einsatz einer Tabakrauchmaschine. b) Spätere Maßnahmen: Fortfahren mit den o.g. Methoden (30 Min.); Überfüh-

1416 Vgl. Anonym: Guérison de trois asphyxiques. In: Journal encyclopédique ou universel. Année 1779. Tome VI. Bouillon 1779, S. 327f.

1417 Vgl. Hawes, 1798, S. 142-144.

1418 Vgl. Hawes, 1798, S. 145f.

1419 Vgl. Pia, 1780(?), S. 206f. Zitiert nach: Marc, 1835, S. 535-537, bzw. Marc, 1836, S. 200f.

rung in die Krankenstation; Lagerung in einem angewärmten Bett (2 Std.). Erfolg: Glücklich.

124.[1420] Ort: Paris, 1780. Verunglückter: Jean Baptiste Quidet, 8 Jahre, Sohn eines Unteroffiziers der *Ecole royale militaire*. Hergang: Das Kind fiel in eine tiefe Pferdeschwemme und verblieb darin eine Viertelstunde unter Wasser. Retter: Der Stallknecht Picard zog das Kind mit einer Mistgabel aus der Pferdeschwemme und brachte es in den Krankensaal der *Ecole royale militaire*. Wiederbeleber: Herr Dufour, Chirurg an der *Ecole royale militaire*. Er ließ einen Rettungskasten („*boite*“) von der Ile des Cygnes (eine Seineinsel?) holen. Maßnahmen zur Wiederbelebung: a) Frühe Maßnahmen: Einsatz aller Hilfsmittel, die die Rettungskiste bot, zuletzt der Tabakrauchklistiermaschine („*machine fumigatoire*“). b) Spätere Maßnahmen: Verabreichung eines Löffels „*Eau-de-vie camphrée-animée*“ (Behandlungszeit insgesamt: ca. 1 Std.). Erfolg: Glücklich.

125.[1421] Ort: Paris, um 1780. Verunglückter: P., ein Mönch der Kongration des Oratoriums in Paris. Hergang: Während des Tischgebetes fiel der Mönch plötzlich um und ließ keine Lebenszeichen mehr erkennen. Retter: Nicht genannt. Wiederbeleber: Arzt und Chirurg des Konvents waren gerade außer Haus; der Schüler des Chirurgen konnte das Aderlasswerkzeug im Moment nicht finden. Pater J. erinnerte sich daran, vor einiger Zeit bei den Karmelitern eine Flasche Melissengeist gekauft zu haben; der Karmelit hatte ihm damals versichert, es sei „*vantée comme souveraine dans de pareils accidens*.“ Maßnahmen zur Wiederbelebung: a) Frühe Maßnahmen: Verabreichung eines Löffels Melissengeist. b) Spätere Maßnahmen: Diverse Nachbehandlungen in den folgenden Tagen. Erfolg: Glücklich.

126.[1422] Ort: Vermutlich Großbritannien, Juli 1780. Verunglücktes: Ein Kind von 17 Monaten. Hergang: Das Kind wurde im Fluss treibend gefunden; Unglücksumstände und Zeitdauer konnten nicht rekonstruiert werden. Retter: Herr James Macauly (Beruf nicht genannt) ritt mit seinem Pferd in das Wasser und zog das Kind heraus. Wiederbeleber: James Macauly. Er ließ durch Umstehende Decken, Spiritus etc. an die Unglücksstätte heranschaffen. Maßnahmen zur Wiederbelebung: a) Frühe Maßnahmen: Entkleiden; Lagerung auf dem warmen Sand mit erhöhtem Kopf; Reiben der linken Brust mit Salz; Hirschhorngeist wurde auf Lippen und Nase aufgebracht; Reiben der Schläfen mit Aquavit; Einführen eines (zufällig mitgeführten) weiblichen Katheters in den Mund und eines männlichen Katheters in die Nase; abwechselndes Lufteinblasen durch beide Katheter (Behandlungsdauer: ca. 15 Min.). „*Sie* (die Umstehenden) *suchten mich eben zu überreden, keine weiteren Versuche zu machen; aber ich stillte ihr Geschrei, und sagte, es könne wenigstens nicht schaden*“. Aderlass an der Drosselader; weiteres Reiben und Lufteinblasen; Reiben der Hände und Füße mit kamphoriertem Weingeist. b) Spätere Maßnahmen: Lagerung des Kindes bei seiner Mutter im Bett, zugedeckt mit vielen Decken. Erfolg: Glücklich.

127.[1423] Ort: Rochester (Kent, England), Juli 1780. Verunglückter: W. Clark, 4 Jahre alt. Hergang: Das Kind stürzte in den Fluss Medway und blieb ca. 15 Min. im Wasser. Retter: Nicht genannt. Wiederbeleber: 1) Herr Bethune (Beruf nicht genannt). 2) Herr Richard Thompson, *Medical Assistant* der *Royal Humane Society*. Maßnahmen zur Wiederbelebung: 1) Setzen

1420 Vgl. Pia, 1780(?) 38e Observation. Zitiert nach: Marc, 1835, S. 534f., bzw. Marc, 1836, S. 199.

1421 Vgl. Anonym: Nouvelle preuve de l'efficacité de l'eau des carmes ou de mélisse contre l'asphyxie. In: Journal encyclopédique ou universel. Année 1780. Tome IV. Bouillon 1780, S. 331-333.

1422 Vgl. Hawes, 1798, S. 150-152.

1423 Vgl. Hawes, 1798, S. 153f.

des Kindes in ein warmes Bad. 2) Reiben; Applikation eines Tabakrauchklistiers; Gabe einer starken Auflösung von Brechweinstein und Meerzwiebelessighonig (Behandlungsdauer: ca. 4 Std.). Erfolg: Glücklich.

128.[1424] Ort: Chelsea (bei London), August 1780. Verunglückter: James Higgins, ein Familienvater. Hergang: Higgins fiel aus seinem Boot in die Themse und blieb für eine gewisse Zeit unter Wasser. Retter: Nicht näher bezeichnete Personengruppe. Augenzeugen des Unglücks ruderten zu der Stelle, an der Higgins unterging, und orteten den Versunkenen mit Ruderstangen in 10 Fuß Tiefe. Schließlich gelang es, ihn in ein Boot zu bergen. Die anwesenden Lord und Lady Dartrey stellten für die Wiederbelebung ein Zimmer in ihrem Haus zur Verfügung. Wiederbeleber: Herr J. Phippson, Wundarzt. Maßnahmen zur Wiederbelebung: Reiben mit Salz; Einblasen von *„so viel möglich"* Luft in die Lungen; abwechselnd mit dem Einblasen wurden Brust und Unterleib gepresst; Gebrauch alkoholhaltiger Arzneimittel; Reiben der Schläfen mit Hirschhorngeist (Behandlungsdauer: ca. 20 Min.). Erfolg: Glücklich.

129.[1425] Ort: Hannover, 1. Oktober 1780. Verunglückter: Ein junger Mann. Hergang: Der Mann geriet beim Baden in der Ihme in eine Untiefe und ging unter; er blieb ca. 15 Min. unter Wasser. Retter: Von den Badekameraden alarmierte Fischer zogen den Ertrunkenen aus dem Wasser. Da man den Verunglückten für tot hielt, ließ man ihn für 3 Stunden unbehandelt am Uferrand liegen. Erst dann wurde er in ein Haus gebracht. Wiederbeleber: Herr Heinrich Matthias Marcard (1747-1817), Hofmedicus in Hannover, und Helfer. Maßnahmen zur Wiederbelebung: Applikation von Tabaksrauch (anal und oral); Einblasen von Luft in den Mund; Reiben des Körpers mit warmem Salz; Lagerung in einem warmen Bett; Aderlass an der Drosselader und am Arm; *„allerley kleine Reize"* (Behandlungsdauer: ca. 3 Std.). Erfolg: Die Wiederbelebungsversuche wurden nach 3 Stunden erfolglos abgebrochen.

130.[1426] Ort: Vermutlich Großbritannien, um 1781. Verunglückte: Eine junge Frau. Hergang: Die Frau erhängte sich in einem depressiven Anfall (wegen des Todes ihres Kindes) und wurde nach 15 Min. gefunden und abgeschnitten. Sie hatte zuvor von einer Nachbarin ein wohl rauschgiftartiges „Medikament" (Opium?) erhalten. Retter: Nicht genannt. Wiederbeleber: Herr Pingo (Beruf nicht genannt). Maßnahmen zur Wiederbelebung: a) Frühe Maßnahmen: Ein in Salmiakgeist getränktes Handtuch wurde um die Brust geschlagen und zur Verhinderung des Verdunstens ein Tuch mit Öl darüber gelegt; Reiben (ca. 15 Min.). b) Spätere Maßnahmen: Einblasen von Luft in die Lungen (!); Einspritzen von Branntwein in den Magen; Gabe eines Brechmittels. Mit dem einsetzenden Erbrechen ging auch das opiatartige Medikament ab. Erfolg: Glücklich.

131.[1427] Ort: Schwarzbach (Oberlausitz), 4. Februar 1781. Verunglückter: Ein Reisender. Hergang: Der Wanderer blieb nachts im tiefen Schnee stecken und verlor aufgrund von Kälte und Erschöpfung das Bewusstsein. Retter: Die Bauern Christ. Jurich, Christoph Schkadok und Chr. Hanusch suchten und fanden den Verunglückten. Wiederbeleber: Einwohner des Dorfes Schwarzbach. Hilfsmittel: Transport ins Dorf; Entkleiden und Reiben; Einflößen von Branntwein. Erfolg: Glücklich.

1424 Vgl. Hawes, 1798, S. 158f.

1425 Vgl. [Heinrich Matthias] Marcard: Einige Nachricht von Personen die bey Hannover ertrunken sind. In: Sammlung medicinischer und chirurgischer Original-Abhandlungen, aus dem Hannöverischen Magazine von 1750 bis 1786. 3. Theil. Hannover 1787, S. 468-478.

1426 Vgl. Hawes, 1798, S. 162f.

1427 Vgl. Struve, 1797, S. 28.

132.[1428] Ort: Bramel (Kurf. Hannover), Frühjahr 1781. Verunglückter: Ein Mann. Hergang: Der Mann erfror bei feucht-kalter Witterung auf der Landstraße zwischen Bramel und Schiffdorf. Er lag dort für ca. 11 Std. Retter: Nicht genannt. Einige Leute trugen den Erfrorenen in seine Wohnung nach Bramel. Die trauernden Verwandten riefen den „*Prediger des Ortes*" zum Trost. Wiederbeleber: Der Ortsgeistliche. Maßnahmen zur Wiederbelebung: Reiben des Körpers mit wollenen Tüchern; Bürsten der Fußsohlen mit einer steifen Bürste; Einflößen einiger Tropfen von Liquor Hoffmanni; Spritzen von „*ungarischem Wasser*" in die Nase. Erfolg: Glücklich.

133.[1429] Ort: Amboise (Touraine, Kgr. Frankreich), Sommer 1781. Verunglückter: Philippe Thémery, 7 Jahre. Hergang: Der Junge fiel in den Bach Masse in der Nähe der Stadt Amboise und blieb im schlammigen Grund stecken. Der Bach war zwar nicht sehr tief, aber sehr trübe aufgrund der angrenzenden Gerbereien, Färbereien und Wäschereien. Der Junge wurde erst nach ca. 20 Min. gerettet. Retter: Nicht näher genannt. Wiederbeleber: 1) Die gleiche Gruppe. 2) Hr. Malnost, „*lieutenant du premier chirurgien du roi & ancien échevin de la ville*", beobachtet von 60-80 Zuschauern (!). Maßnahmen zur Wiederbelebung: 1) Tiefhalten des Kopfes und kräftiges Schütteln an den Füßen. 2) a) Frühe Maßnahmen: Hr. Malnost beendet diese „*procédés meurtriers*". Transport in das Haus des Gerbers Hrn. Cornille; Lagerung auf einem Bett mit erhöhtem Kopf; Entkleiden; warme Reibungen; Einblasen von Tabakrauch mit der mittlerweile herbeigeschafften Rauchmaschine („*boite fumigatoire*") in Mund und Nase, sowie über eine Kanüle in den After, wobei sich der Soldat Fournier, Raucher aus Leidenschaft („*fumeur de profession*") hervortat (Behandlungsdauer ca. 30 Min.). b) Spätere Maßnahmen: Weiteres Einblasen in Mund und Nase und weitere Friktionen; Einleiten von Erbrechen durch Gabe von Salzwasser; Anwendung von Eau de Luce. Erfolg: Glücklich.

134.[1430] Ort: London, August 1781. Verunglückter: Ein junger Mann. Hergang: Der junge Mann stürzte in einen Teich und konnte erst nach einer nicht näher bestimmten Zeit herausgezogen werden. Retter: Nicht näher bezeichnete Personengruppe, darunter der Medizinstudent Thomas Speed. Man trug den Verunglückten in das Londoner Spital (vermutlich das *St. Thomas Hospital*). Wiederbeleber: Thomas Speed (möglicherweise war aufgrund der Tatsache, daß sich der Unfall Sonntag Abends zutrug, kein Arzt oder Wundarzt anwesend). Maßnahmen zur Wiederbelebung: Lagerung in einem warmen Bett; Öffnen der Fenster, um frische Luft einzulassen; Reiben des Rückens und der Brust mit warmem, in Kampfergeist getauchten Flanell; heiße Ziegelsteine wurden an die Füße gelegt; Flaschen mit warmem Wasser wurden unter die Achselhöhlen gelegt; Reiben der Schläfen mit flüchtigen Geistern und Branntwein; wiederholte Tabakrauchklistiere (Behandlungsdauer: ca. 1 Std.). Speed hatte im Jahr zuvor einen Kursus bei Dr. William Hawes über die Wiederbelebung Scheintoter für Studenten am *St. Thomas Hospital* und am *Guy's Hospital* belegt. Erfolg: Glücklich.

135.[1431] Ort: Argenton (Berry, Kgr. Frankreich), 20. Dezember 1781. Verunglückter: Louis Mindé, 5 Jahre. Hergang: Der Knabe fiel zusammen mit einem gleichaltrigen Mädchen in einen tiefen Tümpel. Das Mädchen konnte sich retten, der Junge wurde jedoch später an der Wasseroberfläche treibend gefunden. Retter: Nicht genannte Personengruppe. Wiederbele-

1428 Vgl. Hoff, 1794, 1. Theil, S. 11f.

1429 Vgl. Malnost, 1781, S. 139f.

1430 Vgl. Hawes, 1798, S. 159-161.

1431 Vgl. Anonym: Nouveau succès des moyens connus pour rappeler à la vie les noyés. In: Journal encyclopédique ou universel. Année 1782. Tome II. Bouillon 1782, S. 136f.

ber: Hr. Dr. Descottes, Arzt zu Argenton. Maßnahmen zur Wiederbelebung: Starkes Reiben des ganzen Körpers, insb. Herzregion und der Schläfen; Verwendung von Eau-de-vie; Reizung der Nase durch Salmiakgeist, der über Papierröllchen in den Nasenlöchern appliziert wurde. Erfolg: Glücklich.

136.[1432] Ort: Vermutlich Frankreich, um 1782. Verunglückter: Ein Säugling. Hergang: Der Säugling wurde von seiner Amme versehentlich erstickt. Retter: Nicht genannt. Wiederbeleber: Hr. Janin, königl. Wundarzt. Maßnahmen zur Wiederbelebung: a) Frühe Maßnahmen: Aufwindeln; Lagerung in einem warmen Bett; Reiben mit feinen, erwärmten Leintüchern; Bedecken mit warmer Asche mit Ausnahme des Gesichtes; Vorhalten von *„destilliertem Wasser“*, Einblasen von einigen Prisen Tabak in die Nasenlöcher; Einblasen von Luft in die Lungen, wobei die Nasenlöcher fest zugehalten wurden (ca. 15 Min.). b) Spätere Maßnahmen: Stillen; weitere Lagerung im warmen Aschenbett (15 Min.). Erfolg: Glücklich.

137.[1433] Ort: Brüssel, 1782. Verunglückte: Eine Frau, 63 Jahre. Hergang: Scheintod infolge Ertrinkens; der genaue Hergang wird nicht geschildert. Retter: Nicht genannt. Die Frau wurde in die Praxis von Hrn. Prévinaire gebracht. Wiederbeleber: Hr. P.J.B. Prévinaire, Arzt in Brüssel. Maßnahmen zur Wiederbelebung: *„Mannigfaltige“* und *„in gehöriger Ordnung“* angewendete Mittel, insbesondere Kitzeln des Schlundes mit einer in flüchtigem Laugensalz getränkten Feder. Erfolg: Glücklich.

138.[1434] Ort: Vermutlich England, 2. April 1782. Verunglückter: Ein Schiffmeister eines Ostindienfahrers, ca. 30 Jahre. Hergang: In suizidaler Absicht schnitt sich der Mann die Kehle von einem Ohr zum anderen auf; ein sehr starker Blutverlust und lebloser Zustand war die Folge. Retter: Ein Offizier fand den Selbstmörder und schickte sofort nach einem Wundarzt, der ca. 1 Stunde später an Bord eintraf. Wiederbeleber: Hr. Charles Kite und Hr. Children, Wundärzte. Maßnahmen zur Wiederbelebung: a) Frühe Maßnahmen: Keine Blutstillung (!), da die Blutung aufgehört hatte; Entkleiden; Lagerung des Körpers an der frischen Luft; Reiben des Körpers; Besprengen mit kaltem Wasser. b) Spätere Maßnahmen: Verband um den Hals; Lagerung in einem Bett. Erfolg: Zunächst glücklich; der Patient nützte jedoch die Unaufmerksamkeit der Wärter und riss sich den Verband ab, worauf er verblutete.

139.[1435] Ort: Vermutlich England, Juni 1782. Verunglückter: E. Allday, ein Knabe. Hergang: Der Knabe stürzte in einen Fluss, in dem er ca. 20 Min. lang trieb, bis er geborgen werden konnte. Retter: Nicht genannt. Wiederbeleber: Hr. W. Mason (Beruf nicht genannt; vermutlich Arzt oder Wundarzt). Maßnahmen zur Wiederbelebung: a) Frühe Maßnahmen: Setzen in ein Fass mit warmem Wasser; Reiben von Brust, Unterleib und Gliedmaßen mit Salz und Spiritus (Behandlungsdauer mehrere Std., da der Puls zwischenzeitlich wieder aussetzte). b) Spätere Maßnahmen: Aderlass von 6 Unzen Blut; Verabreichung von Klistieren; Gabe von *„Weinmolken“*. Erfolg: Glücklich.

140.[1436] Ort: Stollberg (Sachsen), 5. Juli 1782. Verunglückter: Ein Junge von 1 ½ Jahren, Sohn des Müllers Gläser. Hergang: Das Kind fiel in das Gerinne der elterlichen Mühle und ge-

---

1432 Vgl. Hoff, 1794, 1. Theil, S. 6-8.

1433 Vgl. Prévinaire, 1790, S. 196.

1434 Vgl. Kite, 1790, S. 184-190.

1435 Vgl. Hawes, 1798, S. 185-187.

1436 Vgl. Anonym : Rettung eines Kindes zu Stollberg bey Chemnitz. In : Journal von und für Deutschland. 3. Jahrgang. Stück 4. o.O., 1786, S. 380 und Anonym : Berichtigungen. Wegen der Rettung eines Kindes zu Stollberg, bey Chemnitz. In : Journal von und für Deutschland. 3. Jahrgang. Stück 9. o.O., 1786, S. 270f. Im späteren Artikel wird die falsche Jahreszahl des ersten Artikels korrigiert.

langte in das oberschlächtige Wasserrad. Retter: Die Mutter zog das Kind aus dem Radkasten des laufenden Mühlrades, wobei es ca. 5 Minuten unter Wasser war. Wiederbeleber: Die Mutter. Maßnahmen zur Wiederbelebung: Wärmen an der Brust; Reiben. Erfolg: Glücklich.

141.[1437] Ort: Vermutlich England, 8. August 1782. Verunglückter: Das Kind von Hrn. P. Whary. Hergang: Das Kind fiel in einen Teich und wurde nach einer nicht näher bestimmten Zeit gefunden und herausgezogen. Retter: Nicht genannt. Man legte das Kind auf einen Tisch im elterlichen Haus, nahe an einem Feuer und mit erhöhtem Kopf. Wiederbeleber: „J." (Beruf nicht genannt; vermutlich ein Arzt oder Wundarzt). Maßnahmen zur Wiederbelebung: a) Frühe Maßnahmen: Reiben mit verdünntem Branntwein; Verabreichung eines Tabakrauchklistiers; Umschläge von warmem Flanell in der Magengegend; heiße Ziegelstein wurden an die Füße gelegt (20 Min.). b) Spätere Maßnahmen: Fortfahren mit Reiben; alle 15 Min. wurden 20 Tropfen Tinctura Fulignis in verdünntem Branntwein verabreicht (für 1½ Std.); Erwärmung im Bett durch die Körperwärme der Mutter. Erfolg: Glücklich.

142.[1438] Ort: Lyon, 10. November 1782. Verunglückter: Maurice ... , 22 Jahre. Hergang: Der junge Mann stürzte in die Rhône und blieb dort ca. 15 Min. Retter: Nicht genannt. Wiederbeleber: Hr. Laurent, *Chirurgien-Major* am *Hôpital de la Charité* in Lyon. Maßnahmen zur Wiederbelebung: a) Frühe Maßnahmen: Entkleiden; Lagerung in warmem Bett; Reiben des Körpers mit *eau-de-vie camphrée*; Vorhalten von *„flüchtigen Geistern*". b) Spätere Maßnahmen: Gabe eines Brechmittels in Wein; Aderlass an der Jugularvene und am Arm. Erfolg: Glücklich.

143.[1439] Ort: Orléans, 9. Dezember 1782. Verunglückte: Die Kammerzofe von Mademoiselle Vandebergue. Hergang: Die Zofe erstickte über Nacht in ihrem Zimmer an der zu Heizungszwecken entfachten Holzkohlenglut. Retter: Andere Hausbewohner brachen am nächsten Morgen die Türe auf, trugen die Frau an die frische Luft und anschließend jedoch wieder in ihr Bett, um sie zu erwärmen. Wiederbeleber: Hr. Prozet, *Maitre en Pharmacie*. Maßnahmen zur Wiederbelebung: a) Frühe Maßnahmen: Entkleiden; Lagerung an der frischen Luft; Begießen der Brust mit eiskaltem Wasser (nach der Methode von Herrn Harmant von Nancy). b) Spätere Maßnahmen: Gabe von kühlem Wasser mit Weinessig; Begießen mit kaltem Wasser; Lagerung in einem Zimmer bei offenem Fenster; kühle Waschungen mit einer Weinessig-Wasser-Mischung; Aderlass an der Jugularvene. Erfolg: Glücklich.

144.[1440] Ort: Brüssel, 1783. Verunglückter: Ein Bürger der Stadt Brüssel. Hergang: Der Mann fiel nach starkem Alkoholgenuss und heftigem Zornanfall in eine *„todähnliche Ohnmacht*". Retter: Nicht genannt. Wiederbeleber: Herr P.J.B. Prévinaire, Arzt in Brüssel. Maßnahmen zur Wiederbelebung: a) Frühe Maßnahmen: Aderlass von 40 Unzen; Reiben zur Beförderung des Blutverlustes; Besprengen des Gesichtes mit kaltem Wasser; Einblasen von Luft. b) Spätere Maßnahmen: Weitere Aderlässe (2 x 12 Unzen); besänftigende und abführende Mittel; *„ruhiges Verhalten*". Erfolg: Glücklich.

145[1441] Ort: London, 1783. Verunglückter: J. Uber, ein Knabe. Hergang: Uber badete in der Themse, wurde dabei vom Strom fortgerissen und ging unter. Er konnte erst nach 12 Min. herausgezogen werden. Retter: Nicht genannt. Wiederbeleber: Hr. William Moore, Arzt oder Wundarzt. Maßnahmen zur Wiederbelebung: Reibungen, insbesondere des Unterleibs; gewaltsames Einflößen einer starken Auflösung von Brechweinstein. Erfolg: Glücklich.

1437 Vgl. Hawes, 1798, S. 184f.

1438 Vgl. Pia, 1789, S. 51 und 53.

1439 Vgl. Pia, 1789, S. 53-57.

1440 Vgl. Prévinaire, 1790, S. 296f.

1441 Vgl. Hawes, 1798, S. 211f.

146.[1442] Ort: Bei London, 25. Februar 1783. Verunglückter: Ein Knabe. Hergang: Der Knabe ruderte mit zwei Kameraden bei großer Kälte, Sturm und Schneefall von Gravest nach Deptford. Er fiel aufgrund der starken Kälte im Boot in eine tiefe Bewußtlosigkeit und wurde von seinen Kameraden nach Deptford (Nähe London) gebracht. Retter: Nicht genannt. Wiederbeleber: Hr. Scherreff, M.D., *Medical Assistant* der *R.H.S.* und Gehilfen. Maßnahmen zur Wiederbelebung: a) Frühe Maßnahmen: Reiben der Gliedmaßen mit Schnee; große Portionen Schnee werden auf Unterleib und Brust gelegt (Behandlungsdauer: wenige Min.). b) Spätere Maßnahmen: Weiteres Reiben aller Körperpartien mit Schnee; Weiterbehandlung durch die „*geschickten Gehülfen*". Erfolg: Glücklich. Der Junge blieb jedoch „*eine Zeitlang stupide*" und behielt eine dauerhafte Versteifung der rechten Schulter zurück.

147.[1443] Ort: Bedford (Bedfordshire, England), 5. Juni 1783. Verunglückter: Ein junger Mann. Hergang: Der Mann hatte sich in den Fluss Ouse gestürzt und blieb ca. 20 Min. unter Wasser. Retter: Nicht genannt. Wiederbeleber: Hr. John Jacob, „*Materialist*" (= Drogist); er erfuhr zufällig von dem Unglück. Maßnahmen zur Wiederbelebung: a) Frühe Maßnahmen: Reiben mit Flanell, Salz und Spiritus; mehrfache gewaltsame Applikation von Teelöffeln von Antimonialwein. Die Zähne mussten hierzu mit einem Löffel aufgebrochen werden. b) Spätere Maßnahmen: Weitere Gaben von Antimonialwein und verdünntem Branntwein. Erfolg: Glücklich.

148.[1444] Ort: Vermutlich England, 20. Juni 1783. Verunglückter: W. Jones. Hergang: Jones wurde mit dem Gesicht nach unten auf einem Fluss treibend gefunden. Retter: Zwei Knaben; sie hielten sich an den Händen und einer erfasste die Füße des Verunglückten und zog ihn ans Ufer. Leute wurden verständigt und der Verunglückte in sein Haus getragen. Wiederbeleber: Hr. Davis (Beruf nicht genannt). Maßnahmen zur Wiederbelebung: a) Frühe Maßnahmen: Lagerung im warmen Bett; warmer Sand wurde unter Achseln, Rücken, Füße und Schamteile gelegt; Reibungen mit Salz und Spirituosen (Behandlungsdauer ca. 45 Min.). b) Spätere Maßnahmen: Flüchtiger Spiritus wurde vor die Nase gehalten; Gabe einer guten Suppe. Erfolg: Glücklich.

149.[1445] Ort: Bei Karlsruhe, Dezember 1783. Verunglückter: Ein älterer Mann, 62 Jahre. Hergang: Der Verunglückte wollte nachts einen Nachbarort besuchen, verirrte sich jedoch und musste dabei mehrere Bäche durchwaten. Schließlich wurde er leblos und steif gefroren im Schnee liegend gefunden. Retter: Nicht genannt. Der Verunglückte wurde in das Spital nach Karlsruhe gebracht. Wiederbeleber: Personal des Spitals in Karlsruhe. Maßnahmen zur Wiederbelebung: a) Frühe Maßnahmen: Angefrorene Kleidungsstücke wurden abgelöst; Gesicht und Hals wurden mit in Eiswasser getränkten Tüchern bedeckt; Unterleib, Arme und Beine mit Schnee gerieben (5 Std.). b) Spätere Maßnahmen: Kaltes Sauerkraut wurde um die Füße gewickelt; der Patient wurde in eine Stube mit mäßiger Wärme überführt; Verabreichung von Holundertee, Tropfen von „*Lebensbalsam*", Hoffmannischem Geist und schließlich warmer Suppe. Erfolg: Glücklich, jedoch verlor der Verunglückte einige Fußzehen.

150.[1446] Ort: Hirschfelda (Oberlausitz), 30.12.1783. Verunglückter: Joh. Chr. Köhler, Müller zu Hirschfelda. Hergang: Der Müller fiel ins Mühlgerinne und geriet unter das Wasserrad. Retter: Nicht genannt. Wiederbeleber: Nicht genannt. Maßnahmen zur Wiederbelebung: Erwärmen. Erfolg: Glücklich.

1442 Vgl. Hawes, 1798, S. 209-211.

1443 Vgl. Hawes, 1798, S. 206f.

1444 Vgl. Hawes, 1798, S. 205f.

1445 Vgl. Frank, 1814b, S. 29-31; nach: Baldingers Magazin, 15. Bd. 4. Stück.

1446 Vgl. Struve, 1797, S. 20.

151.[1447] Ort: Lobenstein (Sachsen), um den Jahreswechsel 1783/84. Verunglückter: Ein Müller. Hergang: Der Müller verirrte sich des Nachts bei starker Kälte und „erfror“. Vermutlich vergingen ca. 11 Std. bis zu seiner Entdeckung. Retter: Nicht genannt. Er wurde nach Lobenstein zum Stadtphysicus gefahren. Wiederbeleber: Herr Bach, Stadtphysicus zu Lobenstein. Maßnahmen zur Wiederbelebung: a) Frühe Maßnahmen: Lagerung in einem kühlen Zimmer; Reiben des Körpers mit Schnee (2 Std.); b) Spätere Maßnahmen: Lagerung in einem leicht erwärmten Zimmer; „*vieles Reiben*“. Erfolg: Glücklich.

152.[1448] Ort: Sedliz (Mähren), 6. April 1784. Verunglückter: Michael Jacob, 78 Jahre. Hergang: Jacob erstickte in seinem Zimmer am Rauch des über Nacht gebrannten Hanföls. Seine Angehörigen fanden ihn am nächsten Morgen. Retter: Die Angehörigen öffnen die Türe zum Abzug des Rauchs. Wiederbeleber: Herr Kellner, Wundarzt in Neutitschein (heute: Jicín Novy), und seine zwei Gehilfen. Die Wiederbelebungsversuche wurden z.T. massiv durch die Verwandten gestört, so dass sie zum Schluss vor die Tür gesetzt werden mussten. Maßnahmen zur Wiederbelebung: a) Frühe Maßnahmen: Entkleiden; Lagerung mit erhöhtem Oberkörper; Bespritzen mit kaltem Wasser, vor allem ins Gesicht (nach der Methode von Herrn Harmant von Nancy) (Behandlungsdauer: zweimal ca. 3 Std.). b) Spätere Maßnahmen: Löffelweise Verabreichung von Wein; Aderlass am Arm. Erfolg: Glücklich.

153.[1449] Ort: Ballan-sur-Aisne (Dept. Aisne), 2. Oktober 1784. Verunglückter: Ein armer Arbeiter, 70 Jahre. Hergang: Der Mann stürzte beim Wasserschöpfen in die Aisne und verblieb eine unbestimmte Zeit darin. Retter: Durch einen Passanten alarmiert wurde der Verunglückte von herbeigeeilten Menschen mit Haken aus dem Wasser gezogen. Wiederbeleber: Die Volksmenge wollte den Verunglückten an den Füßen aufhängen. Der Dienstherr des Arbeiters, Hr. de Crancé, ließ den Verunglückten jedoch in ein Haus tragen und leitete die Wiederbelebungsmaßnahmen. Maßnahmen zur Wiederbelebung: a) Frühe Maßnahmen: Lagerung vor einem Feuer; Reiben des Körpers mit in *eau-de-vie* getränkten Schaffellen; sanftes Rütteln; Blasen von Tabakrauch vor den Mund. b) Spätere Maßnahmen: Aderlass am Arm; Fortfahren des Reibens. Erfolg: Glücklich.

154.[1450] Ort: Vermutlich England, Anfang des Jahres 1785. Verunglückter: James Lawson. Hergang: Lawson fiel über Bord eines Schiffes und verblieb eine beträchtliche Zeit unter Wasser. Retter: Nicht genannt; Lawson lag ca. 1 Stunde mit nassen Kleidern in der kalten Luft. Wiederbeleber: Hr. Charles Kite, Wundarzt. Maßnahmen zur Wiederbelebung: Kunstmäßiges Atemholen; Wärme; Tabaksklistiere; Applikation von Mitteln in den Magen; Öffnung der Drosselader (= Halsvene); Verabreichung elektrischer Schläge. Erfolg: Der Verunglückte ließ sich trotz Erfolg versprechender Zeichen nach der Gabe elektrischer Schläge nicht wiederbeleben.

155.[1451] Ort: München, Januar 1785. Verunglückter: Ein „*junger, melancholischer Mensch*“. Hergang: Suizidversuch durch Erhängen. Retter: Ein „*Menschenfreund*“ schnitt den Erhängten nach ca. 45 Min. ab. Wiederbeleber: Ein Wundarzt, der ein vom Grafen von Seean gestiftetes Rettungskästchen verwahrte. Hilfsmittel zur Wiederbeleber: Einblasen von Luft „*mit einem besonderen Röhrgen*“, Aderlass. Behandlungsdauer: ca. 6-7 Min. Erfolg: Glücklich.

1447 Vgl. Hoff, 1794, 1. Theil, S. 52.

1448 Vgl. Anonym: Rettung eines vom Dunst des gebrannten Hanföls erstickten Mannes..., 1784, S. 810-813.

1449 Vgl. Pia, 1789, S. 68f.

1450 Vgl. Kite, 1790, S. 97-99.

1451 Vgl. Privilegierte Mainzer Zeitung, Nr. IX, vom 21. Jänner 1785.

156.[1452] Ort: Kunewalde (Oberlausitz), 17. Mai 1785. Verunglückter: Ein Knabe von 1 ½ Jahren. Hergang: Der Knabe fiel in einen Bach und wurde von der Strömung mitgerissen. Nach ca. 30 Min. wurde er unter Wasser liegend gefunden. Retter: Die Eltern des Kindes. Wiederbeleber: Hr. Chirurgus Goldberg. Maßnahmen zur Wiederbelebung: a) Frühe Maßnahmen: Tragen in eine Stube; Abschneiden der Kleider; Abtrocknen und Einwickeln in warme Tücher; Rütteln und Schütteln; Hin- und Herwälzen auf einem Tisch; Bürsten der Fußsohlen; Reiben der Schläfen; Einblasen von Atem in den Mund; Einflößen von Salmiakgeist; Kitzeln des Schlundes mit einer in Öl getauchten Feder; mehrere Kochsalz- und Tabakklistiere wurden verabreicht (Behandlungsdauer: 1 ½ Std.). b) Spätere Maßnahmen: Einblasen von Schnupftabak in die Nase; Reizen des Schlundes mit Essig und einer Feder; Verabreichung weiterer Klistiere (Behandlungsdauer: ca. 1 Std.). Erfolg: Glücklich.

157.[1453] Ort: Ruhland (Oberlausitz), 4. Juni 1785. Verunglückter: Der Sohn von Herrn Chirurgus Straßner, 3 Jahre. Hergang: Das Kind fiel in den Mühlgraben und blieb eine unbestimmte Zeit lang unter Wasser. Retter: Chr. Noak, Bürger aus Ruhland. Wiederbeleber: Nicht genannt. Maßnahmen zur Wiederbelebung: Reiben. Erfolg: Glücklich.

158.[1454] Ort: Koblenz (Erzbm. Trier), vermutlich Mitte des Jahres 1785. Verunglückter: Johann Georg Haas, aus Dausenau, ca. 60 Jahre alt. Hergang: Haas stürzte in den Rhein und wurde nach einer halben Stunde geborgen. Retter: Nicht genannt. Wiederbeleber: Dr. F.F. Fölix, Hofrat und Landphysikus, und Herr Högg[1455], Stadt-Chirurgus. Maßnahmen zur Wiederbelebung: Eingesetzt wurden die *„von unserm gnädigsten Landesfürsten[1456] zur Rettung solcher Verunglückten angeschaffte und in einem Kästchen aufbewahrte Hülfsmittel...*". a) Frühe Maßnahmen: Entkleiden; Reiben des Körpers; Tabak[rauch?]klistier; Gabe von *Spiritus Salis amoniaci volatilis* als Riechmittel. b) Spätere Maßnahmen: Gabe von Brechweinstein, Aderlass am Arm von 8 Unzen. Erfolg: Glücklich. *„...und er ging darauf unter den heisesten Segenswünschen für einen so für die Menschheit besorgten Landesfürsten, und mit dankerfüllten Herzen für die unermüdete Hülfsleistung nach ... seiner Heimat zurück.*"

159.[1457] Ort: Lille, 12. Juni 1785. Verunglückte: Zwei Privatleute, Mann und Frau. Hergang: Der Mann wurde durch den beißenden Rauch ihres Kohlenfeuers, das sie sich in ihrer ärmlichen Kellerwohnung zum Essenkochen entzündet hatten, bewusstlos. Die Frau verständigte die Nachbarn und eilte zu ihrem Mann in den Keller zurück, wo sie jedoch gleichfalls das Bewusstsein verlor. Retter: Nachbarn zerrten die beiden Bewusstlosen auf die Straße, um sie dort der frischen Luft auszusetzen. Wiederbeleber: Hr. Decroix, Apotheker in Lille. Maßnahmen zur Wiederbelebung: Häufiges Bespritzen des Gesichtes mit kaltem Wasser; *„alkali fluor*" wurde als Riechmittel vorgehalten; Einflößen von *„alkali fluor*" gemischt mit kaltem Wasser. Erfolg: Glücklich.

160.[1458] Ort: Kastel (bei Mainz), 14. Juni 1785. Verunglückter: Ein Floßknecht des Floßherrn von Stockum. Hergang: Der Floßknecht stürzte vom Floß und geriet aufgrund der starken Strö-

---

1452 Vgl. Struve, 1797, S. 20f.

1453 Vgl. Struve, 1797, S. 21.

1454 Vgl. Fölix, 1785, S. 52f (I); Hoff, 1794, 1. Theil, S. 148f (II).

1455 Vermutlich identisch mit Johann Peter Hoeg, seit 1747 Besitzer einer Barbierstube in Koblenz. Vgl. Wilhelm Diel: Die Geschichte des Medizinalwesens in Koblenz bis zum Beginn des 19. Jahrhunderts. (Düsseldorfer Arbeiten zur Geschichte der Medizin, Heft 24). Düsseldorf 1940, S. 24.

1456 Kurfürst-Erzbischof Clemens Wenzeslaus von Trier.

1457 Vgl. Pia, 1789, S. 75-77.

1458 Vgl. Privilegierte Mainzer Zeitung. Nr. LXXXIII, vom 13.7.1785.

mung des Rheins unter die anderen Flöße. Er konnte erst nach ca. 15 Min. aus dem Fluss geborgen werden. Retter: Nicht genannt. Wiederbeleber: Rudolph Lamotte, Vogteiamts-Chirurgus. Maßnahmen zur Wiederbelebung: Applikation des Tabakrauchklistiers (aus der seit 1783 in Kastel angeschafften Rettungskiste); Aderlass; starkes Frottieren (Behandlungsdauer: ca. 1 ½ Std.). Erfolg: Glücklich.

161.[1459] Ort: Rüdesheim (Rheingau, Kf. Mainz), 21. September 1785. Verunglückter: Der 4 ½-jährige Sohn des Johannes Sinßig. Hergang: Das Kind fiel ins Wasser. Retter: Schreinermeister Entlich. Wiederbeleber: 1) Schreinermeister Entlich. 2) J.M. Willmann, Chirurg. Maßnahmen zur Wiederbelebung: 1) Auf-den-Kopf-stellen. 2) a) Frühe Maßnahmen: Willmann unterband diese Maßnahme und ließ das Kind nach Hause tragen. Auskleiden, abtrocknen, Frottieren, Vorhalten von Salmiakgeist. b) Spätere Maßnahmen: Applikation eines Klistiers, Erwärmen durch Einschlagen in ein wollenes Tuch, Gabe eines Brechmittels (1 Gran Tartarus emeticus), Gabe von Weinsuppe. Erfolg: Glücklich.

162.[1460] Ort: Waldersbach (Vogesen), 17. Januar 1786. Verunglückte: Die Tochter von Claude Caquelin, 11 Jahre. Hergang: Das Kind rutschte aus und stürzte in einen reißenden, viel Holz führenden Gebirgsbach. Die treibenden Holzstämme verletzten das Kind am Kopf. Retter: Nicht genannt. Das Kind wurde für tot gehalten; der Vater bestand jedoch auf dem Herbeirufen von Pfarrer Oberlin. Wiederbeleber: 1) Johann Friedrich Oberlin, Pfarrer von Waldersbach, später unterstützt von 2) Sebastién Scheidecker, Dorfschullehrer von Bellefosse. Pfarrer Oberlin musste zunächst mit lautstarken Drohungen die heulenden und apathischen Verwandten zur Hilfeleistung motivieren („*... ich that, als wenn ich böse würde, stampfte mit dem Fuße und fluchte wie ein Matrose.*"). Maßnahmen zur Wiederbelebung: 1) a) Frühe Maßnahmen: Entkleiden; Reiben des Körpers mit Lappen (aufgrund der Armut der Gebirgsbauern waren nur alte Strümpfe und eine Mütze aufzutreiben!); Säckchen mit warmer Asche werden unter die Achseln und auf die Brust gelegt. b) Spätere Maßnahmen: Fortführen der obigen Methoden. 2) Verabreichung von Tabakrauchklistieren; am Folgetag Waschen des Körpers mit Essig. Erfolg: Glücklich.

163.[1461] Ort: Lyon, 9. Mai 1786. Verunglückte: Marie Bruges, 22 Jahre. Hergang: Die Frau stürzte in die Saône und blieb in 10-12 Fuß Tiefe unter Wasser. Retter: Mehrere Männer sprangen ins Wasser und zogen die Verunglückte an den Röcken heraus. Sie wurde in ein benachbartes Haus getragen. Wiederbeleber: 1) Dieselbe Personengruppe (?) 2) Herr Faissoles (vermutlich ein Arzt). Maßnahmen zur Wiederbelebung: 1) Entkleiden, Erwärmen, Reiben mit getränktem Flanell. 2) a) Frühe Maßnahmen: Hr. Faissoles hieß das bisher Getane für gut. Er fuhr fort mit dem Einflößen von *eau-de-vie camphrée-animée* und hielt „flüchtigen Geist" (*esprit-volatil*) als Riechmittel vor. b) Spätere Maßnahmen: Fortfahren mit den obigen Mitteln, Lagerung in einem warmen Bett, Gabe einer Bouillon. Erfolg: Glücklich.

164.[1462] Ort: Lauf (Oberfranken), 28. Juli 1786. Verunglückte: Die Tochter des Tagelöhners Hanns Röder, 3 Jahre. Hergang: Das unbeaufsichtigte Kind fiel in die Pegnitz und wurde von dem Fluss fortgerissen. Retter: Johann Conrad Pemsel, Müllermeister zog das Kind „*mit Lebensgefahr*" aus dem Fluss und brachte es in ein Haus. Wiederbeleber: Herr Dr. Hofmann, Landphysicus, und ein Wundarzt. Maßnahmen zur Wiederbelebung: Lagerung in

---

1459 Vgl. Bayer. Staatsarchiv Würzburg, Mz. Pol. Akt. 81/1417, fol. 243.

1460 Vgl. Graf, 1803. Zitiert nach: Marc, 1835, S. 262-267, bzw. Marc, 1836, S. 148-151.

1461 Vgl. Pia, 1789, S. S. 90.

1462 Vgl. Anonym: Rettung eines ins Wasser gefallenen Kindes zu Lauf im Nürnbergischen. In: Journal von und für Deutschland (Hg. Freiherr von Bibra). 9. Stück, Frankfurt a. M. 1786, S. 164f.

einem Bett, Reinigung des Mundes, Reiben der Herzgegend mit warmer Asche, Brennen der Fußsohlen mit einem heißen Stahl. Erfolg: Glücklich.

165.[1463] Ort: St.-Ouen-lès-Paris, 16. August 1786. Verunglückter: François Patan, Dienstbote, 13 Jahre. Hergang: Patan ging beim Baden in der Seine unter und blieb ca. 15 min. in einer Tiefe von 12 Fuß unter Wasser. Retter: Nicht genannt. Wiederbeleber: Hr. Soubiran und Hr. Duzillet, Chirurgen. Maßnahmen zur Wiederbelebung: a) Frühe Maßnahmen: Reiben mit *eau-de-vie camphrée* bis zum Abschürfen der Haut; Einflößen von desgleichen; mit „flüchtigen Geistern" getränkte Papierröllchen wurden in die Nase gesteckt. b) Spätere Maßnahmen: Gabe eines Emetikums; Verabreichung von zwei flüssigen Tabakklistieren; Aderlass; später Gabe einer Bouillon. Erfolg: Glücklich.

166.[1464] Ort: Paris, 13. November 1786. Verunglückte: Das Dienstmädchen des Goldschmieds Régnier, 16 Jahre. Hergang: Das Dienstmädchen stürzte beim Fensterputzen aus einem Haus am Pont-Neuf in eine sumpfige Stelle der Seine und blieb ca. 15 Min unter Wasser. Retter: Nicht genannt. Man trug sie zum *Corps-de-garde* am Pont-Neuf. Wiederbeleber: Personal des *Corps-de-garde*. Maßnahmen zur Wiederbelebung: a) Frühe Maßnahmen: Entkleiden; Erwärmen; Reiben; Gabe von flüchtigem Ammoniak-Salz als Riechmittel; Einflößen von *eau-de-vie camphrée*. b) Spätere Maßnahmen: Fortfahren mit Erwärmen und Reiben (ca. 2 Std.). Die häusliche Nachbehandlung eines starken Fiebers übernahm ein Chirurg: Zweimaliger Aderlass am Fuß; Gabe einer Bouillon. Erfolg: Glücklich.

167.[1465] Ort: Blandain (bei Tournai, Österr. Niederlande), 17. Dezember 1786. Verunglückter: Ein Savoyarde. Hergang: Der betrunkene Mann schloß sich in einem Zimmer ein und erstickte am Rauch der brennenden Kohle. Retter: Nicht genannt. Wiederbeleber: 1) Hr. Rohaert, Chirurg zu Blandain. 2) Später wurde Hr. Louis-Hubert-Joseph Heus, dit Courtois, Arzt zu Tournai, von dem Chirurgen zu Hilfe gezogen. Maßnahmen zur Wiederbelebung: 1) a) Frühe Maßnahmen: Lagerung an der frischen Luft; Besprengen mit kaltem Wasser; Aderlass an der V. jugularis und am Oberarm; Gabe „flüchtiger Geister". 2) Die Beine wurden in lauwarmes Wasser gesetzt; Aderlass am Fuß. Wegen einsetzender Kieferklemme schritt Heus zu einer Bronchotomie nach der Methode von Chopart und Desault. Er führte eine Kanüle in die Schnittwunde ein und beatmete, abwechselnd mit dem Chirurgen, mit seiner Ausatemluft (ca. 30 Min.). b) Spätere Maßnahmen: Weiterer Aderlass am Fuß; ein in „*esprit de sel ammoniac*" getränkter Schwamm wurde unter die Nase gehalten. Erfolg: Glücklich. Nach 10 Tagen konnte der Verunglückte geheilt die Ortschaft verlassen.

168.[1466] Ort: Chessy (Lyonnais), 5. Juni 1787. Verunglückter: Antoine Michon, 14 Jahre. Hergang: Der Junge stürzte von einem Steg in die von einem Gewitterregen angeschwollene Asergue und wurde von der rasch strömenden Flut mitgerissen. Retterin: Maguerite Prélieux, einem Mädchen von 14 Jahren, gelang es, als sich sonst niemand anschickte zu helfen, Michon am Haar zu packen und ans Ufer zu ziehen. Wiederbeleber: Eine Person aus der Nachbarschaft; Beruf nicht näher bezeichnet. Maßnahmen zur Wiederbelebung: Reiben, Gabe von flüchtigem Salz als Riechmittel sowie „*autres secours*". Erfolg: Glücklich.

169.[1467] Ort: Paris, 27. Juni 1787. Verunglückter: Louis Hubert. Hergang: Hubert stürzte unglücklich in die Seine und wurde nach etwa einer halben Stunde aus einer Tiefe von 12 Fuß geborgen. Retter und Wiederbeleber: Nicht näher bezeichnet. Maßnahmen zur Wiederbele-

---

1463 Vgl. Pia, 1789, S. 95ff.

1464 Vgl. Pia, 1789, S. 97f.

1465 Vgl. Heus Courtois, 1790. S. 363-366.

1466 Vgl. Pia, 1789, S. 104-106.

1467 Vgl. Pia, 1789, S. 109f.

bung: Es wurde ein „*traitement général*" und insbesondere ein Aderlass am Arm und an der V. jugularis durchgeführt; das Blut war jedoch schon schwärzlich und dickflüssig. Erfolg: Die Wiederbelebungsversuche wurden nach 3 Std. erfolglos abgebrochen.

170.[1468] Ort: Paris, 3. August 1787. Verunglückter: Jean Brevost, ein Junge von 8 Jahren. Hergang: Der Junge wurde nahe der Isle-Louvier ohne Lebenszeichen aus dem Wasser gezogen. Retter: Nicht näher bezeichnet. Man trug den verunglückten zum *Corps-de-garde*. Wiederbeleber: Das Personal des *Corps-de-garde*. Maßnahmen zur Wiederbelebung: Entkleiden; Reiben; Einflößen von *eau de vie camphrée*; Vorhalten von *esprit volatil* als Riechmittel. Behandlungsdauer: ca. 2 Std. Erfolg: Glücklich.

171.[1469] Ort: Paris, 22. August 1787. Verunglückte: Madeleine Boucher, 57 Jahre. Hergang: Boucher sprang in suizidaler Absicht vom Pont de la Tournelle in die Seine. Retter: Nicht genannt. Man trug sie zum *Corps-de-garde*. Wiederbeleber: Personal des *Corps-de-garde*. Maßnahmen zur Wiederbelebung: Entkleiden; Aderlass; Reiben; Einflößen von *eau de vie camphrée*; *esprit volatil* als Riechmittel. Erfolg: Glücklich. Madeleine Boucher wurde anschließend ins *Hôtel Dieu* zur weiteren Behandlung gebracht.

172.[1470] Ort: Tiefendorf (Oberlausitz), 9. Oktober 1787. Verunglückter: Ein Knabe von 4 Jahren. Hergang: Das Kind fiel in den Mühlgraben und ging unter. Es blieb ca. 20 Min. unter Wasser. Retter: Nicht genannt. Wiederbeleber: Hr. Chirurgus Hornburg, zu Löbau. Maßnahmen zur Wiederbelebung: a) Frühe Maßnahmen: Baden in einem lauwarmen Bad; Reiben von Fußsohlen, Händen und Brust; Verabreichung eines Brechweinstein-Klistiers; Vorhalten von flüchtigem Salmiakgeist (Behandlungsdauer: ca. ¼ Std.). b) Spätere Maßnahmen: Lagerung in einem gewärmten Bett; Gabe von Tee. Erfolg: Glücklich.

173.[1471] Ort: Mainz, um 1788. Verunglückter: Ein jüdischer Junge. Hergang: Der Junge stürzte sich nach einem Streit mit seinem Vater in der Nähe der Rheinbrücke in den Rhein und blieb eine unbestimmte Zeit lang unter Wasser. Retter: Einige Schiffsleute, auf Betreiben von Herrn Willemer, einem Kaufmann aus Frankfurt a. M. Wiederbeleber: Nicht näher bezeichnete Personengruppe unter Leitung von Herrn Willemer. Maßnahmen zur Wiederbelebung: Wärmen, Reiben. Die Volksmenge wollte den Verunglückten zunächst auf den Kopf stellen. Erfolg: Glücklich.

174.[1472] Ort: Paris, 22. Mai 1788. Verunglückter: Etienne-Bafile Montpellier, *compagnon machiniste*. Hergang: Beim Baden in der Seine bekam Montpellier einen Muskelkrampf, ging unter und wurde eine weite Strecke vom Fluss mitgetrieben, bis er schließlich an einem Pfahl am Quai de Morfondus hängenblieb. Retter: Nicht genannt. Man brachte ihn zum *Corps-de-garde*. Wiederbeleber: 1) Personal des *Corps-de-garde*. 2) Verlegung ins *Hôtel-Dieu*. Maßnahmen zur Wiederbelebung: a) Frühe Maßnahmen 1) Reiben, Einflößen von *eau-de-vie camphrée*, Gabe von flüchtigem Ammoniak-Salz als Riechmittel (Behandlungsdauer: ca. 3 Std.). b) Spätere Maßnahmen 2) Nachbehandlung. Erfolg: Glücklich.

175.[1473] Ort: Paris, 25. Juni 1788. Verunglückte: Marie-Elisabeth Giraux, 15 Jahre. Hergang: Giraux stürzte sich in selbstmörderischer Absicht in die Seine. Retter: Nicht genannt. Man brachte sie zum *Corps-de-garde*. Wiederbeleber: Personal des *Corps-de-garde*. Maßnahmen zur Wiederbelebung: a) Frühe Maßnahmen: Entkleiden, Einflößen von *eau-de-vie*

1468 Vgl. Pia, 1789, S. 107.

1469 Vgl. Pia, 1789, S. 107f.

1470 Vgl. Struve, 1797, S. 22.

1471 Vgl. Anonym: Charakteristischer Zug, 1788, S. 163.

1472 Vgl. Pia, 1789, S. 117.

1473 Vgl. Pia, 1789, S. 118.

camphrée, Gabe von flüchtigem Ammoniak-Salz als Riechmittel. b) Spätere Maßnahmen: Fortfahren mit den obigen Methoden (2 Std.), Gabe von warmem, gezuckertem Wein. Erfolg: Glücklich.

176.[1474] Ort: Paris, 24. Oktober 1788. Verunglückter: A.P.L.P.P. aus der Sénéchaussée T... in der Bretagne. Hergang: Bei der Rückkehr zu seiner Unterkunft wurde er unter einem Brückenbogen von der Strömung der Seine fortgerissen. Retter: Nicht genannt. Man brachte ihn zum *Corps-de-garde*. Wiederbeleber: Personal des *Corps-de-garde*. Maßnahmen zur Wiederbelebung: Entkleiden, Erwärmen, Reiben, Einflößen von *eau-de-vie camphrée*, Gabe von flüchtigem Geist als Riechmittel. Erfolg: Glücklich.

177.[1475] Ort: Bellefosse (Vogesen) 25. März 1789. Verunglückter: Louis, der Sohn von Jean Georges Schanzlin. Hergang: Das Kind stürzte kopfüber in den Trog eines Brunnens und wurde mit dem Kopf unter Wasser gefunden. Retter: Nicht genannt. Wiederbeleber: 1) Schülerinnen aus Bellefosse. 2) Sebastién Scheidecker, Dorfschullehrer in Bellefosse. Maßnahmen zur Wiederbelebung: 1) a) Frühe Maßnahmen: Entkleiden; Säckchen mit warmer Asche werden auf das Kind gelegt. 2) Reiben mit Tüchern; Gabe eines Tabakrauchklistiers; Einblasen von Tabakrauch in Nase und Mund; zeitweilige Kompression des Unterleibs zum Ausstoß des Tabakrauchs. b) Spätere Maßnahmen: Weiteres Reiben mit Tüchern. Erfolg: Glücklich. Bereits eine halbe Stunde nach dem Erwachen des Kindes konnte es mit seinen Kameraden wieder spielen gehen.

178.[1476] Ort: Gelenau (Oberlausitz), 10. Juni 1789. Verunglückte: Ein Mädchen von 1½ Jahren. Hergang: Das Kind fiel in eine tiefe Pfütze auf dem elterlichen Hof und blieb für ca. 15 Min. darin liegen. Retter: Nicht genannt. Wiederbeleber: Hr. Chirurgus Höhle. Maßnahmen zur Wiederbelebung: Erwärmen; Reiben; Einblasen von Atemluft; Verabreichung von Klistieren. Erfolg: Glücklich.

179.[1477] Ort: Guteborn (Oberlausitz), 1790 (?). Verunglückter: Ein Kind von 3 Jahren. Retter: Hr. Noachin und Hr. Gesner, Zimmermann. Wiederbeleber: Die oben genannten. Maßnahmen zur Wiederbelebung: Stellen des Kindes auf den Kopf; Reiben. Erfolg: Glücklich.

180.[1478] Ort: Ens (Oberösterreich), 1790. Verunglückter: Ein Mann. Hergang: Wurde vom Blitz getroffen. Retter: Nicht genannt. Wiederbeleber: Nicht näher genannte Personengruppe, darunter auch der Arzt und Wundarzt Johann Baptist Bourens. Maßnahmen zur Wiederbelebung: a) Frühe Maßnahmen: Entkleiden; Erdbad: Eingraben bis zum Hals in einer frisch ausgehobenen Erdgrube; dreimaliges Einblasen von Sauerstoffgas; Reizung der Nasenschleimhaut mit Salmiakgeist; Einreiben der Schläfen und der Gegend hinter den Ohren mit Hirschhorngeist (Behandlungsdauer: 1 ½ Std.). b) Spätere Maßnahmen: Warme Bäder. Erfolg: Glücklich, jedoch blieb der Wiederbelebte taub.

181.[1479] Ort: Toulouse, Sommer 1790 (?). Verunglückter: Ein Kind. Hergang: Das Kind fiel in den Canal Royal und verblieb darin eine halbe Stunde. Retter: Nicht genannt. Wiederbeleber: 1) Umstehende. 2) Hr. Baquié, Arzt (oder Wundarzt ?) zu Toulouse. Maßnahmen zur Wiederbelebung: 1) Aufhängen des Kindes an den Füßen, ein „*prétexte ancien & barbare*" für 5-6 Min. 2) a) Frühe Maßnahmen: Abhängen; Entkleiden; starkes Reiben des Körpers und insbesondere der Brust und des Bauchs; Anwendung von Ammoniakgeist, *eau-de-vie*, Weines-

1474 Pia, 1789, S. 120ff.

1475 Vgl. Graf, 1803. Zitiert nach: Marc, 1835, S. 267f. bzw. Marc, 1836, S. 151.

1476 Vgl. Struve, 1797, S. 23.

1477 Vgl. Struve, 1797, S. 23.

1478 Vgl. Bourens, 1823, S. 98.

1479 Vgl. Baquié, 1790, S. 210f.

sig und *liqueurs* für eine Viertelstunde; Transport in ein benachbartes Haus; Einblasen von Luft in die Nase vermittels eines Blasebalgs. b) Spätere Maßnahmen: Applikation von *eau-de-vie camphrée*. Erfolg: Glücklich.

182.[1480] Ort: Hoyerswerda, 3. Januar 1791. Verunglückte: Ein Mädchen von 4 Jahren. Hergang: Das Mädchen fiel in einen tiefen Teich und blieb ca. 15 Min. unter Wasser. Retter: Die Mutter des Kindes. Wiederbeleber: Die Mutter des Kindes. Maßnahmen zur Wiederbelebung: Erwärmen in einem Bett; Einblasen von Atemluft. Erfolg: Glücklich.

183.[1481] Ort: Moyenvic, 8. Mai 1791 (?). Verunglückte: Ein Mädchen von 8 Jahren. Hergang: Das Mädchen fiel in ein stehendes Gewässer mit morastigem Boden und wurde nach 20-25 Min. unter Wasser geborgen. Retter: Nicht genannt. Wiederbeleber: Hr. Mandet, Beruf nicht genannt. Maßnahmen zur Wiederbelebung. a) Frühe Maßnahmen: Entkleiden; Reiben des Körpers; Einblasen von Tabakrauch über ein in den Mastdarm eingeführtes Rohr; äußerliche Applikation von Kampfergeist (Behandlungsdauer: ca. 3 Std.). b) Spätere Maßnahmen: Weitere Tabakrauchklistiere; Gabe von Brechweinstein (2 Gran); Lagerung in gewärmten Tüchern. Erfolg: Glücklich.

184.[1482] Ort: Hamm (bei Hamburg), 9. August 1792. Verunglückter: Nicolaus Bohlen, 1 ½ Jahre. Hergang: Das Kind fiel in einen Bottich mit Seifenwasser und wurde nach ca. 15 Min. gefunden. Retter: Nicht genannt. Wiederbeleber: Hr. Hilke, Wundarzt in Hamm. Maßnahmen zur Wiederbelebung: Gelindes Reiben, Einblasen der Luft durch den Mund, Tabakrauchklistier, Gabe herzstärkender Mittel (Behandlungsdauer: ca. 3 Std.). Erfolg: Glücklich.

185.[1483] Ort: Hamburg, 24. November 1792. Verunglückter: Johann Hachedatt, Schiffsknecht. Hergang: Hachedatt fiel am Kehrwieder in die eisige Elbe. Er blieb ca. 15 Min. im Wasser. Retter: Nicht genannt. Wiederbeleber: Hr. Rudolphi, Wundarzt in Hamburg. Maßnahmen zur Wiederbelebung: a) Frühe Maßnahmen: Entkleiden; Bedecken mit warmen wollenen Decken; Reiben mit Salz; äußerliche Applikation von Campher-Spiritus; Gabe von „*Chamomillen-Thee mit Hirschhorn-Spiritus*"; Klistiere mit Kamille, Salz und Öl (Behandlungsdauer: ca. 1 Std.). b) Spätere Maßnahmen: Gabe von „*Temperir-Pulver*" und schweißtreibenden Medikamenten. Erfolg: Glücklich

186.[1484] Ort: Hamburg, 9. Februar 1793. Verunglückter: Johann Christian Becker, 41 Jahre, Everführer. Hergang: Der Schiffer fiel bei rauhem Wetter in den Kanal und wurde nach 10 - 15 Min. geborgen. Retter: Hans Maack, Joachim Coblitz und Krahnstöver, Beruf nicht genannt. Wiederbeleber: 1) Die obengenannten Retter. 2) Hr. Redlich, Wundarzt in Hamburg. Maßnahmen zur Wiederbelebung: 1) „*Gefährliche Mittel*" wie Schütteln, Wälzen und Auf den Kopf-Stellen. 2) Entkleiden, Bedecken mit warmen, wollenen Decken, Bürsten der Fußsohlen, äußerliche Applikation von *Oleum bezoardicum,* erweichende Klistiere, Gabe von „*Chamomillen-Thee mit Hirschhorn-Spiritus*" und den Brechmitteln Ipecacuanha (2 Scrupel) und *Tartarus emeticus* (12 Gr.) (Behandlungsdauer: ca. 4 Std.). Erfolg: Zunächst glücklich, der Patient verstarb jedoch nach sechs Tagen.

1480 Vgl. Struve, 1797, S. 23.

1481 Christoph Wilhelm Hufeland (Hg.): Neueste Annalen der französischen Arzneykunde und Wundarzneykunst. Bd. 1. Leipzig 1791, S. 299f.

1482 Vgl. Meyer, Vortrag in der öffentlichen Michaelis-Versammlung vom Jahr 1792..., 1795, S. 12f., Nr. 9.

1483 Vgl. F.J.L. Meyer: Vortrag in der öffentlichen Michaelis-Versammlung vom Jahr 1793. In: Verhandlungen und Schriften..., 1795, S. 41f., Nr. 1.

1484 Vgl. Meyer, 1795, S. 42ff., Nr. 6.

187.[1485] Ort: Hamburg, 2. März 1793. Verunglückter: Franz Wulff, 50 Jahre. Hergang: Wulff fiel nach Genuss geistiger Getränke am Kehrwieder in die Elbe; er wurde nach ca. 15 Min. geborgen. Rettung: Markardt und Breckwolt, Beruf nicht genannt. Wiederbeleber: Hr. Redlich, Wundarzt in Hamburg. Maßnahmen zur Wiederbelebung: Reiben mit warmen Tüchern, Einblasen von Luft, Gabe von Kamillentee und Brechmitteln (Behandlungsdauer: ca. 3 Std.). Erfolg: Der Patient ließ zwar Lebenszeichen erkennen, verstarb jedoch am gleichen Tag.

188.[1486] Ort: Hamburg, 15. April 1793 (I) oder 15. Mai 1793 (II). Verunglückte: Frau Haase, 30-40 Jahre, Schlosserswitwe. Hergang: Die Frau stürzte während eines epileptischen Anfalls ins Fleet und wurde nach ca. 15 Min. geborgen. Retter: Schnabel (I) oder Snobel (II), Tischler, und Schulenburg, Nachtwächter. Wiederbeleber: Hr. Redlich, Wundarzt in Hamburg. Maßnahmen zur Wiederbelebung: a) Frühe Maßnahmen: Entkleiden; Reiben mit warmen Tüchern, Lagerung in einem angewärmten Bett, Gabe von geistigen Getränken, Gabe eines Tabakrauchklistiers (Behandlungsdauer: ca. 3 Std.). b) Spätere Maßnahmen: Gabe eines Brechmittels. Weitere Versorgung durch Dr. Lappenberg, Bezirksarzt des Armen-Instituts. Erfolg: Glücklich.

189.[1487] Ort: Frouchi (Vogesen), Mai 1793. Verunglückter: Louis Désiré, 18-monatiger Sohn von Michel Scheidecker. Hergang: Das Kind fiel in einen Bach und wurde in einen Kanal gespült, wo es eine unbestimmte Zeit, an einem Stück Holz hängend, auf der Wasseroberfläche trieb. Retter: Nicht genannt. Das Kind wurde in ein Haus gebracht und auf den Tisch gelegt. Wiederbeleber: Sebastién Scheidecker, Dorfschullehrer in Bellefosse. Maßnahmen zur Wiederbelebung: a) Frühe Maßnahmen: Aufbringen von warmer Asche auf den Körper; Frottieren des Körpers mit Flanelltüchern; Einblasen von Tabakrauch in die Nase (Behandlungsdauer: ca. 15 Min.). b) Spätere Maßnahmen: Bedecken des Körpers mit Säckchen warmer Asche. Erfolg: Glücklich.

190.[1488] Ort: Hamburg, 7. Mai 1793 (?). Verunglückte: Anna Elisabeth Timm, 12 Jahre. Hergang: Das Mädchen fiel in die Alster und wurde nach dem Verlauf von mindestens 10 Min. geborgen. Retter: Durch den Arbeiter Bossenje *„nach vieler Anstrengung und mit eigener Lebensgefahr“*; die Verunglückte wurde in die Artillerie-Wache Vincent gebracht. Wiederbeleber: Herr Dr. Beckmann, Bezirks-Arzt der Armen-Anstalt, sowie die Gehilfen Schulz und Meyer von Herrn Chirurgus Sievers und Zelle von Herrn Chirurgus Friedrichs. Maßnahmen zur Wiederbelebung: a) Frühe Maßnahmen: Entkleiden, Einblasen von Tabakrauch in den After, Reinigen des Mundes von Schleim, Mund-zu-Mund-Beatmung, Frottieren von Brust und Unterleib mit in *Spiritus vini* getränkten Tüchern, Bürsten der Fußsohlen, Einflößen von *Spiritus salis ammoniaci* in den Mund. b) Spätere Maßnahmen: Weiteres Frottieren und Bürsten, Verabreichung von Tee mit *Spiritus salis ammoniaci,* Vorhalten von Riechsalz, Gabe von *Tartarus emeticus,* später Gabe von *Potio antiemetica*. Erfolg: Glücklich.

191.[1489] Ort: Hamburg, 2. August 1793. Verunglückter: Martin Christian Dablo, 10 Jahre. Hergang: Der Junge fiel in die Kleine Alster und blieb beinahe eine ¾-Stunde unter Wasser. Retter: Hans Rose, Zuckerbäcker-Knecht. Wiederbeleber: Hr. Chirurgus Friedrichs und seine drei Gesellen. Maßnahmen zur Wiederbelebung: a) Frühe Maßnahmen: Entkleiden, Reinigen von Mund und Nase, Reiben mit warmen wollenen Tüchern, Mund-zu-Mund-

1485 Vgl. Meyer, 1795, S. 44, Nr. 7.

1486 Vgl. Meyer, 1795, S. 45f., Nr. 11 (I); Günther, 1794, S. 430f.(II).

1487 Vgl. Graf, 1803. Zitiert nach: Marc, 1835, S. 269 bzw. Marc, 1836, S. 152.

1488 Vgl. Günther, 1794, S. 433-437.

1489 Vgl. Günther, 1794, S. 432f.

Beatmung, Applikation reizender Klistiere (Behandlungsdauer: ca. 1 Std.). b) Spätere Maßnahmen: Lagern in einem warmen Bett, Gabe „*besänftigender*“ Klistiere und kühle Getränke; Aderlass. Erfolg: Der Patient litt noch ca. einen Monat an Konvulsionen und starkem Fieber, dann erfolgte die Genesung.

192.[1490] Ort: Horrheim (Württemberg), 1794 (?). Verunglückte: Ein Mädchen von 3 ½ Jahren. Hergang: Das Mädchen fiel in einen 5 Fuß tiefen Wassergraben, aus dem es nach einer Viertelstunde herausgezogen wurde. Retter: Dorfbewohner, die das Kind auf den Kopf stellen wollten. Wiederbeleber: Hr. Dr. Knaus, Stadt- und Amtsphysikus zu Baihingen a.d. Enz (Württemberg). Maßnahmen zur Wiederbelebung: a) Frühe Maßnahmen: Mäßiges Einblasen von Luft (als Mund-zu-Mund-Beatmung?) ohne Zuhalten der Nase, sanftes Reiben mit groben, gewärmten Tüchern, kalte Klistiere mit Essig; Tropfbad von kaltem Wasser auf die Herzgrube nach der Methode von Niemayer, Ansetzen von Blutegeln an die Halsadern, Gabe von flüchtigem Salmiakgeist als Riechmittel (Behandlungsdauer: ½ Std.). b) Spätere Maßnahmen: Gabe von Brechweinstein in lauem Wasser; Gabe von mit Vitriolnaphtha belebtem Melissentee. Erfolg: Glücklich.

193.[1491] Ort: Ichtershausen (Hzm. Sachsen-Gotha), 1. Juli 1797. Verunglückte: Die Tochter von Dr. H.A.K. zu Ichtershausen, 4 Jahre. Hergang: Das Kind fiel in einen Teich; es wurde nach „*einer kleinen halben Stunde*“ geborgen. Retter: Nicht genannt. Wiederbeleberin: Frau Brückner, Witwe des Hofmedicus Johann Brückner, zu Gotha. Maßnahmen zur Wiederbelebung: a) Frühe Maßnahmen: Öffnung und Reinigung des Mundes, Entkleiden, Lagerung in warmem Wasser bzw. warmem Bett, Reiben der Fußsohlen, äußerliche Applikation von Salmiak-Spiritus als Riechmittel (Behandlungsdauer: 2 Std.). b) Spätere Maßnahmen: Klistiere von „*Chamomillen-Decoct*“; Gabe von Brechweinstein. Erfolg: Glücklich.

194.[1492] Ort: Drehnow (Kgr. Preußen), Juli 1797. Verunglückter: Ein Bauer. Hergang: Wird bei einem Gewitter auf dem Feld vom Blitz getroffen. Retter: Der Verunglückte wird als vermeintlich tot nach Hause gebracht und aufgebahrt. Wiederbeleber: Hr. Ölgart, Wundarzt des Grafen von Finkenstein, später weitere Helfer. Maßnahmen zur Wiederbelebung: a) Frühe Maßnahmen: Herr Ölgart musste die Wiederbelebungsmaßnahmen gegen den massiven Widerstand der Angehörigen durchsetzen. Entkleidung, Aderlass, Reiben des Unterleibs mit Bürsten und Wolltüchern (Behandlungsdauer: einige Std.). b) Spätere Maßnahmen: Weiteres Reiben (mehrere Std.), Gabe von reizenden Mitteln wie Kampfer mit Salmiak, Nachbehandlung des zunächst bettlägerigen Kranken. Erfolg: Glücklich.

195.[1493] Ort: Langebroe (Kgr. Dänemark), 27. Mai 1798. Verunglückter: Ein Soldat des „*Kronprindsens Regiment*“. Hergang: Der Soldat stürzte ins Wasser und ging aufgrund einer schweren Last in der Tasche unter. Retter: Mehreren Augenzeugen des Unglücks gelang es

1490 Vgl. Knaus: Geschichte eines durch zeitig versuchte Rettungsmittel hergestellten ertrunkenen Kindes. In: Medicinisch-chirurgische Zeitung. Innsbruck 1794. S. 417-419.

1491 Vgl. Brückner, [Fr. Hofmedicus]: Schreiben ... an den Herausgeber, die Wiederbelebung eines todscheinenden Kindes und die Kur der Klump-Füße betreffend. In: Journal für die Chirurgie, Geburtshülfe und gerichtliche Arzneykunde (Hg.: Just. Christian Loder). Band 1. Stück 3. Jena 1797, S. 512-516. Die gleiche Begebenheit findet sich, mit anderen Details und auf den 1. Juni 1797 datiert, bei Hufeland, 1808, S. 124 f.

1492 Vgl. Anonym: Wiederbelebung eines vom Blitz getroffenen Scheintodten. In: Berlinische Blätter. Blatt 4, Mittwoch, den 24.1.1798, S. 97-109.

1493 Vgl. Herholdt, Abildgaard, Tode, Rafn & Jakobsen: Efterretning om 5 druknede, tilsyneladende døde Mennesker, som i Aarethe 1798 og 1799 ere blevne reddede her i Kjøbenhavn. In: Bibliothek for Physik, Medicin, og Oeconomie 17 (1800), S. 157f.

nach ca. 15 Min., den Verunglückten mit einem Bootshaken in ein Boot zu ziehen. Wiederbeleber: Der zufällig anwesende Hr. Giøl, Chirurg. Maßnahmen zur Wiederbelebung: a) Frühe Maßnahmen: Transport in die Artillerie-Krankenstube; Entkleiden; Abtrocknen; Reiben aller Gliedmaßen mit Wolltüchern. b) Spätere Maßnahmen: Gabe von *Liquor nervin.* und reizender wässriger Klistiere. Erfolg: Glücklich.

196.[1494] Ort: Nyeholm (Kgr. Dänemark), 6. Oktober 1798. Verunglückter: Der kleine Sohn des Matrosen Mikel Arvesen, von fast 2 Jahren. Hergang: Die Mutter fiel mit dem Kind im Arm über Bord eines Bootes zwischen den Inseln Toldboden und Nyeholm. Beide blieben ca. 10 Min. im Wasser. Retter: Fridrich Kiesler, Soldat des Marine-Corps, konnte beide retten. Die Mutter war noch bei Bewusstsein und wurde zu ihrem Haus gebracht. Das leblose Kind wurde nach Nyeholm gebracht. Wiederbeleber: Hr. Frederik Herholdt, wachhabender „*Under-Chirurg*“ bei der Marinebehörde („*Søe-Etaten*“) auf Nyeholm. Maßnahmen zur Wiederbelebung: a) Frühe Maßnahmen: Reinigung von Mund und Rachen mit einem Tuchzipfel; Druckmassage der Brust mit den flachen Händen; Entkleiden; Frottieren mit Wolltüchern. Durch die einsetzende Atmung wurde ein Lufteinblasen überflüssig. b) Spätere Maßnahmen: Bedecken der Glieder mit warmem Sand; Verabreichung von lauwarmem Wasser mit Hofmanns Tropfen; später Gabe eines Brechmittels. Erfolg: Glücklich.

197.[1495] Ort: Drossen (Brandenburg, Kgr. Preußen), Weihnachten 1798. Verunglückter: Ein Fuhrmann. Hergang: Der Fuhrmann erfor bei strengem Frost unweit der Ortschaft Drossen. Die herrenlose Pferde wurden bemerkt und der Verunglückte gesucht. Retter und Wiederbeleber: Nicht näher genannt. Der Verunglückte wurde ins das nächstgelegene Haus geschafft. Maßnahmen zur Wiederbelebung: Lagerung in ein Bett; Entkleiden; Reiben mit erwärmten Tüchern; „*fortgesetzter Gebrauch zweckdienlicher Mittel*“ (1 ½ Std.). Erfolg: Glücklich.

198.[1496] Ort: Truppach (bei Bayreuth, seit 1791 Kgr. Preußen), 14. November 1798. Verunglückter: Johann Zimmermann, Schuhmacher-Meister. Hergang: Zimmermann wurde von einem umstürzenden Fuder Laubstreu erschlagen. Retter: Hr. Lorenz Friedrich Braunold, Pfarrer zu Mengersdorf und Truppach. Wiederbeleber: 1) Pfarrer Braunold und einige Männer des Ortes. 2) Ein Wundarzt aus Obernsee. Maßnahmen zur Wiederbelebung: a) Frühe Maßnahmen: 1) Bespritzen des Gesichtes mit Wasser; Lösen des Hemdes und der Halsbinde; der Verunglückte wurde in das Schulgebäude getragen und auf einen Tisch gelegt. Die weitere Wiederbelebung geschah nach dem „*im Preußischen allen Pfarrämtern zugefertigten Unterricht, die Behandlung der Scheintodten betreffend*“. Bestreichen von Schläfen, Nase und Mund mit Salmiakgeist, Waschen des Kopfes mit Essig, Einflößen von Hoffmannischem Liquor; Reiben der Herzgegend mit in Branntwein getauchten Tüchern (30 Min.). b) Spätere Maßnahmen: 1) Reinigung des Mundes von Schleim (was den Pfarrer aufgrund des Kinnbackenkrampfes fast den Finger gekostet hätte); die Füße des Verunglückten wurden in ein lauwarmes Bad gesetzt; fortgesetztes Reiben; Tropfbad auf die Herzgrube; mehrfache Gabe von Brechmitteln. 2) Aderlass. Erfolg: Glücklich.

199.[1497] Ort: Tübingen, Februar 1799. Verunglückter: Ein Mann, ca. 40 Jahre. Hergang: Dem Mann wurde auf der Straße übel, er lehnte sich über das Geländer einer Brücke, verlor das Gleichgewicht, stürzte kopfüber in einen See und ging sofort unter. Die Bergung gelang erst

---

1494 Vgl. Herholdt et al., 1800, S. 159-163.

1495 Vgl. Hufeland, 1808, 38f.

1496 Vgl. Hufeland, 1808, S. 342-346.

1497 Vgl. Wilhelm Gottfried Ploucquet: Etwas über die Behandlung der Ertrunkenen. In: J.C.Loder (Hg.): Journal für die Chirurgie, Geburtshülfe und gerichtliche Arzneykunde 2 (1798-1800), S. 776-781.

nach einer Stunde. Retter: Nicht genannt. Wiederbeleber: Nicht genannt; vermutlich ein Arzt oder Wundarzt. Maßnahmen zur Wiederbelebung: Aderlass von einigen Unzen an der linken Drosselader (V. jugularis); Verabreichen von „*geistigen Klystieren und Reitzungen*"; nach drei Stunden wurde der Gorcy-Blasebalg eingesetzt, zugleich ahmte man „*durch Bewegungen der Brust und des Unterleibes den Mechanismus des Athmens*" nach; Verabreichen gelinder elektrischer Schläge in der Herzgegend; Tracheotomie; Anwendung weiterer Hilfsmittel. Erfolg: Der Verunglückte konnte nicht wiederbelebt werden.

200.[1498] Ort: Frederiksvaerk (Kgr. Dänemark), 25./26. März 1799. Verunglückte: Vier Männer. Hergang: Die vier Männer erstickten über Nacht bei verschlossenem Fenster am Rauch eines Kohlenfeuers im Haus des Schmiedemeisters Ole Pedersen. Retter: Hr. Lieutenant Tscherning, „Inspecteur", ließ zunächst Türen und Fenster öffnen. Wiederbeleber: 1) Lieutenant Tschnerning. 2) Hr. Weischer, Stadt-Chirurg. Maßnahmen zur Wiederbelebung: 1) a) Frühe Maßnahmen: Begießen aller Verunglückter mit kaltem Wasser. Im folgenden werden nur die Wiederbelebungsmaßnahmen bei einem der Verunglückten geschildert, der noch schwache Lebenszeichen gab. 2) Aderlass am Arm von 3 Unzen Blut; Einsatz von *Alcali vol. fluor.*, einem Laxans, *Spiritus Cornu Cervi* und Campher-Emulsion mit Moschus. Erfolg: Dieser eine Verunglückte konnte erfolgreich wiederbelebt werden; bei den anderen drei blieben alle angewendeten Mittel fruchtlos.

201.[1499] Ort: Kopenhagen (?), 24. Oktober 1799. Verunglückter: Andersen, Soldat des Marine-Corps. Hergang: Nicht geschildert; ein Ertrinkensfall. Retter: Nicht genannt. Wiederbeleber: Hr. Schwartzacker, Amtschirurg. Maßnahmen zur Wiederbelebung: a) Frühe Maßnahmen: Entkleiden; Lagerung auf einem Strohsack; Abtrocknen; Reiben. Durch die einsetzende Atmung wurde ein Lufteinblasen überflüssig. b) Spätere Maßnahmen: Warme Tücher wurden unter die Füße gelegt; Reiben mit verdünntem Salmiakspiritus; Gabe reizender wässriger Klistiere; zur Schleimlösung wurden eine Unze *Oxymel. squillit.* und einige Gran Brechweinstein gegeben (Behandlungsdauer: ca. 3 Std.). Erfolg: Glücklich.

202.[1500] Ort: Kopenhagen, 24. November 1799. Verunglückter: Ein Junge von 10 Jahren, Sohn des Arbeiters David Davidsen. Hergang: Der Junge fiel aus seinem Boot ins Wasser, ging häufig unter Wasser und blieb zum Schluss an einem Schlammbagger hängen. Retter: Nach ca. 15 Min. konnte er von einem nicht näher genannten Retter in ein Boot gezogen werden. Er wurde in das elterliche Haus transportiert. Wiederbeleber: Hr. Joh. Lud. Droß, Chirurg. Maßnahmen zur Wiederbelebung: a) Frühe Maßnahmen: Entkleiden; Lagerung in einem Bett. Inzwischen wurde ein Rettungskasten aus der Wohnung des Amtschirurgen Muth zu dem Haus des Verunglückten geschafft. Insufflation mit Hilfe eines Blasebalgs (Gorcy-Blasebalg!) während ca. 45 Min.; Gabe eines Klistiers mit lauwarmem Wasser und Salz; Einspritzen von *Liquor anodin.* in den Magen (wohl mit der Magenspritze aus dem Rettungskasten) (Behandlungsdauer: ca. 1 Std.). b) Spätere Maßnahmen: Weitere Beatmung; Bedecken der Brust mit warmem Sand; Bürsten der Fußsohlen; Verabreichung einiger Tropfen Hoffmanns Tropfen. Erfolg: Glücklich.

1498 Vgl. Herholdt & Rafn: Efterretning om 4 Mennesker, som ved et ulykkeligt Tilfælde bleve qvalte af Kuldamp paa Frederiksværk, og hvoraf kun 1 blev bragt til Live. In: Bibliothek für Physik, Medicin, og Oeconomie 15 (1799), S. 249-53.

1499 Vgl. Herholdt et al., 1800, S. 163f.

1500 Vgl. Herholdt et al., 1800, S. 165-167.

203.[1501] Ort: Walcot bei Bath, Mai 1800. Verunglückter: Das neugeborene Kind von Anne Wyatt. Hergang: Das neugeborene Kind zeigte keine Lebenszeichen. Retter: Nicht benannt. Wiederbeleber: Herr G.T. Edwards, Geburtshelfer zu Bath, und eine Helferin. Maßnahmen zur Wiederbelebung: Abtrocknen des Körpers; Lagerung auf warmen Tüchern; Einblasen von Luft durch eine Mund-zu-Mund-Beatmung, bei gleichzeitigem leichten Druck auf die Brust; Reiben des Körpers mit warmem Flannell (Behandlungsdauer: 1 ½ Stunden). Erfolg: Glücklich.

204.[1502] Ort: Kopenhagen, 28. Juni 1800. Verunglückter: Ein Mann. Hergang: Der Mann stürzte von Bord des vor Anker liegenden Schiffs *Neptunus* und ging unter Wasser. Retter: Ein Matrose beobachtete den Vorfall und alarmierte den Nachtwächter Wilhelm Kleinbruch, welcher einen Bootshaken aus dem Magazin holte. Mit dem Bootshaken gelang es, den Verunglückten nach 12-14 Min. an die Wasseroberfläche zu ziehen. Wiederbeleber: Herr J. Weiskopff (Beruf nicht genannt), zu Christianshavn (Insel im Stadtgebiet von Kopenhagen). Maßnahmen zur Wiederbelebung: a) Frühe Maßnahmen: Entkleiden; Abtrocknen; Einflößen von einigen Tropfen von Hoffmanns schmerzstillendem Liquor. b) Spätere Maßnahmen: Einwickeln in einen Pelz; Gabe von warmem Tee und einer Auflösung von 5 Gran Brechweinstein (wg. Alkoholeinfluss). Am folgenden Tag Gabe von Kampfermixtur mit Aqua laxativ. und Nitr. Erfolg: Glücklich.

205.[1503] Ort: Vermutlich England, Juli 1800. Verunglückter: W. MacLane, Seemann der *H.M.S. Leviathan*. Hergang: Der Seemann stürzte nachts über Bord des Schiffes. Retter: Die Schiffsbesatzung. Wiederbeleber: Lieutenant Charles Church, Offizier der *H.M.S. Leviathan*. Maßnahmen zur Wiederbelebung: Verschiedene Wiederbelebungsmaßnahmen, insbesondere jedoch Umschläge mit Brandy. Erfolg: Glücklich.

206.[1504] Ort: Kopenhagen, 12. Juli 1800. Verunglückter: Greis Pedersen. Hergang: Pedersen stürzte vermutlich nach einem epileptischen Anfall in den Kanal und konnte erst nach ca. 30 Min. geborgen werden. Retter: Nicht genannt. Wiederbeleber: Herr G.S. Gørtz, diensthabender „*Underchirurgus*", in Gammelholm (Stadtteil von Kopenhagen). Maßnahmen zur Wiederbelebung: a) Frühe Maßnahmen: Entfernen des Schaums aus Mund und Nase; Drehen auf den Bauch, um Wasser aus Mund und Nase abfließen zu lassen; Entkleiden; Abtrocknen; Lagerung in einem Feldbett mit erhobenem Kopf. Während zwei Männer den Ertrunkenen rieben, blies der Chirurg mittels einer Nasenröhre („*Næserør*") aus dem Rettungskasten Luft in die Lungen und komprimierte alternierend den Brustkorb. Die Mundröhre konnte wegen des Kieferkrampfes nicht eingesetzt werden. b) Spätere Maßnahmen: Öffnen der Kiefer mit einem in Olivenöl getauchten Spatel und Einflößen eines wässrigen Fluidums, versetzt mit *Liquor annon. m.h.* und *Essentia as. foet.*; Gabe eines wässrigen Klistiers versetzt mit *Spiritus sal. ammon. vinos.* und *Essentia as. foet.* (Behandlungsdauer: insgesamt ca. 5 Std.). Überstellung ins Seekrankenhaus (?, „*Søeqvæstshuset*") zur Nachbehandlung. Erfolg: Glücklich.

1501 Vgl. William Hawes (Hg.): Royal Humane Society 1774. Annual Report 1801. London o.J., S. 43.

1502 Vgl. Herholdt, Tode, Rafn og Jacobsen: Efterretning om 6 druknede tilsyneladende døde Mennesker, som i Aaret 1800 ere blevne reddede i Kjøbenhavn. In: Nyt Bibliothek for Physik, Medicin, og Oeconomie 1 (1801), S. 260-262.

1503 Vgl. Hawes, Annual Report 1801, S. 60.

1504 Vgl. Herholdt et al., 1801, S. 262-265.

207.[1505] Ort: Bath, August 1800. Verunglückte: Ein Junge und ein Mädchen von 10 Jahren. Hergang: Beide Kinder stürzten in den Fluss Avon. Der Junge wurde nach 10 Min., das Mädchen später gerettet. Retter: Ein Fährmann und andere Personen; das Mädchen wurde schließlich mit einem Bootshaken herausgezogen. Wiederbeleber: Nicht genannt. Maßnahmen zur Wiederbelebung: Der Junge wurde rasch wiederbelebt; bei dem Mädchen wurden folgende Maßnahmen durchgeführt: a) Frühe Maßnahmen: Der Vater trug das Kind mit erhobenem Kopf in ein warmes Bett; Reiben mit erwärmten Tüchern; Umschläge mit Brandy um die Brust; flüchtige Salze wurden an die Schläfen gerieben; zur Einleitung des Erbrechens wurden flüchtige Salze gewaltsam in den Mund gebracht. b) Spätere Maßnahmen: Weiteres Reiben mit warmen Tüchern; Gabe von Spirituosen. Erfolg: Glücklich.

208.[1506] Ort: Hampstead, September/Oktober 1800. Verunglückter: Joseph Willis. Hergang: Willis fiel in einen 18 Fuß tiefen Brunnen. Retter: Nicht genannt. Wiederbeleber: Thomas Goodwin, *Medical Assistant* der *Royal Humane Society*. Maßnahmen zur Wiederbelebung: Reibungen; Gabe flüchtiger herzstärkender Mittel. Erfolg: Glücklich.

209.[1507] Ort: Stuttgart (?), November 1800. Verunglückter: Sautter, ein Weber, 37 Jahre. Hergang: Der Weber erhängte sich *„aus Missmuth über seine Frau"*. Retter: Eine nicht näher genannte Personengruppe fand Sautter bereits 4-5 Min. nach dem Selbstmordversuch und schnitt ihn ab. Da er noch nicht tot zu sein schien, wurde er nach einiger Zeit in ein Bett gelegt und ärztliche Hilfe geholt. Wiederbeleber: 1) Ein Chirurg. 2) Medizinalrat und Hofmedicus Conrad Christian Klein (1740-1815), zu Stuttgart. Maßnahmen zur Wiederbelebung: 1) Aderlass; die Füße des Erhängten wurden in Senfwasser und Senfpflaster auf die Arme gelegt. 2) a) Frühe Maßnahmen: Hochlagerung des Kopfes; starkes Reiben; Übergießen der Füße mit heißem Wasser; Gabe eines sehr reizenden Klistiers; kalte Umschläge um den Kopf (Behandlungsdauer: ca. 15 Min.). b) Spätere Maßnahmen: Einflößen von Tee und zweimal 4 Gran Brechweinstein; weiteres Auflegen von Senfpflastern. Erfolg: Glücklich, *„allein zwei Jahre nachher zerschmetterte er sich die Hirnschale durch einen Sturz aus dem dritten Stockwerk"*.

210.[1508] Ort: Kopenhagen, 7. November 1800. Verunglückter: Johan Gottlieb Lefler. Hergang: Nicht näher beschrieben - ein Ertrinkensfall. Retter: Niels Møller, Elling Andersen, Ole Olsen und Nikolai Dose (Beruf nicht genannt). Wiederbeleber: Hr. Johan Solle, Amts-Chirurgus. Maßnahmen zur Wiederbelebung: a) Frühe Maßnahmen: Entkleiden; Abtrocknen; Lagerung in Bettkleidern auf dem Boden; Frottieren von Brust, Bauch und Extremitäten mit warmen, wollenen Lappen; Bürsten; Gabe von Klistieren aus warmem Wasser, Salz und Öl (Behandlungsdauer: ca. 2 Std.). b) Spätere Maßnahmen: Gabe von einer Auflösung von 3 Gran *Tartarus emeticus*; Gabe von *Liquor anodin.* und einer warmen Hafergrütze. Erfolg: Glücklich.

211.[1509] Ort: Worcester, 1. Januar 1801. Verunglückter: W. Maddox, ein junger Mann. Hergang: Maddox brach beim Schlittschuhlaufen auf einem gefrorenen Teich durch das Eis und hielt sich für eine halbe Stunde an einer hingehaltenen Stange über Wasser. Danach verließen ihn die Kräfte, er ging unter und trieb für ca. 15 Min. unter dem Eis auf den Uferrand zu, wo er

---

1505 Vgl. Hawes, Annual Report 1801, S. 45.

1506 Vgl. Hawes, Annual Report 1801, S. 60.

1507 Vgl. Klein: Bruchstücke zu der gerichtlichen Medicin. In: C.W. Hufeland und J. Ch. F. Harles (Hg.): Journal der practischen Heilkunde. Band 43. Stück 5. Berlin 1816, S. 21-44.

1508 Vgl. Herholdt et al., 1801, S. 268-270.

1509 Vgl. Hawes, Annual Report 1802, S. 70. Der Fall ist ohne Datumsangabe und Namensangabe des Verunglückten auch beschrieben in: Hufeland, 1808, S. 112f.

aus dem Teich gezogen werden konnte. Retter: Leute aus der Nachbarschaft. Wiederbeleber: 1) Leute aus der Nachbarschaft. 2) Hr. William Harris (Arzt oder Wundarzt ?), zu Worcester. Maßnahmen zur Wiederbelebung: 1) Transport über eine Viertelmeile in ein Haus; Entkleiden; Lagerung im Bett. 2) a) Frühe Maßnahmen: Einblasen von Luft in die Lungen mit Hilfe eines Blasebalges, begleitet von alternierendem Drücken auf die Brust und Seiten „*thus procured an artificial respiration*"; konstantes Reiben; Baden in warmem Wasser; die Brust wird mit warmen Alkoholumschlägen umwickelt (Behandlungsdauer: ca. 30 Min.). b) Spätere Maßnahmen: Weiteres Reiben von Brust und Rücken mit flüchtigen Einreibemitteln. Erfolg: Glücklich.

212.[1510] Ort: Bala (Wales), April 1801. Verunglückter: Ein junger Mann. Hergang: Der junge Mann stürzte vom Pferd in einen tiefen Teich. Er wurde nach 12 Min. gerettet. Retter: Nicht genannt. Wiederbeleber: William Pugh (Beruf nicht genannt), zu Denbigh (Wales). Maßnahmen zur Wiederbelebung: Der Unterleib wurde in warmem Alkohol „gebadet"; warme Reibungen mit Flannelltüchern. Erfolg: Glücklich.

213.[1511] Ort: Bristol, Juli 1801. Verunglückte: Pearson und Smithers, Matrosen von Capt. Gibsons Schiff. Hergang: Das Schiff wurde ausgeräuchert, um Ratten zu töten. Die Verunglückten erstickten über Nacht an den schädlichen Gasen an Bord des Schiffes. Retter: Nicht genannt. Wiederbeleber: Herr S.H. Short (Beruf nicht genannt), zu Bristol, und Gehilfen. Maßnahmen zur Wiederbelebung: Bei Smithers: Begießen von Gesicht und Brust mit verdünntem Weinessig (Behandlungsdauer: ca. 20 Min.); bei Pearson: desgl.; zusätzlich wurden über einen längeren Zeitraum Umschläge mit warmem Brandy und Reibungen angewendet. Erfolg: Glücklich.

214.[1512] Ort: Mainz, 7. Juli 1801 [= 18. Messidor 9]. Verunglückter: Paul Wansfeil, Schiffsjunge. Hergang: Der Schiffsjunge wollte eine Kiste Kandis auf ein Schiff tragen und fiel dabei in den Rhein. Retter und Wiederbeleber: Friedrich Lotter, Schiffer aus Mainz. Lotter zog den Verunglückten nach ca. 15 Min. mit einem Bootshaken aus dem 12 Schuh tiefen Wasser hervor. Maßnahmen zur Wiederbelebung: Transport des Verunglückten an Land; Einblasen von Luft in den After durch eine abgeschnittene Messerscheide, Reiben mit einer Schiffsbürste, Bewegung des Verunglückten. Erfolg: Glücklich.

215.[1513] Ort: Wrentham (Gft. East-Suffolk, England), 25. August 1801 (?). Verunglückter: Herr I.P. Hergang: Beim Baden in der Nordsee vor Wrentham wurde I.P. durch die Gezeitenströmung in die offene See gezogen. Er ging mehrfach unter. Sein Freund, Rev. W. Buckle, wartete ab, bis der Verunglückte leblos erschien, da er befürchtete, ansonsten mit in die Tiefe gezogen zu werden. Retter und Wiederbeleber: Reverend Buckle zog den Bewusstlosen an den Strand und begann sofort mit der Wiederbelebung. Maßnahmen zur Wiederbelebung: a) Frühe Maßnahmen: Reibungen. b) Spätere Maßnahmen: Buckle versuchte ein Erbrechen einzuleiten, indem er seinen Finger in den Mund des Verunglückten steckte. Dieser biß ihm infolge eines Kinnbackenkrampfs den Finger bis auf den Knochen durch, „*... and it was with extreme difficulty I forced it out of his mouth, blood puring from it with extreme pain*". Buckle schleppte den Verunglückten dann zu dem Badehaus, wo er ihn anzog. Dann Lagerung in Decken; Gabe von warmen verdünnten Spirituosen. Erfolg: Glücklich.

1510 Vgl. Hawes, Annual Report 1802, S. 69.
1511 Vgl. Hawes, Annual Report 1802, S. 60.
1512 Vgl. StA Mainz 60/314.
1513 Vgl. Hawes, Annual Report 1802, S. 38f.

216.[1514] Ort: Hamburg, 26. Oktober 1801. Verunglückter: Ein Zuckerbäcker-Knecht. Hergang: Der Mann wurde von einem Arbeitskollegen im Streit mit seinem eigenen Halstuch erwürgt. Retter: Nicht benannt. Wiederbeleber: Der von den Nachbarn verständigte Hr. Chun, Chirurgus. Maßnahmen zur Wiederbelebung: a) Frühe Maßnahmen: Lösen des Halstuchs; mehrfach wiederholte Aderlässe; Reiben des Körpers mit „geistigen Mitteln"; Kitzeln von Mund und Nase; Verabreichung von fünf Essig-Klistieren. b) Spätere Maßnahmen: Weitere Reibungen und Klistiere; Gabe von verdünntem Hoffmannischem Liquor, später Bekämpfung von Krämpfen durch erneute Gabe von Hoffmannischem Liquor und Meerzwiebelsaft mit Mandelöl. Erfolg: Glücklich.

217.[1515] Ort: Walworth, Juni 1802. Verunglückter: H. Brown, Sohn von G. Brown, von Walworth. Hergang: Brown ging beim Baden in Lock's Fields unter. Retter: Nicht näher benannte Personengruppe. Man tauchte nach dem Verunglückten und zog ihn schließlich ans Ufer, wo man ihn im Gras liegen ließ. Wiederbeleber: J. Taylor (Beruf nicht erwähnt). Maßnahmen zur Wiederbelebung: Transport zum Gasthaus *Camden Arms*; Erwärmung; Einblasen von Luft als Mund-zu-Mund-Beatmung („*I cannot boast of having the spirit of Elisha...*"); und die übrigen „*resuscitative aids*" (Behandlungsdauer: ca. 4 Std.). Erfolg: Glücklich.

218.[1516] Ort: Die Landstraße zwischen Cardiff und Newport, Juli 1803. Verunglückte: Eine Frau. Hergang: Der genaue Hergang wird nicht geschildert; offenbar lag jedoch ein Unfall durch Ertrinken vor. Die Frau lag schon seit einer Stunde als tot an der Landstraße. Man hatte bereits den Distrikts-Coroner (= Leichenbeschauer) wegen des „Todesfalles" verständigt. Retter: Nicht genannt. Wiederbeleber: Elias Vanderhorst, amerikanischer Konsul im Vereinigten Königreich, ritt zufällig auf der Landstraße an dem Menschenauflauf vorbei. Maßnahmen zur Wiederbelebung: Gewaltsames Einflößen von Gin in den Mund (Gin war die einzige vorhandene Spirituose); Transport auf einer Trage in das nächstgelegene, drei Meilen entfernte *public house* (gegen den Widerstand der Umstehenden, die auf den Coroner warten wollen); Lagerung in einem Lehnstuhl nahe am Feuer; Einwickeln in warme Tücher; Reiben; Einflößen von einer Pinte starkem Brandy und Wasser (Behandlungsdauer: ca. 4 ½ Stunden). Erfolg: Glücklich.

219.[1517] Ort: Mainz, 27. Juni 1803 [= 8. Messidor 11]. Verunglückter: Ein Mann. Hergang: Nicht näher geschilderter Ertrinkensfall. Retter: Nicht näher bezeichnet. Wiederbeleber: 1) Eine nicht näher bezeichnete Gruppe von Laien. 2) Einige Ärzte, darunter Prof. Jakob Fidelis Ackermann und Stadtarzt Dr. Franz Joseph Wittmann. Maßnahmen zur Wiederbelebung: 1) Vor Ankunft der Ärzte hatten die Laien den Ertrunkenen gerieben, gebürstet, ihm geistige Getränke eingeflößt und auf den Kopf gestellt. 2) Fortfahren mit Reiben und Bürsten. Ein Notkasten wurde in der Zwischenzeit gebracht, erwies sich aber als unvollständig. So mussten die Ärzte anstelle einer Blasebalgbeatmung eine Atemspende anwenden. Behandlungsdauer ca. 2 Std. Erfolg: Die Bemühungen wurden nach 2 Std. ergebnislos abgebrochen.

220.[1518] Ort: Moncullier (Piémont), 5. Januar 1805 [= 15. Nivose 13]. Verunglückter: N..., Soldat des 5. régiment de ligne. Hergang: Der Soldat wurde auf der Landstraße nach Turin im Schnee liegend gefunden. Retter: Nicht genannt. Man brachte ihn in das Militärhospital von Moncullier. Wiederbeleber: Ein Chirurg des Militärhospitals. Er vermutete Trunkenheit von

1514 Vgl. Hufeland, 1808, S. 30.

1515 Vgl. Hawes, Annual Report 1803, S. 74.

1516 Vgl. Hawes, Annual Report 1803, S. 82f.

1517 Vgl. StA Mz 60/314.

1518 Vgl. Delormel: Thèse soutenue à la Faculté de Médecine de Paris 1821. Zitiert nach: Marc, 1835, S. 285f., bzw. Marc, 1836, S. 161f.

N. als zusätzliche Ursache von dessen Bewusstlosigkeit. Maßnahmen zur Wiederbelebung: a) Frühe Maßnahmen: Lagerung in einem warmen Bett; Reiben der Gliedmaßen; Verabreichung einiger Löffel voll „*Rosolio*". b) Spätere Maßnahmen: Weitere Gabe eines Brechmittels; Fortsetzung der Reibungen; zuletzt Gabe von Chinarinde als Trunk und als Klistier. Erfolg: Nach Verabreichung des Brechmittels setzten ein qualvolles Erbrechen und starke Konvulsionen bei N. ein. Schließlich starb er, ein „*victime de l'émétique*".

221.[1519] Ort: Ein nicht näher genannter Ort in Polen, 1806. Verunglückter: Ein polnischer Edelmann. Hergang: Nach einem mehrere Tage zurückliegenden „*Schlagfluss*" befand sich der Edelmann in einem scheinbar leblosen Zustand. Retter: Nicht benannt. Wiederbeleber: Joseph Koppenstätter, Unterarzt in einem bayerischen Infanterie-Regiment. Maßnahmen zur Wiederbelebung: Reiben des Körpers mit Essig; Spritzen von Wasser ins Gesicht; Wärmen vermittels der eigenen Körperwärme; Einblasen von Luft in die Lungen; innerliche Applikation von Tee aus Flor. Arnic. (Behandlungsdauer: mehrere Stunden). Erfolg: Glücklich.

222.[1520] Ort: Nördliches Eismeer, 1806. Verunglückter: Ein Seemann. Hergang: Der Seemann wurde durch den Schwanzschlag eines Wales aus dem Walfangboot geschleudert. Er hielt sich eine zeitlang über Wasser, jedoch ließen seine Kräfte in dem eiskalten Wasser bald nach. Retter: Die Crew seines Bootes. Sie brachte ihn an Bord des Mutterschiffs. Wiederbeleber: Hr. John Laing, Chirurg, Passagier an Bord des Walfängers. Maßnahmen zur Wiederbelebung: a) Frühe Maßnahmen: Entkleiden; Lagerung vor einem Feuer; Reiben der Fußsohlen mit Salz; Besprengen von Schläfen und Nase mit flüchtigen Essenzen; Einwickeln von Rücken und Brust mit heißen, in campherierten Weingeist getränkten Tüchern; Applikation von „*stimulierenden Pulvern*" in die Nase; Reiben des Körpers mit rauhen Kleidungsstücken; Mund-zu-Mund-Beatmung bei gleichzeitiger Massage von Brust und Unterleib. b) Spätere Maßnahmen: Applikation eines herzstärkenden Mittels; Lagerung in ein Bett mit zwei weiteren Matrosen. Erfolg: Glücklich.

223.[1521] Ort: London (Honeylane Market ?), 24. November 1806. Verunglückte: William Smith, 38 Jahre, Kellner im Gasthaus „*The Dolphin*", und ein Junge von 13 Jahren. Hergang: Die beiden Personen erstickten über Nacht in ihrem Zimmer am Rauch glühender Kohlen. Retter: Nicht genannt. Die übrigen Bewohner des Gasthauses verständigten die Ärzte. Wiederbeleber: Hr. William Babington, M.D., Hr. Hingeston (Arzt ?) und sein Assistent, Hr. Gingell sowie Hr. Allen. Maßnahmen zur Wiederbelebung: Bei Smith: a) Frühe Maßnahmen: Lagerung in einer luftigen Umgebung; Aderlass von 8-10 Unzen; mehrere galvanische Schläge im Brustbereich. b) Spätere Maßnahmen: Abwechselndes Einblasen von Sauerstoffgas (ev. Hilfsmittel nicht genannt) und Verabreichen von galvanischen Schlägen (Behandlungsdauer: mehrere Std.); Besprengen von Gesicht und Brust mit kaltem Wasser; Einreiben von Schläfen und Brust mit Hirschhorngeist; wegen stärkerer Auskühlung Bedecken und Erwärmen des Rumpfs mit Wärmflaschen; Verabreichen von stark verdünntem Wein; Verabreichung von Klistieren. Bei dem Jungen: Intubation mit einem gewöhnlichen Silberkatheter; Mund-zu-Mund-Beatmung und Auspressen der eingeblasenen Luft; mehrere galvanische Schläge durch Brust und Kopf. Erfolg: Bei Smith waren die Wiederbelebungsversuche erfolgreich. Bei dem Jungen wurden sie nach der ausbleibenden Reaktion auf die galvanischen Schläge als sinnlos eingestellt.

1519 Vgl. Koppenstätter, 1831, S. XIIf.

1520 Vgl. John Laing: Account of a Voyage to Spitzbergen. London 1815, S. 149-152. Zitiert nach: E.H. Schiötz: (Brief an den Herausgeber). In: British Medical Journal 205, 1961, S. 205.

1521 Vgl. Babington, 1809, S. 83-98.

224.[1522] Ort: Boulogne, im November 1808. Verunglückter: Picard, Soldat des 55. régiment de ligne. Hergang: Bei der Einschiffung im Hafen von Boulogne wurde er mit mehreren Kameraden schiffbrüchig und blieb ca. 30 Min. unter Wasser. Retter: Nicht genannt. Wiederbeleber: Hr. Bardez, Arzt an der *Ambulance de la marine.* Maßnahmen zur Wiederbelebung: Entkleiden; Waschen und Abtrocknen des Körpers; Lagerung auf der rechten Körperseite mit erhobenem Kopf; Wärmung der Glieder mit heißen Ziegelsteinen; trockene Reibungen in der Bauchregion, später auch mit *Eau de vie camphrée*; Gabe von Ammoniak als Riechmittel; Aderlass wegen Befürchtung von „*Blutkongestionen*" im Gehirn. Erfolg: Unbekannt, wahrscheinlich glücklich.

225.[1523] Ort: Mainstockheim (b. Würzburg), um 1812. Verunglückte: Ein zweijähriges Kind. Hergang: Das Kind fiel ins Wasser und wurde in einem scheintoten Zustand geborgen. Retter: Nicht genannt. Wiederbeleberin: Margaretha Hoffmann, eine ledige junge Frau von Mainstockheim. Maßnahmen zur Wiederbelebung: „*Zweckmäßiges Bürsten, Erwärmen, Lufteinblasen*". Erfolg: Glücklich. Der Margaretha Hoffmann sollte eine öffentliche Belobigung und Belohnung zuteil werden.

226.[1524] Ort: Paris (?), 16. Januar 1825. Verunglückter: Ein Junge, beauftragt mit dem Nachtverkauf in einem Lebensmittelgeschäft. Hergang: Der Junge erstickte über Nacht in seiner Kammer am Rauch eines mit Kohlen beheizten Zimmerofens. Retter: Sein Arbeitgeber fand ihn bei dem Versuch, ihn zu wecken. Wiederbeleber: Hr. Réné Bourgeois, D.M.P., Arzt zu Saint-Denis, und seine zwei Gehilfen. Maßnahmen zur Wiederbelebung: a) Frühe Maßnahmen: Trotz großer Kälte wurde der Patient in den Hof an die frische Luft gebracht und entkleidet; aufrechte Lagerung auf einem Stuhl; Bespritzen von Kopf und Rumpf mit einem Gemisch aus kaltem Wasser und Weinessig; Vorhalten eines Fläschchens mit „*ether acétique*" vor die Nase; Transport des Verunglückten in ein Zimmer mit offenen Fenstern und Lagerung auf einem Feldbett; Reiben des Körpers mit einem Flanelltuch; weitere äußere Applikation von Weingeist und Ether; vorsichtiges Einblasen von Luft in die Lungen sowohl als Mund-zu-Mund-Beatmung als auch mit Hilfe eines Blasebalgs, welcher in ein Nasenloch oder tief in den Schlund eingeführt wurde; Ausziehen des „*gaz méphitique*" mit Hilfe einer in den Mund gebrachten Spritze; Verbrennen einer Anzahl von Schwefelhölzern; Aderlass an einer Armvene und Anlegen einer Ligatur; Setzen von blutigen Schröpfköpfen. b) Spätere Maßnahmen: Weitere Aderlässe, Reibungen und blutige Schröpfungen entlang der Wirbelsäule; Verabreichung von sehr starken Senfpflastern an den Extremitäten. Erfolg: Glücklich.

227.[1525] Ort: Paris, 13. Juli 1826. Verunglückter: Bienvenu, ein junger Mann von ca. 20 Jahren. Hergang: Der Mann war in die Seine gestürzt und ca. 20 Min. unter Wasser geblieben. Ret-

1522 Vgl. Bardez: Nouvelles recherches sur les secours à donner aux noyés et asphxiés. Paris 1815. Zitiert nach: Marc, 1835, S. 237f.

1523 Vgl. Pickel, 1812, S. 9.

1524 Vgl. Réné Bourgeois: Observations et considérations pratiques qui établissent la possibilité de retour à la vie dans plusieurs cas d'asphyxie. Art. 2: Mort apparente à la suite d'asphyxie par la vapeur du charbon. In: Archives générales de Médecine. T. 20. Nr. 4. Paris 1829, S. 508ff.

1525 Vgl. Réné Bourgeois: Cas d'asphyxie par submersion à l'Academie Royale de Médecin, In: Archives générales de Médecine. T. 12. Nr. 3. Paris 1826, S. 459ff (I); Réné Bourgeois: Observations et considérations pratiques qui établissent la possibilité de retour à la vie dans plusieurs cas d'asphyxie et de submersion prolongée, avec apparence de mort. In:

ter: Einige Personen zogen den Verunglückten aus der Seine und brachten ihn, mit erhöhten Füßen und tief gehaltenem Kopf, in das lokale „*Bureau*" für im Wasser Verunglückte. Dabei schlugen die Träger mit der flachen Hand unablässig auf Gesäß und Lenden des Verunglückten „*aux applaudissements des spectateurs*". Wiederbeleber: Hr. Réné Bourgeois, D.M.P., Arzt zu Saint-Denis. Maßnahmen zur Wiederbelebung: a) Frühe Maßnahmen: Waagerechte Lage des Verunglückten; Entkleiden; trockene Reibungen des gesamten Körpers; vorsichtiges Einblasen von Luft in die Lungen (Mund-zu-Mund oder -zu-Nase ?); Kitzeln der Fußsohlen und der Nasenhöhlen; Reizung der Nase vermittels Ammoniaklösung; Einlauf mit warmem Salzwasser; Aderlass an einer Vene des linken Arms von 10 Unzen und Setzen einer Ligatur. b) Spätere Maßnahmen: Festhalten des Patienten wegen einsetzender starker Konvulsionen; weiterer Aderlass von 16 Unzen, dessen Blutfluss jedoch nur ungenügend gestillt werden konnte. (Behandlungsdauer: insgesamt ca. 4 Std.); Überführen in das *Hôpital de la Charité*; dort erneuter Aderlass. Erfolg: Glücklich.

228.[1526] Ort: London, um 1830 (?) Verunglückte: Vier Seeleute im Alter von 15, 17, 21 und 40 Jahren. Hergang: Die vier Männer hatten sich im Vorderdeck ihres Schiffs im Londoner Hafen ein Kohlenfeuer mit stark schwefelhaltiger Kohle entzündet; ein anderes Mitglied der Besatzung verstopfte unwissend den Kamin. Sie blieben für ca. 12 Stunden in dem abgeschlossenen Raum. Retter: Mitglieder der Schiffsbesatzung entdeckten die Verunglückten und brachten sie an Deck; später dann in die Unfallstation des *Guy's Hospital*. Wiederbeleber: Herr Morgan, Arzt am *Guy's Hospital*. Maßnahmen zur Wiederbelebung: Bei zweien: Beatmung mit Sauerstoffgas; Applikation von Ammoniaklösung und Branntwein in den Magen vermittels einer Magenpumpe. Bei dem dritten zusätzlich: Aderlass an der Vena jugularis; Schröpfen an den Venae temporales; Reibungen mit warmen Tüchern; warme Umschläge mit Weinessig; Anwendung von Galvanismus. Der vierte erholte sich ohne weitere Hilfsmittel. Erfolg: Bei zweien glücklich; die beiden anderen konnten nicht wiederbelebt werden.

229.[1527] Ort: Spremberg (Prov. Brandenburg; Kgr. Preußen), 1833 (?). Verunglückter: Ein Zimmermannsgeselle. Hergang: Der Mann fiel betrunken in die Spree und ging unter. Retter: Nicht genannt. Wiederbeleber: Hr. Dr. Beutner, zu Spremberg. Maßnahmen zur Wiederbelebung: Mehrere Maßnahmen, darunter insbesondere das „*Frottieren der inneren Seite des Vorderarms, nach der Richtung der Pulsadern*". Erfolg: Glücklich.

230.[1528] Ort: Krasnoje Selo (Gouvernement St. Petersburg, Ksr. Russland), 5. Juli 1834. Verunglückter: Ragosine, Soldat des Grenadier-Regiments „Kaiser von Österreich". Hergang: Ragosine wurde bei einem heftigen Gewitter von einem Blitz getroffen. Retter: Nicht genannt (Kameraden?). Der noch schwach Atmende wurde in ein nahegelegenes Lazarett getragen. Wiederbeleber: 1) Nicht genannt. 2) Hr. Nagumowitsch, Oberarzt der Garde. Maßnahmen zur Wiederbelebung: 1) Aderlass von 2 Pfund Blut am rechten Arm. 2) a) Frühe

---

Archives générales de Médecine. T. 20. Nr. 2. Paris 1829, S. 220ff (II); Lancet, 27. Januar 1827. Zitiert nach: Kay, 1834, S. 278-280 (Anmerkungen) (III).

1526 Vgl. Medical Gazette, Vol. I., S. 94. Zitiert nach: Kay, 1834, S. 341f (Anmerkungen).

1527 Vgl. Königl. Medicinal-Collegium: Sanitätsbericht für die Provinz Brandenburg vom Jahre 1833. Berlin 1835. In: J.J. Sachs (Hg.): Berliner Medicinische Central-Zeitung vom Neuesten und Wissenswertesten aus der gesammten Heilkunde des In- und Auslandes 4 (1835), Sp. 671.

1528 Vgl. Marc, 1836, S. 231f. (I); Anonym: Eine ungewöhnliche, aber mit günstigem Erfolg gekrönte Behandlung eines vom Blitze Getroffenen... In: L.F.v. Froriep (Hg.): Notizen aus dem Gebiete der Natur- und Heilkunde 42 (1834), S. 352 (II).

Maßnahmen: Eingraben bis zum Halse in einer Erdgrube im Garten des Lazaretts („Erdbad"; Behandlungsdauer: 5-10 Min.) 2) b) Spätere Maßnahmen: Gabe von Tee und Abführmitteln. Erfolg: Glücklich. Der Verunglückte konnte am nächsten Tag schon dem Großfürsten Michael und Herrn S. Wylie, Oberinspektor beim Krankendienst, auf Fragen Antwort geben.

231.[1529] Ort: Neapel, 17. Juni 1834. Verunglückte: Natalia Raspail. Hergang: In suizidaler Absicht verstopfte die Verunglückte in ihrem Schlafzimmer abends alle Fenster und entzündete eine Kohlenglut. Dort wurde sie am nächsten Morgen leblos gefunden. Retter: Ein Polizeiinspektor sowie die Ärzte Francesco Pizzuti und Biagio Cirelli, alarmiert durch das Dienstmädchen Francesca Acovara. Wiederbeleber: Die beiden oben genannten Ärzte. Maßnahmen zur Wiederbelebung: a) Frühe Maßnahmen: Exposition des Körpers an der frischen Luft; zweimaliger Aderlass und Anlegen von Blutegeln; der rasierte Kopf wurde gekühlt; Applikation von Eis, um den Kinnbackenkrampf zu lösen. b) Spätere Maßnahmen: Wiederholtes Senfpflaster auf die Fußsohlen; Wiederholen von Eisumschlägen und kalten Bädern für 2 Tage (die Patientin war noch nicht zu Bewusstsein gekommen); später Gabe von Zitronenwasser, Zimteis und „*Spanischem Brot*". Erfolg: Glücklich.

232.[1530] Ort: Paris, um 1835. Verunglückte: Ein junges Dienstmädchen im Haus des Arztes C.C.H. Marc. Hergang: Nach einem heftigen Streit mit ihrer Mutter schloss sich das Mädchen in ihrer Kammer ein und erstickte am Rauch eines in suizidaler Absicht entzündeten Kohlenfeuers. Retter: Die Nachbarn brachen die Tür zu der Kammer auf. Wiederbeleberin: Die älteste Tochter von Dr. Marc leitete die Wiederbelebungsmaßnahmen anhand eines Exemplars der „*Instruction sur les secours à donner aux noyés et aux asphyxiés*" aus Marcs Bibliothek. Dr. Marc war zu diesem Zeitpunkt außer Hause. Maßnahmen zur Wiederbelebung: Die Verunglückte wurde in einem Lehnstuhl an die frische Luft gesetzt und teilweise entkleidet; mehrere Gläser kaltes Wasser wurden ins Gesicht geschüttet. Erfolg: Glücklich.

233.[1531] Ort: Clapham bei London, 7. Juli 1837. Verunglückte: Sarah Lewis, ein Mädchen von 2 Jahren. Hergang: Das Mädchen brach beim Spielen im Garten durch eine verrottete Abdeckung und fiel auf den Grund eines Wasser führenden Brunnens. Retter: Nicht näher bezeichnete Gruppe unter Leitung des Wundarztes Thomas Smethurst. Wiederbeleber: Thomas Smethurst, Wundarzt. Maßnahmen zur Wiederbelebung: a) Frühe Maßnahmen: Entkleiden; Lagern in einer Wanne mit warmem Wasser, in dem 3 Pfund Kochsalz aufgelöst wurde und dessen Temperatur allmählich von 75 °F auf 110 °F erhöht wurde; Rücken und Brust wurden mit Tüchern gerieben; Einblasen von warmer Luft in den Mund (keine Angabe zu evtl. verwendeten Geräten); verbrannte Federn wurden vor die Nase gehalten (etwa 2 Std.). b) Spätere Maßnahmen: Lagerung im angewärmten Bett; Gabe von warmem verdünntem Brandy; Gabe von Rizinusöl als Laxans. Erfolg: Glücklich. Die erste Woche nach dem Unfall war das Kind jedoch sehr schwach.

234.[1532] Ort: Wiehl (Rheinprovinz, Kgr. Preußen), 22. Februar 18.. (1846?). Verunglückte: Eine „*dem Trunke ergebene Frauensperson*", 42 Jahre. Hergang: Die Frau wurde bei großer Käl-

1529 Vgl. Manni, 1839, S. 248-251.

1530 Vgl. Marc, 1836, S. 221. Der an sich nicht datierte Fall lässt sich dadurch zeitlich einordnen, dass die im Text erwähnte „Instruction sur les secours..." im Jahr 1835 erlassen wurde.

1531 Vgl.: Thomas Smethurst: Resuscitation in Asphyxia. In: The Lancet. Vol. 36, Issue 933 (1841), S. 317-318.

1532 Vgl. Anonym: Neues und einfaches Verfahren zur Rettung von Scheintodten..., 1848 , S. 302.

te erfroren im Schnee liegend gefunden. Retter: Nicht genannt. Man brachte die leblose Frau auf einem Schubkarren in einen Pferdestall und wollte sich wegen ihres Ungeziefers nicht näher mit ihr befassen. Wiederbeleber: Hr. Dr. Deubel, zu Wiehl. Maßnahmen zur Wiederbelebung: Dass wegen der Umstände „*von Anwendung der gewöhnlichen Rettungsmittel nicht die Rede sein konnte, liegt auf der Hand.*" Der Arzt ließ die Röcke der Frau hochheben und Rücken, Hintern und Beine „*tüchtig mit einer Birkenruthe hauen*" (10-15 Min.). Erfolg: Glücklich.

Quellen- und Literaturverzeichnis

Ungedruckte Quellen

Stadtarchiv Mainz (ohne Foliierung oder Paginierung):
StA Mz 27/370.
StA Mz 27/374.
StA Mz 60/117.
StA Mz 60/138.
StA Mz 60/314.

Bayerisches Staatsarchiv Würzburg (Mainzer Polizeiakten):
STA Wü MPA 81/1417, Elenchus 4.
STA Wü MPA 81/1417, Elenchus 8.
STA Wü MPA 81/1417, Elenchus 21.
STA Wü MPA 81/1417, fol. 13-16.
STA Wü MPA 81/1417, fol. 17.
STA Wü MPA 81/1417, fol. 28f.
STA Wü MPA, fol. 31-33.
STA Wü MPA 81/1417, fol. 35ff.
STA Wü MPA 81/1417, fol. 85.
STA Wü MPA 81/1417, fol. 104.
STA Wü MPA 81/1417, fol. 106.
STA Wü MPA 81/1417, fol. 110ff.
STA Wü MPA 81/1417, fol. 113f.
STA Wü MPA 81/1417, fol. 115f.
STA Wü MPA 81/1417, fol. 120ff.
STA Wü MPA 81/1417, fol. 132ff.
STA Wü MPA 81/1417, fol. 148ff.
STA Wü MPA 81/1417, fol. 225ff.
STA Wü MPA 81/1417, fol. 240f.
STA Wü MPA 81/1417, fol. 243.
STA Wü MPA 81/1417, fol. 266.
STA Wü MPA 81/1417, fol. 279f.
STA Wü MPA 81/1417, fol. 289.
STA Wü MPA 81/1417, fol. 327ff.
STA Wü Aschaffenburger Archivreste 22 / LIV / 3.

Archives communales et hospitalières de Strasbourg: Bestand „Police 86-480“.

Gedruckte Quellen

Achard, Franz Carl: Ueber die Ursachen der Asphixie, welche durch das Einathmen einer zum Athemholen untauglichen Luft entsteht, und über ein sehr wirksam dagegen zu gebrauchendes Mittel. In: Ders. (Hg.): Sammlung physikalischer und chemischer Abhandlungen. Bd. 1. Berlin 1784, S. 63-74.

Ackermann, J.[akob] F.[idelis]: Der Scheintod und das Rettungsverfahren. Ein chimiatrischer Versuch. Frankfurt 1804.

A. G.: Sur les Moyens de pénétrer dans les lieux où l'air ne contient point de gaz oxygène. In: Journal des Mines. Bd. 32. Nr. 187. Paris 1812, S. 69-80.

Agricola, Georg: De re metallica libri XII. Basel 1556. Deutsche Übersetzung nach dem lateinischen Original. München 21980.

Aitken, John: A system of obstetrical tables with explications representing the foundations of the theory and practice of midwifery. London 1786.

Aitken, Johann: Grundsätze der Entbindungskunst nach der dritten verbesserten und mit neuen Kupfern vermehrten Ausgabe. Nürnberg 1789.

Anonym: Allgemeines Churtrierisches Intelligenzblatt auf höchste Anordnung. Nro. 18. Koblenz, 30. Mai 1785.

Anonym: André Delaporte, Bericht über den Unglücksfall. In: Histoire de l'Académie Royale des Sciences de Paris. Anneé 1757. Paris 1762, S. 32f.

Anonym: Anweisung zur zweckmäßigen Behandlung und Rettung der Scheintodten oder durch plötzliche Zufälle verunglückter Personen, herausgegeben auf Veranlassung des Königl. Ministeriums der geistlichen, Unterrichts- und Medicinal- Angelegenheiten. Berlin 1820. In: Christoph Gottfried Flittner: Schutz und Rettung in Todesgefahr. Berlin 1825, S. 19.

Anonym: Anweisung, wie denen Menschen, welche im Wasser, oder von Kälte erstarret, oder erhenket und erdrosselt, oder auch von schädlichen Dünsten entkräftet, gefunden worden, zu helfen sey, um sie bey Leben zu erhalten. In: Sammlung medicinischer und chirurgischer Original-Abhandlungen, aus dem Hannoverischen Magazine von 1750 - 1786. Teil 2. Hannover 1786, S. 166f. Ursprünglich in: Hannoverisches Magazin. Stück 58-60. Hannover 1768.

Anonym: Beschreibung einer von Wilhelm van Houten jun. zu Rotterdam erfundenen Athmungspumpe. In: L.F.v. Froriep (Hg.): Notizen aus dem Gebiete der Natur- und Heilkunde 10 (1825), Sp. 153-155.

Anonym: Brief an die Verfasser der neuen Auszüge, vom 24. Nov. 1765. In: Neue Auszüge aus den besten ausländischen Wochen- und Monatschriften. 3. Theil. 1. Stück. Frankfurt a.M. 1766, S. 13-15.

Anonym: Charakteristischer Zug. In: Freiherr von Bibra (Hg.): Journal von und für Deutschland 2 (1788), S. 163.

Anonym: Edict wegen schleuniger Rettung der durch plötzliche Zufälle leblos gewordenen, im Wasser oder sonst verunglückten und für todt gehaltenen Personen, nebst Unterricht dieserhalb. Berlin, 15. November 1775. Vgl. Meyer, 1902, S. 519-527.

Anonym: Eine ungewöhnliche, aber mit günstigem Erfolg gekrönte Behandlung eines vom Blitze Getroffenen... In: L.F.v. Froriep (Hg.): Notizen aus dem Gebiete der Natur- und Heilkunde 42 (1834), S. 352.

Anonym: Geburts- und Sterberegister von London, die Jahre 1755 und 1756 betreffend. In: Bremisches Magazin zur Ausbreitung der Wissenschaften, Künste und Tugend. Bd.2. Stück 3. Bremen und Leipzig 1758, S. 703-707.

Anonym: Gedanken, über den Werth eines regelmäßigen Verfahrens, bey der Anordnung der Mittel zur Wiederherstellung erstickter Personen. In: Hannoverisches Magazin. St. 51 u. 52. Hannover 1769, S. 801-816 und 817-832.

Anonym: Gift und Gegengift oder leichte und sichere Mittel, mit welchen man Personen zu Hülfe kommen kann, die entweder aus Unwissenheit, oder aus Unvorsichtigkeit giftige Kräuter und Wurzeln gegessen; von giftigen Thieren gebissen, von schädlichen Dünsten schier erstickt, oder welchen heimlicher Weise Gift in die Speisen ist gemischet worden. Straßburg 1776.

Anonym: Guérison de trois asphyxiques. In: Journal encyclopédique ou universel. Année 1779. Tome VI. Bouillon 1779, S. 327f.

Anonym : Histoire & mémoires de la société formée à Amsterdam, en faveur des noyés. In: Journal encyclopédique ou universel. Année 1772. Tome I. Bouillon 1772, S. 375-387.

Anonym: Merkwürdige Begebenheit, welche sich in diesem Jahre in Mainz zugetragen. Iglau (um 1840, laut Stadtbibliothek Mainz).

Anonym: Mittel, ertrunkene Personen wieder zum Leben zu bringen. In: Sammlung medicinischer und chirurgischer Original-Abhandlungen aus dem Hannoverischen Magazin von 1750 - 1786. Teil 2. Hannover 1786, S. 143-155. Ursprünglich: Hannover. Magazin. Stück 43, 1768.

Anonym: Nachricht von der Errettung eines zu Neustatt an der Hardt ertrunkenen Kindes. In: Johann Conrad Loehe (Hg.): Die Ehre Gottes aus der Betrachtung des Himmels und der Erde. Band. 4. Nürnberg 1768, S. 396-403.

Anonym: Nachricht von einem Apparat zur Rettung ertrunkener Personen. In: Hannoverisches Magazin. Jg. 20. Hannover 1782, S. 447-448.

Anonym: Neue Erfahrung, von Rettung im Wasser verunglückter Personen. In: Neues Hamburgisches Magazin. Stück 6. Hamburg 1771, S. 573-576.

Anonym: Neues und einfaches Verfahren zur Rettung von Scheintodten. In: Carl Christian Schmidt (Hg.): Jahrbücher der in- und ausländischen gesammten Medicin. Bd. 58. Leipzig 1848, S. 302.

Anonym: Neue Verordnung die Ertrunkenen betreffend, welche, ob sie gleich todt zu seyn scheinen, dennoch durch gehörig angewandte Hilfsmittel wieder zum Leben erweckt werden können. Straßburg 1782.

Anonym: Nouveau succès de l'alkali volatil fluor contre l'asphyxie. In: Journal encyclopédique ou universel. Année 1777. Tome VIII. Bouillon 1777, S. 527f.

Anonym: Nouveau succès des moyens connus pour rappeler à la vie les noyés. In: Journal encyclopédique ou universel. Année 1782. Tome II. Bouillon 1782, S. 136f.

Anonym : Nouvelle expérience pour sauver les noyés. In: Journal encyclopédique ou universel. Année 1770. Tome V. Bouillon 1770, S. 286-289.

Anonym: Nouvelle preuve de l'efficacité de l'eau des carmes ou de mélisse contre l'asphyxie. In: Journal encyclopédique ou universel. Année 1780. Tome IV. Bouillon 1780, S. 331-333.

Anonym: Rettung eines ins Wasser gefallenen Kindes zu Lauf im Nürnbergischen. In: Freiherr von Bibra (Hg.): Journal von und für Deutschland. 9. Stück, Frankfurt a. M. 1786, S. 164f.

Anonym: Rettung eines vom Dunst des gebrannten Hanföls erstickten Mannes. In: Magazin für die gerichtliche Arzneykunde und medicinische Polizei. Bd. 2, St. 4, 1784, S. 810-813.

Anonym: Rezension zu den Erfindungen v. Humboldts in: Magazin für das Neueste aus der Physik und Naturgeschichte. Jg. 1797. Bd. 1, S. 144-161.

Anonym: Rezension zu den Erfindungen v. Humboldts in: Reichsanzeiger. Jg. 1797. Nr. 58, S. 614f.

Anonym: Rezension zu den Erfindungen v. Humboldts in: Deutsche Nationalzeitung. Jg. 1797. Nr. 12, S. 269.

Anonym: Rezension zu den Erfindungen v. Humboldts in: Intelligenzblatt der Jenaer allgemeinen Litteratur-Zeitung. Jg. 1797. Nr. 12, S. 269.

Anonym: Rezension zu dem Antiaerophthora von Weitenhiller in: Allgemeine medizinische Annalen des 19. Jahrhunderts. August 1829, S. 1037.

Anonym: Rezension zu dem Antiaerophthora von Weitenhiller in: Summarien des Neuesten aus der gesammten Medicin. Bd. 3. Art. 1154. 1829, S. 703.

Anonym: Schreiben des Herrn D.H. zu Trading an einen vornehmen Mann in London, betreffend einen ertrunkenen Menschen, welcher nach geraumer Zeit wieder zum Leben gebracht worden. In: Bremisches Magazin zur Ausbreitung der Wissenschaften, Künste und Tugend. 2. Band, 3. Stück, Bremen und Leipzig 1758, S. 567-569.

Anonym : Succès du traitement contre l'asphyxie, proposé par M. Portal. In: Journal encyclopédique ou universel. Année 1777. Tome VII. Bouillon 1777, S. 335f.

Anonym: Verzeichnis der wichtigsten Fabrikaten, welche in Würzburg bey Herrn Pickel, Doktor und Prof. der Chemie zu haben sind. In: Ernst Gottfried Baldinger (Hg.): Neues Magazin für Aerzte. Bd. 13. St. 5. Leipzig 1791, S. 439-445.

Anonym: Wiederbelebung eines vom Blitz getroffenen Scheintodten. In: Berlinische Blätter. Blatt 4, Mittwoch, den 24.1.1798, S. 97-109.

Anonym: Wie ein dem Anscheine nach ertrunkenes Kind wieder zu sich selbst gebracht worden. In: Phisikalisch-oekonomische Auszüge aus den neuesten und besten Schriften ... 2. Band. 4. Stück. Stuttgart 1760, S. 511-513.

Anonym: Zur Erläuterung der Anwendung der von John Read zu verschiedenen Zwecken und vorzüglich zum Herausziehen von in den Magen eingebrachtem Gifte erfundenen Spritze. In: L.F.v. Froriep (Hg.): Notizen aus dem Gebiete der Natur- und Heilkunde. Bd. 9. No. 6. Weimar 1824, S. 87-89.

Anonym: Zur Rettung aus Lebensgefahr und vor dem Scheintode. In: Zeitschrift für Staatsarzneykunde. Ergänzungsheft VII. 1827, S. 266.

Anonym: Zuverlässige Versuche, wie man ertrunkenen und erfrornen Personen, die man für todt gehalten, wieder zum Leben verholfen. In: Phisikalisch-oekonomische Auszüge aus den neuesten und besten Schriften ... 2. Band. 3. Stück. Stuttgart 1760, S. 367-372.

d'Arcet, Gaultier de Claubry, Parent-Duchatelet: Sur un moyen méchanique nouvellement proposé pour respirer impunément les gaz délétères et pénétrer avec facilité dans les lieux qui en sont remplis. In: Annales d' hygiène publique et de médecine légale. Bd.1. 1829, S. 430-463.

de l'Aulnaye, Henry Stanislas: Beschreibung und Gebrauch des antimephitischen Respirators, welchen der verstorbene Hr. Pilatre de Rozier angegeben hat. In: Johann Heinrich Voigt (Hg.): Magazin für das Neueste aus der Physik und Naturgeschichte. Bd. 4. St. 2. Gotha 1787, S. 79-82.

Autenrieth, Johann Heinrich Ferdinand: Versuche für die praktische Heilkunde aus den clinischen Anstalten von Tübingen. Bd. 2. Tübingen 1808, S. 491-492.

Babington, William: A case of exposure to the vapour of burning charcoal, read Jan. 7, 1807. In: London Medico-chirurgical Transactions 1 (1809), S. 83-98.

Baquié: Sur un enfant noyé et rappelé à la vie. In : Memoires de l'Académie des sciences de Toulouse. T.4. Toulouse 1790, S. 210f.

Barbut et Evesque: Exposé de la gúerison d'une asphyxie, adressé aux auteurs de ce journal. In: Journal encyclopédique ou universel. Année 1777. Tome V. Bouillon 1777, S. 499f.

Barzellotti, S.: Aufsatz zur Belehrung für das Volk, über die Asphyxie oder den Scheintod, und über die leichtesten und wirksamsten Mittel, denselben zu heben, so wie über die Unterscheidungszeichen desselben von dem wahren Tode. In: Giornale medico-chirurgico di Parma. 1808.

Becher, Johann Joachim: Actorum laboratorii chymici Monacensis, seu Physicae subterraneae libri duo. Frankfurt a. M. 1669.

Becker, Rudolph Zacharias: Noth- und Hülfsbüchlein für Bauersleute oder lehrreiche Freuden- und Trauergeschichte des Dorfes Mildheim. Gotha, Leipzig 1788 (Nachdruck 1980).

Behrens, Rudolf August: Die Kunst ertrunkene Menschen wieder zu erwecken, oder ein erneuter und erläuterter Abdruck des im Elsaß herausgegebenen öffentlichen Berichts, wie diejenigen Personen, welche im Wasser verunglückt, und für kurze Zeit vertrunken, hülfliche Hand zu leisten sey; und auf was Art man sich bemühen müsse, solche wiederum zu ermuntern. Berlin 1742.

Berchtold, Leopold Graf von: Kurzgefaste Methode alle Arten von Scheinbartodten wieder zu beleben, um der allergrausamsten Mordthat lebendige in das Grab zu legen, vorzubeugen. Wien 1791.

Bernt, Joseph: Vorlesungen über die Rettungsmittel beym Scheintode und in plötzlichen Lebensgefahren. Wien 1819.

Bloesch, Johann Alexander: Dissertatio inauguralis medica sistens animadversiones quasdam in statum et therapiam submersorum. Tubingae 1799.

Böckmann, J.L.: Beschreibung einer neuen Maschine zur Wiederherstellung der gehemmten Respiration bei Asphyxien. In: Fr. Albrecht Carl Gren (Hg.): Journal der Physik. Bd. 2. Heft 1. Halle Leipzig 1790, S. 3-6.

Bourgeois, Réné: Cas d'asphyxie par submersion lu à l'Académie Royale de Médecine. In: Archives générales de Médecine. T. 12. Nr. 3. Paris 1826, S. 459-461.

Bourgeois, Réné: Observations et considérations pratiques qui établissent la possibilité de retour à la vie dans plusieurs cas d'asphyxie et de submersion prolongée, avec apparence de mort. In: Archives générales de Médecine. T. 20. Nr. 2. Paris 1829, S. 220-231.

Bourgeois, Réné: Observations et considérations pratiques qui établissent la possibilité de retour à la vie dans plusieurs cas d'asphyxie. Art. 2: Mort apparente à la suite d'asphyxie par la vapeur du charbon. In: Archives générales de Médecine. T. 20. Nr. 4. Paris 1829, S. 508-521.

Bourens, Johann Baptist: Anleitung zur Rettung der Ertrunkenen, Erstickten, Erhängten, vom Blitze Erschlagenen, Erfrornen, durch zu starke Hitze scheinbar Getödteten und Vergifteten. Crefeld, Cöln 1823.

Brard, Cyprien-Prosper: Grundriß der Bergbaukunde. Berlin 1830.

Breithaupt, H[einrich] C[arl] W[ilhelm]: Verzeichnis aller neuerfundenen und verbesserten mathematischen, physikalischen, optischen und mechanischen Instrumenten und Maschinen. Cassel 1800.

Brückner, [Fr.]: Schreiben ... an den Herausgeber, die Wiederbelebung eines todscheinenden Kindes und die Kur der Klump-Füße betreffend. In: J. C. Loder (Hg.): Journal für die Chirurgie, Geburtshülfe und gerichtliche Arzneykunde 1 (1797), S. 512-516.

Bruhier, Jacques Jean: Abhandlungen von der Ungewißheit der Kennzeichen des Todes, und dem Misbrauche, der mit übereilten Beerdigungen und Einbalsamirungen vorgeht. Leipzig, Kopenhagen 1754.

Brühl, Heinrich: Anstalten zur Rettung der Scheintodten. In: Neue Mainzer Zeitung 29 (1807).

Brühl, Heinrich: Mainz geschichtlich, topographisch und malerisch. Mainz 1829. Unveränderter Nachdruck 1997 mit einem Nachwort von Friedrich Schütz.

Cavallo, Tiberius: Treatise on the Nature and Properties of the Air... London 1781. (Nicht verwendet)

Cavallo, Tiberius: Abhandlung über die Natur und Eigenschaften der Luft und der übrigen beständig elastischen Materien nebst einer Einleitung in die Chymie. Leipzig 1783.

Chaussier, Thillaye, Mérat: Sur un appareil propre à arrêter les poussières ou vapeurs métalliques que respirent les ouvriers qui travaillent sur les métaux, par M. Brisé-Fradin. In : Leroux Journal de Médecine, Chirurgie et Pharmacie. T.29. 1814, S. 24-26.

Coleman, Edward: Abhandlung über das durch Ertrinken, Erdrosseln und Ersticken gehemmte Athemholen. Leipzig 1793.

Configliachi, Pietro: Doppio soffietto o mantice respiratorio per soccorrere gli asfittici, e per intraprendere con facilitá alcuni esperimenti e ricerche di fisica e fisiologia. Pavia 1816.

Conseiller d'Ètat: Instruction pratique sur l'emploi des lampes de sureté dans les mines, et sur les moyens de pénétrer sans danger dans les lieux méphitisés. In: Annales des mines 10 (1825), S. 3-59.

Crève, Karl Kaspar: Vom Metallreize, einem neuentdeckten untrüglichen Prüfungsmittel des wahren Todes. Leipzig, Gera 1796.

Desgranges, Jean Baptiste: Mémoire sur les moyens de perfectionner l'établissement public formé à Lyon en faveur des personnes noyées, avec des remarques sur la cause de leur mort, et le traitement qui leur convient. In: Journal de Médecine, Chirurgie, Pharmacie etc. T. 87. Paris 1791, S. 288-293.

de Drieberg, Fréderic: Mémoire sur une nouvelle Machine à plonger, appelée Triton. Précédé de quelques Notions historiques sur ce sujet. Paris 1811.

von Drieberg, Friedrich: Neue Maschinen. Heft 1. Berlin 1823.

Erichsen, John E.: An experimental inquiry into the pathology and treatment of asphyxia. In: The Edinburgh Medical and Surgical Journal 63 (1845), S. 1-56.

Faujas de Saint-Fond, Barthélémy: Beschreibung der Versuche mit der Luftkugel, welche sowohl die HH. von Montgolfier, als andere aus Gelegenheit dieser Erfindung gemacht haben [...]. Wien 1783. Darin: Brief des Herrn Pilatre von Rozier [...] an Herrn Faujas von Saint-Fond.

Faure, Agapit: Lettre adressée aux auteurs de ce Journal, au sujet d'un ecclesiastique suffoqué par la vapeur du charbon, & qui a été sauvé par une méthode aussi prompte que facile à mettre en usage. In: Journal encyclopédique ou universel. Année 1775. Tome II. Bouillon 1775, S. 114-119.

Feller, D.: Quaedam de enematibus atque noua [nova] fumum tabaci inflandi methodus. Leipzig 1781.

Ferro, Pascal Joseph: Versuche mit neuen Arzneymitteln. Teil 1. Wien 1793.

Flachsland, Jakob Conrad: Über die Behandlung der Scheintoden. Karlsruhe 1806.

Flittner, Christoph Gottlieb: Schutz und Rettung in Todesgefahr. Eine Sammlung Königlich preußischer Verordnungen über die Behandlung Erfrorener, Ertrunkener...Ein Noth- und Hülfsbuch für Jedermann. Berlin 1825.

Fölix, F.F.: Rettung eines in den Rhein gefallenen zu Coblenz. In: Journal von und für Deutschland. Jg. 2. St. 7. Frankfurt a.M. 1785, S. 52f.

Föllner, Johann August: Schutz, Rettung und Hülfe in Feuersgefahr. Quedlinburg, Leipzig 1826.

Fothergill, Anthony: Neue Untersuchung über die Hemmung der Lebenskraft beym Ertrinken, Ersticken u.s.f. In Beziehung auf die nächste Ursache des Todes, den Werth der vorgeschlagenen Mittel und das beste Heilverfahren. Leipzig 1796.

Fothergill, John: Observations on a Case of Recovering a Man Dead in Appearance, by distending the Lungs with Air. In: Philosophical Transactions of the Royal Society. Vol. 43 (1744-45), S. 275-81.

Frank, Johann Peter: System einer vollständigen medicinischen Polizey. Bd. 14. Frankenthal 1814.

Fréminet: Précis sur la Machine hydrostatergatique inventée par Le Sieur Fréminet. Paris 1784.

de Gardane, Joseph-Jacques: Nützlicher Unterricht über die starken Ohnmachten, oder die scheinbaren und plötzlichen Todesfälle, wie man solchen Personen, die damit befallen worden, zu Hülfe eilen soll, um sie wieder ans Leben zu bringen, wenn sie auch nicht das mindeste Zeichen des Lebens spühren lassen. In: Anonym: Gift und Gegengift (s. dort). Dritter Anhang. Straßburg 1776, S. 161-217.

Girtanner, Christoph: Neue chemische Nomenklatur für die teutsche Sprache. Berlin 1791.

Girtanner, Christoph: Anfangsgründe der antiphlogistischen Chemie. Berlin 1792.

Girtanner, Christoph: Versuche und Beobachtungen über die neue Methode des Hrn. Beddoes, die Lungenschwindsucht zu heilen, nebst der Beschreibung einer dazu erfundenen Respirationsmaschine. In: Journal der practischen Arzneykunde und Wundarzneykunst. Bd. 1. Stück 2. Jena 1795, S. 199-254.

Goodwyn, Edmund: The Connexion of Life with Respiration; or an experimental Enquiry into Effects of Submersion, Strangulation and several Kinds of Airs etc. London 1788.

Goodwyn, Edmund: Erfahrungsmäßige Untersuchungen der Wirkungen des Ertrinkens, Erdrosselns, und durch schädliche Luftarten erfolgten Erstickens, nebst den wirksamsten Mitteln, Scheintodte wieder herzustellen. Leipzig 1790.

Gorcy, Pierre Christophe: Mémoire sur les différens Moyens de rappeler à la vie les Asphyxiques. In: Journal de Médecine, Chirurgie, Pharmacie, etc. Bd. 79. Paris 1789, S. 349-396.

Gräfe, Eduard: Beschreibung der Weiss'schen Magenspritze. In: Journal der Chirurgie und Augenheilkunde 9 (1826), S. 166-170.

Günther, Johann Arnold: Geschichte und itzige Einrichtung der Hamburgischen Rettungsanstalten für im Wasser verunglückte Menschen. Hamburg 1794.

de Haen, Anton: Abhandlung über die Art des Todes der Ertrunkenen, Erhenkten und Erstickten; dann über die Mittel, durch welche das Leben hergestellet werden kann. Freiburg i. Breisgau 1773.

van Hasselt, Alexander Willem Michiel: De kunstmatige Ademhaling tot Herstelling van Schijndooden. Utrecht 1847, S. 34.

van Hasselt, Alexander Willem Michiel: Die Lehre vom Tode und Scheintode. Braunschweig 1862.

Hales, Stephen: Vegetable Staticks. London 1727.

Hales, Stephen: Statical Essays, containing: vol.i: Vegetable Staticks, or an Account of some Statical Experiments on the Sap in Vegetables; vol. ii: Haemastaticks: or an Account of some Hydraulick and Hydrostatical Experiments made on the Blood and Blood-Vessels of Animals...London 1733. Reprint London, New York 1969.

Hales, Stephen: A Description of Ventilators [and] a Treatise on Ventilators. London 1743.

Hales, Stephan: Statick der Gewächse oder angestellte Versuche mit dem Saft in Pflanzen und ihrem Wachsthum, Nebst Proben von der in Körpern befindlichen Luft. Halle 1748.

Hannibal, Martin Hieronymus Paul: Geschichte und Urkunden der im Jahre 1767 zur Rettung der Ertrunkenen zu Amsterdam errichteten Gesellschaft. Hamburg 1769.

Hawes, William (Hg.): Abhandlungen der Londoner Königlichen Gesellschaft zur Rettung Verunglückter und Scheintodter. Vom Jahre 1774-1784, nebst Zusätzen vom Jahre 1794. Enthaltend vermischte Bemerkungen über den Scheintod. Breslau, Hirschberg, Lissa 1798.

Hawes, William (Hg.): Royal Humane Society 1774. Annual Report 1801, 1802, 1803 (1801-1804). London o. J.

Herholdt, Johan Daniel und Rafn, Carl Gottlob: An attempt at an historical survey of Life Saving measures for Drowning Persons and Information on the best means by which they can again be brought back to life. Copenhagen 1796. (Nachdruck Aarhuus 1960).

Herholdt, Abildgaard, Tode, Rafn & Jakobsen: Hvorledes druknede Mennesker bør behandles for at bringes til Live. Af Directionen for Selskabet til druknede Menneskers Redning. In: Bibliothek for Physik, Medicin, og Oeconomie. Bd. 13. Kjøbenhavn 1798, S. 378-384.

Herholdt, Johann Daniel und Rafn, Carl Gottlob: Efterretning om 4 Mennesker, som ved et ulykkeligt Tilfælde bleve qvalte af Kuldamp paa Frederiksværk, og hvoraf kun 1 blev bragt til Live. In: Bibliothek für Physik, Medicin, og Oeconomie 15 (1799), S. 249-53.

Herholdt, Abildgaard, Tode, Rafn & Jakobsen: Efterretning om 5 drunknede, tilsyneladende døde Mennesker, som i Aarene 1798 og 1799 ere blevne reddede her i Kjøbenhavn. In: Bibliothek for Physik, Medicin, og Oeconomie 17 (1800), S. 157ff.

Herholdt, Tode, Rafn og Jacobsen: Efterretning om 6 druknede tilsyneladende døde Mennesker, som i Aaret 1800 ere blevne reddede i Kj¢benhavn. In: Nyt Bibliothek for Physik, Medicin, og Oeconomie 1 (1801), S. 260-271.

Herzogtum Mecklenburg-Schwerin: Friedrich Herzog von Mecklenburg-Schwerin: Meklenburgsche Patent Verordnung zu Rettung Verunglückter Personen. In: Stats-Anzeiger. 1782-1793. Bd. 4. 1783, S. 224-226.

Herzogtum Mecklenburg-Schwerin: Friedrich Herzog von Mecklenburg-Schwerin: Landesherrliche Zirkularverordnung d. d. 14. Jun. 1788, betreffend eine alljährlich zu haltende Predigt über die Patentverordnung von Rettung verunglückter Personen. In: Monatsschrift von und für Mecklenburg. Jg. 2. 1789, S. 809-811.

Heus Courtois, L.: Mémoire sur les asphyxiés, avec la description d'un nouvel instrument propre à rappeler le méchanisme de la respiration. In: Journal de Médecine, Chirurgie, Pharmacie,... 82 (1790), S. 361.

Hoff, Heinrich Georg: Gesammelte sehr merkwürdige Briefe aus dem letzten Jahrzehend, und aus verschiedenen Orten Europens, welche nicht allein historische Nachrichten von klugen und thörichten, nützlichen und schädlichen Handlungen, sondern auch Warnungen und gemeinnützige Vorschläge von allerhand die Zustände des Menschen betreffende Gegenstände, besonders auch im ökonomischen Fache, enthalten. 1. Theil. Grätz 1794.

Holst, Friedrich Ernst: Aerztliche Bemerkungen über die Herstellung Ertrunkener. In: Hufeland (Hg.): Journal der Heilkunde 26 (1807), S. 189-198.

Hufeland, Christoph Wilhelm (Hg.): Neueste Annalen der französischen Arzneykunde und Wundarzneykunst Bd. 1. Leipzig 1791, S. 299f.

Hufeland, Christoph Wilhelm: Neues Instrument zur Wiederherstellung der Respiration im Scheintod. In: Ders. (Hg.): Neueste Annalen der französischen Arzneykunde und Wundarzneykunst. Bd.1. Leipzig 1791, S. 359-362.

Hufeland, Christoph Wilhelm: Ueber die Anwendung künstlicher Luftarten durch Inspiration bey Brustkrankheiten. In: Journal der practischen Arzneykunde und Wundarzneykunst. Bd.1. St.3. Jena 1795, S. 374-396.

Hufeland, Christoph Wilhelm: Der Scheintod oder Sammlung der wichtigsten Thatsachen und Bemerkungen darüber, in alphabetischer Ordnung. Berlin 1808.

von Humboldt, Alexander: Ueber Grubenwetter und die Verbreitung des Kohlenstoffs in geognostischer Hinsicht. (Aus einem Briefe an Hrn. Prof. Lampadius ...). In: Lorenz von Crell (Hg.): Chemische Annalen für die Freunde der Naturlehre. Jg. 1795. Bd. 2, S. 99-119.

von Humboldt, Alexander: Ueber die einfache Vorrichtung, durch welche sich Menschen stundenlang in irrespirablen Gasarten, ohne Nachtheil der Gesundheit, und mit brennenden Lichtern aufhalten können ... (Aus einem Briefe ... an den Herrn Berghauptmann von Trebra). In: Lorenz von Crell (Hg.): Chemische Annalen für die Freunde der Naturlehre. Jg. 1796. Bd. 2, S. 99-110 und 195-210.

von Humboldt, Alexander: Über die unterirdischen Gasarten und die Mittel ihren Nachtheil zu vermindern. Braunschweig 1799.

Hunter, John: Proposals for the Recovery of People apparently drowned. In: Philosophical Transactions of the Royal Society. Vol. 66. London 1776, S. 412-425.

Ingen Housz, Jan: Verhandeling over de Gedéphlogisteerde Lucht, en de Manier, hoe man dezelve kan bekomen en tot de Ademhaaling doen dienen. In: Verhandelingen van het Bataafesch Genootschap der Proefondervindelyke Wysbegeerte te Rotterdam. Teil 6. Rotterdam 1781.

Ingen Housz, Jan: Vermischte Schriften physisch-medizinischen Inhalts. Wien 1782.

Ingen Housz, Jan: Vermischte Schriften physisch-medizinischen Inhalts. Bd. 2. Wien 21784.

Janin de Combe Blanche, Jean: Patriotische Betrachtungen oder kurze Abhandlung von den Ursachen eines plötzlichen und gewaltsamen Todes, worinnen die Mittel angezeiget werden, um solche Personen, die ein Schlachtopfer desselbigen sind, zu Hülfe zu kommen, wann sie auch schon kein Zeichen des Lebens mehr von sich geben. In: Anonym: Gift und Gegengift (s. dort). Erster Anhang. Straßburg 1776, S. 61-78.

Johnson, Alexander: Rettungsmittel der Verunglückten, auch anderer Personen, von scheinbaren Todesfällen. Hamburg 1786.

Kay, James Phillip: The Physiology, Pathology and Treatment of Asphyxia. London 1834.

Kite, Charles: Über die Wiederherstellung scheinbartodter Menschen und die Erhaltung der aus verstorbenen Müttern lebendig genommenen Kinder. Leipzig 1790.

Klein: Bruchstücke zu der gerichtlichen Medicin. In: C.W. Hufeland und J. Ch. F. Harles (Hg.): Journal der practischen Heilkunde. Band 43. Stück 5. Berlin 1816, S. 21-44.

Klencke, Hermann: Versuche und Beobachtungen über den Verkörperungsprozeß der Krankheiten und über die Bedingungen und Heilzwecke bei einigen Arten des gewaltsam erzeugten Scheintodes. Leipzig 1845.

Klingert, Karl Heinrich: Beschreibung einer in allen Flüssen brauchbaren Tauchermaschine. Breslau 1797.

Klingert, Karl Heinrich: Kurzer Nachtrag zu der Geschichte und Beschreibung einer Tauchermaschine, nebst der Erklärung einer Laterne oder Lampe, die in jeder verdorbenen Luft und im Wasser brennt. Breslau 1822.

Knaus: Geschichte eines durch zeitig versuchte Rettungsmittel hergestellten ertrunkenen Kindes. In: Medicinisch-chirurgische Zeitung. Innsbruck 1794, S. 417-419.

Koch, Mathias: Vorschläge zur Erzielung größerer Sicherung vor Feuersgefahr. Wien 1836.

Königl. Medicinal-Collegium: Sanitätsbericht für die Provinz Brandenburg vom Jahre 1833. Berlin 1835. In: J.J. Sachs (Hg.): Berliner Medicinische Central-Zeitung vom Neuesten und Wissenswertesten aus der gesammten Heilkunde des In- und Auslandes 4 (1835), Sp. 671.

Königlich Preußisch Westphälisches Oberbergamt Wetter: Verordnung zur Rettung der ertrunkenen oder erstickten Bergleute vom 15. Juni 1793.

König von Sachsen: Resolutiones vom 7. Januar wegen Abstell- und Remedierung von Mängeln beim Bergbau im Freyberger Revier. Dresden 1709.

Kool, J. A.: Geschiedkundige beschouwing van de maatschappij tot redding von drenkelingen te Amsterdam. Amsterdam 1854.

Kopp, Johann Heinrich: Ein neu erfundenes Respirationsinstrument zur Wiederbelebung Ertrunkener. In: Kopp (Hg.): Jahrbuch der Staatsarzneykunde 2 (1809), S. 295ff.

Kopp, Johann Heinrich: Prüfung der zur Wiederbelebung Scheintodter bestimmten bekanntesten Vorrichtungen, und Angabe eines neuen zu diesem Endzwecke eingerichteten Respirations-Instrumentes. In: Jahrbuch der Staatsarzneikunde 3 (1810), S. 1-29.

Koppenstätter, Joseph: Anleitung zu Rettungsversuchen bey Scheintodten, Verunglückten und zur Verhütung des Lebendigbegrabens, mit Beschreibung eines Rettungs-Etuis, Transportwagens und einer Badevorrichtung. München 21831.

Kurfürstliche Landesregierung Mainz: Landesherrliche Verordnung vom 30. Mai 1783. (StA Mz LVO 1783 Mai 30), ohne Paginierung.

Kurmainzischer Hof- und Staatskalender, Jg. 1783-1797.

Leroy d'Étiolles, Jean-Jacques-Joseph: Recherches sur l'asphyxie. In : Journal de physiologie 7 (1827), S. 45-65.

Leroy d'Étiolles, Jean-Jacques-Joseph: Seconde mémoire sur l'asphyxie. In: Journal de physiologie 8 (1828), S. 97-135.

Leydig, [Peter Josef] und [Franz Joseph] Wittmann: Nachricht und Unterricht für das Publikum bei Gelegenheit der Wiederherstellung der hiesigen Rettungsanstalt für Scheintodte. Mainz 1823.

von Löhneyss, Georg Engelhard: Gründlicher und ausführlicher Bericht von Bergwerken. Leipzig 1690. (Neuauflage von: Ders.: Bericht vom Bergwerk, wie man dieselben bauen und in guten Wohlstand bringen soll. Zellerfeld 1617).

Lottner, Heinrich: Leitfaden zur Bergbaukunde. Berlin 1873.

Mainzer Intelligenzblatt, Nr. 103 vom 29.12.1784. Nr. 2 vom 5.1.1785. Nr. 3 vom 8.1.1785. Nr. 4 vom 12.1.1785. Nr. 5 vom 15.1.1785.

Malnost: Succès du traitement employé pour rappeler à la vie un enfant noyé. In: Journal encyclopédique ou universel. Année 1781. Tome VI. Bouillon 1781, S. 139f.

Manni, Pietro: Praktisches Handbuch zur Behandlung der Scheintodten. Leipzig 1839.

Marc, C. C. H.: Nouvelles recherches sur les secours à donner aux noyés et asphyxiés. Paris 1835.

Marc, C. C. H.: Neue Untersuchungen über die Hülfe bei Scheintodten. Leipzig 1836.

van Marum, Martinus: Beobachtungen und Versuche über die Rettungsmittel Ertrunkener. Leipzig 1796.

Marcard, [Heinrich Matthias]: Einige Nachricht von Personen die bey Hannover ertrunken sind. In: Sammlung medicinischer und chirurgischer Original-Abhandlungen, aus dem Hannöverischen Magazine von 1750 - 1786. 3. Theil. Hannover 1787, S. 468-478.

Masius, Georg Heinrich: Handbuch der Volksarzneywissenschaft. Leipzig 1817.

Masius, Georg Heinrich: Handbuch der gerichtlichen Arzneywissenschaft. Stendal 1823.

Menzies, Robert: A dissertation on Respiration. Edinburgh 1796.

Meunier et Noël: Rapport sur les moyens de rappeler à la vie les noyés et les personnes suffoquées par les vapeurs du charbon allumé, etc., fait à l'école spéciale de médecine de Strasbourg. Strasbourg 1807; auszugsweise übersetzt bei Johann Heinrich Kopp: Ein neu erfundenes Respirations-Instrument zur Wiederbelebung Ertrunkener. In: Ders. (Hg.): Jahrbuch der Staatsarzneikunde 2 (1809), S. 298f.

Meyer, F. J. L.: Vortrag in der öffentlichen Michaelis-Versammlung vom Jahr 1792. In: Verhandlungen und Schriften der Hamburgischen Gesellschaft zur Beförderung der Künste und nützlichen Gewerbe. Bd. 3. Hamburg 1795, S. 9-38.

Meyer, F. J. L.: Vortrag in der öffentlichen Michaelis-Versammlung vom Jahr 1793. In: Verhandlungen und Schriften der Hamburgischen Gesellschaft zur Beförderung der Künste und nützlichen Gewerbe. Bd. 3. Hamburg 1795, S. 39-76.

Meyn, Andr. Ludw. Adolph: Die Asphyxie in ihren staatsärztlichen und klinischen Beziehungen. Kiel 1843.

von Moll, K. Erenbert: Nachrichten von des k. preußisch. Oberbergraths Fried. Alexand. v. Humboldt Bemühungen zur Erleichterung des menschlichen Aufenthaltes in bösen Grubenwettern. In: Ders. (Hg.): Jahrbücher der Berg- und Hüttenkunde. Bd. 2. Salzburg 1798, S. 193-233.

Moore, J.: Beschreibung eines neuen Apparats, um die Bewegung der Lungen, in Fällen, wo das Athmen aufgehoben ist, wiederherzustellen. In: L.F.v. Froriep (Hg.): Notizen aus der Natur- und Heilkunde 2 (1822), S. 247-249.

Most, Georg Friedrich: Encyclopädie der gesamten Volksmedicin oder Lexikon der vorzüglichsten und wirksamsten Haus- und Volksarzneimittel aller Völker. Leipzig 1843.

Murray, John: Account of a portable apparatus for restoring the action of the lungs. In: Alexander Tilloch (Hg.): The Philosophical Magazine and Journal 58 (London 1821), S. 276-280.

Murray, John: Account of an Improved Apparatus for restoring the Action of the Lungs. In: The Edinburgh Philosophical Journal 5 (Edinburgh 1821), Art. IX, S. 53-55.

Murray, John: Asphyxia. In: Lancet 36 (1841), S. 49.

Mutzenbecher, E. H.: Schreiben an die Herausgeber. In: Blätter vermischten Inhalts. Bd. 4. Oldenburg 1791, S. 35-52.

Mutzenbecher, E. H.: Nachricht von der Amsterdammer Gesellschaft zur Rettung der Ertrunknen. In: Blätter vermischten Inhalts. Bd. 4. Oldenburg 1791, S. 125-145.

Orfila, Mathéo-José-Bonaventure: Rettungsmittel bey Vergiftungen und Scheintod nebst den Mitteln zur Erkennung der Gifte und verfälschten Weine und Unterscheidung des wirklichen Todes von dem Scheintode. Basel 1818.

Pia, Philippe Nicolas: Précis des succès de l'établissement que la ville de Paris a fait en faveur des personnes noyées. Paris 1789.

Pickel, Georg: Der Rettungsapparat zur Wiederbelebung der Scheintodten, nebst kurzer Anleitung, wie man sich beym Wiederbelebungsgeschäfte und dem Gebrauch des Apparates zu verhalten habe. Würzburg 1812.

Pionnier, Alexandre: Mémoire concernant une fille de Lille en Flandre, qui étant tombée dans la Riviere, & y étant restée vingt une minutes ... In: Journal des Scavans, Septembre 1770, S. 453-458.

Plinius Secundus, C.: Historia naturalis. Hg. und übers. von Roderich König in Zusammenarbeit mit Gerhard Winkler. München, Zürich 1984.

Ploucquet, Wilhelm Gottfried: Etwas über die Behandlung der Ertrunkenen. In: J. C. Loder (Hg.): Journal für die Chirurgie, Geburtshülfe und gerichtliche Arzneykunde 2 (1798-1800), S. 776-781.

Poppe, Johann Heinrich Moritz: Beantwortung der den 1. Jenner 1801 von einem ungenannten Mährischen Edelmann aufgegebenen Preisfragen: „Was für Maschinen und Erfindungen zur Rettung des menschlichen Lebens aus verschiedenen Gefahren sind bekannt? und welche verdienen vor Andern den Vorzug?". Wien 1804.

Poppe, Johann Heinrich Moritz: Noth- und Hülfs-Lexikon zur Behütung des menschlichen Lebens vor allen erdenklichen Unglücksfällen und zur Rettung aus den Gefahren zu Lande und zu Wasser. Bd. 1 - 2. Nürnberg 1811.

Portal, Anton: Unterricht über die Behandlungsart der Erstickten, der Ertrunkenen, des Scheintodes bey Neugebornen, der von einem wüthigen Thiere Gebissenen, der Vergifteten und der Erfrornen, nebst Bemerkungen über die Zeichen des Todes. Wien 1798.

Prévinaire, P. J. B.: Abhandlung über die verschiedenen Arten des Scheintodes und über die Mittel, welche die Arzneykunde und Polizey anwenden können, um den gefährlichen Folgen allzu früher Beerdigung zuvor zu kommen. Leipzig 1790.

Privilegierte Mainzer Zeitung, Nr. 9 vom 21.1.1785. Nr. 83 vom 13.7.1785.

Rath zu Leipzig vom 24. Mai 1796: Anweisungen, wie im Wasser verunglückte Personen bis zur Ankunft eines Arztes oder Wundarztes behandelt werden sollen. In: Kaiserlich privilegierter Reichsanzeiger vom 22. Junius 1796, S. 5093.

Read, John: Appeal to the medical profession on the utility of the improved patent syringe; with directions for its several uses, showing by a statement of facts, the validity of the rights and claims of the patent. London 1824.

Read, John: A vindication of his patent syringe, against interested opposition and unphilosophical objections; with professional testimonials, of the superior utility and directions by which its employment is rendered easy and certain. London, o.J. [1826]. In: The London medical and physical Journal 55 (1826), als Anhang.

Read, John: A brief account of the origin and progress of the patent syringe, or stomach pump. London 1835.

Read, John: Means of resuscitation in asphyxia. In: Lancet 36 (1841), S. 317 f.

Reisinger, Franz: Die künstliche Frühgeburt als ein wichtiges Mittel in der Entbindungskunst und vorzüglich als Beytrag zur Characteristik der englischen Geburtshülfe historisch und kritisch dargestellt. Nebst der Abbildung eines einfachen Instruments, um die Lungen scheintodter Neugeborener mit einer reizenden die Wiederbelebung begünstigenden Luft zu füllen. Augsburg, Leipzig 1820.

von Ritgen, Ferdinand August Maximilian Freiherr: Das Medicinalwesen des Großherzogtums Hessen. Bd. 2. Darmstadt 1842.

Rolffs, J.C.F.: Die Hülfe bei Scheintodten und plötzlich in Lebensgefahr Gerathenen, nebst der Beschreibung des hiesigen Rettungsapparates. Köln 1843.

Rößler, Balthasar: Speculum metallurgiae politissimum. Dresden 1700.

Rouland: Description d' un instrument au moyen duquel on peut rétablir la respiration. In: Observations sur la Physique, sur l' Histoire naturelle et sur les Arts. T. 36. Paris 1790, S. 118-121.

Edler von Rudtorffer, Franz Xaver: Abhandlung über die Verbesserung der zur Wiederbelebung der Scheintodten erforderlichen Instrumente, Geräthe und Nebenerfordernisse. Nebst einer kurzen Übersicht des Rettungsverfahrens bey dem am oftmahligsten vorkommenden Scheintode erwachsener Personen. Wien 1821.

Sage, [Balthasar Georges]: Expériences propre à faire connoître que l'alkali volatil-fluor est le remède le plus efficace dans les asphyxies. In: Journal encyclopédique ou universel. Année 1778. Tome I. Bouillon 1778, S. 239-250.

Sage, [Balthasar Georges]: Expériences propres à faire connoître que l'alkali volatil-fluor est le remède le plus efficace dans les asphyxies... In: Journal encyclopédique ou universel. Année 1778. Tome III. Bouillon 1778, S. 452.

Savigny, John Henry: Description of the construction and uses of a portable apparatus for the recovery of persons apparently dead, as recommended in an essay on the subject by C. Kite, and approved by the London humane Society. London 1790.

von Schauroth, Carl: Die Grubenwetter. Heidelberg 1840.

Scherzer, Wilhelm: Militärchemie. Wien 1862.

Schosulan, Johann Michael: Gründlicher Unterricht für das Landvolk: Wie und auf was Weise jedermann seinen ertrunkenen, erhängten, erstickten, erfrornen, von Hitze verschmachteten, und vom Blitz berührten unglücklichen Nebenmenschen Hülfe leisten, der Retter aber für sein eigenes Leben sich selbst sicher stellen solle. Wien 1786.

Schubarth, E. C.: John Murray's Apparat, die Thätigkeit der Lungen wieder herzustellen, die in Folge von Ersticken und Ertrinken gehemmt wurde. In: Ernst Horn (Hg.): Archiv für medicinische Erfahrungen im Gebiete der praktischen Medicin, Chirurgie, Geburtshülfe und Staatsarzneikunde 2 (1822), S. 141-145.

Sementini, [Antonio]: Mémoire sur l'emploi du gaz oxigène dans différentes espèces d'asphyxies. In: Annales de chimie [...] T. 86. Paris 1813, S. 140-145.

Snow, John: On Asphyxia, and on the Resuscitation of Still-born Children. In: London Medical Gazette 29 (1841), S. 222-227.

Sommer, August Diedrich: Geschichtserzählung, wie ein Ertrunkener wieder zum Leben gebracht worden. In: Sammlung medicinischer und chirurgischer Original-Abhandlungen, aus dem Hannöverischen Magazine von 1750 - 1786. 3. Theil. Hannover 1787, S. 343-350.

Stadtmainzisches Wochenblatt, Nr. 65 vom 16.8.1783.

Stahl, Georg Ernst: Zymotechnia fundamentalis sive fermentationis theoria generalis. Halle 1697.

Struve, Christian August: Beiträge zur Geschichte der Rettungsfälle Verunglückter, besonders Ertrunkener in der Lausiz. In: Ders. (Hg.): Miscellaneen für Freunde der Heilkunde. 2. Theil. Breslau, Hirschberg u. Lissa 1797, S. 15-33.

Struve, Christian August: Vorwort zu: William Hawes (Hg.): Abhandlungen der Londoner Königlichen Gesellschaft..., Breslau, Hirschberg, Lissa 1798, S. XV.

Struve, Christian August: Neue Noth- und Hülfstafel für den Bürger und Landmann von den Rettungsmitteln in den größten Lebensgefahren. Hannover 1799.

Thomas, John: Essay on asphyxia; or an attempt to illustrate the pathology, and to simplify the treatment, of suspended animation. In: The Lancet 1 (1831/32), S. 23.

Tossach, Guillaume: Observation sur un homme mort en apparence, & qu'on a fait revenir en lui soufflant de l'air dans les Poumons. In: Essais et observations de médecine, de la Société d'Edinbourg. Tome VI. Paris 1747, S. 177-182.

Vogel: Bemerkungen, Gedanken und Vorschläge zur Rettung ertrunkener Personen. In: E.G. Baldinger (Hg.): Neues Magazin für Aerzte. Leipzig 1781.

Voigt, Johann Heinrich: Nachricht von der Maschine des Hrn. G.H.R. Girtanner, zum Athmen der künstlichen Luftarten, nebst Anzeige von einer andern, die sich der Herausgeber dieses Magazins zu einem etwas veränderten Gebrauch hat verfertigen lassen. In: Magazin für das Neueste aus der Physik und Naturgeschichte. Bd. 10. St. 3. Gotha 1796, S. 90-94.

Voigt, Johann Heinrich: Nachschrift des Herausgebers dies. Mag. Beschreibung einer ähnlichen Maschine. In: Ders. (Hg.): Magazin für das Neueste aus der Physik und Naturgeschichte. Bd 10. St. 3. Gotha 1796, S. 94-96.

Wagner, W.: Beschreibung des von Configliachi zur Rettung der Scheintodten und zur leichteren Veranstaltung einiger physikalischen und physiologischen Versuche erfundenen doppelten Blasebalges. In: Ernst Horn (Hg.): Archiv für medicinische Erfahrung im Gebiete der praktischen Medicin, Chirurgie, Geburtshülfe und Staatsarzneikunde 1 (1818), S. 347-374.

Watson, William: An account of a Series of Experiments, Instituted with a View of Ascertaining the Most Successful Method of Inoculating the Small-pox. London 1768.

Weber, Ludwig: Kurtzer Bericht von denen Hülffs-Mitteln / Durch welche Ertrunkene / Welche zwar für gantz todt gehalten werden möchten / doch aber ihr Leben noch nicht völlig verlohren haben / können ermuntert und wieder zu sich selbst gebracht werden. Lindau 1750.

Wehrle, Aloys: Die Grubenwetter, oder Übersicht aller in den Gruben vorkommenden schädlichen Gasarten. Wien 1835.

Weiss, John: A catalogue of chirurgical instruments, invented and improved by him; to which are added various accounts and testimonials from the most eminent men in the profession. London 1825.

Weitenhiller, Joseph: Beschreibung des Antiaerophthora oder Schutzmittel gegen jede verdorbene Luft. o. O. (Eichstätt) 1829.

Wendt, Johann: Die Hülfe bey Vergiftungen und bey den verschiedenen Arten des Scheintodes. Breslau 1818.

Wertheim, Zacharias: Versuch einer medicinischen Topographie von Wien. Wien 1810. (Nachdruck Wien 1999).

Wiedemann, Christian Rudolph Wilhelm: Anweisung zur Rettung der Ertrunkenen, Erstickten, Erhängten, vom Blitze Erschlagenen, Erfrorenen und Vergifteten nach den neuesten Beobachtungen für Aerzte und Nichtärzte entworfen. Braunschweig 1797.

Zarda, Adalbert Vinzenz: Alphabetisches Taschenbuch der hauptsächlichsten Rettungsmittel für todtscheinende und in plötzliche Lebensgefahr gerathene Menschen, zum allgemeinen Wohl. Prag 1796.

Zarda, Adalbert Vinzenz: Patriotischer Wunsch für die Wiederbelebung der todtscheinenden Menschen, damit niemand lebendig begraben werde. Prag 1797.

Zarda, Adalbert Vinzenz: Von dem Nutzen über die Rettungsmittel in plötzlichen Lebensgefahren Nichtärzten Unterricht zu geben; als Programm zu den öffentlichen Vorlesungen über diesen Gegenstand vorgetragen im Karolin, den 4 ten Wintermonats 1792. In: Johann Dionys John (Hg.): Arzneywissenschaftliche Aufsätze Böhmischer Gelehrten. Prag, Dresden 1798, S. 181-208.

Zarda, Adalbert Vinzenz: Dritte Nachricht an das Publikum von der böhmischen im Jahre 1792 zu Prag gestifteten Privat-Humanitätsgesellschaft für verunglückte und todtscheinende Menschen, über ihre im Jahre 1801, 1802 und 1803 gemachten Fortschritte. Prag 1804.

Zarda, Adalbert Vinzenz: Vierte Nachricht. an das Publikum von der böhmischen im Jahre 1792 zu Prag gestifteten Privat-Humanitätsgesellschaft für verunglückte und todtscheinende Menschen... Prag 1810.

Zöllner, Johann Friedrich: Über die dephlogisticierte Luft. In: Ders. (Hg.): Lesebuch für alle Stände. Th. 4. Berlin 1783, S. 228-256.

Sekundärliteratur

Anonym: Un sauveteur oublié: Louis-Victor Dacheux. In: Anesth. Anal. Réan. 36 (1978), S. 543.

Ariès, Philippe: Geschichte des Todes. München, Wien 1980.

Augener, Margrit: Scheintod als medizinisches Problem im 18. Jahrhundert. Med. Diss. Kiel 1965.

Aumann, Fritz: Die Geschichte der Wasserrettung in Augsburg. In: Bayerisches Ärzteblatt 10 (1964), S. 398-403.

Aumann, Fritz: Zur geschichtlichen Entwicklung des Wasserrettungsdienstes in Deutschland. „Wie denen Menschen, welche im Wasser erstarret gefunden werden zu helfen sey, um sie bey Leben zu erhalten!“ In: Münchner Medizinische Wochenschrift 108 (1966), S. 617-624.

Ausstellungskatalog: Das ärztliche Instrument. Ausstellung der Sammlung Dr. Max Weber-Unger, Wien, im Medizinhistorischen Institut der Universität Mainz, 7. April bis 30. Juni 1981.

Barrington Baker, A.: Artificial respiration, the history of an idea. In: Medical History 15 (1971), S. 336-351.

Bartels, Imke: Die Geschichte der Mund-zu-Mund-Beatmung. Med. Diss. Düsseldorf 1967.

Barth, Hartmut und Heinrich L'Allemand: Beitrag zur Geschichte der Wiederbelebung. In: Bruns Beiträge zur Klinischen Chirurgie 210 (1965), S. 95-126.

Barthel, Christian: Medizinische Polizei und medizinische Aufklärung. Frankfurt 1989.

Bauer, Werner: Albrecht Daniel Sandel, ein Reinsberger Pfarrer mit medizinischen Interessen. In: Württembergisch Franken. Jahrbuch des Historischen Vereins für Württembergisch Franken. 67 (1983), S. 181-184.

Baumgärtel, Hans: Alexander von Humboldt und der Bergbau. In: Alexander von Humboldt-Kommission der Deutschen Akademie der Wissenschaften zu Berlin (Hg.): Alexander von Humboldt. Gedenkschrift zur 100. Wiederkehr seines Todestages. Berlin 1959, S. 1-36.

Beitl, Klaus: Votivbilder. Zeugnisse einer alten Volkskunst. Salzburg 1973.

Bennion, Elisabeth: Alte medizinische Instrumente. Köln 1996 (ursprünglich London 1979).

Berg, R., H.-J. Dieminger und A. Eisinger: Beitrag zur Geschichte der Asphyxiebehandlung. Zent.bl. Gynäkol. 109 (1987), S. 248-253.

Binder, Stefan: Zur Geschichte der Intubation der Luftwege, besonders der Tubusentwicklung. Med. Diss. Ulm 1985.

Bockenheimer, K. G.: Geschichte der Stadt Mainz während der zweiten französischen Herrschaft (1798-1814). Mainz 1890.

Boschung, Urs: Joseph-Frédéric-Benoît Charrière (1803-1876): Paris surgical instrument maker from Switzerland. In : Caduceus 4 (1988), S. 34-36.

Brandt, L.: Notfallmedizin im 18. Jahrhundert. In: K. Zinganell (Hg.): Anaesthesie - historisch gesehen. (= Anaesthesiologie und Intensivmedizin, Nr. 197). Berlin, Heidelberg usw. 1987, S. 71-94.

Brandt, L. und D. Duda: Wiederbelebungsmaßnahmen im 17. und 18. Jahrhundert – Teil I und II. In: Notfallmedizin 15 (1989), S. 797-806 und 887-898.

Brokken, H.M. und W.Th.M. Frijhoff: Idealen op leven en dood. Gedenkboek van de Maatschappij tot Redding van Drenkelingen 1767-1992. Den Haag 1992.

Bundesärztekammer: Eckpunkte der Bundesärztekammer für die Reanimation 2006 basierend auf den ERC-Richtlinien für die Wiederbelebung 2005. Stand 24.03.2006. In: Deutsches Ärzteblatt 14 (2006), S. A960-962.

Comune di Venezia (Hg.): Venezia e la Peste 1348 / 1797. Venedig 1979.

Cousin, Bernard: Ex-Voto de Provence. Images de la religion populaire et la vie d'autrefois. Paris 1981.

Deneke, J. F. Volrad: Der Scheintod als publizistische Sensation. In: Herz / Kreislauf 1 (1969), S. 435-441 und 486-494.

Diel, Wilhelm: Die Geschichte des Medizinalwesens in Koblenz bis zum Beginn des 19. Jahrhunderts. (= Düsseldorfer Arbeiten zur Geschichte der Medizin, Heft 24). Düsseldorf 1940, S. 24.

Duttenhöfer, Eva-Maria: Gebrüder Alexander. 200 Jahre Musikinstrumentenbau in Mainz. (= Beiträge zur Mittelrheinischen Musikgeschichte, Nr. 19). Mainz 1982.

Dumont, Franz: Vom Rochusspital zur Universitätsklinik. Ein Rückblick in die Mainzer Krankenhausgeschichte. In: Gunter Mann und Franz Dumont (Hg.): Medizin in Mainz. Praxis und Wissenschaft, Entwicklung und Erinnerungen; 40 Jahre Medizinische Fakultät und Klinikum 1946-1986. Mainz 1986, S. 1-72.

Eberhard, A.: 250 Jahre Mainzer Mohren-Apotheke. In: Deutsche Apotheker-Zeitung 95 (1955), S. 632-635.

Eckart, Wolfgang: Geschichte der Medizin. Berlin, Heidelberg 1990.

d'Este, Bianca Rosa: Regulation for „saving" the drowned in Italy (XVIII-XIXth century), with particular reference to the Republic of Venice. In: Medicina nei secoli arte e scienza 2 (1990), S. 61-73.

van Eysselsteijn, G.: Die Methoden der künstlichen Atmung und ihre Anwendung in historisch-kritischer Beleuchtung mit besonderer Berücksichtigung der Wiederbelebungsmethoden von Ertrunkenen und Erstickten. Berlin 1912.

Foregger, Richard: Two types of respiratory apparatus of Stephen Hales. In: Anaesthesia 11 (1956), S. 235-240.

Foucault, Michel: La politique de la santé au XVIIIe siècle. Paris 1976.

France, Elizabeth M.: Some eighteenth century authorities on the resuscitation of the apparently drowned. In: Anaesthesia 30 (1975), S. 530-538.

Frevert, Ute: Krankheit als politisches Problem 1770-1880: soziale Unterschichten in Preussen zwischen medizinischer Polizei und staatlicher Sozialversicherung. Göttingen 1984. (= Kritische Studien zur Geschichtswissenschaft, Bd. 62).

Gerding, Th.: Geschichte der Chemie. Leipzig 1869.

Goddard, Jonathan Charles: The navy surgeon's chest: surgical instruments of the Royal Navy during the Napoleonic War. In: Journal of the royal society of medicine 4 (2004), S. 191-197.

Goerke, Heinz: Arzt und Heilkunde. Vom Asklepiospriester zum Klinikarzt. 3000 Jahre Medizin. München 1984.

Goldmann, Justus: Geschichte der medizinischen Notfallversorgung. Vom Programm der Aufklärung zur systemischen Organisation im Kaiserreich (1871-1914). Am Beispiel von Berlin, Leipzig und Minden. Diss. phil. Bielefeld 2000.

Gross, Dominik: Die Behandlung des Scheintods in der Medizinalgesetzgebung des Königreichs Württemberg. In: Würzburger Medizinhistorische Mitteilungen 16 (1997), S. 15-33.

Haase-Lampe, Wilhelm: Sauerstoff-Schutzgerät mit Regeneration oder Druckgasvorrats-Schutzgerät (Behältergerät) ohne Regeneration der Ausatemluft. In: Dräger-Heft 206 (1940), S. 4369-4377.

Habrich, Christa et al.: Aromata. Düfte und edle Flakons aus fünf Jahrhunderten. Stuttgart 1998.

Hasse, Gerhard Fr.: Erste-Hilfe-Patent von Sachsen-Weimar aus der Zeit Carl Augusts (1776). In: Münchner Medizinische Wochenschrift 108 (1966), S. 989-996.

Hein, Wolfgang-Hagen (Hg.): Alexander von Humboldt. Leben und Werk. Ingelheim 1985.

Hermreck, Arlo S.: The history of cardiopulmonary resuscitation. In: The American Journal of Surgery 166 (1988), S. 430-436.

Hollemann, A.F. und E. Wiberg: Lehrbuch der Anorganischen Chemie. Berlin, New York 91-1001985.

Hunt, Thomas: The Medical Society of London 1773 - 1973. London 1972.

Jahn, Ilse und Fritz G. Lange (Hg.): Die Jugendbriefe Alexander von Humboldts 1787-1799. Berlin 1973.

Julian, Desmond G.: Cardiac resuscitation in the eighteenth century. In: Heart und Lung 4 (1975), S. 46-49.

Jüngst, Fritz: Die Vorgeschichte der Atmungsapparate im Bergbau. In: Glückauf. Berg- und Hüttenmännische Zeitschrift 24 (1909), S 833-844 und 875-891.

Keith, Arthur: Three Hunterian Lectures on The mechanism underlying the various methods of artificial respiration practised since the foundation of the Royal Humane Society in 1774. In: The Lancet 1 (1909), S. 745-749, 825-828 und 895-899.

Kilian, H. und A. Dönhardt: Wiederbelebung. Stuttgart 1955.

Koch, Tankred: Lebendig begraben. Geschichte und Geschichten vom Scheintod. Augsburg 1995.

Kriss-Rettenbeck, Lenz: Ex Voto. Zeichen, Bild und Abbild im christlichen Votivbrauchtum. Zürich, Freiburg i. B. 1972.

Kurowski, Rüdiger: Medizinische Vorträge in der Gesellschaft zur Beförderung gemeinnütziger Tätigkeit 1789-1839. In: Veröffentlichungen zur Geschichte der Hansestadt Lübeck. Reihe B. Band 25. Lübeck 1995, S. 49-55.

Lautzas, Peter: Die Festung Mainz im Zeitalter des Ancien Régime, der Französischen Revolution und des Empire (1736-1814). (= Geschichtliche Landeskunde. Bd. 8). Wiesbaden 1973.

McLellan, I.: Nineteenth century resuscitation apparatus. In: Anaesthesia 36 (1981), S. 307-311.

Lemaire, Louis: L'organisation des secours aux noyés à Dunkerque en 1770. Dunkerque 1913.

Lesky, Erna: Österreichisches Gesundheitswesen im Zeitalter des aufgeklärten Absolutismus. (= Archiv für österreichische Geschichte, Band 122, Heft 1). Wien 1959.

Lindner, K.: Tauch- und Ertrinkungsunfälle. In: Zeitschrift für Allgemein Medizin 68 (1992), S. 13-17.

Mann, Gunter: Medizin der Aufklärung: Begriff und Abgrenzung. In: Medizinhistorisches Journal 1 (1966), S. 63-74.

Meyer, George: Fürsorge auf dem Gebiete des Rettungswesens. In: Georg Liebe, Paul Jacobsohn, George Meyer (Hg.): Handbuch der Krankenversorgung und Krankenpflege. Bd. 2. Abt. 1. Berlin 1902, S. 503-700.

Meyerson, Åke: Studier i Serafimerlasarettets instrumentsamling. Stockholm 1952.

Mijnlieff, C. J.: Die „Maatschappij tot redding van drenkelingen" in Amsterdam und ihre historische Bedeutung für die Entwicklung des Rettungswesens. In: Janus, Jg. 1909, S.876-889.

Mitgutsch, Ali: Rund ums Schiff. Ravensburg 1977.

Nolan, S.P.: John Hunter and cardiopulmonary resuscitation. In: Surgery 66 (1969), S. 611-613.

Ojeda, Carolina, Fernando Alcocer, Joseph Varon und Georg L. Sternbach: Anton de Haen: The idea of artificial respiration. In: Resuscitation 75 (2007), S. 210-212.

Overbeck, H.: Ein Erlaß des Fürsten Friedrich August von Anhalt-Zerbst. Verordnung zur Wiederbelebung „Ertrunkener, Erhenkter und Erstickter". In: Die medizinische Welt 3 (1929), S. 71f.

Patak, Martin: Die Angst vor dem Scheintod in der 2. Hälfte des 18. Jahrhunderts. Med. Diss. Zürich 1967. (= Zürcher Medizingeschichtliche Abhandlungen, 44).

Payne, J.P.: On the resuscitation of the apparently dead. An historical account. In: Annals of the Royal College of Surgeons of England 45 (1969), S. 98-107.

Perman, E.: Successful cardiac resuscitation with electricity in the 18th century? In: British Medical Journal 2 (1978), S. 1770f.

Price, J.L.: The evolution of breathing machines. In: Medical History 6 (1962), S. 67-72.

Reihlen, Hans, Günther Rienäcker und Heinrich Brehmer: Remsens Einleitung in das Studium der Chemie. Dresden, Leipzig 211963.

Rödel, Walter G.: Mainz und seine Bevölkerung im 17. und 18. Jahrhundert: Demographische Entwicklung, Lebensverhältnisse und Soziale Strukturen in einer geistlichen Residenzstadt. (= Geschichtliche Landeskunde. Bd. 28). Wiesbaden 1985.

Rothschuh, K. E.: Geschichte der Physiologie. Berlin, Göttingen, Heidelberg 1953.

Schadewaldt, Hans: Kultur- und Medizingeschichtliches über den Tabak II. In: Med. Welt 37 (1967), S. 2189-2202 und 2140-2148.

Schechter, David Charles: Role of the humane societies in the history of resuscitation. In: Surg. Gynec. Obstet. 129 (1969), S. 811-815.

Schiötz, E.H.: (Brief an den Herausgeber). In: British Medical Journal 205, 1961, S. 205.

Schmid, Helmuth: Historische Analyse des Scheintodes und der möglichen Verfahren ein Lebendigbegraben zu verhindern. Med. Diss. München 1983.

Schmitt, Claudia: Mit Blasebalg und Tabakrauch-Klistier. Zur Rettung Ertrunkener in Mainz um 1800. In: Franz Dumont et alii (Hg.): Moguntia medica - Das medizinische Mainz: vom Mittelalter bis ins 20. Jahrhundert. Wiesbaden 2002, S. 241-249.

Schmitz, Josef N. und Klaus Bartnitzke: DLRG: Humanität und Sport im Dienst am Mitmenschen. Schondorf 21983.

Schrohe, Heinrich: Bilder aus der Mainzer Geschichte. In: Wilhelm Diehl (Hg.): Hessische Volksbücher. Bd. 48. Friedberg 1922, S. 91-94.

Speter, Max: Respirationsapparate von Hales bis Humboldt. In: Dräger-Heft 166 (1933), S. 2284-90.

Speter, Max: Der erste lungenautomatische (Frischluft-) Respirator: Friedrich von Driebergs „Triton“ (1808-1811). In: Dräger-Heft 176 (1935), S. 2780.

Speter, Max: Pulmotor-Embryo. In: Dräger-Heft 177 (1935), S. 2838-2841.

Speter, Max: Jan Ingen-Housz' „verbessertes“ Sauerstoff-Inhalierungsgerät (1783/84) und dessen Ausgestaltung durch Paskal Joseph Ferro (1783/84). In: Wissenschaftliche Mitteilungen des Drägerwerks 5 (1936), S. 1-16.

Speter, Max: Ein uhrfederwerk-automatischer Frischluft-Atemapparat von Fréminet in Paris (1773-1776). In: Wissenschaftliche Mitteilungen des Drägerwerks 12 (1937), S. 35-43.

Stoffregen-Büller, Michael: Himmelfahrten. Die Anfänge der Aeronautik. Weinheim 1983.

Strube, Wilhelm: Der historische Weg der Chemie. Bd. 1. Leipzig 41984.

Strube, Wilhelm: Der historische Weg der Chemie. Bd. 2. Leipzig 1981.

Suhling, Lothar: Bergbau und Hüttenwesen in Mitteleuropa zur Agricola-Zeit. In: Georg Agricola: De re metallica libri XII. Basel 1556. Deutsche Übersetzung nach dem lateinischen Original. München 21980, S. 570-584.

Terhalle, Hermann: Das Kurmainzer Medizinalwesen vom Spätmittelalter bis zum Ende des 18. Jahrhunderts. Phil. Diss. Mainz 1965.

Thangam, Sabanayagam, Max Harry Weil und Eric C. Rackow: Cardiopulmonary Resuscitation: A Historical Review. In: Acute Care 12 (1986), S. 63-94.

Theopold, Wilhelm: Hab ein kostbar Gut erfleht. Homburg 1977.

Trépardoux, Francis: Philippe-Nicolas Pia (1721-1799) Échevin de Paris, pionnier du secourisme en faveur des noyés. In: Revue d'histoire de la pharmacie 45 (1997), S. 257-268 und 375-384.

Treue, Wilhelm: Georg Agricola - Eine biographische Skizze. In: Georg Agricola: De re metallica libri XII. Basel 1556. Deutsche Übersetzung nach dem lateinischen Original. München 21980, S. 565-569.
Vogl, Elisabeth: Der Scheintod: eine medizingeschichtliche Studie. Med. Diss. München 1986.
Wagenbreth, Otfried: Goethe und der Ilmenauer Bergbau. Weimar 1983.
Walden, P.: Drei Jahrtausende Chemie. Berlin 1944.
Wilkinson, David J.: Dr. William Cullen and Lord Cathcart. In: Resuscitation 71 (2006), S. 272-277.

Elektronische Dokumente

„Appareil hydrostatergatique“ nach Fréminet (1770-1776). http://www.nepteau.com/PHOTO/histoire/freminet 1x.jpg (Stand 22.11.2008).

Nachschlagewerke und Lexika

van der Aa, A.J.: Biographisch Woordenboek der Nederlanden. Haarlem 1852.
Archives biographiques françaises. London, Paris, Munich, New York o.J. [1990].
Baillie, L. und P. Sieveking (Hg.): British Biographical Archive. London, München, New York, Paris 1984 (Microfiche-Serie).
Berger-Levrault, Oscar: Annales des professeurs des académies et universités alsaciennes: 1523-1871. Nancy 1892.
Bilder-Conversations-Lexikon für das deutsche Volk. Bd. 4. Leipzig 1841.
Bosl, Karl: Bosls Bayerische Biographie. Regensburg 1983.
Brockhaus Enzyklopädie. Bd. 13. Wiesbaden [17]1971.
Dictionnaire de Biographie française. Tome VI. Paris 1954 und Tome VII. Paris 1956.
Eckart, W. und C. Gradmann: Ärzte Lexikon. München 1995.
Gorzny, Willi und Willemina van der Meer: Biografisch Archief van de Benelux. München o.J. (Microfiche-Serie).
Höfer, Josef und Karl Rahner (Hg.): Lexikon für Theologie und Kirche. Bd. 8. Freiburg 1963.
Killy, Walther: Literatur-Lexikon. Autoren und Werke deutscher Sprache. Bd. 8. Gütersloh, München 1990.
Scriba, Heinrich Eduard: Biographisch-literarisches Lexikon der Schriftsteller des Großherzogtums Hessen im ersten Viertel des neunzehnten Jahrhunderts. 1. Abt. Darmstadt 1831, S. 47-48.
Société générale suisse d'histoire (Hg.): Dictionnaire historique et biographique de la Suisse. Bd. 3. Neuchâtel 1926.

Stephen, Leslie und Sidney Lee (Hg.): The Dictionary of the National Biography. Vol. 8. London 1937/38 (Reprint von 1890).

Abgekürzte Nachschlagewerke (häufiger zitiert)

ADB Allgemeine Deutsche Biographie. Bd. 1-56. Leipzig 1875-1912.

AEW J.S. Ersch und J.A. Gruber (Hg.): Allgemeine Encyclopädie der Wissenschaften und Künste [...]. Teil 1 Section 1-Teil 99 Section 1. Leipzig 1818-1882.

BKÖ Constant von Wurzbach (Hg.): Biographisches Lexikon des Kaiserthums Oesterreich. Bd. 1-60. Wien 1856-1891.

BLÄ August Hirsch (Hg.): Biographisches Lexikon der hervorragenden Ärzte aller Zeiten und Völker. Bd. 1-6. Berlin 1884-1888.

BLÄZ Wilhelm Haberling, Franz Hübotter, Hermann Vierordt (Hrsg.): Biographisches Lexikon der hervorragenden Ärzte aller Zeiten und Völker Berlin. 2. Aufl. Bd. 1-6. Berlin, Wien 1929-1935; Reprint 1962.

BLH J.C. Poggendorff (Hg.): Biographisch-literarisches Handwörterbuch zur Geschichte der exacten Wissenschaften [...]. Bd. 1-4, Leipzig 1863-1904.

HLH Carl Gottlieb Hirsching (Hg.): Historisch-literarisches Handbuch berühmter und denkwürdiger Personen, welche in dem achtzehnten Jahrhundert gestorben sind oder kurzgefaßte biographische und historische Nachrichten von berühmten Kaisern, Königen, Fürsten... Ab Bd. 6 mit dem Gesamttitel: Historisch-literarisches Handbuch berühmter und denkwürdiger Personen, welche in dem 18. Jahrhundert gelebt haben. Bd. 1-17. Leipzig 1794/95-1815.

MKL Meyers großes Konversationslexikon. Bd. 1-20. Leipzig, Wien ^{6}1902-1908.

MSL Adolph Carl Peter Callisen: Medicinisches Schriftsteller-Lexicon der jetzt lebenden Aerzte, Wundärzte, Geburtshelfer, Apotheker und Naturforscher aller gebildeten Völker. Bd.1-33. Copenhagen 1830-1845.

NDB Historische Kommission bei der Bayerischen Akademie der Wissenschaften (Hg.): Neue deutsche Biographie. Bd.1ff. Berlin 1953ff.

ÖBL Österr. Akademie der Wissenschaften (Hg.): Österreichisches Biographisches Lexikon. Bd.1ff. Graz, Köln 1957ff.

MARBURGER SCHRIFTEN ZUR MEDIZINGESCHICHTE

Band 1 Reinhard Gursch: Die Illustration Ernst Haeckels zur Abstammungs- und Entwicklungsgeschichte. Diskussion im wissenschaftlichen und nicht-wissenschaftlichen Schrifttum. 1981.

Band 2 Heiner Langenfeld: Die Ankylostomiasis im Ruhrgebiet. Ein Beitrag zur Geschichte der Medizinischen Parasitologie. 1981.

Band 3 Andreas Körtgen: Die Gesundheit des Fürsten. Diätetische Vorschriften für eine herausgehobene Menschengruppe von der Antike bis zum Anfang des zwanzigsten Jahrhunderts. 1982.

Band 4 Rudolf Schumacher: Die Musik in der Psychiatrie des 19. Jahrhunderts. 1982.

Band 5 Peter Krebsz, Irmgard Müller und Armin Geus: Bibliographie zur Medizingeschichte Hessens. 1983.

Band 6 Uwe Runge: Johann Moritz David Herold (1790-1862). Leben und Werk. 1983.

Band 7 John L. Heller: Studies in Linnaean Method and Nomenclature. 1983.

Band 8 Christian Hertle: Historische Aspekte der Tetanustherapie und der Immunisierung gegen Tetanus bis zum Ende des Ersten Weltkrieges. 1984.

Band 9 Stephan Falk: Die Geschichte der Molekularbiologie im Spannungsfeld zwischen reiner und angewandter Forschung. 1984.

Band 10 Bernd Stuhldreier: Medizinische Beobachtungen und Erkenntnisse des englischen Schiffarztes Thomas Spencer Wells (1818-1897) während einer Mittelmeerreise 1852/53 an Bord der *Modeste*. 1984.

Band 11 Rainer Krügel: Friedrich Martius und der Konstitutionelle Gedanke. 1984.

Band 12 Werner Beyl: Arnold Dodel (1843-1908) und die Popularisierung des Darwinismus. 1984.

Band 13 Johannes Krähe: Die Diskussion um den ärztlichen Kunstfehler in der Medizin des neunzehnten Jahrhunderts. Zur Geschichte eines umstrittenen Begriffes. 1984.

Band 14 Udo Hagelgans: Jacob Moleschott als Physiologe. 1985.

Band 15 Jürgen Jansen: Medizinische Kasuistik in den *Miracula sancte Elyzabet*. Medizinhistorische Analyse und Übersetzung der Wunderprotokolle am Grab der Elisabeth von Thüringen (1207-1231). 1985.

Band 16 Werner Sackmann: Biographische und bibliographische Materialien zur Geschichte der Mikrobiologie und zur bakteriologischen Nomenklatur. 1985.

Band 17 Otto Döhner: Krankheitsbegriff, Gesundheitsverhalten und Einstellung zum Tod im 16. bis 18. Jahrhundert. Eine historisch-medizinsoziologische Untersuchung anhand von gedruckten Leichenpredigten. 1986.

Band 18 Kristina Goder: Zur Einführung synthetischer Schlafmittel in die Medizin im 19. Jahrhundert. 1985.

Band 19 Ute Linke: Beobachtungen von Schiffsärzten der Royal Navy über die häufigsten Erkrankungen zur See, dargestellt an ausgewählten Bordjournalen des beginnenden 19. Jahrhunderts. 1987.

Band 20 Willy Pelz: Zellenlehre. Der Einfluß Hugo von Mohl's auf die Entwicklung der Zellenlehre. 1987.

Band 21 Hilkea Lichtsinn: Otto Ammon und die Sozialanthropologie. 1987.

Band 22 Wolfgang Rauch: 'AVANGA. Ein Beitrag zur traditionellen Medizin im polynesischen Königreich Tonga. 1987.

Band 23 Frank Spahr: Die Ausbreitung der Cholera in der britischen Flotte im Schwarzen Meer während des Krimkrieges im August 1854. Eine Auswertung von Schiffsarztjournalen der Royal Navy. 1989.

Band 24 Friedrich Hauß: Von der Zwangsjacke zur Fördergruppe: Geistig Behinderte in der Geschichte der Psychiatrie. Medizinhistorische Untersuchung über das sich wandelnde Krankheitsverständnis anhand von Psychiatrielehrbüchern ab 1850. 1989.

Band 25 Andreas Hillert: Antike Ärztedarstellungen. 1990.

Band 26 Heinrich A. K. Elsner: Geschichte des Instituts für Pathologie der Bergbau-Berufsgenossenschaft an den Berufsgenossenschaftlichen Krankenanstalten „Bergmannsheil Bochum“ - Universitätsklinik - 1. Okt. 1919 - 31. Dez. 1985. Mit einem Exkurs von Heinz-Jürgen Blanck-Lubarsch: Ergänzungen zur Autobiographie von Otto Lubarsch. 1990.

Band 27 Bernhard Herrmann: Arbeiterschaft, Naturheilkunde und der Verband Volksgesundheit (1880-1918). 1990.

Band 28 Claudia Wiesemann: Josef Dietl und der therapeutische Nihilismus: Zum historischen und politischen Hintergrund einer medizinischen These. 1991.

Band 29 Annegret Kiefer: Das Problem einer „jüdischen Rasse“: Eine Diskussion zwischen Wissenschaft und Ideologie (1870-1930). 1991.

Band 30 Peter Pogány-Wnendt: Das mechanistische Denken in der modernen Medizin im Spiegel ihrer geschichtlichen Entwicklung: Hieronimus David Gaub (1705-1780). 1991.

Band 31 Thomas Nickol: Das wissenschaftliche Werk des Arztes und Zahnarztes Carl Röse. (1864-1947). 1992.

Band 32 Peter Krebsz: Die Erforschungsgeschichte der Ornithosen. 1995.

Band 33 Manfred Nürnberg: Dentogene Herdinfektion. Zusammenhänge zwischen Zahnerkrankungen und anderen Krankheiten bis zur Einführung des Begriffs „focal infection“ im Jahre 1911. 1995.

Band 34 Iris Semke: Künstliche Befruchtung in wissenschafts- und sozialgeschichtlicher Sicht. 1996.

Band 35 Alfred John: Tierischer Magnetismus und Schulmedizin in Bremen während der Aufklärung. 1997.

Band 36 Jens Wiegand: Radfahren und Gesundheit um 1900. Das Beispiel der deutschsprachigen Diskussion. 1997.

Band 37 Gunter Joas: Robert Bárány (1876-1936). Leben und Werk. Unter besonderer Berücksichtigung seiner Auseinandersetzung mit der Wiener Universität. 1997.

Band 38 Philipp Gutmann: Zur Reifizierung des Sexuellen im 19. Jahrhundert. Der Beginn einer Scientia sexualis, dargestellt anhand dreier Texte von Hermann Joseph Löwenstein, Joseph Häussler und Heinrich Kaan. 1998.

Band 39 Meinolfus Strätling: Die Begründung der neuzeitlichen Medizinethik in Praxis, Lehre und Forschung. John Gregory (1724-1773) und seine *Lectures On The Duties And Qualifications Of A Physician*. 1998.

Band 40 Claudia Hilpert: Wehemütter. Amtshebammen, Accoucheure und die Akademisierung der Geburtshilfe im kurfürstlichen Mainz, 1550-1800. 2000.

Band 41 Elisabeth Prinzessin zu Waldeck und Pyrmont: Die Rolle der Ziegenmilch in der Säuglingsernährung des 19. und 20. Jahrhunderts. 2000.

Band 42 Julia Blasius: Schiffsarztjournale der Royal Navy als medizinhistorische Quellen. Die Überseereise der Fregatte „Bristol“ in den Aufzeichnungen der Schiffsärzte Marcus Allen und Alexander Rattray (1871). 2001.

Band 43 Heiner Fangerau: Etablierung eines rassenhygienischen Standardwerkes 1921-1941. Der *Baur-Fischer-Lenz* im Spiegel der zeitgenössischen Rezensionsliteratur. 2001.

Band 44 Annett Moses/Albrecht Hirschmüller: Binswangers psychiatrische Klinik Bellevue in Kreuzlingen. Das „Asyl“ unter Ludwig Binswanger sen. 1857-1880. 2004.

Band 45 Wiebke Hinrichs: Medizinische Beobachtungen und Erkenntnisse während einer Mittelmeerreise an Bord der *H.M.S. St. Jean d'Acre* (1859-1860). 2007.

Band 46 Uta Berger: Die Anatomie der Azteken. Bernadino de Sahagúns anatomischer Bericht aus dem *Codex Florentinus*, Buch 10, Kapitel 27. 2010.

Band 47 Claudia Schmitt: Rettung und Wiederbelebung Verunglückter, 1740-1840. Mit besonderer Berücksichtigung der Atmungs- und Beatmungsgeräte sowie anderer Hilfsmittel. 2012.

www.peterlang.de